国家卫生健康委员会"十四五"……

全 国 高 等 学 校 ……

供基础、临床、预防、口腔医学类专业用

新形态教材

药理学

Pharmacology

第 **10** 版

主　　编｜杨宝峰　陈建国

副 主 编｜季 勇　陈红专　胡长平　缪朝玉

数 字 主 编｜乔国芬　王 芳

数字副主编｜缪朝玉　杨宝学　胡长平

人民卫生出版社
·北 京·

图书在版编目（CIP）数据

药理学 / 杨宝峰，陈建国主编. -- 10 版.
北京：人民卫生出版社，2024. 6（2025. 4重印）.
（全国高等学校五年制本科临床医学专业第十轮规划
教材）. -- ISBN 978-7-117-36428-7

Ⅰ. R96

中国国家版本馆 CIP 数据核字第 2024S5A736 号

人卫智网　www.ipmph.com	医学教育、学术、考试、健康，	
	购书智慧智能综合服务平台	
人卫官网　www.pmph.com	人卫官方资讯发布平台	

药　理　学
Yaolixue
第 10 版

主　　编：杨宝峰　陈建国
出版发行：人民卫生出版社（中继线 010-59780011）
地　　址：北京市朝阳区潘家园南里 19 号
邮　　编：100021
E - mail：pmph @ pmph.com
购书热线：010-59787592　010-59787584　010-65264830
印　　刷：人卫印务（北京）有限公司
经　　销：新华书店
开　　本：850×1168　1/16　　印张：33
字　　数：976 千字
版　　次：1979 年 9 月第 1 版　　2024 年 6 月第 10 版
印　　次：2025 年 4 月第 3 次印刷
标准书号：ISBN 978-7-117-36428-7
定　　价：98.00 元

编委名单

新形态教材使用说明

　　新形态教材是充分利用多种形式的数字资源及现代信息技术,通过二维码将纸书内容与数字资源进行深度融合的教材。本套教材全部以新形态教材形式出版,每本教材均配有特色的数字资源和电子教材,读者阅读纸书时可以扫描二维码,获取数字资源、电子教材。

　　电子教材是纸质教材的电子阅读版本,其内容及排版与纸质教材保持一致,支持手机、平板及电脑等多终端浏览,具有目录导航、全文检索功能,方便与纸质教材配合使用,进行随时随地阅读。

获取数字资源与电子教材的步骤

① 扫描封底红标二维码,获取图书"使用说明"。

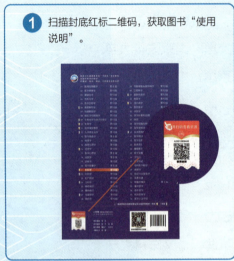

② 揭开红标,扫描绿标激活码,注册/登录人卫账号获取数字资源与电子教材。

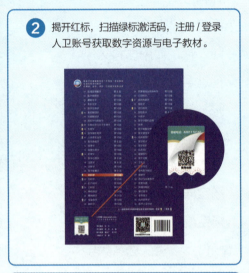

③ 扫描书内二维码或封底绿标激活码,随时查看数字资源和电子教材。

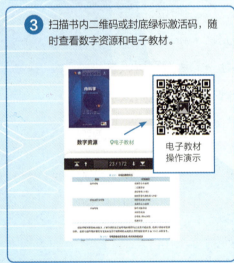

④ 登录 zengzhi.ipmph.com 或下载应用体验更多功能和服务。

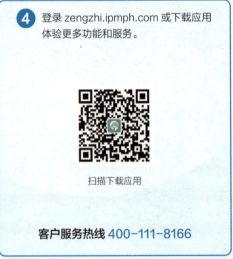

扫描下载应用

客户服务热线 400-111-8166

读者信息反馈方式

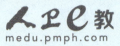

　　欢迎登录"人卫e教"平台官网"medu.pmph.com",在首页注册登录后,即可通过输入书名、书号或主编姓名等关键字,查询我社已出版教材,并可对该教材进行读者反馈、图书纠错、撰写书评以及分享资源等。

序言

百年大计，教育为本。教育立德树人，教材培根铸魂。

过去几年，面对突如其来的新冠疫情，以习近平同志为核心的党中央坚持人民至上、生命至上，团结带领全党全国各族人民同心抗疫，取得疫情防控重大决定性胜利。在这场抗疫战中，我国广大医务工作者为最大限度保护人民生命安全和身体健康发挥了至关重要的作用。事实证明，我国的医学教育培养出了一代代优秀的医务工作者，我国的医学教材体系发挥了重要的支撑作用。

党的二十大报告提出到 2035 年建成教育强国、健康中国的奋斗目标。我们必须深刻领会党的二十大精神，深刻理解新时代、新征程赋予医学教育的重大使命，立足基本国情，尊重医学教育规律，不断改革创新，加快建设更高质量的医学教育体系，全面提高医学人才培养质量。

尺寸教材，国家事权，国之大者。面对新时代对医学教育改革和医学人才培养的新要求，第十轮教材的修订工作落实习近平总书记的重要指示精神，用心打造培根铸魂、启智增慧、适应时代需求的精品教材，主要体现了以下特点。

1. 进一步落实立德树人根本任务。遵循《习近平新时代中国特色社会主义思想进课程教材指南》要求，努力发掘专业课程蕴含的思想政治教育资源，将课程思政贯穿于医学人才培养过程之中。注重加强医学人文精神培养，在医学院校普遍开设医学伦理学、卫生法以及医患沟通课程基础上，新增蕴含医学温度的《医学人文导论》，培养情系人民、服务人民、医德高尚、医术精湛的仁心医者。

2. 落实"大健康"理念。将保障人民全生命周期健康体现在医学教材中，聚焦人民健康服务需求，努力实现"以治病为中心"转向"以健康为中心"，推动医学教育创新发展。为弥合临床与预防的裂痕作出积极探索，梳理临床医学教材体系中公共卫生与预防医学相关课程，建立更为系统的预防医学知识结构。进一步优化重组《流行病学》《预防医学》等教材内容，撤销内容重复的《卫生学》，推进医防协同、医防融合。

3. 守正创新。传承我国几代医学教育家探索形成的具有中国特色的高等医学教育教材体系和人才培养模式，准确反映学科新进展，把握跟进医学教育改革新趋势新要求，推进医科与理科、工科、文科等学科交叉融合，有机衔接毕业后教育和继续教育，着力提升医学生实践能力和创新能力。

4. 坚持新形态教材的纸数一体化设计。数字内容建设与教材知识内容契合，有效服务于教学应用，拓展教学内容和学习过程；充分体现"人工智能+"在我国医学教育数字化转型升级、融合发展中的促进和引领作用。打造融合新技术、新形式和优质资源的新形态教材，推动重塑医学教育教学新生态。

5. 积极适应社会发展，增设一批新教材。包括：聚焦老年医疗、健康服务需求，新增《老年医学》，维护老年健康和生命尊严，与原有的《妇产科学》《儿科学》等形成较为完整的重点人群医学教材体系；重视营养的基础与一线治疗作用，新增《临床营养学》，更新营养治疗理念，规范营养治疗路径，提升营养治疗技能和全民营养素养；以满足重大疾病临床需求为导向，新增《重症医学》，强化重症医学人才的规范化培养，推进实现重症管理关口前移，提升应对突发重大公共卫生事件的能力。

我相信，第十轮教材的修订，能够传承老一辈医学教育家、医学科学家胸怀祖国、服务人民的爱国精神，勇攀高峰、敢为人先的创新精神，追求真理、严谨治学的求实精神，淡泊名利、潜心研究的奉献精神，集智攻关、团结协作的协同精神。在人民卫生出版社与全体编者的共同努力下，新修订教材将全面体现教材的思想性、科学性、先进性、启发性和适用性，以全套新形态教材的崭新面貌，以数字赋能医学教育现代化、培养医学领域时代新人的强劲动力，为推动健康中国建设作出积极贡献。

教育部医学教育专家委员会主任委员

教育部原副部长

2024 年 5 月

全国高等学校五年制本科临床医学专业
第十轮　规划教材修订说明

　　全国高等学校五年制本科临床医学专业国家卫生健康委员会规划教材自 1978 年第一轮出版至今已有 46 年的历史。近半个世纪以来，在教育部、国家卫生健康委员会的领导和支持下，以吴阶平、裘法祖、吴孟超、陈灏珠等院士为代表的几代德高望重、有丰富的临床和教学经验、有高度责任感和敬业精神的国内外著名院士、专家、医学家、教育家参与了本套教材的创建和每一轮教材的修订工作，使我国的五年制本科临床医学教材从无到有、从少到多、从多到精，不断丰富、完善与创新，形成了课程门类齐全、学科系统优化、内容衔接合理、结构体系科学的由纸质教材与数字教材、在线课程、专业题库、虚拟仿真和人工智能等深度融合的立体化教材格局。这套教材为我国千百万医学生的培养和成才提供了根本保障，为我国培养了一代又一代高水平、高素质的合格医学人才，为推动我国医疗卫生事业的改革和发展作出了历史性巨大贡献，并通过教材的创新建设和高质量发展，推动了我国高等医学本科教育的改革和发展，促进了我国医药学相关学科或领域的教材建设和教育发展，走出了一条适合中国医药学教育和卫生事业发展实际的具有中国特色医药学教材建设和发展的道路，创建了中国特色医药学教育教材建设模式。老一辈医学教育家和科学家们亲切地称这套教材是中国医学教育的"干细胞"教材。

　　本套第十轮教材修订启动之时，正是全党上下深入学习贯彻党的二十大精神之际。党的二十大报告首次提出要"加强教材建设和管理"，表明了教材建设是国家事权的重要属性，体现了以习近平同志为核心的党中央对教材工作的高度重视和对"尺寸课本、国之大者"的殷切期望。第十轮教材的修订始终坚持将贯彻落实习近平新时代中国特色社会主义思想和党的二十大精神进教材作为首要任务。同时以高度的政治责任感、使命感和紧迫感，与全体教材编者共同把打造精品落实到每一本教材、每一幅插图、每一个知识点，与全国院校共同将教材审核把关贯穿到编、审、出、修、选、用的每一个环节。

　　本轮教材修订全面贯彻党的教育方针，全面贯彻落实全国高校思想政治工作会议精神、全国医学教育改革发展工作会议精神、首届全国教材工作会议精神，以及《国务院办公厅关于深化医教协同进一步推进医学教育改革与发展的意见》(国办发〔2017〕63 号)与《国务院办公厅关于加快医学教育创新发展的指导意见》(国办发〔2020〕34 号)对深化医学教育机制体制改革的要求。认真贯彻执行《普通高等学校教材管理办法》，加强教材建设和管理，推进教育数字化，通过第十轮规划教材的全面修订，打造新一轮高质量新形态教材，不断拓展新领域、建设新赛道、激发新动能、形成新优势。

其修订和编写特点如下：

1. 坚持教材立德树人课程思政 认真贯彻落实教育部《高等学校课程思政建设指导纲要》，以教材思政明确培养什么人、怎样培养人、为谁培养人的根本问题，落实立德树人的根本任务，积极推进习近平新时代中国特色社会主义思想进教材进课堂进头脑，坚持不懈用习近平新时代中国特色社会主义思想铸魂育人。在医学教材中注重加强医德医风教育，着力培养学生"敬佑生命、救死扶伤、甘于奉献、大爱无疆"的医者精神，注重加强医者仁心教育，在培养精湛医术的同时，教育引导学生始终把人民群众生命安全和身体健康放在首位，提升综合素养和人文修养，做党和人民信赖的好医生。

2. 坚持教材守正创新提质增效 为了更好地适应新时代卫生健康改革及人才培养需求，进一步优化、完善教材品种。新增《重症医学》《老年医学》《临床营养学》《医学人文导论》，以顺应人民健康迫切需求，提高医学生积极应对突发重大公共卫生事件及人口老龄化的能力，提升医学生营养治疗技能，培养医学生传承中华优秀传统文化、厚植大医精诚医者仁心的人文素养。同时，不再修订第9版《卫生学》，将其内容有机融入《预防医学》《医学统计学》等教材，减轻学生课程负担。教材品种的调整，凸显了教材建设顺应新时代自我革新精神的要求。

3. 坚持教材精品质量铸就经典 教材编写修订工作是在教育部、国家卫生健康委员会的领导和支持下，由全国高等医药教材建设学组规划，临床医学专业教材评审委员会审定，院士专家把关，全国各医学院校知名专家教授编写，人民卫生出版社高质量出版。在首届全国教材建设奖评选过程中，五年制本科临床医学专业第九轮规划教材共有13种教材获奖，其中一等奖5种、二等奖8种，先进个人7人，并助力人卫社荣获先进集体。在全国医学教材中获奖数量与比例之高，独树一帜，足以证明本套教材的精品质量，再造了本套教材经典传承的又一重要里程碑。

4. 坚持教材"三基""五性"编写原则 教材编写立足临床医学专业五年制本科教育，牢牢坚持教材"三基"（基础理论、基本知识、基本技能）和"五性"（思想性、科学性、先进性、启发性、适用性）编写原则。严格控制纸质教材编写字数，主动响应广大师生坚决反对教材"越编越厚"的强烈呼声；提升全套教材印刷质量，在双色印制基础上，全彩教材调整纸张类型，便于书写、不反光。努力为院校提供最优质的内容、最准确的知识、最生动的载体、最满意的体验。

5. 坚持教材数字赋能开辟新赛道 为了进一步满足教育数字化需求，实现教材系统化、立体化建设，同步建设了与纸质教材配套的电子教材、数字资源及在线课程。数字资源在延续第九轮教材的教学课件、案例、视频、动画、英文索引词读音、AR互动等内容基础上，创新提供基于虚拟现实和人工智能等技术打造的数字人案例和三维模型，并在教材中融入思维导图、目标测试、思考题解题思路，拓展数字切片、DICOM等图像内容。力争以教材的数字化开发与使用，全方位服务院校教学，持续推动教育数字化转型。

第十轮教材共有56种，均为国家卫生健康委员会"十四五"规划教材。全套教材将于2024年秋季出版发行，数字内容和电子教材也将同步上线。希望全国广大院校在使用过程中能够多提供宝贵意见，反馈使用信息，以逐步修改和完善教材内容，提高教材质量，为第十一轮教材的修订工作建言献策。

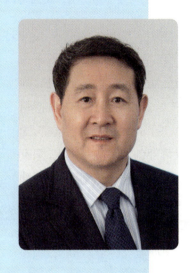

杨宝峰

　　男,1957 年 11 月出生于吉林省松原市。中国工程院院士及俄罗斯自然科学院院士,中国医学科学院学部委员。曾任哈尔滨医科大学校长。美国、澳大利亚、俄罗斯、日本等 20 余所著名院校荣誉教授和荣誉博士;黑龙江省科学技术协会副主席、中国药理学会心血管药理专业委员会名誉主任委员;中国共产党第十七、十八、十九次全国代表大会代表;心脏疾病研究"973"项目首席科学家,寒地心血管病全国重点实验室主任,药理学国家重点学科、国家级教学团队、全国高校黄大年式教师团队及国家自然科学基金委员会创新研究群体带头人,牵头主持中国工程院《全球工程前沿》项目(2020—2024 年);国家级教学名师,获首届全国创新争先奖、国家自然科学奖二等奖及首届"十佳全国优秀科技工作者"等荣誉称号。

　　从事心血管疾病相关研究 40 余年,首次发现调控重大心脏疾病发生的重要分子和药物靶点,提出药物作用的离子通道靶点学说,分别编入本科生及研究生教材;主编规划教材《药理学》(第 6 ～ 10 版),第 9 版教材获首届全国教材建设奖全国优秀教材一等奖,本人也获得教材建设先进个人称号。在 *Nature Medicine, Circulation* 等高水平期刊发表 500 余篇研究论文。自主研发抗肿瘤肽、大明胶囊、康欣胶囊、粘连平等多种新药,取得重大社会效益;破解三氧化二砷、氯喹、阿奇霉素等药物心脏毒性发生机制,为临床安全用药提供理论和技术支持;为企业发展解决瓶颈问题,助推企业高质量发展。

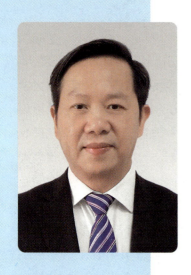

陈建国

　　男,1963年4月出生于湖北省赤壁市。药理学教授,德国海德堡大学博士,美国爱荷华大学博士后。曾任华中科技大学副校长,同济医学院党委书记、院长,现任药理学系主任。教育部长江学者特聘教授,国家杰出青年科学基金获得者,国家"973"计划首席科学家,国家自然科学基金创新研究群体负责人,教育部创新团队负责人,国家脑计划项目首席科学家。中国药理学会(第十、十一届)副理事长、神经精神药理学专业委员会副主任委员。国际SCI收录期刊 Current Medical Science 主编,Engineering 医药卫生领域执行主编,Acta Pharmacologica Sinica,Acta Pharmaceutica Sinica B 编委,国内核心期刊《药学学报》编委,《华中科技大学学报》(医学版)主编,《医学与社会》杂志主编。

　　从事教学工作30余年,国家精品在线开放课程"药理学"负责人。主要从事神经精神药理学研究,聚焦抑郁症、焦虑症等情感障碍性疾病的发病机制与药物干预研究。先后承担"重大新药创制"科技重大专项、国家自然科学基金重点项目、科技部国际科技合作重点项目、国家"973"计划项目、科技部新冠肺炎应急项目等重大重点项目,在 Nature Neuroscience,Nature Metabolism 等国内外权威期刊发表文章200余篇。获教育部自然科学奖一等奖、湖北省自然科学奖一等奖、国家级教学成果奖二等奖、湖北省教学成果奖一等奖,"宝钢优秀教师奖"等。

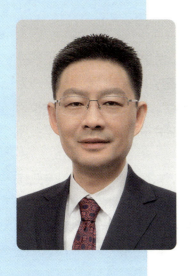

季　勇

　　男,1968 年 8 月出生于江苏省苏州市。二级教授,博士生导师。现任哈尔滨医科大学校长,国家自然科学基金创新研究群体项目负责人、科技部重点研发计划项目首席科学家、国家"百千万人才工程"入选者。

　　从教 30 余年,是国家级一流专业建设点药学专业负责人,主要从事心血管药理学和病理生理学研究,主持各类重大、重点类项目 10 余项,在 *Circulation* 等期刊发表论文 100 余篇。获全国创新争先奖、教育部自然科学奖一等奖、江苏省科学技术奖一等奖、中华医学科技奖二等奖、江苏省教学成果奖二等奖。授权国家发明专利 19 项、国际发明专利 3 项。主编及参编专著 9 部。

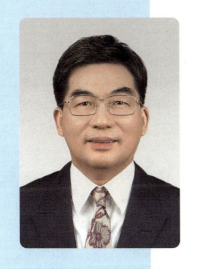

陈红专

　　男,1961 年 11 月出生于浙江省绍兴市。二级教授、博士生导师、上海中医药大学首席教授。上海市高校系统药理学重点实验室主任,上海市中药化学生物学前沿研究基地主任等;中国药学会副理事长,全国中医、中药学专业学位研究生教育指导委员会副主任委员,上海市药学会理事长,第七届国务院学位委员会学科评议组成员,*Translational Neurodegeneration* 副主编等。曾任上海交通大学医学院副院长兼研究生院院长、上海中医药大学副校长等。

　　在 *Nature Nanotechnology,Cell Metabolism,Science Translational Medicine* 等发表 SCI 收录论文 400 余篇,列全球顶尖科学家榜单。获国家级教学成果奖特等奖 1 项、二等奖 1 项,教育部科学技术进步奖一等奖 1 项、自然科学奖二等奖 1 项,上海市科技进步奖一等奖 2 项等。获国务院政府特殊津贴专家、全国优秀教师、上海市优秀学科带头人等。

副主编简介

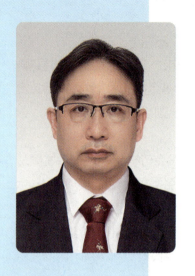

胡长平

　　男，1969 年 3 月出生于湖北省房县。医学博士，二级教授。现任中南大学湘雅药学院教授、心血管研究湖南省重点实验室主任。现为国务院学位委员会第八届学科评议组（药学）成员、教育部高等学校药学类专业教学指导委员会委员、中国药理学会常务理事、中国药学会药学教育专业委员会委员。

　　1992 年 9 月开始从事药理学教学工作，国家级一流本科专业建设点药学专业负责人。主编、参编教材和专著 40 余部。发表 SCI 收录论文 130 余篇。主持国家自然科学基金重大研究计划项目、专项项目和面上项目 7 项。获国家级和省部级教学、科研成果奖 8 项。入选全球前 2% 顶尖科学家榜单。

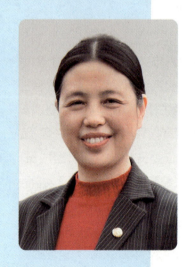

缪朝玉

　　女，1965 年 4 月出生于浙江省宁波市。现任海军军医大学国家重点学科药理学教研室主任、教授、博士生导师，中国药理学会副理事长，上海市药理学会名誉理事长。国家杰出青年科学基金获得者，全国优秀博士学位论文获得者，全国优秀科技工作者，全国巾帼建功标兵，国家药效学平台负责人。

　　从教 30 余年。主编著作 12 部，担任 4 种国际期刊编委。主持国家重大重点项目，发表论文 200 余篇，SCI 引用超万次，获专利 24 项，研发的新药尼群洛尔片已应用于临床。获国家自然科学奖二等奖、国家精品课程、国家级精品资源共享课程、军队院校育才奖、上海市科技进步奖一等奖。入选教育部创新团队、上海市教学团队。指导学生获国家优秀青年基金、"863" 计划青年科学家。

前言

　　为全面推进习近平新时代中国特色社会主义思想和党的二十大精神进教材,认真贯彻执行《普通高等学校教材管理办法》,建设一流核心教材,人民卫生出版社正式启动五年制本科临床医学专业第十轮规划教材修订工作。《药理学》自第 1 版出版以来,已历经 9 版,历次修订中始终秉承着紧跟医学科学和药理学发展前沿的宗旨,同时也体现中国特色的时代发展及不同时期课程改革的需求。经过几代药理学者的不懈努力,《药理学》终成经典,不仅成为一代代医学生的启蒙教材,还是医药卫生从业者的重要参考书。本次修订正是在此基础上进行,全书贯彻"质量-传承-人文-创新"理念,在保持教材延续性的同时,紧跟药理学研究和临床用药的最新进展,力求保持教材的先进性和参考性,同时结合网络及数字化技术,以达高效学习目的。

　　《药理学》第 10 版的教材修订涵盖纸质教材、数字教材以及平台功能,采用"融合教材"编写方式进行。纸质教材继续保持"精、新"特色,紧跟医药学最新理论发展,增加了近 5 年已确证的新理论及新知识,紧密结合临床实际,汰除陈旧理论及药物,随当前疾病谱改变增加了临床多发病及高发病的治疗药物,如将"抗病毒药"和"抗真菌药"单独成章;内容涵盖执业医师、执业药师、研究生及继续教育考试的知识点,教材应用性强;参考我国医药典籍法规和国际权威药理学书籍,在符合我国国情基础上提升教材的国际性;调整部分章节的逻辑结构,修改第 9 版教材中存在的错误,使教材结构更合理、内容更准确。本版教材较以往融合教材不同,除纸质教材外,同步配有电子教材,充分利用移动网络资源,将思维导图、动画、习题、案例解析等内容通过章节内二维码融入纸质书籍,读者随时可以通过移动网络实现多维知识共享。教材编写过程中参考了《中华人民共和国药典》(2020 年版)、《陈新谦新编药物学》(第 18 版)、*Goodman & Gilman's The Pharmacological Basis of Therapeutics*(14th ed,2023)、*Katzung's Basic and Clinical Pharmacology*(15th ed,2021)等,在此向以上各书的原作者表示感谢。也推荐各位读者阅读上述书籍现行版本及更新版本。

　　本次修订从 2023 年 5 月开始筹备,为提高学术水平和覆盖面,新增 7 家参编单位,参编单位达到 34 家,覆盖全国;新增 8 位编委,使得本书内容的深度、广度及学术影响力更强。各参编单位大力支持,各位编委及团队尽心尽力、群策群力,使本书修订在短短半年时间里完成并终得成稿。在纸质教材编写进程中,哈尔滨医科大学的乔国芬教授、霍蓉教授做了大量的编务、协调和审核工作,华中科技大学陈建国教授和王芳教授团队也做了大量细致的审核和修改工作,哈尔滨医科大学药理学教研室的师生们提供了坚实有力的辅助和支持,在此一并表示衷心的感谢!

　　限于编者的学识和水平,且时间仓促,本书不足之处在所难免,请各位读者谅解,并恳请大家批评指正。

杨宝峰　陈建国

2024 年 5 月

目录

第一章 | 药理学总论——绪言

药理学是一门与医学和药学相关的综合性学科,涉及基础医学、临床医学和药学的相关内容,其发展与科学技术的进步密切相关。现代药理学分支众多,主要为新药开发和临床用药提供支持与指导。

一、药理学的性质与任务

药物(drug)是指可以改变或查明机体的生理功能及病理状态,用于预防、诊断和治疗疾病的物质。药物和毒物之间并无严格界限,毒物是指在较小剂量即对机体产生毒害作用、损害人体健康的化学物质,而药物剂量过大也可产生毒性反应。

药理学(pharmacology)是研究药物与机体(含病原体)相互作用及作用规律的学科,它既研究药物对机体的作用及作用机制,即药物效应动力学(pharmacodynamics),又称药效学;也研究药物在机体的影响下发生的变化及其规律,即药物代谢动力学(pharmacokinetics),又称药动学。药理学以基础医学中的生理学、生物化学、病理学、病理生理学、微生物学、免疫学、分子生物学等学科为基础,可为防治疾病、合理用药提供理论知识和科学思维方法。药理学既是基础医学与临床医学间的桥梁,也是医学与药学间的桥梁。

随着现代科学技术的发展,药理学亦与时俱进,每年都会有许多新药进入临床研究阶段并最终上市,其中部分药物上市后可能因不良反应而撤回或使用受限,因此只有掌握每类药物的基本作用和特点,运用科学思维方法将知识融会贯通,才能适应临床用药的不断变化。

药理学的学科任务主要包括:阐明药物的作用及作用机制,为临床合理用药、发挥药物最佳疗效以及降低不良反应提供理论依据;研究开发新药,发现药物新用途;为其他生命科学研究提供重要的科学依据和研究方法。

二、药理学发展简史

药理学从药物学发展而来,而药物学则是基于中国、古埃及、古希腊和古印度等记载流传下来的传统医药学的总结。早在公元前 1550 年,古埃及就出现了世界上第一部药物学著作《埃伯斯医药籍》(*Ebers Papyrus*);公元 1 世纪前后,神农氏撰写了《神农本草经》,这是我国最早的一部药物学专著;到了隋唐时期,素有"药王"之誉的孙思邈先后完成了《千金要方》和《千金翼方》两部书,之后又于唐高宗时期完成了第一部国家药典《新修本草》;明朝李时珍所著的被誉为"东方药学巨典"的《本草纲目》是我国传统医药学又一部伟大的经典巨著。

这些古代药物学著作基本上是建立在著者自身的口尝身受的实际体验,以及对民间医药实践经验的累积和流传的基础上,加以朴素的唯物论哲学思想总结而成的。这些著作记载了天然药物的筛选和鉴定,以及它们的形态、性味、功能、炮制和应用等实用知识。但是,这些早期药物学著作主要为经验之谈,缺乏严谨性、准确性和科学性。随着生理学、病理学和治疗学的发展,人类已不再满足和局限于对药物应用的认识,而是逐渐发展到对药物作用原理的探索,以及运用药物作用原理来制订疾病治疗用药方案和指导新药开发的理念。正是基于这种新理念,人类开启了应用动物实验来研究药物的新纪元,将经验式药物学发展成为实验药理学,运用现代科学技术和科学理论来探究与解释药物的作用原理,并指导新药研发。

药理学的诞生和发展大体上经历了一系列里程碑式的发现和发明。

1. 实验药理学的奠基　瑞士病理学和药理学家约翰·雅各布·卫普菲（Johann Jakob Wepfer，1620—1695 年）以研究脑血管解剖和脑血管疾病而闻名。他是第一个把脑卒中定性为脑血管病的科学家，也是第一个将脑卒中症状与脑内供血大动脉阻塞联系起来的人。他还是首次使用动物实验研究药物药理和毒理作用的科学家，因此被后人誉为"药理学之父"。

意大利生理学家菲利斯·丰塔纳（Felice Fontana，1730—1805 年）利用动物对千余种药物进行了实验，得出了天然药物可作用于机体的特殊部位而产生生物学活性的结论。

法国生理学家弗朗索瓦·马让迪（François Magendie，1783—1855 年）与他的学生共同创立了实验动物生理学和药理学的实验方法，开创了基础药理学，被誉为实验药理学的奠基人。

2. 受体药理学的兴起　法国生理学家克劳德·贝尔纳（Claude Bernard，1813—1878 年）于 1857 年对箭毒的肌肉麻痹作用进行了实验研究，发现箭毒可以阻断神经肌肉接头，是药物作用机制研究的开端。

德国药理学家鲁道夫·布克海姆（Rudolf Buchheim，1820—1879 年）建立了世界上第一个药理学实验室，正式创立了实验药理学，并编写了第一本药理学教科书，使药理学成为一门独立的学科，他本人也成为世界上第一位药理学教授。他所提出的药物与细胞相互作用的假说，为"药物受体理论"奠定了基础。

其后，他的学生奥斯瓦德·施密德贝格（Oswald Schmiedeberg，1838—1921 年）用动物实验方法研究药物对机体的作用，分析药物作用部位，提出了构效关系、药物受体、选择性、毒性等一系列药理学概念，并进一步发展为器官药理学。

英国生理学家约翰·兰格利（John N. Langley，1852—1925 年）于 1905 年根据神经肌肉接头处存在与烟碱和箭毒结合的物质，第一次明确提出了药物作用于受体的概念，后经实验验证发展为药物受体学说。

3. 药理学发展的黄金阶段　20 世纪 20 至 40 年代，科学家在体内活性物质的生物化学研究基础上开发研制了一系列激素、维生素及其类似药物。现今被广泛应用于临床的治疗药物，如磺胺类抗菌药物、抗疟药、抗高血压药、镇痛药、抗精神失常药、抗组胺药等，均是在这一时期研制开发而成。

1923 年，英国细菌学家亚历山大·弗莱明（Alexander Fleming，1881—1955 年）发现溶菌酶，1928 年在研究葡萄球菌时又发现了青霉素，这一发现开创了抗生素治疗领域，为人类医学的发展作出了巨大贡献。1945 年，他与英国病理学家霍华德·弗洛里（Howard W. Florey，1898—1968 年）和德国生物化学家恩斯特·钱恩（Ernst B. Chain，1906—1979 年）共同获诺贝尔生理学或医学奖。

1932 年，德国细菌学家格哈德·多马克（Gerhard J. P. Domagk，1895—1964 年）发现磺胺类抗菌药百浪多息可有效对抗细菌感染，并获 1939 年诺贝尔生理学或医学奖。

4. 临床药理学的建立　1947 年，俄裔美国药理学教授哈利·格德（Harry Gold，1889—1972 年）首次提出临床药理学的概念。两年后，被誉为"药物代谢学之父"的美国药理学教授贝尔纳·布罗迪（Bernard Brodie，1907—1989 年）在美国国立卫生研究院建立了世界上第一个临床药理学实验室，开创了药理学的新纪元。

英国药理学家詹姆斯·布莱克（James Black，1924—2010 年）于 1964 年发明了 β 肾上腺素能受体阻断药普萘洛尔和 H_2 受体阻断药西咪替丁等，获 1988 年诺贝尔生理学或医学奖，并被誉为现代药理学和现代药物设计的奠基人。

5. 分子药理学的发展　自 20 世纪 60 年代以来，随着生物医学科学的发展以及新技术的应用，药理学发生了迅猛的纵向发展，药物作用机制的研究已由过去的整体、器官和组织水平，深入到细胞、亚细胞、受体、通道、分子，甚至量子水平。并由此衍生出生化药理学、分子药理学等；分离纯化得到多种受体（如 N 胆碱受体等）；阐明了多种药物对钙、钠、钾离子通道的作用机制。

进入 21 世纪，随着单克隆技术、基因重组技术、蛋白质组学技术、基因敲除技术、生物基因靶向治疗等现代分子生物学技术的应用,以及表观遗传学、基因组学、蛋白质组学、代谢组学等新学科的快速发展,药理学研究不仅从宏观向微观世界深入,在分子水平上阐明药物的作用机制,而且在整体动物水平上开发研制具有特异分子机制的新药和探索药物的药理作用,发展了许多新兴的药理学分支,如表观遗传药理学、药物基因组学、抗衰老药理学等。

6. 现代新兴药理学科的发展　随着医学理念的进化,从 20 世纪末开始,药物开发从过去以药效为宗旨的理念,转变为以安全性为基础的理念;从以药物治疗率为着眼点的理念,转变为以患者生存率为首要考量兼顾药物治疗率的理念,这些转变改变了药物研发方向和药物治疗学。我国学者在 21世纪初首先提出了"抗心律失常药物最佳靶点学说",提出疾病治疗靶点平衡理论以及"一药多靶"(one drug multiple-targets)的新理论,并通过动物及细胞实验加以验证,为新药开发提供了新思路,在提高药物治疗效果的同时,降低了药物的毒副作用。2006 年,这一新理论推动了多靶点药物药理学(polypharmacology)的诞生和发展。

此外,借助于系统生物学理论发展,以及大数据分析和云计算技术的发展,药理学又衍生出网络药理学这一新的分支。它强调药物对信号通路多途径的同时调节,在概念上类似于"一药多靶"的多靶点药物药理学分支。

在我国,植物化学的发展使人们能够从植物药或中草药中提取有效成分并合成新药,将传统中医药与现代药理学联系,并建立了相应的技术手段,从中药中提取纯化了抗疟药青蒿素,抗肿瘤药高三尖杉酯碱、喜树碱和紫杉醇,强心苷类药羊角拗苷、黄夹苷和铃兰毒苷,解痉药山莨菪碱,镇痛药罗通定等,并广泛应用于临床。原创性地将三氧化二砷用于治疗 M_3 型白血病,获得显著临床疗效,并明确其药理作用及机制。我国科学家屠呦呦最早分离出青蒿有效抗疟成分青蒿素,成为人类防治疟疾史上的重大突破,并于 2015 年获得诺贝尔生理学或医学奖。1979 年,中国药理学会正式成立,并于 1985 年成为国家一级学会。1980 年《中国药理学报》创刊,之后又相继出现若干药理学杂志、通报。1980 年卫生部在北京医学院成立我国第一个临床药理研究所,是国内最早开展药物临床试验的单位之一。

三、新药开发与研究

新药(new drugs)是指化学结构、药品组分和药理作用不同于现有药品的药物。许多国家为管理新药,都对其含义和范围作出了明确的法律规定。《中华人民共和国药品管理法》《药品注册管理办法》规定:新药是指未曾在中国境内外上市销售的药品;对已上市的药品改变剂型、改变给药途径、增加新的适应证,均不属于新药,但药品注册可以按照新药申请的程序进行申报。

新药开发是非常严格而复杂的过程,且各药不尽相同,但药理学研究是必不可少的关键步骤。

新药研究过程大致可分为临床前研究、临床研究和上市后药物监测(post-marketing surveillance)三个阶段。

临床前研究主要由药物化学和药理学相关内容组成,前者包括药物制备工艺路线、理化性质及质量控制标准等,后者包括以符合《实验动物管理条例》的实验动物为研究对象的药效学、药动学及毒理学研究。临床前研究是新药从实验研究过渡到临床应用必不可少的阶段,但由于人和动物对药物的反应性存在着明显的种属差异,目前的检测手段亦存在局限性,药物不良反应难以或无法在动物实验中准确观察,加之临床有效的药物虽都具有相应的药理效应,但具有肯定药理效应的药物却不一定都是临床有效的药物,因此最终仍必须依靠以人为研究对象的临床药理学研究,才能对药物作出准确的评估。

新药的临床研究一般分为四期。I 期临床试验是在 20~30 例正常成年志愿者身上进行的药理学及人体安全性试验,是新药人体试验的起始阶段。II 期临床试验为随机双盲对照临床试验,观察病例不少于 100 例,主要是对新药的有效性及安全性作出初步评价,并推荐临床给药剂量。III 期临床试验是新药批准上市前、试生产期间,扩大的多中心临床试验,目的是对新药的有效性、安全性进行社会性考察,观察例数一般不应少于300例。新药通过Ⅲ期临床试验后,方能被批准生产、上市。Ⅳ期临床试验是上市后在社会人群大范围内继续进行的新药安全性和有效性评价,是在广泛长期使用的条件下考察疗效和不良反应,也叫售后调研,该期对最终确定新药的临床价值有重要意义。

目前研发领域又提出0期临床试验的概念,0期临床试验是一种先于传统的Ⅰ期临床试验的研究,旨在评价受试药物的药效学和药动学特征。其特点是:小剂量、短周期、少量受试者、不以药物疗效评价为目的,其目的是对作用于靶点指标和/或生物标志物的候选药物进行药效学和药动学评价。不过我国目前还没有出台针对0期临床试验的指导原则。

四、药理学发展前景

现代药理学正在经历一个高速发展阶段,进入一个崭新纪元,理念上的更新层出不穷,技术上的创新日新月异。目前对药物作用机制的认识相当有限,新药研发面临诸多困难,许多疾病尚无安全有效的治疗药物。因此,现代药理学目前正处于一个既充满机遇,又富有挑战的时代,在今后一段时间内,药理学的发展除上述的药理学新分支以外,还将会呈现出以下趋势。

1. **发明和发展有效的药物靶向递送系统**　遗传药理学、表观遗传药理学、药物基因组学等涉及基因治疗的药物发展,无疑具有宽广前景和深远意义。这类药物的靶点分子易于发现,而且靶点特异性强,但其发展受限于一个瓶颈,那就是缺乏有效的药物靶向运送系统。因此,发明和发展有效的药物靶向运送系统(途径、方法和技术)将成为药理学发展的一个主要方向。

2. **高通量药物筛选和人工智能技术**　目前,一个新药从研发开始到最终上市的整个历程耗时长(10~15年)、耗资大且耗人力,导致该局面的重要原因之一是新药先导化合物的发现与优化速度缓慢。高通量药物筛选技术的发展有助于解决该问题。该技术是以DNA序列、蛋白质分子水平或化合物样品库为基础,以芯片技术作为实验工具载体,通过自动化操作系统执行实验过程,运用灵敏快速的检测仪器采集实验数据,最后使用计算机对实验数据进行分析处理,同一时间对数以千万样品进行检测,从中筛选出目的先导化合物。人工智能(artificial intelligence,AI)技术的应用有望提高新药研发的成功概率。AI发现药物分子成为2020年“全球十大突破性技术”之一,也是我国药品开发的新方向。通过将机器学习、深度学习、图像识别、认知计算等系列AI技术有机嵌入至新药研发的各环节,如药物结构预测、药物靶标发现、新药分子设计及试验设计等将大大缩短新药研发过程,提升新药研发效率。AI赋能新药研发将助力开创新的药物研究范式和开发流程,加速疾病特效药、候选药的诞生。

3. **组合化学的发展及其在药理学的应用**　组合化学是一门将化学合成、组合理论、计算机辅助设计及机械结合一体的新学科,能够在短时间内将不同构建模块巧妙构思,根据组合原理,系统反复连接,从而产生大批的分子多样性群体,形成化合物库,然后运用组合原理,以巧妙的技术对化合物库成分进行筛选优化,最终得到具有目标性能的化合物结构,因此能够大大加快化合物库的合成及筛选速度,从而加快新药的研制速度。组合化学已应用于新药物的设计、合成和筛选,并将成为新药研制的一条常规途径。

4. **基因药物与核酸药物**　随着2005年人类基因组计划(human genome project,HGP)测序完成,医学科学发展进入到后基因组(post genome)时代,基因组学研究由基因组的结构基因组学转向功能基因组学。应用功能基因组学,揭示了基因变异与药物个体效应间存在相互性,获得了基因变异导致疾病的证据,并用基因编辑技术对基因变异疾病的目标基因进行“编辑”和精准治疗。同时,基因药物有了突破性的发展,包括基于病毒载体的遗传病治疗药物、溶瘤病毒、基因编辑药物、核酸药物(包括小干扰RNA、小激活RNA、微小RNA、信使RNA)等。全球首个小干扰RNA(siRNA)降脂药物——inclisiran(ALN-PCSsc),通过靶向抑制前蛋白转化酶枯草杆菌蛋白酶/kexin9型(proprotein convertase subtilisin/kexin type 9,PCSK9)降低低密度脂蛋白,具有长效、靶点明确的优势(详见第二十八章抗动脉粥样硬化药)。尽管核酸药物的成药性、转运载体的安全性和效率仍是基因药物研发面临的问题,但随着递送技术和 RNA 药物形式的多样化发展,核酸药物将为基因药物研发提供广阔前景,是我国药品开发的新方向。

5. 药物蛋白质组学 药物靶点的发现和确认是新药研发的第一步,也是第一个限速步骤。进入 21 世纪,科学家面临着从基因组到蛋白质组的转变,如果说基因组学提供了基因治疗(包括遗传和表观遗传的调控)的理论基础,那么蛋白质组学则是基因组和药物发现之间的桥梁。蛋白质分子是机体内的功能分子,它们的改变直接决定细胞功能,进而影响疾病状态。从药物治疗的角度看,蛋白质表达和功能的改变都可以直接影响药物的安全性和有效性。近年来,蛋白质组学在药物研究领域有着越来越多的应用,通过对比健康状态与疾病状态的细胞或组织蛋白质组表达差异,以蛋白质谱的差异对患者进行分类,并用于药物研究以及药物治疗前后蛋白质表达状况的比较分析,以评价药物类似物的结构与活性关系,寻找高活性的药物。药物蛋白质组学的研究内容包括在临床前研究中发现新的治疗靶点和针对所有靶点的全部化合物,在临床研究中发现药物作用的特异蛋白并作为诊断和治疗标志物,有助于发现新的治疗靶点,并明显提高药物发现的效率。

(杨宝峰)

本章思维导图

本章目标测试

第二章 | 药物代谢动力学

药物代谢动力学主要是研究药物的体内过程(包括吸收、分布、代谢和排泄),并运用数学原理和方法阐释体内药物浓度随时间变化的动态规律。药物在作用部位能否达到安全、有效的浓度是确定给药剂量和间隔时间的依据。药物在作用部位的浓度受药物体内过程的影响而发生动态变化(图2-1)。掌握药物代谢动力学的基本原理和方法,可以更好地了解药物在体内的变化规律,设计和优化给药方案,指导合理用药,为临床用药提供科学依据。

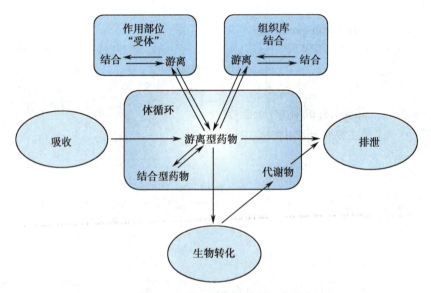

图 2-1　药物的体内过程与作用部位药物浓度变化的关系

第一节 | 药物跨膜转运

药物吸收、分布、代谢和排泄过程中,药物分子要通过各种单层(如小肠上皮细胞)或多层(如皮肤)细胞膜。药物跨膜转运(transmembrane transport)是药物分子通过细胞膜的现象。细胞膜是药物在体内转运的基本屏障,药物通过各种细胞膜的方式和影响因素相似。

一、药物跨膜转运的方式

药物分子通过细胞膜的方式有被动转运(包括滤过和简单扩散)、载体转运(包括主动转运和易化扩散)和膜动转运(包括胞饮和胞吐)。

(一)被动转运(passive transport)

被动转运是指存在于细胞膜两侧的药物顺浓度梯度从高浓度侧向低浓度侧扩散的过程。特点:①顺浓度梯度转运;②不需要载体,膜对通过的药物无特殊选择性;③不消耗能量,扩散过程与细胞代谢无关;④不受共存类似物的影响,即无饱和现象和竞争抑制现象,一般也无部位特异性。

药物转运以被动转运为主,分为滤过和简单扩散两种形式。

1. 滤过(filtration)　是指水溶性的极性或非极性药物分子借助于流体静压或渗透压随体液通

过细胞膜的水性通道而进行的跨膜转运,又称水溶性扩散(aqueous diffusion)。体内大多数细胞,如结膜、小肠、泌尿道等上皮细胞膜的水性通道很小,直径仅 4~8Å(1Å=10^{-10}m),只允许分子量小于100Da 的物质通过,如锂离子(Li^+)、甲醇、尿素等;大多数毛细血管内皮细胞间的孔隙较大,直径可达40Å 以上(60~120Å),分子量大到 20 000~30 000Da 的物质也能通过,故绝大多数药物均可经毛细血管内皮细胞间的孔隙滤过。但是,脑内除了垂体、松果体、正中隆起、极后区、脉络丛外,大部分毛细血管壁无孔隙,药物不能以滤过方式通过这些毛细血管而进入脑组织内。虽然大多数无机离子分子量小,足以通过细胞膜的水性通道,但其跨膜转运由跨膜电位差(如 Cl^-)或主动转运机制(如 Na^+、K^+)控制。

2. 简单扩散(simple diffusion)　是指脂溶性药物溶解于细胞膜的脂质层,顺浓度差通过细胞膜,又称脂溶性扩散(lipid diffusion)。绝大多数药物按此种方式通过生物膜。简单扩散的速度主要取决于药物的油水分配系数(lipid/aqueous partition coefficient)和膜两侧药物浓度差。油水分配系数(脂溶性)和浓度差越大,扩散就越快。但是,因为药物必须先溶于体液才能抵达细胞膜,水溶性太低同样不利于通过细胞膜,故药物在具备脂溶性的同时,仍需具有一定的水溶性才能迅速通过细胞膜。

(二)载体转运(carrier transporation)

许多细胞膜上具有特殊的跨膜蛋白(transmembrane protein),控制体内一些重要的内源性生理物质(如糖、氨基酸、神经递质、金属离子)和药物进出细胞,这些跨膜蛋白称为转运体(transporter)。药物转运体分为两类:一类是主要将药物由细胞外转运至细胞内,如有机阴离子多肽转运体(organic anion transporting polypeptide)、有机阳离子转运体(organic cation transporter)、寡肽转运体(oligopeptide transporter)等;另一类是主要将药物由细胞内转运至细胞外,如 P 糖蛋白(P-glycoprotein)、乳腺癌耐药蛋白(breast cancer resistance protein)、肺耐药蛋白(lung resistance protein)、多药耐药蛋白(multidrug resistance protein)等。

载体转运是指转运体在细胞膜的一侧与药物或内源性物质结合后,发生构型改变,在细胞膜的另一侧将结合的药物或内源性物质释出。载体转运的特点:①对转运物质有选择性(specificity);②载体转运能力有限,具有饱和性(saturability);③结构相似的药物或内源性物质可竞争同一载体而具有竞争性(competitiveness),并可发生竞争性抑制(competitive inhibition);④具有结构特异性和部位特异性,如维生素 B_{12} 的主动转运仅在回肠末端进行,而维生素 B_2 和胆酸仅在小肠的上端才能被吸收。

载体转运主要发生在肾小管、胆道、血脑屏障和胃肠道,其主要有主动转运和易化扩散两种方式。

1. 主动转运(active transport)　指药物借助载体或酶促系统的作用,从低浓度侧向高浓度侧的跨膜转运。主动转运是人体重要的物质转运方式,生物体内一些必需物质如单糖、氨基酸、水溶性维生素、K^+、Na^+、I^- 以及一些有机弱酸、弱碱等弱电解质的离子型都是以主动转运方式通过细胞膜。有的药物通过神经元细胞、脉络丛、肾小管上皮细胞和肝细胞时是以主动转运方式进行的,可逆电化学差转运。主动转运需要耗能,能量可直接来源于腺苷三磷酸(ATP)的水解,或是间接来源于其他离子如 Na^+ 的电化学差。

2. 易化扩散(facilitated diffusion)　指药物在细胞膜载体的帮助下由膜高浓度侧向低浓度侧扩散的过程。易化扩散不消耗能量,不能逆电化学差转运。易化扩散可加快药物的转运速率。在小肠上皮细胞、脂肪细胞、血-脑屏障血液侧的细胞膜中,单糖类、氨基酸、季铵盐类药物的转运属于易化扩散。葡萄糖进入红细胞内、甲氨蝶呤进入白细胞等均以易化扩散方式转运。

(三)膜动转运(membrane moving transport)

膜动转运是指大分子物质通过膜的运动而转运,包括胞饮和胞吐。

1. 胞饮(pinocytosis)　又称吞饮或入胞,是指某些液态蛋白质或大分子物质通过细胞膜的内陷形成吞饮小泡而进入细胞内。如垂体后叶粉可从鼻黏膜给药,以胞饮方式吸收。

2. 胞吐(exocytosis)　又称胞裂外排或出胞,是指胞质内的大分子物质以外泌囊泡的形式排出细胞的过程。如腺体分泌及递质的释放。

二、影响药物跨膜转运的因素

(一) 药物的解离度和体液的酸碱度

绝大多数药物属于弱酸性或弱碱性有机化合物,在体液中均不同程度地解离。分子型(非解离型,unionized form)药物疏水而亲脂,易通过细胞膜;离子型(ionized form)药物极性高,不易通过细胞膜脂质层,这种现象称为离子障(ion trapping)。药物解离程度取决于体液 pH 和药物解离常数(K_a)。解离常数的负对数值为 pK_a,表示药物的解离度,是指药物解离 50% 时所在体液的 pH。各药都有固定的 pK_a,依据 Henderson-Hasselbalch 公式计算而得:

弱酸性药物

$$HA \rightleftharpoons H^+ + A^-$$

$$K_a = \frac{[H^+][A^-]}{[HA]}$$

$$pK_a = pH - \lg \frac{[A^-]}{[HA]}$$

$$pH - pK_a = \lg \frac{[A^-]}{[HA]}$$

$$\therefore$$

$$\frac{[离子型]}{[非离子型]} = \frac{[A^-]}{[HA]} = 10^{pH - pK_a}$$

弱碱性药物

$$BH^+ \rightleftharpoons H^+ + B$$

$$K_a = \frac{[H^+][B]}{[BH^+]}$$

$$pK_a = pH - \lg \frac{[B]}{[BH^+]}$$

$$pK_a - pH = \lg \frac{[BH^+]}{[B]}$$

$$\therefore$$

$$\frac{[离子型]}{[非离子型]} = \frac{[BH^+]}{[B]} = 10^{pK_a - pH}$$

上述公式也提示,改变体液 pH 可明显影响弱酸或弱碱性药物的解离程度。药物的解离程度在 pH 变化较大的体液内对药物跨膜转运的影响更为重要。胃液 pH 变化范围为 1.5~7.0,尿液为 5.5~8.0。如此大的 pH 变化范围对那些脂溶性适中的药物可能产生显著的临床意义。如苯巴比妥的清除在碱性尿内比在酸性尿内快 7 倍。抗高血压药美卡拉明为弱碱性,在酸性尿内的清除速率约为碱性尿的 80 倍。

(二) 药物浓度差以及细胞膜通透性、面积和厚度

药物以简单扩散方式通过细胞膜时,除了受药物解离度和体液 pH 影响外,药物分子跨膜转运的速率(单位时间通过的药物分子数)还与膜两侧药物浓度差($C_1 - C_2$)、膜面积、膜通透系数(permeability coefficient)和膜厚度等因素有关。膜表面大的器官,如肺、小肠,药物通过其细胞膜脂质层的速度远比膜表面小的器官(如胃)快。这些因素的综合影响符合 Fick 定律(Fick law):

$$通透量(单位时间分子数) = (C_1 - C_2) \times \frac{面积 \times 通透系数}{厚度}。$$

(三) 血流量

血流量的改变可影响细胞膜两侧药物浓度差,药物被血流带走的速度影响膜一侧的药物浓度,血流量丰富、流速快时,不含药物的血液能迅速取代含有较高药物浓度的血液,从而得以维持很大的浓度差,使药物跨膜速率增高。

(四) 细胞膜转运体的量和功能

营养状况和蛋白质的摄入影响细胞膜转运体的数量,从而影响药物的跨膜转运。转运体的功能受基因型控制,如多药耐药基因(multidrug resistance gene)是编码 P 糖蛋白的基因,其基因多态性引起的不同基因型具有编码不同 P 糖蛋白的功能,从而影响药物的跨膜转运。

第二节 ｜ 药物的体内过程

一、吸收

吸收（absorption）是指药物自给药部位进入血液循环的过程。血管外给药途径均存在吸收过程。不同给药途径有不同的吸收过程和特点。

（一）口服给药

口服是最常用的给药途径。大多数药物在胃肠道内以简单扩散方式被吸收。胃肠道的吸收面积大、内容物的拌和作用以及小肠内适中的酸碱性（pH 5.0～8.0）对药物解离影响小等因素，均有利于药物的吸收。其中小肠内 pH 接近中性，黏膜吸收面广，缓慢蠕动增加药物与黏膜接触机会，因此小肠是药物口服时主要的吸收部位。

影响胃肠道对药物吸收的因素包括：服药时饮水量、是否空腹、胃肠蠕动度、胃肠道 pH、药物颗粒大小、药物与胃肠道内容物的理化性相互作用（如钙与四环素形成不可溶的络合物引起吸收障碍）等。此外，胃肠道分泌的酸和酶以及肠道内菌群的生化作用均可影响药物的口服吸收，如一些青霉素类抗菌药因被胃酸迅速灭活而口服无效，多肽类激素如胰岛素在肠内被水解而必须采用非胃肠道途径给药。

首过消除（first pass elimination）也是影响药物口服吸收的重要因素。首过消除是指从胃肠道吸收的药物在到达全身血液循环前被肠壁和肝脏部分代谢，从而使进入全身血液循环内的有效药物量减少的现象，也称首过代谢（first pass metabolism）或首过效应（first pass effect）。药物首过消除率高时，机体可利用的有效药物量少，要达到治疗浓度，必须加大用药剂量。但因剂量加大，代谢产物也会明显增多，可能出现代谢产物的毒性反应。因此，在应用首过消除率高的药物而决定采用大剂量口服时，应先了解其代谢产物的毒性作用和消除过程。为了避免首过效应，通常采用舌下及直肠下部给药，以使药物不经过胃肠道和肝脏途径吸收，直接进入全身血液循环。

（二）注射给药

静脉注射（intravenous injection，i.v.）可使药物迅速而准确地进入全身血液循环，不存在吸收过程。药物肌内注射（intramuscular injection，i.m.）及皮下注射（subcutaneous injection，s.c.）时，主要经毛细血管以简单扩散和滤过方式吸收，吸收速率受注射部位血流量和药物剂型影响，一般较口服快。水溶液吸收迅速，油剂、混悬剂可在局部滞留，吸收慢，故作用持久。肌肉组织的血流量比皮下组织丰富，药物肌内注射一般比皮下注射吸收快。

有时为了使治疗药物靶向至特殊组织器官，可采用动脉注射（intra-arterial injection，i.a.），但动脉给药危险性大，一般较少使用。注射给药还可将药物注射至身体任何部位发挥作用，如局部麻醉药。将局部麻醉药注入皮下或手术视野附近组织可产生浸润麻醉作用，注入外周神经干附近可产生区域麻醉作用。

（三）呼吸道吸入给药

除了吸入麻醉药（挥发性液体或气体）和其他一些治疗性气体经呼吸道吸入给药外，容易气化的药物也可采用呼吸道吸入途径给药，如沙丁胺醇。有的药物难溶于一般溶剂，水溶液又不稳定，如色甘酸钠，可制成直径约 5μm 的极微细粉末以特制的吸入剂气雾吸入。由于肺泡表面积很大，肺血流量丰富，因此只要具有一定溶解度的气态药物即能经肺迅速吸收。气道本身是抗哮喘药的靶器官，以气雾剂解除支气管痉挛是一种局部用药。呼吸道吸入给药在药物到达作用部位或靶器官前，可在肺内排泄或代谢一部分药物，这也是一种"首过消除"，因此肺也是一种"首过消除"器官。

（四）局部用药

局部用药的目的是在皮肤、眼、鼻、咽喉和阴道等部位产生局部作用。穿透性强的局部麻醉药进行表面麻醉时也是一种局部用药。有时也在直肠给药以产生局部抗炎作用,但大部分直肠给药是为了产生吸收作用。直肠给药可在一定程度上避免首过消除。直肠中、下段的毛细血管血液流入下痔静脉和中痔静脉,然后进入下腔静脉,其间不经过肝脏。若以栓剂塞入上段直肠,则吸收后经上痔静脉进入门静脉系统,而且上痔静脉和中痔静脉间有广泛的侧支循环,因此,直肠给药的剂量仅约50%可以绕过肝脏。为了使某些药物血浆浓度维持较长时间,也可采用经皮肤途径给药,如硝酸甘油软膏或缓释贴皮剂、硝苯地平贴皮剂、芬太尼贴皮剂等,但这是一种全身给药方式。

(五) 舌下给药

舌下给药可在很大程度上避免首过消除。如硝酸甘油首过消除可达90%以上,舌下给药时经血流丰富的颊黏膜吸收,直接进入全身循环。

二、分布

分布(distribution)是指药物吸收后从血液循环到达机体各器官和组织的过程。通常药物在体内的分布速度很快,可迅速在血液和各组织之间达到动态平衡。药物分布到达作用部位的速度越快,起效就越迅速。药物在体内各组织分布的程度和速度,主要取决于组织器官血流量和药物与血浆蛋白、组织细胞的结合能力。此外,细胞膜转运体的数量和功能状态、体液pH、生理屏障作用以及药物的分子量、化学结构、脂溶性、pK_a、极性、微粒制剂的粒径等均能影响药物的体内分布。

(一) 组织器官血流量

人体各组织器官的血流量是不均一的。通常在血流量丰富的组织和器官,药物的分布速度快而且转运量较多;相反,则分布速度慢和转运量较小。流经各组织器官的动脉血流量是影响分布的重要因素。在血流速度快的脏器,如脑、肝、肾、肺等,药物在这些组织器官分布较快,随后还可以再分布(redistribution)。例如,静脉注射硫喷妥钠,首先分布到血流量大的脑组织,随后由于其脂溶性高又向血流量少的脂肪组织转移,从而实现再分布,所以其起效迅速,但维持时间短。

(二) 血浆蛋白结合率

大多数药物在血浆中均可与血浆蛋白不同程度地结合而形成结合型药物(bound drug),与游离型药物(free drug)同时存在于血液中。弱酸性药物主要与清蛋白结合,弱碱性药物主要与α_1酸性糖蛋白(α_1-acid glycoprotein)结合,脂溶性强的药物主要与脂蛋白结合。药物和血浆蛋白的结合符合下列公式:

$$D + P \rightleftharpoons DP$$

D为游离型药物,DP为结合型药物。

$$K_D = \frac{[D][P]}{[DP]}$$

设P_T为血浆蛋白总量,则上式可转换成:

$$\frac{[DP]}{[P_T]} = \frac{[D]}{K_D + [D]}$$

上式表明决定血浆蛋白结合率的因素为游离型药物浓度、血浆蛋白量和药物与血浆蛋白的亲和力,即解离常数K_D值的大小。

结合型药物不能跨膜转运,是药物在血液中的一种暂时贮存形式。因此,药物与血浆蛋白的结合影响药物在体内的分布、转运速度以及作用强度和消除速率。

药物与血浆蛋白结合的特异性低,与相同血浆蛋白结合的药物之间可发生竞争性置换的相互作用。如抗凝血药华法林血浆蛋白结合率约99%,当与保泰松合用时,结合型的华法林被置换出来,使血浆内游离华法林浓度明显增加,抗凝作用增强,可造成严重的出血,甚至危及生命。药物与内源性化合物也可在血浆蛋白结合部位发生竞争性置换作用,如磺胺异噁唑可将胆红素从血浆蛋白结合部位上置换出来,因此新生儿使用该药可发生致死性核黄疸(nuclear jaundice)。但是,药物在血浆蛋白结合部位上的相互作用并非都有临床意义。一般认为,只有血浆蛋白结合率高、分布容积小、消除慢以及治疗指数低的药物在临床上这种相互作用才有意义。

(三)组织细胞结合

药物与组织细胞结合是由于药物与某些组织细胞成分具有特殊的亲和力,使这些组织中的药物浓度高于血浆游离药物浓度,药物分布呈现一定的选择性。药物与某些组织亲和力强是药物作用部位具有选择性的重要原因,如氯喹在肝脏和红细胞内分布浓度高。多数情况下,药物和组织的结合是药物在体内的一种贮存方式,如硫喷妥钠再分布到脂肪组织。有的药物与组织可发生不可逆结合而引起毒性反应,如四环素与钙形成络合物储存于骨骼及牙齿中,导致小儿骨骼生长抑制与牙齿变黄或畸形。

(四)体液的pH和药物的解离度

在生理情况下,细胞内液 pH 为 7.0,细胞外液 pH 为 7.4。由于弱酸性药物在较碱性的细胞外液中解离增多,因而细胞外液浓度高于细胞内液,升高血液 pH 可使弱酸性药物由细胞内向细胞外转运,降低血液 pH 则使弱酸性药物向细胞内转移;弱碱性药物则相反。口服碳酸氢钠碱化血液可促进巴比妥类弱酸性药物由脑细胞向血浆转运;同时碱化尿液,可减少巴比妥类弱酸性药物在肾小管的重吸收,促进药物从尿中排出,这是临床上抢救巴比妥类药物中毒的措施之一。

(五)体内屏障

1. **血脑屏障**(blood-brain barrier) 药物从血液向中枢神经系统分布,主要在药物进入细胞间隙和脑脊液受到限制。血脑屏障包括血液与脑组织、血液与脑脊液、脑脊液与脑组织 3 种屏障。脑组织的毛细血管内皮细胞紧密相连,形成连续性无膜孔的毛细血管壁,且外表面几乎全为星形胶质细胞包围,这种结构特点决定了某些大分子、水溶性或解离型药物难以进入脑组织,只有脂溶性高的药物才能以简单扩散的方式通过血脑屏障。但是在某些病理状态下(如脑膜炎)血脑屏障的通透性增大,一般不易进入中枢神经系统的大多数水溶性药物以及在血浆 pH 为 7.4 时能解离的抗菌药(如氨苄西林、青霉素、林可霉素和头孢噻吩钠等)透入脑脊液的量明显增多,有利于药物发挥治疗作用。

2. **胎盘屏障**(placental barrier) 胎盘绒毛与子宫血窦之间的屏障称为胎盘屏障。胎盘对药物的转运并无屏障作用,其对药物的通透性与一般的毛细血管无明显差别,几乎所有的药物都能穿透胎盘进入胎儿体内。药物进入胎盘后,即在胎儿体内循环,并很快在胎盘和胎儿之间达到平衡。因此,孕妇用药应特别谨慎,禁用可引起畸胎或对胎儿有毒性的药物。

3. **血眼屏障**(blood-eye barrier) 血液与视网膜、房水、玻璃体之间的屏障称为血眼屏障。血眼屏障可影响药物在眼内的浓度,脂溶性药物及分子量<100Da 的水溶性药物易于通过。全身给药时,药物在眼内难以达到有效浓度,可采取局部滴眼或眼周边给药,包括结膜下注射、球后注射及结膜囊给药等。

三、代谢

代谢(metabolism)是指药物吸收后在体内经酶或其他作用发生一系列的化学反应,导致药物化学结构上的转变,又称生物转化(biotransformation)。生物转化的能力反映了机体对外来性物质(xenobiotics)或者药物的处置(disposition)能力。绝大多数药物在体内被代谢后极性增大,有利于排出体外,因此代谢是药物在体内消除的重要途径。

(一)药物代谢意义

肝脏是最主要的药物代谢器官。此外,胃肠道、肺、皮肤、肾等也可产生有意义的药物代谢作用。药物经过代谢后其药理活性或毒性发生改变。大多数药物被灭活(inactivation),药理作用降低或完全消失,但也有少数药物被活化(activation)而产生药理作用或毒性。需经活化才产生药理效应的药物称为前药(prodrug),如可的松须在肝脏转化为氢化可的松而生效。药物的代谢产物与药物毒性作用有密切关系。如对乙酰氨基酚在治疗剂量(1.2g/d)时,95%的药物经葡萄糖醛酸化和硫酸化而生成相应结合物,然后由尿排泄;另5%则在细胞色素P450单加氧酶系催化下生成代谢产物N-乙酰对位苯醌亚胺(N-acetyl-p-benzoquinone imine,NAPQI),NAPQI与谷胱甘肽(glutathione)结合,生成巯基尿酸盐而被排泄,因此对乙酰氨基酚在治疗量时是很安全的。但如长期或大剂量使用,葡萄糖醛酸化和硫酸化途径被饱和,较多药物经细胞色素P450单加氧酶催化反应途径代谢生成大量的NAPQI,此时因为肝脏谷胱甘肽消耗量超过再生量,不能把NAPQI有效转化为巯基尿酸盐而被排泄,蓄积的NAPQI与细胞内大分子(蛋白质)上的亲核基团发生反应,引起肝细胞坏死。

(二) 药物代谢时相

药物代谢通常涉及Ⅰ相(phaseⅠ)和Ⅱ相(phaseⅡ)反应。Ⅰ相反应通过氧化、还原、水解,在药物分子结构中引入或脱去功能基团(如—OH、—NH$_2$、—SH)而生成极性增高的代谢产物。Ⅱ相反应是结合(conjugation)反应,是药物分子的极性基团与内源性物质(如葡萄糖醛酸、硫酸、醋酸、甘氨酸等)经共价键结合,生成极性大、水溶性高的结合物而经尿液排泄。大量药物的代谢是经Ⅰ、Ⅱ两相反应先后连续进行,但也有例外,如异烟肼代谢时,是先由其结构中的酰肼部分经Ⅱ相反应(乙酰化)生成氮位乙酰基结合物(N-乙酰异烟肼)后再进行Ⅰ相反应(水解),生成肝脏毒性代谢产物乙酰肼和乙酸。

(三) 药物代谢酶

少数药物在体内的代谢可以在体液的环境下自发进行,如酯类药物可以在体液环境下发生水解反应,但是绝大多数药物的代谢反应需要药物代谢酶(drug metabolizing enzyme)的参与。肝脏中药物代谢酶种类多而含量丰富,因此是药物代谢的主要器官。药物代谢酶按照在细胞内的存在部位分为微粒体酶系(microsomal enzymes)和非微粒体酶系(non-microsomal enzymes)。微粒体酶系主要存在于肝细胞或其他细胞(如小肠黏膜、肾脏和肾上腺皮质细胞等)内质网的亲脂性膜上;非微粒体酶系主要是指一些结合酶(葡萄糖醛酸结合酶除外)、水解酶、还原酶、脱氢酶等,这些酶催化药物代谢往往具有结构特异性,如酯酶催化各类酯及内酯的水解,酰胺水解酶催化酰胺的水解等。

肝脏药物代谢酶主要包括细胞色素P450单加氧酶系(cytochrome P450 monooxygenases 或CYP450,简称CYP)、含黄素单加氧酶系(flavin-containing monooxygenases,FMO)、环氧化物水解酶系(epoxide hydrolases,EH)、结合酶系(conjugating enzymes)和脱氢酶系(dehydrogenases)。

1. 细胞色素P450单加氧酶系　CYP为一类亚铁血红素-硫醇盐蛋白(heme-thiolate proteins)的微粒体酶超家族,参与内源性物质和包括药物、环境化合物在内的外源性物质的代谢。CYP根据氨基酸序列的同一性分为家族、亚家族和酶个体。氨基酸序列有40%以上相同者划为同一家族,以阿拉伯数字表示;同一家族内氨基酸序列相同达55%以上者为一亚家族,在代表家族的阿拉伯数字之后标以英文字母表示;而同一亚家族的单个同工酶则再以阿拉伯数字表示。如CYP2D6中的CYP是细胞色素P450的缩写,2是家族,D是亚家族,6是单个酶。在人类已发现CYP共18个家族,42个亚家族,64个酶。CYP1,CYP2和CYP3家族中各有8~10个同工酶,介导人体内绝大多数药物的代谢,其中CYP3A代谢50%以上的药物。其他家族在类固醇激素、脂肪酸、维生素和其他内源性物质的合成与降解中起重要作用。

CYP参与药物代谢的总反应式可用下式表达:

$$DH+NADPH+H^++O_2 \longrightarrow DOH+H_2O+NADP^+$$

DH为未经代谢的原形药物,DOH为代谢产物。CYP的基本作用是从辅酶Ⅱ及细胞色素b5获得两个H$^+$,另外接受一个氧分子,其中一个氧原子使药物羟化,另一个氧原子与两个H$^+$结合成水。

CYP催化底物的选择性低,不同亚型的CYP能催化同一底物,而多种底物也可被同一种CYP所代谢;其作用的变异性大,易受多种因素影响,如遗传、年龄、性别、营养状况、疾病状态等都可导致

CYP 活性发生变化。了解每一个 CYP 所催化的药物,对于保障临床合理用药以及阐明在代谢环节发生的药物相互作用有重要意义。

2. **含黄素单加氧酶系** FMO 是参与Ⅰ相药物氧化反应的另一个微粒体酶超家族,与 CYP 共存于肝脏内质网,主要参与水溶性药物的代谢。该酶系包括 6 个超家族,其中 FMO3 含量丰富,主要代谢烟碱、西咪替丁、雷尼替丁、氯氮平、伊托必利等,产生的代谢产物基本无活性。FMO 不被诱导或抑制,未见基于 FMO 的药物相互作用。

3. **环氧化物水解酶系** EH 分为两类:存在于细胞质中的可溶性环氧化物水解酶(sEH)和存在于细胞内质网膜上的微粒体环氧化物水解酶(mEH)。该酶系的作用是将某些药物经 CYP 代谢后生成的环氧化物进一步水解变成无毒或毒性很弱的代谢物。

4. **结合酶系** 主要参与Ⅱ相药物结合反应,如葡萄糖醛酸转移酶、硫酸转移酶、乙酰转移酶、甲基转移酶、谷胱甘肽-S-转移酶等。除葡萄糖醛酸转移酶存在于内质网外,其余均位于细胞质中。该酶系反应速度通常快于Ⅰ相反应酶系,可迅速终止代谢物毒性。

5. **脱氢酶系** 包括乙醇脱氢酶、乙醛脱氢酶、乳酸脱氢酶、二氢嘧啶脱氢酶、琥珀酸脱氢酶、葡萄糖-6-磷酸脱氢酶、11β-羟基类固醇脱氢酶等。它们主要存在于细胞质中,对许多药物和体内活性物质进行代谢。

(四)影响药物代谢的因素

1. **遗传因素** 药物代谢的个体差异主要由药物代谢酶的个体差异引起,而遗传因素对药物代谢酶的个体差异起着重要的作用,多与微粒体酶活性差异有关。不同种族间由于药物代谢酶的遗传特性差异可以导致药物代谢酶活性的差异,同一种族不同个体间由于药物代谢酶遗传基因的多态性也可以导致药物代谢酶活性差异,致使药物代谢差异。遗传因素是药物代谢差异的决定因素。

2. **药物代谢酶的诱导与抑制** 许多药物长期应用时对药物代谢酶具有诱导或抑制作用,改变药物作用的持续时间与强度。能使药物代谢酶活性降低、药物代谢减慢的药物叫作酶抑制剂(enzyme inhibitor);能使药物代谢酶活性增高、药物代谢加快的药物叫作酶诱导剂(enzyme inducer)。苯巴比妥的药酶诱导作用强,可加速抗凝血药双香豆素的代谢,使凝血酶原时间缩短。如前所述,大剂量对乙酰氨基酚引起的肝脏毒性反应主要来自经 CYP 代谢的毒性代谢产物 *N*-乙酰对位苯醌亚胺,CYP 的诱导将导致其毒性反应增强。有些药物本身就是其所诱导的药物代谢酶的底物,因此在反复应用后,药物代谢酶的活性增高,药物自身代谢也加快,这一作用称自身诱导。可发生自身诱导的药物包括苯巴比妥、格鲁米特、苯妥英钠、保泰松等。自身诱导作用是药物产生耐受性的重要原因。药物代谢酶的被诱导程度受其表型和基因型遗传多态性的影响,野生型纯合子的可诱导性显著高于野生型杂合子,更高于突变型纯合子。有些药物可抑制肝微粒体酶的活性,导致同时应用的一些药物代谢减慢,如氯霉素可抑制甲苯磺丁脲和苯妥英钠的代谢。还有一些药物对某一药物的代谢来说是诱导剂,对另一药物的代谢却可能是抑制剂,如保泰松对洋地黄毒苷等药物的代谢起诱导作用,而对甲苯磺丁脲和苯妥英钠的代谢起抑制作用。

3. **肝血流量的改变** 肝血流量是决定肝脏药物清除率的重要因素。病理状态下,心排血量及肝血流量发生明显变化时,可能引起有临床意义的血流动力学性质的药物代谢改变。肝血流量的改变也可由药物引起,如苯巴比妥增加肝血流量,而普萘洛尔和吲哚美辛能降低肝血流量,从而引起有临床意义的药物相互作用。

4. **其他因素** 包括环境、昼夜节律、生理因素、病理因素等。

四、排泄

排泄(excretion)是药物以原形或代谢产物的形式经不同途径排出体外的过程,是药物体内消除的重要组成部分。药物及其代谢产物主要经肾脏从尿液排泄,其次经胆汁从粪便排泄。挥发性药物主要经肺随呼出气体排泄。药物也可经汗液和乳汁排泄。

（一）肾脏排泄

药物肾脏排泄方式包括肾小球滤过和肾小管分泌。肾小管重吸收是对已经进入肾小管内药物的重吸收再利用过程。

1. 肾小球滤过　肾小球毛细血管膜孔较大，除与血浆蛋白结合的结合型药物外，游离型药物及其代谢产物均可经肾小球滤过。滤过速度受药物分子大小、血浆内药物浓度以及肾小球滤过率的影响。

2. 肾小管分泌　近曲小管细胞能以主动方式将药物自血浆分泌入肾小管内。除了特异性转运机制分泌葡萄糖、氨基酸外，肾小管细胞具有两种非特异性转运机制，分别分泌有机阴离子（酸性药物离子）和有机阳离子（碱性药物离子）。经同一机制分泌的药物可竞争转运体而发生竞争性抑制，通常分泌速度较慢的药物能更有效地抑制分泌速度较快的药物。丙磺舒为弱酸性药，通过酸性药物转运机制经肾小管分泌，因而可竞争性地抑制经同一机制排泄的其他酸性药，如青霉素，两药合用后青霉素血药浓度增高，疗效增强。噻嗪类利尿药、水杨酸盐、保泰松等与尿酸竞争肾小管分泌机制而引起高尿酸血症，诱发痛风。许多药物与近曲小管主动转运载体的亲和力显著高于与血浆蛋白的亲和力，因此药物经肾小管分泌的速度不受血浆蛋白结合率的影响。

3. 肾小管重吸收　非解离型的弱酸性药物和弱碱性药物在肾脏远曲小管可通过简单扩散而被重吸收。重吸收程度受血液和尿液的 pH 以及药物 pK_a 影响。一般来说，pK_a 为 3.0～8.0 的酸性药和 pK_a 为 6.0～11.0 的碱性药的排泄速度易因尿液 pH 改变而受到明显影响。碱化或酸化尿液可分别使弱酸性药物（如苯巴比妥）、弱碱性药物（如苯丙胺）的解离型增加，脂溶性减少，不易被肾小管重吸收。

（二）消化道排泄

药物可通过胃肠道壁脂质膜自血浆内以简单扩散方式排入胃肠腔内，位于肠上皮细胞膜上的 P 糖蛋白也可直接将药物及其代谢产物从血液内分泌排入肠道。当碱性药物血药浓度很高时，消化道排泄途径十分重要。如大量应用吗啡（pK_a 7.9）后，血液内部分药物经简单扩散进入胃内酸性环境（pH 1.5～2.5）后几乎完全解离，重吸收极少，洗胃可清除胃内药物；如果不以洗胃将其清除，则进入较碱性的肠道后会再被吸收。

部分药物经肝脏转化形成极性较强的水溶性代谢产物，被分泌到胆汁内经由胆道及胆总管进入肠腔，然后随粪便排泄，经胆汁排入肠腔的药物部分可再经小肠上皮细胞吸收经肝脏进入血液循环，这种肝脏、胆汁、小肠间的循环称肠肝循环（enterohepatic circulation）。肠肝循环可延长药物的血浆半衰期和作用维持时间。若中断药物肠肝循环，半衰期和作用时间均可缩短。强心苷中毒时，口服考来烯胺可在肠内和强心苷形成络合物，中断强心苷的肠肝循环，加快其粪便排泄，为急救措施之一。

（三）其他途径的排泄

许多药物也可经汗液、唾液、泪液和乳汁排泄。这些途径的排泄主要是依靠脂溶性分子型药物通过腺上皮细胞进行简单扩散，与 pH 有关。药物也可以主动转运方式分泌入腺体导管内，排入腺体导管内的药物可被重吸收。经唾液进入口腔的药物吞咽后也可被再吸收。乳汁酸度较血浆高，故碱性药物在乳汁内的浓度较血浆内浓度略高，酸性药物则相反。非电解质类（如乙醇、尿素）易进入乳汁达到与血浆相同浓度。挥发性药物和吸入麻醉药可通过肺排出体外。

第三节 ｜ 房室模型

为了定量地描述药物体内过程的动态变化规律，常常需要借助多种模型加以模拟，房室模型（compartment model）是目前最常用的药动学模型。房室模型是将整个机体视为一个系统，并将该系统按动力学特性划分为若干个房室（compartments），把机体看成是由若干个房室组成的一个完整的系统。根据药物在体内的动力学特性，房室模型可分为一室模型、二室模型和多室模型。一室模型和二室模型数学处理上较为简单，应用最广泛；多室模型的数学处理相当烦琐，因而应用受到限制。

一、一室模型

药物吸收进入体内以后,迅速向各组织器官分布,并很快在血液与各组织脏器之间达到动态平衡,即药物在全身各组织部位的转运速率是相同或相似的,此时把整个机体视为一个房室,称之为一室模型(one compartment model)。一室模型并不意味着所有身体各组织在任何时刻的药物浓度都一样,但要求机体各组织药物水平能随血浆药物浓度的变化平行地发生变化。

二、二室模型

药物吸收进入体内后,很快进入机体的某些部位,但在另一些部位,需要一段时间才能完成分布。从速率论的观点将机体划分为药物分布均匀程度不同的两个独立系统,即二室模型(two compartment model)(图2-2)。在二室模型中,一般将血流丰富以及药物分布能瞬时达到与血液平衡的部分划分为一个房室,称为中央室(central compartment);而将血液供应较少,药物分布达到与血液平衡时间较长的部分划分为周边室(peripheral compartment)。

属于二室模型的药物在一次快速静脉注射后,若将其血浆药物浓度的对数值对相应时间作图时,即可见各实验点所连成的曲线是由两段不同直线构成,也就是说其药-时曲线呈双指数衰减(图2-3)。前一段直线主要反映了分布过程,称分布相或α相,此期血浆药物浓度迅速下降;后一段直线主要反映消除过程,称消除相或β相,此期血浆药物浓度缓慢下降。反映其动力学过程的数学公式为:

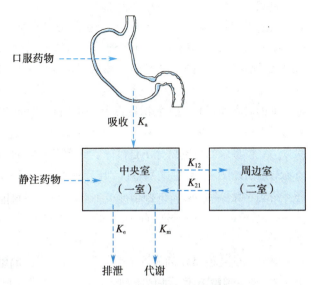

图 2-2 药物经静脉注射和口服给药的二室模型

K_a:吸收速率常数;K_{12},K_{21}:药物按一级动力学由一室向二室(K_{12})和由二室向一室(K_{21})转运的速率常数;K_m,K_e分别为代谢和排泄速率常数。

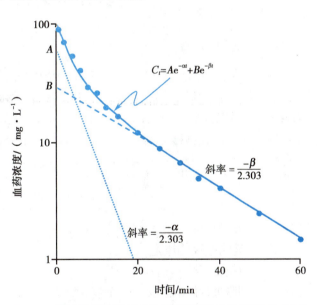

图 2-3 静脉注射药物的二室模型药-时曲线(半对数作图)及相关参数的计算

$$C_t = Ae^{-\alpha t} + Be^{-\beta t}$$

式中 C_t 为 t 时的血浆药物浓度,α 为分布相的速率常数,β 为消除相的速率常数,分别反映体内药物分布和消除的速度。B 为药-时曲线中 β 相段外延至纵坐标(浓度)的截距。将实验中的实际测得的血浆药物浓度值减去 β 相段上各相应时间点的数值,再将其差值在同一药-时图上作图得一直线,将此直线外延至纵坐标的截距即为 A(图2-3)。B 和 β,A 和 α 均用最小二乘法(即回归方程)计算得到。

三、多室模型

若在上述二室模型的基础上还有一部分组织、器官或细胞内药物的分布更慢,则可以从周边室中划分出第三房室,由此形成三室模型。按此方法,可以将在体内分布速率有多种水平的药物按多室模型(multiple compartment model)进行处理。

由上可知,房室模型中的房室划分主要是以速率论的观点,即依据药物在体内各组织或器官的转运速率而确定,只要体内某些部位的转运速率相同,均视为同一房室。对多数药物而言,血管分布丰富、血液流速快、血流量大的组织器官可以称为中央室,如血液、心脏、肝、脾、肺、肾等;与中央室比较,血管分布相对较少、血液流速慢、血流量小的组织器官可以称为周边室,如骨骼、脂肪、肌肉等。同一房室中的各组织部位的药物浓度并不一定相同,但药物在其间的转运速率是相同或相似的。房室模型的提出是为了使复杂的生物系统简化,从而能定量地分析药物在体内的动态过程。

房室模型中的房室划分不是机体实际存在的解剖学、生理学空间,很多因素(如采血时间的设定、药物浓度分析方法等)影响房室的判定,故实际上现多已采用非房室模型(non-compartmental model)进行药动学计算和分析,如生理药动学模型(physiological pharmacokinetic model)、药动-药效组合模型(combined pharmacodynamic-pharmacokinetic model)、统计矩(statistical moment)等。生理药动学模型是基于生理特征的模型,每一个器官或组织就是一个“房室”。药动-药效组合模型是将各自独立的药动模型和药效模型建立为统一的模型,以研究整体上的量-效关系,此模型比药动学模型更切合临床实际。统计矩模型是将药物通过机体的过程看作是一个随机过程,药-时曲线被看作是一种统计分布曲线,以曲线下面积来分析药物的体内变化过程,并计算药动学参数。

第四节 | 药物消除动力学

一、药物的血药浓度-时间关系

绝大多数药物的药理作用强弱与其血药浓度平行,血药浓度随时间的推移而变化。一次给药后在不同时间测定血药浓度,可以描记出血药浓度与时间关系的曲线(药-时曲线)。静脉注射形成的曲线由急速下降的以分布为主的分布相和缓慢下降的以消除为主的消除相两部分组成,而口服给药形成的曲线则由迅速上升的以吸收为主的吸收相和缓慢下降的以消除为主的消除相两部分组成(图 2-4)。

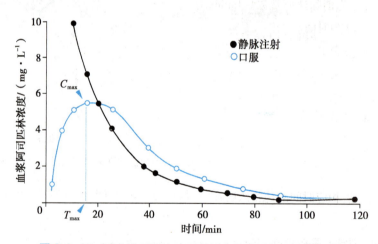

图 2-4　同一患者分别单次口服和静脉注射某药的药-时曲线

二、药物消除动力学类型

药物通过各种给药途径进入体内后,体内药物浓度随时间变化的微分方程:

$$\frac{\mathrm{d}C}{\mathrm{d}t} = -K_{e}C^{n}$$

式中,C 为微分时间段的初始体内药物浓度;t 为时间;K_e 为速率常数;$n=1$ 时为一级消除动力学;$n=0$ 时为零级消除动力学;负号表示体内药物浓度随时间延长而降低。

在药物动力学研究中,通常将药物消除动力学分为如下 3 种类型。

1. 一级消除动力学　一级消除动力学(first-order elimination kinetics)是体内药物按恒定比例消除,在单位时间内的消除量与血浆药物浓度成正比。其药-时曲线在常规坐标图上作图时呈曲线,在半对数坐标图上则为直线,呈指数衰减(图 2-5),故一级动力学过程也称线性动力学(linear kinetics)过程。大多数药物在体内按一级动力学消除。

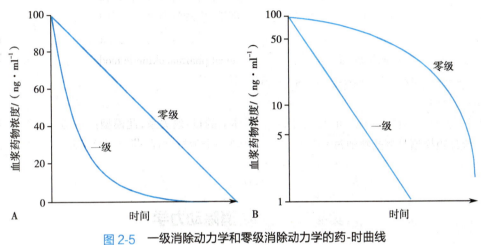

图 2-5　一级消除动力学和零级消除动力学的药-时曲线
A. 常规坐标图;B. 半对数坐标图。

反映药物在体内按一级动力学消除时血浆药物浓度衰减规律的方程式为:

$$\frac{\mathrm{d}C}{\mathrm{d}t} = -K_e C$$

C 为药物浓度;K_e 为消除速率常数(elimination rate constant),反映体内药物的消除速率,负值表示药物经消除而减少;t 为时间。

经积分、移项,可得表示在 t 时的药物浓度 C_t 与初始药物浓度($t=0$ 时)C_0 的关系:

$$C_t = C_0 e^{-K_e t}$$

上式以常用对数表示,则为:

$$\lg C_t = \frac{-K_e}{2.303}t + \lg C_0$$

将实验所得给药后相应时间的药物浓度在半对数坐标图上作图,可目测到一条消除直线,以最小二乘法算出斜率,根据斜率 $=-K_e/2.303$ 求出 K_e 值。根据回归方程求出该直线的截距即为 $\lg C_0$。

2. 零级消除动力学　零级消除动力学(zero-order elimination kinetics)是药物在体内以恒定的速率消除,即不论血浆药物浓度高低,单位时间内消除的药物量不变。在半对数坐标图上其药-时曲线呈曲线(见图 2-5),故称非线性动力学(nonlinear kinetics)。通常是因为药物在体内的消除能力达到饱和所致。

零级动力学的计算公式为:

$$\frac{\mathrm{d}C}{\mathrm{d}t} = -K_0$$

此处的 K_0 为零级消除速率常数,经积分得:

$$C_t = -K_0 t + C_0$$

上式为一直线方程,表明体内药物消除速度与初始浓度无关。

3. **混合消除动力学**　一些药物在体内可表现为混合消除动力学,即在低浓度或低剂量时按一级动力学消除,达到一定高浓度或高剂量时,因消除能力饱和,单位时间内消除的药物量不再改变,按零级动力学消除,如苯妥英钠、水杨酸、乙醇等。混合消除动力学过程可用米-曼方程式(Michaelis-Menten equation)表述:

$$\frac{\mathrm{d}C}{\mathrm{d}t} = -\frac{V_{\max} \cdot C}{K_{\mathrm{m}} + C}$$

上式中的 $V_{\max}$ 为最大消除速率;K_{m} 为米-曼常数,是在 50% 最大消除速率时的药物浓度;C 为药物浓度。

当 $K_{\mathrm{m}} \gg C$ 时,即体内药物消除能力远大于药物浓度时,C 可以忽略不计,此时 $\frac{\mathrm{d}C}{\mathrm{d}t} = -\frac{V_{\max} \cdot C}{K_{\mathrm{m}}}$,令 $\frac{V_{\max}}{K_{\mathrm{m}}} = K_{\mathrm{e}}$,而成为一级动力学消除。当 $C \gg K_{\mathrm{m}}$,即体内药物浓度超过了机体的代谢能力,则 K_{m} 可以忽略不计,此时 $\frac{\mathrm{d}C}{\mathrm{d}t} = -V_{\max}$,表明体内消除药物的能力达到饱和,机体在以最大能力消除药物,即为零级消除动力学过程。

第五节 | 药物代谢动力学重要参数

一、峰浓度和达峰时间

血管外途径给药时药-时曲线的最高点称血浆峰浓度(peak concentration,$C_{\max}$),达到峰浓度的时间称达峰时间(peak time,$T_{\max}$)(见图 2-4)。

二、曲线下面积

药-时曲线下所覆盖的面积称曲线下面积(area under curve,AUC),其大小反映药物吸收进入血液循环的相对量(见图 2-4)。$AUC_{0\to t}$ 是药物从零时间至 t 时这一段时间的药-时曲线下面积。$AUC_{0\to\infty}$ 则是药物从零时间至所有原形药物全部消除为止时的药-时曲线下总面积,可根据曲线下面积计算公式 $AUC_{0\to\infty} = \frac{A}{\alpha} + \frac{B}{\beta}$ 求得。$AUC_{0\to\infty}$ 也可用梯形面积法(trapezoidal rule)求得(即总面积 = 各单位间隔时间内梯形面积之和),先按最小二乘法求出 β 值,再按下式算出:$AUC_{0\to\infty} = AUC_{0\to n} + C_n/\beta$。

三、生物利用度

生物利用度(bioavailability,F)是指药物经血管外途径给药后吸收进入全身血液循环的相对量和速度。吸收进入血液循环药物的相对量以 AUC 表示,而药物进入全身循环的速度以达峰时间表示。一般来说,应用不同剂型的药物后,血药浓度达峰时间的先后可反映生物利用度的速度差异。

$$F = \frac{A}{D} \times 100\%$$

A 为体内药物总量,D 为用药剂量。

生物利用度可分为绝对生物利用度和相对生物利用度。静脉注射时的生物利用度应为 100%,如以血管外途径给药(如口服)的 AUC 和静脉注射的 AUC 进行比较,则可得药物的绝对生物利用度:

$$F = \frac{AUC_{血管外给药}}{AUC_{静脉给药}} \times 100\%$$

如对同一血管外途径给药的某一种药物制剂(如不同剂型、不同药厂生产的相同剂型、同一药厂生产的同一品种的不同批号等)的 AUC 与相同标准制剂的 AUC 进行比较,则可得相对生物利用度:

$$F = \frac{AUC_{受试制剂}}{AUC_{标准制剂}} \times 100\%$$

相对生物利用度是判定两种药物制剂是否具有生物等效性(bioequivalence)的依据。不同药厂生产的同一种剂型的药物,甚至同一药厂生产的同一种药品的不同批产品,生物利用度可能有很大的差别,其原因在于晶型、颗粒大小或药物的其他物理特性以及处方和生产质量控制情况,均可影响制剂的崩解和溶解,从而改变药物的吸收速度和程度。临床上应重视不同药物制品的生物不等效性,特别是治疗指数低或量-效曲线陡的药物,如苯妥英钠、地高辛等。

四、表观分布容积

表观分布容积(apparent volume of distribution,V_d)是指当血浆和组织内药物分布达到平衡时,体内药物按血浆药物浓度在体内分布所需体液容积。

$$V_d = \frac{A}{C_0}$$

A 为体内药物总量,C_0 为血浆和组织内药物达到平衡时的血浆药物浓度。由于药物在体内的分布并不是均匀的,因此 V_d 并不是一个生理的容积空间,只是假定当药物在体内按血浆药物浓度均匀分布(即一室模型)时所需容积。根据 V_d 的大小可以推测药物在体内的分布情况。如体重 70kg 的男子(总体液量约为 42L,占体重 60%)给予 0.5mg 地高辛时,血浆浓度为 0.78ng/ml,V_d 为 641L,提示其主要分布于血浆以外的组织。实际上,地高辛因为疏水性强,主要分布于肌肉和脂肪组织,血浆内仅有少量药物。

五、消除速率常数

消除速率常数(elimination rate constant,K_e)是单位时间内消除药物的分数。如 K_e 为 0.18/h,表示每小时消除前一小时末体内剩余药量的 18%。K_e 反映体内各种途径消除药物的总和。对于正常人来说,K_e 基本恒定,其数值大小反映药物在体内消除的速率,只依赖于药物本身的理化性质和消除器官的功能,与药物剂型无关。

六、消除半衰期

药物消除半衰期(half time,$t_{1/2}$)是血浆药物浓度下降一半所需要的时间,其长短可反映体内药物消除速度。根据半衰期可确定给药间隔时间,通常给药间隔时间约为一个半衰期。半衰期过短的药物,若毒性小时,可加大剂量并使给药间隔时间长于半衰期,这样既可避免给药过频,又可在两次给药间隔内仍保持较高血药浓度。如青霉素的 $t_{1/2}$ 仅为 1 小时,但通常每 6~12 小时给予大剂量治疗。根据 $t_{1/2}$ 可以估计连续给药后达到稳态血浆药物浓度的时间和停药后药物从体内消除所需要的时间。

按一级动力学消除时药物的 $t_{1/2}$ 计算:将前述公式 $\lg C_t = \dfrac{-K_e}{2.303}t + \lg C_0$ 变换成 $t = \lg \dfrac{C_0}{C_t} \times \dfrac{2.303}{K_e}$, $t_{1/2}$ 时

$C_t = C_0/2$, 故 $t_{1/2} = \lg 2 \times \dfrac{2.303}{K_e} = 0.301 \times \dfrac{2.303}{K_e} = \dfrac{0.693}{K_e}$。提示,按一级动力学消除的药物, $t_{1/2}$ 为一个常数,

不受药物初始浓度和给药剂量的影响,仅取决于 K_e 值。

按一级动力学消除的药物经过一个 $t_{1/2}$ 后,消除 50%,经过 2 个 $t_{1/2}$ 后,消除 75%,经过 5 个 $t_{1/2}$,体内药物消除约 97%,也就是说约经 5 个 $t_{1/2}$,药物可从体内基本消除。反之,若按固定剂量、固定间隔时间给药,或恒速静脉滴注,经 4~5 个 $t_{1/2}$ 基本达到稳态血药浓度(图 2-6)。

按零级动力学消除时药物的 $t_{1/2}$ 计算:因 $C_t = -K_0 t + C_0$, $t_{1/2}$ 时 $C_t = C_0/2$,所以 $t_{1/2} = 0.5 \times \dfrac{C_0}{K_e}$。

提示,药物按零级动力学消除时, $t_{1/2}$ 和血浆药物初始浓度成正比,即给药剂量越大, $t_{1/2}$ 越长。

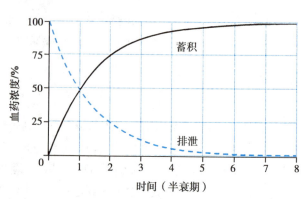

图 2-6 药物的体内蓄积和排泄与消除半衰期的关系

七、清除率

清除率(clearance, CL)是机体消除器官在单位时间内清除药物的血浆容积,也就是单位时间内有多少体积血浆中所含药物被机体清除,是体内肝脏、肾脏和其他所有消除器官清除药物的总和。清除率以单位时间的容积(ml/min 或 L/h)表示,计算公式为:

$$CL = V_d \cdot K_e = \dfrac{A}{AUC_{0 \to \infty}}$$

A 为体内药物总量。在一级消除动力学时,单位时间内消除恒定比例的药物,因此清除率也是一个恒定值,但当体内药物消除能力达到饱和而按零级动力学方式消除时,每单位时间内清除的药物量恒定不变,因而清除率是可变的。

第六节 | 药物剂量的设计和优化

一、多次给药的稳态血浆浓度

在临床实践中,大多数药物治疗是采用多次给药(multiple-dose),又以口服多次给药常用。按照一级动力学规律消除的药物,其体内药物总量随着不断给药而逐步增多,直至从体内消除的药物量和进入体内的药物量相等,从而达到平衡,此时的血浆药物浓度称为稳态血浆浓度(steady-state plasma concentration, C_{ss})(图 2-7)。

多次给药后药物达到稳态血浆浓度的时间仅取决于药物的消除半衰期。一般来说,药物在剂量和给药间隔时间不变时,经 4~5 个半衰期可分别达到稳态血浆浓度的 94% 和 97%。提高给药频率或增加给药剂量均不能使稳态血浆浓度提前达到,而只能改变体内药物总量(即提高稳态浓度水平)或峰浓度(peak concentration, $C_{ss.max}$)与谷浓度(trough concentration, $C_{ss.min}$)之差。在剂量不变时,加快给药频率使体内的药物总量增加、峰谷浓度之差缩小;延长给药间隔时间使体内药物总量减少、峰谷浓度差加大。一般来说,长期慢性给药时给药间隔时间长于 2 个半衰期较为安全,多不会出现有重要临床意义的毒性反应。

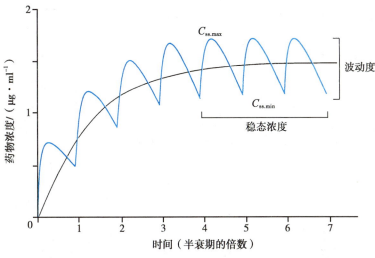

图 2-7　多次间歇给药的药-时曲线

口服间歇给药时,根据给药剂量(D)、生物利用度(F)、清除率(CL)和给药间隔时间(τ),可计算平均稳态血浆浓度($\overline{C}_{ss}$):$\overline{C}_{ss} = \dfrac{F \cdot D}{CL \cdot \tau}$

药物浓度呈指数衰减,平均稳态血浆浓度$\overline{C}_{ss}$不是稳态时$C_{ss.max}$和$C_{ss.min}$的算术平均值,而是两次给药间隔内的AUC除以给药间隔时间所得:$\overline{C}_{ss} = \dfrac{AUC_{ss}}{\tau} = \dfrac{AUC_{t_1}^{t_2}}{\tau}$。

AUC_{ss}等于相同剂量一次给药的AUC,所以上式也可用单次给药的AUC来计算:$\overline{C}_{ss} = \dfrac{AUC(单剂量)}{\tau}$。

最高稳态浓度,即稳态时的峰浓度($C_{ss.max}$)可由下述公式计算:$C_{ss.max} = \dfrac{F \cdot D}{V_{ss} \cdot (1 - e^{-K_e\tau})}$。式中$D$为剂量;$V_{ss}$为稳态时的分布容积;$\tau$为给药间隔时间;$K_e$为消除速率常数,等于$\dfrac{0.693}{t_{1/2}}$,根据所用药物的$t_{1/2}$可以求得。

稳态时的谷浓度($C_{ss.min}$)则可由下述公式获得:$C_{ss.min} = C_{ss.max} \times e^{-K_e\tau}$。如果药物的治疗范围很窄,则宜仔细估计剂量范围和给药频率可能产生的谷、峰浓度。

达到稳态时,峰浓度与谷浓度之间的距离称为波动度(degree of fluctuation,DF):$DF(\%) = \dfrac{(C_{ss.max} - C_{ss.min}) \times 2}{C_{ss.max} + C_{ss.min}}$。

累积因子(R)表示多次给药后药物在体内的累积程度,通常以稳态时$C_{ss.max}$或$C_{ss.min}$与初次给药峰浓度($C_{1.max}$)或谷浓度($C_{1.min}$)的比值表示:$R = \dfrac{C_{ss.max}}{C_{1.min}} = \dfrac{C_{ss.min}}{C_{1.max}} = \dfrac{1}{1 - e^{-K_e\tau}}$。当$\tau$与$t_{1/2}$相等时,$R$为2。如$\tau$小于$t_{1/2}$时,$R$以大于2倍数累积,血药浓度易蓄积升高;反之,如$\tau$大于$t_{1/2}$时,$R$以小于2倍数累积,血药浓度不易蓄积。

二、靶浓度

靶浓度(target concentration)是指采用合理的给药方案使药物稳态血浆浓度(C_{ss})达到一个有效而不产生毒性反应的治疗浓度范围(即$C_{ss.min}$高于最小有效浓度,$C_{ss.max}$低于最小中毒浓度)。根据治疗目标确立要达到的靶浓度(即理想的C_{ss}范围),再根据靶浓度计算给药剂量,制订给药方案。给药后还应及时监测血药浓度,以进一步调整剂量,使药物浓度始终准确地维持于靶浓度水平。

三、维持剂量

在大多数情况下,临床多采用多次间歇给药或是持续静脉滴注,以使药物稳态血浆浓度维持于靶浓度。因此,要计算药物维持剂量(maintenance dose)。为了维持选定的稳态浓度或靶浓度,需调整给药速度以使进入体内的药物速度等于体内消除药物的速度。这种关系可用下述公式表示:

$$给药速度 = \frac{CL \times C_{ss}}{F}$$

如以靶浓度表示,则为:

$$给药速度 = \frac{CL \times 靶浓度}{F}$$

所谓给药速度,是给药量和给药间隔时间之比,也即单位间隔时间的给药量。如果先提出理想的药物血浆靶浓度,又已知该药物的清除率(CL)和生物利用度(F),则可根据上式计算给药速度。

四、负荷剂量

按维持剂量给药时,通常需要4~5个 $t_{1/2}$ 才能达到稳态血浆浓度,增加剂量或者缩短给药间隔时间均不能提前达到稳态,只能提高血药浓度,因此如果患者急需达到稳态血浆浓度以迅速控制病情时,可用负荷剂量(loading dose)给药法(图2-8)。负荷剂量是指首次剂量加大,然后再给予维持剂量,使稳态血浆浓度(即事先为该患者设定的靶浓度)提前产生。如心肌梗死后的心律失常需用利多卡因立即控制,但利多卡因的 $t_{1/2}$ 是1小时以上,如以静脉滴注,患者需等待4~6小时才能达到治疗浓度,因此必须使用负荷剂量。

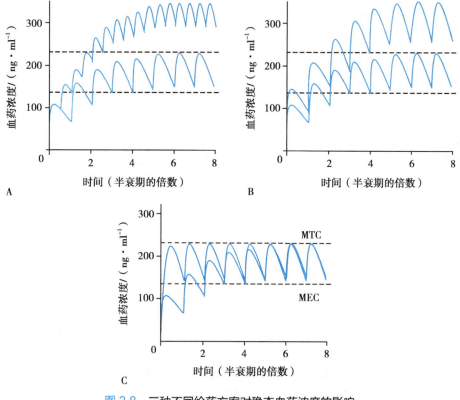

图2-8　三种不同给药方案对稳态血药浓度的影响
A. 缩短给药时间;B. 增加给药剂量;C. 负荷剂量给药。
MEC,最小有效浓度;MTC,最小中毒浓度。

负荷剂量的计算公式为：

$$负荷剂量 = 靶浓度（C_p）\cdot V_{ss}/F$$

如果口服间歇给药采用每隔 1 个 $t_{1/2}$ 给药一次，负荷剂量可采用首剂加倍；持续静脉滴注时，负荷剂量可采用 1.44 倍第 1 个 $t_{1/2}$ 的静脉滴注量静推。

但使用负荷剂量也有明显的缺点：①如果是特别敏感的患者，可能会突然产生一个毒性浓度；②如果所用药物有很长的 $t_{1/2}$，则在药物浓度过高时需较长的时间降低到合适浓度；③负荷量通常很大，而且常为血管给药或是快速给药，容易在与血浆浓度迅速达到平衡的部位产生毒性作用。

五、个体化治疗

在制订一个药物的合理治疗方案时，必须知道所用药物的 F、CL、V_{ss} 和 $t_{1/2}$，了解药物的吸收速度和分布特点，并且要根据可能引起这些参数改变的患者情况对剂量进行调整。除了一些病理、生理方面的原因可以改变这些参数外，就是在正常人中许多药物的 F、CL、V_{ss} 值，其变异也很大。对于治疗范围很窄的药物如强心苷、抗心律失常药、抗惊厥药、茶碱等，应测出 $C_{ss.max}$ 值，直接估算 F、CL、V_{ss}，使给药方案较为精确。

以药物代谢动力学为依据，设计一个合理的治疗方案的步骤是：①选择和确定一个靶浓度；②根据已知的人群药动学参数和所治疗患者的病理、生理特点（如体重、肾功能等），估计患者的清除率和分布容积；③计算负荷剂量和维持剂量以求产生靶浓度；④根据计算所得给药，估计达到稳态浓度后测定血药浓度；⑤根据测得的血药浓度值，计算患者的清除率和分布容积；⑥如果需要，根据临床反应修正靶浓度；⑦修正靶浓度后，再从第三步做起。

（胡长平）

本章思维导图

本章目标测试

第三章 | 药物效应动力学

药物效应动力学（pharmacodynamics）简称药效学，研究药物对机体的作用及作用机制。药理效应包括治疗作用和不良反应，其机制涉及药物与靶分子的相互作用及其后续分子事件，如信号转导通路。药效学可为临床合理用药和新药研发奠定基础。

第一节 | 药物的基本作用

一、药物作用与药理效应

药物作用（drug action）是指药物对机体的初始作用，是动因。药理效应（pharmacological effect）是药物作用的结果，是机体反应的表现。由于二者意义接近，在习惯用法上并不严加区别。但当二者并用时，应体现先后顺序。例如，地高辛对心肌细胞膜上 Na^+-K^+-ATP 酶的抑制作用，就是初始药物作用；作用的结果表现为心肌收缩性增强，就是药理效应。

药理效应是机体原有功能水平的改变，功能提高称为兴奋（excitation），功能降低称为抑制（inhibition）。例如，肾上腺素升高血压、呋塞米增加尿量均属兴奋；阿司匹林退热和吗啡镇痛均属抑制。

药物作用具有特异性（specificity）。例如，阿托品特异性地阻断毒蕈碱（muscarine）型胆碱受体（M 胆碱受体），而对其他受体影响不大。药理效应具有选择性（selectivity），有些药物只影响机体的一种功能，而有些药物可影响机体的多种功能，前者选择性高，后者选择性低。

药物作用特异性取决于药物的化学结构。药理效应选择性则取决于药物在体内的分布不均匀、机体组织细胞的结构不同、生化机能存在差异等多方面因素。另外，药物剂量也会影响药物特异性和选择性，通常剂量越大药物作用越广泛。

药物作用特异性强并不一定引起选择性高的药理效应，即二者不一定平行。例如，阿托品特异性地阻断 M 胆碱受体，因为 M 胆碱受体在体内分布较广，对心脏、血管、平滑肌、腺体及中枢神经系统都有影响，因此其药理效应选择性并不高。作用特异性强和 / 或效应选择性高的药物应用时针对性较好。反之，效应广泛的药物副反应较多。但广谱药物在多种病因或诊断未明时也有其方便之处，例如广谱抗生素等。

二、治疗效果

治疗效果，也称疗效（therapeutic effect），是指药物作用的结果有利于改变患者的生理、生化功能或病理过程，使患病的机体恢复正常。根据治疗作用的效果，可将治疗作用分为：

1. **对因治疗**（etiological treatment） 用药目的在于消除原发致病因子，彻底治愈疾病，称为对因治疗，如用抗生素杀灭体内致病菌。

2. **对症治疗**（symptomatic treatment） 用药目的在于改善症状，称为对症治疗。对症治疗不能根除病因，但对病因未明、暂时无法根治的疾病却是必不可少的。对某些危重急症如休克、惊厥、心力衰竭、心跳或呼吸暂停等，对症治疗可能比对因治疗更为迫切。有时严重的症状可以作为二级病因，使疾病进一步恶化，如高热引起惊厥、剧痛引起休克等。此时的对症治疗（如退热或止痛）对惊厥或休克而言,又可看成是对因治疗。

祖国医学提倡"急则治其标,缓则治其本""标本兼治",这些是临床实践应遵循的原则。

三、不良反应

凡与用药目的无关,并给患者带来不适或痛苦的反应统称为药物不良反应(adverse drug reaction)。多数不良反应是药物固有的效应,在一般情况下是可以预知的,但不一定是能够避免的。少数较严重的不良反应较难恢复,称为药源性疾病(drug-induced disease),例如庆大霉素引起的神经性耳聋、肼屈嗪引起的红斑狼疮等。

1. **副反应**(side reaction) 由于选择性低,药理效应涉及多个器官,当某一效应用作治疗目的时,其他效应就成为副反应(通常也称副作用)。例如,阿托品用于解除胃肠痉挛时,可引起口干、心悸、便秘等副反应。副反应是在治疗剂量下发生的,是药物本身固有的作用,多数较轻微并可以预料。

2. **毒性反应**(toxic reaction) 毒性反应是指在剂量过大或药物在体内蓄积过多时发生的危害性反应,一般比较严重。毒性反应一般是可以预知的,应该避免发生。急性毒性多损害循环、呼吸及神经系统功能,慢性毒性多损害肝、肾、骨髓、内分泌等功能。致癌(carcinogenesis)、致畸(teratogenesis)和致突变(mutagenesis)反应也属于慢性毒性范畴。企图通过增加剂量或延长疗程以达到治疗目的,其有效性是有限度的,同时应考虑到过量用药的危险性。

3. **后遗效应**(residual effect) 是指停药后血药浓度已降至最小有效浓度以下时残存的药理效应,例如服用巴比妥类催眠药后,次晨出现的乏力、困倦等现象。

4. **停药反应**(withdrawal reaction) 是指突然停药后原有疾病加剧,又称反跳反应(rebound reaction),例如长期服用可乐定降血压,停药次日血压将明显回升。

5. **变态反应**(allergic reaction) 是一类免疫反应。非肽类药物作为半抗原与机体蛋白结合为抗原后,经过敏化过程而发生的反应,也称过敏反应(hypersensitive reaction)。常见于过敏体质患者。反应性质与药物原有效应无关,用药理性拮抗药解救无效。反应的严重程度差异很大,与剂量无关,从轻微的皮疹、发热至造血系统抑制、肝肾功能损害、休克等。可能只有一种症状,也可能多种症状同时出现。停药后反应逐渐消失,再用时可能再发。致敏物质可能是药物本身,也可能是其代谢物,亦可能是制剂中的杂质。临床用药前虽常做皮肤过敏试验,但仍有少数假阳性或假阴性反应。故对过敏体质者或易引起过敏反应的药物均应谨慎使用。

6. **特异质反应**(idiosyncratic reaction) 少数特异体质患者对某些药物反应特别敏感,反应性质也可能与常人不同,但与药物固有的药理作用基本一致,药理性拮抗药救治可能有效。这种反应不是免疫反应,故不需预先敏化过程。现在知道这是一类先天遗传异常所致的反应,例如,对骨骼肌松弛药琥珀胆碱发生的特异质反应是由于先天性血浆胆碱酯酶遗传缺陷所致。

第二节 | 药物剂量与效应关系

药理效应与剂量在一定范围内成比例,这就是剂量-效应关系(dose-effect relationship,简称量-效关系)。用效应强度为纵坐标、药物剂量或药物浓度为横坐标作图,则得量-效曲线(dose-effect curve)。

药理效应按性质可以分为量反应和质反应两种情况。效应的强弱呈连续增减的变化,可用具体数量或最大反应的百分率表示者称为量反应(graded response),例如血压的升降、平滑肌的舒缩等,其研究对象为单一的生物单位。以药物的剂量(多指整体给药)或浓度(多指离体给药)为横坐标、以效应强度为纵坐标作图,可获得直方双曲线(rectangular hyperbola);如将药物浓度改用对数值作图则呈典型的对称S形曲线,这就是通常所称量反应的量-效曲线(图 3-1)。横坐标对数值常采用 $\log_{10}$,即 lg,也可根据需要采用其他对数值。

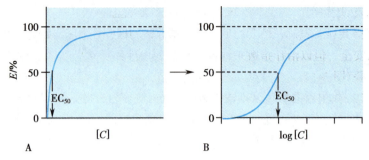

图 3-1　药物作用的量-效关系曲线

注:A.药量用真数剂量表示;B.药量用对数剂量表示。E,效应;[C],浓度。

实际工作中,S形量-效曲线横坐标数值也采用真数代替对数表示,这从严格数学角度来讲是错误的,但实际使用上较直观,是可接受的。例如,图 3-2 横坐标刻度值是实际剂量 mg 数值:0.1、0.3、1、3、10、30、100、300、1 000(mg),从数学角度来讲这个横坐标的刻度值是错误的,应该为对数剂量 mg 数值:−1、−0.5、0、0.5、1、1.5、2、2.5、3(lg mg)。但是,前者直接指出实际剂量,易于理解,易于实际应用,是可接受的。

从量反应的量-效曲线可以获得下列重要参数:

最小有效剂量(minimal effective dose)或最小有效浓度(minimal effective concentration)即刚能引起效应的最小药物剂量或最小药物浓度,亦称阈剂量或阈浓度(threshold dose or concentration)。

最大效应(maximal effect, E_{max})随着剂量或浓度的增加,效应也增加,当效应增加到一定程度后,若继续增加药物浓度或剂量而其效应不再继续增强,这一药理效应的极限称为最大效应,也称效能(efficacy)。

半最大效应浓度(concentration for 50% of maximal effect, EC_{50})是指能引起 50% 最大效应的药物浓度。

效价强度(potency)是指两种或两种以上药物能引起等效反应的相对浓度或剂量(一般采用 EC_{50}),其值越小则效价强度越大。

量-效曲线中段斜率(slope)也是药物的重要特征,斜率较陡的提示药效较剧烈,较平坦的则提示药效较温和。

药物的最大效应与效价强度含义完全不同,二者并不平行。例如,利尿药以每日排钠量为效应指标进行比较,氢氯噻嗪的效价强度大于呋塞米,而后者的最大效应大于前者(图 3-2)。药物的最大效应值有较大实际意义,不区分最大效应与效价强度而只讲某药较另一药强若干倍是易被误解的。

如果药理效应不是随着药物剂量或浓度的增减呈连续性量的变化,而表现为反应性质的变化,则称为质反应(qualitative response or all-or-none response)。质反应以阳性或阴

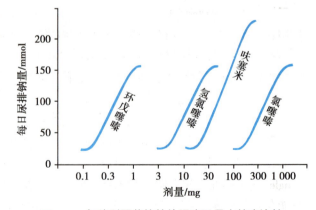

图 3-2　各种利尿药的效价强度及最大效应比较

性、全或无的方式表现,如死亡与生存、惊厥与不惊厥等,其研究对象为一个群体。在实际工作中,常将实验动物按用药剂量分组,以阳性反应百分率为纵坐标,以剂量或浓度为横坐标作图,也可得到与量反应相似的曲线。如果按照药物浓度或剂量的区段出现阳性反应频率作图得到呈常态分布曲线。如果按照剂量增加的累计阳性反应百分率作图,则可得到典型的 S 形量-效曲线(图 3-3)。

重要参数有:半数有效量(median effective dose, ED_{50}),即能引起 50% 的实验动物出现阳性反应

时的药物剂量;如效应为死亡,则称为半数致死量(median lethal dose,LD$_{50}$)。通常将药物的 LD$_{50}$/ED$_{50}$ 的比值称为治疗指数(therapeutic index,TI),用于表示药物的安全性。治疗指数大的药物相对较治疗指数小的药物安全。但以治疗指数来评价药物的安全性并不完全可靠,如某药的 ED 和 LD 两条曲线的首尾有重叠(图3-4),即有效剂量与其致死剂量之间有重叠。为此,有人用 1% 致死量(LD$_1$)与 99% 有效量(ED$_{99}$)的比值或 5% 致死量(LD$_5$)与 95% 有效量(ED$_{95}$)之间的距离来衡量药物的安全性。

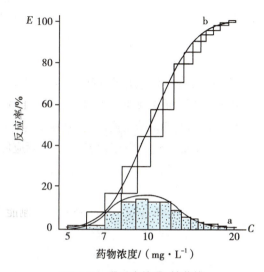

图3-3 质反应的量-效曲线

注:曲线 a 为区段反应率;曲线 b 为累计反应率。
E,阳性反应率;C,浓度或剂量。

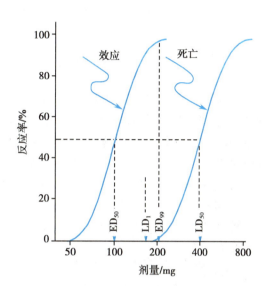

图3-4 药物效应和毒性的量-效曲线

第三节 | 药物与受体

药物作用机制(mechanism of drug action)是研究药物如何发挥作用,几乎涉及机体生命活动过程的所有环节,十分复杂。大多数药物是通过与机体分子相互作用而引起细胞或全身效应。这种机体分子被称为药物靶标(drug target)。已知的药物靶标涉及受体、酶、离子通道、核酸、载体、免疫分子/细胞、基因等。药物作用分子机制包括药物与靶标相互作用及后续分子事件,如信号转导途径。此外,有些药物通过其理化作用(如抗酸药)或补充机体所缺乏的物质而发挥作用。药物作用机制的具体内容将在以后有关章节详细介绍,在此重点介绍药物作用的受体机制。

一、受体研究的历史

受体的概念是由 Ehrlich 和 Langley 于 19 世纪末和 20 世纪初在实验室研究的基础上提出的。当时,Ehrlich 发现一系列合成的有机化合物的抗寄生虫作用和引起的毒性反应有高度的特异性。Langley 根据阿托品和毛果芸香碱对猫唾液分泌具有拮抗作用这一现象,提出在神经末梢或腺细胞中可能存在一种能与药物结合的物质。1905 年,他在观察烟碱与箭毒对骨骼肌的兴奋和抑制作用时,认为两药既不影响神经传导,也不是作用于骨骼肌细胞,而是作用于神经与效应器之间的某种物质,并将这种物质称为接受物质(receptive substance)。1908 年,Ehrlich 首先提出受体(receptor)概念,指出药物必须与受体进行可逆性或非可逆性结合,方可产生作用。同时也提出了受体应具有两个基本特点:其一是特异性识别与之相结合的配体(ligand)或药物的能力,其二是药物-受体复合物可引起生物效应,即类似锁与钥匙的特异性关系。药物通过受体发挥作用的设想立即受到了学术界的重视,并提出了有关受体与药物相互作用的几种假说,如占领学说(occupation theory)、速率学说(rate theory）、二态模型（two model theory）等。近几十年来，随着受体的分离纯化及分子克隆技术的发展，大量受体结构被阐明，其结果不仅促进了药理作用机制的研究，推动了新药的研制，而且还推动了生命科学和医学的发展。

二、受体的概念和特性

受体是一类介导细胞信号转导的功能蛋白质，能识别周围环境中某种微量化学物质，首先与之结合，并通过中介的信息放大系统，触发后续的生理反应或药理效应。体内能与受体特异性结合的物质称为配体，也称第一信使。受体对相应的配体有极高的识别能力，受体均有相应的内源性配体，如神经递质、激素、自体活性物质（autacoid）等。配体与受体大分子中的一小部分结合，该部位叫做结合位点（binding site）或受点。受体具有如下特性。①灵敏性（sensitivity）：受体只需与很低浓度的配体结合就能产生显著的效应；②特异性（specificity）：引起某一类型受体兴奋反应的配体的化学结构非常相似，但不同光学异构体的反应可以完全不同，同一类型的激动药与同一类型的受体结合时产生的效应类似；③饱和性（saturability）：受体数目是一定的，因此配体与受体结合的剂量-反应曲线具有饱和性，作用于同一受体的配体之间存在竞争现象；④可逆性（reversibility）：配体与受体的结合是可逆的，配体与受体复合物可以解离，解离后可得到原来的配体而非代谢物；⑤多样性（diversity）：同一受体可广泛分布到不同的细胞而产生不同效应，受体多样性是受体亚型分类的基础，受体受生理、病理及药理因素调节，经常处于动态变化之中。

三、受体与药物的相互作用

（一）经典的受体学说——占领学说

Clark 于 1926 年、Gaddum 于 1937 年分别提出占领学说。该学说认为：受体只有与药物结合才能被激活并产生效应，而效应的强度与被占领的受体数目成正比，当受体全部被占领时出现最大效应。1954 年 Ariëns 修正了占领学说，认为药物与受体结合不仅需要亲和力（affinity），而且还需要有内在活性（intrinsic activity, α）才能激动受体而产生效应。所谓的内在活性，是指药物与受体结合后产生效应的能力。只有亲和力而没有内在活性的药物，虽可与受体结合，但不能产生效应。

（二）受体药物反应动力学

根据质量作用定律，药物与受体的相互作用，可用以下公式表达：

$$D+R \underset{k_2}{\overset{k_1}{\rightleftharpoons}} DR \longrightarrow E \tag{1}$$

（D：药物；R：受体；DR：药物-受体复合物；E：效应）

$$K_D = \frac{k_2}{k_1} = \frac{[D][R]}{[DR]} \tag{2}$$

（K_D 是解离常数）

设受体总数为 R_T，R_T 应为游离受体（R）与结合型受体（DR）之和，即 $[R_T]=[R]+[DR]$，代入公式（2）则

$$K_D = \frac{[D]([R_T]-[DR])}{[DR]} \tag{3}$$

经推导得

$$\frac{[DR]}{[R_T]} = \frac{[D]}{K_D+[D]} \tag{4}$$

根据占领学说的观点,受体只有与药物结合才能被激活并产生效应,而效应的强度与被占领的受体数目成正比,全部受体被占领时出现最大效应。由公式(4)可得:

$$\frac{E}{E_{max}} = \frac{[DR]}{[R_T]} = \frac{[D]}{K_D + [D]}$$ （5）

当 $[D] \gg K_D$ 时 $\frac{[DR]}{[R_T]} = 100\%$,达最大效能,即 $[DR]_{max} = [R_T]$

当 $\frac{[DR]}{[R_T]} = 50\%$ 时,即 50% 受体与药物结合时,$K_D = [D]$

K_D 表示药物与受体的亲和力,单位为摩尔,其意义是引起最大效应的一半时(即50%受体被占领)所需的药物剂量。K_D 越大,药物与受体的亲和力越小,即二者成反比。将药物-受体复合物的解离常数 K_D 的负对数($-\lg K_D$)称为亲和力指数(pD_2),其值与亲和力成正比。

药物与受体结合产生效应不仅要有亲和力,而且还要有内在活性,后者是决定药物与受体结合时产生效应大小的性质,可用 α 表示,通常 $0 \leq \alpha \leq 1$。故公式(5)应加入这一参数:

$$\frac{E}{E_{max}} = \alpha \frac{[DR]}{[R_T]}$$

当两药亲和力相等时,其效应强度取决于内在活性强弱,当内在活性相等时,则取决于亲和力大小(图3-5)。

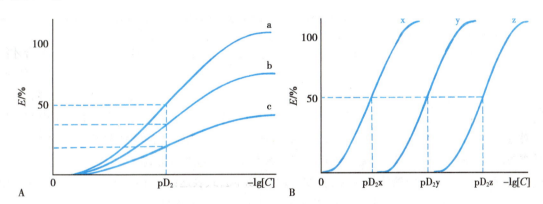

图 3-5　三种激动药与受体亲和力及内在活性的比较
横坐标为 $-\lg[C]$,从左到右数据越来越小。
A. 亲和力:a=b=c;内在活性:a>b>c;B. 亲和力:x>y>z;内在活性:x=y=z。

四、作用于受体的药物分类

根据药物与受体结合后所产生效应的不同,将作用于受体的药物分为激动药和拮抗药(阻断药)2类。

(一)激动药

激动药为既有亲和力又有内在活性的药物,它们能与受体结合并激动受体而产生效应。依其内在活性大小又可分为完全激动药(full agonist)和部分激动药(partial agonist)。前者具有较强亲和力和较强内在活性($\alpha=1$);后者有较强亲和力,但内在活性不强($\alpha<1$),与完全激动药合用还可拮抗完全激动药的部分效应,如吗啡为完全激动药,而喷他佐辛则为部分激动药。

(二)拮抗药(阻断药)

拮抗药(阻断药)指能与受体结合,具有较强亲和力而无内在活性($\alpha=0$)的药物。它们本身不产生作用,但因占据受体而拮抗激动药或内源性配体的效应,如纳洛酮和普萘洛尔均属于拮抗药。少数拮抗药以拮抗作用为主,同时尚有较弱的内在活性($\alpha<1$),故有部分激动受体作用,如具有内在拟交感活性的 β 受体拮抗药。

根据拮抗药与受体结合是否具有可逆性而将其分为竞争性拮抗药(competitive antagonist)和非竞争性拮抗药(noncompetitive antagonist)。竞争性拮抗药能与激动药竞争相同受体,其结合是可逆的。通过增加激动药的剂量与拮抗药竞争结合部位,可使量-效曲线平行右移,但最大效能不变。可用拮抗参数(pA_2)表示竞争性拮抗药的作用强度,其含义为:当激动药与拮抗药合用时,若两倍浓度激动药所产生的效应恰好等于未加入拮抗药时激动药所引起的效应,则所加入拮抗药的摩尔浓度的负对数值为 pA_2。pA_2 越大,拮抗作用越强。pA_2 还可用于判断激动药的性质,如两种激动药被同一拮抗药拮抗,且二者 pA_2 相近,则说明此两种激动药是作用于同一受体。

非竞争性拮抗药与激动药并用时,可使亲和力与活性均降低,即不仅使激动药的量-效曲线右移,而且也降低其最大效能(图 3-6)。与受体结合非常牢固,产生不可逆结合的药物也能产生类似效应。

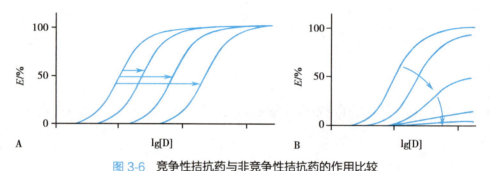

图 3-6　竞争性拮抗药与非竞争性拮抗药的作用比较

注:箭头显示拮抗药的作用。A. 竞争性拮抗药使激动药的量-效曲线平行右移;B. 非竞争性拮抗药使激动药的量-效曲线非平行右移。E,效应;[D],激动药浓度。

占领学说强调受体必须与药物结合才能被激活并产生效应,而效应的强度与药物所占领的受体数量成正比,全部受体被占领时方可产生最大效应。但一些活性高的药物只需与一部分受体结合就能发挥最大效应,在产生最大效应时,常有 95%～99% 受体未被占领,剩余的未结合的受体称为储备受体(spare receptor),拮抗药必须完全占领储备受体后,才能发挥其拮抗效应。

为什么化学结构类似的药物对于同一受体有的是激动药,有的是拮抗药,还有的是部分激动药? 这可用二态模型学说解释(图 3-7)。按此学说,受体蛋白有两种可以互变的构型状态:活动状态(active,R_a)与静息状态(inactive,R_i)。静息时(没有激动药存在时)平衡趋向 R_i。平衡趋向的改变,主要取决于药物对 R_a 及 R_i 亲和力的大小。如激动药对 R_a 的亲和力大于对 R_i 的亲和力,可使平衡趋向 R_a,并同时激动受体产生效应。一个完全激动药对 R_a 有充分的选择性,在有足够的药量时,可以使受体构型完全转为 R_a。部分激动药对 R_a 的亲和力仅比对 R_i 的亲和力大 50% 左右,即便是有足够的药量,也只能产生较小的效应。拮抗药对 R_a 及 R_i 亲和力相等,并不改变两种受体状态的平衡,因此不

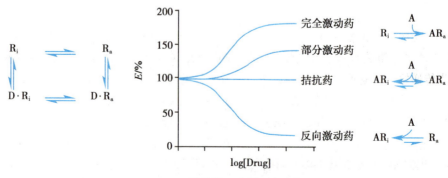

图 3-7　受体的二态模型示意图

产生效应。另有些药物对 R_i 亲和力大于 R_a,药物与受体结合后引起与激动药相反的效应,称为反向激动药(inverse agonist),如促觉醒药替洛利生(pitolisant)为组胺 H_3 受体反向激动药。

药物作用于受体还存在其他情况。单个受体可对应多条信号通路,某些药物与受体结合后,可阻断该受体的某条信号通路发挥拮抗药的作用,却可选择性激活该受体的其他条信号通路发挥激动药的作用,这种药物被称为偏向性激动药(biased agonist),也称为混合性激动药-拮抗药(mixed agonist-antagonist)。已证明,某些 β 受体拮抗药和 AT_1 受体拮抗药具有偏向激动活性,在阻断有害作用的同时可保留有利作用,发挥更好的治疗作用。例如,β 受体拮抗药卡维地洛(carvedilol)是 β-arrestin 偏向性激动药。

五、受体类型及信号转导

根据受体蛋白结构、信号转导过程、效应性质、受体位置等特点,受体大致可分为下列 5 类。

(一) G 蛋白偶联受体

G 蛋白偶联受体(G-protein coupled receptor,GPCR)是一类由 GTP 结合调节蛋白(简称为 G 蛋白,G protein)组成的膜受体超家族,可将配体带来的信号传送至效应器蛋白,产生生物效应。GPCR 是目前发现的种类最多的受体,是生物胺、激素、多肽、神经递质等内源性配体的受体,也是约 40% 已知药物的作用靶标,以及未来新药研发的重要靶标。

GPCR 结构非常相似,为 7 次跨膜结构(图 3-8),由单一肽链形成 7 个 α 螺旋(又称跨膜结构)往返穿透细胞膜,形成 3 个细胞外环和 3 个细胞内环。N 端在细胞外,C 端在细胞内,这两段肽链氨基酸组成在不同受体差异很大,与其识别配体及转导信息各不相同有关。胞内部分有 G 蛋白结合区。G 蛋白是由 α、β、γ 三种亚单位组成的三聚体,静息状态时与鸟苷二磷酸(GDP)结合。当受体激活时GDP-αβγ 复合物在 Mg^{2+} 参与下,结合的 GDP 与胞质中鸟苷三磷酸(GTP)交换,GTP-α 与 βγ 分离并激活效应器蛋白,同时配体与受体分离。α 亚单位本身具有 GTP 酶活性,促使 GTP 水解为 GDP,再与βγ 亚单位形成 G 蛋白三聚体,恢复原来的静息状态。除了 7 次跨膜结构的 G 蛋白偶联受体,目前也发现少数 G 蛋白偶联受体并非 7 次跨膜结构,例如,C 型利尿钠肽(C-type natriuretic peptide)受体的G 蛋白偶联受体是 2 次跨膜结构(单次跨膜结构的二聚体)。

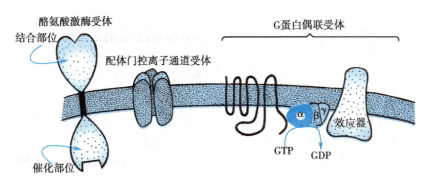

图 3-8　受体结构及相关的信号通路

G 蛋白在受体跨膜信号转导(transmembrane signaling)中发挥重要作用,可将第一信使(药物及内源性配体)的信号传递给细胞效应器蛋白(effector),再通过小分子第二信使(second messenger)将信号进一步传递给下游的信号转导蛋白(transducer)进行细胞内信号转导(intracellular signaling),最终发挥效应。一个细胞可表达 20 种之多的 G 蛋白偶联受体,每一种受体对一种或几种 G 蛋白具有不同的特异性。一个受体可激活多个 G 蛋白,一个 G 蛋白可以转导多个信号给效应器,调节许多细胞的功能。

G 蛋白的类型根据 α 亚基的基因序列和功能的相似性可分为 4 类,即 G_s、G_i、G_q、$G_{12/13}$,每类又有若干成员。兴奋型 G 蛋白(stimulatory G protein,G_s)激活腺苷酸环化酶(adenylate cyclase,AC)使环磷酸腺苷(cAMP)增加;抑制型G蛋白(inhibitory G protein,G_i)抑制某些类型AC使cAMP减少,而G_i类中的G_t激活环磷酸鸟苷(cGMP)磷酸二酯酶(phosphodiesterase,PDE),使cGMP降解,减少cGMP;磷脂酰肌醇(phosphatidylinositol,PI)特异的磷脂酶C(phospholipase C,PLC)型G蛋白(PI-PLC G protein,G_q)激活PLCβ,使细胞膜肌醇磷脂降解,引起三磷酸肌醇(inositol triphosphate,IP_3)和甘油二酯(diacylglycerol,DG)以及Ca^{2+}增加;$G_{12/13}$可激活Rho鸟苷酸交换因子(guanine nucleotide exchange factor,GEF)。除了G蛋白α亚基,βγ亚基二聚体也可作用于效应器蛋白如K^+通道、Ca^{2+}通道、磷脂酰肌醇3激酶(phosphatidylinositol 3-kinase,PI_3K)。

G蛋白的效应器蛋白包括酶类,如AC、PLC、PDE等,以及某些离子通道,如Ca^{2+}、K^+通道。第二信使由效应器蛋白的作用所产生,已确定的主要有cAMP、cGMP、IP_3、DG和Ca^{2+},可以激活下游的效应蛋白,如蛋白激酶(protein kinase,PK)(PKA、PKC等)和离子通道等,发挥效应;也可进一步将信号转导至细胞核内,进而影响基因的转录和蛋白质的合成,发挥效应。

药物或内源性配体作用于受体,经多级转导过程,将信号逐级放大并传递至相应的细胞效应系统,最后产生效应,这一过程也称为级联反应。已知药物不但可直接作用于受体如受体激动药和拮抗药,也可直接作用于效应器蛋白或信号转导蛋白如PDE抑制药,发挥作用。

GPCR除了G蛋白信号通路,尚有β-arrestin信号通路,构成复杂的信号通路网络,精细调控细胞的多种生物学功能,为优化发展新药提供了理论基础。

(二)配体门控离子通道受体

离子通道按生理功能分类,可分为配体门控离子通道(ligand-gated ion channel)及电压门控离子通道(voltage-gated ion channel)。配体门控离子通道受体(ligand-gated ion channel receptor)属于膜受体(见图3-8),由配体结合部位及离子通道两部分构成,当配体与其结合后,受体变构使通道开放或关闭,改变细胞膜离子流动状态,从而传递信息。这一类受体包括N型乙酰胆碱受体、γ-氨基丁酸(GABA)受体等。由单一肽链往返4次穿透细胞膜形成1个亚单位,并由4~5个亚单位组成穿透细胞膜的离子通道,受体激动时离子通道开放使细胞膜去极化或超极化,引起兴奋或抑制效应。多种药物通过这类受体发挥作用。

(三)酶联膜受体

包括自身含酶结构的膜受体,以及自身无酶结构但可通过招募细胞内酶发挥作用的膜受体。

1. 酪氨酸激酶受体 胰岛素及一些生长因子等的膜受体本身具有蛋白酪氨酸激酶的结构区域。这一类受体由三部分组成(见图3-8):细胞外侧为配体结合部位,由此接受外部的信息;与之相连的是一段跨膜结构;细胞内侧为酪氨酸激酶结构区域,能促进自身酪氨酸残基的磷酸化而增强此酶活性,又可使细胞内底物蛋白的酪氨酸残基磷酸化,从而激活信号转导,促进细胞存活、生长、增殖、分化等效应。信号通路有PLCγ-Ca^{2+}-PKC、Ras-MAPK、PI_3K-Akt-mTOR等。针对MAPK通路以及癌基因生长因子受体酪氨酸激酶的抗肿瘤药物已成为分子靶向治疗的重要药物。

2. 丝氨酸-苏氨酸激酶受体 与酪氨酸激酶受体类似,所不同的是细胞内侧含丝氨酸-苏氨酸激酶结构区域。某些蛋白如TGF-β等可通过激活这类受体,进而激活基因调控蛋白Smad经转录因子途径发挥作用。

3. 自身无酶结构但可招募细胞内酶发挥作用的膜受体 包括细胞因子受体Jak-STAT信号通路、Toll样受体(Toll-like receptor,TLR)IRAK-NFκB信号通路、肿瘤坏死因子-α(tumor necrosis factor-α,TNF-α)受体NF-κB信号通路等。通过调控基因转录发挥作用,介导细胞因子、病原体成分等引起的免疫炎症、细胞死亡等。针对TNF-α的人源化单克隆抗体已成为重要的抗炎免疫药物。

(四)细胞内受体

甾体激素、甲状腺激素、维生素D及视黄酸受体是可溶性的DNA结合蛋白,其作用是调节某些特殊基因的转录。糖皮质激素受体存在于细胞质内,与相应的激素结合形成复合物后,以二聚体的形式进入细胞核中发挥作用。甲状腺素受体存在于细胞核内,配体结合后也以二聚体形式发挥作用。核受体本质上属于转录因子,必须与配体、靶基因 DNA 的激素应答元件和共调控因子(coregulator)结合后才能调节靶基因的转录和蛋白质合成,发挥效应。

(五)鸟苷酸环化酶受体

鸟苷酸环化酶(guanylate cyclase,GC)受体有膜受体和细胞内受体两类,膜受体自身具有 GC 结构域,3 种利尿钠肽(natriuretic peptide)均可激活该类受体酶活性,使 GTP 转化为 cGMP 而产生生物效应;细胞内受体位于细胞质,为可溶性 GC,可被 NO 气体小分子激活,产生 cGMP 发挥作用。cGMP 是重要的第二信使,通过 PKG 和 PDE 信号途径发挥效应。cGMP 的重要药理效应包括调控血小板激活和平滑肌舒张。

六、受体的调节

受体虽是遗传获得的固有蛋白,但并不是固定不变的,而是经常代谢转换处于动态平衡状态,其数量、亲和力及效应经常受到各种生理及药理因素的影响。

受体的调节是维持机体内环境稳定的一个重要因素,其调节方式有脱敏和增敏两种类型。受体脱敏(receptor desensitization)是指在长期使用一种激动药后,组织或细胞对激动药的敏感性和反应性下降的现象。如仅对一种类型受体激动药的反应性下降,而对其他类型受体激动药的反应性不变,则称之为激动药特异性脱敏(agonist-specific desensitization),可能与受体磷酸化或受体内移有关;若组织或细胞对一种类型激动药脱敏,对其他类型受体激动药也不敏感,则称为激动药非特异性脱敏(agonist-nonspecific desensitization),可能是由于所有受影响的受体有一个共同的反馈调节机制,也可能是受到调节的是它们信号转导通路上的某个共同环节。

受体增敏(receptor hypersensitization)是与受体脱敏相反的一种现象,可因长期应用拮抗药而造成。如长期应用 β 受体拮抗药普萘洛尔时,突然停药可致"反跳"现象,这是由于 β 受体的敏感性增高所致。

若受体脱敏和增敏只涉及受体密度的变化,则分别称之为下调(down-regulation)和上调(up-regulation)。事实上,受体脱敏和增敏也可由于信号转导通路上的改变所致。

(缪朝玉)

本章思维导图

本章目标测试

第四章 | 影响药物效应的因素

药物在机体内产生的药理作用和效应是药物和机体相互作用的结果,二者的相互作用受药物和机体的多种因素影响。药物因素主要包括药物剂型、剂量、给药途径、给药间隔时间以及合并用药时药物的相互作用等;机体因素主要包括年龄、性别、种族、遗传因素、个体差异、生理与疾病状态、心理因素等。这些因素往往会引起不同个体对药物的吸收、分布、代谢和排泄产生差异,导致药物在作用部位的浓度不同,表现为药物代谢动力学差异(pharmacokinetic variation);或是药物代谢动力学参数相同,但个体对药物的反应性不同,从而表现为药物效应动力学差异(pharmacodynamic variation)。这两方面的不同,均能引起药物反应的个体差异(individual difference)。药物反应的个体差异,在绝大多数情况下只是"量"的不同,即药物产生的作用大小或药物作用持续时间长短不同,但药物作用性质没有改变,仍是同一种反应。有时药物作用可出现"质"的变化,产生不同性质的反应。在临床用药时,应熟悉各种因素对药物作用的影响,根据个体情况选择合适的药物及剂量、剂型,采用合理的给药途径,做到用药个体化,既能体现药物的疗效又能减少不良反应的发生。

第一节 | 药物因素

一、药物制剂和给药途径

药物可制成多种剂型并采用不同的途径给药,如可供口服给药的有片剂、胶囊剂、液体制剂;供注射用的有溶液剂、乳剂、混悬剂、粉针剂;还有控制释放速度的控释制剂;以及各种新的制剂技术,如微囊、微球、脂质体等。同一药物由于剂型不同、给药途径不同,所引起的药物效应也会不同。通常注射给药比口服给药吸收快、到达作用部位的时间短,因而起效快、作用迅速。注射剂中的水溶液比油溶液和混悬剂吸收快、起效快。口服制剂中的溶液剂比片剂和胶囊剂容易吸收。控释制剂是一种可以控制药物缓慢释放的制剂,其作用更为持久。脂质体是由球形磷脂双分子层构成的囊泡,其中负载药物,能够克服细胞和组织吸收障碍,改善药物在体内的生物分布,同时最大限度地降低全身毒性,从而提高药物的治疗效果。

药物的制备工艺和原辅料的不同,也可能显著影响药物的吸收和生物利用度,如不同厂家生产的相同剂量的地高辛(digoxin)片,口服后的血浆药物浓度可相差 7 倍;20mg 的微晶型螺内酯(spironolactone,安体舒通)胶囊可相当于 100mg 普通晶型螺内酯的疗效。

药物采用不同给药途径可能会产生不同的药理作用和临床应用,如硫酸镁(magnesium sulfate)口服给药产生导泻和利胆作用,注射给药则产生止痉、镇静和降压作用。利多卡因(lidocaine)注射给药可用于治疗心律失常,而皮下或黏膜涂抹则产生局部麻醉作用。

二、药物相互作用

两种或两种以上药物合用或先后序贯应用时,药物之间的相互影响可改变药物的体内过程及机体对药物的反应性,从而使药物的药理效应或毒性发生变化。

药物相互作用(drug interaction)主要表现在两方面。一是不改变药物在体液中的浓度但影响药理作用,表现为药物效应动力学的改变。其结果有两种,使原有效应增强的协同作用(synergism)和使原有效应减弱的拮抗作用（antagonism）。如氟烷（halothane）使β肾上腺素受体敏感性增强，故手术时用氟烷静脉麻醉容易引起心律失常。单胺氧化酶抑制药如麻黄碱或酪胺（tyramine）可通过抑制去甲肾上腺素失活，提高肾上腺素能神经末梢去甲肾上腺素的贮存量，增强需要通过促进去甲肾上腺素释放而发挥作用的药物效应。二是通过影响药物的吸收、分布、代谢和排泄，改变药物在作用部位的浓度从而影响药物的作用，表现为药物代谢动力学的改变。如抑制胃排空的药物阿托品或阿片类麻醉药可延缓合并应用时的药物吸收。两种血浆蛋白结合率高的药物同时应用时，其中一种结合型药物会被置换，导致被置换药物的分布加快、作用部位药物浓度增高，从而使药理效应或毒性反应增强，如香豆素类抗凝药与阿司匹林同服，则产生竞争性置换，使香豆素类抗凝药抗凝作用增强，引起机体出血。经肾小管分泌的药物如丙磺舒（probenecid）可竞争性抑制青霉素的分泌而延长其半衰期，也抑制其他药物，如抗病毒药齐多夫定等的分泌。吉非贝齐（gemfibrozil）能不可逆地抑制紫杉醇（paclitaxel）活性从而影响其代谢。

对于药效曲线斜率大或治疗指数低的药物，如强心药、抗凝药、抗心律失常药、抗癫痫药、抗躁狂药、抗肿瘤药和免疫抑制药，使用时更应注意药物的相互作用，否则极易诱发或加重不良反应。

第二节 ｜ 机体因素

一、年龄

年龄对药物作用的影响主要表现在：①新生儿和老年人体内药物代谢与肾排泄功能较低，大部分药物可能会蓄积，从而产生较强和更持久的作用；②药物效应靶点的敏感性发生改变；③老年人的特殊生理因素（如心血管反射减弱）和病理因素（如体温过低）对药物的反应性会发生变化；④机体成分的构成比例变化，如老年人脂肪在机体中所占比例增大，导致药物分布容积发生相应的改变；⑤老年人常需服用更多的药物，发生药物相互作用的概率相应增加。

新生儿体内药物的结合、代谢能力相对缺乏会导致严重的后果，例如胆红素与白蛋白结合的位点被药物置换后引起核黄疸；由于氯霉素在肝脏的代谢能力低下，导致其在组织中蓄积而引起"灰婴综合征"。

经体表面积标准化以后，新生儿肾小球滤过率和肾小管最大分泌率均仅为成人的20%，故主要经肾清除的药物在新生儿中的$t_{1/2}$比成人长。足月产新生儿的肾功能在1周内达到成年人水平，早产儿的肾功能较差，因此庆大霉素在早产新生儿体内$t_{1/2}$长达18小时或更久，足月产新生儿约为6小时，成人仅为1~4小时。肾功能从大约20岁开始缓慢减弱，到50岁和75岁时分别降低约25%和50%，肾小球滤过能力的衰退可引起药物经肾脏清除速率相应降低。

肝微粒体酶活性随着年龄的增长而缓慢降低，且老年人对药物的生物转化和排泄能力亦减弱，使老年人对某些药物的清除率大大降低。同时由于脂肪在机体内的构成比例随着年龄增长而增加，脂溶性药物的分布容积会增加，导致一些药物的半衰期随着年龄的增长而延长，如抗焦虑药地西泮。

老年人对药物作用靶点的敏感性升高或降低导致药物反应性发生相应改变，如苯二氮䓬类药物在老年人中更易引起精神错乱；降压药在老年人中因心血管反射减弱，常引起直立性低血压。

二、性别

女性体重一般轻于男性，在使用治疗指数低的药物时，为维持相同效应，女性可能需要的剂量更小。女性脂肪比例比男性高，而水的比例比男性低，这会影响药物的分布和药理作用，如维库溴铵（vecuronium bromide）在女性体内更快发挥作用就与其体脂率、血浆体积和器官血流的比例更高有关。妊娠妇女除了维持妊娠的药物外，其他药物均应慎重使用，因为进入母体内的药物可能通过胎盘屏障进入胎儿体内,从而影响胚胎或胎儿的发育。由于新生儿体内药物代谢和排泄功能不全,在分娩过程中母体使用的药物也可能对新生儿产生持久的作用。

三、遗传因素

遗传是药物代谢和药理效应的决定因素。遗传在药物代谢中的决定性作用是从同卵双生子和异卵双生子对药物代谢的显著差异中被证实的,异卵双生子中安替比林(antipyrine)和香豆素半衰期的变异程度比同卵双生子高 6～22 倍。基因是决定药物代谢酶、药物转运体和受体活性及功能表达的结构基础,药物基因多态性表现为药物代谢酶的多态性、药物转运体的多态性、药物受体的多态性和药物作用靶点及下游信号分子的多态性等多方面,是产生药物效应种族和个体差异的主要原因,也会引起不同的不良反应,如单基因 HLA*B 1502 携带者服用抗癫痫药物卡马西平后引起 Stevens-Johnson 综合征的风险大大增加。

中国工程院院士周宏灏发现和阐明了遗传因素引起的药物种族和个体差异的现象、机制及其规律,并根据大量研究提出药物反应种族差异的遗传机制是基因变异频率差异的理论。这一研究成果推动了全球关于药物反应种族差异的研究,并实现个体化用药和合理用药。

(一)遗传多态性(genetic polymorphism)

遗传多态性又称基因多态性,由同一正常人群中的同一基因位点上具有多种等位基因引起,并由此导致多种表型。表型是在环境影响下基因型所产生的机体的物理表现和可见性状,是自然选择进化的基础,也是决定药物反应差异性、人体对疾病的易感性和疾病临床表现多样性的重要因素。目前发现大多数药物代谢酶、药物转运体和药物受体基因均具有遗传多态性,这些多态性的存在导致不同基因型和药物反应表型的差异。

1. 药物代谢酶的基因多态性是目前研究得比较清楚的,较重要的多态性药物代谢酶包括 CYP 超家族中的 CYP2C9、CYP2C19 和 CYP2D6、N-乙酰基转移酶(N-acetyltransferase,NAT)等(表 4-1),表现为催化代谢的活性大小,可通过测定其底物的代谢率确定。

表 4-1　常见的药物代谢酶多态性

酶	探针药	慢代谢者发生频率 /%			已知药物底物代表药
		白种人	中国人	参与代谢物质	
NAT2	异烟肼	60	20	>20	异烟肼、普鲁卡因胺、磺胺类、肼屈嗪
CYP2C9	华法林			>100	甲苯磺丁脲、地西泮、布洛芬、华法林
CYP2C19	美芬妥因	4	23	>60	美芬妥因、奥美拉唑、氯胍、西酞普兰
CYP2D6	异喹胍	6	1	>50	可待因、去甲替林、右美沙芬

NAT 是参与Ⅱ相乙酰化反应的代谢酶。人体内 NAT 具有 NAT1 和 NAT2 两种亚型。NAT2 在体内参与了 20 多种肼类化合物和具有致癌性的芳香胺或杂环胺类化合物的生物激活或灭活,与一些药物的疗效和毒副作用密切相关,同时也与某些癌症的遗传易感性相关。NAT 活性在人群中呈多态分布,人群被分为慢型乙酰化代谢者、快型乙酰化代谢者和中间型乙酰化代谢者。亚洲人中慢型乙酰化代谢者的发生率为 10%～30%,而白种人达 40%～70%。NAT 基因定位于人染色体 8p21.1-23.1。NAT2*4 为 NAT2 的野生型等位基因,其纯合子或杂合子构成了快型乙酰化代谢者,各种突变等位基因的组合则构成慢型乙酰化代谢者。异烟肼、肼屈嗪、柳氮磺吡啶、氨苯砜和普鲁卡因胺等多种药物在体内经乙酰化代谢,NAT 遗传多态性可通过影响这些药物的血药浓度而影响其疗效和不良反应。

CYP2D6 早期称异喹胍氧化代谢酶,是 CYP 超家族中的一种常见药物氧化代谢酶,它至少介导50 多种药物的氧化代谢,包括常用的抗心律失常药、降血糖药和抗精神病药等。CYP2D6 基因的核苷酸变异有的产生多拷贝 CYP2D6,导致酶活性增高,成为"超快代谢者(ultra-rapid metabolizer,UM)";有的导致 CYP2D6 酶活性降低或缺失,成为"慢代谢者(poor metabolizer,PM)";而不含核苷酸变异的酶则活性正常,为"强代谢者(extensive metabolizer,EM)"。酶活性的改变影响底物的体内代谢和药理效应。不同种族中 PM 的发生率不同,白种人中的 PM 发生率为 5%~10%,而其他种族多为 1%~2%。但是,导致 CYP2D6 酶活性降低的 *CYP2D6*10* 突变等位基因频率在中国人群中高达 50%(白种人中的频率<1%),这种突变的广泛分布可降低中国人群 CYP2D6 酶的平均活性。

CYP2C19 也称 *S*-美芬妥因氧化酶,是一重要的具有遗传多态性的药物代谢酶。美芬妥因(mephenytoin,MP)为抗癫痫药,是 *S*- 和 *R*- 两种对映体组成的混旋体。*S*-MP 经 CYP2C19 氧化生成 4′-羟美芬妥因(4′-OH-MP)。CYP2C19 酶活性在人群中呈二态分布(图 4-1),存在 EM 和 PM 两种表型。白种人中 PM 的发生率为 3%~5%,黑种人介于白种人与黄种人之间,而黄种人中 PM 的发生率高达 13%~23%。CYP2C19 遗传多态性是由多个单核苷酸多态性(single nucleotide polymorphism,SNP)所引起,以 *CYP2C19*2* 和 *CYP2C19*3* 两种突变等位基因发生频率最高,编码几乎 100% 的东方人和 85% 白种人人群中的 PM。许多抗抑郁药、抗癫痫药、抗焦虑药和抗消化性溃疡药经 CYP2C19 代谢,它们在体内的代谢与 CYP2C19 基因型相关,如地西泮、奥美拉唑等在野生型纯合子中的代谢清除率比野生型杂合子高,而后者又比突变等位基因纯合子高。这种影响可能导致临床治疗效应的差异。如奥美拉唑在 *CYP2C19* 突变等位基因纯合子患者中的溃疡愈合率和幽门螺杆菌根除率最高,在野生型等位基因纯合子中最低,而在野生型杂合子中则居中。

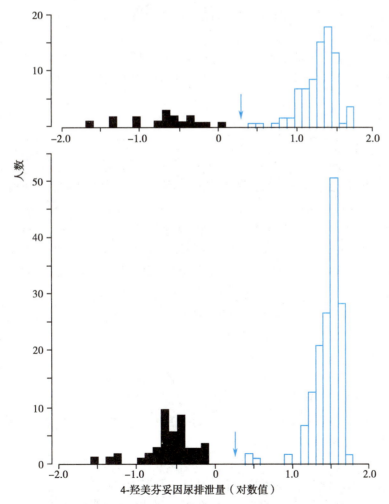

图 4-1 *S*-美芬妥因氧化酶(CYP2C19)在中国人(上)和日本人(下)中的表型分布
注:图中实心框表示弱代谢者(PM),空心框表示强代谢者(EM)。

2. 药物转运体的遗传多态性备受关注,很多参与药物体内转运的基因被克隆,包括 ATP 结合盒(ATP-binding cassette,ABC)转运体如 ABCB1、ABCC1、ABCC2 和 ABCG2,有机阴离子转运体(organic anion-transporting polypeptide,OATP)和 5- 羟色胺(5-HT)转运体(serotonin transporter,SERT)等。*ABCB1* 基因又称 *MDR1* 基因,具有多种基因多态性。如携带 *MDR1* 基因 1199GA/3435CC 多态性肿瘤患者服用甲氨蝶呤后表现出更明显的肝毒性;而携带 *ABCB1* 1236 T/T 的患者比携带 *ABCB1* CT/CC 的患者更易发生紫杉醇诱导的周围神经毒性。携带 *SERT* S/S 基因型的患者使用选择性 5-HT 再摄取抑制药(selective serotonin reuptake inhibitor,SSRI)类药物治疗症状改善不佳,达到 50% 症状改善所需的时间更长;携带 *SERT* L/L 基因型的患者对帕罗西汀和舍曲林治疗反应更快,约 1 周起效。

3. 药物受体的很多基因也存在遗传多态性,由此导致药物疗效发生改变。如 β_2 肾上腺素受体的多态性通过改变 β 受体蛋白的表达水平或结构,改变对 β_2 受体激动药的敏感性而影响这类药在哮喘中的治疗作用。血管紧张素 II 的 1 型(AT_1)受体基因多态性引起血管对缩血管药去氧肾上腺素的反应性改变,也影响血管紧张素转化酶抑制药培哚普利和钙通道阻滞药尼群地平的药理作用。5-HT 受体比较常见的基因多态性是 T102C 多态和 G1438A 多态。研究表明,不同的受体基因变异对相关药物疗效产生不同的影响,如 $5-HT_{2A}$ 受体 T102C 多态和 G1438A 多态分别与氯氮平和西酞普兰的治疗反应有关。

4. 药物靶点基因也具有多态性,对药物敏感性和反应性有差异。血管紧张素转化酶(angiotensin converting enzyme,ACE)是 ACE 抑制药(ACE inhibitor,ACEI)的作用靶点,形成 3 种基因型。在高血压合并左心室肥大和舒张期充盈障碍的患者中,3 种基因型患者对不同 ACEI 的疗效有较大的差异。为取得最佳疗效,建议临床上在选择 ACEI 类药物治疗前后对 ACE 的多态性进行检测,以指导选择合适的 ACEI 类药物。此外,还有载脂蛋白 E(apolipoprotein E,ApoE)多态性、VKORC1 多态性等均影响不同药物的临床效果。

未来医学的发展将通过基因测序和蛋白甚至代谢产物检测等技术实现疾病诊断和治疗的个体化,即"精准医学",将逐步减少或消除由于个体特异性造成的药物和其他治疗的疗效差异,提高疾病的诊治与预防的效益。

(二) 种族差异(racial differences in drug response)

种族因素包含遗传和环境两方面。不同种族具有不同的遗传背景(如不同的基因型及相同基因型的不同分布频率)。此外,长期生活在不同的地理环境中,具有不同的文化背景、食物来源和饮食习惯,都会对药物代谢酶的活性和作用靶点的敏感性产生影响,导致一些药物的代谢和反应存在种族差异(racial/ethnic difference)。如在乙醇代谢方面,服用等量的乙醇后中国人体内乙醛血浆浓度比白种人高,更容易出现面红和心悸。服用普萘洛尔后的心血管反应中国人比白种人敏感,而黑种人的敏感性最差。同一种药物,白种人的治疗量在黄种人中可能引起更多或更严重的不良反应,如在抗癌药物的剂量选择上就需要充分考虑种族的差异。药物代谢和药物作用种族差异的临床意义取决于药物治疗窗(therapeutic window)。因此,药物反应的种族差异已经成为新药开发、新药临床试验、临床用药和药品管理中需要重视的一个重要因素。美国 FDA 在 1995 年批准了首个根据种族差异开发的新药,专门用于治疗黑种人心力衰竭的拜迪尔(BiDil)。

(三) 个体差异(individual difference)

人群中即使各方面条件都相同,还有少数人对药物的反应性不同,称为个体差异。与种族之间的药物代谢反应差异比较,同一种族内的个体差异更为显著。如在口服同一剂量的普萘洛尔后,在白种人和黄种人中产生的血浆药物浓度平均值差异不到 1 倍,但同一种族内的个体间差异可达 10 倍。

(四) 特异质反应(idiosyncratic reaction)

特异质反应通常是有害的,甚至是致命的,该反应只在极少数患者中出现。特异质反应通常与遗传变异有关,例如伯氨喹、氨苯砜、多柔比星和一些磺胺类药物在极少数葡萄糖-6-磷酸脱氢酶(G-6-PD)缺乏患者中可引起溶血并导致严重贫血。G-6-PD 缺乏症是一种性连锁隐性遗传病。该酶可维持红细胞内谷胱甘肽(GSH)的含量,而 GSH 是防止溶血所必需的。伯氨喹等能减少正常红细胞中的

GSH,但只有在 G-6-PD 缺乏的红细胞中才能导致溶血。又如恶性高热(malignant hyperthermia)是骨骼肌细胞膜雷诺丁受体(ryanodine receptor)发生遗传变异的患者在使用琥珀胆碱和各种吸入麻醉药、镇静药时诱发的横纹肌异常代谢反应,其成因是横纹肌(包括心肌)肌浆内钙离子释放通道,即雷诺丁受体发生了遗传变异所致,表现为突然出现的骨骼肌强直性收缩、高热、心悸,如不及时治疗则死亡率极高。

四、疾病状态

疾病本身能导致药物代谢动力学和药物效应动力学的改变。肝、肾功能损伤易引起药物体内蓄积,产生过强或过久的药物作用,甚至发生毒性反应。回肠或胰腺疾病、慢性心功能不全或肾病综合征均可导致回肠黏膜水肿,故吸收障碍而使药物吸收减少。肾病综合征引起蛋白尿、水肿和血浆白蛋白降低等表现,不仅因肠道黏膜水肿而影响药物吸收,也因为药物与血浆白蛋白结合率降低而影响药物的分布。甲状腺功能减退时对哌替啶的敏感性增高。体温过低者,尤其是老年人,可显著降低许多药物的消除速率。

五、心理因素-安慰剂效应

药物治疗的效应并非完全由药物本身单一因素引起,患者服药后的效应实际是由多种因素引起的,包括药理学效应、非特异性药物效应、非特异性医疗效应和疾病的自然恢复4个因素(图 4-2)。安慰剂(placebo)指由本身没有特殊药理活性的中性物质如乳糖、淀粉等制成的外形似药的制剂。但从广义上讲,安慰剂还包括那些本身没有特殊作用的医疗措施如假手术等。安慰剂产生的效应称为安慰剂效应(placebo effect)。非特异性药物效应和非特异性医疗效应是安慰剂的绝对效应,因此安慰剂效应是导致药物治疗发生效果的重要影响因素之一。

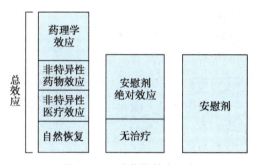

图 4-2　影响药物效应因素

安慰剂效应主要由患者的心理因素引起,它来自患者对药物和医师的信赖。患者在经医师给予药物后,会发生一系列精神和生理上的变化,这些变化不仅包括患者的主观感觉,而且包括许多客观指标。当医师对疾病的解释及预后的推测给患者带来乐观的消息时,患者的紧张情绪可大大缓解,安慰剂作用会比较明显。安慰剂效应在镇痛药、抗抑郁药、抗精神病药使用过程中尤其显著。研究表明,安慰剂效应与此类药物的作用机制一致,主要与内源性阿片类物质、大麻素、多巴胺、催产素和血管升压素等物质的释放有关。由于安慰剂效应的广泛存在,在评价药物的临床疗效时应充分考虑这一因素对药效评价结果的影响。因此,临床试验方案的设计应尽量排除这些主观因素的干扰。

六、长期用药引起的机体反应性变化

长期反复用药可引起机体(包括病原体)对药物反应发生变化,主要表现为耐受性、耐药性和依赖性,还可因长期用药突然停药后产生停药综合征。

(一)耐受性(tolerance)和耐药性(drug resistance)

耐受性为机体在连续多次用药后对药物的反应性降低,必须增加剂量才可恢复原来的效应,停药后耐受性可消失。易引起耐受性的药物有巴比妥类、亚硝酸类、麻黄碱、肼屈嗪等。有的药物仅在应用很小剂量后就可迅速产生耐受性,这种现象称急性耐受性(acute tolerance,tachyphylaxis)。交叉耐受性(cross tolerance)是对一种药物产生耐受性后,在应用同一类药物(即使是第一次使用)也会产生耐受性。

耐药性是指病原体或肿瘤细胞对反复应用的化学治疗药物的敏感性降低,也称抗药性。因为长期反复应用抗菌药,特别是药物剂量不足时,病原体产生了抗菌药物失活酶,或改变了膜通透性而阻止抗菌药物的进入,或改变了靶结构和代谢过程等,从而产生耐药性。滥用抗菌药物是病原体产生耐药性的重要原因。ATP 结合盒转运蛋白超家族过表达、DNA 甲基化、细胞凋亡等是产生肿瘤多药耐药(multidrug resistance,MDR)的主要机制,也是临床上肿瘤化疗失败的主要原因之一。

(二) 依赖性(dependence)

依赖性指长期应用某种药物后,机体对这种药物产生生理性或精神性的依赖和需求。生理依赖性(physiological dependence)也称躯体依赖性(physical dependence),即停药后患者产生身体戒断症状(abstinent syndrome)。精神依赖性(psychological dependence)是指停药后患者表现出主观不适,无客观症状和体征。如对吗啡类药物产生依赖性的患者在停药后可发生精神和躯体一系列特有的症状。

(三) 停药症状(withdrawal symptom)或停药综合征(withdrawal syndrome)

患者在长期反复用药后突然停药可使原有疾病症状加重,如高血压患者长期应用 β 肾上腺素受体阻断药后,如果突然停药,血压及心率可反跳性升高,患者症状加重。因此,长期用药的患者停药时必须逐渐减量至停药,可避免停药症状的发生。

(梁 广)

本章思维导图

本章目标测试

第五章 | 传出神经系统药理概论

神经系统通常可分为中枢神经系统和外周神经系统,前者包括脑和脊髓,后者包括脑和脊髓以外的神经及神经节。按功能,外周神经系统分为传入神经系统(afferent nervous system)和传出神经系统(efferent nervous system)。作用于传出神经系统的药物通过影响其递质的合成、贮存、释放、失活以及与受体的结合而发挥作用。

第一节 | 概　述

传出神经系统包括自主神经系统(autonomic nervous system)和运动神经系统(somatic motor nervous system),前者又曾被称为植物性神经系统(vegetative nervous system),分为交感神经系统(sympathetic nervous system)和副交感神经系统(parasympathetic nervous system),主要支配内脏器官、平滑肌和腺体等效应器,其活动一般不受人的意识控制,故称为非随意活动,如心脏射血、血流分配和食物消化等。运动神经系统则支配骨骼肌,通常为随意活动,如肌肉的运动和呼吸等。上述两个神经系统通过其末梢释放的化学物质(神经递质)进行信息传递。这种传递可发生于神经细胞与细胞之间、神经细胞与其支配的效应器细胞之间,即通过神经末梢释放少量神经递质进入突触间隙(synaptic cleft),与特异性的受体结合,兴奋或抑制突触后细胞的功能。药物可模拟或拮抗神经递质的作用,即可选择性调节许多传出神经的功能,这些功能涉及许多效应组织,如心肌、平滑肌、血管内皮、外分泌腺和突触前的神经末梢等。

传出神经根据其末梢释放的递质不同,分为以乙酰胆碱为递质的胆碱能神经(cholinergic nerve)和主要以去甲肾上腺素为递质的去甲肾上腺素能神经(noradrenergic nerve)。胆碱能神经主要包括全部交感神经和副交感神经的节前纤维、运动神经、全部副交感神经的节后纤维和极少数交感神经节后纤维(支配汗腺分泌和骨骼肌血管舒张神经)。去甲肾上腺素能神经则包括几乎全部交感神经节后纤维(图5-1,图5-2)。

自主神经系统除交感和副交感神经系统外,还包括肠神经系统(enteric nervous system,ENS)。ENS在结构和功能上不同于交感和副交感神经系统,而与中枢神经系统相类似,但仍属于自主神经系统的一个组成部分。该神经系统由多种神经元组成,其细胞体位于肠壁的壁内丛,神经元和神经纤维组成复杂的神经网络,是调节胃肠道功能的独立整合系统。肠神经元的神经纤维可来自交感和副交感神经末梢,并可直接分布到平滑肌、腺体和血管。胃肠道运动功能主要受局部的ENS调节,与中枢神经系统具有相对独立性,如肠道的蠕动反射可以在离体条件下进行,切断迷走神经或交感神经对胃肠道运动的影响很小。ENS神经元也可接受来自交感和副交感神经系统的冲动信息,并发送冲动至交感神经节和中枢神经系统。因此,该系统在药理学方面较交感神经或副交感神经系统更为复杂,其中涉及多种神经肽和递质,如5-羟色胺(5-hydroxytryptamine,5-HT)、一氧化氮(nitric oxide,NO)、腺苷三磷酸(adenosine triphosphate,ATP)、P物质(substance P,SP)和神经肽(neuropeptide,NP)等。

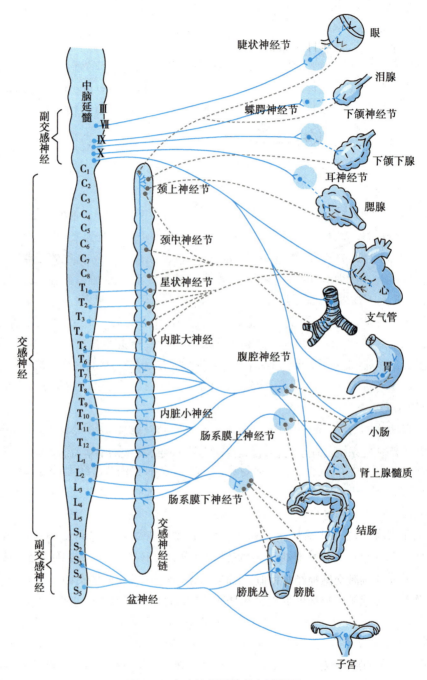

图 5-1　自主神经系统分布示意图

注:蓝色线表示胆碱能神经;灰色线表示去甲肾上腺素能神经;实线表示节前纤维;
虚线表示节后纤维。

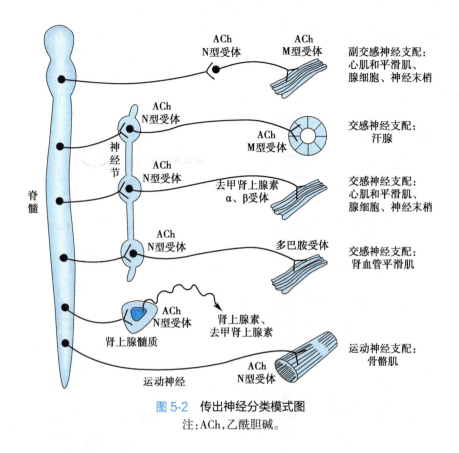

图 5-2　传出神经分类模式图
注:ACh,乙酰胆碱。

第二节 ｜ 传出神经系统的递质和受体

作用于传出神经系统的药物,主要作用靶位是传出神经系统的递质(transmitter)和受体(receptor),可通过影响递质的合成、贮存、释放、代谢等环节或通过直接与受体结合而产生生物效应。为了便于阐明传出神经系统药理学内容,首先介绍递质和受体相关的基本概念。

一、传出神经系统的递质

(一) 化学传递学说的发展

早在一百多年前,科学家们就已经关注神经与神经间或神经与肌肉间的冲动传递过程,其争议的焦点是上述冲动传递是电传递还是化学物质传递。1898 年,Lewandowsky 首先观察到肾上腺的提取物产生的生物效应与刺激交感神经时相似。Langley 于 1901 年证实此提取物可能通过刺激交感神经末梢而发挥作用。交感神经递质的发现过程是漫长的,直到测定微量儿茶酚胺的特异性化学和生物学方法建立后,Von Euler 才于 1946 年从牛脾神经获得高纯度的去甲肾上腺素(norepinephrine,NE;noradrenaline,NA),显示 NA 即为哺乳类交感神经节后纤维的递质。对副交感神经而言,1921 年德国科学家 Loewi 在著名的离体双蛙心灌流实验中发现,当迷走神经兴奋时可以释放一种物质,这种物质能抑制另一个离体蛙心的收缩,后于 1926 年证明这种抑制性物质就是乙酰胆碱,乙酰胆碱的发现获得了 1936 年的诺贝尔生理学或医学奖。至此,传出神经系统的化学传递学说才日臻完善。这一学说已经被形态学、生理学、生物化学和药理学等学科的各种研究所证实。

化学传递的物质基础是神经递质(neurotransmitter),包括经典神经递质、神经肽、神经调质、神经激素和神经蛋白五大类,它们广泛分布于神经系统,担负着神经元与神经元之间、神经元与靶细胞之间的信息传递。神经递质主要在神经元中合成,而后储存于突触前囊泡内,在信息传递过程中由突触前膜释放到突触间隙,作用于效应细胞的受体,引起功能效应,完成神经元之间或神经元与效应器之间的信息传递。神经调质（neuromodulator）与神经递质类似，由突触前神经元合成，对主递质起调节作用，本身不直接负责跨突触的信号传递，或不直接引起效应细胞的功能改变。神经调质通过旁突触途径发挥作用，即神经元释放化学物质不经过突触结构，直接到达邻近或远隔的靶细胞。

（二）传出神经突触的超微结构

突触（synapse）的概念最早是由英国神经学家 Sherrington 于 1897 年从生理学角度提出的，是指神经元与神经元之间，或神经元与某些非神经元细胞之间的一种特殊的细胞连接，这些连接在结构上并没有原生质相连，仅互相接触。电镜下观察化学性突触包括突触前部、突触后部和突触间隙。其中释放递质的一侧被称为突触前部，有受体的一侧称为突触后部，两者之间有 15～1 000nm 的间隙，即突触间隙（synaptic cleft）。参与形成突触前、后部的细胞膜，在局部特化增厚，分别称为突触前膜（presynaptic membrane）和突触后膜（postsynaptic membrane）。在运动神经末梢近突触前膜处，聚集着很多直径为 20～50nm 的囊泡（vesicle）。据估计，单个运动神经末梢含有 30 万个以上的囊泡，而每个囊泡中含有 1 000～50 000 个乙酰胆碱分子，在其突触后膜的皱褶内含有可迅速水解乙酰胆碱的胆碱酯酶。

交感神经末梢有许多细微的神经分支，它们分布于平滑肌细胞之间。每个分支都有连续的膨胀部分呈稀疏串珠状，称为膨体（varicosity）。每个神经元约有 3 万个膨体，每一膨体则含有 1 000 个左右的囊泡。囊泡内含有高浓度的去甲肾上腺素（胆碱能神经末梢囊泡内含大量乙酰胆碱），囊泡为递质合成、转运和贮存的重要场所。

（三）传出神经递质的生物合成和贮存

乙酰胆碱（acetylcholine，ACh）主要在胆碱能神经末梢合成，少量在胞体内合成，以胆碱和乙酰辅酶 A（acetyl coenzyme A，AcCoA）为原料。与其合成有关的酶为胆碱乙酰化酶（choline acetylase，ChAT）或称为胆碱乙酰转移酶，可在细胞体形成，并随轴浆转运至末梢。AcCoA 在神经末梢线粒体内形成，但其自身不能穿透线粒体膜，需在线粒体内先与草酰乙酸缩合成枸橼酸盐，后者才能穿过线粒体膜进入胞质液，在枸橼酸裂解酶催化下重新形成 AcCoA。胆碱和 AcCoA 在 ChAT 催化下合成 ACh。ACh 在胞质内合成，随后依靠囊泡乙酰胆碱转运体（图 5-3，转运体 B）转运进入囊泡内与 ATP 和囊泡蛋白共存，转运体 B 可被 Vesamicol 阻滞。在 ACh 合成过程中，转运胆碱的钠依赖性高亲和力载体（图 5-3，转运体 A）是摄取胆碱的重要分子，是 ACh 合成的限速因子，可以被密胆碱（hemicholine）所阻滞（图 5-3）。

去甲肾上腺素（norepinephrine，NE；noradrenaline，NA）生物合成的主要部位在神经末梢。血液中的酪氨酸（tyrosine）经钠依赖性转运体（图 5-4，转运体 A）进入去甲肾上腺素能神经末梢，经酪氨酸羟化酶（tyrosine hydroxylase，TH）催化生成多巴（dopa），再经多巴脱羧酶（dopa decarboxylase，DDC）催化生成多巴胺（dopamine，DA），后者通过囊泡壁上对儿茶酚胺类物质具有高亲和力的转运体（图 5-4，转运体 B）进入囊泡，并由多巴胺 β-羟化酶（dopamine-β-hydroxylase，DβH）催化，生成 NA 并与 ATP 和嗜铬颗粒蛋白结合，贮存于囊泡中。NA 在苯乙醇胺氮位甲基转移酶（phenylethanolamine-N-methyl transferase，PNMT）的作用下进一步甲基化生成肾上腺素。在上述参与递质合成的酶中，其中 TH 的活性较低，反应速度慢且对底物的要求专一，当胞质中多巴胺或游离 NA 浓度增高时，对该酶有反馈性抑制作用。反之，则对该酶抑制作用减弱，催化作用加强。因此，TH 是整个合成过程的限速酶（图 5-4）。

（四）传出神经递质的释放

1. 胞裂外排（exocytosis） 当神经冲动到达神经末梢时，钙离子进入神经末梢，促进囊泡膜与突触前膜融合，此时囊泡相关膜蛋白（vesicle-associated membrane proteins，VAMPs）和突触小体相关蛋白（synaptosome-associated proteins，SNAPs）融合（图 5-3、图 5-4），形成裂孔，通过裂孔将囊泡内容物（如递质 NA 或 ACh）一并排出至突触间隙并立即与突触后膜（或前膜）的相应受体结合而产生效应，此即为胞裂外排。胆碱能神经突触的囊泡融合过程可被肉毒杆菌毒素抑制，而去甲肾上腺素能神经突触的这一过程则可被溴苄铵或胍乙啶抑制。

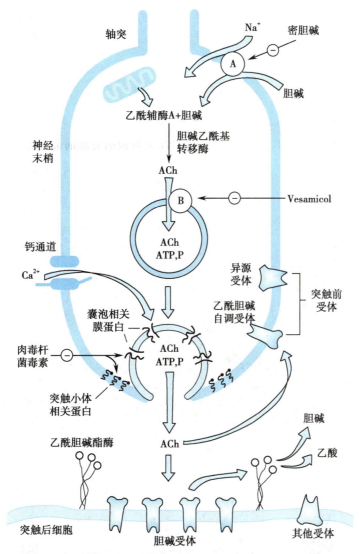

图 5-3 胆碱能神经末梢递质合成、贮存、释放和代谢示意图

注:ACh,乙酰胆碱;A,钠依赖性载体;B,乙酰胆碱载体;ATP,腺苷三磷酸;P,多肽。

2. 量子化释放(quantal release) 哺乳类动物的骨骼肌和平滑肌均可记录到终板电位和接头电位。量子化释放学说认为囊泡为运动神经末梢释放 ACh 的单元,静息时即有连续的少数囊泡释放 ACh(自发性释放),此时可出现终板电位。每个囊泡中释放的 ACh 量(5 000 个左右的 ACh 分子)即为一个"量子",静息状态下出现的终板电位幅度极小(0.3~3.0mV),故不引起动作电位。当神经冲动达到末梢时,100 个以上囊泡(即量子)可同时释放递质,由于释放 ACh 量子剧增,可引发动作电位并产生效应。

3. 其他释放机制 交感神经末梢在静止时,亦可见有微量 NA 不断从囊泡中溢出,但由于溢流量少,故难以产生效应。此外,某些药物可经交感神经末梢摄取并进入囊泡内贮存,而同时将贮存于囊泡中的 NA 置换出来,此时由于 NA 释出量远大于溢流量,故可产生效应。

上述释放过程主要指 NA 和 ACh,但实际上除氨基酸、嘌呤、多肽等递质外,许多其他递质如多巴胺、5-羟色胺等释放的过程及特性均有相似之处。此外,实际上许多神经均贮存有 2 种或 3 种递质可供释放,如许多去甲肾上腺素能神经末梢亦可同时释放 ATP、多巴胺和神经多肽 Y,此现象称为共同传递(cotransmission)。

(五) 传出神经递质作用的消失

ACh 主要是被突触间隙中乙酰胆碱酯酶(acetylcholinesterase,AChE)水解。AChE 在神经细胞体

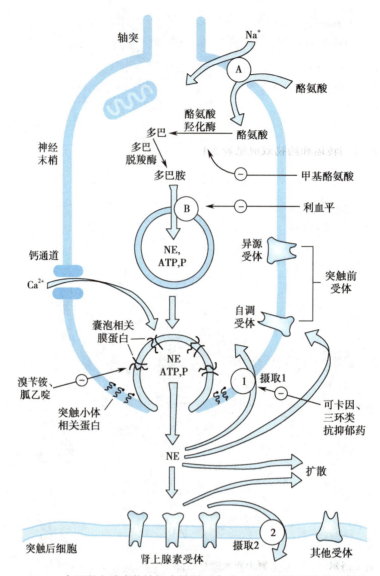

图 5-4 去甲肾上腺素能神经末梢递质合成、贮存、释放和代谢示意图
注:NE,去甲肾上腺素;ATP,腺苷三磷酸;P,多肽。

内合成,沿轴突转运至神经末梢,集中分布在运动终板的突触前膜、后膜、突触间隙及皱褶中。AChE 水解效率极高,每一分子的 AChE 在 1 分钟内能完全水解 10^5 分子的 ACh。因此,AChE 抑制剂能够产生拟 ACh 的作用,具有治疗意义。

NA 通过摄取和降解两种方式失活。NA 被摄取入神经末梢是其失活的主要方式,分为摄取-1 (uptake 1)和摄取-2(uptake 2)。摄取-1 也称神经摄取(neuronal uptake),为一种主动转运机制。去甲肾上腺素能神经末梢有很强的摄取 NA 的能力,释放后的 NA 有 75%~90% 被摄取返回神经末梢内。摄取进入神经末梢的 NA 可进一步转运进入囊泡中贮存,部分未进入囊泡中的 NA 可被胞质液中线粒体膜上的单胺氧化酶(monoamine oxidase,MAO)破坏。摄取-1 是由位于神经末梢突触前膜的去甲肾上腺素转运体(noradrenaline transporter)完成的。现已克隆出多种特异性较高的突触前膜单胺转运蛋白,如 NA、多巴胺、5-羟色胺等转运蛋白,均属于 GABA 类转运蛋白,具有 12 个跨膜区,N 端和 C 端都在细胞内。对囊泡转运蛋白而言,尚有几种囊泡转运体 cDNAs 被克隆出来,其结构亦具有 12 个跨膜区,但其氨基酸排列顺序与 GABA 类不同。此外,许多非神经组织如心肌、血管、肠道平滑肌也可摄取 NA,称为摄取-2,也称非神经摄取(non-neuronal uptake)。这种 NA 的摄取方式虽容量较大,但其亲和力远低于摄取-1。且被摄取-2 摄入组织的 NA 并不贮存,而很快被细胞内儿茶酚-O-甲基转移酶

（catechol-O-methyltransferase，COMT）和 MAO 所破坏，因此可以认为，摄取-1 为贮存型摄取，而摄取-2 则为代谢型摄取。此外，尚有小部分 NA 从突触间隙扩散到血液，最后被肝、肾等组织中的 COMT 和 MAO 破坏失活。

值得注意的是，乙酰胆碱和去甲肾上腺素不是唯一的传出神经系统递质。研究发现，血管活性肠肽、一氧化氮和 ATP 等在血管舒缩、平滑肌收缩中发挥着重要作用，详见第三十章影响自体活性物质的药物。

自主神经递质自动转运和药物效应见表 5-1。

表 5-1　自主神经递质自动转运和药物效应

过程	代表药物	作用位点	效应
动作电位传递	局麻药，河鲀毒素	神经轴浆	阻滞钠通道，阻断传导
递质合成	密胆碱	胆碱能神经末梢：膜	阻断胆碱摄取并减慢其合成
	α-甲基酪氨酸	肾上腺素能神经末梢和肾上腺髓质：细胞质	阻断合成
递质储存	Vesamicol	胆碱能神经末梢：囊泡	阻止储存，耗竭递质
	利血平	肾上腺素能神经末梢：囊泡	阻止储存，耗竭递质
递质释放	肉毒毒素	胆碱能神经囊泡	阻止递质释放
	蜘蛛毒	胆碱能神经囊泡	增加递质释放
	酪胺，苯丙胺	肾上腺素能神经末梢	增加递质释放
递质释放后重摄取	可卡因，三环类抗抑郁药	肾上腺素能神经末梢	阻止摄取；增加递质在突触后受体的作用
	6-羟多巴胺	肾上腺素能神经末梢	破坏末梢
受体激动药或阻断药	去甲肾上腺素	肾上腺素能神经接头受体	结合 α 受体；激动受体
	酚妥拉明	肾上腺素能神经接头受体	结合 α 受体；阻断受体
	异丙肾上腺素	肾上腺素能神经接头受体	结合 β 受体；激动腺苷酸环化酶
	普萘洛尔	肾上腺素能神经接头受体	结合 β 受体；阻断受体
	烟碱	胆碱能神经接头烟碱受体（自主神经节，神经肌肉终板）	结合烟碱受体；打开突触后膜离子通道
	筒箭毒碱	神经肌肉终板	阻止激动
	氯贝胆碱	受体，副交感神经效应器细胞（平滑肌，腺体）	结合并激动毒蕈碱受体
	阿托品	受体，副交感神经效应器细胞	结合并阻断毒蕈碱受体
递质的酶解失活	新斯的明	胆碱能神经突触（乙酰胆碱酯酶）	抑制酶；延长并加强递质的活性
	反苯环丙胺	肾上腺素能神经末梢（单胺氧化酶）	抑制酶；增加储存的递质池

二、传出神经系统的受体

（一）传出神经系统受体命名

传出神经系统受体命名常按照传出神经末梢递质的选择性不同而定，能与 ACh 结合的受体称为乙酰胆碱受体（acetylcholine receptor）。早期研究发现副交感神经节后纤维所支配的效应器细胞膜的胆碱受体对以毒蕈碱为代表的拟胆碱药较敏感，故把这部分受体称为毒蕈碱（muscarine）型胆碱受体，即 M 胆碱受体。位于神经节和神经肌肉接头的胆碱受体对烟碱较敏感，故将其称为烟碱

（nicotine）型胆碱受体，即 N 胆碱受体。能与去甲肾上腺素或肾上腺素结合的受体称为肾上腺素受体（adrenoreceptor）。根据肾上腺素受体对拟肾上腺素类药物和阻断剂敏感性的不同，又可分为肾上腺素 α 受体（α 受体）和肾上腺素 β 受体（β 受体）。

（二）传出神经系统受体亚型

1. **M 胆碱受体亚型**　属于与鸟苷酸结合调节蛋白（G 蛋白）偶联的超家族受体（superfamily of G protein-coupled receptors），用分子克隆技术发现了 5 种不同基因编码的 M 受体亚型，根据配体对不同组织 M 受体相对亲和力不同，将 M 受体分为 M_1、M_2、M_3、M_4 和 M_5（表 5-2）。各亚型的氨基酸序列一级结构已经清楚，共有 460～590 个氨基酸残基。M 受体主要起到胆碱能神经传递的作用，广泛分布于全身各器官组织，但不同组织中存在着不同受体亚型，M_1 主要位于中枢神经系统、外周神经元和胃壁细胞，介导兴奋作用；M_2 位于心脏和突触前膜，调节心率；M_3 主要位于腺体、平滑肌，刺激腺体分泌，引起平滑肌收缩；M_4 和 M_5 主要位于中枢神经系统，具体作用尚不清楚。

表 5-2　胆碱受体亚型特点

受体	激动药	拮抗药	组织	效应	分子机制
毒蕈碱型					
M_1	乙酰胆碱	阿托品 哌仑西平	自主神经节 腺体 CNS	去极化（延迟 EPSP） 胃酸分泌	增加细胞内 Ca^{2+}
M_2	乙酰胆碱	阿托品 异丙托溴铵	窦房结 心房 房室结 心室	减慢自发性除极；超极化 缩短动作电位时程；降低收缩强度 减慢传导速度 轻度降低收缩力	激活 K^+ 通道；抑制腺苷酸环化酶；抑制电压门控 L 型钙离子通道活性
M_3	乙酰胆碱	阿托品 达非那新	平滑肌 血管内皮 腺体	收缩 血管舒张 增加分泌	与 M_1 类似 产生 NO
M_4	乙酰胆碱	阿托品 异丙托溴铵	CNS	运动增强	与 M_2 类似
M_5	乙酰胆碱	阿托品	CNS	—	与 M_1 类似
烟碱型					
骨骼肌（N_M）	烟碱	筒箭毒碱	神经肌肉接头	终板去极化，骨骼肌收缩	开启内源性阳离子通道
外周神经（N_N）	烟碱	曲美芬	自主神经节 肾上腺髓质	节后神经元去极化；髓质细胞去极化，儿茶酚胺释放	开启内源性阳离子通道
中枢神经（N_N）	烟碱 地棘蛙素	某些伴有部分亚型选择性药物	脑与脊髓	接头前控制神经递质释放	受体组成为 α_2-α_9 和 β_2-β_4 的不同组合

注：EPSP，兴奋性突触后电位。

2. **N 胆碱受体亚型**　N 胆碱受体根据其分布部位不同，可分为神经肌肉接头 N 受体，即为 N_M 受体（nicotinic muscle receptor）；神经节 N 受体和中枢 N 受体称为 N_N 受体（nicotinic neuronal receptor）。胆碱受体及其亚型的特点见表 5-2。

3. **肾上腺素受体亚型**　肾上腺素受体可分为 α 和 β 受体亚型，α 受体亚型主要为 α_1 和 α_2 两种，目前已被克隆出 6 种亚型基因，即 α_{1A}、α_{1B}、α_{1D} 和 α_{2A}、α_{2B}、α_{2C}，而 β 受体可进一步分为 β_1、β_2 和 β_3 三种亚型。肾上腺素受体是研究最为详细的受体之一，其亚型和特点见表 5-3。

表 5-3　肾上腺素受体亚型特点

受体	激动药	拮抗药	组织	效应
α_1	Epi≥NE≫Iso 去氧肾上腺素	哌唑嗪	血管平滑肌 尿道平滑肌 肝 肠平滑肌 心脏	收缩 收缩 糖原分解;糖原异生 超极化和松弛 增强收缩力;心律失常
α_2	Epi≥NE≫Iso 可乐定	育亨宾	胰岛 β 细胞 血小板 神经末梢 血管平滑肌	减少胰岛素分泌 聚集 减少去甲肾上腺素分泌 收缩
β_1	Iso＞Epi=NE 多巴酚丁胺	美托洛尔 CGP 20712A	心脏 肾小球旁细胞	增强收缩力、收缩频率和 房室结传导 增加肾素分泌
β_2	Iso＞Epi≫NE 特布他林	ICI 118551	平滑肌(血管,支气管,胃肠 道,尿道) 骨骼肌 肝	松弛 糖原分解;钾摄取 糖原分解;糖原异生
β_3	Iso=NE＞Epi BRL 37344	ICI 118551 CGP 20712A	脂肪组织	脂肪分解

注:Epi,肾上腺素;NE,去甲肾上腺素;Iso,异丙肾上腺素。

(三) 传出神经系统受体功能及其分子机制

1. **M 胆碱受体**　M 受体有 5 种亚型,各亚型氨基酸序列一级结构已经清楚,共 460～590 个氨基酸残基。M 受体中 M_1、M_3、M_5 受体的结构相似,与 $G_{q/11}$ 蛋白偶联。偶联后的受体激活磷脂酶 C(phospholipase C,PLC),促进第二信使,即三磷酸肌醇(inositol triphosphate,IP_3)和甘油二酯(diacylglycerol,DG)的生成而产生一系列效应。M_2 和 M_4 受体与 $G_{i/o}$ 蛋白偶联,使腺苷酸环化酶活性抑制,并可激活 K^+ 通道或抑制 Ca^{2+} 通道。各受体亚型的分布效应及分子机制并不完全相同,具体描述见表 5-2。

2. **N 胆碱受体**　N 受体属于配体门控离子通道型受体,均为五聚体结构。不同部位 N 受体的分子结构十分相似,目前已克隆出了 17 个家族成员,即 α(10 型)、β(4 型)、γ、δ 和 ε(后三者各 1 型)。每个 N 受体由 2 个 α 亚基和 β、γ、δ 亚基组成,以形成中间带孔的跨细胞膜通道,即为 N 受体离子通道。两个 α 亚基上有激动药 ACh 作用位点,当 ACh 与 α 亚基结合后,可使离子通道开放,从而调节 Na^+、K^+、Ca^{2+} 流动(图 5-5)。当动作电位到达运动神经末梢时,突触前膜去极化而引起胞裂外排,释放 ACh 可与神经肌肉接头的 N 受体结合,促使配体门控离子通道开放,膜外 Na^+、Ca^{2+} 进入胞内,可产生局部去极化电位,即终板电位。当终板电位超过肌纤维扩布性去极化阈值时,即可打开膜上电压门

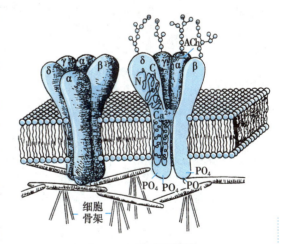

图 5-5　N_M 烟碱受体

注:5 个亚基各含约 450 个氨基酸,此 5 个肽链形成一个跨膜环,在细胞内固定于细胞骨架上,每个肽链跨膜 4 次,N 端和 C 端都位于胞外部(如 δ 亚单位剖面所示)。肽链在胞外被糖基化,在胞内被磷酸化,导致受体脱敏,2 个 α 单位各有 1 个 ACh 结合位点,两者都结合 1 分子 ACh 后,钠通道即开放,细胞除极兴奋。

控离子通道,此时大量 Na^+、Ca^{2+} 进入细胞,产生动作电位,导致肌肉收缩。值得注意的是,$(α_7)_5$ 是全部由 $α_7$ 组成的五聚体,主要存在于神经元和非兴奋性细胞上,对 Ca^{2+} 有高度通透性,目前研究表明它主要参与介导增殖、细胞存活和"胆碱能抗炎通路"。N 胆碱受体的功能及其分子机制见表 5-2。

3. 肾上腺素受体　分布于大部分交感神经节后纤维所支配的效应器细胞膜上,克隆研究显示该受体与 M 胆碱受体结构相似,也属于 G 蛋白偶联受体,其特点为均有 7 次跨膜区段结构,而效应产生都与 G 蛋白有关。这些受体是由 400 多个氨基酸残基组成,其每个跨膜区段具有由 20 余个氨基酸残基组成的亲脂性螺旋结构。7 个跨膜区段间形成 3 个细胞外区间环和 3 个细胞内区间环,其中第 5 和第 6 跨膜区间的细胞内环链比较长(图 5-6)。当激动药与受体结合后,可与 G 蛋白偶联,其中 $α_1$ 受体激动可激活磷脂酶(C、D、A_2),增加第二信使 IP_3 和 DG 形成而产生效应;$α_2$ 受体激动则可抑制腺苷酸环化酶,使 cAMP 减少。所有 β 受体亚型激动后均能兴奋腺苷酸环化酶,使 cAMP 增加,产生不同效应。肾上腺素受体亚型激动后主要效应,见表 5-4。

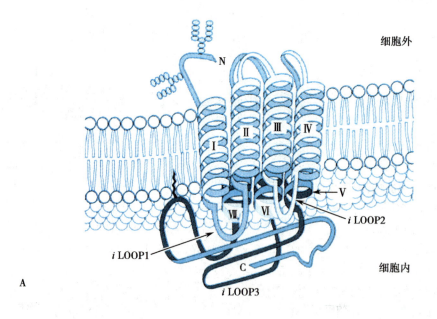

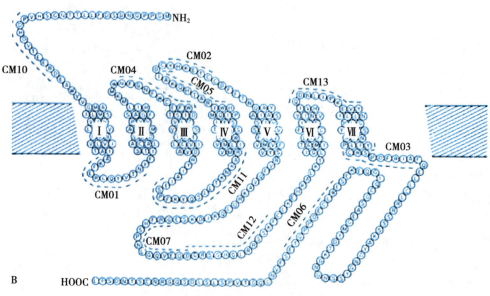

图 5-6　$β_2$ 肾上腺素受体立体结构(A)和拓扑结构图(B)

注:N,氨基端;C,羧基端;iLoop1-3,细胞内环 1-3。

表5-4 肾上腺素受体及其效应系统

受体	偶联 G 蛋白	基本效应
β_1	G_s	腺苷酸环化酶激活,L 型 Ca^{2+} 通道激活
β_2	G_s	腺苷酸环化酶激活
β_3	G_s	腺苷酸环化酶激活
α_1	G_q	磷脂酶 C 激活
	G_q	磷脂酶 D 激活
	$G_q,G_i/G_o$	磷脂酶 A_2 激活
	G_q	钙通道激活
α_2	G_i	腺苷酸环化酶活性降低
	G_i($\beta\gamma$ 亚单位)	钾通道开放
	G_o	抑制钙通道(L 型;N 型)

第三节 | 传出神经系统的生理功能

传出神经系统药物的药理作用共性为拟似或者拮抗传出神经系统的功能,因此熟悉传出神经即去甲肾上腺素能神经和胆碱能神经的生理功能是进一步掌握各药药理作用的基础。

机体的多数器官都接受上述两类神经的双重支配,而这两类神经兴奋时所产生的效应又往往相互拮抗,当两类神经同时兴奋时,则占优势的神经的效应通常会显现出来。如窦房结,当肾上腺素能神经兴奋时,可引起心率加快;但胆碱能神经兴奋时则引起心率减慢,但以后者效应占优势。如当两类神经同时兴奋时,则常表现为心率减慢。传出神经系统作用部位及其功能见表5-5。

表5-5 传出神经系统作用部位及其功能

器官	效应			
	交感作用		副交感作用	
	效应	受体	效应	受体
眼				
虹膜				
辐射肌	收缩	α_1		
环状肌			收缩	M_3
睫状肌	舒张	β	收缩	M_3
心脏				
窦房结	加速	β_1,β_2	减慢	M_2
异位起搏点	加速	β_1,β_2		
收缩	增强	β_1,β_2	减弱	M_2
血管				
皮肤、内脏血管	收缩	α		
骨骼肌血管	舒张	β_2		
	收缩	α		
	舒张	M		

续表

器官	效应			
	交感作用		副交感作用	
	效应	受体	效应	受体
内皮			释放 EDRF	M_3
支气管平滑肌	舒张	β_2	收缩	M_3
胃肠道平滑肌				
胃肠壁	舒张	α_2, β_2	收缩	M_3
括约肌	收缩	α_1	舒张	M_3
分泌			分泌增加	M_3
肠肌丛			激活	M_1
泌尿生殖道平滑肌				
膀胱壁	舒张	β_2	收缩	M_3
尿道内括约肌	收缩	α_1	舒张	M_3
子宫(妊娠)	舒张	β_2		
	收缩	α	收缩	M_3
阴茎,精囊	射精	α	勃起	M
皮肤				
竖毛肌	收缩	α		
汗腺				
体温调节	增加	M		
大汗腺分泌	增加	α		
代谢活动				
肝脏	糖异生	β_2, α		
肝脏	糖原分解	β_2, α		
脂肪细胞	脂肪分解	β_3		
肾脏	肾素释放	β_1		
自主神经末梢				
交感			减少 NE 释放	M
副交感	减少 ACh 释放	α		

注:EDRF,内皮依赖性舒张因子。

第四节 | 传出神经系统药物基本作用及其分类

一、传出神经系统药物基本作用

传出神经系统药物的基本作用靶点在于受体和递质两方面。

(一) 直接作用于受体

许多传出神经系统药物可直接与胆碱受体或肾上腺素受体结合而发挥作用。由于这两类受体在体内分布较广,且它们的亚型又各有不同的功能,因此作用于它们的药物具有多种应用。与受体结合后所产生效应与神经末梢释放的递质效应相似,称为激动药(agonist);如结合后不产生或较少产生拟似递质的作用,并可妨碍递质与受体结合,产生与递质相反的作用,就称为阻断药(blocker),对激动药而言,则称为拮抗药(antagonist)。许多肾上腺素受体和胆碱受体的激动药与阻断药在心血管疾病、呼吸道疾病、消化系统疾病、神经肌肉疾病以及外科手术及治疗过程中得到了广泛的应用。

(二)影响递质

1. **影响递质生物合成**　包括前体药物和递质合成酶抑制剂,如密胆碱可以抑制乙酰胆碱的生物合成,α-甲基酪氨酸能抑制去甲肾上腺素生物合成,但两者目前无临床应用价值,仅作为药理学研究的工具药。

2. **影响递质释放**　某些药物如麻黄碱和间羟胺可促进 NA 释放,而卡巴胆碱可促进 ACh 释放。有些药物如可乐定和碳酸锂则可分别抑制外周和中枢 NA 释放而产生效应。

3. **影响递质的转运和贮存**　有些药物可干扰递质 NA 的再摄取,如利血平为典型的囊泡摄取抑制剂而使囊泡内去甲肾上腺素减少至耗竭,地昔帕明和可卡因都是摄取-1 抑制剂。

4. **影响递质的生物转化**　如前所述,ACh 的体内灭活主要依赖于胆碱酯酶水解,因此胆碱酯酶抑制药可干扰体内 ACh 代谢,造成体内 ACh 堆积,从而产生效应。

传出神经系统药物基本作用见图 5-3 和图 5-4。

二、传出神经系统药物分类

传出神经系统药物可按其作用性质(激动受体或阻断受体)及对不同受体的选择性进行分类,见表 5-6。

表 5-6　常用传出神经系统药物的分类

拟似药	拮抗药
(一)胆碱受体激动药	(一)胆碱受体阻断药
1. M、N 受体激动药(卡巴胆碱)	1. M 受体阻断药
2. M 受体激动药(毛果芸香碱)	(1)非选择性 M 受体阻断药(阿托品)
3. N 受体激动药(烟碱)	(2)M_1 受体阻断药(哌仑西平)
(二)抗胆碱酯酶药(新斯的明)	(3)M_2 受体阻断药(戈拉碘铵)
(三)肾上腺素受体激动药	(4)M_3 受体阻断药(hexahydrosiladifenidol)
1. α 受体激动药	2. N 受体阻断药
(1)$α_1$、$α_2$ 受体激动药(去甲肾上腺素)	(1)N_N 受体阻断药(六甲双铵)
(2)$α_1$ 受体激动药(去氧肾上腺素)	(2)N_M 受体阻断药(琥珀胆碱)
(3)$α_2$ 受体激动药(可乐定)	(二)胆碱酯酶复活药(碘解磷定)
2. α、β 受体激动药(肾上腺素)	(三)肾上腺素受体阻断药
3. β 受体激动药	1. α 受体阻断药
(1)$β_1$、$β_2$ 受体激动药(异丙肾上腺素)	(1)$α_1$、$α_2$ 受体阻断药
(2)$β_1$ 受体激动药(多巴酚丁胺)	1)短效类(酚妥拉明)
(3)$β_2$ 受体激动药(沙丁胺醇)	2)长效类(酚苄明)
	(2)$α_1$ 受体阻断药(哌唑嗪)
	(3)$α_2$ 受体阻断药(育亨宾)
	2. β 受体阻断药
	(1)$β_1$、$β_2$ 受体阻断药(普萘洛尔)

续表

拟似药	拮抗药
	（2）β_1 受体阻断药（阿替洛尔）
	（3）β_2 受体阻断药（布他沙明）
	3. α_1、α_2、β_1、β_2 阻断药（拉贝洛尔）

（陈莉娜）

本章思维导图

本章目标测试

第六章 | 胆碱受体激动药

胆碱受体激动药(cholinoceptor agonists),也称直接作用的拟胆碱药(direct-acting cholinomimetics),可直接激动胆碱受体,产生与乙酰胆碱(acetylcholine,ACh)类似的作用。乙酰胆碱是中枢和外周神经系统的内源性神经递质,其主要作用为激动毒蕈碱型胆碱受体(M胆碱受体)和烟碱型胆碱受体(N胆碱受体)。前者主要分布于副交感神经节后纤维支配的效应器细胞;后者分布于神经肌肉接头(N_M受体)和自主神经节(N_N受体)。按作用选择性不同,胆碱受体激动药可分为M胆碱受体激动药、N胆碱受体激动药和M、N胆碱受体激动药。

第一节 | M胆碱受体激动药

M胆碱受体激动药可分为两类,即胆碱酯类(choline esters)和天然形成的拟胆碱生物碱。前者多数药物对M、N胆碱受体均有兴奋作用,但以M胆碱受体为主,后者则主要兴奋M胆碱受体。

一、胆碱酯类

胆碱酯类包括乙酰胆碱和合成的胆碱酯类。临床使用的合成胆碱酯类有醋甲胆碱、卡巴胆碱和氯贝胆碱。

乙酰胆碱

乙酰胆碱为胆碱能神经递质。其性质不稳定,极易被体内乙酰胆碱酯酶(acetylcholinesterase,AChE)水解,且作用广泛,选择性差,故无临床实用价值,可在科学研究中作为工具药。ACh作为内源性神经递质,分布较广,具有非常重要的生理功能。

【药理作用】

1. 心血管系统

(1)舒张血管:静脉注射小剂量ACh,可舒张全身血管,如肺血管和冠状血管。舒张血管作用主要是由于激动血管内皮细胞M_3胆碱受体亚型,导致内皮源性舒血管因子(endothelium-derived relaxing factor,EDRF),即一氧化氮(nitric oxide,NO)释放,引起邻近平滑肌细胞松弛;也可能通过压力感受器或化学感受器反射引起。如果血管内皮受损,则ACh的上述作用不复存在,相反可引起血管收缩(图6-1)。

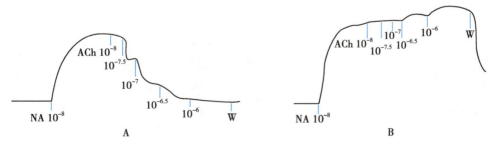

图6-1 乙酰胆碱对抗去甲肾上腺素引起的血管收缩作用

注:A.此作用依赖于血管内皮的完整性;B.血管内皮受损时,此作用消失。
NA,去甲肾上腺素(mmol/L);ACh,乙酰胆碱(mmol/L);W,冲洗。

此外,ACh 也可激动去甲肾上腺素能神经末梢突触前膜 M_1 受体,抑制 NA 的释放而产生舒血管作用。

（2）减弱心肌收缩力:即负性肌力作用（negative inotropic effect）。胆碱能神经主要分布于窦房结、房室结、浦肯野纤维和心房,而心室较少有胆碱能神经支配,故 ACh 对于心脏的直接作用主要在心房。对心室的作用主要通过影响去甲肾上腺素能神经活性而间接产生。在人类和多数哺乳动物中,ACh 对心室肌的作用不太明显,只有当去甲肾上腺素能神经明显兴奋时,ACh 对心室肌的抑制作用才会显现出来。由于迷走神经末梢与交感神经末梢紧密相邻,当去甲肾上腺素能神经兴奋时,除自身负反馈作用抑制 NA 的释放外,由胆碱能神经末梢释放的 ACh 可激动交感神经末梢突触前膜 M 胆碱受体,反馈性抑制交感神经末梢 NA 的释放,导致心室肌收缩力减弱。

（3）减慢心率:即负性频率作用（negative chronotropic effect）。ACh 能使窦房结舒张期自动除极延缓,复极化电流增加,使动作电位到达阈值的时间延长,导致心率减慢。

（4）减慢房室结和浦肯野纤维传导:即负性传导作用（negative dromotropic effect）。ACh 可延长房室结和浦肯野纤维的不应期,使其传导减慢。

（5）缩短心房不应期:ACh 不影响心房肌的传导速度,但可使心房不应期及动作电位时程缩短,即为迷走神经作用。

2. **胃肠道**　ACh 可兴奋胃肠道平滑肌,使其收缩幅度、张力和蠕动增加,能促进胃、肠分泌,引起恶心、嗳气、呕吐、腹痛及排便等症状。

3. **泌尿道**　ACh 可使泌尿道平滑肌蠕动增加,膀胱逼尿肌收缩,增加膀胱最大自主排空压力,降低膀胱容积,同时膀胱三角区和外括约肌舒张,导致膀胱排空。

4. **其他**

（1）腺体:ACh 可使泪腺、气管和支气管腺体、唾液腺、消化道腺体和汗腺分泌增加。

（2）眼:ACh 局部滴眼可使瞳孔括约肌收缩,瞳孔缩小;睫状肌收缩,调节近视。

（3）神经节和骨骼肌:ACh 作用于自主神经节 N_N 胆碱受体和骨骼肌神经肌肉接头的 N_M 胆碱受体,引起交感和副交感神经节兴奋及骨骼肌收缩。此外,因肾上腺髓质受交感神经节前纤维支配,故 N_N 胆碱受体激动,能引起肾上腺素释放。

（4）支气管:ACh 可收缩支气管。

（5）中枢:尽管中枢神经系统有胆碱受体存在,由于 ACh 不易通过血脑屏障,故外周给药很少产生中枢作用。

总结直接作用于胆碱受体药物的主要效应,见表 6-1。

表 6-1　直接作用于胆碱受体药物的主要效应

器官	效应
眼	
瞳孔括约肌	收缩,瞳孔缩小
睫状肌	收缩,适于看近物
心脏	
窦房结	减慢心率（负性频率）
心房	降低收缩力（负性肌力）,缩短不应期
房室结	减慢传导速度（负性传导）,延长不应期
心室	略降低收缩力
血管	
动脉	舒张（通过 EDRF）,收缩（血管内皮细胞受损）
静脉	舒张（通过 EDRF）,收缩（血管内皮细胞受损）

续表

器官	效应
肺	
支气管平滑肌	支气管收缩
支气管腺体	促分泌
胃肠道	
运动	增加
括约肌	舒张
分泌	增加
泌尿道	
逼尿肌	收缩
三角括约肌	舒张
腺体	
汗腺、唾液腺、泪腺、鼻咽腺	分泌

注:EDRF,内皮源性舒血管因子。

醋甲胆碱

醋甲胆碱(methacholine),又称乙酰甲胆碱或甲基胆碱。其甲基增强了其对胆碱酯酶水解作用的抵抗力,故其水解速度较 ACh 慢,作用时间较长。本品对 M 胆碱受体具有相对选择性,尤其对心血管系统作用明显。临床用于治疗口腔黏膜干燥症。禁忌证为支气管哮喘、冠状动脉缺血和溃疡病患者。

卡巴胆碱

卡巴胆碱(carbachol),又称氯化氨甲酰胆碱。化学性质稳定,不易被胆碱酯酶水解,作用时间长,对 M、N 胆碱受体选择性与 ACh 相似,均有激动作用。对膀胱和肠道作用明显,可用于术后腹气胀和尿潴留。仅用于皮下注射,禁用静脉注射给药。该药副作用较多,阿托品对它的解毒效果差。主要用于局部滴眼,治疗青光眼。禁忌证同醋甲胆碱。

氯贝胆碱

氯贝胆碱(bethanechol chloride),又称氨甲酰甲胆碱。化学性质稳定,不易被胆碱酯酶水解。可兴奋胃肠道和泌尿道平滑肌,对心血管作用弱。临床可用于术后腹气胀、胃张力缺乏症及胃潴留等治疗。由于其对 M 胆碱受体具有相对选择性,故其疗效较卡巴胆碱好。口服和注射均有效。禁忌证同醋甲胆碱。

二、生物碱类

生物碱类(alkaloids)主要包括 3 种天然生物碱,如毛果芸香碱(pilocarpine)、槟榔碱(arecoline)和毒蕈碱(muscarine),以及合成类似物震颤素(oxotremorine)。震颤素可激动基底神经节的 M 胆碱受体,产生肌震颤、共济失调和肌强直等帕金森病样症状,常作为工具药使用。

毛果芸香碱

毛果芸香碱又称匹鲁卡品,是从毛果芸香属(*Pilocarpus*)植物中提取的生物碱。

【体内过程】　毛果芸香碱具有水溶和脂溶双相溶解性,故其滴眼液的通透性良好。1% 滴眼液滴眼后 10～30 分钟出现缩瞳作用,持续时间达 4～8 小时或以上。降眼内压作用的达峰时间约为 75 分钟,持续 4～14 小时。用于缓解口干的症状时,20 分钟起效,单次使用作用持续 3～5 小时;多次使用可持续 10 小时以上。母体化合物的清除半衰期为 0.76～1.35 小时。毛果芸香碱及其代谢物随尿排出。

【药理作用】　直接作用于副交感神经(包括支配汗腺的交感神经)节后纤维支配的效应器官的 M 胆碱受体,对眼和腺体作用较明显。

1. 眼　滴眼后可引起缩瞳、降低眼内压和调节痉挛等作用。

(1)缩瞳:虹膜内有两种平滑肌,一种是瞳孔括约肌,受动眼神经的胆碱能神经支配,兴奋时瞳孔括约肌向中心收缩,瞳孔缩小。另一种为瞳孔开大肌,受去甲肾上腺素能神经支配,兴奋时瞳孔开大肌向外周收缩,使瞳孔扩大。毛果芸香碱可激动瞳孔括约肌的 M 胆碱受体,表现为瞳孔缩小(图 6-2A)。局部用药后,作用可持续数小时至 1 天。

(2)降低眼内压:房水由睫状体上皮细胞分泌及血管渗出产生,经瞳孔流入前房,到达前房角间隙,经滤帘流入巩膜静脉窦,最后进入血液循环。毛果芸香碱通过缩瞳作用,使虹膜向中心拉动,虹膜根部变薄,使处于虹膜周围的前房角间隙扩大,房水易于经滤帘进入巩膜静脉窦,使眼内压下降(图 6-2,图 6-3)。

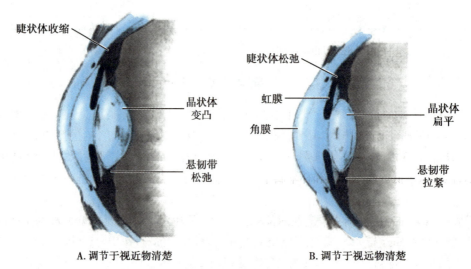

A. 调节于视近物清楚　　　　　　　　　　B. 调节于视远物清楚

图 6-2　药物对眼的调节

A. M 胆碱受体激动药的作用;B. M 胆碱受体阻断药的作用。

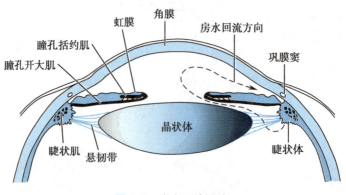

图 6-3　房水回流通路

(3)调节痉挛:眼在视近物时,通过调节晶状体的凹凸度,使物体成像于视网膜上,从而看清物体,此为眼调节作用。晶状体囊富有弹性,促使晶状体有略呈球形的倾向。但由于受到悬韧带的外向牵拉,晶状体维持在较为扁平的状态。悬韧带又受睫状肌控制,睫状肌由环状和辐射状两种平滑肌纤维组成,其中以动眼神经支配的环状肌纤维为主。动眼神经兴奋时或毛果芸香碱作用后,环状肌向瞳孔中心方向收缩,造成悬韧带放松,晶状体由于本身弹性变凸,屈光度增加。此时只适合于视近物,而难以看清远物(见图 6-2)。毛果芸香碱的这种作用称为调节痉挛,此作用可持续 2 小时。睫状肌也受去甲肾上腺素能神经支配,但在眼的调节中不占重要地位,故拟肾上腺素药一般不影响眼的调节。

2. 腺体　较大剂量的毛果芸香碱(10~15mg,皮下注射)可明显增加汗腺和唾液腺的分泌,并使泪腺、胃腺、胰腺、小肠腺体和呼吸道黏膜分泌增加。

【临床应用】

1. 青光眼　青光眼为常见的眼科疾病,以特征性视神经萎缩和视野缺损为共同特征,病理性眼压增高是其主要危险因素,严重者可致视力降低甚至失明。低浓度的毛果芸香碱(1%~2%)滴眼,可治疗闭角型青光眼(angle-closure glaucoma)。用药后可使患者瞳孔缩小,前房角间隙扩大,房水回流通畅,眼内压下降。但高浓度药物可使患者症状加重,不宜使用。本品对开角型青光眼(open-angle glaucoma)的早期也有一定疗效,但机制未明。毛果芸香碱易透过角膜进入眼房,用药后数分钟可使眼内压下降,作用持续 4~8 小时。

2. 口腔干燥　治疗头颈部放射治疗后或与 Sjögren 综合征相关的口干症,但在增加唾液分泌的同时,汗液分泌也明显增加。

3. 阿托品中毒　抗胆碱药阿托品过量中毒时,可用毛果芸香碱对抗其作用。

【不良反应及注意事项】　过量可出现 M 胆碱受体过度兴奋症状,可用阿托品对症处理。滴眼时应压迫内眦,避免药液流入鼻腔增加吸收而产生不良反应。

毒蕈碱

毒蕈碱由捕蝇蕈(*Amanita muscaria*)中分离提取。虽不作为治疗性药物,但它具有重要的药理活性,故作简要介绍。

毒蕈碱为经典 M 胆碱受体激动药,其效应与节后胆碱能神经兴奋效应相似。毒蕈碱最初从捕蝇蕈中提取,但含量很低。丝盖伞属和杯伞属中含有较高的毒蕈碱成分,食用这些蕈属后,30~60 分钟内即可出现毒蕈碱中毒症状,表现为流涎、流泪、恶心、呕吐、头痛、视觉障碍、腹部绞痛、腹泻、支气管痉挛、心动过缓、血压下降和休克等。民间常有食用野生蕈而中毒的病例,可用阿托品治疗,每隔 30 分钟,肌内注射 1~2mg。

胆碱酯类和天然生物碱的药理作用强度比较见表 6-2。

表 6-2　胆碱酯类和天然生物碱的药理作用强度比较

M 胆碱受体激动剂	对胆碱酯酶敏感性	M 胆碱受体激动剂作用部位				阿托品拮抗作用	烟碱样作用
		心血管	胃肠道	泌尿平滑肌	眼(局部)		
乙酰胆碱	+++	++	++	++	+	+++	++
醋甲胆碱	+	+++	++	++	+	+++	+
卡巴胆碱	–	+	+++	+++	++	+	+++
氯贝胆碱	–	+/-	+++	+++	++	+++	–
毒蕈碱	–	++	+++	+++	++	+++	–
毛果芸香碱	–	+	+++	+++	++	+++	–

注:"+"代表激动;"–"代表无作用。

第二节 │ N 胆碱受体激动药

N 胆碱受体有 N_M 和 N_N 两种亚型。N_M 受体分布于骨骼肌,N_N 受体分布于交感神经节、副交感神经节和肾上腺髓质。N 胆碱受体激动药有烟碱（nicotine，尼古丁）、洛贝林（lobeline，山梗菜碱）、合成化合物四甲铵（tetra-methylammonium，TMA）和二甲基苯哌嗪等。

烟碱是由烟草中提取的一种液态生物碱，脂溶性极强，可经皮肤吸收。其对神经节 N_N 胆碱受体的作用呈双相性，即开始使用时可短暂兴奋 N_N 受体，随后持续抑制 N_N 受体。烟碱对神经肌肉接头 N_M 受体的作用与此类似，其阻断作用可迅速掩盖其激动作用而产生肌肉麻痹。由于烟碱作用广泛、复杂，故无临床实用价值，仅具有毒理学意义。

烟草中含有烟碱成分，长期吸烟与许多疾病如癌症、冠心病、溃疡病、中枢神经系统疾病和呼吸系统疾病的发生关系密切。此外，吸烟者的烟雾中也含有烟碱和其他致病物质，易被他人被动吸入，损害健康。

（黄志力）

本章思维导图

本章目标测试

第七章 | 抗胆碱酯酶药和胆碱酯酶复活药

抗胆碱酯酶药主要与乙酰胆碱酯酶结合,抑制乙酰胆碱酯酶活性,导致胆碱能神经末梢释放的乙酰胆碱堆积,产生拟胆碱作用。胆碱酯酶复活药则是一类能使被有机磷酸酯类抑制的乙酰胆碱酯酶活性恢复的药物。

第一节 | 胆碱酯酶

胆碱酯酶(cholinesterase,ChE)是一类糖蛋白,分为乙酰胆碱酯酶(acetylcholinesterase,AChE,也称真性胆碱酯酶)和丁酰胆碱酯酶(butylcholinesterase,BChE,也称假性胆碱酯酶)。AChE 主要存在于胆碱能神经末梢突触间隙,也存在于胆碱能神经元和红细胞中,可将乙酰胆碱水解为胆碱和乙酸,终止乙酰胆碱的作用。AChE 活性极高,1 个酶分子可在 1 分钟内水解约 10^5 个分子的 ACh。BChE 由肝产生,主要存在于血浆中,主要水解其他胆碱酯类,如琥珀胆碱,而对 ACh 的特异性较低,对终止体内 ACh 的作用并不重要。因此,一般所指的胆碱酯酶主要是 AChE。

AChE 蛋白分子表面活性中心有两个能与 ACh 结合的部位,即带负电荷的阴离子部位和酯解部位。前者含有一个谷氨酸残基,后者含有一个由丝氨酸羟基构成的酸性作用点和一个组氨酸咪唑环构成的碱性作用点,它们通过氢键结合,增强了丝氨酸羟基的亲核性,使之较易与 ACh 结合。AChE 通过下列 3 个步骤水解 ACh:①ACh 分子中带正电荷的季铵阳离子头,以静电引力与 AChE 的阴离子部位相结合,同时 ACh 分子中的羰基碳与 AChE 酯解部位的丝氨酸羟基以共价键结合,形成 ACh 与 AChE 的复合物。②ACh 的酯键断裂,乙酰基转移到 AChE 的丝氨酸羟基上,使丝氨酸乙酰化,生成乙酰化 AChE,并释放出胆碱。③乙酰化 AChE 迅速水解,分离出乙酸,并使 AChE 游离,酶的活性恢复(图 7-1)。

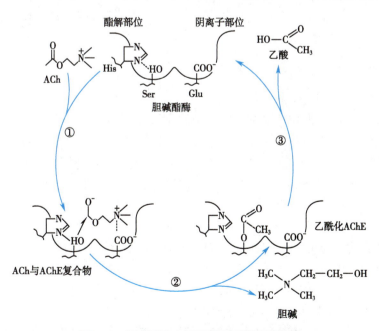

图 7-1 胆碱酯酶水解乙酰胆碱过程示意图
Glu:谷氨酸,Ser:丝氨酸,His:组氨酸。

第二节 | 抗胆碱酯酶药

抗胆碱酯酶药（anticholinesterase agents）又称间接作用的拟胆碱药（indirect-acting cholinomimetics）。与 ACh 一样，本类药物也能与 AChE 结合，但结合较牢固，水解较慢，使 AChE 活性受抑，导致胆碱能神经末梢释放的 ACh 堆积，产生拟胆碱作用。按化学结构，抗 AChE 药可分为含季铵的醇类（依酚氯铵）、氨基甲酸酯类和有机磷酸酯类；按药理学性质，抗 AChE 药又可分为易逆性和难逆性抗 AChE 药，前者主要有新斯的明、吡斯的明、依酚氯铵、安贝氯铵、毒扁豆碱、地美溴铵等；后者主要为有机磷酸酯类，如美曲磷酯等。

一、易逆性抗胆碱酯酶药

（一）作用机制

多数易逆性抗 AChE 药分子结构中含有带正电荷的季铵基团和酯结构（图 7-2），如新斯的明以季铵阳离子与 AChE 的阴离子部位结合，同时其分子中的羰基碳与 AChE 酯解部位的丝氨酸羟基形成共价键，形成新斯的明与 AChE 的复合物；随后新斯的明中的二甲胺基甲酰基转移到丝氨酸羟基，生成二甲胺基甲酰化 AChE。该酶中二甲胺基甲酰化丝氨酸缓慢水解，最后形成二甲胺基甲酸和复活的 AChE。由于二甲胺基甲酰化 AChE 较乙酰化 AChE 水解速度慢，故酶的活性暂时消失，但作用维持时间比难逆性抗 AChE 药有机磷酸酯类短，因此属于易逆性抗 AChE 药（图 7-3）。

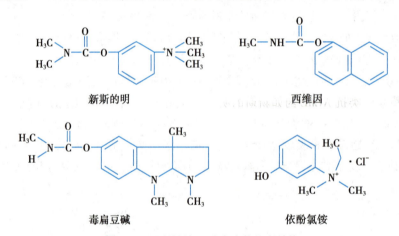

图 7-2 易逆性抗胆碱酯酶药化学结构

（二）一般特性

【体内过程】 毒扁豆碱易由胃肠道、皮下及黏膜吸收，能透过血脑屏障，滴眼时如不压迫内眦，可经鼻腔黏膜吸收而引起全身反应。注射给药时，主要经血浆中包括胆碱酯酶在内的酯酶水解灭活，尿中排泄极少。新斯的明及其他季铵类药物口服吸收差，不易透过血脑屏障。新斯的明和吡斯的明可被血浆酯酶水解，水解产物季醇及母体化合物经尿排泄，$t_{1/2}$ 为 1～2 小时。抗 AChE 药的作用维持时间主要决定于其与 AChE 结合复合物的稳定程度。

【药理作用】

1. **眼** 本类药物结膜用药时，可使位于虹膜边缘的瞳孔括约肌和睫状肌收缩，产生瞳孔缩小和调节痉挛的作用。其中缩瞳作用可在几分钟内显现，30 分钟达最大反应，持续数小时至数天。尽管瞳孔可缩至"针尖样"大小，但对光反射一般不消失。由于缩瞳作用可促进房水回流，从而使升高的眼内压下降。而调节痉挛维持时间一般比缩瞳时间短。

2. **胃肠道** 不同药物对胃肠道平滑肌作用不同。新斯的明可促进胃平滑肌收缩及增加胃酸分泌。当切断支配胃的双侧迷走神经后，新斯的明此作用被减弱。新斯的明对食管下段具有兴奋作用，

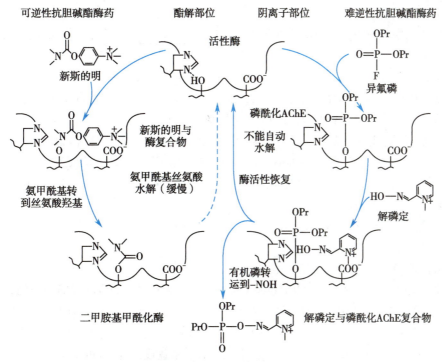

图 7-3　抗胆碱酯酶药及胆碱酯酶复活药的作用机制

AChE,乙酰胆碱酯酶;Pr,C_3H_7。

对于食管明显弛缓和扩张的患者,新斯的明能促进食管的蠕动,增加其张力。新斯的明还可促进小肠、大肠(尤其是结肠)的活动,促进肠内容物排出。

3. **骨骼肌神经肌肉接头**　大多数强效抗 AChE 药对骨骼肌的作用主要是通过抑制神经肌肉接头 AChE,而某些季铵类抗 AChE 药如新斯的明还可直接激动 N_M 受体。抗 AChE 药可逆转由非除极化型肌松药引起的肌肉松弛,但不能有效拮抗由除极化型肌松药引起的肌肉麻痹,因后者引起肌肉麻痹主要是由神经肌肉运动终板去极化所致。治疗剂量下,本类药物可适度增强内源性 ACh 的作用,导致骨骼肌收缩力增强,尤其对箭毒样竞争性神经肌肉阻滞剂所致的肌无力作用明显,对重症肌无力有效。大剂量时,由于体内堆积的 ACh 导致肌纤维震颤,继而整个运动单位的肌束震颤,随着体内 AChE 抑制程度的加重,肌张力逐渐下降,其作用与除极化型肌松药琥珀胆碱相似。

4. **心血管系统**　抗 AChE 药对心血管系统作用较复杂,因为 ACh 可作用于神经节和节后纤维,影响心血管功能。交感和副交感神经节兴奋后,对心血管的效应是相反的,因此最后效应为二者的综合结果。由于副交感神经对心脏的支配占优势,ACh 对心脏的主要作用表现为心率减慢、心输出量下降。抗 AChE 药对血管平滑肌和血压的影响较直接胆碱受体激动药弱。但大剂量抗 AChE 药可引起血压下降,与药物作用于延髓的心血管运动中枢有关。

5. **其他**　由于许多腺体如支气管腺体、泪腺、汗腺、唾液腺、胃腺(胃窦 G 细胞和壁细胞)、小肠及胰腺泡腺体等均受胆碱能节后纤维支配,故低剂量的抗 AChE 药即可增敏神经冲动所致的腺体分泌作用,较高剂量可增加基础分泌率。本类药物还可收缩支气管和输尿管平滑肌,并使后者的蠕动增加。

此外,抗 AChE 药对中枢各部位有一定兴奋作用,但在高剂量时常引起抑制或麻痹,与血氧过低密切相关。

【临床应用】

1. **重症肌无力**　重症肌无力是一种自身免疫性疾病,主要为机体对自身突触后运动终板的 N_M 受体产生免疫反应,在患者血清中可见抗 N_M 受体的抗体,从而导致 N_M 受体数目减少。新斯的明、吡斯的明和安贝氯铵为重症肌无力的控制症状的药物。剂量必须控制在能改善临床症状为度。由于这些药物作用时间较短,故需反复给药。

2. **腹气胀和尿潴留**　以新斯的明疗效较好,可用于手术后及其他原因引起的腹气胀及尿潴留,可皮下或肌内注射,而溴化新斯的明口服。

3. **青光眼**　以毒扁豆碱、地美溴铵应用相对较多。滴眼后可使瞳孔缩小,眼内压下降。闭角型青光眼常用本类药物进行短时的紧急治疗,长期疗法为手术治疗。开角型青光眼的发作具有逐渐加重的特点,且常对手术治疗反应不佳,可用本类药物作长期治疗。

4. **竞争性 N_M 受体或 M 受体阻断药过量时的解毒**　新斯的明、依酚氯铵和加兰他敏可用于竞争性 N_M 受体阻断药如筒箭毒碱过量时的解毒。毒扁豆碱也用于 M 胆碱受体阻断药如阿托品等药物中毒的解救。也可用于治疗某些具有中枢抗胆碱作用的药物中毒,但应注意毒扁豆碱本身可产生严重的中枢毒性。

5. **阿尔茨海默病**(Alzheimer disease,AD)　多奈哌齐和加兰他敏等可用于延缓轻、中度 AD 的进程,但不能阻止进程。

(三) 常用易逆性抗 AChE 药

1. **新斯的明**(neostigmine)　为季铵类化合物,溴化新斯的明口服吸收少而不规则,达峰时间为 1~2 小时,作用持续 2~4 小时。生物利用度为 1%~2%,血浆蛋白结合率为 15%~25%,半衰期为 42~60 分钟。在体内部分药物被血浆胆碱酯酶水解,肝脏微粒体酶也代谢一部分,主要经胆道排出,随尿排出不超过 40%。甲硫酸新斯的明肌内注射后可迅速消除,用药后 80% 的量可在 24 小时内经尿排泄,其中原形药物的排泄量可达 50%。新斯的明不易进入中枢神经系统。

新斯的明由于可抑制 AChE 活性而发挥完全拟胆碱作用,还能直接激动骨骼肌运动终板上的 N_M 受体,因而对骨骼肌兴奋作用较强。兴奋胃肠平滑肌和膀胱逼尿肌的作用次之,对腺体、眼、心血管及支气管平滑肌作用弱。用于治疗重症肌无力,腹部手术后的肠麻痹、尿潴留。尚可用于阵发性室上性心动过速和对抗竞争性神经肌肉阻滞药过量时的毒性反应。新斯的明不良反应主要为胆碱能神经过度兴奋的症状。禁用于机械性肠或泌尿道梗阻患者。

2. **吡斯的明**(pyridostigmine)　其作用类似于新斯的明,但起效缓慢,作用时间 3~6 小时。口服吸收差,生物利用度为 10%~20%。其主要被全身胆碱酯酶水解以及肝微粒体酶代谢,可进入胎盘,但不易进入中枢神经系统;主要以原形药物与代谢物经尿排泄,微量从乳汁排泄。用于治疗重症肌无力,手术后功能性肠胀气及尿潴留等。

3. **依酚氯铵**(edrophonium chloride)　其为季铵醇类,抗 AChE 作用较弱,对骨骼肌兴奋作用强。本药显效较快,用药后可立即改善症状,使肌肉收缩力增强,但维持时间很短,为 5~15 分钟,故不宜作为治疗用药,而用于重症肌无力的诊断检查,通常先快速静脉注射 2mg,如在 30~45 秒后未见任何药物效应,可再静脉注射 8mg,给药后如受试者出现短暂肌肉收缩改善,同时未见有舌肌纤维收缩症状(此反应常见于非重症肌无力的其他患者),则提示诊断阳性。在诊断用药时应准备阿托品,以防出现严重毒性反应。本药可用于重症肌无力患者新斯的明或吡斯的明的用量不足、恰当或逾量的鉴别。

4. **安贝氯铵**(ambenonium chloride)　其作用类似于新斯的明,胃肠道吸收少,作用持续 4~8 小时,较新斯的明持久。主要用于重症肌无力的慢性治疗,尤其是不能耐受新斯的明或吡斯的明的患者。

5. **毒扁豆碱**(physostigmine)　其为从非洲毒扁豆的种子中提取的生物碱,现已人工合成。其结构为叔胺类化合物,可迅速被胃肠、皮下组织和黏膜吸收,易于透过血脑屏障,小剂量兴奋中枢神经系统,大剂量抑制。其外周作用与新斯的明相似,但不能直接激动 N_M 受体,具有缩瞳、降低眼内压以及调节痉挛等作用,滴眼后 5 分钟即出现缩瞳,眼内压下降作用可维持 1~2 日,调节痉挛现象消失较快。毒扁豆碱的作用较毛果芸香碱强而持久,但刺激性较大,与其交替使用可增强缩瞳效果。用于治疗急性青光眼,可先用本药滴眼数次,后改用毛果芸香碱维持疗效。本药滴眼后可致调节痉挛,并可出现头痛。滴眼时应压迫内眦,以免药液流入鼻腔后吸收中毒。本药全身毒性反应较新斯的明严重,大剂量中毒时可致呼吸麻痹。

6. **地美溴铵**（demecarium bromide） 其为作用时间较长的易逆性抗 AChE 药,对 AChE 和 BChE 均有抑制作用。由于其毒性,主要用于治疗无晶状体畸形的开角型青光眼及对其他药物无效的患者。本药滴眼后 15～60 分钟可见瞳孔缩小,使用后 24 小时降眼内压作用达高峰,作用持续 9 日以上。

二、有机磷酸酯类

有机磷酸酯类（organophosphate）主要作为农业和环境卫生杀虫剂,如美曲磷酯（metrifonate）、乐果（dimethoate）、马拉硫磷（malathion）、敌敌畏（DDVP）、内吸磷（systox）和对硫磷（parathion）等。有些则用作战争毒气,如沙林（sarin）、梭曼（soman）和塔崩（tabun）等。仅少数作为缩瞳药治疗青光眼,如乙硫磷（ethion）和异氟磷（isoflurophate）。

有机磷酸酯类对人、畜均有毒性,多数临床用药价值不大,但有毒理学意义。职业性中毒最常见经皮肤或呼吸道摄入,非职业性中毒则大多由口摄入。主要经肝羧酸酯酶和血对氧磷酶代谢,产物经尿排泄。

【中毒机制】 有机磷酸酯类进入人体后,其亲电子性的磷原子与 AChE 酯解部位丝氨酸羟基上具有亲核性的氧原子以共价键结合,形成难以水解的磷酰化 AChE,使 AChE 失去水解 ACh 的能力,造成 ACh 在体内大量积聚,引起一系列中毒症状。AChE 可在几分钟或几小时内"老化"。"老化"过程可能是磷酰化 AChE 的磷酰化基团上的一个烷氧基断裂,生成更为稳定的单烷氧基磷酰化 AChE（见图 7-3）。老化后即使应用 AChE 复活药也难以使酶活性恢复,而新生的 AChE 形成可能需要几周时间。

【中毒表现】 由于 ACh 的作用极其广泛,故中毒症状表现多样化,主要为毒蕈碱样（M 样）和烟碱样（N 样）症状,即急性胆碱能危象（acute cholinergic crisis）。

1. **急性中毒** 主要表现为对胆碱能神经突触（包括胆碱能节后神经末梢及自主神经节部位）、胆碱能神经肌肉接头和中枢神经系统的影响。

（1）胆碱能神经突触:当有机磷酸酯类被呼吸道吸入后,全身中毒症状可在数分钟内出现。如经胃肠道或皮肤吸收,中毒症状可出现不同程度的延缓,取决于所接触毒物的化学性质、脂溶性、稳定性、是否需经体内活化以及磷酰化 AChE 的老化等因素。当人体吸入或经眼接触毒物蒸气或气雾剂后,眼和呼吸道症状可首先出现,表现为瞳孔明显缩小、眼球疼痛、结膜充血、睫状肌痉挛、视物模糊和眼眉疼痛。随着药物的吸收,由于血压下降所致交感神经节的兴奋,缩瞳作用可能并不明显。也可见泪腺、鼻腔腺体、唾液腺、支气管和胃肠道腺体分泌增加。呼吸系统症状还包括由于支气管平滑肌收缩、呼吸道腺体分泌增加所致的呼吸困难。当毒物由胃肠道摄入时,则胃肠道症状可首先出现,表现为厌食、恶心、呕吐、腹痛、腹泻等。当毒物经皮肤吸收时,首先可见与吸收部位最邻近区域的出汗及肌束颤动。严重中毒时,可见自主神经节呈先兴奋、后抑制状态,产生复杂的自主神经综合效应,常可表现为口吐白沫、呼吸困难、流泪、阴茎勃起、大汗淋漓、大小便失禁、心率减慢和血压下降。

（2）胆碱能神经肌肉接头:表现为肌无力、不自主肌束抽搐、震颤,并可导致明显的肌麻痹,严重时可引起呼吸肌麻痹。

（3）中枢神经系统:除了脂溶性极低的毒物外,其他毒物均可透过血脑屏障而产生中枢作用,表现为先兴奋、不安,继而出现惊厥,后转为抑制,出现意识模糊、共济失调、谵妄、反射消失、昏迷等症状。严重中毒晚期,出现呼吸中枢麻痹所致的呼吸抑制,甚至呼吸停止;血管运动中枢抑制造成的血压下降甚至循环衰竭,危及生命。

急性有机磷酸酯类中毒死亡可发生在 5 分钟至 24 小时内,取决于摄入体内的毒物种类、数量、途径等因素,死亡的主要原因为呼吸衰竭及继发性心血管功能障碍。

2. **慢性中毒** 多发生于长期接触农药的人员,主要表现为血中 AChE 活性持续明显下降。临床体征为神经衰弱综合征、腹胀、多汗,偶见肌束颤动及瞳孔缩小。

【中毒诊断及防治】

1. **诊断**　严重急性中毒的诊断主要依据毒物接触史和临床体征,对怀疑有轻度的急性中毒或慢性中毒者,应测定其红细胞和血浆中的 AChE 活性。尽管 AChE 的活性在正常人群中差异极大,但中毒者在症状未出现前 AChE 的活性已明显降低至正常人群的平均水平以下。

2. **预防**　预防为主,严格执行农药生产、管理制度,并加强生产人员及使用农药人员的劳动保护措施及安全知识教育,预防中毒发生。

3. **急性中毒的治疗**

（1）消除毒物:一旦发现中毒,应立即把患者移出中毒现场,去除污染的衣物。对由皮肤吸收者,应用温水和肥皂清洗皮肤。经口中毒者,应首先抽出胃液和毒物,并用微温的 2% 碳酸氢钠溶液或 1% 盐水反复洗胃,直至洗出液中不含农药味,随后给予硫酸镁导泻。美曲磷酯口服中毒时,不用碱性溶液洗胃,因其在碱性溶液中可转化为毒性更强的敌敌畏。眼部染毒者,可用 2% 碳酸氢钠溶液或 0.9% 氯化钠溶液冲洗数分钟。

（2）解毒药物

1）阿托品:为处理急性有机磷酸酯类中毒症状的高效能药物。阿托品能迅速对抗体内 ACh 的 M 样作用,表现为松弛多种平滑肌、抑制多种腺体分泌、加快心率和扩大瞳孔等,减轻或消除有机磷酸酯类中毒引起的恶心、呕吐、腹痛、大小便失禁、流涎、支气管分泌增多、呼吸困难、出汗、瞳孔缩小、心率减慢和血压下降等。由于阿托品对中枢的烟碱受体无明显作用,故对有机磷酸酯类中毒引起的中枢症状,如惊厥、躁动不安等对抗作用较差。开始时可用阿托品 2～4mg 静脉注射,亦可肌内注射。如无效,可每隔 5～10 分钟肌内注射 2mg,直至 M 胆碱受体兴奋症状消失或出现阿托品轻度中毒症状,即阿托品化。阿托品第 1 天用量可超过 200mg,达到阿托品化,并维持 48 小时。因阿托品不能使 AChE 复活,所以对中度或重度中毒患者必须采用阿托品与 AChE 复活药早期合并应用的治疗措施。

2）AChE 复活药:可使被有机磷酸酯类抑制的 AChE 恢复活性。目前常用的药物有氯解磷定、碘解磷定和双复磷等,详见本章第三节。

（3）解毒药物的应用原则

1）联合用药:阿托品能迅速缓解 M 样中毒症状。AChE 复活药不仅能恢复 AChE 的活性,还能直接与有机磷酸酯类结合,迅速改善 N 样中毒症状,对中枢中毒症状也有一定改善作用,故两者合用能取得较好疗效。

2）尽早用药:阿托品应尽量早期使用。磷酰化胆碱酯酶易"老化",故 AChE 复活药也应及早、足量、反复使用。

3）足量用药:给药足量以保证快速和高效。阿托品足量的指标是:M 样中毒症状迅速消失或出现"阿托品化",即瞳孔散大、口干、皮肤干燥、颜面潮红、肺部啰音显著减少或消失、心率加快等。但需注意避免阿托品中毒。AChE 复活药足量的指标是:N 样中毒症状全部消失,全血或红细胞中 AChE 活性分别恢复到 50%～60% 或 30% 以上。

4）重复用药:中至重度中毒或毒物不能从吸收部位彻底清除时,应重复给药,以巩固疗效。

（4）对症治疗

1）维持患者气道通畅,包括支气管内吸引术、人工呼吸、给氧。

2）用地西泮（5～10mg,静脉注射）控制持续惊厥。

3）抗休克。

4. **慢性中毒的解救**　对于有机磷酸酯类慢性中毒,目前尚缺乏有效治疗方法,使用阿托品和 AChE 复活药疗效均不佳。如生产工人或长期接触者,发现 AChE 活性下降至 50% 以下时,不待症状出现即应彻底脱离现场,以免中毒加深。

第三节 | 胆碱酯酶复活药

胆碱酯酶复活药是一类能使被有机磷酸酯类抑制的 AChE 恢复活性的药物。它们不仅能使单用阿托品所不能控制的严重中毒病例得到解救,而且显著缩短中毒的病程,但对可逆性胆碱酯酶抑制药过量中毒无效。目前常用的药物有氯解磷定、碘解磷定和双复磷等。

氯解磷定

氯解磷定(pralidoxime chloride)水溶液较稳定,使用方便,可肌内注射或静脉给药,作用极快,不良反应较少,临床较为常用。

【药理作用】

1. **恢复 AChE 的活性**　氯解磷定与磷酰化胆碱酯酶结合成复合物,复合物再裂解形成磷酰化氯解磷定,使胆碱酯酶游离而复活(见图 7-3)。

2. **直接解毒作用**　其直接与体内游离的有机磷酸酯类结合,成为无毒的磷酰化氯解磷定从尿中排出,从而阻止游离的毒物继续抑制 AChE 活性。

【临床应用】　氯解磷定主要用于治疗有机磷酸酯中毒,可明显减轻 N 样症状,对骨骼肌痉挛的抑制作用最为明显,能迅速抑制肌束颤动;对中枢神经系统的中毒症状也有一定改善作用;但对 M 样症状影响较小。故应与阿托品合用,以控制症状。

【不良反应】　治疗剂量的氯解磷定毒性较小,肌内注射局部有轻微疼痛。静脉注射过快(>500mg/min)可出现头痛、眩晕、乏力、视物模糊、恶心及心动过速。剂量过大(>8g/24h)时,其本身也可以抑制 AChE,使神经肌肉传导阻滞,严重者呈癫痫样发作、抽搐、呼吸抑制。

碘解磷定

碘解磷定(pralidoxime iodide)为最早应用的 AChE 复活药,药理作用和应用与氯解磷定相似。本药水溶性较低,水溶液不稳定,久置释放出碘。

本药对不同有机磷酸酯类中毒疗效存在差异,如对内吸磷、马拉硫磷和对硫磷中毒疗效较好,对美曲磷酯、敌敌畏中毒疗效稍差,而对乐果中毒则无效。

(杨俊卿)

本章思维导图

本章目标测试

第八章 | 胆碱受体阻断药（Ⅰ）—— M 胆碱受体阻断药

M 胆碱受体阻断药（muscarinic cholinoceptor blocker）又称节后抗胆碱药,能与乙酰胆碱（ACh）竞争性地结合胆碱能神经纤维所支配的效应器细胞膜（突触后膜）上的 M 胆碱受体,具有抗 M 样作用。M 胆碱受体阻断药临床应用广泛,常用药物有阿托品及其类似生物碱以及阿托品的合成代用品。

第一节 | 阿托品及其类似生物碱

本类药物包括阿托品、东莨菪碱和山莨菪碱等,多从茄科植物颠茄（*Atropa belladonna*）、曼陀罗（*Datura stramonium*）和洋金花（*Datura metel*）以及莨菪（*Hyoscyamus niger*）和唐古特莨菪（*Scopolia tangutica*）等天然植物中提取。

天然存在的生物碱为不稳定的左旋莨菪碱,在提取过程中可得到稳定的消旋莨菪碱（*dl-hyoscyamine*）,即为阿托品。东莨菪碱为左旋体,其抗 ACh 作用较右旋体强许多倍。

阿托品

【体内过程】 阿托品（atropine）口服后由胃肠道迅速吸收,经 1 小时血药浓度达峰值,吸收率为 50%。吸收后可广泛分布于全身组织,可透过血脑屏障和胎盘屏障,50%～60% 的阿托品以原形经尿排泄,其余可被水解,并与葡萄糖醛酸结合后从尿排出,$t_{1/2}$ 为 2～4 小时。阿托品对副交感神经功能的拮抗作用可维持 3～4 小时,但对眼（虹膜和睫状肌）的作用可持续 72 小时或更久。

【药理作用】 阿托品为选择性的 M 胆碱受体阻断药,与 M 胆碱受体有较高亲和力,但内在活性小,一般不产生激动作用,能阻断 ACh 或拟胆碱药与 M 受体结合,拮抗其对 M 受体的激动效应。阿托品对 M 受体有较高选择性,对 M 受体各亚型的选择性较低。大剂量阿托品对 α_1 受体和神经节的 N_N 受体也有阻断作用。

阿托品组织选择性不高,作用较为广泛。各器官对药物的敏感性不同,随着剂量增加,可依次出现腺体分泌减少、瞳孔扩大和调节麻痹、心率加快、胃肠道及膀胱平滑肌抑制,大剂量可出现中枢症状（表 8-1）。

表 8-1 阿托品剂量与作用关系

剂量 /mg	作用
0.5	轻度口干,汗腺分泌减少,轻度心率减慢
1.0	口干、口渴感,心率加快（有时心率可先减慢）,轻度扩瞳
2.0	明显口干,心率明显加快、心悸,扩瞳、调节麻痹
5.0	上述所有症状加重,皮肤干燥,说话和吞咽困难,不安、疲劳、头痛、发热,排尿困难,肠蠕动减少
≥10.0	上述所有症状加重,瞳孔极度扩大,极度视物模糊,皮肤红、热、干,运动失调,不安、激动、幻觉、谵妄和昏迷

1. 腺体 阿托品能阻断腺体细胞膜上 M 胆碱受体,使腺体分泌减少。对不同腺体的抑制作用强度不同,对唾液腺（M_3 受体）和汗腺的作用最为明显。治疗量（0.5mg）时,即可见唾液腺和汗腺分

泌减少,表现为口干和皮肤干燥;剂量增大,抑制作用更为明显,同时泪腺及呼吸道腺体分泌也明显减少,对汗腺分泌的抑制作用可使体温升高;较大剂量也减少胃酸分泌,因为胃酸的分泌尚受组胺、促胃液素等的影响,阿托品可同时抑制胃 HCO_3^- 的分泌,故对胃酸浓度影响较小。

2. 眼　阿托品阻断眼部所有 M 胆碱受体,表现为扩瞳、眼内压升高和调节麻痹(见第六章图6-2)。无论局部给药或全身用药,均可出现上述效应。

（1）扩瞳:阿托品能阻断瞳孔括约肌上的 M 受体,致瞳孔括约肌松弛,使肾上腺素能神经支配的瞳孔开大肌功能占优势,瞳孔扩大。

（2）眼内压升高:由于瞳孔扩大,虹膜退向四周边缘,使前房角间隙变窄,阻碍房水回流进入巩膜静脉窦,造成眼内压升高。故青光眼患者禁用。

（3）调节麻痹:阿托品能阻断睫状肌的 M 受体,使睫状肌松弛退向外缘,悬韧带拉紧致晶状体呈扁平状态,屈光度降低,不能将近物清晰成像于视网膜上,而造成视近物模糊不清,视远物清晰,该作用称为调节麻痹。

3. 平滑肌　阿托品对胆碱能神经支配的多种内脏平滑肌有松弛作用,尤其对过度活动或痉挛性收缩的内脏平滑肌作用更为明显。可抑制胃肠道平滑肌痉挛,降低蠕动的幅度和频率,缓解胃肠绞痛。阿托品对胃肠括约肌作用常取决于括约肌的功能状态,如当胃幽门括约肌痉挛时,阿托品则具有一定松弛作用,但作用常较弱且不稳定。阿托品也可降低尿道和膀胱逼尿肌的张力与收缩幅度,常可解除由药物引起的输尿管张力增高。阿托品对呼吸系统疾病患者可明显舒张支气管平滑肌,对哮喘患者还可抑制组胺、白三烯等引起的支气管平滑肌收缩。阿托品对胆管和子宫平滑肌的解痉作用较弱。

4. 心血管系统

（1）心脏:治疗量阿托品(0.5mg)可使部分患者心率短暂性轻度减慢,一般每分钟减少 4～8 次,但这并不伴随血压与心输出量的变化。阿托品减慢心率作用是由于其阻断副交感神经节后纤维突触前膜 M_1 受体,减弱 ACh 释放的负反馈抑制作用所致。较大剂量的阿托品(1～2mg)可阻断窦房结 M_2 受体,解除迷走神经对心脏的抑制作用,使心率加快。心率加快的程度取决于迷走神经张力,在迷走神经张力较高的青壮年,心率加快明显,如肌内注射 2mg 阿托品,心率可增加 35～40 次 /min。对婴幼儿、老年人及心力衰竭患者,较大剂量的阿托品也不影响心率。阿托品不能加快最大心率。

阿托品可拮抗迷走神经过度兴奋所致的房室传导阻滞、心动过缓和心搏骤停,也可缩短房室结的有效不应期,增加心房纤颤或心房扑动患者的心室率。

（2）血管:治疗量阿托品对血管与血压无明显影响,可能与多数血管床缺乏胆碱能神经支配有关,但阿托品可完全拮抗由胆碱酯类药物所引起的外周血管扩张和血压下降。大剂量阿托品可引起皮肤血管扩张,出现皮肤潮红和温热等症状,以面颈部皮肤明显。当机体组织器官的微循环小血管痉挛时,大剂量的阿托品也有明显解痉作用。其扩血管作用机制不明,可能是机体对阿托品引起的体温升高(由于出汗减少)后的代偿性散热反应,也可能是阿托品的直接扩血管作用。

5. 中枢神经系统　治疗量阿托品对中枢神经系统影响不明显。较大剂量(1～2mg)可兴奋延髓和大脑,产生轻度的迷走神经兴奋作用,5mg 时中枢兴奋明显增强,患者表现为焦躁不安、精神亢奋甚至谵妄、呼吸兴奋等。中毒剂量(10mg 以上)可见明显中枢中毒症状(见表8-1),如幻觉、定向障碍、共济失调、抽搐或惊厥等。继续增加剂量,则可由兴奋转为抑制,发生昏迷与呼吸麻痹,最后死于循环与呼吸衰竭。阿托品的中枢神经系统兴奋效应可能与其阻断 M_2 受体以及促进突触前膜 ACh 的释放有关。

【临床应用】

1. 解除平滑肌痉挛　适用于各种内脏绞痛,对胃肠绞痛、膀胱刺激症状如尿频、尿急等疗效较好。也可用于儿童遗尿症,可增加膀胱容量,减少小便次数。但对胆绞痛或肾绞痛疗效较差,常需与阿片类镇痛药合用。

2. 抑制腺体分泌　用于全身麻醉前给药,以减少呼吸道腺体及唾液腺分泌,防止分泌物阻塞呼吸道及吸入性肺炎的发生。也可用于严重的盗汗、重金属中毒、帕金森病的流涎症及食管机械性阻塞(肿瘤或狭窄)所造成的吞咽困难等病症的治疗,用药剂量以不产生口干为宜。

3. 眼科应用

(1)虹膜睫状体炎:0.5%～1%阿托品溶液滴眼,可松弛虹膜瞳孔括约肌和睫状肌,使之充分休息,有助于炎症消退。

(2)验光、检查眼底:眼内滴用阿托品可使睫状肌松弛,具有调节麻痹作用,此时由于晶状体固定,可准确测定晶状体的屈光度。亦可利用其扩瞳作用检查眼底。但阿托品作用持续时间较长,一般扩瞳作用可维持1～2周,调节麻痹作用也要维持2～3天,视力恢复较慢,现已少用。常用合成的短效M胆碱受体阻断药后马托品或托吡卡胺等代替。但儿童验光时仍需用阿托品,因儿童的睫状肌调节功能较强,须用阿托品发挥其充分的调节麻痹作用,才能正确检验屈光的异常情况。

4. 抗缓慢型心律失常　阿托品能解除迷走神经对心脏的抑制作用,可用于治疗迷走神经过度兴奋所致的窦性心动过缓、窦房传导阻滞、房室传导阻滞等缓慢型心律失常。在急性心肌梗死的早期,尤其是发生在下壁或后壁的急性心肌梗死,常有窦性或房室结性心动过缓,严重时可因低血压及迷走神经张力过高,导致房室传导阻滞。阿托品可恢复心率以维持合适的血流动力学,从而改善患者的临床症状。但阿托品剂量需谨慎调节,剂量过低可致进一步的心动过缓,剂量过大则引起心率加快、增加心肌耗氧量而加重心肌梗死,并有引起室颤的危险。阿托品有时对晕厥伴过度的颈动脉窦反射患者的严重心动过缓也有效。在某些患者,阿托品可减轻伴有过缓心房率的室性期前收缩。本品对大多数的室性心律失常疗效差。对于缺血性心脏病引起的心律失常,因阿托品可加速心率而加重心肌缺血,应慎用。

5. 抗休克　对暴发型流行性脑脊髓膜炎、中毒性菌痢、中毒性肺炎等所致的感染性休克患者,可用大剂量阿托品治疗,能解除血管痉挛,舒张外周血管,改善微循环。但对休克伴有高热或心率过快者不宜使用。

6. 解救有机磷酸酯类中毒(见第七章抗胆碱酯酶药和胆碱酯酶复活药)。

【不良反应】　阿托品对组织器官的选择性不高,具有多种药理作用,临床上应用其中一种作用时,其他的作用则成为副作用(见表8-1)。常见不良反应有口干、视物模糊、心率加快、瞳孔扩大及皮肤潮红等。随着剂量增大,不良反应逐渐加重,甚至出现明显的中枢中毒症状(见表8-1)。此外,误服过量的颠茄果、曼陀罗果、洋金花或莨菪根茎等也可出现中毒症状。阿托品的最低致死量成人为80～130mg,儿童约为10mg。

阿托品引起的一般不良反应于停药后可逐渐消失,无须特殊处理。阿托品中毒的解救主要为对症治疗。如属口服中毒,应立即洗胃、导泻以促进毒物排出,并可用毒扁豆碱(成人1～4mg,儿童0.5mg)缓慢静脉注射,可迅速对抗阿托品中毒症状(包括谵妄与昏迷)。但由于毒扁豆碱体内代谢迅速,患者可在1～2小时内再度昏迷,故需反复给药。如患者有明显中枢兴奋时可用地西泮对抗,但剂量不宜过大,以免与阿托品导致的中枢抑制作用产生协同作用。不可使用吩噻嗪类药物,因这类药物具有M受体阻断作用而加重阿托品中毒症状。此外,应对患者进行人工呼吸、敷以冰袋及乙醇擦浴以降低患者的体温,这对儿童中毒者更为重要。

【禁忌证】　青光眼及前列腺增生者禁用阿托品,可能加重后者排尿困难。

东莨菪碱

东莨菪碱(scopolamine)是一种颠茄类生物碱,其外周作用与阿托品相似,仅在作用强度上略有差异,其中抑制腺体分泌作用较阿托品强,扩瞳及调节麻痹作用较阿托品稍弱,对心血管系统作用较弱。东莨菪碱更易通过血脑屏障,对中枢神经系统的作用较强,持续时间更久。在治疗剂量时即可引起中枢神经系统抑制,表现为困倦、遗忘、疲乏、少梦、快速眼动睡眠(REMS)时相缩短等。此外本品尚有欣快作用,因此易造成药物滥用。

东莨菪碱主要用于麻醉前给药,不仅能抑制腺体分泌,还有中枢抑制作用,因此优于阿托品。如患者同时伴有严重疼痛时,偶可发生与阿托品相似的兴奋不安、幻觉及谵妄等中枢症状。东莨菪碱亦可用于治疗晕动病,其机制可能与抑制前庭神经内耳功能或大脑皮质功能有关,与苯海拉明合用可增强疗效。以预防给药效果较好,如已出现晕动病的症状如恶心、呕吐等再用药则疗效差。也可用于妊娠呕吐及放射病呕吐。此外,东莨菪碱对帕金森病也有一定疗效,可改善患者的流涎、震颤和肌肉强直等症状,可能与其中枢抗胆碱作用有关。

不良反应和禁忌证与阿托品相似。

山莨菪碱

山莨菪碱(anisodamine)是从茄科植物唐古特莨菪中天然分离出的生物碱,为左旋品,简称 654;常用人工合成的为消旋体,称 654-2,具有明显的外周抗胆碱作用。药理作用与阿托品类似,解除血管平滑肌痉挛和微循环障碍的作用较强,解除平滑肌痉挛作用与阿托品相似,抑制唾液腺分泌和扩瞳作用较弱,仅为阿托品的 1/20～1/10。因不易通过血脑屏障,故中枢作用很弱。临床主要用于治疗中毒性休克、内脏平滑肌绞痛、眩晕症和血管神经性头痛等。不良反应和禁忌证与阿托品相似,但其毒性较低。

第二节 ｜ 阿托品的合成代用品

阿托品作用选择性差、不良反应较多,眼科用药作用时间过久等。针对这些缺点,通过改造其化学结构合成了不少代用品,其中包括扩瞳药、解痉药和选择性 M 受体阻断药。

一、合成扩瞳药

目前临床主要用于扩瞳的药物有后马托品(homatropine)、托吡卡胺(tropicamide)和环喷托酯(cyclopentolate)等,这些药物与阿托品比较,其扩瞳作用维持时间明显缩短,故适用于一般的眼科检查。各药滴眼后作用比较见表 8-2。

表 8-2　几种扩瞳药滴眼作用的比较

药物	浓度 /%	扩瞳作用		调节麻痹作用	
		高峰 /min	消退 /d	高峰 /h	消退 /d
硫酸阿托品	1.0	30～40	7～10	1～3	7～12
氢溴酸后马托品	1.0～2.0	40～60	1～2	0.5～1	1～2
托吡卡胺	0.5～1.0	20～40	0.25	0.5	<0.25
环喷托酯	0.5	30～50	1	1	0.25～1

二、合成解痉药

(一) 季铵类解痉药

异丙托溴铵(ipratropium bromide)为 M 胆碱受体阻断药,注射给药时可产生与阿托品类似的支气管扩张、心率加快和抑制呼吸道腺体分泌等作用,但少有中枢作用。气雾吸入给药具有相对的选择性作用,对支气管平滑肌 M 胆碱受体选择性较高,松弛支气管平滑肌作用较强,对心率、血压、膀胱功能、眼内压及瞳孔几乎无影响。本品对吸入二氧化硫、臭氧和香烟等引起的支气管收缩具有保护作用,但对过敏介质如组胺、缓激肽、5-羟色胺和白三烯引起的支气管收缩保护作用较差。主要为气雾剂吸入给药,30～90 分钟后作用达高峰,作用可维持 4～6 小时。临床主要用于缓解慢性阻塞性肺疾病（chronic obstructive pulmonary diseases,COPD）引起的支气管痉挛、喘息症状。对支气管哮喘或支气管高反应性患者疗效不满意。常见副作用为口干等。

溴丙胺太林（propantheline bromide,普鲁本辛）是一种临床常用的合成解痉药,口服吸收不完全,食物可妨碍其吸收,故宜在饭前 0.5～1 小时服用,作用时间约为 6 小时。本品对胃肠道 M 胆碱受体的选择性较高,治疗量可明显抑制胃肠平滑肌,并能不同程度地减少胃液分泌。用于胃、十二指肠溃疡,胃肠痉挛和泌尿道痉挛,也可用于遗尿症及妊娠呕吐。不良反应类似于阿托品,中毒量可因神经肌肉接头传递阻断而引起呼吸麻痹。

溴甲东莨菪碱（scopolamine methylbromide）无东莨菪碱的中枢作用,药效稍弱于阿托品,口服吸收少,作用时间较阿托品长,常用口服量（2.5mg）时,作用可维持 6～8 小时,主要用于胃肠道疾病的治疗。

溴甲后马托品（homatropine methylbromide）是后马托品的季铵类衍生物,抗毒蕈碱作用比阿托品弱,但神经节阻滞作用比较强。主要与氢可酮（hydrocodone）组成复方制剂作为镇咳药,也可缓解胃肠绞痛及辅助治疗消化性溃疡。

溴化甲哌佐酯（mepenzolate bromide）外周作用与阿托品相似,可解除胃肠道痉挛和辅助治疗消化性溃疡。

此外,季铵类解痉药尚有奥芬溴铵（oxyphenonium bromide）、格隆溴铵（glycopyrrolate）、戊沙溴铵（valethamate bromide）、地泊溴铵（diponium bromide）、喷噻溴铵（penthienate bromide）、异丙碘胺（isopropamide iodide）、溴哌喷酯（pipenzolate bromide）、甲硫酸二苯马尼（diphemanil mesylate）、羟吡溴铵（oxypyrronium bromide）和依美溴铵（emepronium bromide）等药,均可用于缓解内脏平滑肌痉挛,作为消化性溃疡的辅助用药。

(二) 叔胺类解痉药

本类药物有双环胺（dicyclomine）、黄酮哌酯（flavoxate）和奥昔布宁（oxybutynin）。这些药物均有较强的非特异性直接松弛平滑肌作用,在治疗剂量下能减轻胃肠道、胆道、输尿管和子宫平滑肌痉挛。双环胺主要用于平滑肌痉挛、肠蠕动亢进、消化性溃疡等;黄酮哌酯和奥昔布宁对膀胱平滑肌有较好的选择性解痉作用,主要用于治疗膀胱过度活动症。

托特罗定（tolterodine）为一种强的 M 胆碱受体阻断药,对膀胱具有选择性作用。临床主要用于治疗膀胱过度活动症。

贝那替秦（benactyzine,胃复康）能缓解平滑肌痉挛,抑制胃液分泌,且有中枢镇静作用。适用于兼有焦虑症的溃疡患者,亦可用于缓解肠蠕动亢进及膀胱刺激症状。不良反应有口干、头晕及嗜睡等。

此外,叔胺类解痉药尚有羟苄利明（oxyphencyclimine）、阿地芬宁（adiphenine）、地美戊胺（amino-pentamide）、甲卡拉芬（metcaraphen）、地伐明（diphemin）、丙哌维林（propiverine）和曲地碘铵（tridihexethyl iodide）等,这些药物均有非特异性内脏平滑肌解痉作用,临床主要用于消化性溃疡和胃肠道痉挛等。

三、选择性 M 受体阻断药

阿托品及其合成代用品,绝大多数对 M 胆碱受体亚型缺乏选择性,副作用较多。选择性 M 受体阻断药对受体的特异性较高,副作用明显减少。

哌仑西平（pirenzepine）结构与丙米嗪相似,属三环类药物,为选择性 M_1 受体阻断药,但对 M_4 受体也有较强的亲和力。替仑西平（telenzepine）为哌仑西平同类物,对 M_1 受体的选择性阻断作用更强。二药均可抑制胃酸及胃蛋白酶的分泌,临床用于治疗消化性溃疡。在治疗剂量时较少出现口干和视物模糊等反应,也无阿托品样中枢兴奋作用。

　　索利那新（solifenacin）为选择性 M_3 胆碱受体阻断药,对膀胱平滑肌选择性较高,可抑制膀胱节律性收缩。临床主要用于治疗膀胱过度活动症,可明显改善尿频、尿急和尿失禁症状。本品耐受性良好,最常见的不良反应是口干和便秘,但程度较轻。

（乔海灵）

本章思维导图

本章目标测试

第九章 | 胆碱受体阻断药（Ⅱ）——N 胆碱受体阻断药

N 胆碱受体阻断药（nicotinic cholinoceptor blocking drugs）可阻碍 ACh 或胆碱受体激动药与神经节或运动终板上的 N 胆碱受体结合，表现出相应部位胆碱能神经的阻断和抑制效应。N 胆碱受体阻断药可分为阻断神经节 N_N 受体的 N_N 胆碱受体阻断药和阻断运动终板上 N_M 受体的 N_M 胆碱受体阻断药。

第一节 | 神经节阻断药

神经节阻断药（ganglionic blocking drugs）又称为 N_N 胆碱受体阻断药，能与神经节的 N_N 胆碱受体结合，竞争性地阻断 ACh 与其受体结合，使 ACh 不能引起神经节细胞除极化，从而阻断神经冲动在神经节中的传递。

【药理作用】 这类药物对交感神经节和副交感神经节都有阻断作用，因此其综合效应常视两类神经对该器官支配以何者占优势而定。如交感神经对血管支配占优势，则用药后对血管主要为扩张作用，尤其对小动脉，使血管床血流量增加，加之静脉也扩张，回心血量减少及心输出量降低，结果使血压明显下降。又如在胃肠道、眼、膀胱等平滑肌和腺体则以副交感神经支配占优势，因此用药后常出现便秘、扩瞳、口干、尿潴留及胃肠道分泌减少等。上述综合效应详见表 9-1。

表 9-1 自主神经节阻断后交感和副交感神经优势效应比较

作用部位	占优势的神经支配	神经节阻断效应
动脉	交感（肾上腺素能）	舒张；增加外周血流；低血压
静脉	交感（肾上腺素能）	舒张；回流减少；心输出量下降
肾上腺髓质	交感（肾上腺素能）	交感兴奋性减退，动脉血压下降
心脏	副交感（胆碱能）	心动过速
虹膜	副交感（胆碱能）	瞳孔放大
睫状肌	副交感（胆碱能）	睫状体麻痹——远视
胃肠道	副交感（胆碱能）	蠕动减少；便秘；胃和胰腺分泌减少
膀胱	副交感（胆碱能）	尿潴留
唾液腺	副交感（胆碱能）	口干
汗腺	交感（肾上腺素能）	无汗
生殖器	交感和副交感	兴奋性减退

【临床应用】 神经节阻断药可用于麻醉时控制血压，以减少手术区出血；也可用于主动脉瘤手术，尤其是当禁忌使用 β 肾上腺素受体阻断药时，此时应用神经节阻断药不仅能降压，而且能有效地防止因手术剥离而撕拉组织所造成交感神经反射，使患者血压不致明显升高。本类药曾用于抗高血压，但现在已被其他降压药取代。美卡拉明（mecamylamine）目前还较广泛应用于对抗吸烟成瘾时的戒断治疗；而樟磺咪芬（trimetaphan camsilate）可以诱发组胺释放，使其心血管反应即降压作用更为明显，由此限制了其临床应用。该类药物中的其他品种已基本不用。

第二节 ｜ 骨骼肌松弛药

骨骼肌松弛药（skeletal muscular relaxants）又称为 N_M 胆碱受体阻断药或神经肌肉阻滞药（neuro-muscular blocking agents），能作用于神经肌肉接头后膜的 N_M 胆碱受体，产生神经肌肉阻滞的作用。按其作用机制不同，可将其分为除极化型肌松药和非除极化型肌松药。

一、除极化型肌松药

除极化型肌松药（depolarizing muscular relaxants）又称为非竞争性肌松药（noncompetitive muscular relaxants）。其分子结构与 ACh 相似，与神经肌肉接头后膜的胆碱受体有较强亲和力，且在神经肌肉接头处不易被胆碱酯酶分解，因而产生与 ACh 相似但较持久的除极化作用，使神经肌肉接头后膜的 N_M 胆碱受体不能对 ACh 起反应，此时神经肌肉的阻滞方式已由除极化转变为非除极化，前者为Ⅰ相阻断，后者为Ⅱ相阻断，从而使骨骼肌松弛。该类骨骼肌松弛药起效快，持续时间短，主要用于如插管等小手术麻醉的辅助药。其作用特点为：①最初可出现短时肌束颤动，该作用与药物对不同部位的骨骼肌除极化出现的时间先后不同有关；②连续用药可产生快速耐受性；③抗胆碱酯酶药不仅不能拮抗其骨骼肌松弛作用，反能加强之，因此过量时不能用新斯的明解救；④治疗剂量并无神经节阻断作用；⑤目前临床应用的除极化型肌松药只有琥珀胆碱。

琥珀胆碱

琥珀胆碱（suxamethonium, succinylcholine），由琥珀酸和两分子的胆碱组成，在碱性溶液中易被分解。

【体内过程】　琥珀胆碱进入体内后即可被血液和肝脏中的假性胆碱酯酶（丁酰胆碱酯酶）迅速水解为琥珀酰单胆碱和胆碱，肌松作用被明显减弱，琥珀酰单胆碱可进一步水解为琥珀酸和胆碱，肌松作用消失。约 2% 的药物以原形经肾排泄，其余以代谢产物的形式从尿液中排出。

【药理作用】　琥珀胆碱的肌松作用快而短暂，静脉注射 10～30mg 琥珀胆碱后，即可见短暂的肌束颤动，尤以胸、腹部肌肉明显。起效时间为 1～1.5 分钟，2 分钟时肌松作用达高峰，持续时间为 5～8 分钟。肌松作用从颈部肌肉开始，逐渐波及肩胛、腹部和四肢。肌松部位以颈部和四肢肌肉最明显，面、舌、咽喉和咀嚼肌次之，对呼吸肌麻痹作用不明显，但对喉头及气管肌作用强。肌松作用的强度可通过滴注速度加以调节。

【临床应用】

1. **气管内插管、气管镜、食管镜检查等短时操作**　由于本药对喉肌松弛作用较强，静脉注射作用快而短暂，对喉肌麻痹力强，故适用于气管内插管及气管镜检查等短时操作。

2. **辅助麻醉**　静脉滴注可维持较长时间的肌松作用，便于在浅麻醉下进行外科手术，以减少麻醉药用量，保证手术安全。本药可引起强烈的窒息感，故对清醒患者禁用，可先用硫喷妥钠行静脉麻醉后，再给予琥珀胆碱。成人短时外科手术，常用静脉注射剂量为 0.2～1.0mg/kg，为延长肌松时间，可用 5% 葡萄糖配制为 0.1% 溶液静脉滴注，速度为每分钟 20～40μg/kg，可维持肌松作用。由于该药个体差异较大，故需按反应调节滴速，以获满意效果。

【不良反应】

1. **窒息**　过量可致呼吸肌麻痹，严重窒息可见于遗传性胆碱酯酶活性低下者，用时需备有人工呼吸机。

2. **眼内压升高**　该药物能使眼外骨骼肌短暂收缩，引起眼内压升高，故禁用于青光眼、白内障晶状体摘除术。

3. **肌束颤动**　琥珀胆碱产生肌松作用前有短暂肌束颤动，有 25%～50% 的患者出现术后肩胛部、胸腹部肌肉疼痛，一般 3～5 天可自愈。

4. 血钾升高　由于肌肉持久性除极化而释放钾离子，使血钾升高。如患者同时有大面积软组织损伤如烧伤、恶性肿瘤、肾功能损害及脑血管意外等疾患存在，则血钾可升高 20%～30%，可危及生命。

5. 心血管反应　可兴奋迷走神经及副交感神经节，产生心动过缓、心搏骤停以及室性节律障碍。在伴有烧伤或者神经肌肉病变时，给予琥珀胆碱可以导致骨骼肌中大量的钾离子释放，从而诱发心搏骤停。琥珀胆碱亦可兴奋交感神经节使血压升高。

6. 恶性高热　属于遗传病，为麻醉的主要死因之一，有很高的死亡率（65%）。一旦发生，须迅速降低体温，吸氧，纠正酸中毒，用丹曲林（dantrolene）抑制肌质网 Ca^{2+} 释放治疗，并用抗组胺药物对抗组胺释放作用，血压下降时可用拟交感胺处理。

7. 其他　尚有增加腺体分泌，促进组胺释放等作用。

【药物相互作用】　本药在碱性溶液中可分解，故不宜与硫喷妥钠混合使用。凡可降低假性胆碱酯酶活性的药物都可使其作用增加，如胆碱酯酶抑制药，环磷酰胺、氮芥等抗肿瘤药，普鲁卡因、可卡因等局麻药。有的氨基糖苷类抗生素如卡那霉素及多肽类抗生素如多黏菌素 B 也有肌肉松弛作用，与琥珀胆碱合用时易致呼吸麻痹，应注意。

二、非除极化型肌松药

非除极化型肌松药（nondepolarizing muscular relaxants）又称竞争性肌松药（competitive muscular relaxants）。这类药物能与 ACh 竞争神经肌肉接头的 N_M 胆碱受体，但不激动受体，能竞争性阻断 ACh 的除极化作用，使骨骼肌松弛。抗胆碱酯酶药可拮抗其肌松作用，故过量可用适量的新斯的明解救。本类药物多为天然生物碱及其类似物，化学上属苄基异喹啉类（benzylisoquinolines），主要有筒箭毒碱、阿曲库铵（atracurium）、多库铵（doxacurium）和米库铵（mivacurium）等药。

筒箭毒碱

筒箭毒碱（d-tubocurarine）是由箭毒中提取出的生物碱，其右旋体具有活性。而箭毒（curare）是南美印第安人用数种植物制成的植物浸膏，动物中毒后会四肢松弛，便于人捕捉。

【药理作用】

1. 肌松作用　静脉注射筒箭毒碱后，快速运动肌如眼部肌肉首先松弛，随后四肢、颈部和躯干肌肉出现松弛，继而肋间肌松弛，出现腹式呼吸，剂量加大，最终可导致膈肌麻痹，患者呼吸停止。肌松弛恢复时，其次序与肌松弛相反，即膈肌麻痹首先恢复。大剂量引起呼吸肌麻痹时可进行人工呼吸，并用新斯的明对抗。

2. 组胺释放作用　该药可促进体内组胺的释放，表现为组胺样皮疹、支气管痉挛、低血压和唾液分泌等症状。

3. 神经节阻滞作用　常用量有自主神经节阻滞作用，并可以部分抑制肾上腺髓质的分泌，造成血压降低。

【临床应用】　筒箭毒碱是临床应用最早的典型非除极化型肌松药。该药口服难以吸收，静脉注射后 4～6 分钟起效，临床上可作为麻醉辅助药，用于胸腹手术和气管插管等。禁忌证为重症肌无力、支气管哮喘和严重休克。

其他药物

筒箭毒碱作用时间较长，用药后不易逆转，不良反应多，目前临床已少用。作为麻醉的辅助用药，传统的筒箭毒碱已基本被其他药物取代，详见表 9-2。

除极化型肌松药与非除极化型肌松药的主要区别，见表 9-3。

表 9-2　非除极化型肌松药分类及其特点比较

药物	分类	药理特性	起效时间 / min	持续时间 / min	消除方式
米库铵（mivacurium）	苄基异喹啉	短效竞争性肌松药	2～4	12～18	血浆胆碱酯酶水解
阿曲库铵（atracurium）	苄基异喹啉	中效竞争性肌松药	2～4	30～40	组织 Hofmann 降解和血浆非特异性酯酶水解
罗库铵（rocuronium）	类固醇铵	中效竞争性肌松药	1～2	30～60	肝脏消除
维库铵（vecuronium）	类固醇铵	中效竞争性肌松药	2～4	60～90	肝脏代谢和清除,肾脏消除
哌库铵（pipecuronium）	类固醇铵	长效竞争性肌松药	2～4	80～100	肝脏代谢和清除,肾脏消除
筒箭毒碱（d-tubocurarine）	天然生物碱（环苄基异喹啉）	长效竞争性肌松药	4～6	80～120	肾脏、肝脏消除
多库铵（doxacurium）	苄基异喹啉	长效竞争性肌松药	4～6	90～120	肾脏消除
泮库铵（pancuronium）	类固醇铵	长效竞争性肌松药	4～6	120～180	肝脏代谢和清除,肾脏消除

表 9-3　除极化型肌松药（琥珀胆碱）与非除极化型肌松药（筒箭毒碱）的比较

	琥珀胆碱	筒箭毒碱
前期给予氯化筒箭毒碱	拮抗效果	增强效果
前期给予琥珀胆碱	有时产生快速耐受,可能出现增强效果	无效,或拮抗效果
胆碱酯酶抑制药的作用	无拮抗效果	逆转效果
对运动终板的作用	部分、持久除极化	提高乙酰胆碱的作用阈值,无除极化作用
对横纹肌的初始兴奋效果	短暂的肌束震颤	无

（陈莉娜）

本章思维导图

本章目标测试

第十章 | 肾上腺素受体激动药

肾上腺素受体激动药（adrenoreceptor agonists）是一类化学结构及药理作用和肾上腺素、去甲肾上腺素相似的药物，与肾上腺素受体结合并激动受体，产生肾上腺素样作用，又称拟肾上腺素药。它们都是胺类，作用亦与兴奋交感神经的效应相似，故又称拟交感胺类。

第一节 | 构效关系及分类

一、构效关系

肾上腺素受体激动药的基本化学结构是 β-苯乙胺（β-phenylethylamine）。当苯环 α 位或 β 位碳原子的氢及末端氨基被不同基团取代时，可人工合成多种肾上腺素受体激动药。这些基团既影响药物对 α、β 受体的亲和力及激动受体的能力，也影响药物的体内过程（表 10-1）。

表 10-1 肾上腺素受体激动药的化学结构和受体选择性

结构通式：苯环（位置 5、6、4、1、3、2）—1位连接 β-CH—α-CH—NH

名 称	3	4	5	6	β	α	N端
1. α₁、α₂ 受体激动药							
去甲肾上腺素	H	OH	OH	H	OH	H	H
间羟胺	H	H	OH	H	OH	CH₃	H
2. α₁ 受体激动药							
去氧肾上腺素	H	H	OH	H	OH	H	CH₃
3. α、β 受体激动药							
肾上腺素	H	OH	OH	H	OH	H	CH₃
多巴胺	H	OH	OH	H	H	H	H
麻黄碱	H	H	H	H	OH	CH₃	CH₃
4. β₁、β₂ 受体激动药							
异丙肾上腺素	H	OH	OH	H	OH	H	CH—CH₃ ; CH₃
5. β₁ 受体激动药							
多巴酚丁胺（消旋）	H	OH	OH	H	H	H	①
6. β₂ 受体激动药							
沙丁胺醇	H	OH	CH₂OH	H	OH	H	C(CH₃)₃

说明：① $CH(CH_3)-(CH_2)_2-C_6H_4-OH$（对羟基苯基）

1. **苯环上化学基团的不同** 肾上腺素、去甲肾上腺素、异丙肾上腺素和多巴胺等在苯环第 3、4 位碳上都有羟基,形成儿茶酚,故称儿茶酚胺类(catecholamines)。它们在外周产生明显的 α、β 受体激动作用,易被 COMT 灭活,作用时间短,对中枢作用弱。如果去掉 1 个羟基,其外周作用将减弱,而作用时间延长,口服生物利用度增加。去掉 2 个羟基,则外周作用减弱,中枢作用加强,如麻黄碱。

2. **烷胺侧链 α 碳原子上氢被取代** 被甲基取代(间羟胺和麻黄碱),则不易被 MAO 代谢,作用时间延长;易被摄取-1 所摄入,在神经元内存在时间长,促进递质释放。

3. **氨基氢原子被取代** 药物对 α、β 受体选择性将发生变化。去甲肾上腺素氨基末端的氢被甲基取代,则为肾上腺素,可增加对 β_1 受体的活性;被异丙基取代,则为异丙肾上腺素,可进一步增加对 β_1、β_2 受体的作用,而对 α 受体的作用逐渐减弱。去氧肾上腺素虽然氨基上的氢被甲基取代,但由于苯环上缺少 4 位碳羟基,仅保留其对 α 受体的作用,而对 β 受体无明显作用。取代基团从甲基到叔丁基,对 α 受体的作用逐渐减弱,对 β 受体的作用却逐渐加强。

4. **光学异构体** 碳链上的 α 碳和 β 碳如被其他基团取代,可形成光学异构体。在 α 碳上形成的左旋体,外周作用较强,如左旋去甲肾上腺素比右旋体作用强 10 倍以上。在 α 碳形成的右旋体,中枢兴奋作用较强,如右旋苯丙胺的中枢作用强于左旋苯丙胺。

二、分类

按其对不同肾上腺素受体类型的选择性而分为三大类:①α 肾上腺素受体激动药(α-adreno-receptor agonists,α 受体激动药);②α、β 肾上腺素受体激动药(α、β-adrenoreceptor agonists,α、β 受体激动药);③β 肾上腺素受体激动药(β-adrenoreceptor agonists,β 受体激动药)(表 10-2)。

表 10-2　拟肾上腺素药分类及基本作用的比较

分类	药物	对不同肾上腺素受体作用的比较			作用方式	
		α 受体	β_1 受体	β_2 受体	直接作用于受体	释放递质
α 受体激动药	去甲肾上腺素	+++	++	+/-	+	
	间羟胺	++	+	+	+	+
	去氧肾上腺素	++	+/-	+/-	+	+/-
	甲氧明	++	-	-	+	-
α、β 受体激动药	肾上腺素	++++	+++	+++		
	多巴胺	+	++	+/-	+	+
	麻黄碱	++	++	++	+	+
β 受体激动药	异丙肾上腺素	-	+++	+++		
	多巴酚丁胺	+	++	+	+	+/-

第二节 | α 肾上腺素受体激动药

去甲肾上腺素

去甲肾上腺素(norepinephrine,NE;noradrenaline,NA)是去甲肾上腺素能神经末梢释放的主要递质,肾上腺髓质亦少量分泌。药用的 NE 是人工合成品,化学性质不稳定,见光、遇热易分解,在中性尤其在碱性溶液中迅速氧化变色而失效,在酸性溶液中较稳定,常用其重酒石酸盐。

【体内过程】 口服因局部作用使胃黏膜血管收缩而影响其吸收,在肠内易被碱性肠液破坏;皮下注射时,因血管剧烈收缩吸收很少,且易发生局部组织坏死,故一般采用静脉滴注给药。外源性去甲肾上腺素不易透过血脑屏障,很少到达脑组织。内源性和外源性去甲肾上腺素大部分被神经末梢摄取后,进入囊泡贮存(摄取-1);被非神经细胞摄取者,大多被 COMT 和 MAO 代谢而失活(摄取-2)。代谢产物为活性很低的间甲去甲肾上腺素,其中一部分再经 MAO 的作用,脱氨形成 3-甲氧基-4-羟基扁桃酸(vanillyl mandelic acid,VMA),后者可与硫酸或葡萄糖醛酸结合,经肾脏排泄。由于去甲肾上腺素进入机体迅速被摄取和代谢,故作用短暂。

【药理作用】　激动 α 受体作用强大,对 α_1 和 α_2 受体无选择性。对心脏 β_1 受体作用较弱,对 β_2 受体几乎无作用(见表 10-2)。

1. **血管**　激动血管 α_1 受体,使血管收缩,主要使小动脉和小静脉收缩。皮肤黏膜血管收缩最明显,其次是肾脏血管。此外,脑、肝、肠系膜甚至骨骼肌血管也呈收缩反应。动脉收缩使血流量减少,静脉的显著收缩使总外周阻力增加。冠状血管舒张,主要是由于心脏兴奋,心肌的代谢产物(腺苷等)增加所致,同时因血压升高,提高冠状血管的灌注压,故冠状动脉流量增加。激动血管壁的去甲肾上腺素能神经末梢突触前膜 α_2 受体,抑制去甲肾上腺素释放。

2. **心脏**　较弱激动心脏的 β_1 受体,使心肌收缩性加强,心率加快,传导加速,心排出量增加。在整体情况下,心率由于血压升高而反射性减慢;另外,由于药物的强烈血管收缩作用,总外周阻力增高,增加了心脏的射血阻力,使心排出量不变或下降。剂量过大时,心脏自动节律性增加,可能引起心律失常,但较肾上腺素少见。

3. **血压**　小剂量静脉滴注血管收缩作用尚不十分剧烈时,由于心脏兴奋使收缩压升高,而舒张压升高不明显,故脉压加大(图 10-1)。较大剂量时,因血管强烈收缩使外周阻力明显增高,故收缩压升高的同时舒张压也明显升高,脉压减小。

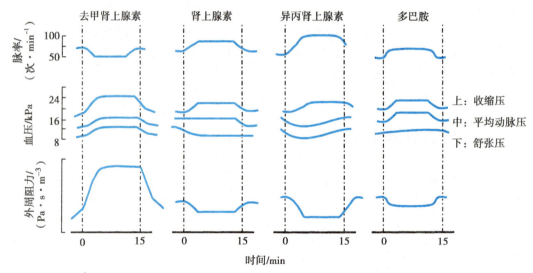

图 10-1　去甲肾上腺素、肾上腺素、异丙肾上腺素及多巴胺作用比较
注:静脉滴注,除多巴胺 500μg/min 外,其余均为 10μg/min。

4. **其他**　对机体代谢的影响较弱,仅在大剂量时才出现血糖升高。对中枢神经系统的作用较弱。对于孕妇,可增加子宫收缩的频率。

【临床应用】　去甲肾上腺素应用于早期神经源性休克以及嗜铬细胞瘤切除后或药物中毒时的低血压。本药稀释后口服,可使食管和胃黏膜血管收缩,产生局部止血作用。

【不良反应及禁忌证】

1. **局部组织缺血坏死**　静脉滴注时间过长、浓度过高或药液漏出血管,可引起局部缺血坏死,如发现外漏或注射部位皮肤苍白,应停止注射或更换注射部位,进行热敷,并用 α 受体阻断药酚妥拉明作局部浸润注射,以扩张血管。

2. **急性肾衰竭**　滴注时间过长或剂量过大,可使肾脏血管剧烈收缩,产生少尿、无尿和肾实质损伤,故用药期间尿量应保持在每小时 25ml 以上。

伴有高血压、动脉硬化症、器质性心脏病、少尿、无尿、严重微循环障碍的患者及孕妇禁用。

间羟胺

间羟胺(metaraminol,阿拉明,aramine),化学性质较去甲肾上腺素稳定,主要作用是直接激动 α 受体,对 $β_1$ 受体作用较弱。间羟胺也可被肾上腺素能神经末梢摄取进入囊泡,通过置换作用促使囊泡中的去甲肾上腺素释放,间接地发挥作用。短时间内连续应用,可因囊泡内去甲肾上腺素减少,使效应逐渐减弱,产生快速耐受性。在产生耐受性时,适当加用小剂量去甲肾上腺素可恢复或增强其升压作用。

间羟胺收缩血管,升高血压作用较去甲肾上腺素弱而持久,略增加心肌收缩性,使休克患者的心排出量增加。对心率的影响不明显,有时因血压升高反射性减慢心率,但很少引起心律失常;对肾脏血管的收缩作用较去甲肾上腺素弱,但仍能显著减少肾脏血流量。间羟胺可静脉滴注也可肌内注射,故临床作为去甲肾上腺素的代用品,用于各种休克早期及手术后或脊髓麻醉后的休克。也可用于阵发性房性心动过速,特别是伴有低血压的患者,反射性减慢心率,并对窦房结可能具有直接抑制作用,使心率恢复正常。

去氧肾上腺素和甲氧明

去氧肾上腺素(phenylephrine,苯肾上腺素,neosynephrine)和甲氧明(methoxamine,甲氧胺,methoxamedrine)都是人工合成品。二者作用机制与间羟胺相似,不易被 MAO 代谢,可直接和间接地激动 $α_1$ 受体,又称 $α_1$ 受体激动药。作用与去甲肾上腺素相似但较弱,一般剂量时对 β 受体的作用不明显,高浓度的甲氧明具有阻断 β 受体的作用。在升高血压的同时,肾血流的减少比去甲肾上腺素更为明显。作用维持时间较久,除静脉滴注外也可肌内注射。用于抗休克及防治脊髓麻醉或全身麻醉的低血压。甲氧明与去氧肾上腺素均能通过收缩血管、升高血压,使迷走神经反射性兴奋而减慢心率,临床可用于阵发性室上性心动过速。去氧肾上腺素还能兴奋瞳孔扩大肌,使瞳孔扩大,作用较阿托品弱,持续时间较短,一般不引起眼内压升高(老年人前房角狭窄者可能引起眼内压升高)和调节麻痹,在眼底检查时作为快速短效的扩瞳药。

羟甲唑啉和阿可乐定

羟甲唑啉(oxymetazoline,氧甲唑啉)可直接激动血管平滑肌 $α_1$ 受体引起血管收缩,滴鼻用于治疗鼻黏膜充血和鼻炎,常用浓度为 0.05%,作用在几分钟内发生,可持续数小时。偶见局部刺激症状,小儿用后可致中枢神经系统症状,2 岁以下儿童禁用。可乐定的衍生物阿可乐定(apraclonidine)是外周突触后膜 $α_2$ 受体激动药,通过负反馈机制抑制交感神经,并减少房水生成,增加房水流出,产生降眼内压效果,用于青光眼的短期辅助治疗,特别在激光疗法之后,预防眼内压回升。对瞳孔大小、视力及眼调节功能均无影响。

米多君

米多君(midodrine)是一种口服有效的 $α_1$ 受体激动药。米多君是前体药,在各种组织(包括肝脏)中经酶促水解被代谢为其活性物质脱甘氨酸米多君,其绝对生物利用度为 93%。盐酸米多君及其代谢产物在 24 小时内几乎完全在尿中被排泄,$t_{1/2}$ 约为 3 小时,作用持续 4~6 小时。脱甘氨酸米多君选择性地激动外周 $α_1$ 肾上腺素能受体,对心肌 β 肾上腺素能受体无作用。在此药的作用下,小静脉以及小动脉收缩,外周阻力增高,收缩压和舒张压均升高,并出现反射性心动过缓。脱甘氨酸米多君导致心输出量和肾血流量的轻度减少。该药还可使膀胱内括约肌张力增高,这可导致排尿延迟。此药用于下肢静脉充血时血液循环体位性功能失调而造成的低血压,外科术后以及产后失血,晨间起床后疲乏所致的低血压症等;也用于女性压力性尿失禁。不良反应是仰卧性高血压,通过保持直立时给药,避免在睡前 4 小时内给药及抬高床头,可最大限度减少这种并发症。

溴莫尼定

溴莫尼定(brimonidine)为一种选择性 α_2 肾上腺素能受体激动药。用药后 2 小时降眼内压,效果达到峰值。酒石酸溴莫尼定具有双重的作用机制:既减少房水的生成,又增加房水经虹膜、巩膜的流出。用于降低开角型青光眼及高眼压症患者的眼内压。可与其他降眼内压药物联合应用,但用药间隔应大于 5 分钟。常见不良反应包括口干、头痛、眼部充血、视物模糊、结膜滤泡、眼部过敏反应以及眼部瘙痒。

右美托咪定

右美托咪定(dexmedetomidine)是美托咪定(medetomidine)的右旋异构体,对中枢 α_2 肾上腺素受体激动的选择性强,具有抗交感、镇静和镇痛的作用。其药理作用主要与激动 α_2 受体亚型相关,本品通过激动突触前膜 α_2 受体,抑制了去甲肾上腺素的释放,可终止疼痛信号的传导;通过激动突触后膜 α_2 受体,抑制交感神经活性可引起血压和心率的下降;与脊髓内的 α_2 受体结合后产生镇痛、镇静及缓解焦虑作用。临床上适用于重症监护治疗期间开始插管和使用呼吸机患者的镇静;术前用药还可降低麻醉剂的用药剂量,减轻拟交感胺类药,如氯胺酮、地氟烷、异氟烷引起的血流动力学紊乱。常见不良反应是低血压与心动过缓。

中枢 α_2 受体激动药包括可乐定(clonidine)及甲基多巴(methyldopa),见第二十五章抗高血压药章节。

第三节 ｜ α、β 肾上腺素受体激动药

肾上腺素

肾上腺素(epinephrine,adrenaline)是肾上腺髓质的主要激素,其生物合成主要是在髓质嗜铬细胞中首先形成去甲肾上腺素,然后进一步经苯乙胺-N-甲基转移酶(phenylethanolamine N-methyl transferase,PNMT)的作用,使去甲肾上腺素甲基化形成肾上腺素。药用肾上腺素可从家畜肾上腺提取或人工合成,理化性质与去甲肾上腺素相似。肾上腺素化学性质不稳定,见光易失效;在中性尤其是碱性溶液中,易氧化变色失去活性。

【体内过程】 口服后在碱性肠液、肠黏膜及肝内易被破坏氧化失效,不能达到有效血药浓度。皮下注射因能收缩血管,故吸收缓慢,作用维持时间长,为 1 小时左右。肌内注射的吸收速度远较皮下注射快,作用维持 10～30 分钟。肾上腺素在体内的摄取及代谢途径与去甲肾上腺素相似。静脉注射或滴注肾上腺素 96 小时后,主要以代谢产物和少量原形经肾排泄。

【药理作用】 肾上腺素主要激动 α 和 β 受体。其作用与机体的生理病理状态、靶器官中肾上腺素受体亚型的分布、整体的反射作用和神经末梢突触间隙的反馈调节等因素有关。

1. **心脏** 作用于心肌、传导系统和窦房结的 β_1 及 β_2 受体,加强心肌收缩性,加速传导,加快心率,提高心肌的兴奋性。对离体心肌的 β 型作用特征是加速收缩性发展的速率(正性缩率作用,positive inotropic effect)。由于心肌收缩力增强,心率加快,故心排出量增加。肾上腺素舒张冠状血管,改善心肌的血液供应且作用迅速。肾上腺素兴奋心脏,提高心肌代谢,使心肌耗氧量增加,剂量过大或静脉注射过快可引起心律失常,出现期前收缩,甚至引起心室纤颤;当患者处于心肌缺血、缺氧及心力衰竭时,肾上腺素有可能使病情加重或引起快速型心律失常,如期前收缩、心动过速甚至心室纤颤。

2. **血管** 激动血管平滑肌上的 α_1 受体,血管收缩;激动 β_2 受体,血管舒张。体内各部位血管的

肾上腺素受体的种类和密度各不相同,所以肾上腺素对血管的作用取决于各器官血管平滑肌上 α_1 及 β_2 受体的分布密度以及给药剂量的大小。小动脉及毛细血管前括约肌血管壁的肾上腺素受体密度高,血管收缩较明显;皮肤、黏膜、肾和胃肠道等器官的血管平滑肌 α 受体在数量上占优势,故以皮肤、黏膜血管收缩为最强烈;内脏血管,尤其是肾血管也显著收缩;对脑和肺血管收缩作用十分微弱,有时由于血压升高而被动地舒张;而静脉和大动脉的肾上腺素受体密度低,故收缩作用较弱。而在骨骼肌和肝脏的血管平滑肌上 β_2 受体占优势,故小剂量的肾上腺素往往使这些血管舒张。肾上腺素也能舒张冠状血管,此作用可在不增加主动脉血压时发生,其机制有:①兴奋冠脉血管 β_2 受体,血管舒张;②心脏的收缩期缩短,相对延长舒张期;③肾上腺素引起心肌收缩力增强和心肌耗氧量增加,从而促使心肌细胞释放扩血管的代谢产物腺苷(adenosine)。

3. **血压**　在皮下注射治疗量肾上腺素或低浓度静脉滴注时,由于心脏兴奋,皮肤黏膜血管收缩,使收缩压和舒张压升高(见图 10-1);由于骨骼肌血管的舒张作用,抵消或超过了皮肤黏膜血管收缩作用的影响,故舒张压不变或下降;此时脉压加大,身体各部位血液重新分配,有利于紧急状态下机体能量供应的需要。较大剂量静脉注射时,由于缩血管反应使收缩压和舒张压均升高。肾上腺素的典型血压改变多为双相反应,即给药后迅速出现明显的升压作用,而后出现微弱的降压反应,后者持续作用时间较长。如预先给予 α 受体阻断药,肾上腺素的升压作用可被翻转,呈现明显的降压反应,表现出肾上腺素对血管 β_2 受体的激动作用。

4. **平滑肌**　肾上腺素对平滑肌的作用主要取决于器官组织上的肾上腺素受体类型。激动支气管平滑肌的 β_2 受体,发挥强大的舒张支气管作用,并能抑制肥大细胞释放组胺等过敏性物质。激动支气管黏膜血管的 α_1 受体,使其收缩,降低毛细血管的通透性,有利于消除支气管黏膜水肿。使 β_2 受体占优势的胃肠平滑肌张力降低、自发性收缩频率和幅度减少;对子宫平滑肌的作用与性周期、充盈状态和给药剂量有关,妊娠末期能抑制子宫张力和收缩。肾上腺素的 β 受体激动作用可使膀胱逼尿肌舒张,α 受体激动作用使三角肌和括约肌收缩,由此引起排尿困难和尿潴留。

5. **代谢**　肾上腺素能提高机体代谢。治疗剂量下,可使耗氧量升高 20%～30%;在人体,由于 α 受体和 β_2 受体的激动都可能致肝糖原分解,而肾上腺素兼具 α、β 作用,故其升高血糖作用较去甲肾上腺素显著。此外,肾上腺素降低外周组织对葡萄糖的摄取,部分原因与抑制胰岛素的释放有关。肾上腺素激活甘油三酯酶加速脂肪分解,使血液中游离脂肪酸升高,可能与激动 β_1、β_3 受体有关。

6. **中枢神经系统**　肾上腺素不易透过血脑屏障,治疗量时一般无明显中枢兴奋现象,大剂量时出现中枢兴奋症状,如激动、呕吐、肌强直,甚至惊厥等。

【临床应用】

1. **心搏骤停**　用于溺水、麻醉和手术过程中的意外、药物中毒、传染病和心脏传导阻滞等所致的心搏骤停,可用肾上腺素做心室内注射,使心脏重新起搏同时进行心脏按压、人工呼吸和纠正酸中毒等措施。对电击所致的心搏骤停,用肾上腺素配合心脏除颤器或利多卡因等除颤。

2. **过敏性疾病**

(1) 过敏性休克:肾上腺素激动 α_1 受体,收缩小动脉和毛细血管前括约肌,降低毛细血管的通透性;激动 β 受体可改善心功能,缓解支气管痉挛;减少过敏介质释放,扩张冠状动脉,可迅速缓解过敏性休克的临床症状,挽救患者的生命,为治疗过敏性休克的首选药。应用时一般肌内或皮下注射给药,严重病例亦可用生理盐水稀释 10 倍后缓慢静脉注射,但必须控制注射速度和用量,以免引起血压骤升及心律失常等不良反应。

(2) 支气管哮喘:本品由于不良反应严重,仅用于急性发作者。

(3) 血管神经性水肿及血清病:肾上腺素可迅速缓解血管神经性水肿、血清病、荨麻疹、花粉症等变态反应性疾病的症状。

3. **局部应用**　肾上腺素与局麻药配伍可延缓局麻药的吸收,延长局麻药作用时间。一般局麻药中肾上腺素的浓度为 1∶250 000,一次用量不超过 0.3mg。将浸有肾上腺素的纱布或棉球(0.1%)用于鼻黏膜和牙龈表面,可使微血管收缩,用于局部止血。

【不良反应及禁忌证】　主要不良反应为心悸、烦躁、头痛和血压升高等。剂量过大时,α受体过度兴奋使血压骤升,有发生脑出血的危险,故老年人慎用。当β受体兴奋过强时,可使心肌耗氧量增加,引起心肌缺血和心律失常,甚至心室纤颤,故应严格掌握剂量。禁用于高血压、脑动脉硬化、器质性心脏病、糖尿病和甲状腺功能亢进症等。

多巴胺

多巴胺(dopamine,DA)是去甲肾上腺素生物合成的前体,药用的多巴胺是人工合成品。

【体内过程】　口服后易在肠和肝中被破坏而失效。一般用静脉滴注给药,在体内迅速经 MAO 和 COMT 代谢灭活,故作用时间短暂。因为多巴胺不易透过血脑屏障,所以外源性多巴胺无中枢作用。

【药理作用】　多巴胺主要激动 α、β 和外周的多巴胺受体,并促进神经末梢释放 NA。

1. 心血管　多巴胺对心血管的作用与用药浓度有关,低浓度时主要与位于肾脏、肠系膜和冠脉的多巴胺受体(D_1)结合,通过激活腺苷酸环化酶,使细胞内 cAMP 水平提高而导致血管舒张。高浓度的多巴胺激动心脏 β_1 受体,使心肌收缩力增强,心排出量增加。

2. 血压　多巴胺在高剂量可增加收缩压,但对舒张压无明显影响或轻微增加,脉压增大。由于心排出量增加,而肾和肠系膜血管阻力下降,其他血管阻力基本不变,总外周阻力变化不大。继续增加给药浓度,多巴胺可激动血管的 α_1 受体,导致血管收缩,引起总外周阻力增加,使血压升高,这一作用可被 α 受体阻断药所拮抗。

3. 肾脏　多巴胺在低浓度时作用于 D_1 受体,舒张肾血管,使肾血流量增加,肾小球的滤过率也增加。同时多巴胺具有排钠利尿作用,可能是多巴胺直接对肾小管 D_1 受体的作用。大剂量时兴奋肾血管的 α 受体,可使肾血管明显收缩。

【临床应用】　用于各种休克,如感染中毒性休克、心源性休克及出血性休克等。多巴胺作用时间短,需静脉滴注,可根据需要逐渐增加剂量。滴注给药时必须适当补充血容量,纠正酸中毒。用药时应监测心功能改变。

多巴胺与利尿药联合应用于急性肾衰竭。对急性心功能不全,具有改善血流动力学的作用。

【不良反应】　一般较轻,偶见恶心、呕吐。如剂量过大或滴注太快可出现心动过速、心律失常和肾血管收缩导致肾功能下降等,一旦发生,应减慢滴注速度或停药。如仍不消失,可用酚妥拉明拮抗。

与单胺氧化酶抑制药或三环类抗抑郁药合用时,多巴胺剂量应酌减。室性心律失常、闭塞性血管病、心肌梗死、动脉硬化和高血压患者慎用。嗜铬细胞瘤患者禁用。

麻黄碱

麻黄碱(ephedrine)是从中药麻黄中提取的生物碱,两千多年前的《神农本草经》即有麻黄能"止咳逆上气"的记载。麻黄碱现已人工合成,药用其左旋体或消旋体。

【体内过程】　口服易吸收,可通过血脑屏障。小部分在体内经脱氨氧化而被代谢,大部分以原形经肾排泄,消除缓慢,故作用较肾上腺素持久。$t_{1/2}$ 为 3~6 小时。

【药理作用】　麻黄碱可直接和间接激动肾上腺素受体,它的直接作用在不同组织可表现为激动 α_1、α_2、β_1 和 β_2 受体,另外可促进肾上腺素能神经末梢释放去甲肾上腺素而发挥间接作用。与肾上腺素比较,麻黄碱具有下列特点:①化学性质稳定,口服有效;②拟肾上腺素作用弱而持久;③中枢兴奋作用较显著;④易产生快速耐受性。

1. 心血管　兴奋心脏,使心肌收缩力加强、心排出量增加。在整体情况下由于血压升高,反射性减慢心率,此作用可抵消其直接加快心率的作用,故心率变化不大。麻黄碱的升压作用出现缓慢,但维持时间较长。

2. 支气管平滑肌　松弛支气管平滑肌作用较肾上腺素弱,起效慢,作用持久。

3. 中枢神经系统　具有较显著的中枢兴奋作用,较大剂量可兴奋大脑和皮质下中枢,引起精神兴奋、不安和失眠等。

4. 快速耐受性　麻黄碱短期内反复给药,作用逐渐减弱,称为快速耐受性(tachyphylaxis),也称脱敏(desensitization)。停药后可以恢复。每日用药小于 3 次则快速耐受性一般不明显。麻黄碱的快速耐受性产生的机制,一般认为有受体逐渐饱和与递质逐渐耗损两种因素。通过放射性配体结合实验证明,离体豚鼠肺组织在连续给予麻黄碱后,其与 β 受体的亲和力显著下降。

【临床应用】
1. 用于预防支气管哮喘发作和轻症的治疗,对于重症急性发作疗效较差。
2. 消除鼻黏膜充血所引起的鼻塞,常用 0.5%~1.0% 溶液滴鼻,可明显改善黏膜肿胀。
3. 防治某些低血压状态,如用于防治硬膜外和蛛网膜下腔麻醉所引起的低血压。
4. 缓解荨麻疹和血管神经性水肿的皮肤黏膜症状。

【不良反应】　有时出现中枢兴奋所致的不安、失眠等,晚间服用宜加镇静催眠药防止失眠。连续滴鼻治疗过久,可产生反跳性鼻黏膜充血或萎缩。禁忌证同肾上腺素。

美芬丁胺

美芬丁胺(mephentermine)为 α、β 受体激动药,药理作用与麻黄碱相似,通过直接作用于肾上腺素受体和间接促进递质释放两种机制发挥作用。本药能加强心肌收缩力,增加心排出量,略增加外周血管阻力,使收缩压和舒张压升高。其兴奋心脏的作用比异丙肾上腺素弱而持久。加快心率的作用不明显,较少引起心律失常。与麻黄碱相似,也具有中枢兴奋作用。进入体内的美芬丁胺经甲基化和羟基化后,最后以原形和代谢产物经肾排出,在酸性尿中排泄较快。

主要用于蛛网膜下腔麻醉(腰麻)时预防血压下降,也可用于心源性休克或其他低血压,此外尚可用 0.5% 溶液滴鼻治疗鼻炎。本药可产生中枢兴奋症状,特别是过量时可出现焦虑、精神兴奋;也可致血压过高和心律失常等。甲状腺功能亢进患者禁用,失血性休克患者慎用。

第四节 ｜β 肾上腺素受体激动药

异丙肾上腺素

异丙肾上腺素(isoprenaline, isoproterenol)是人工合成品,药用其盐酸盐,化学结构是去甲肾上腺素氨基上的氢原子被异丙基所取代,是经典的 β_1、β_2 受体激动药。

【体内过程】　口服易在肠黏膜与硫酸基结合而失效;气雾剂吸入给药,吸收较快;舌下含服因能舒张局部血管,少量可从黏膜下的舌下静脉丛迅速吸收。吸收后主要在肝及其他组织中被 COMT 所代谢。异丙肾上腺素较少被 MAO 代谢,也较少被去甲肾上腺素能神经所摄取,因此其作用维持时间较肾上腺素略长。

【药理作用】　主要激动 β 受体,对 β_1 和 β_2 受体选择性很低。对 α 受体几乎无作用。

1. 心脏　对心脏 β_1 受体具有强大的激动作用,表现为正性肌力和正性频率作用,缩短收缩期和舒张期。与肾上腺素相比,异丙肾上腺素加快心率、加速传导的作用较强,心肌耗氧量明显增加,对窦房结有显著兴奋作用,也能引起心律失常,但较少产生心室颤动。

2. 血管和血压　对血管有舒张作用,主要是激动 β_2 受体使骨骼肌血管舒张,对肾血管和肠系膜血管舒张作用较弱,对冠状血管也有舒张作用,也有增加组织血流量的作用。由于心脏兴奋和外周血管舒张,使收缩压升高而舒张压略下降(见图 10-1),此时冠脉流量增加;但如静脉注射给药,则可引起舒张压明显下降,降低了冠状血管的灌注压,冠脉有效血流量不增加。

3. 支气管平滑肌　可激动 β_2 受体,舒张支气管平滑肌,作用比肾上腺素略强,并具有抑制组胺等过敏性物质释放的作用。但对支气管黏膜的血管无收缩作用,故消除黏膜水肿的作用不如肾上腺素。久用可产生耐受性。

4. 其他　能增加肝糖原、肌糖原分解,增加组织耗氧量。其升高血中游离脂肪酸作用与肾上腺素相似,而升高血糖作用较弱。

【临床应用】

1. 心搏骤停　异丙肾上腺素对停搏的心脏具有起搏作用,使心脏恢复跳动。适用于心室自身节律缓慢,高度房室传导阻滞或窦房结功能衰竭而并发的心搏骤停,常与去甲肾上腺素或间羟胺合用作心室内注射。

2. 房室传导阻滞　舌下含药或静脉滴注给药,治疗二、三度房室传导阻滞。

3. 支气管哮喘　用于控制支气管哮喘急性发作,舌下或喷雾给药,疗效快而强。

4. 休克　适用于中心静脉压高、心排出量低的感染性休克,但要注意补液及心脏毒性。目前临床已少用。

【不良反应】　常见的是心悸、头晕。用药过程中应注意控制心率。对于支气管哮喘患者,已处于缺氧状态,加之气雾剂剂量不易掌握,如剂量过大,可致心肌耗氧量增加,引起心律失常,甚至产生危险的心动过速及心室颤动。禁用于冠心病、心肌炎和甲状腺功能亢进症等。

多巴酚丁胺

多巴酚丁胺(dobutamine)为人工合成品,其化学结构和体内过程与多巴胺相似,口服无效,仅供静脉注射给药。

【药理作用】　主要激动 β_1 受体。

多巴酚丁胺是含有右旋多巴酚丁胺和左旋多巴酚丁胺的消旋体。前者阻断 α_1 受体,后者激动 α_1 受体,对 α 受体的作用因此而抵消。两者都激动 β 受体,但前者激动 β 受体作用为后者的 10 倍。消旋多巴酚丁胺的作用是两者的综合结果,主要表现为激动 β_1 受体。

与异丙肾上腺素比较,本品的正性肌力作用比正性频率作用显著。很少增加心肌耗氧量,也较少引起心动过速;静脉滴注速度过快或浓度过高时,则引起心率加快。这可能由于外周阻力变化不大和心脏 β_1 受体激动时正性肌力作用的参与。而外周阻力的稳定又可能是因为 α_1 受体介导的血管收缩作用与 β_2 受体介导的血管舒张作用相抵消所致。

【临床应用】　主要用于治疗心肌梗死并发心力衰竭,多巴酚丁胺可增加心肌收缩力,增加心排出量和降低肺毛细血管楔压,并使左室充盈压明显降低,使心功能改善,继发地促进排钠、排水、增加尿量,有利于消除水肿。

【不良反应】　用药期间可引起血压升高、心悸、头痛、气短等不良反应。偶致室性心律失常。梗阻性肥厚型心肌病患者禁用,因其可促进房室传导。心房纤颤、心肌梗死和高血压患者慎用。

其他 β_1 受体激动药有普瑞特罗(prenalterol)、扎莫特罗(xamoterol)等,主要用于慢性充血性心力衰竭的治疗。

β 受体激动药还包括选择性激动 β_2 受体的药物,常用的药物有:沙丁胺醇(salbutamol,羟甲叔丁肾上腺素)、特布他林(terbutaline,间羟叔丁肾上腺素)、克仑特罗(clenbuterol,双氯醇胺)、奥西那林(orciprenaline,间羟异丙肾上腺素)、沙美特罗(salmeterol)等,临床主要用于支气管哮喘的治疗。

米拉贝隆

米拉贝隆(mirabegron)是一种选择性 β_3 肾上腺素受体激动药,目前上市药品为缓释片剂,用于治疗膀胱过度活动症,伴有急迫性尿失禁、尿急和尿频者。高血压患者慎用。近年来,选择性激动 β_3 受体的药物开发主要集中在抗肥胖、抗糖尿病、解除胃肠道平滑肌痉挛及抗炎等方面。

(陈 立)

本章思维导图

本章目标测试

第十一章 | 肾上腺素受体阻断药

肾上腺素受体阻断药能阻断肾上腺素受体,从而拮抗去甲肾上腺素能神经递质或肾上腺素受体激动药的作用。

第一节 | α肾上腺素受体阻断药

α受体阻断药能选择性地与α肾上腺素受体结合,其本身不激动或较弱激动肾上腺素受体,却能阻碍去甲肾上腺素能神经递质及肾上腺素受体激动药与α受体结合,从而产生抗肾上腺素作用。它们能将肾上腺素的升压作用翻转为降压作用,这个现象称为"肾上腺素作用翻转"(adrenaline reversal)。这可解释为α受体阻断药选择性地阻断了与血管收缩有关的α受体,与血管舒张有关的β受体未被阻断,所以肾上腺素的血管收缩作用被取消,而血管舒张作用得以充分地表现出来。对于主要作用于血管α受体的去甲肾上腺素,它们只取消或减弱其升压效应而无"翻转作用"。对于主要作用于β受体的异丙肾上腺素的降压作用则无影响(图11-1)。

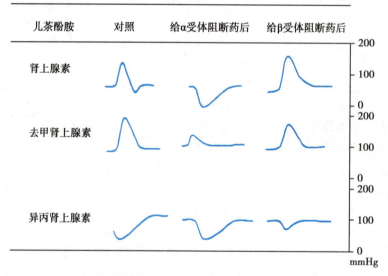

图 11-1　给肾上腺素受体阻断药前后,儿茶酚胺对犬血压的作用

α肾上腺素能受体介导内源性儿茶酚胺的许多重要作用。α_1肾上腺素能受体分为α_{1A}亚型和α_{1B}亚型,分别介导内脏平滑肌和动脉、静脉的收缩;而α_2肾上腺素能受体参与抑制交感神经输出、增加迷走神经张力、促进血小板聚集、抑制神经末梢释放 NE 和乙酰胆碱以及调节代谢作用(如抑制胰岛素分泌和抑制脂肪分解),并可介导某些动脉和静脉的收缩。

α受体阻断药具有较广泛的药理作用,根据这类药物对α_1、α_2受体的选择性不同,可将其分为三类:

1. 非选择性α受体阻断药

(1)短效类:酚妥拉明、妥拉唑林

(2)长效类:酚苄明

2. **选择性 α₁ 受体阻断药** 坦洛新（tamsulosin）、哌唑嗪（prazosin）、特拉唑嗪（terazosin）、多沙唑嗪（doxazosin）、阿夫唑嗪（alfuzosin）等。

3. **选择性 α₂ 受体阻断药** 育亨宾（yohimbine）。

一、非选择性 α 受体阻断药

酚妥拉明和妥拉唑林

【**体内过程**】 酚妥拉明（phentolamine）生物利用度低，口服效果仅为注射给药的20%。口服后30分钟血药浓度达峰值，作用维持3～6小时；肌内注射作用维持30～45分钟。大多以无活性的代谢物从尿中排泄。妥拉唑林（tolazoline）口服吸收缓慢，排泄较快，以注射给药为主。

【**药理作用**】 酚妥拉明和妥拉唑林与 α 受体以氢键、离子键结合，较为疏松，易于解离，故能竞争性地阻断 α 受体，对 α₁、α₂ 受体具有相似的亲和力，可拮抗肾上腺素的 α 型作用，使激动药的量-效曲线平行右移，但增加激动药的剂量仍可达到最大效应。妥拉唑林作用稍弱。

1. **血管** 酚妥拉明具有阻断血管平滑肌 α₁ 受体和直接扩张血管作用。静脉注射能使血管舒张，血压下降，静脉和小静脉扩张明显，舒张小动脉使肺动脉压下降，外周血管阻力降低。

2. **心脏** 酚妥拉明可兴奋心脏，使心肌收缩力增强，心率加快，心排出量增加。这种兴奋作用部分由血管舒张、血压下降，反射性兴奋交感神经引起；部分是阻断神经末梢突触前膜 α₂ 受体，从而促进去甲肾上腺素释放，激动心脏 β₁ 受体的结果。偶致心律失常。此外，酚妥拉明尚具有阻滞钾通道的作用。

3. **其他** 本药也能阻断 5-HT 受体，激动 M 胆碱受体和 H₁、H₂ 受体，促进肥大细胞释放组胺。其兴奋胃肠道平滑肌的作用可被阿托品拮抗。酚妥拉明可引起皮肤潮红等。妥拉唑林可增加唾液腺、汗腺等分泌。

【**临床应用**】

1. **治疗外周血管痉挛性疾病** 如肢端动脉痉挛的雷诺综合征、血栓闭塞性脉管炎及冻伤后遗症。

2. **去甲肾上腺素滴注外漏** 长期过量静脉滴注去甲肾上腺素或静脉滴注去甲肾上腺素外漏时，可致皮肤缺血、苍白和剧烈疼痛，甚至坏死，此时可用酚妥拉明10mg或妥拉唑林25mg溶于10～20ml生理盐水中做皮下浸润注射。

3. **治疗顽固性充血性心力衰竭和急性心肌梗死** 心力衰竭时，由于心排出量不足，导致交感张力增加、外周阻力增高、肺充血以及肺动脉压升高，易产生肺水肿。应用酚妥拉明可扩张血管、降低外周阻力，使心脏后负荷明显降低、左室舒张末压与肺动脉压下降、心排出量增加，心力衰竭得以减轻。用酚妥拉明等血管扩张药治疗其他药物无效的急性心肌梗死及充血性心脏病所致的心力衰竭。

4. **抗休克** 酚妥拉明舒张血管，降低外周阻力，使心排出量增加，并能降低肺循环阻力，防止肺水肿的发生，从而改善休克状态时的内脏血液灌注，解除微循环障碍。尤其对休克症状改善不佳而左心室充盈压增高者疗效好。适用于感染性、心源性和神经源性休克。但给药前必须补足血容量。有人主张合用去甲肾上腺素，目的是对抗去甲肾上腺素强大的 α₁ 受体激动作用，使血管收缩作用不致过分剧烈，并保留对心脏 β₁ 受体的激动作用，使心收缩力增加，提高其抗休克的疗效，减少毒性反应。

5. **肾上腺嗜铬细胞瘤** 酚妥拉明降低嗜铬细胞瘤所致的高血压，用于肾上腺嗜铬细胞瘤的鉴别诊断、骤发高血压危象以及手术前的准备。作鉴别诊断试验时，可引起严重低血压，曾有致死的报道，故应特别慎重。

6. **药物引起的高血压** 用于肾上腺素等拟交感胺药物过量所致的高血压。亦可用于突然停用可乐定或应用单胺氧化酶抑制药患者食用富含酪胺食物后出现的高血压危象。

7. **其他** 妥拉唑林可用于治疗新生儿的持续性肺动脉高压症，酚妥拉明口服或直接阴茎海绵体内注射用于诊断或治疗阳痿。

【不良反应】　常见的反应有低血压,胃肠平滑肌兴奋所致的腹痛、腹泻、呕吐和诱发溃疡病。静脉给药可能引起严重的心律失常和心绞痛,因此需缓慢注射或滴注。胃炎、胃十二指肠溃疡病、冠心病患者慎用。

酚苄明

【体内过程】　酚苄明(phenoxybenzamine,苯苄胺,dibenzyline)口服吸收达 20%～30%。因局部刺激性强,不作肌内或皮下注射。静脉注射酚苄明后,其分子中的氯乙胺基需环化形成乙撑亚胺基,才能与 α 受体牢固结合,阻断 α 受体,故起效慢,1 小时后达到最大效应,但作用强大;本品的脂溶性高,大剂量用药可蓄积于脂肪组织中,然后缓慢释放,故作用持久。主要经肝代谢,经肾及胆汁排泄。一次用药,12 小时排泄 50%,24 小时排泄 80%,作用可维持 3～4 天。

【药理作用】　酚苄明可与 α 受体形成牢固的共价键。在离体实验时,即使应用大剂量去甲肾上腺素也难以完全对抗其作用,须待药物从体内清除后,α 受体阻断作用才能消失,属于长效非竞争性 α 受体阻断药。酚苄明具有起效慢、作用强而持久的特点。

酚苄明能舒张血管,降低外周阻力,降低血压,其作用强度与交感神经兴奋性有关。对于静卧的正常人,酚苄明的降压作用不明显。但当伴有代偿性交感性血管收缩,如血容量减少或直立时,就会引起显著的血压下降。由于血压下降所引起反射作用,以及阻断突触前膜 α$_2$ 受体作用和对摄取-1、摄取-2 的抑制作用,可使心率加快。酚苄明除阻断 α 受体外,在高浓度应用时还具有抗 5-HT 及抗组胺作用。

【临床应用】
1. 用于外周血管痉挛性疾病。
2. 抗休克　适用于治疗感染性休克。
3. 治疗嗜铬细胞瘤　对不宜手术或恶性嗜铬细胞瘤的患者,可持续应用。也用于嗜铬细胞瘤术前准备。
4. 治疗良性前列腺增生　用于前列腺增生引起的阻塞性排尿困难,可明显改善症状,可能与阻断前列腺和膀胱底部的 α 受体有关。

【不良反应】　常见直立性低血压、反射性心动过速、心律失常及鼻塞;口服可致恶心、呕吐、嗜睡及疲乏等。静脉注射或用于休克时必须缓慢给药并且密切监护。

二、选择性 α$_1$ 受体阻断药

选择性 α$_1$ 受体阻断药对动脉和静脉的 α$_1$ 受体有较高的选择性阻断作用,对去甲肾上腺素能神经末梢突触前膜 α$_2$ 受体无明显作用,因此在拮抗去甲肾上腺素和肾上腺素的升压作用同时,无促进神经末梢释放去甲肾上腺素及明显加快心率的作用。α$_1$ 选择性受体阻断药,如哌唑嗪及其类似物,已取代“经典”α 受体阻断药用于治疗原发性高血压。

哌唑嗪

哌唑嗪(prazosin)对 α$_1$ 肾上腺素能受体的亲和力约是 α$_2$ 肾上腺素能受体的 1 000 倍,是典型的 α$_1$ 选择性肾上腺素能受体阻断药,而对 α$_{1A}$、α$_{1B}$ 亚型具有相似的效力。哌唑嗪和相关的 α 受体阻断药多沙唑嗪常用于治疗高血压。

【体内过程】　口服后吸收良好,C_{max} 1～3 小时。血浆蛋白结合率高,只有 5% 的药物以游离形式存在。哌唑嗪在肝脏中代谢,生物利用度约为 50%～70%。肾脏排泄,血浆 $t_{1/2}$ 约为 3 小时(充血性心力衰竭患者可延长至 6～8 小时)。

【药理作用】　主要作用是拮抗动脉和静脉中的 α$_1$ 肾上腺素受体。这导致外周血管阻力下降,静

脉回流到心脏的血流量减少。由于哌唑嗪几乎没有 α_2 受体阻断作用,因此它可能不会促进心脏交感神经末梢释放 NE,与其他血管扩张药物不同,通常不会增加心率,这与肼屈嗪等对静脉扩张作用极小的血管扩张药形成鲜明对比。还可降低低密度脂蛋白和甘油三酯的浓度,增加高密度脂蛋白的浓度。

【临床应用】 治疗高血压的作用可维持 7～10 小时。初始剂量应为 0.5mg,通常在睡前给药,这样患者至少会保持卧床数小时,以降低首次给药后可能出现晕厥反应的风险。根据血压情况,剂量会逐渐增加,当总剂量为 20mg 时,可观察到最大疗效。在治疗良性前列腺增生症的治疗中,通常使用的剂量为 1～5mg,每天两次。

【不良反应】 可引起晕厥,大多数由直立性低血压引起,亦可发生眩晕和嗜睡。不良反应发生率从高到低依次为眩晕、头痛、嗜睡、精神差、心悸、恶心。不良反应多发生在服药初期,可以耐受。

阿夫唑嗪

阿夫唑嗪(alfuzosin)是一种基于喹唑啉的 α_1 受体阻断药,对所有 α_1 受体亚型具有相似的亲和力,已被广泛用于治疗良性前列腺增生症,但未被批准用于治疗高血压。阿夫唑嗪的 $t_{1/2}$ 为 3～5 小时。阿夫唑嗪是 CYP3A4 的底物,故禁忌同时服用 CYP3A4 抑制药(如酮康唑、克拉霉素、伊曲康唑、利托那韦)。有 Q-T 间期延长综合征风险的患者应避免服用阿夫唑嗪。推荐剂量为每日一片 10mg 缓释片,每天固定一次餐后服用。

坦洛新

坦洛新(tamsulosin)对 α_{1A} 受体的阻断作用明显强于对 α_{1B} 受体阻断作用,生物利用度高,$t_{1/2}$ 为 9～15 小时,对良性前列腺增生疗效好,由此认为 α_{1A} 受体亚型可能是控制前列腺平滑肌最重要的 α 受体亚型。研究表明 α_{1A} 受体主要存在于前列腺,而 α_{1B} 主要存在于血管,所以尽管非选择性 α 受体阻断药酚苄明、选择性 α_1 受体阻断药如哌唑嗪和 α_{1A} 受体阻断药均可用于治疗良性前列腺增生,改善排尿困难,但对于心血管的影响明显不同,酚苄明可降低血压和引起心悸,哌唑嗪降低血压,而坦洛新则对心率和血压无明显影响。

三、选择性 α_2 受体阻断药

育亨宾

育亨宾(yohimbine)为选择性 α_2 受体阻断药。α_2 受体在介导交感神经系统反应中起重要作用,包括中枢与外周。易进入中枢神经系统,阻断 α_2 受体,可促进去甲肾上腺素能神经末梢释放去甲肾上腺素,增加交感神经张力,导致血压升高,心率加快。育亨宾也是 5-HT 的拮抗药。

育亨宾主要用做实验研究中的工具药,并可用于治疗男性性功能障碍及糖尿病患者的神经病变。选择性高的 α_2 受体阻断药如咪唑克生(idazoxan),可用于抑郁症的治疗。

第二节 | β 肾上腺素受体阻断药

β 肾上腺素受体阻断药(β-adrenoreceptor blockers,β-adrenoreceptor antagonists)能与去甲肾上腺素能神经递质或肾上腺素受体激动药竞争 β 受体,从而拮抗其 β 型拟肾上腺素作用。他们与激动药呈典型的竞争性拮抗(图 11-2)。β 肾上腺素受体阻断药可分为非选择性的(β_1、β_2 受体阻断药)和选择性的(β_1 受体阻断药)两类。在 β 受体阻断药物中,部分具有内在拟交感活性,因此本类药物又可分为有内在拟交感活性及无内在拟交感活性两类。

【体内过程】 β 受体阻断药的体内过程特点与各类药的脂溶性有关。β 受体阻断药口服后自小肠吸收,但由于受脂溶性及首过消除的影响,其生物利用度个体差异较大。如普萘洛尔、美托洛尔等

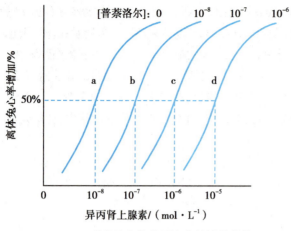

图 11-2 普萘洛尔的典型竞争性拮抗曲线

口服容易吸收,而生物利用度低;吲哚洛尔、阿替洛尔生物利用度相对较高。进入血液循环的 β 受体阻断药一般能分布到全身各组织,高脂溶性和低血浆蛋白结合率的 β 受体阻断药,分布容积较大。脂溶性高的药物主要在肝脏代谢,少量以原形随尿排泄。本类药物的半衰期多数在 3~6 小时,纳多洛尔的半衰期可达 14~24 小时,属长效 β 受体阻断药。脂溶性小的药物,如阿替洛尔、纳多洛尔主要以原形经肾排泄。由于本类药物主要由肝代谢、肾排泄,对肝、肾功能不良者应调整剂量或慎用,见表 11-1。

表 11-1 β 受体阻断药分类及药理学特性

药物名称	内在拟交感活性	膜稳定作用	脂溶性（$\lg K_p$*）	生物利用度 /%	血浆半衰期 /h	首过消除 /%	主要消除器官
非选择性 β 受体阻断药							
普萘洛尔（propranolol）	−	++	3.65	30	3~5	60~70	肝
纳多洛尔（nadolol）	−	−	0.71	30~40	14~24	0	肾
噻吗洛尔（timolol）	−	−	1.8	75	3~5	25~30	肝
卡替洛尔（carteolol）	++	−	1.1	85	6	15	肾
吲哚洛尔（pindolol）	++	+	1.75	90	3~4	10~20	肝、肾
选择性 β₁ 受体阻断药							
美托洛尔（metoprolol）	+[a]	+/−	2.15	50	3~4	25~60	肝
阿替洛尔（atenolol）	−	−	0.23	40	5~8	0~10	肾
醋丁洛尔（acebutolol）	+	+	1.9	40	2~4	30	肝
比索洛尔（bisoprolol）	−	−	2.2	≤90	9~12	≥10	肝、肾
艾司洛尔（esmolol）	−	−	1.7	NA	0.15	NA	红细胞、肾
α、β 受体阻断药							
拉贝洛尔（labetalol）	+/−	+/−	2.7	20~40	4~6	60	肝
阿罗洛尔（arotinolol）			−	70~85	10~12	0	肝、肾
卡维地洛（carvedilol）	−	+	3.8	25~35	7~10	65~75	肝、肾

注:* 辛醇 / 水分配系数;[a] 仅在超大剂量时显现。

【药理作用】

1. β 受体阻断作用

（1）心血管系统:在整体实验中,β 受体阻断药的作用取决于机体去甲肾上腺素能神经张力以及药物对 β 受体亚型的选择性。例如,它对正常人休息时心脏的作用较弱,当心脏交感神经张力增高时（运动或病理状态）,对心脏的抑制作用明显,主要表现为心率减慢,心肌收缩力减弱,心排出量减少,心肌耗氧量下降,血压略降。β 受体阻断药还能延缓心房和房室结的传导,延长心电图的 P-R 间期（房室传导时间）。应用 β 受体阻断药普萘洛尔引起肝、肾和骨骼肌等血流量减少,一方面来自其对血管 β₂ 受体的阻断作用,另一方面与其抑制心脏功能,反射性兴奋交感神经,使血管收缩、外周阻力增加有关。β 受体阻断药对正常人血压影响不明显,而对高血压患者具有降压作用。本类药物用于治疗高血压疗效可靠,但其降压机制复杂,可能涉及药物对多种系统β受体阻断的结果。

（2）支气管平滑肌:非选择性的β受体阻断药阻断支气管平滑肌的β_2受体,收缩支气管平滑肌而增加呼吸道阻力。但这种作用较弱,对正常人影响较少,对于支气管哮喘或慢性阻塞性肺疾病患者,有时可诱发或加重哮喘。选择性β_1受体阻断药的此作用较弱。

（3）代谢

1）脂肪代谢:一般认为人类脂肪的分解主要与激动β_1、β_3受体有关,近年β_3受体研究较多,认为存在于脂肪细胞中的β_3受体介导脂肪分解,最近人类β_3受体已被克隆。长期应用非选择性β受体阻断药可以增加血浆中极低密度脂蛋白(VLDL),中度升高血浆甘油三酯,降低高密度脂蛋白(HDL),而低密度脂蛋白(LDL)浓度无变化,减少游离脂肪酸自脂肪组织的释放,增加冠状动脉粥样硬化性心脏病的危险性。选择性的β_1受体阻断药对脂肪代谢作用较弱,其作用机制尚待研究。

2）糖代谢:肝糖原的分解与激动α_1和β_2受体有关,儿茶酚胺增加肝糖原的分解,可在低血糖时动员葡萄糖。当β受体阻断药与α受体阻断药合用时则可拮抗肾上腺素的升高血糖作用。普萘洛尔并不影响正常人的血糖水平,也不影响胰岛素的降血糖作用,但能延缓用胰岛素后血糖水平的恢复,可能是其抑制了低血糖引起儿茶酚胺释放所致的糖原分解。β受体阻断药往往会掩盖低血糖症状如心悸等,从而延误了低血糖的及时诊断。

3）甲状腺功能亢进时,β受体阻断药不仅能对抗机体对儿茶酚胺的敏感性增高,而且也可抑制甲状腺素(T_4)转变为三碘甲状腺原氨酸(T_3)的过程,有效控制甲亢症状。

（4）肾素:β受体阻断药通过阻断肾小球旁器细胞的β_1受体而抑制肾素的释放,这可能是其降血压作用原因之一。

2. 内在拟交感活性　有些β肾上腺素受体阻断药除了能阻断β受体外,对β受体亦具有部分激动作用(partial agonistic action),也称内在拟交感活性(intrinsic sympathomimetic activity,ISA)。由于这种作用较弱,通常被其β受体阻断作用所掩盖。若对实验动物预先给予利血平以耗竭体内儿茶酚胺,使药物的β受体阻断作用无从发挥,这时再用具有 ISA 的β受体阻断药,其激动β受体的作用即可表现出来,引起心率加速,心排出量增加等。ISA 较强的药物在临床应用时,其抑制心肌收缩力,减慢心率和收缩支气管作用较不具 ISA 的药物弱。

3. 膜稳定作用　实验证明,有些β受体阻断药具有局部麻醉作用(local anesthetic action)和奎尼丁样作用,这两种作用都由于其降低细胞膜对离子的通透性所致,故称为膜稳定作用。对人离体心肌细胞的膜稳定作用仅在高于临床有效血药浓度几十倍时发生。此外,无膜稳定作用的β受体阻断药对心律失常仍然有效。因此认为这一作用在常用量时与其治疗作用无明显相关。

4. 眼　降低眼内压,治疗青光眼,其作用机制可能是通过阻断睫状体的β受体,减少 cAMP 生成,进而减少房水产生。

【临床应用】

1. 心律失常　对多种原因引起的快速型心律失常有效,尤其对运动或情绪紧张、激动所致心律失常或因心肌缺血、强心苷中毒引起的心律失常疗效好。

2. 心绞痛和心肌梗死　对心绞痛有良好的疗效。对心肌梗死,早期应用普萘洛尔、美托洛尔和噻吗洛尔等均可降低心肌梗死患者的复发和猝死率。

3. 高血压　β受体阻断药是治疗高血压的基础药物。

4. 充血性心力衰竭　β受体阻断药对扩张型心肌病的心力衰竭治疗作用明显,现认为与以下几方面因素有关:①改善心脏舒张功能;②缓解由儿茶酚胺引起的心脏损害;③抑制前列腺素或肾素所致的缩血管作用;④使β受体上调,恢复心肌对内源性儿茶酚胺的敏感性。

5. 甲状腺功能亢进　近年将普萘洛尔用于治疗甲状腺功能亢进(甲亢)。甲亢时儿茶酚胺的过度作用引起的多种症状与β受体兴奋有关,特别是心脏和代谢方面的异常,因此应用β受体阻断药治疗效果明显。

6. 其他　噻吗洛尔局部应用减少房水形成,降低眼内压,用于治疗原发性开角型青光眼。新开发的治疗青光眼的 β 受体阻断药有左布诺洛尔(levobunolol)、美替洛尔(metipranolol)等。另外,β 受体阻断药还可用于偏头痛、减轻肌肉震颤及酒精中毒等。

【不良反应及禁忌证】　一般不良反应有恶心、呕吐、轻度腹泻等消化道症状,偶见过敏性皮疹和血小板减少等。严重的不良反应常与应用不当有关,可导致严重后果,主要包括:

1. **心血管反应**　由于对心脏 β_1 受体的阻断作用,出现心脏功能抑制,特别是心功能不全、窦性心动过缓和房室传导阻滞的患者,由于其心脏活动中交感神经占优势,故对本类药物敏感性提高,加重病情,甚至引起重度心功能不全、肺水肿、房室传导完全阻滞以致心搏骤停等严重后果。具有 ISA 的 β 受体阻断药较少出现心动过缓、负性肌力等心功能抑制现象。同时服用维拉帕米或用于抗心律失常时应特别注意缓慢型心律失常。对血管平滑肌 β_2 受体的阻断作用,可使外周血管收缩甚至痉挛,导致四肢发冷、皮肤苍白或发绀,出现雷诺症状或间歇跛行,甚至可引起脚趾溃烂和坏死。

2. **诱发或加重支气管哮喘**　由于对支气管平滑肌 β_2 受体的阻断作用,非选择性 β 受体阻断药可使呼吸道阻力增加,诱发或加剧哮喘,选择性 β_1 受体阻断药及具有内在拟交感活性的药物,一般不引起上述不良反应,但这类药物的选择性往往是相对的,故对哮喘患者仍应慎重。

3. **反跳现象**　长期应用 β 受体阻断药时如突然停药,可引起原来病情加重,如血压上升、严重心律失常或心绞痛发作次数增加,甚至产生急性心肌梗死或猝死,此种现象称为停药反应。其机制与受体向上调节有关,因此在病情控制后应逐渐减量直至停药。

4. **其他**　偶见眼-皮肤黏膜综合征,个别患者有幻觉、失眠和抑郁症状。少数人可出现低血糖及加强降血糖药的降血糖作用,掩盖低血糖时心悸的症状而出现严重后果,此时,可慎重选用具有 β_1 受体选择性的阻断药。

禁忌证:禁用于严重左室心功能不全、窦性心动过缓、重度房室传导阻滞和支气管哮喘的患者。心肌梗死患者及肝功能不良者应慎用。

一、非选择性 β 受体阻断药

普萘洛尔

普萘洛尔(propranolol,心得安)是等量的左旋和右旋异构体的消旋品,仅左旋体有阻断 β 受体的活性。

【体内过程】　口服吸收率大于 90%,主要在肝脏代谢,其代谢产物为 4-羟普萘洛尔,仍具有 β 受体阻断药的活性。首过消除率 60%~70%,生物利用度仅为 30%。口服后血浆药物达峰时间为 1~3 小时,$t_{1/2}$ 为 2~5 小时。老年人肝功能减退,$t_{1/2}$ 可延长。当长期或大剂量给药时,肝的消除能力饱和,其生物利用度可提高。血浆蛋白结合率大于 90%。易于通过血脑屏障和胎盘屏障,也可分泌于乳汁中。其代谢产物 90% 以上经肾排泄。不同个体口服相同剂量的普萘洛尔,血浆药物浓度相差可达 25 倍,这可能是由于肝消除功能不同所致。因此临床用药需从小剂量开始,逐渐增加到适当剂量。

【药理作用与临床应用】　普萘洛尔具有较强的 β 受体阻断作用,对 β_1 和 β_2 受体的选择性很低,无内在拟交感活性。用药后心率减慢,心肌收缩力和心排出量降低,冠脉血流量下降,心肌耗氧量明显减少,对高血压患者可使其血压下降,支气管阻力也有一定程度的增高。用于治疗心律失常、心绞痛、高血压、甲状腺功能亢进等。

纳多洛尔

纳多洛尔(nadolol,羟萘心安)对 β_1 和 β_2 受体的亲和力大致相同,阻断作用持续时间长,$t_{1/2}$ 为 10~12 小时,缺乏膜稳定性和内在拟交感活性。其他作用与普萘洛尔相似,但强度约为普萘洛尔的 6 倍。且可增加肾血流量,所以在肾功能不全且需用 β 受体阻断药者可首选此药。纳多洛尔在体内代谢不完全,主要以原形经肾脏排泄,由于半衰期长,可每天给药一次。在肾功能不全时可在体内蓄积,应注意调整剂量。

噻吗洛尔和卡替洛尔

噻吗洛尔(timolol,噻吗心安)和卡替洛尔(carteolol)为眼科常用的非选择性β肾上腺素受体阻断药,对β$_1$和β$_2$受体均有阻断作用。噻吗洛尔无内在拟交感活性和膜稳定作用,卡替洛尔具有内在拟交感活性。二者降眼内压机制主要是减少房水生成。噻吗洛尔0.1%～0.5%溶液的疗效与毛果芸香碱1%～4%溶液相近或较优,每天滴眼2次即可,无缩瞳和调节痉挛等不良反应。局部应用对心率及血压无明显影响。治疗青光眼时可被吸收,其副作用发生于敏感的患者,如哮喘或心功能不全者。卡替洛尔对原发性开角型青光眼具有良好的降低眼内压疗效。对于某些继发性青光眼、高眼压症、手术后未完全控制的闭角型青光眼以及其他药物及手术无效的青光眼,加用卡替洛尔滴眼可进一步增强降眼内压效果。具有扩张血管作用,可用于眼动脉堵塞患者,用药后可能会刺激结膜血管扩张,出现结膜充血的情况。

吲哚洛尔

吲哚洛尔(pindolol,心得静)作用类似普萘洛尔,其强度为普萘洛尔的6～15倍,且有较强的内在拟交感活性,主要表现在激动β$_2$受体方面。激动血管平滑肌β$_2$受体所致的舒张血管作用有利于高血压的治疗。对于心肌所含少量β$_2$受体(人心室肌β$_1$与β$_2$受体比率为74∶26,心房为86∶14)的激动,又可减少其心肌抑制作用。

其他此类药物还有索他洛尔(sotalol,甲磺胺心定)、布拉洛尔(bupranolol,氯甲苯心安)、二氯异丙肾上腺素(dichloroisoprenaline)、氧烯洛尔(oxprenolol,心得平)、阿普洛尔(alprenolol,心得舒)、莫普洛尔(moprolol,甲氧苯心安)、托利洛尔(toliprolol,甲苯心安)、卡波洛尔(carbonolol,喹诺酮心安)、硝苯洛尔(nifenalol,硝苯心定)、丙萘洛尔(pronethalol,萘心定)等。

二、选择性 β$_1$ 受体阻断药

美托洛尔

美托洛尔(metoprolol)对β$_1$受体有选择性阻断作用,缺乏内在拟交感活性,对β$_2$受体作用较弱,故增加呼吸道阻力作用较轻,但对哮喘患者仍需慎用。常用其酒石酸或琥珀酸盐,口服用于治疗各型高血压、心绞痛、心律失常、甲状腺功能亢进、心脏神经官能症等,近年来也用于伴有左心室收缩功能异常的症状稳定的慢性心力衰竭患者等。口服吸收迅速而完全,口服后1.5～2小时血药浓度达峰,生物利用度约50%,有效血药浓度0.05～0.1μg/ml,药物与血浆蛋白结合率约12%,半衰期3～4小时,具有亲脂性,主要经肝脏代谢,代谢物从肾脏排泄。静脉注射用于室上性快速型心律失常,预防和治疗心肌缺血、急性心肌梗死伴快速型心律失常和胸痛的患者。

艾司洛尔

艾司洛尔(esmolol)为选择性的β$_1$肾上腺素受体阻断药,主要作用于心肌的β$_1$肾上腺素受体,大剂量时对气管和血管平滑肌的β$_2$肾上腺素受体也有阻断作用。在治疗剂量无内在拟交感活性或膜稳定作用。临床使用其盐酸盐注射剂,起效快速,作用时间短,主要用于心房颤动、心房扑动时控制心室率,围手术期高血压以及窦性心动过速。

比索洛尔

比索洛尔(bisoprolol)是一种高选择性的β$_1$肾上腺素能受体阻断药,缺乏内在的拟交感活性或

膜稳定活性。它的 β_1 选择性高于美托洛尔、阿替洛尔或倍他洛尔,但低于奈必洛尔。被批准用于治疗高血压,降压效果好。一般耐受性良好;副作用包括头晕、心动过缓、低血压和疲劳。口服后吸收良好,生物利用度约为90%。通过肾脏排泄(50%)和肝脏代谢排出体外,血浆 $t_{1/2}$ 为 $11\sim17$ 小时。在选择与血管紧张素转化酶抑制药联用的 β 受体阻断药时,可将比索洛尔视为标准治疗选择。在稳定的中至重度慢性心力衰竭患者和高血压的治疗过程中,它可与酶抑制药和利尿药结合使用。还用于治疗心律失常和缺血性心脏病,并降低心功能不全的死亡率。

此类药物还有阿替洛尔(atenolol,氨酰心安)、妥拉洛尔(tolamolol,胺甲苯心安)、普拉洛尔(practolol,心得宁)、醋丁洛尔(acebutolol,醋丁酰心安)等。

第三节 ｜ α、β 肾上腺素受体阻断药

本类药物对 α、β 受体的阻断作用选择性不强,临床主要用于高血压的治疗,以拉贝洛尔为代表,其他药物还有布新洛尔(bucindolol)、阿罗洛尔(arotinolol)和氨磺洛尔(amosulalol)、卡维地洛(carvedilol)等。

拉贝洛尔

【体内过程】 拉贝洛尔(labetalol,柳胺苄心定)口服可吸收,部分可被首过消除,生物利用度 $20\%\sim40\%$,口服个体差异大,易受胃肠道内容物的影响。拉贝洛尔的 $t_{1/2}$ 为 $4\sim6$ 小时,血浆蛋白结合率为50%。约有99%在肝脏迅速代谢,少量以原形经肾脏排出。

【药理作用与临床应用】 由于在化学结构上有两个化学中心,有4种立体异构体,即 R,R 异构体、R,S 异构体、S,R 异构体及 S,S 异构体。其药理学特性较复杂,每种异构体可显示不同的活性,阻断受体的选择性各不相同,R,R 异构体主要阻断 β 受体;S,R 异构体几乎没有 β 受体阻断作用,对 α 受体的阻断作用最强;R,S 异构体几乎没有 α、β 受体阻断活性;S,S 异构体缺乏 β 受体阻断作用;R,R 异构体对 β_2 受体具有某些内在拟交感活性,可引起血管舒张。临床应用的拉贝洛尔为消旋混合物,所以兼有 α、β 受体的阻断作用,对 β 受体的阻断作用约为普萘洛尔的1/2.5,α 受体的阻断作用为酚妥拉明的 $1/10\sim1/6$,对 β 受体的阻断作用强于对 α 受体阻断作用的 $5\sim10$ 倍。由于对 β_2 受体的内在拟交感活性及药物的直接作用,可使血管舒张,增加肾血流量。

多用于中度和重度的高血压、心绞痛,静脉注射可用于高血压危象,与单纯 β 受体阻断药相比能降低卧位血压和外周阻力,一般不降低心排出量,可降低立位血压,引起直立性低血压。拉贝洛尔不影响胎儿的生长发育,在孕期服用可以安全有效地用于妊娠高血压。

【不良反应】 常见不良反应有眩晕、乏力、恶心等。哮喘及严重心功能不全者禁用。儿童、孕妇及脑出血者忌用静脉注射。注射液不能与葡萄糖盐水混合滴注。

阿罗洛尔

阿罗洛尔(arotinolol)为非选择性 α、β 受体阻断药。

【体内过程】 口服后2小时血药浓度达高峰,$t_{1/2}$ 约为10小时,连续给药无蓄积性。在体内代谢后仍保持一定的药理活性,其代谢产物部分经肾排泄,部分经粪便排泄。

【药理作用与临床应用】 与拉贝洛尔相比,α 受体阻断作用强于 β 受体阻断作用,其作用比大致为 $1:8$。临床观察表明可降低心肌收缩力,减慢心率,减少心肌耗氧量,减少心排出量。适度的 α 受体阻断作用,在不使末梢血管阻力升高的情况下,呈现 β 受体阻断作用而降压。可用于高血压、心绞痛及室上性心动过速的治疗,对高血压合并冠心病者疗效佳,可提高生存率。亦可用于原发性震颤的治疗,一般从每天10mg开始,最多不超过30mg。长期应用要定期监测心、肝、肾功能。如有心动过缓或低血压应减量或停药。

【不良反应及应用注意】 少见的不良反应有乏力、胸痛、头晕、稀便及肝脏转氨酶升高等。罕见的不良反应可见心悸、心动过缓、心力衰竭加重、周围循环障碍、消化不良、皮疹及荨麻疹等。孕妇及哺乳期妇女禁用。

卡维地洛

卡维地洛（carvedilol）是一个新型的同时具有 α_1、β_1 和 β_2 受体阻断作用的药物，无内在拟交感神经活性，高浓度时有钙拮抗作用，还具有抗氧化作用、抑制心肌细胞凋亡、抑制心肌重构等多种作用。它是左旋体和右旋体的混合物，前者具有 α_1 和 β_1 受体阻断作用，后者只具有 α_1 受体阻断作用，整体 α_1 和 β 受体阻断作用的比率为 1:10，因此阻断 α_1 受体引起的不良反应明显减少。卡维地洛是邻位取代的苯氧乙胺衍生物，其抗氧化作用的结构基础在于其侧链上的咪唑基团。能消除体内产生过量的自由基，抑制氧自由基诱导的脂质过氧化，保护细胞免受损伤。

卡维地洛是第一个被正式批准用于治疗心力衰竭的 β 受体阻断药。用于治疗充血性心力衰竭可以明显改善症状，提高射血分数，防止和逆转心力衰竭进展过程中出现的心肌重构，提高生活质量，降低心力衰竭患者的住院率和病死率。

用于治疗轻至中度高血压疗效与其他 β 受体阻断药、硝苯地平等类似。用药量应从小剂量开始（首次 $3.125\sim6.25\text{mg}$，2 次 /d），根据病情需要每 2 周增量一次，最大剂量可用到每次 50mg，每日 2 次。

（陈　立）

本章思维导图

本章目标测试

第十二章 | 中枢神经系统药理学概论

人体生命活动的过程主要依赖神经和内分泌(体液)两大系统进行调节,其中中枢神经系统(central nervous system,CNS)发挥主导作用,维持内环境的稳定,并对环境变化作出即时反应。CNS 的结构和功能远较外周神经系统复杂,含有数千亿个神经细胞,包括神经元和非神经元细胞。神经元间存在多种形式的突触联系,通过释放多种神经递质传递信息,进而作用于相应的受体与离子通道,形成逐级放大的细胞内信号转导途径。这种传导系统在不同神经元间又进一步形成各种神经环路,实现生命过程中诸多繁杂的功能。随着现代药理学的发展,一些药物被发现对中枢神经系统疾病具有治疗作用,如治疗帕金森病的左旋多巴、治疗精神分裂症的氯丙嗪等。这些药物主要通过作用于中枢突触传递的不同环节(递质、受体、受体后的信号转导等)影响人体的生理或病理过程。

第一节 | 中枢神经系统的生物学基础

CNS 是神经系统的重要组成部分,包括脑和脊髓。神经元和神经胶质细胞协同工作,组成复杂的神经网络系统,调节人体生命活动。

一、神经元

神经元(neuron)是 CNS 的基本结构和功能单位,人脑中约有 860 亿神经元。神经元的主要功能是接受、整合和传递信息,包括生物电和化学信息。典型的神经元可根据形态分为胞体和突起两部分。胞体内含有细胞核和各种合成细胞生命活动物质所需要的细胞器如粗面内质网、高尔基体、线粒体、溶酶体等,这些细胞器的基本功能与其他组织细胞的细胞器相同。神经元胞体中尚含有其特有的尼氏体(Nissl body)和神经原纤维(neurofibril)。神经元的胞体可通过细胞骨架向外延展,形成多个突起。短而分枝多的突起称为树突,主要负责接受信息;长而分枝少的突起称为轴突,其远端即轴突末梢,可与其他细胞形成突触,传递信息。在中枢神经系统中,一般把神经元胞体及其树突的集聚处称为灰质,把神经纤维(多为包裹有髓鞘的轴突)集聚处称为白质。

二、神经胶质细胞

神经胶质细胞(neuroglial cell)广泛分布于中枢神经系统,在形态和功能上与神经元差异明显,主要分为星形胶质细胞(astrocyte)、小胶质细胞(microglia)、少突胶质细胞(oligodendrocyte)和室管膜细胞(ependymal cell)等。星形胶质细胞是脑内数量最多、功能最复杂的一类神经胶质细胞,主要为神经元提供营养支持并维持中枢神经系统的稳态平衡,参与脑内的炎症和免疫应答。小胶质细胞是唯一来源于中胚层的神经细胞,作为脑内的天然免疫细胞,对脑内损伤产生急性免疫应答和慢性炎症反应,还调节突触的形成和修剪、神经元的存活与死亡等。少突胶质细胞包绕神经元轴突形成绝缘的髓鞘结构,协助动作电位跳跃式传导,提高神经纤维传导的速度,对轴突也具有导向、营养和支持作用。室管膜细胞分布在脊髓中央管和大脑的脑室,产生脑脊液并参与血脑屏障的形成。随着神经科学技术和理论的发展,神经胶质细胞在中枢神经系统中的重要作用及其与神经精神疾病的相关性正在逐渐被揭示,已成为研发神经精神系统疾病药物的重要靶点。

三、突触

突触（synapse）是神经元之间或神经元与效应细胞之间信息传递的基本结构单位，由突触前膜、突触间隙和突触后膜三部分构成。根据突触传递（synaptic transmission）的方式及结构特点，突触分为电突触、化学性突触和混合性突触。在哺乳动物脑内，除少部分脑区存在一些电突触外，几乎所有的突触都是化学性突触，是 CNS 中最重要的信息传递结构。

神经递质把信息从突触前神经元传递到突触后神经元。突触前神经元兴奋时，峰电位沿细胞膜传播到突触前膜，引起膜去极化，开启电压依赖性钙通道，胞外钙内流，胞内游离钙浓度升高。钙与钙调素结合，激活了钙调素依赖性蛋白激酶，使蛋白激酶 B 磷酸化，导致一些底物蛋白磷酸化。突触前膜内含有神经递质的囊泡，一旦囊泡上的突触结合蛋白与钙结合，这些囊泡就会通过与可溶性 N-乙基马来酰胺敏感因子附着蛋白受体（soluble N-ethylmaleimide-sensitive factor attachment protein receptors，SNARE）等蛋白的相互作用，将含有的神经递质以量子式释放的形式排入突触间隙。释放的神经递质经弥散而作用于突触后膜上的受体，触发兴奋性突触后电位（excitatory postsynaptic potential，EPSP）或抑制性突触后电位（inhibitory postsynaptic potential，IPSP）及其他一系列的生化反应，产生突触后效应，完成突触间的信息传递。随后，这些神经递质的消除主要是通过酶解作用、突触前膜或神经胶质细胞的摄取来完成，以保证突触的传递效率。因此，突触传递的过程主要包括神经递质的合成和贮存、突触前膜去极化和胞外钙内流触发递质的释放、递质与突触后受体结合引起突触后生物学效应、释放后的递质消除及囊泡的再循环。神经递质的释放受到突触前膜受体的反馈调控，改变进入末梢的钙离子量及其对钙离子的敏感性等均能调节递质的释放。

在中枢神经系统中，突触的传递效能具有可调节性，即"突触可塑性（synaptic plasticity）"，这被认为是构成学习和记忆的重要神经化学基础。同时，突触传递也可以是双向的，可由突触后传递到突触前，腺苷、腺苷三磷酸（ATP）、一氧化氮（NO）、花生四烯酸、血小板活化因子等均可作为逆行信使分子弥散至突触前神经元，调节突触前神经元活动和递质的合成与释放。神经胶质细胞通过调控胞内钙信号，引起胶质递质（gliotransmitter）释放，调控突触形成及可塑性，影响群体神经元的活动。

四、神经环路

神经环路（neuronal circuit）是由神经细胞与靶细胞之间通过神经突触直接联结所构成、承载神经信息传递与加工的结构体。一个神经元的树突或胞体能够接受来自一个或多个神经元多轴突末梢的突触联系，这种多信息影响同一个神经元的调节方式称为聚合。一个神经元也可以同时与多个神经元建立突触联系，使信息放大，这种方式称为辐散。神经元的树突、轴突与其他神经元各部分均可建立突触联系，构成具有各种特殊功能的微环路。CNS 中各种不同的神经环路均包含多次信息处理形式，使信息辐散或聚合、时空模式的叠加，构成复杂的神经网络，使信息加工、整合更为精细，调节活动更加准确、协调、和谐。

神经环路可分为结构性环路、功能性环路与病理性环路；从其涉及的范围又可分为局部微环路、长程投射通路与连接网络。目前认为神经环路常见的模式包括前馈兴奋（feedforward excitation）、前馈抑制和反馈抑制（feedforward and feedback inhibition）、侧抑制（lateral inhibition）和相互抑制（mutual inhibition）等。

第二节 ｜ 中枢神经递质及其受体

神经元在突触去极化后可释放多种活性物质，包括神经递质（neurotransmitter）、神经调质（neuromodulator）和神经激素（neurohormone）。神经递质是指由突触前膜释放、作用于突触后膜、形成兴奋性突触后电位或抑制性突触后电位的化学物质，其特点是传递信息快、作用强、选择性高。神经调质可由神经元释放,也可由胶质细胞或其他分泌细胞分泌,本身不具有递质活性,大多与 G 蛋白偶联受体结合后诱发缓慢的突触前或突触后电位,虽不直接引起突触后生物学效应,却能调制神经递质在突触前的释放或突触后的兴奋性。神经调质起效慢而持久,作用范围较广,如 NO、花生四烯酸等。神经激素也是神经末梢释放的化学物质,主要是神经肽类,如下丘脑释放的肽类激素,进入垂体门脉系统,在垂体前叶发挥其调节分泌的作用。从化学性质上看,氨基酸类物质主要是递质,乙酰胆碱和单胺类既是递质又是调质,主要视作用于何处的受体而定。而肽类物质少数是递质,多数是调质或神经激素。

本节主要介绍与常见中枢神经系统疾病相关的神经递质及其受体。

一、乙酰胆碱

乙酰胆碱(acetylcholine,ACh)是第一个被发现的脑内神经递质。脑内 ACh 的合成、贮存、释放、与受体相互作用及其灭活等突触传递过程与外周胆碱能神经元相同。

(一)中枢 ACh 能神经元分布

脑内的胆碱能神经元分布上存在两种类型:①胆碱能投射神经元:这些神经元在脑内分布较集中,分别组成胆碱能基底前脑复合体和胆碱能脑桥-中脑-被盖复合体;②局部分布的中间神经元:尤以纹状体最多,参与局部神经回路的组成。

(二)中枢 ACh 受体

脑内胆碱能受体主要是 M 受体,N 受体仅占不到 10%。脑内的 M 或 N 受体的药理特性与外周相似。M 受体属 G 蛋白偶联受体,由单一肽链组成,含有 7 个跨膜区段。目前已经发现 5 种不同亚型的 M 受体($M_1 \sim M_5$),其中 M_1、M_3 和 M_5 与 G_q 蛋白偶联,激活磷脂酶 C(PLC),促进第二信使三磷酸肌醇(IP_3)和甘油二酯(DG)的生成;M_2 和 M_4 亚型受体与 $G_{i/o}$ 蛋白偶联,抑制 cAMP 或 Ca^{2+}。脑内以 M_1 和 M_4 为主,密度较高的脑区包括大脑皮质、海马、纹状体、伏隔核、隔核、缰核、脚间核、上丘、下丘和顶盖前区等。N 受体属于配体门控离子通道受体,由 5 个亚单位(α、β、γ、δ、ε)以不同的组合构成五聚体形式。在中枢神经系统中,分布最多的是 $\alpha4\beta2$ 和 $\alpha7$ 两种 N 受体亚型。N 受体被激动后可开放受体离子通道,增加 Na^+、K^+ 或 Ca^{2+} 的通透性,引起膜去极化,产生突触后兴奋效应。

(三)中枢 ACh 的功能

中枢 ACh 主要涉及觉醒、学习、记忆和运动调节。脑干的上行激动系统包含胆碱能纤维,该系统的激活对于维持觉醒状态发挥重要作用。在阿尔茨海默病中,基底前脑 Meynert 基底核胆碱能神经元明显减少,神经元丢失的程度与学习记忆障碍的程度密切相关。目前治疗阿尔茨海默病的药物大多是中枢拟胆碱药。

二、去甲肾上腺素

中枢去甲肾上腺素(noradrenaline,NA)能神经元突触传递的基本过程与外周的传出神经系统相同。在 NA 能神经元内,去甲肾上腺素由多巴胺在多巴胺 β-羟化酶(dopamine-β-hydroxylase,DBH)的作用下转化生成。

(一)中枢 NA 能神经元分布

脑内 NA 能神经元胞体分布相对集中在脑桥及延髓,尤其是蓝斑核。NA 能神经元从蓝斑核投射至大脑皮质、海马、下丘脑、小脑、脑干核和脊髓等。除蓝斑核外,在脑桥延髓外侧大脑脚被盖网状结构中较松散聚集着一些 NA 能神经元核团,他们发出的投射纤维混合在蓝斑核的上述投射束投射到不同脑区。

(二)中枢 NA 受体

NA 受体均为 G 蛋白偶联受体,α 受体和 β 受体在中枢均有分布。其中,α_2 受体与 NA 的亲和力最高,α_{2A} 和 α_{2C} 亚型在突触前、后膜上均有表达,α_{2B} 亚型主要表达在突触后膜上。α_2 受体偶联 G_i 蛋白,降低胞内 cAMP,主要介导抑制性生物学效应。α_1 受体与 NA 的亲和力较低,偶联 G_q 蛋白,激活 PLC,增加胞内 IP_3 和 DG,产生兴奋效应。β 受体与 NA 的亲和力最低,偶联 G_s 蛋白,激活 cAMP 信号通路,也产生兴奋效应。

（三）中枢 NA 的功能

蓝斑 NA 系统对注意力、警觉性和睡眠觉醒周期有着调节功能。脑干被盖 NA 系统调节神经内分泌和内脏功能,如摄食、饮水、生殖行为、自主调节等。中枢 NA 投射也影响着情绪行为,是抑郁症单胺假说的重要依据。三环类抗抑郁药的主要作用机制是非选择性抑制突触前膜转运体对单胺类递质的再摄取,间接增强了脑内 NA 和 5-HT 能神经元的突触传递。

三、多巴胺

多巴胺(dopamine,DA)是脑内含量最丰富的儿茶酚胺类神经递质。在 DA 能神经元内,L-酪氨酸在酪氨酸羟化酶(tyrosine hydroxylase,TH)和多巴脱羧酶(DOPA decarboxylase)作用下生成 DA。释放出的 DA 可通过突触前膜的 DA 转运蛋白(dopamine transporter,DAT)的再摄取进行循环利用,也可通过单胺氧化酶(monoamine oxidase,MAO)或儿茶酚-O-甲基转移酶(COMT)降解消除。DAT 与许多神经精神疾病的发生发展相关,如可卡因成瘾的主要机制在于药物对 DAT 的抑制,帕金森病早期的重要病理机制之一也是 DAT 功能的减退。

（一）中枢 DA 能神经元分布

DA 神经元在 CNS 的分布相对集中,投射通路清晰,支配范围局限。人类中枢主要存在 4 条 DA 神经通路:①黑质-纹状体通路:其胞体位于黑质致密区(A_9),主要支配纹状体,该通路所含有的 DA 含量占全脑的 70% 以上,是锥体外系运动功能的高级中枢。②中脑-边缘通路:其胞体位于顶盖腹侧区(A_{10}),主要支配伏隔核和嗅结节。③中脑-皮质通路:其胞体主要位于顶盖腹侧区,支配大脑皮质的一些区域,如前额叶、扣带回、内嗅脑和梨状回的皮质。④结节-漏斗通路:其胞体主要位于弓状核和室周核,DA 神经末梢终止在漏斗核和正中隆起,主要调控垂体激素的分泌,如抑制催乳素的分泌、促进促肾上腺皮质激素和生长激素的分泌等。

（二）中枢 DA 受体

目前已发现 5 种 DA 受体($D_1 \sim D_5$),均为 G 蛋白偶联受体。根据药理特性和调节 cAMP 的能力,DA 受体可分为 D_1 样(D_1 和 D_5)和 D_2 样(D_2、D_3 和 D_4)两类。D_1 样受体主要分布在突触后膜,激活后会增加 cAMP 含量;D_2 样受体在突触前膜和突触后膜均有分布,激活后可减少 cAMP 含量,发挥不同的生物学效应,如突触后膜的 D_2 受体参与运动行为和锥体外系的调节,而突触前膜的 D_2 受体则作为自身受体负反馈调节 DA 的释放和神经元的兴奋性。黑质-纹状体通路主要存在 D_1 样受体和 D_2 样受体,中脑-边缘通路和中脑-皮质通路主要存在 D_2 样受体。结节-漏斗通路主要存在 D_2 样受体中的 D_2 亚型。D_3 受体在边缘系统分布水平很高,也是一种自身受体,主要参与 DA 能神经元自身功能(放电、递质的合成和释放)的负反馈调控。D_4 受体不同于其他两种 D_2 样受体,主要表达于皮质及其他纹状体外脑区,可能与精神分裂症、帕金森病、躁狂症等发生和发展密切相关,目前仅发现氯氮平对其具有高亲和力。

（三）中枢 DA 的功能

脑内 DA 的生理作用广泛,且与其投射通路有着比较清晰的对应关系。黑质-纹状体通路主要调控运动行为,减弱该通路的 DA 功能可导致帕金森病;反之,该通路的功能亢进时,则出现亨廷顿病或多动症。目前临床使用的抗帕金森病药主要是补充 DA 的绝对不足或应用 DA 受体激动药。中脑-边缘通路和中脑-皮质通路主要调控人类的精神活动,前者主要调控情绪反应,后者则主要调控认知、思想、感觉、理解和推理能力。目前认为,精神分裂症幻觉、妄想等阳性症状主要与这两个 DA 通路功能亢进密切相关。因此,临床治疗精神分裂症的药物大多是 DA 受体阻断药。此外,DA 还与奖赏行为和学习记忆等高级认知活动相关。

四、5-羟色胺

5-羟色胺(5-hydroxytryptamine,5-HT)最早是从血清中发现的,故又名血清素。在 5-HT 能神经元内,色氨酸在色氨酸羟化酶的催化下生成 5-羟色氨酸,再经脱羧酶的作用成为 5-HT。5-HT 的储存、释放和灭活均与 NA 和 DA 等儿茶酚胺类递质相似。突触前膜 5-HT 转运体(serotonin transporter, SERT)是神经递质钠同向转运蛋白(neurotransmitter sodium symporter, NSS)家族的成员,对维持突触间隙内的 5-HT 含量具有重要意义。

(一) 中枢 5-HT 能神经元分布

5-HT 能神经元主要集中在脑桥、延髓中线旁的中缝核群,共组成 9 个 5-HT 能神经核团($B_1 \sim B_9$),以中脑核群含量最高,而黑质、红核、丘脑及丘脑下部、杏仁核、壳核、尾核和海马含量较低。

(二) 中枢 5-HT 受体

目前已克隆出 14 种不同亚型的 5-HT 受体,根据受体偶联的信号转导系统及其氨基酸顺序的同源性,把 5-HT 受体分成 7 种亚型($5\text{-HT}_{1\sim7}$),除了 5-HT_3 受体是配体门控离子通道受体以外,其他 5-HT 受体都为 G 蛋白偶联受体。目前,$5\text{-HT}_1 \sim 5\text{-HT}_4$ 受体与临床疾病的相关性研究较多。5-HT_1 受体可分为 5 个亚亚型(5-HT_{1A}、5-HT_{1B}、5-HT_{1D}、5-HT_{1E}、5-HT_{1F}),是 5-HT 受体最庞大的亚型。5-HT_{1A} 受体主要分布在大脑皮质、海马、脑隔膜、杏仁核和中缝核。5-HT_2 受体可分为 $5\text{-HT}_{2A\sim2C}$ 三种亚亚型,均通过 G_q 蛋白激活磷脂酶 C,促进磷脂酰肌醇代谢。5-HT_3 受体激活后,可通过促进钠、钾离子的跨膜转运而引起膜去极化。中枢 5-HT_3 受体与痛觉传递、焦虑、认知、药物依赖等有关。5-HT_3 受体阻断药具有很强的镇吐作用,可用于肿瘤化疗的辅助治疗。5-HT_4 受体与学习记忆和抑郁症等相关。

(三) 中枢 5-HT 的功能

脑内 5-HT 具有广泛的功能,参与心血管活动、觉醒-睡眠周期、痛觉、精神情感活动和下丘脑-垂体的神经内分泌活动的调节。5-HT 递质系统的含量或功能异常可能与精神分裂症、抑郁症、偏头痛等多种疾病相关。5-HT 转运体是抗抑郁药的主要作用靶标,目前抗抑郁药的主要作用机制之一就是抑制 5-HT 的再摄取。

五、γ-氨基丁酸

γ-氨基丁酸(gamma aminobutyric acid, GABA)是脑内最重要的抑制性神经递质,在发育早期具有兴奋作用。在 GABA 能神经元内,谷氨酸经谷氨酸脱羧酶脱羧生成 GABA。当神经元兴奋时,GABA 经突触前膜释放到突触间隙,然后被突触前膜或胶质细胞摄取清除。

(一) 中枢 GABA 能神经元分布

脑内广泛存在 GABA 能神经元,多为中间神经元,主要分布在大脑皮质、海马和小脑。目前仅发现两条长轴突投射的 GABA 能通路:小脑-前庭外侧核通路,从小脑浦肯野细胞投射到小脑深部核团及脑干的前庭核;另一通路是从纹状体投射到中脑黑质。黑质是脑内 GABA 浓度最高的脑区。

(二) 中枢 GABA 受体

目前发现 $GABA_A$、$GABA_B$ 和 $GABA_C$ 三个 GABA 受体亚型。脑内 GABA 受体主要是 $GABA_A$ 受体,$GABA_B$ 受体较少,$GABA_C$ 受体目前仅在视网膜上发现。$GABA_A$ 受体是化学门控离子通道受体,由 5 种不同的亚基组成(α、β、γ、δ 和 ρ),5 个亚基围绕组成中空的氯离子通道。β 亚基上有 GABA 的结合位点,其他亚基上也存在一些调节 GABA 受体氯离子通道的位点,包括苯二氮䓬类(BZ)、巴比妥类、印防己毒素等离子通道阻滞药、类固醇和兴奋剂的结合点。上述药物与相应的位点结合可引起 $GABA_A$ 受体构象改变,影响受体与 GABA 的亲和力以及通道的氯电导性。其中以 BZ 调节点最引人注目。BZ 位点在 α 亚基上,BZ 位点的激动药如地西泮和氯硝西泮、反向激动药如 β-咔啉(β-carboline)和阻断药氟马西尼(flumazenil)等均可与 α 亚基结合,氟马西尼可拮抗 BZ 激动药和反向激动药的作用。BZ 激动药与 α 亚基结合后可增强受体与 GABA 的亲和力,增加氯通道的开放频率,增强 GABA 能神经元的传递作用,产生抗焦虑、镇静催眠、抗惊厥等作用。反向激动药与 BZ 结合位点结合则产生拮抗 GABA 的作用,可诱发焦虑、惊厥。巴比妥类及印防己毒素主要作用于氯通道,分别延长离子通道的开启或阻滞。$GABA_A$ 受体是镇静催眠药和一些抗癫痫药的作用靶点。$GABA_B$ 受体属 G 蛋白偶联受体家族;突触前的 $GABA_B$ 主要通过阻滞钙通道,减少 Ca^{2+} 内流,抑制神经递质的释放;而突触后 $GABA_B$ 受体则是促进钾通道开放,增加 K^+ 外流,导致细胞膜超极化,产生 IPSP。因此,无论在突触前或突触后的 $GABA_B$ 受体均介导抑制性效应。

(三) 中枢 GABA 的功能

GABA 通过激活不同 GABA 亚型受体而产生突触前或突触后抑制效应。BZ 和巴比妥类药物通过增强中枢 GABA 能系统传递功能,产生镇静、抗焦虑、抗惊厥等作用。GABA 在癫痫、阿尔茨海默病、帕金森病和亨廷顿病的发病机制中也具有重要作用,还参与疼痛、神经内分泌和摄食行为的调节。

六、谷氨酸

谷氨酸(glutamate,Glu)是 CNS 内主要的兴奋性递质,脑内 50% 以上的突触是以 Glu 为递质的兴奋性突触。Glu 也是哺乳动物脑内含量最高的氨基酸,是体内物质代谢的中间产物,也是合成 GABA 的前体物质。目前尚无法区分作为中间代谢产物的 Glu 与作为神经递质的 Glu。一般认为谷氨酰胺酶水解谷氨酰胺生成的 Glu 是合成 Glu 递质的途径。作为递质的 Glu 可贮存在突触囊泡内,也存在于末梢的胞质中。

(一) 中枢 Glu 能神经元分布

脑内广泛存在 Glu 能神经元,在大脑皮质、海马、纹状体、小脑和丘脑等脑区分布较多。大脑皮质的 Glu 能神经元可投射到纹状体、丘脑、黑质、红核、楔束核和脊髓,海马的 Glu 能神经元可投射到隔核、斜角带核、伏隔核、新纹状体等核团。

(二) 中枢 Glu 受体

Glu 受体主要分为两类:离子型(ionotropic glutamate receptors,iGluRs)和代谢型(metabotropic glutamate receptors,mGluRs)。iGluRs 均为配体门控离子通道受体,根据其对不同激动药的选择性分为三类:对 N-甲基-D-天冬氨酸(N-methyl-D-aspartate,NMDA)敏感的受体称为 NMDA 受体,对 α-氨基-3-羟基-5-甲基-4-异噁唑丙酸(α-amino-3-hydroxy-5-methyl-4-isoxazole propionate,AMPA)敏感的受体称为 AMPA 受体,对海人藻酸(kainic acid,KA)敏感的受体称为 KA 受体。NMDA 受体激动时,其偶联的阳离子通道开放,允许 Na^+、K^+ 或 Ca^{2+} 通过,高钙电导是 NMDA 受体的特点之一,也是 NMDA 受体与兴奋性神经毒性、长时程突触加强(LTP)、记忆学习行为密切相关的原因。AMPA 受体及 KA 受体激动时,主要允许 Na^+ 和 K^+ 通过,引起突触后膜去极化,诱发快速的 EPSP,参与兴奋性突触的传递。NMDA 受体和非 NMDA 受体在突触传递及兴奋神经毒性作用中具有协同作用。mGluRs 属于 G 蛋白偶联受体家族,目前已克隆出 8 种不同亚型的 mGluRs($mGluR_1$~$mGluR_8$)。根据一级结构的相似性、偶联的信号转导途径及药理学特性的差异,将 8 种 mGluRs 亚型分成 3 组:第 1 组包括 $mGluR_1$ 和 $mGluR_5$,通过 G 蛋白激活磷脂酰肌醇 C,促进磷脂酰肌醇水解成三磷酸肌醇(IP_3)和甘油二酯(DG),并促进细胞内 Ca^{2+} 释放,产生兴奋效应,与分布在同一神经元上的 NMDA 受体和非 NMDA 受体有协同作用;第 2 组包括 $mGluR_2$ 和 $mGluR_3$,受体激活后通过 G_i 蛋白偶联腺苷酸环化酶(AC),使胞内 cAMP 下降而介导生物学效应;第 3 组包括 $mGluR_4$ 和 $mGluR_{6\sim8}$,这组受体也通过 G_i 蛋白与 AC 相偶联。

(三) 中枢 Glu 的功能

Glu 与神经系统发育、神经元的可塑性和学习记忆密切相关。但 Glu 的过多释放又会导致神经元的兴奋性过度和死亡,即"兴奋性毒性(excitotoxicity)"。因此,作为神经递质的 Glu 与诸多中枢神经系统疾病(如缺血性脑卒中、低血糖脑损害、癫痫、脑外伤和神经退行性疾病等)的发生和发展密切相关。

七、组胺

组胺(histamine,HA)是由组氨酸在脱羧酶的作用下产生的,长期被认为只是一种参与局部免疫反应和调节肠道的局部激素,近年来才被发现也是一种中枢神经递质。本节主要介绍组胺作为神经递质的作用,其他作用详见第三十章影响自体活性物质的药物。

(一) 中枢 HA 能神经元分布

HA 能神经元主要位于下丘脑结节乳头核和中脑的网状结构,发出上、下行纤维。上行纤维经内侧前脑束弥散投射到端脑,下行纤维可投射到低位脑干及脊髓。

(二) 中枢组胺受体

组胺受体被分为 H_1、H_2、H_3 和 H_4 受体,均为 G 蛋白偶联受体。其中,H_1、H_2 和 H_3 受体在脑内均有表达,H_4 受体主要表达在外周组织上。H_1 受体主要通过 G_q 蛋白偶联磷脂酶 C 促进磷脂肌醇代谢,增加 IP_3 和 DG。H_2 受体通过 G_s 蛋白激活腺苷酸环化酶,增加 cAMP。H_3 受体在脑内有大量的异构体,信号转导机制多样。

(三) 中枢组胺的功能

脑内组胺的生理作用非常广泛,参与饮水、摄食、体温调节、觉醒和激素分泌的调节,与失眠、头痛、帕金森病、精神障碍等多种中枢神经系统疾病相关。

八、神经肽

神经肽(neuropeptides)是由神经元合成和释放的一类生物活性多肽,可以在中枢神经系统中发挥神经递质、调质或激素的作用。从下丘脑分离纯化出的加压素和催产素是最早确定的神经肽。随后相继在脑内发现多种神经肽,但至今许多神经肽的确切功能仍不清楚。目前所知作为激素发挥作用的神经肽仅占少部分,大多数神经肽参与突触信息传递,发挥神经递质或调质的作用。本节仅着重述及与突触传递有关的共同特性。

(一) 神经肽的合成与代谢

神经肽与经典神经递质的合成、贮存、释放、与受体相互作用及灭活方式都不同。神经肽是多肽,与其他蛋白、多肽合成一样,受基因 DNA 模板控制,经转录成 mRNA 后在核糖体翻译。往往先合成神经肽的前体后被输入粗面内质网,经一系列酶的修饰加工成为神经肽原,再从神经肽原转化为有活性的神经肽。同一基因在不同神经元中可以通过选择性剪切形成不同的神经肽,如前脑啡肽原可产生 14 种生物活性肽,都属于阿片肽。神经肽储存在突触囊泡内,但主要在大致密核心囊泡(large dense-core vesicle,LDCV)内,而不是像经典小分子神经递质储存在突触小囊泡(small synaptic vesicle,SSV)。目前已知多数神经肽常与经典小分子神经递质共存;当神经元兴奋时,两者同时释放,但神经肽释放比较慢,作用缓慢而持久,主要通过酶促降解方式失活。

(二) 神经肽受体

各种神经肽都有其作用的受体及不同的受体亚型,几乎所有的神经肽受体都属 G 蛋白偶联受体家族。如阿片受体 μ、δ、κ 受体通过 G_i/G_o 蛋白与腺苷酸环化酶或钙通道、钾通道偶联,引起 cAMP 下降或膜对 Ca^{2+}、K^+ 的通透性改变。

(三) 神经肽的功能

神经肽功能广泛,在中枢和外周系统的功能整合中发挥重要作用,包括对痛觉、生长发育、水盐代谢、体温、呼吸消化、行为和记忆等的调节。经典递质与神经肽相辅相成,协同作用,使信息加工更精细,调节活动更精确、协调、和谐。

第三节 │ 中枢神经系统药理学特点

尽管 CNS 功能非常复杂,但就其功能水平而言,不外乎兴奋和抑制,故可将作用于 CNS 的药物分为中枢兴奋药和中枢抑制药两大类。从整体水平来看,中枢神经兴奋时,按兴奋性自弱到强表现为欣快、失眠、不安、幻觉、妄想、躁狂、惊厥等;中枢神经抑制则表现为镇静、抑郁、睡眠、昏迷等。进化程度高的脑组织对药物的敏感性高,大脑皮质的抑制功能又比兴奋功能敏感,易受药物影响。延髓的生命中枢则较稳定,只有在极度抑制状态时才出现血压下降、呼吸停止。通过引起不同脑组织的兴奋或抑制,药物可对中枢某种特殊功能产生选择性作用,如镇痛、抗精神病、解热等。

绝大多数中枢药物的作用方式是影响突触化学传递的某一环节,引起相应的功能变化,例如影响递质的合成、储存、释放和灭活过程,激动或拮抗受体等。凡是使抑制性递质释放增多或激动抑制性受体,均可引起抑制性效应,反之则引起兴奋;凡是使兴奋性递质释放增多或激动兴奋性受体,引起兴奋效应,反之则导致抑制。因此,研究药物对递质和受体的影响是阐明中枢药物作用复杂性的关键环节,而对细胞内信使和离子通道及其基因调控的研究则可进一步阐释药物作用的机制。

尚有少数药物只一般地影响神经细胞的能量代谢或膜稳定性。这类药物除药物效应随剂量增加外,作用范围也会随剂量扩大。这类药物无竞争性拮抗药或特效解毒药,亦称非特异性作用药物,例如全身麻醉药等。

作用于CNS的药物的作用方式与作用于传出神经的药物相似,也可按其对递质和受体的作用进行分类(表12-1),表中概括了本教材中可作用于CNS药物的主要药理作用、作用靶点和机制。

表 12-1 作用于中枢神经系统的药物按作用机制分类

作用靶点	作用机制	代表药物	主要药理作用
ACh能神经系统	阻断M受体	阿托品	中枢兴奋,后转为中枢抑制
		苯海索	抗帕金森病
	阻断M_1受体	东莨菪碱	中枢抑制
	抑制胆碱酯酶	多奈哌齐、利斯的明、加兰他敏	抗阿尔茨海默病
NA能神经系统	激动受体、促进NA释放	麻黄碱	中枢兴奋
	抑制NA释放	锂盐	抗躁狂
	抑制NA再摄取	丙米嗪、地昔帕明	抗抑郁
	耗竭NA贮存	利血平	中枢镇静
	激动α_2受体	可乐定	中枢性降压、中枢抑制
	激动α、β受体	麻黄碱	中枢兴奋
	阻断α_2受体	米氮平	抗抑郁
	阻断β受体	普萘洛尔	降压、噩梦、幻觉
DA能神经系统	合成DA	左旋多巴	抗帕金森病
	抑制DA降解	司来吉兰、吗氯贝胺	抗帕金森病、抗抑郁
		恩他卡朋	抗帕金森病
	激动DA受体	普拉克索	抗帕金森病
	阻断DA受体	氯丙嗪、氟哌啶醇、舒必利	抗精神病、镇吐
5-HT能神经系统	抑制5-HT再摄取	氟西汀	抗抑郁
	抑制5-HT/NA再摄取	文拉法辛	抗抑郁
	抑制5-HT再摄取/阻断5-HT受体	曲唑酮	抗抑郁
	激动5-HT受体	舒马普坦、丁螺环酮	镇痛、抗焦虑
	阻断5-HT受体	二甲麦角新碱、氯氮平	镇痛、抗精神病
GABA能神经系统	增强GABA作用	地西泮、唑吡坦、佐匹克隆	抗焦虑、镇静催眠、抗惊厥、抗癫痫

续表

作用靶点	作用机制	代表药物	主要药理作用
HA 能 神经系统	阻断 H$_1$ 受体	苯海拉明	中枢抑制
阿片肽	激动阿片受体 阻断阿片受体	阿片类(吗啡、哌替啶) 纳洛酮	镇痛、镇静、呼吸抑制 解除阿片类药物的急性 毒性和中枢抑制作用

（胡　刚）

本章思维导图

本章目标测试

第十三章 | 全身麻醉药

全身麻醉药(general anesthetics)简称全麻药,是指能可逆性抑制中枢神经系统功能,引起暂时性感觉和意识丧失,骨骼肌松弛,以确保外科手术实施和其他令人不适的伤害性操作顺利进行的药物。麻醉作用包括镇痛、催眠、肌松、遗忘、意识消失、抑制异常应激反应等诸多方面,但镇痛作用是其中最基本、最重要的作用。

全身麻醉药分为吸入麻醉药和静脉麻醉药。全麻药经呼吸、注射等方式进入体内,并通过血液循环作用于人体大脑,进而在一定的时间内阻断了中枢神经系统各区域之间的信息传递,产生麻醉作用。

【作用机制】 全麻药的作用机制尚未完全清楚,现已确认全麻药的麻醉活性与其脂溶性存在密切关系,化学结构迥然不同的全麻药均具有较高脂溶性,且脂溶性越高,麻醉作用越强。面对复杂的中枢神经系统和神经网络,全麻药的作用机制也呈现出多样性,不同全麻药的作用机制不尽相同,同一全麻药也可能作用于多个靶点,具有多种作用机制。全麻药通过与中枢神经系统中的多个靶点结合,抑制兴奋性突触和增强抑制性突触的传递功能而发挥作用,现已明确的全麻药主要分子靶点有以下几种:

1. γ-氨基丁酸 A 型受体(GABA$_A$ receptor)是中枢神经系统中主要的抑制性神经递质受体。大多数的全麻药可与该受体结合,提高该受体对神经递质 γ-氨基丁酸的敏感性,增加 Cl$^-$ 通道的开放频率,使细胞膜超极化,导致中枢抑制。比如依托咪酯和丙泊酚通过作用于该受体的 β 亚基,诱导催眠和意识丧失。巴比妥类、苯二氮䓬类药物和挥发性液体麻醉药均被发现能够与 γ-氨基丁酸 A 型受体结合,参与其麻醉过程。

2. 甘氨酸受体(glycine receptor)在结构和功能上与 GABA$_A$ 受体密切相关,当处于活化状态时,同样能够增加 Cl$^-$ 通道的开放频率,使细胞膜超极化,进而抑制神经系统的兴奋性。甘氨酸受体主要分布在脊髓,全麻药通过与之结合,可能参与了对脊髓功能的调节。

3. 双孔结构域 K$^+$ 通道(K$_{2p}$)是神经元静息膜电位的重要决定因素,对神经元放电速率具有负调控作用,该通道参与了挥发性液体麻醉药和氧化亚氮诱导的麻醉作用。

4. 离子型谷氨酸受体包括 NMDA 受体、AMPA 受体和 KA 受体,这些受体属于中枢兴奋性离子通道,通过与兴奋性神经递质谷氨酸结合,调控通道的开闭状态。全麻药氧化亚氮和氯胺酮通过抑制这类受体的活性,诱导其麻醉作用。

5. 烟碱型乙酰胆碱受体(nAChR)的活化能够促进多种神经递质的释放,挥发性液体麻醉药、氧化亚氮和氯胺酮均表现出对该受体的抑制作用。

第一节 | 吸入麻醉药

吸入麻醉药(inhalation anesthetics)是挥发性液体或气体的全麻药,经呼吸道吸入给药。挥发性液体麻醉药有乙醚、氟烷、恩氟烷、异氟烷、地氟烷和七氟烷等;挥发性气体麻醉药有氧化亚氮。吸入给药后由呼吸道经肺泡吸收,麻醉深度可通过对吸入气体中的全麻药浓度(分压)进行调节控制并维持满足手术需要的麻醉深度。

吸入麻醉是全身麻醉的主要方法,其麻醉深浅与药物在脑组织中的分压有关,当麻醉药从体内排出或在体内代谢后,患者逐渐恢复清醒,且不留任何后遗症。吸入麻醉容易控制,比较安全、有效,是麻醉中常用的一种方法。

NOTES

由于达到麻醉稳定状态时脑内麻醉药浓度相当于肺泡内药物浓度,因此,吸入麻醉药的作用强度可以用最低肺泡有效浓度(minimal alveolar concentration,MAC)来衡量。该浓度是指能使50%患者痛觉消失的肺泡气体中的药物浓度,单位是vol%。每种吸入麻醉药均有恒定的MAC值,其值越低,该药的麻醉作用越强。

【体内过程】

1. 吸收　吸入麻醉药以气体状态经肺泡吸收入血,经血液转运进入脑组织,依据量-效关系而产生效应,即药物经过气-血与血-脑过程(由肺泡气经血转运到脑组织)而发挥作用。吸入麻醉药的吸收受多种因素影响,包括:①药物溶解度,全麻药在血中的溶解度通常用血中药物浓度与吸入气体中药物浓度达到平衡时的比值即血/气分布系数表示。血/气分布系数大的药物,在血液中溶解度大,肺泡、血中和脑内的药物分压上升比较缓慢,麻醉诱导时间长。血/气分布系数小的药物,在血液中溶解度小,在肺泡气、血中和脑内的药物分压能快速提高,麻醉诱导时间较短。②肺血流量,肺血流量越大,药物入血速度越快;③吸入麻醉药在吸入混合气体中的浓度;④肺通气量。

2. 分布　吸入麻醉药吸收后随即分布转运到各器官,其分布药量和速率依赖于该器官的血流供应量。在休息状态时每分钟平均流量,每100g脑组织为54ml,而肌肉只有3~4ml,脂肪组织更少,因此麻醉药进入脑组织比进入肌肉和脂肪的速率快。药物进入脑组织的速度与脑/血分配系数有关,脑/血分配系数指血中药物浓度与脑组织中药物浓度达到平衡时的比值,脑/血分配系数越大,药物越容易进入脑组织,麻醉作用发挥越快。

3. 消除　吸入麻醉药主要经肺呼出而消除,因此,影响药物吸收的因素也影响药物消除,包括肺通气量、肺血流量、血/气分配系数和脑/血分配系数。血/气和脑/血分配系数越小,药物消除越快,患者从麻醉状态苏醒的时间越短;反之,消除越慢,苏醒的时间越长。常用吸入麻醉药的特性比较见表13-1。

表 13-1　吸入麻醉药的特性比较

	乙醚	氟烷	恩氟烷	地氟烷	七氟烷	氧化亚氮
血/气分布系数	12.10	2.30	1.80	0.45	0.69	0.47
脑/血分布系数	1.14	2.30~3.50	1.45	1.30	1.70	1.06
MAC/%	1.92	0.75	1.68	6.00	1.71	100.00
诱导用吸入气浓度/%	10.0~30.0	1.00~4.00	2.00~2.50	6.00~12.00	0.50~5.00	80.00
维持用吸入气浓度/%	4.00~5.00	1.50~2.00	1.50~2.00	3.00~10.00	0.50~3.00	50.00~70.00
诱导期	很慢	快	快	快	快	快
骨骼肌松弛	很好	差	好	好	好	很差

【吸入麻醉分期】　吸入麻醉时,给药剂量与麻醉深度有明显的量-效关系并有相应特征性表现。为了掌控临床麻醉的深度和避免过度麻醉的危险,常以麻醉分期最明显的乙醚麻醉为代表,将麻醉深度分为四期:

第一期(镇痛期)是指从麻醉给药开始到患者意识完全消失,出现镇痛及健忘的麻醉状态,这与大脑皮质和网状结构上行激活系统受到抑制有关。第二期(兴奋期)是指从意识和感觉消失到第三期即外科麻醉期开始。患者表现为兴奋躁动、呼吸不规则、血压不稳定,是皮质下中枢脱抑制的表现。第一、二期合称为麻醉诱导期,在诱导期内容易出现喉头痉挛、心搏骤停等麻醉意外,不宜做任何手术或外科检查。现今常用诱导麻醉快速达到外科麻醉期。第三期(外科麻醉期)患者恢复安静,呼吸和血压平稳为本期开始的标志。随着麻醉再加深,皮质下中枢(间脑、中脑、脑桥)自上而下逐渐受到抑制,脊髓则由下而上被抑制。外科麻醉期可细分为四级,一般手术都在第三级进行,在临近麻醉的第四级时出现呼吸明显抑制、发绀、血压下降,表明麻醉深度涉及延髓生命中枢,应立即停药或减量。第四期(延髓麻醉期)时呼吸停止,血压剧降。如出现延髓麻醉状态,必须立即停药,进行人工呼吸,心脏按压,争分夺秒全力进行复苏。

上述分期是早期单用乙醚麻醉的典型分期的表现。现在临床常用诱导麻醉(多药复合麻醉),目的是避开可产生麻醉意外的麻醉第一、二期,快速进入外科麻醉期。因此,麻醉分期尤其是麻醉第三、四期的表现仍有重要意义,可衡量临床各种麻醉的深度,防止麻醉过深而发生意外。临床上吸入性全身麻醉经常维持在三期的一至二级,手术完毕停药后,患者将沿着与麻醉相反的顺序逐渐恢复,但通常没有第二期的兴奋期表现。

【常用药物】　常用的吸入麻醉药包括氟烷、恩氟烷、异氟烷、地氟烷、七氟烷、氧化亚氮和麻醉乙醚。

氟烷(halothane,fluothane)为临床最早使用的含氟吸入麻醉药,室温下为无色透明液体,沸点50.2℃,但化学性质不稳定,不燃不爆。氟烷血/气分布系数小,MAC 为 0.75%,麻醉效能高,诱导迅速、舒适、平稳、苏醒快,最常用于儿童及术前难以静脉置管者。但氟烷的肌松和镇痛作用较弱,还能扩张脑血管,升高颅内压,增加心肌对儿茶酚胺的敏感性,诱发心律失常等。氟烷可致子宫肌松弛而诱发产后出血,已禁用于难产或剖宫产患者。反复应用偶致肝炎或急性重型肝炎(肝坏死),现已经被更安全的药物如七氟烷等替代。

恩氟烷(enflurane,安氟醚)和异氟烷(isoflurane,异氟醚)互为同分异构体,是目前较为常用的吸入麻醉药。与氟烷比较,两者化学性质稳定,MAC 稍大,麻醉诱导平稳、迅速和舒适,麻醉停药后苏醒快。麻醉时肌肉松弛良好,不增加心肌对儿茶酚胺的敏感性。反复使用对肝无明显副作用,偶有恶心、呕吐。主要用于麻醉维持。异氟烷在麻醉诱导期对呼吸道刺激较大,可致咳嗽、分泌物增加和喉头痉挛。恩氟烷浓度过高或有明显低碳酸血症时,可致患者出现癫痫样发作性电活动,有癫痫史者应避免使用。

地氟烷(desflurane,地氟醚或脱氟醚)化学结构与异氟烷相似,由氟取代异氟烷分子中的氯,化学性质非常稳定,超过异氟烷。地氟烷有刺激性气味,难溶于血、脂肪和其他外周组织,麻醉效价强度低,其血/气分配系数仅为 0.42,为现有吸入麻醉药中的最低者,故麻醉诱导作用和苏醒均非常迅速,广泛用于门诊手术。地氟烷对清醒患者的气道有一定的刺激性,可刺激呼吸道引起咳嗽、呼吸停顿及喉头痉挛,但对心血管功能影响小。本药适合于成人及儿童的麻醉维持,尤其是需要较长时间的麻醉。也可用于成人诱导麻醉。

七氟烷(sevoflurane,七氟醚)结构与异氟烷相似,麻醉效价强度高于地氟烷,血/气分配系数与地氟烷相当,该药对心肺功能影响较小,且无明显呼吸道刺激作用。七氟烷麻醉诱导期短,苏醒迅速,诱导过程舒适、平稳,很少有兴奋现象,苏醒期亦平稳。麻醉深度可随吸入浓度而快速改变,易于控制,已广泛用于成人和儿科患者的院内手术及门诊手术全身麻醉的诱导和维持。对严重缺血性心脏病而施行高危心脏手术者尤为适合。

氧化亚氮(nitrous oxide,N_2O),又称笑气,是第一个用于临床的吸入麻醉药。氧化亚氮为无色、味甜、无刺激性液态气体,性质稳定,不燃不爆,在体内不代谢,绝大多数经肺以原形呼出。氧化亚氮的脂溶性低,血/气分配系数仅为 0.47,诱导期短而苏醒快,患者感觉舒适愉快。该药 MAC 值超过100%,麻醉作用弱,但镇痛作用强,吸入含 20% 氧化亚氮气体即有镇痛作用。对呼吸和肝、肾功能无不良影响,但对心肌略有抑制作用。须与其他麻醉药配伍方可达满意的麻醉效果,主要用于诱导麻醉或与其他全身麻醉药配伍使用。

麻醉乙醚(anesthetic ether)是经典麻醉药,为无色澄明易挥发的液体,有特异臭味,易燃易爆,易氧化生成过氧化物及乙醛而产生毒性。乙醚全麻效能高,血/气分配系数为 12.0,麻醉诱导和苏醒均较慢。诱导期易出现兴奋、挣扎、躁动、喉头痉挛和呼吸不规则等反应。乙醚的镇痛作用强,但麻醉操作不易掌握。麻醉浓度的乙醚对呼吸功能和血压几乎无影响,对心、肝、肾的毒性也小。乙醚尚有箭毒样作用,故肌肉松弛作用较强。但乙醚的麻醉诱导期和苏醒期较长,易发生麻醉意外。其特异臭味可刺激气管黏液分泌,易引起吸入性肺炎;加上其易燃、易爆等缺点,现代手术室已几乎不用。

第二节 | 静脉麻醉药

静脉麻醉药（intravenous anesthetics）是通过静脉注射或滴注,通过血液循环作用于中枢神经系统而产生全身麻醉的药物。与吸入麻醉药比较,其优点是无诱导期,患者迅速进入麻醉状态,对呼吸道无刺激性,麻醉方法简便易行。其主要缺点是不如吸入麻醉药易于掌握麻醉深度且麻醉作用不完善,肌松作用差,大部分药物镇痛效果欠佳。

常用的静脉麻醉药有硫喷妥钠、氯胺酮、丙泊酚、依托咪酯、咪达唑仑、瑞马唑仑和右美托咪定等。

硫喷妥钠（thiopental sodium）为超短效的巴比妥类药物,其脂溶性高,静脉注射后几秒钟可进入脑组织,但随后此药在体内迅速重新分布,从脑组织转运到肌肉和脂肪等组织,因而作用维持时间短,脑中 $t_{1/2}$ 仅 5 分钟。该药麻醉作用迅速,无兴奋期,但镇痛效果差,肌松作用不完全,临床主要用于诱导麻醉,基础麻醉和脓肿的切开引流,骨折、脱臼的闭合复位等短时手术。硫喷妥钠对呼吸中枢有明显抑制作用,新生儿、婴幼儿禁用。易诱发喉头和支气管痉挛,支气管哮喘者禁用。

氯胺酮（ketamine）是唯一具有明确镇痛作用的静脉麻醉药。该药是一种高亲和、非竞争的 NMDA 受体拮抗剂,能阻断痛觉冲动向丘脑和新皮质的传导,同时又能兴奋脑干及边缘系统,引起意识模糊、短暂性记忆缺失及满意的镇痛效应,但意识并未完全消失,常有梦幻、肌张力增加、血压上升,患者可能出现睁眼、眼球震颤、角膜反射、对光反射、咳嗽反射、吞咽反射、肢体不自觉运动和自主呼吸,此状态被称分离麻醉（dissociative anesthesia）。

该药分子量小且脂溶性较高,故能很快透过血脑屏障。1~3mg/kg 静脉注射或 6.5mg/kg 肌内注射均可产生诱导麻醉。起效快,维持时间短,注射药物后 15 秒内出现感觉分离,45 秒内出现明显意识丧失、镇痛和记忆缺失。单剂给药意识丧失长达 10~15 分钟,镇痛达 40 分钟,记忆缺失长达 1~2 小时;数小时后患者才从麻醉状态下完全恢复。氯胺酮麻醉时对体表镇痛作用明显,内脏镇痛作用差,但诱导迅速。对呼吸影响轻微,对心血管具有明显兴奋作用。用于短时的体表小手术,如烧伤清创、切痂、植皮等。

丙泊酚（propofol,异丙酚或二异丙酚）室温下呈油状,脂溶性高,诱导麻醉迅速,有良好的镇静、催眠效应,起效快,作用时间短,苏醒迅速,无蓄积作用。醒后精神错乱发生率低,恶心和呕吐发生率低于硫喷妥钠。该药镇痛作用微弱,无呼吸道刺激作用,能抑制咽喉反射,有利于气管插管。丙泊酚能降低颅内压和眼内压,减少脑耗氧及脑血流量。对循环系统有抑制作用,表现为血压下降,外周血管阻力降低。对呼吸功能也有抑制作用。可用于门诊短小手术的辅助用药,也可作为全麻诱导、维持及镇静催眠辅助用药。该药在注射部位可引起疼痛,选择提前注射利多卡因或使用手臂及肘前大静脉给药可减轻。

依托咪酯（etomidate）为强效、超短效、非巴比妥类催眠药,静脉注射后很快进入脑和其他血流丰富的器官,几秒内意识丧失,睡眠时间持续 5 分钟,无明显镇痛作用,故作诱导麻醉时常需加用镇痛药、肌松药或吸入麻醉药。该药的主要优点是对心血管和呼吸系统影响很小,诱导麻醉后患者心血管功能稳定,在所有用于麻醉诱导的药物中,依托咪酯是心血管疾病,尤其是冠心病、心瓣膜病和其他心脏储备功能差的患者的最佳选择,也适用于脑血管、呼吸系统疾病、颅内高压以及不宜采用硫喷妥钠的患者。主要缺点为:①引起恶心、呕吐,发生率高达 50%;②抑制肾上腺皮质激素合成和应激反应,单剂给药后血浆可的松水平持续降低长达 6 小时;③较大剂量可引起呼吸暂停,还可致肌肉痉挛。

咪达唑仑（midazolam）化学上属于苯二氮䓬类药物,作用于苯二氮䓬类受体,因而具有抗焦虑、催眠、抗惊厥、肌松和顺行性遗忘等作用。可用于危重患者作为静脉麻醉,也可以与镇痛药合用做静脉复合麻醉。咪达唑仑比地西泮起效快,消除迅速,注射部位无刺激性,不引起静脉炎,但同样有呼吸抑制作用。

瑞马唑仑（remimazolam）是一种超短效静脉注射苯二氮䓬类药物,具有镇静、催眠和抗焦虑的作用,临床上常用于操作性诊疗的镇静麻醉。该药因起效快、消除快、镇静效果可控性好,且对循环和呼吸系统抑制作用较轻,具有一定的临床优势。该药还可单独或联合其他麻醉药用于全身麻醉。

右美托咪定（dexmedetomidine）具有中枢性抗交感、抗焦虑和镇静作用,可用于全身麻醉、气管内插管行呼吸机治疗和有创检查,还可用于治疗时的镇静,也用于心血管手术麻醉诱导以及围手术期麻醉合并用药。

第三节 | 复合麻醉

复合麻醉是指同时或先后应用两种以上麻醉药物或其他辅助药物,以达到改善的手术中和术后镇痛效果及满意的外科手术条件。目前临床上使用的全麻药单独应用都不够理想。为克服其不足,常采用联合用药或辅以其他药物,此即复合麻醉,参见表13-2。

表 13-2 复合麻醉常用药物及其药理作用

常用药物	药理作用	常用药物	药理作用
巴比妥类、地西泮	镇静、解除精神紧张	琥珀胆碱、非去极化型肌松药	骨骼肌松弛
苯二氮䓬类、氯胺酮、东莨菪碱	短暂性记忆缺失	阿托品类	抑制迷走神经反射
巴比妥类、地西泮、咪达唑仑	基础麻醉	氯丙嗪	降温
硫喷妥钠、氧化亚氮	诱导麻醉	硝普钠、硝苯地平	控制性降压
阿片类	镇痛		

1. **麻醉前给药**(premedication) 指手术前为了消除患者的紧张情绪以及弥补麻醉药的缺点所应用的药物。手术前夜常用镇静催眠药如苯巴比妥或地西泮,使患者消除紧张情绪。在手术前,服用地西泮使患者产生短暂记忆缺失,消除紧张或恐惧感觉。注射镇痛药可在较浅麻醉分期获得满意的镇痛效果,注射 M 受体阻断药可防止唾液及支气管分泌物所致的吸入性肺炎,并防止反射性心律失常。

2. **基础麻醉**(basal anesthesia) 进入手术室前给予较大剂量催眠药如巴比妥类等,使患者进入深睡状态,在此基础上进行麻醉可使药量减少,麻醉平稳。常用于小儿麻醉。

3. **诱导麻醉**(induction of anesthesia) 应用诱导期短的全麻药如硫喷妥钠或氧化亚氮等,使患者迅速进入外科麻醉期,避免诱导期的不良反应,然后改用其他药物维持麻醉。

4. **合用肌松药** 在麻醉时合用肌松药阿曲库铵、琥珀胆碱或筒箭毒碱,以满足手术时肌肉松弛的要求。

5. **低温麻醉**(hypothermal anesthesia) 合用氯丙嗪使体温在物理降温时下降至较低水平(28~30℃),降低心、脑等生命器官的耗氧量,提高组织对缺氧及阻断血流情况下的耐受能力。用于脑手术和心血管手术。

6. **控制性降压**(controlled hypotension) 加用短效血管扩张药硝普钠或钙通道阻滞药使血压适度适时下降,并抬高手术部位以减少出血。常用于止血难度大的脑科手术。

7. **神经安定镇痛术**(neuroleptanalgesia) 常用氟哌利多与芬太尼按 50∶1 比例制成的合剂作静脉注射,使患者达到意识模糊,自主动作停止,痛觉消失,适用于外科小手术,如同时加用氧化亚氮及肌松药则可达满意的外科麻醉,称为神经安定麻醉(neuroleptanesthesia)。

(吕德生)

本章思维导图

本章目标测试

第十四章 局部麻醉药

局部麻醉药（local anesthetics）简称局麻药，是一类以适当的浓度应用于局部神经末梢或神经干周围，在意识清醒的条件下暂时、完全和可逆性地阻断神经冲动的产生和传导，使局部感觉特别是痛觉消失的药物。

【构效关系】 常用的局麻药在化学结构上由三部分组成，即芳香环、中间链和胺基团，中间链可为酯链或酰胺链，它可直接影响本类药物的作用。根据中间链的结构不同，可将常用的局麻药分为两类：第一类为酯类，结构中具有—COO—基团，属于这一类的药物有普鲁卡因（procaine）、丁卡因（tetracaine）、苯佐卡因（benzocaine）等；第二类为酰胺类，结构中具有—CONH—基团，属于这一类的药物有利多卡因（lidocaine）、布比卡因（bupivacaine）、罗哌卡因（ropivacaine）等。

局麻药结构中，疏水基团和亲水基团由中间链分隔两侧。一侧的芳香环具有疏水亲脂性，疏水性有利于药物向其受体的结合位点迁移，疏水性强的药物麻醉效力和作用持续时间也更长。另一侧的氨基使药物呈弱碱性，解离时与 H^+ 结合带有阳性电荷。不同局麻药的解离型/非解离型的比例取决于其解离常数（pK_a）与体液 pH，多数局麻药的 pK_a 在 7.5～9.0，例如普鲁卡因的 pK_a 为 8.9，利多卡因 pK_a 为 7.9，在生理 pH 条件下普鲁卡因解离多，穿透性差，局麻作用也更弱。中间链不同，药物的代谢途径也不同，酯类和酰胺类的药物分别被血浆酯酶和肝药酶代谢（表 14-1）。

表 14-1 常用局麻药比较

分类	化学结构			pK_a	相对强度（比值）	起效快慢	作用持续时间	组织穿透力
	亲脂基团	中间链	亲水基团					
酯类								
普鲁卡因				8.90	1	中等	短效	差
丁卡因				8.45	16	极慢	长效	中等
酰胺类								
利多卡因				7.90	4	快	中等	好
布比卡因				8.20	16	较慢	长效	中等
罗哌卡因				8.10	16	较慢	长效	中等

【药理作用及机制】

1. **局麻作用**　局麻药可使神经冲动兴奋阈电位升高、传导速度减慢、动作电位幅度降低,甚至丧失兴奋性及传导性。局麻药的作用与神经纤维的直径大小及神经组织的解剖特点有关,一般规律是神经纤维末梢、神经节及中枢神经系统的突触部位对局麻药最为敏感,细神经纤维比粗神经纤维更易被阻断。对无髓鞘的交感、副交感神经节后纤维在低浓度时即可显效,对有髓鞘的感觉和运动神经纤维则需高浓度才能产生作用。对混合神经产生作用时,首先消失的是持续性钝痛(如压痛),其次是短暂性锐痛,之后消失的感觉依次为温觉、触觉、压觉,最后发生运动麻痹。进行蛛网膜下腔麻醉时,首先阻断自主神经,继而按上述顺序产生麻醉作用。神经冲动传导的恢复则按相反的顺序进行。

2. **局麻作用机制**　神经动作电位的产生是由于神经受刺激时引起膜通透性的改变,产生 Na^+ 内流和 K^+ 外流。局麻药作用机制的学说较多,目前公认的是局麻药阻滞神经细胞膜上的电压门控性 Na^+ 通道,使 Na^+ 在其作用期间内不能进入细胞内,从而抑制膜兴奋性,引发传导阻滞,产生局麻作用。实验证明,用 4 种局麻药进行乌贼巨大神经轴索内灌流给药时,可产生传导阻滞,而轴索外灌流则不引起明显作用。进一步研究认为本类药物不是作用于细胞膜的外表面,而是以其非解离型进入神经细胞内,之后以解离型结合到神经细胞膜内表面 Na^+ 通道上相应位点,产生 Na^+ 通道的阻滞作用。非解离型的药物还可以在细胞膜内以疏水途径横向迁移到受体结合部位。因此,具有亲脂性、处于非解离型的状态是局麻药透入神经到达结合部位的必要条件,而透入神经后则须转变为解离型的阳离子才能发挥作用(图 14-1)。

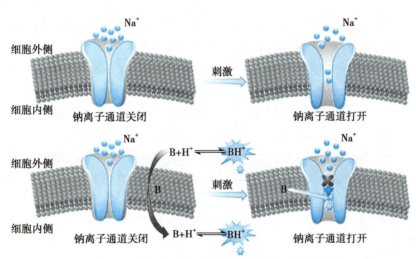

B:非解离型药物分子;BH⁺:解离型药物分子

图 14-1　局麻药作用机制示意图

注:神经冲动的刺激触发细胞膜上的 Na^+ 通道打开,Na^+ 内流,细胞膜发生除极化,将神经冲动
向下传导。局麻药的作用靶点位于细胞膜上 Na^+ 通道的内口。局麻药属于弱碱性药物,在体
液中其解离型和非解离型两种形式呈动态平衡。只有非解离型药物(B)能够跨膜进入到细胞
内,进入到细胞内的局麻药以解离型(BH⁺)结合在处于开放状态的 Na^+ 通道内口的结合位点,
使 Na^+ 通道维持在非活化状态,阻滞 Na^+ 内流,从而抑制神经冲动的传导。此外,处于细胞膜内
部的非解离型药物(B)也可以通过疏水途径迁移至结合位点,转变为解离型(BH⁺)起效。

局麻药的作用具有频率和电压依赖性。频率依赖性即使用依赖性(use dependence),在静息状态及静息膜电位增大的情况下,局麻药的作用较弱,增加电刺激频率则使其局麻作用明显加强,这可能是由于在细胞内解离型的局麻药只有在 Na^+ 通道处于开放状态才能进入其结合位点而产生 Na^+ 通道阻滞作用,开放的 Na^+ 通道数目越多,其受阻滞作用越显著,因此,处于兴奋状态的神经较静息状态的神经对局麻药更敏感。除阻滞 Na^+ 通道外,局麻药还能与细胞膜蛋白结合阻滞 K^+ 通道,产生这种作用常需高浓度,对静息膜电位无明显和持续性的影响。

【临床应用】

1. **表面麻醉**(topical anesthesia)　是将穿透性强的局麻药根据需要涂于黏膜表面,使黏膜下神经末梢麻醉。用于眼、鼻、口腔、咽喉、气管、食管和泌尿生殖道黏膜的浅表手术,如耳鼻咽喉科手术前咽喉喷雾法麻醉,常选用丁卡因或利多卡因。苯佐卡因也常用于创伤、痔及溃疡面等止痛或皮肤瘙痒。局麻药达克罗宁(dyclonine)也可用于黏膜和皮肤止痒止痛。

2. **浸润麻醉**(infiltration anesthesia)　是将局麻药溶液注入皮下或手术视野附近的组织,使局部神经末梢麻醉。根据需要可在溶液中加少量肾上腺素,减缓局麻药的吸收,延长作用时间。浸润麻醉的优点是麻醉效果好,对机体的正常功能无影响;缺点是用量较大,麻醉范围受限,在做较大的手术时,因所需药量较大而易产生全身毒性反应。可选用利多卡因、普鲁卡因、布比卡因等。

3. **神经阻滞麻醉**(nerve blocking anesthesia)　是将局麻药注射到外周神经干附近,阻断神经冲动传导,使该神经所分布的区域麻醉,常用于口腔科和四肢手术。阻断神经干所需的局麻药浓度较麻醉神经末梢所需的浓度高,但用量较小,麻醉区域较大。可选用利多卡因、布比卡因和罗哌卡因等。为延长麻醉时间,也可将布比卡因和利多卡因合用。

4. **蛛网膜下腔麻醉**(subarachnoid anesthesia)　又称脊髓麻醉或腰麻(spinal anaesthesia),是将麻醉药注入腰椎蛛网膜下腔。首先被阻断的是交感神经纤维,其次是感觉神经,最后是运动神经。常用于下腹部和下肢手术。常用药物为布比卡因、罗哌卡因、丁卡因等。药物在脑脊液内的扩散受患者体位、药量、注射速度和溶液比重等的影响。为了控制药物扩散,通常将局麻药配制成重比重或低比重溶液。如用放出的脑脊液溶解或在局麻药中加10%葡萄糖溶液,其比重高于脑脊液,用蒸馏水配制溶液的比重可低于脑脊液。患者取坐位或头高位时,重比重溶液可扩散到硬脊膜腔的最低部位;相反,如采用低比重溶液则有扩散入颅腔的危险。

脊髓麻醉的主要危险是呼吸麻痹和血压下降,后者主要是由于静脉和小静脉失去神经支配后显著扩张所致,其扩张的程度由管腔的静脉压决定。静脉血容量增大时会引起心输出量和血压的显著下降,因此维持足够的静脉血回流心脏至关重要。可增加输液量或预先应用麻黄碱预防。

5. **硬膜外麻醉**(epidural anesthesia)　是将药液注入硬膜外腔,麻醉药沿着神经鞘扩散,穿过椎间孔阻断神经根。硬膜外腔终止于枕骨大孔,不与颅腔相通,药液不扩散至脑组织,无腰麻时头痛或脑脊膜刺激现象。但硬膜外麻醉用药量较腰麻大5~10倍,如误入蛛网膜下腔可引起全脊髓麻醉。硬膜外麻醉也可引起外周血管扩张、血压下降及心脏抑制,可应用麻黄碱防治。常用药物为利多卡因、布比卡因及罗哌卡因等。

6. **区域镇痛**(regional analgesia)　近年来,外周神经阻滞技术及局麻药的发展为患者提供了更理想的围手术期镇痛的有效方法,通常与阿片类药物联合应用,可减少阿片类药物的用量。酰胺类局麻药如布比卡因、左布比卡因及罗哌卡因在区域镇痛中应用最为广泛,尤其是罗哌卡因,具有感觉和运动阻滞分离的特点,使其成为区域镇痛的首选药。

【不良反应及防治】

1. **毒性反应**　局麻药的剂量或浓度过高或误将药物注入血管时引起的全身作用,主要表现为中枢神经系统和心血管系统的毒性。

(1)中枢神经系统:局麻药对中枢神经系统的作用是先兴奋后抑制。这是由于中枢抑制性神经元对局麻药比兴奋性神经元更为敏感,首先被阻滞,中枢神经系统脱抑制而出现兴奋症状。初期表现为眩晕、惊恐不安、多言、震颤和焦虑,甚至发生神志错乱和阵挛性惊厥。中枢过度兴奋可转为抑制,之后患者可进入昏迷和呼吸衰竭状态。局麻药引起的惊厥是边缘系统兴奋灶向周围扩散所致,应用苯二氮䓬类药物,如静脉注射地西泮可加强边缘系统γ-氨基丁酸能神经元的抑制作用,防止惊厥发作。如果快速给予较大剂量的局麻药,全部的中枢神经都被抑制可能直接引起呼吸循环衰竭导致死亡,而不出现短暂的中枢兴奋表现,所以中毒晚期维持呼吸是很重要的。普鲁卡因易影响中枢神经系统,因此常被利多卡因取代。

（2）心血管系统:局麻药对心肌细胞膜具有膜稳定作用,吸收后可降低心肌兴奋性,使心肌收缩力减弱,传导减慢,不应期延长。多数局麻药可使小动脉扩张,因此在血药浓度过高时可引起血压下降甚至休克等心血管反应,特别是药物误入血管内更易发生。高浓度局麻药对心血管的作用常滞后于中枢神经系统,然而偶有少数人应用小剂量局麻药即突发心室纤颤导致死亡。布比卡因较易发生室性心动过速和心室纤颤,而利多卡因则具有抗室性心律失常作用。高浓度的局麻药也能阻滞神经节,加重心血管毒性反应。

防治:应以预防为主,掌握药物浓度和单次允许应用的极量,采用分次小剂量注射的方法。小儿、孕妇、肾功能不全患者应适当减量。

临床上静脉推注脂肪乳剂对布比卡因等长效局麻药中毒的复苏起到了良好的抢救效果,而且这种治疗措施有可能推广到过量应用其他脂溶性药物导致的中枢或者心脏毒性的抢救。

2. 变态反应　较为少见,可在少量用药后立即发生类似过量中毒的表现,出现荨麻疹、支气管痉挛及喉头水肿等症状。酯类比酰胺类变态反应发生率高,对酯类局麻药过敏者,可改用酰胺类局麻药。

防治:询问变态反应史和家族过敏史,普鲁卡因麻醉前应做皮试,用药时可先给予小剂量,若患者无特殊主诉和异常再给予适当剂量。一旦发生变态反应立即停药,根据症状需要应用肾上腺素、肾上腺皮质激素、抗组胺药等抢救。

3. 其他　局麻药用于椎管内阻滞时浓度过高或时间过长可能诱发神经损害,原有神经系统疾病、脊髓外伤或炎症等可能会加重。局麻药合用肾上腺素时,肾上腺素对 β_2 受体的激动作用引起骨骼肌血管扩张,可能导致更多药物蓄积在骨骼肌引起全身毒性反应;肾上腺素的拟交感胺作用增加组织耗氧量,而激动 α 受体又使血管收缩,这样叠加的影响可能造成伤口愈合延缓和局部组织缺血缺氧坏死,因此不宜用于缺乏侧支循环的部位。

【常用局麻药】

1. 普鲁卡因（procaine）　又名奴佛卡因（novocaine）,属短效酯类局麻药,亲脂性低,对黏膜的穿透力弱,一般不用于表面麻醉,可用于浸润麻醉。注射给药后 1~3 分钟起效,可维持 30~45 分钟,加用肾上腺素后维持时间可延长 20%。普鲁卡因在血浆中能被丁酰胆碱酯酶水解。脊髓液中几乎不含酯酶,鞘内注射时持续时间会大大延长。普鲁卡因容易引起神经毒性和过敏反应,临床上基本已被利多卡因等药物取代。氯普鲁卡因（chloroprocaine）与之作用类似,主要用于鞘内麻醉。

2. 利多卡因（lidocaine）　是目前应用最多的局麻药。利多卡因属酰胺类,在肝脏被肝微粒体酶水解失活,但代谢较慢,$t_{1/2}$ 为 90 分钟,作用持续 1~2 小时。此药反复应用后可产生快速耐受性。相同浓度下与普鲁卡因相比,利多卡因起效更快、作用更强更持久、穿透力强、作用更广泛,同时无扩张血管作用,对组织几乎没有刺激性。可用于多种形式的局部麻醉,有"全能麻醉药"之称。但进行蛛网膜下腔麻醉时因其扩散性强,麻醉平面难以掌握。而且利多卡因用于蛛网膜下腔麻醉时比其他药物更容易引起神经损害,可能与其在蛛网膜下腔分布不均,局部药液浓度过高有关。因此,蛛网膜下腔麻醉慎用。利多卡因外用制剂也用于局部止痛或缓解带状疱疹后神经痛。

利多卡因的毒性大小与用药浓度有关,增加浓度可相应增加毒性反应,应注意合理用药。本药也可用于心律失常的治疗。

3. 丁卡因（tetracaine）　又称地卡因（dicaine）。其化学结构与普鲁卡因相似,属于酯类局麻药。丁卡因由血浆胆碱酯酶水解转化后经肝代谢,其转化、降解速度缓慢,加之吸收迅速,易发生毒性反应。其麻醉强度和毒性均比普鲁卡因强。本药对黏膜的穿透力强,常用于表面麻醉,麻醉作用迅速,1~3 分钟显效,作用持续为 2~3 小时。因毒性大,一般不用于浸润麻醉。以 0.5%~1% 溶液滴眼时不易引起角膜损伤等不良反应。

4. 布比卡因（bupivacaine）　属酰胺类长效和强效局麻药,化学结构与利多卡因相似。布比卡因吸收后主要被肝脏 CYP3A4 代谢,吸收和消除都比利多卡因慢,局麻作用可持续 5～10 小时。布比卡因脂质体制剂为超长效局麻制剂,可适用于长时间镇痛。本药主要用于浸润麻醉、神经阻滞麻醉和硬膜外麻醉,也可用于术后留置导管和持续输注镇痛。与等效剂量利多卡因相比,可产生严重的心脏毒性并难以治疗,特别在酸中毒、低氧血症时尤为严重。

左布比卡因(levobupivacaine)为新型长效局麻药,作为布比卡因的左旋体,较右旋体心脏毒性略低,安全性更好。

5. **罗哌卡因**(ropivacaine)　化学结构类似布比卡因,为新型长效局麻药,其痛觉的选择性阻断作用更高,对运动神经阻滞作用弱而且作用时间短,使患者能够尽早离床活动并缩短住院时间,对心肌的毒性比布比卡因小,有明显的收缩血管作用,使用时无须加入肾上腺素。适用于硬膜外、臂丛阻滞和局部浸润麻醉等。它对子宫和胎盘血流几乎无影响,故适用于产科手术麻醉。

6. **阿替卡因**(articaine)　常与肾上腺素制成复方制剂使用,以减少吸收和手术野出血。起效快,局麻作用在给药后 2～3 分钟出现,可持续约 60 分钟,而牙髓麻醉时作用持续时间缩短 2～3 倍。为口腔用局麻药,特别适用于涉及切骨术及黏膜切开的外科手术麻醉。可引起晕厥、兴奋、头痛、恶心、耳鸣等症状和心血管系统反应或呼吸暂停等不良反应。药物含有焦亚硫酸钠,可引起过敏反应。

7. **甲哌卡因**(mepivacaine)　麻醉作用、毒性与利多卡因相似,但维持时间较长(2 小时以上),有微弱的直接收缩血管作用。对新生儿的毒性大,不适用于产科手术。可用于局部浸润、神经阻滞、硬膜外阻滞和蛛网膜下腔阻滞。

8. **丙胺卡因**(prilocaine)　起效较快,约 10 分钟起效,时效与利多卡因相似,为 2.5～3 小时。无血管扩张作用,主要用于浸润麻醉、神经阻滞、硬膜外阻滞等,也可用于静脉内局部麻醉。代谢产物 α-甲苯胺可使血红蛋白氧化成高铁血红蛋白,临床表现为青紫、血氧饱和度下降以及血红蛋白尿等。该药可透过胎盘,孕妇慎用。

(马丽杰)

本章思维导图

本章目标测试

第十五章 镇静催眠药和促觉醒药

中枢神经系统存在睡眠诱导和觉醒促进神经调控系统,分别由众多的神经核团和递质组成,受内稳态和生物节律因素的调节。睡眠诱导系统包括下丘脑腹外侧视前区 γ-氨基丁酸(GABA)和甘丙肽能神经元、吻内侧被盖核 GABA 能神经元、纹状体腺苷 A_{2A} 受体阳性神经元等。觉醒系统主要包括:脑干网状结构、蓝斑核去甲肾上腺素能神经元、中缝背侧 5-羟色胺能神经元、外背侧被盖核/脚桥被盖核胆碱能、脑桥-中脑和基底前脑胆碱能神经元、基底前脑非胆碱能神经元、下丘脑后部结节乳头核组胺能神经元、纹状体 D_1 受体阳性神经元、下丘脑室旁核谷氨酸能神经元、丘脑室旁核谷氨酸能神经元及下丘脑外侧食欲素(orexin)能神经元等。睡眠诱导神经系统发出纤维,投射到多个觉醒相关脑区,构成了抑制觉醒系统的解剖学基础。

睡眠内稳态调控依赖于脑内内源性睡眠调节物质,已知脑内有 20 多种内源性睡眠调节物质。下丘脑视交叉上核是哺乳动物生物钟调节的中枢,调控包括睡眠-觉醒节律在内的多种昼夜节律。生理性睡眠分为两种时相,即非快速眼动(non-rapid eye movement,NREM)睡眠和快速眼动(rapid eye movement,REM)睡眠。NREM 睡眠分为 1、2、3 期。

睡眠障碍包括失眠、过度嗜睡和与呼吸、运动相关的睡眠异常,其中最常见是失眠。失眠是指对睡眠时间和/或质量不满足,并影响日间社会功能的一种主观体验。白天过度嗜睡常见于发作性睡病、睡眠呼吸暂停等。本章主要介绍治疗失眠和嗜睡的镇静催眠药和促觉醒药。

第一节 镇静催眠药

镇静催眠药是一类中枢神经系统抑制性药物,小剂量具有镇静作用,可缓解焦虑;较大剂量促进和维持近似生理性睡眠。临床常用苯二氮䓬类(benzodiazepines,BZ)和非苯二氮䓬类(non-benzodiazepines),其他药物包括褪黑素受体激动药、抗组胺药、食欲素受体阻断药及巴比妥类药物等。

一、苯二氮䓬类

苯二氮䓬类是 1960 年以后相继问世的一类具有镇静催眠和抗焦虑等作用的药物,安全范围大,临床应用广。苯二氮䓬类基本化学结构为 1,4-苯并二氮䓬。对其基本结构的不同侧链或基团进行改造或取代,得到一系列的苯并二氮䓬类衍生物。本类药物有相同的作用谱和作用机制,但作用强度、起效速度和持续时间有所差异。根据各药物及其活性代谢物的消除半衰期长短分为 3 类:长效类,如地西泮(diazepam);中效类,如劳拉西泮(lorazepam);短效类,如三唑仑(triazolam)等(表 15-1)。

表 15-1 常用苯二氮䓬类药物分类及作用时间

作用时间	药物	达峰浓度时间 /h	$t_{1/2}$ /h	代谢物活性
短效类(<6h)	三唑仑	1	2~3	有
	奥沙西泮	2~4	5~15	无
中效类(6~24h)	阿普唑仑	1~2	12~15	无
	艾司唑仑	1~2	10~24	无
	劳拉西泮	2	10~20	无

续表

作用时间	药物	达峰浓度时间 /h	$t_{1/2}$ /h	代谢物活性
中效类（6～24h）	替马西泮	2～3	10～40	无
	硝西泮	2	8～36	无
	氯硝西泮	1～2	16～35	无
长效类（>24h）	氯氮䓬	2～4	15～40	有
	氟西泮	1～2	40～100	有
	地西泮	1～2	20～80	有

地西泮

地西泮（diazepam）又称安定，为苯二氮䓬类的代表药物，临床常用于镇静、催眠、抗焦虑和抗惊厥。

【体内过程】　口服后吸收迅速，0.5～1.5 小时血药浓度达峰值。肌内注射，吸收缓慢而不规则，临床上急需发挥疗效时应静脉注射给药。脂溶性高，易透过血脑屏障和胎盘屏障。血浆蛋白结合率达 95% 以上。在肝脏代谢，主要活性代谢物为去甲西泮（nordazepam）、奥沙西泮（oxazepam）和替马西泮（temazepam），去甲西泮的 $t_{1/2}$ 达 30～100 小时，最后形成葡萄糖醛酸结合物由尿排出（图 15-1）。肝药酶 CYP2C19 和 CYP3A4 是地西泮代谢的关键酶。

【作用机制】　地西泮能加强 GABA 的中枢抑制性作用。$GABA_A$ 受体是一个大分子复合体，为神经元膜上的配体门控氯离子通道。在氯离子通道周围含有 GABA、苯二氮䓬类、巴比妥类、印防己毒素和乙醇的结合部位。$GABA_A$ 受体含有 19 个亚单位，按其氨基酸排列次序可分为 α、β、γ、δ 等亚单位，最常见的 $GABA_A$ 受体复合物由 $α_1β_2γ_2$ 组成（图 15-2）。GABA 作用于 $GABA_A$ 受体，增加细胞膜对氯离子通透性，氯离子大量进入细胞内引起细胞膜超极化，降低神经元兴奋性。苯二氮䓬类与 $GABA_A$ 受体上的苯二氮䓬类结合位点结合，诱导受体发生构象变化，促进 GABA 与 $GABA_A$ 受体结合，增加氯离子通道开放的频率，从而增加氯离子内流，产生中枢抑制效应。

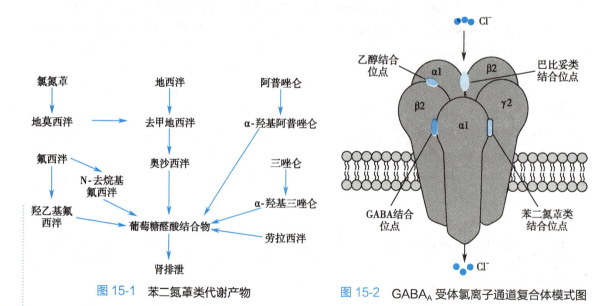

图 15-1　苯二氮䓬类代谢产物

图 15-2　$GABA_A$ 受体氯离子通道复合体模式图

【药理作用与临床应用】

1. 抗焦虑　焦虑是多种精神失常的常见症状，患者多有恐惧、紧张、忧虑、失眠等情绪反应，并伴有明显的自主神经功能紊乱如心悸、出汗等症状。地西泮在小于催眠剂量时即有抗焦虑作用，抗焦虑作用可能是通过作用于边缘系统中的 BZ 受体而实现的。对各种原因引起的焦虑均有显著疗效。

2. 镇静催眠 随着剂量增大,地西泮可产生催眠作用。能明显缩短入睡时间,延长睡眠时间,减少觉醒次数。主要延长 NREM 睡眠的第 2 期,对 REM 睡眠的影响较小。但缩短第 3 期 NREM 睡眠时间,并降低睡眠深度。缩短 NREM 睡眠的第 3 期,可减少发生于此期的夜惊或梦游症。

3. 抗惊厥和抗癫痫 有抗惊厥作用,用于辅助治疗破伤风、子痫、小儿高热惊厥及药物中毒性惊厥。地西泮静脉注射是治疗癫痫持续状态的首选药物。

4. 中枢性肌肉松弛作用 有较强的肌肉松弛作用。可用于治疗脑血管意外、脊髓损伤等疾病出现的肌强直,还可加强全麻药物的肌松作用。

5. 其他 较大剂量可致暂时性记忆缺失,常用作心脏电击复律及各种内镜检查前用药。

【**不良反应**】 常见不良反应是嗜睡、头晕、乏力和记忆力下降,大剂量时偶见共济失调。静脉注射速度过快可引起呼吸和循环功能抑制,严重者可致呼吸及心跳停止。与其他中枢抑制药如乙醇等合用时,中枢抑制作用增强,加重嗜睡、呼吸抑制、昏迷,严重者可致死。长期应用可产生耐受和依赖,停用可出现反跳现象和戒断症状,表现为失眠、焦虑、兴奋、心动过速、呕吐、出汗及震颤,甚至惊厥。苯二氮䓬类过量中毒可用氟马西尼(flumazenil)解救。

氟西泮

氟西泮(flurazepam)又称氟安定,是长效苯二氮䓬类。作用机制同地西泮,可缩短入睡时间,延长睡眠时相,减少觉醒次数。治疗各种失眠,如入睡困难、夜间多梦易醒和早醒。口服吸收充分,经肝脏代谢,$t_{1/2}$ 仅 2~3 小时,但其活性代谢产物 2-羟乙基氟西泮和 N-去烷基氟西泮的 $t_{1/2}$ 为 30~100 小时。口服 15~45 分钟起效,0.5~1 小时血药浓度达峰值,7~10 天血药浓度达稳态。代谢物自尿中排出。

不良反应常见嗜睡、无力、头痛、晕眩、恶心、便秘等。偶见皮疹,罕见中毒性肝损害、骨髓抑制。应定期检查肝功能与白细胞计数,肝、肾功能不全者慎用。长期使用可产生耐受与依赖,长期用药后骤停可能引起惊厥等撤药反应,男性偶见阳痿。

氯硝西泮

氯硝西泮(clonazepam)为中效苯二氮䓬类,其药理作用与其他苯二氮䓬类相似,镇静催眠作用比硝西泮、地西泮强,亦有较强的肌肉松弛作用。主要用于治疗各种原因所致失眠症、癫痫和惊厥,对各型癫痫均有效,对小发作和肌阵挛发作疗效较好。静脉注射治疗癫痫持续状态。

口服吸收好,1~2 小时血药浓度达峰值。血浆 $t_{1/2}$ 为 20~40 小时。用药后 30~60 分钟生效,作用持续 8 小时。易透过血脑屏障和胎盘屏障。主要在肝脏代谢,代谢产物以游离或结合形式经尿排出,仅有极小量以原药形式排出。不良反应与其他苯二氮䓬类药物相似。长期服药可致体重增加、抑郁和性功能异常等。

艾司唑仑

艾司唑仑(estazolam,舒乐安定)为中效苯二氮䓬类药物,有较强的镇静、催眠、抗惊厥、抗焦虑作用和较弱的中枢性骨骼肌松弛作用。艾司唑仑可明显缩短或消除第 3 期 NREM 睡眠,镇静催眠作用比硝西泮强 2~4 倍。抗惊厥作用是通过抑制中枢内癫痫病灶异常放电的扩散,但不能阻止其原发病灶的异常放电。临床主要用于抗焦虑、失眠,也用于紧张、恐惧及抗癫痫和抗惊厥的治疗。

本品口服吸收较快,口服后 1~2 小时血药浓度达峰值,2~3 天血药浓度达稳态。可迅速分布于全身各组织,以肝、脑的血药浓度最高,可透过胎盘屏障,也可经乳汁分泌。$t_{1/2}$ 为 10~24 小时,血浆蛋白结合率约为 93%。经肝脏代谢,代谢物经肾排泄,排泄较慢。

艾司唑仑为高效镇静催眠药,睡醒后精神爽快、无后遗效应。个别患者有轻度乏力、嗜睡、口干、头胀等不适反应,减量可防止。少数患者可引起过敏,长期用药可形成依赖。

劳拉西泮

劳拉西泮(lorazepam)又称氯羟安定,为中效苯二氮䓬类药物,抗焦虑、抗惊厥作用较强,催眠作用较弱。临床用于治疗焦虑症及由焦虑、紧张引起的失眠症。

口服易于吸收,约 2 小时达血药峰值,生物利用度约为 90%。可透过血脑屏障和胎盘屏障,也可经乳汁分泌。$t_{1/2}$ 为 10~20 小时,约 85% 与血浆蛋白结合,重复给药蓄积作用甚小。在肝内与葡萄糖醛酸共轭结合,生成水溶性代谢物随尿排出。

常见不良反应为头晕、嗜睡和运动失调,药效过后可自行消失。大剂量或肠外给药可产生呼吸抑制及低血压。极个别患者发生各类血细胞减少或血小板减少。易产生依赖性,突然停药可出现戒断症状,症状发生早且严重,因此不可长期使用此药。急性闭角型青光眼患者禁用。

奥沙西泮

奥沙西泮(oxazepam)又称去甲羟基安定,是短效苯二氮䓬类,为地西泮的活性代谢物。药理作用与地西泮相似,但较弱。对焦虑、紧张、失眠以及神经官能症均有效。对控制癫痫大、小发作也有一定作用。主要用于治疗焦虑,控制戒酒症状,也用于神经官能症、失眠及癫痫的辅助治疗。

口服易于吸收,约 3 小时达血药浓度峰值,与血浆蛋白广泛结合。主要在肝内与葡萄糖醛酸结合、代谢失活,经肾排出,$t_{1/2}$ 5~15 小时。能透过胎盘,并在乳汁中检出。奥沙西泮消除不受肝脏疾病、年龄的影响,对肝功能影响较小,更适合老年或伴有肝脏疾病患者。

常见不良反应有嗜睡、头晕、乏力等,大剂量可有共济失调、震颤。罕见有皮疹、白细胞减少。个别患者发生兴奋、多语、睡眠障碍,甚至幻觉。停药后,上述症状很快消失。有依赖性,长期应用后停药可能发生撤药症状,表现为激动或抑郁。

三唑仑

三唑仑(triazolam)为短效苯二氮䓬类,作用机制与地西泮相似,但镇静催眠及肌肉松弛作用更为显著。诱导睡眠的特点是缩短入睡时间,延迟 REM 的开始,但不减少其所占睡眠的比例,没有 REM 反弹现象;减少第 3 期 NREM 睡眠,但增加总睡眠时间。用于各种类型失眠症。反复用药极易产生依赖性,戒断症状较重,临床已很少使用。

氟马西尼

氟马西尼(flumazenil,安易醒)为咪唑并苯二氮䓬化合物,是苯二氮䓬类药物的选择性阻断药,通过与苯二氮䓬结合位点竞争性结合,拮抗苯二氮䓬类药物的中枢神经系统抑制作用。但氟马西尼对巴比妥类和三环类药物过量引起的中枢抑制无对抗作用。

氟马西尼主要用途是苯二氮䓬类过量的治疗,能有效地催醒患者和改善苯二氮䓬类中毒所致的呼吸及循环抑制。也可用作苯二氮䓬类过量的诊断,如果患者使用氟马西尼累积剂量达 5mg 而不起反应,其抑制状态并非由苯二氮䓬类所引起。本药还可用于改善酒精性肝硬化患者的记忆缺失等症状。

氟马西尼单剂量口服 20~90 分钟后血药浓度达峰值,首过消除效应明显,生物利用度为 16%。静脉注射后 5~8 分钟脑脊液中浓度达峰值,血浆蛋白结合率为 40%~50%。$t_{1/2}$ 为 1 小时,在肝内代谢成无活性的游离羧酸并与葡萄糖醛酸结合后,90%~95% 随尿排出,5%~10% 见于粪便中。本品消除快,作用维持时间短。

常见不良反应有恶心、呕吐、烦躁、焦虑不安等。有癫痫病史者可能诱发癫痫,长期应用苯二氮䓬类药物者使用氟马西尼可能诱发戒断症状。

二、非苯二氮䓬类

非苯二氮䓬类又称为新苯二氮䓬受体位点激动药（novel benzodiazepine receptor site agonists），或 Z-药（Z-drugs），包括唑吡坦（zolpidem）、扎来普隆（zaleplon）、佐匹克隆（zopiclone）和右佐匹克隆（dexzopiclone）。该类药物与苯二氮䓬类的主要区别是对 $GABA_A$ 受体亚基的亲和力不同，唑吡坦、佐匹克隆和扎来普隆对 $α_1$ 亚基有很高的亲和力和效能。右佐匹克隆对 $α_2$ 和 $α_3$ 亚基具有很高的亲和力和效能。这类药物起效快，作用效果明显。对睡眠结构、记忆和精神运动功能影响小，无明显肌松作用，次晨残余作用低，药物依赖的风险明显低于苯二氮䓬类，具有较好的安全性。

唑吡坦

唑吡坦（zolpidem）又称思诺思（stilnox），是一种咪唑吡啶类药物。镇静作用较强，但抗焦虑、惊厥及肌肉松弛作用较弱。唑吡坦是短效催眠药，对入睡困难效果显著。多导睡眠图显示，能明显缩短失眠患者的入睡潜伏期，延长 NREM 睡眠 2 期时间，对 NREM 睡眠 3 期和 REM 睡眠无明显影响。次日清醒后能保持警觉，无明显停药后的反跳性失眠和戒断症状。

口服吸收好，生物利用度为 70%，达峰时间为 0.5～3 小时，血浆蛋白结合率为 92%，平均 $t_{1/2}$ 为 2.4 小时。在肝脏代谢，对肝药酶无诱导作用。主要经肾排泄，部分由粪便排出。不良反应较轻，偶见幻觉，应停药。中毒时可用氟马西尼解救。

扎来普隆

扎来普隆（zaleplon）又称思威坦（sonata），起效快，作用时间短，为短效催眠药，适用于入睡困难的失眠症治疗。能缩短入睡时间，但不能增加睡眠时间和减少觉醒次数。作用机制与唑吡坦相似。口服吸收迅速，约 1 小时血药浓度达峰值，口服后大部分在肝脏代谢，$t_{1/2}$ 为 1～1.5 小时，代谢物无生物活性，故无体内蓄积。无明显宿醉作用、反跳性失眠及戒断症状。

常见不良反应为背部和胸部疼痛、偏头痛、便秘、口干等。严重肝肾功能不全、睡眠呼吸暂停综合征和重症肌无力禁用。

佐匹克隆

佐匹克隆（zopiclone）又称唑吡酮，为环吡咯酮类。作用机制与唑吡坦相似，但确切的作用机制尚不清楚，可能与 $GABA_A$ 受体的相互作用有关。有镇静催眠、抗焦虑、肌肉松弛和抗惊厥作用。其催眠作用迅速，可缩短睡眠潜伏期，减少中途觉醒次数和早醒，改善睡眠质量，适用于各种类型失眠症。

口服后迅速吸收，15～30 分钟起效，1.5～2 小时后血药浓度达峰值，唾液中的浓度高于血浆。血浆蛋白结合率为 45%，$t_{1/2}$ 为 3.5～6 小时。经肝脏代谢，从肾脏排出，少量自粪便排出，也可经乳汁分泌。次晨残余作用低，具有较好的安全性。

右佐匹克隆

右佐匹克隆（dexzopiclone）是佐匹克隆单纯右旋异构体，用于治疗失眠症。能够缩短入睡潜伏期，延长慢波睡眠时间和总睡眠时间，减少觉醒次数，改善睡眠质量。口服约 1 小时后血药浓度达峰值。血浆蛋白结合率约 50%。口服后在肝脏代谢，$t_{1/2}$ 为 6 小时，约 75% 经尿液排出，主要为代谢产物，10% 为母体药物。不良反应轻微，主要是口苦和头晕，不须处理可自行消失。

三、巴比妥类

巴比妥类（barbiturates）是巴比妥酸的衍生物。巴比妥酸本身并无中枢抑制作用，用不同基团取代 C$_5$ 上的 2 个氢原子后,可获得一系列中枢抑制药,产生强弱不等的镇静催眠作用。巴比妥类药物分为 4 类:长效类(如苯巴比妥)、中效类(如戊巴比妥、异戊巴比妥)、短效类(如司可巴比妥)和超短效类(如硫喷妥钠)。

【药理作用和临床应用】　巴比妥类对中枢神经系统有广泛性的抑制作用。随着剂量增加,中枢抑制作用逐渐增强,表现为镇静、催眠、抗惊厥及抗癫痫、麻醉等作用。大剂量对心血管系统有抑制作用,10 倍催眠剂量可引起呼吸中枢麻痹而致死。由于安全性差,易发生依赖,现已很少用于镇静催眠。目前临床主要用于抗惊厥、抗癫痫和麻醉。

1. **镇静催眠**　小剂量巴比妥类药物可起到镇静作用,可缓解焦虑、烦躁不安状态。中等剂量可催眠,即缩短入睡时间,减少觉醒次数和延长睡眠时间。巴比妥类药物品种不同,起效时间和持续时间不同。该类药物可改变正常睡眠模式,缩短 REM 睡眠时间,引起非生理性睡眠。久用停药后,可"反跳性"地延长 REM 睡眠时间,伴有多梦。

巴比妥类药物镇静催眠作用与其激活 GABA$_A$ 受体有关。与苯二氮䓬类药物增加氯离子通道的开放频率不同,巴比妥类主要延长氯离子通道的开放时间。此外,还可减弱或阻断谷氨酸导致的兴奋性反应,引起中枢抑制作用。

2. **抗惊厥**　苯巴比妥有较强的抗惊厥及抗癫痫作用,主要用于癫痫大发作的治疗。也应用于小儿高热、破伤风、子痫、脑膜炎、脑炎及中枢兴奋药引起的惊厥。

3. **麻醉**　硫喷妥钠可用于静脉麻醉。

【不良反应】　催眠剂量的巴比妥类可致眩晕、困倦,精细运动不协调。偶可引起剥脱性皮炎等严重过敏反应。中等剂量可轻度抑制呼吸中枢,严重肺功能不全和颅脑损伤所致呼吸抑制者禁用。巴比妥类药物是肝药酶诱导剂,可加速其他药物的代谢,降低药效。

长期连续服用巴比妥类药物可产生依赖性。突然停药易出现戒断症状,表现为激动、失眠、焦虑,甚至惊厥。

四、其他镇静催眠药

(一) 褪黑素受体激动药

褪黑素是哺乳动物体内最为重要的授时因子之一,由松果体分泌,褪黑素受体有 MT$_1$、MT$_2$ 和 MT$_3$。外源性给予褪黑素或褪黑素受体激动药可重新调定生物节律和睡眠-觉醒周期。

雷美替胺

雷美替胺(ramelteon)是高选择性 MT$_1$/MT$_2$ 受体激动药,对 MT$_1$ 的选择性大于 MT$_2$。MT$_1$/MT$_2$ 受体主要位于丘脑下部的视交叉上核,与松果体分泌的褪黑素结合,参与昼夜节律的调节与维持,可改善时差变化引起的不适症状、睡眠时相延迟综合征和昼夜节律紊乱性睡眠障碍。雷美替胺能明显缩短睡眠潜伏期,延长总睡眠时间,对睡眠结构没有明显的影响。适用于入睡困难患者,对生物节律紊乱性失眠和倒时差,作用尤为明显。

雷美替胺口服达峰时间为 0.75 小时,首过效应较强。$t_{1/2}$ 1～2.6 小时,每天一次给药不会导致体内蓄积。主要代谢物 M-Ⅱ具有生物活性,对人的 MT$_1$ 和 MT$_2$ 受体亲和力分别为母体分子的 1/10 和 1/5。M-Ⅱ代谢的 $t_{1/2}$ 是 2～5 小时,且与剂量大小无关。应避免与高脂食物同服。

不良反应有嗜睡、头晕、恶心、疲劳、头痛和失眠等。主要通过肝脏代谢,不宜用于严重肝损伤患者。严重阻塞性睡眠呼吸暂停患者应慎用。

阿戈美拉汀

阿戈美拉汀(agomelatine)是褪黑素受体激动药和 5-HT$_{2C}$ 受体阻断药,有抗抑郁、抗焦虑、调整睡眠周期及调节生物节律作用。阿戈美拉汀可有效提高睡眠连续性和睡眠质量。不良反应少,未见撤药反应。

（二）抗组胺药

H₁ 受体阻断药主要用于抗过敏症状,不良反应常见嗜睡。具有镇静催眠作用的抗组胺药属第一代组胺 H_1 受体阻断药,能通过血-脑脊液屏障,有较强的中枢抑制作用,小剂量 H_1 受体阻断药可治疗失眠。

苯海拉明

苯海拉明(diphenhydramine)属第一代组胺 H_1 受体阻断药,可作为失眠治疗辅助药。能缩短入睡潜伏期,减少中途觉醒次数,但作用强度不大,易产生耐受。

口服吸收完全,15~60 分钟起效,达峰时间 2 小时,维持 4~6 小时,98% 与血浆蛋白结合。口服后 50% 经肝脏代谢,$t_{1/2}$ 为 4~8 小时。大部分以代谢物形式由尿、粪便、汗液排出,也可由乳汁分泌。24 小时内几乎全部排出。具有肝药酶诱导作用,加速自身代谢。主要不良反应有认知损伤、妄想、口干、尿潴留等,青光眼或老年患者应慎用。夜间服用苯海拉明,第二天可能出现宿醉效应。

多塞平

多塞平(doxepin hydrochloride)属三环类抗抑郁药,抗抑郁作用详见第十八章抗精神失常药。主要阻断组胺 H_1 受体,延长总睡眠时间、减少觉醒次数、促进睡眠。对原发性失眠患者的睡眠维持困难和早醒具有改善作用,对焦虑抑郁性失眠疗效显著。不良反应少,无隔天残留效应、反弹性失眠和撤药反应。禁止与单胺氧化酶抑制剂合用,可能发生致死性 5-羟色胺综合征。

（三）食欲素受体阻断药

食欲素是由下丘脑外侧神经元产生的神经肽类激素,具有强效促觉醒作用,食欲素基因突变的患者出现发作性睡病。食欲素受体有 2 类,即食欲素受体 1(OX1)和食欲素受体 2(OX2)。抑制食欲素信号,能阻断失眠患者过度活跃的觉醒通路,促进睡眠。

苏沃雷生

苏沃雷生(suvorexant)是食欲素受体阻断药,与 OX1 和 OX2 有高度亲和力。与食欲素竞争性结合双受体,阻断食欲素的促觉醒作用,不仅促进慢波睡眠,也增加 REM。

口服易吸收,10mg 口服后绝对生物利用度为 82%,2 小时血药浓度达到峰值。通过药酶 CYP3A4 和 CYP2C19 代谢,代谢产物无活性。大约 66% 经粪便排泄,23% 经尿液排出。

不良反应包括产生自杀意念或行为、幻觉、白天嗜睡、发作性睡病、睡眠猝倒等。

莱博雷生

莱博雷生(lemborexant)为食欲素受体 OX1 和 OX2 双重竞争性阻断药,对 OX2 作用更强。可治疗入睡难和睡眠维持困难。$t_{1/2}$ 为 17 小时。初始剂量每天不超过 5mg。长期服药,由于药物的耐受性,每天最大量可增加到 10mg。常见的不良反应为嗜睡、头痛和鼻咽炎。

（四）丁螺环酮

丁螺环酮(buspirone)为 $5-HT_{1A}$ 受体激动药,作用于突触前膜 $5-HT_{1A}$ 受体,反馈性抑制 5-HT 释放,发挥抗焦虑作用。抗焦虑作用与地西泮相似,但无镇静、肌肉松弛和抗惊厥作用。抗焦虑作用在服药 1~2 周后才能显效,4 周达到最大效应。治疗各种焦虑状态和广泛性焦虑。

口服吸收快而完全,首过效应明显,血浆蛋白结合率高达 95%,在肝中代谢,代谢产物为 5-羟基丁螺环酮和 1-(2-嘧啶基)哌嗪,仍有一定生物活性。$t_{1/2}$ 为 2~4 小时。不良反应有头晕、头痛及胃肠功能紊乱等,无明显的依赖性。

（五）水合氯醛

水合氯醛(chloral hydrate)是三氯乙醛的水合物,用于顽固性失眠或对其他催眠药效果不佳的患

者。大剂量有抗惊厥作用,可用于小儿高热、子痫以及破伤风等引起的惊厥。作用机制可能与苯二氮
䓬类相似,但具体机制不明。口服 15 分钟起效,药效维持 6～8 小时。在肝中代谢为作用更强的三氯
乙醇。

具有强烈的胃黏膜刺激性,口服引起恶心、呕吐及上腹部不适等,不宜用于胃炎及消化道溃疡。
大剂量能抑制心肌收缩,缩短心肌不应期,过量对心脏、肝、肾有损害,故严重心脏、肝、肾疾病患者禁
用。一般以 10% 溶液口服,直肠用药可以减少刺激性。久用可产生耐受和依赖,戒断症状较重。

五、镇静催眠药使用原则

药物治疗失眠,应遵循以下基本原则:

1. 应用最小有效剂量。
2. 间断用药,每周 2～4 次。
3. 短期用药,不超过 3～4 周。
4. 逐渐停药,防止停药后复发。
5. 避免与含酒精性饮料、其他镇静催眠药、镇痛药、麻醉药、抗组胺药、单胺氧化酶抑制药和三环
类抗抑郁药联合用药。彼此相互增效,可引起严重的过度镇静作用。

另外,老年人对中枢神经系统抑制药敏感性增加,如果联合用药,可能出现血压改变、脑缺血、记
忆障碍、跌倒等不良反应,应酌情减量。短效苯二氮䓬类较长效类安全,但长期使用也可能产生依赖,
而且短效苯二氮䓬类撤药症状明显。非苯二氮䓬类无明显肌松作用,次晨残余作用低,具有较好的安
全性,药物依赖和滥用的风险明显低于苯二氮䓬类药物。

第二节 ｜ 促觉醒药

促觉醒药主要兴奋大脑皮质,促进觉醒,临床用于治疗嗜睡症和发作性睡病,患者以日间过度嗜
睡或日间出现毫无征兆突然入睡为特征。常用药物有莫达非尼及其衍生物、哌甲酯、咖啡因、索利氨
酯和替洛利生等。

莫达非尼

莫达非尼(modafinil)是一种强效促觉醒药,用于治疗发作性睡病和嗜睡症。与传统精神兴奋药
不同,莫达非尼觉醒作用强大,无明显依赖性。

【体内过程】 口服吸收迅速,2～4 小时血药浓度达到峰值,食物可延缓药物的吸收。莫达非尼
经肝脏代谢,生成无活性的代谢产物。血浆蛋白结合率为 60%,$t_{1/2}$ 为 10～15 小时。

【作用机制】

1. **激活多巴胺能神经系统** 可与多巴胺和去甲肾上腺素的转运体直接结合,增加脑内多巴胺的
释放,通过激动 D_1 样受体和 D_2 样受体发挥效应。

2. **其他** 可抑制 GABA 释放,促进谷氨酸释放。还可能通过激活食欲素能神经元促进组胺释放
而增加自发活动,促进觉醒。

【药理作用及临床应用】

1. **促觉醒作用** 增加觉醒时间,延长睡眠潜伏期,减少 NREM 睡眠和 REM 睡眠时间。其特点
是起效快、作用强、持续时间长、副作用低。口服莫达非尼 100mg,可保持 37 小时持续觉醒状态。用
于治疗发作性睡病和嗜睡症患者的白天睡眠过多,是迄今治疗这种睡眠障碍最为理想的药物。

2. **其他** 多动症患儿运动亢进,不能长时间集中注意力完成一项活动。莫达非尼能增加集中注
意力的时间和减轻患者的多动行为。还具有抗疲劳、改善认知功能、抗抑郁和神经保护作用。

【不良反应】 常见的不良反应包括失眠和食欲减退。偶见恶心、皮疹、血压升高和焦虑。加量过

快过多,可出现轻至中度头痛,因此用药应从小剂量开始,逐渐加至最适剂量。

阿莫达非尼

阿莫达非尼(armodafinil)是外消旋药物莫达非尼中具有活性成分的*R*-对映异构物。其药动学及药效学特性和莫达非尼相似,不良反应轻。临床试验证明,阿莫达非尼较莫达非尼作用持续时间长,因此,有利于患者在白天后半部分时间内更好地维持觉醒。

哌甲酯

哌甲酯(methylphenidate)又称利他林,是临床常用的苯丙胺类中枢神经兴奋药。化学结构和药理作用与苯丙胺相似,但交感作用弱,中枢兴奋作用较温和,能改善精神活动,解除中枢神经轻度抑制及疲乏感。大剂量能引起惊厥。

【体内过程】 口服 2 小时达到血药峰浓度,$t_{1/2}$ 为 2 小时,首过效应明显。与血浆蛋白结合少,脑内浓度超过血浆浓度,作用维持 4 小时。从尿中排出,少量经粪便排出。

【药理作用及临床应用】 本药精神兴奋作用强于运动兴奋,能兴奋精神,活跃情绪,减轻疲乏,消除睡意及缓解抑郁症状,较大剂量兴奋呼吸中枢。临床用于治疗发作性睡病、轻度抑郁及小儿遗尿症。此外,对儿童多动综合征有效。

【不良反应】 治疗量时不良反应较少,偶有失眠、心悸、焦虑、厌食、口干。大剂量可使血压升高而致眩晕、头痛等。癫痫、高血压患者禁用。久用可产生耐受,抑制儿童生长发育。

咖啡因

咖啡因(caffeine)主要存在于咖啡、可可和茶叶中。化学结构属黄嘌呤衍生物,能兴奋中枢神经系统和心肌,松弛平滑肌,具有利尿等作用。对中枢兴奋作用较强,外周作用较弱。

【体内过程】 咖啡因口服、注射或直肠给药,均能迅速吸收。但吸收不规则,易通过血脑屏障,也可通过胎盘屏障,在肝内迅速代谢,由肾排泄,$t_{1/2}$ 为 3.5 小时。

【作用机制】 咖啡因的作用机制与其剂量相关。治疗剂量的咖啡因可非选择性地拮抗腺苷 A_1 和 A_{2A} 受体。A_1 受体与抑制性 G 蛋白偶联,能抑制腺苷酸环化酶和某些钙通道的活性,而使某些钾通道和磷脂酶 C 激活。相反,腺苷 A_{2A} 受体与兴奋性 G 蛋白偶联,激活腺苷酸环化酶和 L 型钙通道。咖啡因的促觉醒作用已被证明依赖于腺苷 A_{2A} 受体。若咖啡因血浆浓度超过治疗剂量的 20 倍以上,可出现中毒反应。抑制磷酸二酯酶,升高细胞内环磷酸腺苷(cAMP)的浓度;拮抗 $GABA_A$ 受体的抑制作用和促肌质网释放钙离子,增强肌纤维对钙离子的敏感性。

【药理作用及临床应用】

1. **中枢神经系统** 小剂量(50~200mg)口服时能兴奋大脑皮质,表现为精神兴奋、思维活跃,可减轻疲乏、消除困倦,并提高对外界的感受性。剂量增加(200~500mg)时,可引起精神紧张、手足震颤、失眠和头痛等症状。注射 300~500mg 能直接兴奋呼吸中枢,使呼吸中枢对 CO_2 的敏感性增加,呼吸加深加快,换气量增加。中毒量可引起惊厥。临床主要用于拮抗镇静催眠药及抗组胺药等所引起的嗜睡,解救严重传染病、中枢抑制药及其他原因引起的呼吸循环衰竭,并可促使患者从昏迷中苏醒。

2. **心血管系统** 大剂量咖啡因加快心率、增强心肌收缩力、增加心排出量。可直接松弛血管平滑肌,使血管扩张,外周阻力降低。整体效应视用药剂量和机体状态而定。但对脑血管的作用相反,直接作用于大脑小动脉的平滑肌,使其收缩,脑血管阻力增加,脑血流量减少,可与解热镇痛抗炎药合用,治疗脑血管扩张所致头痛。

3. **其他** 刺激胃酸和胃蛋白酶分泌,有利尿等作用,但无治疗意义。

【不良反应】 安全范围较大,不良反应较少。由于兴奋中枢神经,较大剂量可出现激动、不安、头痛、失眠、心悸、反射亢进、肌肉抽搐等。口服有胃肠刺激症状，促进胃酸分泌，故胃溃疡患者应慎用。过量可兴奋心脏，引起心动过速。更大剂量引起阵挛性惊厥，特别是儿童。久用易产生依赖，停药会出现兴奋和头痛。

【药物相应作用】　咖啡因与麻黄碱或肾上腺素有相互增强作用，不宜同时给药。

索利氨酯

索利氨酯（solriamfetol）是选择性多巴胺和去甲肾上腺素再摄取抑制药，可有效改善发作性睡病或阻塞性睡眠呼吸暂停综合征患者的白天过度嗜睡。

索利氨酯 $t_{1/2}$ 为 7.1 小时，由肾脏排泄，无明显药物相互作用。常见不良反应包括头痛、恶心、食欲下降、鼻炎、口干和焦虑等。可升高收缩压和舒张压，增加心率，心血管疾病患者禁用，服用单胺氧化酶抑制药的患者慎用。

替洛利生

替洛利生（pitolisant）是选择性的组胺 H_3 受体反向激动药。其与突触前膜 H_3 受体结合，增加组胺释放，产生促觉醒效应。不仅改善成人和儿童发作性睡病患者白天瞌睡，也减少猝倒发作。

口服吸收快，3 小时血药浓度达峰值，$t_{1/2}$ 为 20 小时。常见不良反应有失眠、恶心和焦虑。因能延长 Q-T 间期，应避免同时服用抗心律失常药物和抗精神病药物。严重肝功能损害的患者禁用。未发现明显成瘾性。

（黄志力）

本章思维导图

本章目标测试

第十六章 | 抗癫痫药和抗惊厥药

本章数字资源

癫痫（epilepsy）是由脑局部病灶的神经元兴奋性过高而产生阵发性的异常高频放电，并向周围组织扩散，导致大脑功能短暂失调的综合征。癫痫是一种反复发作的慢性神经系统疾病，病因复杂，发病机制尚未完全阐明，因此，现有的治疗手段仍以药物对症治疗为主。抗癫痫药的作用机制包括两方面：①增强抑制性神经递质 γ-氨基丁酸（GABA）的作用，拮抗兴奋性神经递质谷氨酸的作用；②干扰 Na^+、Ca^{2+}、K^+ 等离子通道，发挥膜稳定作用。惊厥（convulsion）是中枢神经系统过度兴奋的一种症状，表现为全身骨骼肌不自主地强烈收缩，呈强直性或阵挛性抽搐，硫酸镁是抗惊厥药的主要代表药。

第一节 | 癫痫及临床分类

癫痫发作时可伴有脑电图异常。由于异常高频放电神经元部位及扩散范围的不同，临床表现出不同程度的短暂运动、感觉、意识及精神异常，反复发作。根据癫痫发作的临床表现，可以将其分为局限性发作和全身性发作（表 16-1）。

表 16-1 癫痫主要发作类型、临床特征及治疗药物

发作类型	临床特征	治疗药物
局限性发作		
1. 单纯性局限性发作（局灶性癫痫）	局部肢体运动或感觉异常，持续20～60秒。与发作时被激活的皮质部位有关	卡马西平、苯妥英钠、苯巴比妥、伊来西胺、丙戊酸钠
2. 复合性局限性发作（精神运动性发作）	冲动性神经异常，伴有不同程度意识障碍，出现无意识的运动，如唇抽动、摇头等。病灶在颞叶和额叶，持续30秒～2分钟	卡马西平、苯妥英钠、扑米酮、丙戊酸钠、拉英酸钠
全身性发作		
1. 失神发作（小发作）	多见于儿童，短暂的意识突然丧失，脑电图（EEG）呈3Hz/s高幅左右对称的同步化棘波，每次发作持续5～30秒	乙琥胺、氯硝西泮、丙戊酸钠、拉莫三嗪
2. 肌阵挛性发作	按年龄可分为婴儿、儿童和青春期肌阵挛。部分肌群发生短暂的（约1秒）休克样抽动，意识丧失。EEG呈现特有的短暂暴发性多棘波	丙戊酸钠、氯硝西泮或联合应用糖皮质激素治疗
3. 强直-阵挛性发作（大发作）	意识突然丧失，全身强直-阵挛性抽搐，口吐白沫，牙关紧闭，继之较长时间的中枢神经系统功能全面抑制，持续数分钟，EEG呈高幅棘慢波或棘波	卡马西平、苯巴比妥、苯妥英钠、扑米酮、丙戊酸钠
4. 癫痫持续状态	大发作持续状态，反复抽搐，持续昏迷，易危及生命	地西泮、劳拉西泮、苯妥英钠、苯巴比妥

局限性发作是指大脑局部异常放电且扩散至大脑半球某个部位所引起的发作，只表现大脑局部功能紊乱的症状。局限性发作占癫痫发病率的 60% 左右，其中一部分病例是由于遗传因素所致，另一部分病例是由于脑寄生虫、脑血管畸形、脑肿瘤及脑外伤等损伤造成大脑皮质病灶。这种病灶可

NOTES

127

通过 CT 或磁共振成像技术进行鉴别诊断。全身发作是由于异常放电涉及全脑,导致突然意识丧失。全身发作的病例占总病例数的 40% 左右,其病因往往与遗传因素相关。例如占癫痫总病例 10% 的青少年肌阵挛性癫痫(juvenile myoclonic epilepsy)就是一种具有明显家族发病倾向,但又不符合孟德尔遗传规律的疾病。现在认为这可能是一种涉及多基因调控的遗传疾病。癫痫发病率在 1% 以上,以儿童和青少年发病率较高。由于癫痫病因复杂,发病机制尚未完全阐明,因此现有的治疗手段仍以药物对症治疗为主,目的在于减少或防止发作。但药物并不能有效地预防和治愈此疾病,因此,癫痫的治疗是长期的甚至需终身服药。理想的抗癫痫药应具有生物利用度高、疗效好、安全性高、无严重不良反应及适用于各年龄段患者等特点。

第二节 | 抗癫痫药

一、抗癫痫药作用机制

抗癫痫药(anti-epileptic drugs)是指用于防治癫痫发作的药物。抗癫痫药的主要作用有两方面:①抑制病灶神经元异常过度放电;②阻止病灶异常放电向周围正常神经组织扩散。抗癫痫药的作用机制主要有两方面:一是增强 GABA 的作用,拮抗谷氨酸的作用。癫痫的形成往往起源于局部谷氨酸和 GABA 的失衡。GABA 作用于相应的 $GABA_A$ 受体,可引起 Cl^- 内流增加,细胞膜超极化,降低神经细胞兴奋性,从而抑制动作电位的高频重复发放。因此,增强 GABA 作用的药物可以发挥抗癫痫作用。谷氨酸过度释放及其受体激活是癫痫发病的重要机制之一。降低谷氨酸活性和 / 或拮抗其相应受体,具有抑制各种癫痫动物模型惊厥发作的作用。二是干扰 Na^+、Ca^{2+}、K^+ 等离子通道,发挥膜稳定作用。谷氨酸受体激活导致的 Na^+ 和 Ca^{2+} 内流能造成神经元去极化,而 $GABA_B$ 受体激活导致的 K^+ 外流以及 $GABA_A$ 受体激活所致的 Cl^- 内流能造成超极化。抑制电压依赖性 Na^+ 通道激活产生的持久反复的神经元兴奋,可减少神经元持续性动作电位发放频率。此外,阻滞细胞膜 T 亚型低电压激活钙通道降低神经细胞兴奋性,抑制神经末梢 N 亚型高电压激活钙通道,减少突触前膜神经递质释放,也是抗癫痫药的作用机制之一。

二、常用抗癫痫药

常用传统抗癫痫药主要包括苯妥英钠、丙戊酸钠、苯巴比妥、卡马西平、扑米酮、乙琥胺。新型抗癫痫药主要包括非尔氨酯、加巴喷丁、左乙拉西坦、拉莫三嗪、替加滨、奥卡西平、托吡酯、普瑞巴林、氨己烯酸、唑尼沙胺、氯巴占。于 2008 年以后批准的新一代抗癫痫药主要有拉科酰胺(lacosamide)、醋酸艾司利卡西平(eslicarbazepine acetate)、布瓦西坦(brivaracetam)、吡仑帕奈(perampanel)、卢非酰胺(rufinamide)、司替戊醇(stiripentol)、瑞替加滨(retigabine)。

苯妥英钠

苯妥英钠(phenytoin sodium)又称大仑丁(dilantin),属乙内酰脲类,是 1938 年开始使用的非镇静催眠性抗癫痫药。

【体内过程】 苯妥英为弱酸,难溶于水,钠盐制剂苯妥英钠呈强碱性(pH=10.4),刺激性大。肌内注射可在局部产生沉淀,吸收缓慢不规则,因而不宜作肌内注射或皮下注射。口服吸收不规则,每日给药 0.3～0.6g,单次口服 3～12 小时血药浓度达高峰。连续服药,须经 6～10 天才能达到有效血药浓度(10～20μg/ml),血浆蛋白结合率 85%～90%,全身分布,V_d 为 0.6L/kg。主要由肝药酶代谢为羟基苯妥英,再与葡萄糖醛酸结合后经肾脏排出,只有不足 5% 以原形由尿排出。消除速度与血药浓度有关,当血药浓度低于 10μg/ml 时,其按一级动力学消除,$t_{1/2}$ 约为 20 小时;高于此浓度时,则按零级动力学消除,血浆 $t_{1/2}$ 可延至 60 小时,这可能与羟化反应已饱和有关。羟化代谢能力受遗传因素影响,个体差异大,且不同厂家制剂的生物利用度差别也很大,要注意剂量个体化,这与治疗效果密切相关,血药浓度>10μg/ml 时可控制癫痫发作,>20μg/ml 时则开始出现毒性反应,因此最好在血药浓度监控下给药。

【药理作用及机制】 治疗量苯妥英钠对中枢神经系统无镇静催眠作用,可对抗实验动物的电休克惊厥,但不能对抗戊四氮所引起的阵发性惊厥。苯妥英钠的作用较复杂,研究表明本品不能抑制癫痫病灶异常放电,但可阻止异常放电向正常脑组织扩散。这可能与其抑制突触传递的强直后增强(posttetanic potentiation,PTP)有关。PTP 是指反复高频电刺激(强直刺激)突触前神经纤维,引起突触传递的易化,使突触后纤维反应较未经强直刺激前增强的现象。在癫痫病灶异常放电的扩散过程中PTP 起易化作用,治疗浓度的苯妥英钠选择性地抑制 PTP 形成,使异常放电的扩散受到阻抑。苯妥英钠具有膜稳定作用,可降低细胞膜对 Na^+ 和 Ca^{2+} 的通透性,抑制 Na^+ 和 Ca^{2+} 内流,降低细胞膜的兴奋性,使动作电位不易产生,抑制异常放电向病灶周围的正常脑组织扩布。这种作用除与其抗癫痫作用有关外,也是其治疗三叉神经痛等中枢疼痛综合征和抗心律失常的药理作用基础。苯妥英钠产生膜稳定作用的机制有以下三方面:

1. **阻滞电压依赖性钠通道** 对钠通道具有选择性阻滞作用,延长通道失活时间,增加动作电位阈值,使钠依赖性动作电位不能形成。主要与失活态钠通道结合,阻止 Na^+ 内流,这也是抗惊厥作用的主要机制。

2. **阻滞电压依赖性钙通道** 治疗浓度的苯妥英钠能选择性阻滞 L 型和 N 型钙通道,但对哺乳动物丘脑神经元的 T 型钙通道无阻滞作用,这可能是其治疗失神发作无效的原因。

3. **对钙调素激酶系统的影响** Ca^{2+} 的第二信使作用是通过 Ca^{2+}-受体蛋白-钙调素(calmodulin)及其偶联的激酶系统介导的。本品通过抑制钙调素激酶的活性,影响突触传递功能;通过抑制突触前膜的磷酸化过程,使 Ca^{2+} 依赖性释放过程减弱,减少谷氨酸等兴奋性神经递质的释放;抑制突触后膜的磷酸化,可减弱递质与受体结合后引起的去极化反应,加上对钙通道的阻滞作用,共同产生稳定细胞膜作用。

【临床应用】

1. 大发作和局限性发作,静脉注射用于癫痫持续状态,对精神运动性发作亦有效,但对小发作(失神发作)无效,甚至会使病情恶化。

2. 三叉神经痛和舌咽神经痛等中枢疼痛综合征。此类神经痛放电活动与癫痫类似,可引起剧烈疼痛。苯妥英钠能使疼痛减轻,减少发作,可能与其稳定神经细胞膜有关。

3. **心律失常** 见第二十二章抗心律失常药。

【不良反应及注意事项】

1. **局部刺激** 苯妥英钠碱性较强,局部刺激性较大,口服可引起厌食、恶心、呕吐和腹痛等症状,故宜饭后服用。静脉注射可发生静脉炎。

2. **牙龈增生** 长期应用出现牙龈增生,多见于儿童和青少年,发生率约 20%,这与药物自唾液排出刺激胶原组织增生有关。服药期间应注意口腔卫生,防止牙龈炎,经常按摩牙龈也可以减轻增生。一般停药 3~6 个月后可自行消退。

3. **神经系统反应** 药量过大引起中毒,出现小脑-前庭系统功能失调症状,表现为眼球震颤、复视、眩晕、共济失调等。严重者可出现语言障碍、精神错乱或昏迷等。

4. **血液系统反应** 由于本品抑制叶酸的吸收并加速其代谢,以及抑制二氢叶酸还原酶活性,长期用药导致叶酸缺乏,可致巨幼细胞贫血,宜用甲酰四氢叶酸防治。

5. **骨骼系统反应** 通过诱导肝药酶而加速维生素 D 的代谢,长期应用可致低钙血症。儿童易发生佝偻病样改变,少数成年患者可出现骨软化症及骨关节病。必要时应用维生素 D 预防。

6. **过敏反应** 可发生皮疹、血小板减少、粒细胞缺乏、再生障碍性贫血和肝坏死。长期用药应定期检查血常规和肝功能。

7. 其他反应　偶见男性乳房增大、女性多毛症、淋巴结肿大等。偶见致畸胎，故孕妇慎用。久服骤停可使癫痫发作加剧，甚至诱发癫痫持续状态。

【药物相互作用】　保泰松、苯二氮䓬类、磺胺类、水杨酸类及口服抗凝药等可与苯妥英钠竞争血浆蛋白的结合部位，使本品游离型血药浓度增加。异烟肼、氯霉素等通过抑制肝药酶可提高本品的血药浓度；而苯巴比妥和卡马西平等通过肝药酶诱导作用加速本品的代谢而降低其血药浓度和药效。

卡马西平

卡马西平（carbamazepine）又称酰胺咪嗪，在 20 世纪 60 年代开始用于治疗三叉神经痛，20 世纪 70 年代开始用于治疗癫痫。

【体内过程】　难溶于水，口服后吸收缓慢且不规则，个体差异较大，食物可促进吸收。2～4 小时血浆浓度达高峰，有效血药浓度为 4～10μg/ml，血浆蛋白结合率为 75%～80%。经肝脏代谢为有活性的环氧化卡马西平，仍有抗癫痫作用，效果与母药相似。脑脊液中浓度可达血药浓度的 50%。长期服用可诱导肝药酶加快自身代谢，单次给药 $t_{1/2}$ 可从 36 小时缩短至 15～20 小时。

【药理作用及机制】　作用机制与苯妥英钠类似，治疗浓度时能阻滞 Na^+ 通道，降低细胞兴奋性；也可抑制 T 型钙通道，抑制癫痫病灶及其周围神经元放电。同时还能增强中枢性抑制递质 GABA 在突触后的作用。因化学结构与丙米嗪类似，还具有抗胆碱、抗抑郁及抑制神经肌肉接头传递的作用，可刺激抗利尿激素（ADH）分泌，产生抗利尿作用。

【临床应用】　卡马西平是广谱抗癫痫药，对多种癫痫均有治疗作用，常用于治疗单纯性局限性发作和大发作。对癫痫并发的精神症状亦有效果。治疗神经痛效果优于苯妥英钠。临床上还可用于治疗尿崩症。本品还具有很强的抗抑郁作用，对锂盐无效的躁狂症、抑郁症也有效，副作用比锂盐少而疗效好。

【不良反应及注意事项】　常见的不良反应有眩晕、视物模糊、恶心呕吐、共济失调、手指震颤、水钠潴留，亦可有皮疹和心血管反应。不需中断治疗，一周左右逐渐消退。

偶见严重的不良反应有骨髓抑制（如再生障碍性贫血、粒细胞缺乏、血小板减少），肝损害等。

用药注意事项：轻微和一般性疼痛不需要用卡马西平；饭后立即服药可减少胃肠道症状；癫痫患者突然停药可引起惊厥或癫痫持续状态。

【药物相互作用】　可诱导肝药酶，增强其他药物的代谢速率，如扑米酮、苯妥英钠、乙琥胺、丙戊酸钠和氯硝西泮。

苯巴比妥

苯巴比妥（phenobarbital，又称鲁米那，luminal）是巴比妥类中最有效的一种抗癫痫药物，也是 1921 年用于抗癫痫的第一个有机化合物，至今仍以起效快、疗效好、毒性小和价格低而广泛用于临床。

【药理作用及机制】　除镇静催眠作用外，苯巴比妥还有抗癫痫作用，其抗癫痫作用强、广谱、起效快。苯巴比妥既能抑制病灶的异常放电，又能抑制异常放电的扩散。抗癫痫作用机制可能与以下作用有关：①与突触后膜上的 $GABA_A$ 受体结合，增加 GABA 介导的 Cl^- 内流，导致膜超极化，降低兴奋性；②阻断突触前膜 Ca^{2+} 的摄取，减少 Ca^{2+} 依赖性的神经递质（NE，ACh 和谷氨酸等）的释放。此外，在较高浓度时也可阻滞 Na^+ 和 Ca^{2+}（L 型和 N 型）通道。

【临床应用】　主要用于治疗癫痫大发作及癫痫持续状态，对单纯的局限性发作及精神运动性发作也有效，对小发作和婴儿痉挛效果差。作为镇静催眠药，大剂量对中枢抑制作用明显，均不作为首选药。在控制癫痫持续状态时，临床更倾向于用地西泮静脉注射。

【不良反应及注意事项】　苯巴比妥是镇静催眠药物（不良反应参见第十五章镇静催眠药和促觉醒药），须给药数周后才能达到最大抗癫痫效果。用药初期易出现嗜睡、精神萎靡等副作用，长期使用易产生耐受性。本药为肝药酶诱导剂,与其他药物联合应用时应注意相互影响。

扑米酮

扑米酮(primidone)又称去氧苯巴比妥或扑痫酮,化学结构类似苯巴比妥。其活性代谢产物为苯巴比妥和苯乙基丙二酰胺。扑米酮原药及两种代谢产物均有抗癫痫活性。作用机制与苯巴比妥相似,即增强 $GABA_A$ 受体活性,抑制谷氨酸的兴奋性,作用于钠、钙通道。与苯妥英钠和卡马西平合用有协同作用,与苯巴比妥合用无意义。本品与苯巴比妥相比无特殊优点,且价格较贵,仅用于其他药物无效的患者。

常见不良反应有中枢神经系统症状:镇静、嗜睡、眩晕、复视、共济失调等;偶见呼吸困难、荨麻疹、眼睑肿胀或胸部紧迫感;血液系统毒性反应有:白细胞减少、血小板减少、贫血等。用药期间应注意检查血常规,严重肝、肾功能不全者禁用。

乙琥胺

乙琥胺(ethosuximide)属琥珀酰亚胺类,1958 年首次报道可用于治疗失神发作。

【体内过程】　口服后吸收完全,3 小时血药浓度达高峰,有效血药浓度为 $40\sim100\mu g/ml$,血浆蛋白结合率低,其表观分布容积为 0.7L/kg。不在脂肪组织中蓄积。长期用药时脑脊液内的药物浓度可接近血浆药物浓度。儿童需 $4\sim6$ 天血浆药物浓度达稳定水平,成人需要更长时间。儿童血浆 $t_{1/2}$ 约 30 小时,成人 $t_{1/2}$ 为 $40\sim50$ 小时。大约 25% 的乙琥胺以原形从尿排出,其余在肝脏代谢失活,主要代谢产物是羟乙基衍生物,与葡萄糖醛酸结合后经尿排出体外。

【药理作用及机制】　目前认为丘脑在小发作时出现的 3Hz 异常放电中起重要作用。乙琥胺在治疗浓度时可抑制丘脑神经元低阈值 Ca^{2+} 电流,从而抑制 3Hz 异常放电的发生。乙琥胺在临床用药浓度高于治疗浓度时,还可以抑制 Na^+-K^+-ATP 酶,抑制 GABA 转氨酶。

【临床应用】　乙琥胺可对抗戊四氮引起的阵挛性惊厥。对小发作疗效好,其疗效虽稍逊于氯硝西泮,但副作用及耐受性的产生较少,故仍为临床治疗小发作(失神发作)的首选药,对其他类型癫痫无效。

【不良反应】　毒性低,常见的副作用为胃肠道反应,其次为中枢神经系统症状。有精神病史者慎用,易引起精神行为异常,表现为焦虑、抑郁、短暂的意识丧失、攻击行为、多动、精神不集中和幻听等。偶见嗜酸性粒细胞缺乏症或粒细胞缺失症,严重者发生再生障碍性贫血。

丙戊酸钠

丙戊酸钠(sodium valproate)化学名为二丙乙酸钠,最早于 1882 年合成,1964 年用于治疗癫痫获得成功。

【体内过程】　口服吸收迅速而完全,钠盐生物利用度接近 100%,$1\sim4$ 小时血药浓度达到高峰。有效血药浓度为 $30\sim100\mu g/ml$,血浆蛋白结合率为 90%,V_d 为 0.2L/kg,可通过血-脑脊液屏障,通过胎盘进入胎儿血液循环,也可从乳汁分泌。在肝脏代谢,大部分以原形排出,小部分经 β 氧化后与葡萄糖醛酸结合从尿中排出,血浆 $t_{1/2}$ 约 15 小时。

【药理作用及机制】　丙戊酸钠不抑制癫痫病灶放电,但能阻止病灶异常放电的扩散。抗癫痫作用与 GABA 有关,它是 GABA 转氨酶和琥珀酸半醛脱氢酶抑制剂,能减少 GABA 代谢,增加脑内 GABA 含量;还能提高谷氨酸脱羧酶活性,使 GABA 生成增多,并能提高突触后膜对 GABA 的反应性,从而增强 GABA 介导的抑制性突触传递的作用。此外,本品可抑制 Na^+ 通道,减弱 T 型 Ca^{2+} 电流,抑制起源于丘脑的 3Hz 异常放电。

【临床应用】　丙戊酸钠为广谱抗癫痫药,临床上对各类型癫痫都有一定疗效,对大发作疗效不及苯妥英钠、苯巴比妥,但当上述药无效时,用本药仍有效。对小发作优于乙琥胺,但因其肝脏毒性而不作为首选药物。对精神运动性发作疗效与卡马西平相似。对复杂部分性发作疗效近似卡马西平,对非典型的小发作疗效不及氯硝西泮。是大发作合并小发作时的首选药物,对其他药物未能控制的顽固性癫痫也有效。

【不良反应】　常见消化系统症状有恶心、呕吐和腹痛等,故宜饭后服用。中枢神经系统反应少,主要表现为嗜睡、平衡失调、乏力、震颤等。严重的毒性为肝功能损害,30% 患者在服药几个月内出现无症状性肝功能异常,主要表现为天冬氨酸转氨酶(AST)升高。偶见重症肝炎、急性胰腺炎和高氨血症。少数患者表现为皮疹、脱发、血小板减少和血小板聚集障碍所致的出血时间延长。用药期间应定期检查肝功能和血常规。

【药物相互作用】　能提高苯妥英钠、苯巴比妥、氯硝西泮和乙琥胺的血药浓度与抗癫痫作用,而苯妥英钠、苯巴比妥、扑米酮和卡马西平则能降低丙戊酸钠的血药浓度和抗癫痫作用。

苯二氮䓬类

苯二氮䓬类(benzodiazepines,BZ)具有抗惊厥及抗癫痫作用,可抑制病灶放电向周围扩散,但不能消除这种异常放电,仅为癫痫持续状态的首选药。常用的药物有地西泮、硝西泮、氯硝西泮和劳拉西泮。

1. 地西泮(diazepam,安定)　是治疗癫痫持续状态的首选药物。口服吸收迅速而完全,肌内注射吸收缓慢,静脉注射显效快,较其他药物安全。在癫痫持续状态的急性期,与劳拉西泮(lorazepam)联用作用持续时间更长,使肌痉挛消失,然后用苯妥英钠静脉注射维持疗效。静脉注射速度过快可引起呼吸抑制,宜缓慢注射(1mg/min)。

2. 硝西泮(nitrazepam,硝基安定)　主要用于癫痫小发作,特别是肌阵挛性发作及婴儿痉挛等,也可用于抗惊厥。在正常用量时,中毒反应相对少见,儿童大量服用可见黏液和唾液分泌增多。

3. 氯硝西泮(clonazepam,氯硝安定)　抗癫痫谱较广,对癫痫小发作疗效较地西泮好,对肌阵挛性发作、婴儿痉挛也有效。静脉注射还可治疗癫痫持续状态。其抗癫痫作用机制主要是与增强脑内GABA 抑制功能有关。不良反应一般较轻,常见中枢神经系统反应和消化系统症状,停药后可恢复。但易产生耐受性,久服突然停药可加剧癫痫发作,甚至诱发癫痫持续状态。

奥卡西平

奥卡西平(oxcarbazepine)是卡马西平的 10-酮基衍生物,1999 年开始用于临床,药效与卡马西平相似或稍强,对大脑皮质运动区有高度选择性抑制作用。口服吸收较好,吸收后在体内还原成具有药理活性的代谢产物 10,11-二氢-10-羟基卡马西平,与食物同服可增加其生物利用度。奥卡西平及其代谢产物可阻滞电压依赖性 Na^+ 通道,从而阻止病灶放电的扩布。此外,亦作用于 K^+、Ca^{2+} 通道而发挥作用。奥卡西平在临床上主要用于对卡马西平有过敏反应者,可作为卡马西平的替代药物应用于临床。对于复杂性部分发作、全身强直阵挛性发作效果较好。对糖尿病性神经病、偏头痛、带状疱疹后神经痛和中枢性疼痛也有效。不良反应较卡马西平轻,诱导肝药酶程度轻,毒性低,常见头晕、疲劳、眩晕、头痛、复视、眼球震颤,过量后可出现共济失调,严重的有血管性水肿及多器官过敏反应等。

拉莫三嗪

拉莫三嗪(lamotrigine)为苯三嗪类衍生物,作用机制及特点类似苯妥英钠和卡马西平。

【体内过程】　口服吸收快而完全,生物利用度为 98%。血药浓度达峰时间为 0.5~5.0 小时,平均 2~3 小时,血浆蛋白结合率约 55%,表观分布容积为 0.9~1.3L/kg,半衰期为 6.4~30.4 小时(平均12.6 小时)。在肝脏代谢,其消除主要以葡萄糖醛酸结合的形式由肾脏排出,由尿中排出的原形药少于 10%,2% 通过粪便排泄。其代谢产物无生物活性。与肝药酶诱导剂卡马西平、苯妥英合用时,拉莫三嗪代谢速度加快,平均半衰期缩短约 50%。

【药理作用及机制】 拉莫三嗪为电压依赖性 Na^+ 通道阻滞药,通过减少 Na^+ 内流而增加神经元的稳定性。也可作用于电压门控 Ca^{2+} 通道,减少谷氨酸的释放而抑制神经元过度兴奋。在体外培养神经元中,可抑制兴奋性神经递质谷氨酸诱发的暴发性放电;阻滞癫痫病灶异常高频放电和神经细胞膜去极化,从而阻止病灶异常放电,但不影响正常神经兴奋传导。

【临床应用】 可作为成人局限性发作的辅助治疗药。单独使用可治疗全身性发作,疗效类似卡马西平,对失神发作也有效。临床上多与其他抗癫痫药合用治疗一些难治性癫痫。

【不良反应】 常见不良反应为中枢神经系统反应及胃肠道反应,包括:头痛、头晕、嗜睡、视物模糊、复视、共济失调、皮疹、便秘、恶心、呕吐等;较少见的不良反应有变态反应、弥散性血管内凝血、面部皮肤水肿及光敏性皮炎等。罕见有 Stevens-Johnson 综合征、中毒性表皮坏死松解症等。与丙戊酸类合用,出现皮肤反应的风险增加。对本药过敏者禁用。

托吡酯

托吡酯(topiramate)为磺酸基取代的单糖衍生物,是 1995 年上市的新型广谱抗癫痫药。本品可抑制电压依赖性 Na^+ 通道;增加 GABA 激活 $GABA_A$ 受体的频率,促进 GABA 诱导的 Cl^- 内流;减少谷氨酸释放,并通过抑制谷氨酸受体而减少谷氨酸介导的兴奋性突触传递。本品是较弱的碳酸酐酶抑制药,可使大脑癫痫样放电持续时间和动作电位数量减少。主要用于局限性发作和大发作,尤其可作为辅助药物治疗难治性癫痫。也可用于偏头痛的预防性治疗。口服易吸收,主要以原形由肾脏排出。常见的不良反应为中枢神经系统症状,如共济失调、嗜睡、精神错乱、头晕等,动物实验有致畸报道,孕妇慎用。

拉科酰胺

拉科酰胺(lacosamide),也称拉考沙胺,是一种新型 N-甲基-D-天冬氨酸(NMDA)受体甘氨酸位点结合拮抗药。

【体内过程】 口服与静脉给药均可,口服给药后可被快速吸收,无首过效应,口服绝对生物利用度近 100%,且不受食物影响。血浆蛋白结合率低于 15%。口服后 1～4 小时达血药浓度高峰,半衰期约为 13 小时。拉科酰胺主要通过肝细胞色素 P450(CYP2C19、CYP3A4 和 CYP2C9)代谢成无活性的 O-去甲基代谢物,但无肝药酶诱导或抑制作用,故严重肝功能损害患者不推荐使用。94.2%～96.8% 的剂量以原形和代谢产物的形式由肾脏排泄,轻至中度肾功能损害的患者不用调整剂量。

【药理作用及机制】 可选择性增强电压门控钠通道的慢失活,且不影响钠通道快失活,稳定过度兴奋的神经元细胞膜,降低神经元持续兴奋性,从而控制癫痫放电而不影响正常生理功能。脑衰反应调节蛋白 2(collapsin response mediator protein 2,CRMP-2)是一种刺激神经元轴突生长和分化的神经营养因子,拉科酰胺通过与 CRMP-2 交联产生神经保护作用,从而发挥抗惊厥作用。

【临床应用】 2018 年获国家药品监督管理局批准用于 4 岁及以上癫痫患者局灶性发作的联合治疗,并于 2021 年获批相同人群的单药治疗适应证。单用或与其他抗癫痫药联合使用治疗癫痫都有较好的安全性和有效性,单药治疗可作为其他抗癫痫药控制不佳的局灶性癫痫患者的替代方案,亦可作为新诊断癫痫患者的一线治疗方案。此外,对减轻糖尿病的神经性疼痛也有效。

【不良反应】 常见不良反应为眩晕、复视、恶心呕吐、异常共济失调和视物模糊等,常在剂量递增期出现,在稳定期多数患者症状减轻或消失。导致患者停药的最常见不良事件为头晕和共济失调。拉科酰胺对患者体重没有影响,轻微延长 P-R 间期,对 Q-T 间期没有影响,心血管不良反应事件发生率低。

【药物相互作用】 与口服避孕药、奥美拉唑、二甲双胍、地高辛及华法林等药物无明显相互作用。与 CYP2C9 抑制剂(如氟康唑等)或与 CYP3A4 抑制剂(如伊曲康唑、酮康唑、利托那韦、克拉霉素等)合用时血药浓度升高,与抗癫痫药中的酶诱导剂如苯妥英钠、苯巴比妥、卡马西平合用时血药浓度降低,与奥卡西平、丙戊酸钠等药物无明显相互作用。

吡仑帕奈

吡仑帕奈(perampanel)是第三代新型抗癫痫发作药物的代表,于 2012 年在美国上市,2019 年 12 月在我国国内上市。中国《临床诊疗指南·癫痫病分册(2023 修订版)》中推荐吡仑帕奈可作为一线药物,用于新诊断局灶性发作的患者,也可用于其他多种发作类型或癫痫综合征。

【体内过程】　口服给药吸收迅速且完全,生物利用度约为 100%。空腹状态下本品作用的峰值时间为 0.5～2.5 小时。进食会使其吸收速度减慢,但不影响其吸收程度。$t_{1/2}$ 平均为 105 小时,肝功能不全时 $t_{1/2}$ 延长。血浆蛋白结合率约为 95%,主要通过肝细胞色素 P450 CYP3A4 和 / 或 CYP3A5 代谢。在体内约 70% 经粪便,30% 经尿液,另有少量经唾液排泄。

【药理作用及机制】　研究发现 α-氨基-3-羟基-5-甲基-4-异噁唑丙酸(AMPA)型谷氨酸受体在癫痫的发病机制中具有重要作用。吡仑帕奈作为首个高选择性、非竞争性的 AMPA 受体拮抗药,可抑制突触后 AMPA 受体活性,抑制兴奋性突触传递,从而抑制神经元过度兴奋,发挥抗癫痫作用。

【临床应用】　用于成人和 4 岁及以上儿童的癫痫部分性发作患者(伴或不伴继发全面性发作)的治疗。对于局限性癫痫,吡仑帕奈可用于添加治疗和单药治疗,其中以前者为主。对于特发性全身性癫痫患者,吡仑帕奈多用于添加治疗。可显著降低肌阵挛发作和失神发作的发作频率。对于难治性癫痫,尤其是癫痫持续状态,当其他抗癫痫药控制不佳时,本品可作为辅助治疗获得较好的疗效。

【不良反应】　主要包括头晕、恶心、疲劳、易激惹、攻击行为、自杀倾向及体重增加等。其中,有精神类疾病史的患者更易出现精神相关的不良反应,尤其要关注该类患者的精神和行为变化。

三、抗癫痫药的用药原则及注意事项

抗癫痫药的用药原则及用药期间注意事项包括以下几点:

1. 根据发作类型合理选用抗癫痫药物(见表 16-1)。

2. 单药治疗,小剂量开始,如合并用药则不超过 3 种。单纯型癫痫最好选用一种有效药物,一般从小剂量开始逐渐增加剂量,达到理想效果后进行维持治疗。单药治疗可使约 65% 的发作得到控制。若单用一种药难以奏效或混合型癫痫患者,常需合并用药。联合用药一般不宜超过 3 种药物,要注意药物间的相互作用可能引起的不良反应。

3. 更换药物时,采取逐渐过渡换药。治疗中不可随便更换药物。需更换药物时,应采取逐渐过渡换药,即在原药基础上加用新药,待其发挥疗效后再逐渐停用原药,否则可致癫痫发作或癫痫持续状态。

4. 治疗过程中不宜突然停药。即使症状完全控制后也不可随意停药,至少应维持治疗 2～3 年后方可在数个月甚至 1～2 年内逐渐停药,防止反跳,有些病例需终身用药。

5. 长期用药应注意毒副作用。特别是应定期检查血常规、肝功能等。

6. 孕妇服用抗癫痫药引起畸胎及死胎概率较高,应慎用。

第三节 ｜ 抗惊厥药

惊厥(convulsion)是中枢神经系统过度兴奋的一种症状,表现为全身骨骼肌不自主地强烈收缩,呈强直性或阵挛性抽搐。多伴有意识障碍,如救治不及时可危及生命。惊厥发病与多种因素相关,包括遗传、感染、中毒、微量元素缺乏、离子紊乱、神经递质失衡等。治疗需标本兼顾,维持生命功能,控制惊厥发作症状,预防复发。多见于小儿高热、子痫、破伤风、癫痫大发作和中枢兴奋药中毒等。常用抗惊厥药包括巴比妥类、苯二氮䓬类中的部分药物、水合氯醛以及硫酸镁。

硫酸镁

硫酸镁（magnesium sulfate）可因给药途径不同而产生不同的药理作用。口服给药很少吸收,有泻下和利胆作用(见第三十二章作用于消化系统的药物),外用热敷可消炎去肿,注射给药则产生全身作用。

【药理作用及机制】　镁(Mg^{2+})是细胞内重要的阳离子,主要存在于细胞内液,细胞外液仅占5%。血液中 Mg^{2+} 为 2～3.5mg/100ml,低于此浓度时,神经及肌肉的兴奋性升高。Mg^{2+} 参与多种酶活性的调节,在神经冲动传递和神经肌肉应激性维持等方面发挥重要作用。注射硫酸镁能抑制中枢及外周神经系统,使骨骼肌、心肌、血管平滑肌松弛,从而发挥肌松和降压作用。其作用机制可能是由于 Mg^{2+} 和 Ca^{2+} 化学性质相似,可特异性地竞争 Ca^{2+} 结合位点,拮抗 Ca^{2+} 的作用。如运动神经末梢 ACh 的释放过程需要 Ca^{2+} 参与,而 Mg^{2+} 竞争拮抗 Ca^{2+} 的这种作用,干扰 ACh 的释放,使神经肌肉接头处 ACh 减少,导致骨骼肌松弛。同时 Mg^{2+} 也作用于中枢神经系统,引起感觉及意识丧失。出于同样原理,当 Mg^{2+} 过量中毒时亦可用 Ca^{2+} 来解救。

【临床应用】　主要用于缓解子痫、破伤风等惊厥,也常用于高血压危象。临床上常以肌内注射或静脉滴注给药。

【不良反应及注意事项】　注射给药安全范围窄,血浆镁离子浓度超过 3.5mmol/L 即可出现中毒症状。血镁浓度过高即可抑制延髓呼吸中枢和血管运动中枢,引起呼吸抑制、血压骤降和心搏骤停。肌腱反射消失是呼吸抑制的先兆,连续注射过程中应经常检查肌腱反射。中毒时应立即进行人工呼吸,并缓慢注射氯化钙和葡萄糖酸钙加以对抗。

(孙慧君)

本章思维导图

本章目标测试

第十七章 │ 治疗中枢神经系统退行性疾病药

中枢神经系统退行性疾病是指一组由慢性进行性中枢神经组织退行性变性而产生的疾病的总称。主要包括帕金森病（Parkinson disease，PD）、阿尔茨海默病（Alzheimer disease，AD）、亨廷顿病（Huntington disease，HD）、肌萎缩侧索硬化症（amyotrophic lateral sclerosis，ALS）等。虽然本组疾病的病因及病变部位各不相同，但神经细胞发生退行性病理学改变是其共同的特征，其确切病因和发病机制尚不清楚。

流行病学调查结果显示，PD和AD主要发生于中老年人。随着社会发展，人口老龄化问题日益突出，本组疾病是仅次于心血管疾病和癌症的严重影响人类健康与生活质量的第三位因素。但是，除PD患者通过合理用药可延长其寿命和提高生活质量外，其余疾病的治疗效果还难以令人满意。随着分子生物学、神经科学及行为科学等各学科的快速发展，有关本组疾病的病因、发病机制及相应的药物和其他治疗手段在未来数年内将会有新的突破。

本章重点介绍治疗PD和AD的药物。

第一节 │ 抗帕金森病药

一、帕金森病发病机制简介

帕金森病（PD）又称震颤麻痹（paralysis agitans），是一种主要表现为进行性锥体外系功能障碍的中枢神经系统退行性疾病。因英国人James Parkinson于1817年首先描述而得名，其典型症状为静止性震颤（resting tremor）、肌强直（muscular rigidity）、运动迟缓（bradykinesia）和共济失调（ataxia）。临床上按不同病因分为原发性、动脉硬化性、脑炎后遗症、化学药物（如Mn^{2+}、CO、抗精神病药）中毒等四类，它们均出现相同的主要症状，总称为帕金森综合征（Parkinsonism）。

PD的病因及发病机制尚不清楚。1960年，奥地利医生Oleh Hornykiewicz首先发现原发性PD患者的黑质和纹状体内多巴胺含量极度减少。其后研究发现PD患者黑质多巴胺能神经元几乎完全丢失，导致其投射到纹状体的神经纤维末梢退行性变性。以此为基础提出的发病机制假说即"多巴胺学说"。该学说认为，PD是纹状体内多巴胺（dopamine，DA）减少或缺乏所致，其原发性因素是黑质内多巴胺能神经元退行性病变。黑质中DA能神经元发出上行纤维到达纹状体，其末梢与尾-壳核神经元形成突触，以DA为递质，对脊髓前角运动神经元起抑制作用；另一方面，尾核中的胆碱能神经元与尾-壳核神经元形成突触，以ACh为递质，对脊髓前角运动神经元起兴奋作用，这两条通路功能处于平衡状态，共同调节运动功能。PD患者因黑质病变，DA合成减少，使纹状体DA含量减少，造成黑质-纹状体通路DA能神经功能减弱，胆碱能神经功能相对占优势，因而出现肌张力增高症状。该学说得到许多事实支持：PD患者纹状体中DA含量仅为正常人的5%～10%；提高脑内DA含量或应用DA受体激动药显著缓解震颤麻痹等症状；耗竭黑质-纹状体内DA、用神经毒素1-甲基-4-苯基-1,2,3,6-四氢吡啶（1-methyl-4-phenyl-1,2,3,6-tetrahydropyridine，MPTP）选择性地破坏黑质DA能神经元，或长期使用DA受体拮抗药均可导致震颤麻痹；胆碱受体阻断药缓解PD的某些症状。

关于黑质DA能神经元发生退行性病变的机制，比较公认的是"氧化应激"学说：一般情况下，DA通过MAO催化氧化脱氨代谢，所产生的过氧化氢（H_2O_2）能被抗氧化系统清除。但在氧化应激时，DA

的氧化代谢是多途径的,产生大量的 H_2O_2 和超氧阴离子($O_2^- \cdot$),在黑质部位 Fe^{2+} 催化下,进一步生成毒性更大的羟自由基($\cdot OH$),而此时黑质线粒体呼吸链复合物 I(complex I)活性下降,抗氧化物(特别是谷胱甘肽)耗竭,无法清除自由基,因此,自由基通过氧化神经膜类脂、破坏 DA 能神经元膜功能或直接破坏细胞 DNA,最终导致神经元变性。这一学说得到如下证据支持:PD 患者黑质中发现"两多两少":Fe(尤其是 Fe^{2+})增加,O_2^- 和 $\cdot OH$ 增加;抗氧化物谷胱甘肽几乎消失,线粒体呼吸链复合物 I 功能严重不足。

现已知,脑内 DA 受体可分为 $D_1 \sim D_5$ 五个亚型,均为 G 蛋白偶联受体,分子结构由 7 个跨膜结构域组成。其中 D_1、D_5 受体胞内 C 端片段较长,被称为 D_1 样受体,总体上起兴奋性作用;D_2、D_3 和 D_4 这 3 个受体胞内片段较长,被称为 D_2 样受体,总体上起抑制性作用(表 17-1)。

表 17-1　中枢神经系统多巴胺受体分类及特性

	亚型	分布	效应
D_1 样受体	D_1	纹状体、新皮质	cAMP↑,PIP_2 水解↑,$[Ca^{2+}]_i$↑,PKC 激活
	D_5	海马、下丘脑	
D_2 样受体	D_2	纹状体、黑质致密部、垂体	cAMP↓,钾电流↑,钙电流↓
	D_3	嗅结节、伏隔核、下丘脑	
	D_4	前额皮质、髓质、中脑	

经典的抗 PD 药主要包括拟多巴胺类药和抗胆碱药两类。前者通过直接补充 DA 前体物、激动 DA 受体或抑制 DA 降解而产生作用;后者通过拮抗相对过高的胆碱能神经功能而缓解症状。两药合用可增加疗效,其总体目标是恢复 DA 能和胆碱能神经系统功能的平衡状态。"氧化应激"学说为 PD 的治疗带来新的思路,即从治疗综合征方向转向预防 DA 神经元变性的问题。如现已证明司来吉兰除选择性抑制 MAO-B 外,也是一种有效的自由基清除剂。此外,DA 受体及其亚型选择性激动药已成为 PD 治疗的亮点。其他治疗手段如深部脑刺激(deep brain stimulation,DBS)已成为治疗中晚期 PD 的有效疗法。一些新的治疗手段如多能干细胞移植、基因干预治疗等正在探索中。

二、拟多巴胺类药

(一)多巴胺的前体药

左旋多巴

左旋多巴(levodopa,L-DOPA)是由酪氨酸形成儿茶酚胺的中间产物,即 DA 的前体,现已人工合成。

【体内过程】　口服后经小肠芳香族氨基酸转运体迅速吸收,0.5~2 小时达峰值。血浆 $t_{1/2}$ 较短,为 1~3 小时。食物中其他氨基酸与左旋多巴竞争同一转运载体,从而减少 L-DOPA 吸收。胃排空延缓、胃酸 pH 偏低或高蛋白饮食等均降低该药的生物利用度。口服后极大部分在肠黏膜、肝和其他外周组织被芳香族 L-氨基酸脱羧酶(aromatic L-amino acid decarboxylase,AADC)脱羧成为 DA,仅 1% 左右的 L-DOPA 进入中枢神经系统发挥疗效。L-DOPA 在外周脱羧形成 DA 后,易引起胃肠道及心血管系统等不良反应。其中,胃肠道反应主要包括恶心、呕吐和食欲缺乏等。心血管反应包括治疗初期约 30% 患者出现直立性低血压。此外,DA 作用于心脏 β 受体可引起心绞痛和心律失常等。若同时合用 AADC 抑制药,可减少外周 DA 生成,使进入脑内 L-DOPA 增多,血和脑内 L-DOPA 增加达 3~4 倍,转化为 DA 而起效,并减少不良反应。L-DOPA 生成的 DA 一部分通过突触前膜摄取返回 DA 能神经末梢,另一部分被 MAO 或儿茶酚胺-O-甲基转移酶(COMT)代谢,经肾排泄。

【药理作用及机制】　PD 患者黑质 DA 能神经元退行性变,酪氨酸羟化酶同步减少,使脑内酪氨酸转化为 L-DOPA 极度减少,但将 L-DOPA 转化为多巴胺的能力仍存在。L-DOPA 是多巴胺的前体,通过血脑屏障后,补充纹状体中多巴胺的不足而发挥治疗作用。但 L-DOPA 究竟是被残存神经元利用而增加多巴胺的合成和释放,还是在细胞外被转化成多巴胺后直接"溢流"(flooding)到突触间隙而激活突触后膜受体,这一点尚不清楚。动物实验显示,即使没有 DA 能神经末梢存在,L-DOPA 仍有作用;但另一方面,临床上 L-DOPA 疗效随病情发展而降低的现象,又提示其作用可能依赖于残存的神经元。多巴胺因不易通过血脑屏障,不能用于治疗 PD。

【临床应用】　治疗各种类型的 PD,不论患者年龄、性别差异和病程长短均适用,但对吩噻嗪类等抗精神病药引起的帕金森综合征无效。其作用特点为:①疗效与黑质-纹状体病损程度相关,轻症或年轻患者疗效好,重症或年老体弱者疗效较差;②对肌强直和运动困难的疗效好,对肌肉震颤的疗效差;③起效慢,用药 2～3 周出现体征改善,用药 1～6 个月后疗效最强。

用药早期,L-DOPA 可使 80% 的 PD 患者症状明显改善,其中 20% 的患者可恢复到正常运动状态。服用后先改善肌强直和运动迟缓等症状,然后改善肌肉震颤症状;其他运动功能如姿态、步态联合动作、面部表情、言语、书写、吞咽、呼吸均可被改善,也可使患者情绪好转,对周围事物反应增加,但对痴呆症状效果不明显。随着用药时间延长,本品疗效逐渐下降,3～5 年后疗效已不显著。其原因可能与病程进展、受体下调以及其他代偿机制有关。此阶段,有些患者纹状体中 DA 能神经元突触前的多巴胺储存能力下降,疗效出现波动,最后发展为剂末现象(wearing-off),若同时服用 COMT 抑制药恩他卡朋(entacapone)有一定预防作用。与安慰剂组患者相比,服用 L-DOPA 的 PD 患者寿命明显延长、生活质量明显提高。

【不良反应】　分为早期和长期两大类。

1. 早期反应

(1)胃肠道反应:治疗早期约 80% 患者出现厌食、恶心、呕吐,数周后能耐受,这是由于 L-DOPA 在外周和中枢脱羧成 DA,分别直接刺激胃肠道和兴奋延髓催吐化学感受区 D_2 受体所致。AADC 抑制药可明显减少该不良反应,D_2 受体阻断药多潘立酮(domperidone)有效消除恶心、呕吐等胃肠道反应。L-DOPA 还引起腹胀、腹痛和腹泻等,饭后服药或剂量递增速度减慢,可减轻上述症状。偶见溃疡出血或穿孔。

(2)心血管反应:治疗初期 30% 患者出现直立性低血压,其原因可能是外周生成的 DA 一方面作用于交感神经末梢,反馈性抑制其释放 NA;另一方面作用于血管壁 DA 受体,舒张血管。有些患者出现心律失常,主要是由于外周生成的多巴胺作用于心脏 β 受体所致,可用 β 受体阻断药治疗。

2. 长期反应

(1)运动过度症(hyperkinesia):是异常动作舞蹈症的总称,也称为运动障碍。是由于服用大量 L-DOPA 后,多巴胺受体过度兴奋,出现手足、躯体和舌的不自主运动,服用 2 年以上者发生率达 90%。

(2)症状波动:服药 3～5 年后,有 40%～80% 患者出现症状快速波动,重则出现"开-关反应"(on-off response)。"开"时活动正常或几近正常,而"关"时突然出现严重的 PD 症状。其原因与 L-DOPA 给药时间、血药浓度有关,也与 PD 患者纹状体中 DA 能神经元突触前的多巴胺储存能力下降有关,此时患者更依赖于 L-DOPA 转运入脑的速率以满足 DA 的生成。为减轻症状波动,L-DOPA 可联用 AADC 抑制药缓释剂或多巴胺受体激动药,或加用 MAO 抑制药如司来吉兰等,也可调整用药方法,即改为静脉滴注、增加服药次数等,但不改变药物剂量。

(3)精神症状:10%～15% 患者出现精神错乱,表现为意识错乱、幻觉、错觉等,也有焦虑、抑郁等精神症状,可能与 DA 作用于皮质下边缘系统有关,只能用非经典抗精神病药物如氯氮平(clozapine)治疗,该药不引起 PD 患者锥体外系运动功能失调。

【药物相互作用】　维生素 B_6 是多巴脱羧酶辅基,能加速 L-DOPA 在外周组织转化成 DA,增强 L-DOPA 外周副作用,降低疗效;抗精神病药物,如吩噻嗪类和丁酰苯类均能阻滞黑质-纹状体 DA 通路功能,利血平耗竭黑质-纹状体中的多巴胺,它们均能引起锥体外系运动失调,出现药源性 PD,对抗 L-DOPA 疗效;能引起直立性低血压的抗抑郁药可增强 L-DOPA 的副作用。以上药物均不能与 L-DOPA 合用。

（二）左旋多巴的增效药

1. AADC 抑制药

卡比多巴

卡比多巴（carbidopa）又称 α-甲基多巴肼,因其不能通过血脑屏障,与 L-DOPA 合用时,仅抑制外周 AADC,阻断 L-DOPA 在外周的脱羧作用,使进入中枢神经系统的 L-DOPA 增加,可使 L-DOPA 用量减少 75%,且不良反应明显减少,症状波动减轻,作用不受维生素 B_6 的干扰。本品与 L-DOPA 组成的复方制剂称为心宁美（sinemet）,二者的混合比例为 1：4 或 1：10,现有心宁美控释剂（sinemet CR）。

苄丝肼

苄丝肼（benserazide）,又称羟苯丝肼、色拉肼。其与 L-DOPA 组成的复方制剂称为多巴丝肼（levodopa and benserazide）,比例为 1：4,其作用与心宁美相同。

2. MAO-B 抑制药　人体内单胺氧化酶（MAO）分为 A、B 两型,MAO-A 主要分布于肠道,对食物、肠道内和血液循环中的单胺进行氧化脱氨代谢;MAO-B 主要分布于黑质、纹状体,其功能是降解 DA。

司来吉兰

司来吉兰（selegiline）又称丙炔苯丙胺（deprenyl）。低剂量（＜10mg/d）选择性抑制中枢神经系统 MAO-B,能迅速通过血脑屏障,降低脑内 DA 分解代谢,使多巴胺浓度增加,有效时间延长。本品与 L-DOPA 合用后,能增加疗效,降低 L-DOPA 用量,减少外周不良反应,并能消除长期单独使用 L-DOPA 出现的"开-关反应",两者合用更有利于缓解症状,延长患者寿命。司来吉兰作为神经保护剂,亦能优先抑制黑质-纹状体的 $O_2^-\cdot$ 和 $\cdot OH$ 形成,延缓神经元变性和 PD 发展。临床上将司来吉兰与抗氧化剂维生素 E 联合应用治疗 PD,称为 DATATOP 方案（deprenyl and tocopherol antioxidative therapy of Parkinsonism）,延缓 PD 患者启用 L-DOPA 的时间。本品低剂量对外周 MAO-A 无作用,肠道和血液中的 DA 及酪胺代谢不受影响,不会产生非选择性 MAO 抑制剂引起的高血压危象;但大剂量（＞10mg/d）亦可抑制 MAO-A,应避免使用。司来吉兰代谢产物为苯丙胺和甲基苯丙胺,可引起焦虑、失眠、幻觉等精神症状。慎与哌替啶、三环类抗抑郁药或其他 MAO 抑制药合用。

雷沙吉兰（rasagiline）是第二代 MAO-B 抑制药,与司来吉兰相比抑制作用强 5～10 倍,用于治疗早期 PD,特别是早发型或者初治的 PD,也可用于进展期 PD 的联合治疗。在改善运动并发症方面,雷沙吉兰有一定的症状缓解作用。

3. COMT 抑制药　L-DOPA 代谢有两条途径,即由 AADC 脱羧转化为多巴胺,或经 COMT 代谢转化成 3-O-甲基多巴（3-OMD）,后者又可与 L-DOPA 竞争转运载体而影响 L-DOPA 的吸收和进入脑组织。因此,抑制 COMT 既可减少 L-DOPA 降解及其代谢产物 3-OMD 竞争性抑制 L-DOPA 转运入脑的作用,并可降解脑内 DA,增加脑组织 DA 水平。近来发现 3 种 COMT 抑制药:硝替卡朋、托卡朋、恩他卡朋,它们对 COMT 抑制作用强,毒性低。

硝替卡朋

硝替卡朋（nitecapone）增加纹状体中 L-DOPA 和多巴胺。因其不易通过血脑屏障,当与卡比多巴合用时,它只抑制外周 COMT,而不影响脑内 COMT,增加 L-DOPA 口服的生物利用度及其在中枢纹状体中的量。

托卡朋和恩他卡朋

托卡朋（tolcapone）和恩他卡朋（entacapone）为新型 COMT 抑制药,能延长 L-DOPA 作用时间,稳定血浆浓度,使更多的 L-DOPA 进入脑组织,安全而有效地延长症状波动患者"开"的时间。其中托卡朋是唯一能同时抑制外周和中枢 COMT 的药物,比恩他卡朋生物利用度高,半衰期长,COMT 抑制作用也更强,而恩他卡朋仅抑制外周 COMT。两者均可明显改善病情稳定的 PD 患者日常生活能力和运动功能,尤适用于伴有症状波动的患者。托卡朋的主要不良反应为肝损害,甚至出现暴发性肝衰竭,因此仅适用于其他抗 PD 药物无效时,且应用时需严密监测肝功能。恩他卡朋双多巴片为恩他卡朋 / 左旋多巴 / 卡比多巴复合制剂,在疾病早期可首选恩他卡朋双多巴片改善症状。

(三) 多巴胺受体激动药

溴隐亭

溴隐亭(bromocriptine)又称溴麦角隐亭、溴麦亭,为 D_2 样受体(含 D_2、D_3、D_4 受体)强激动药,对 D_1 样受体(含 D_1、D_5 受体)具有部分拮抗作用;对外周多巴胺受体、α 受体也有较弱的激动作用。小剂量溴隐亭首先激动结节-漏斗通路 D_2 样受体,抑制催乳素和生长激素分泌,用于治疗乳溢-闭经综合征和肢端肥大症;增大剂量可激动黑质-纹状体多巴胺通路的 D_2 样受体,与 L-DOPA 合用治疗 PD 疗效较好,能减少症状波动。

溴隐亭不良反应较多,消化系统常见食欲减退、恶心、呕吐、便秘,对消化性溃疡患者可诱发出血。用药初期,心血管系统常见直立性低血压。长期用药可出现无痛性手指血管痉挛,减少药量可缓解;也可诱发心律失常,一旦出现应立即停药。运动功能障碍方面的不良反应类似于左旋多巴。中枢神经系统症状比左旋多巴更常见且严重,如幻觉、错觉和思维混乱等,停药后可消失。其他不良反应包括头痛、鼻塞、腹膜和胸膜纤维化、红斑性肢痛症。

罗匹尼罗和普拉克索

罗匹尼罗(ropinirole)和普拉克索(pramipexole)均为非麦角生物碱类新型 DA 受体激动药,能选择性地激动 D_2 样受体(特别是 D_2、D_3 受体),而对 D_1 样受体几乎无作用。相对溴隐亭而言,本类药物患者耐受性好,用药剂量可很快增加,1 周以内即可达治疗浓度,虽引起恶心和乏力,但胃肠道反应较小。目前越来越多地作为 PD 的早期治疗药物,而不仅仅作为 L-DOPA 的辅助药物。该类药物作用时间相对较长,较 L-DOPA 更少引起"开-关反应"和运动障碍。但仍有拟多巴胺类药共有的不良反应,如恶心、直立性低血压和运动功能障碍等,可引起幻觉和精神错乱。因可诱导出现突发性睡眠情况,故服药期间禁止从事驾驶和高警觉性工作。

阿扑吗啡

阿扑吗啡(apomorphine)又称去水吗啡,为 DA 受体激动药,可用于治疗 PD,改善严重的"开-关反应",但长期用药会引起 Q-T 间期延长、肾功能损害和精神症状。仅用于其他药物如 DA 受体激动药或 COMT 抑制药对"开-关反应"无效时。

(四) 促多巴胺释放药

金刚烷胺

金刚烷胺(amantadine),又称金刚胺,是最早用于抑制流感病毒的抗病毒药,用于预防或治疗甲型流感病毒引起的呼吸道感染。还可通过多种方式加强多巴胺的功能,如促进 L-DOPA 进入脑循环、增加多巴胺合成、释放和减少多巴胺重摄取、较弱的抗胆碱作用等,表现出多巴胺受体激动药的作用。近年来认为其抗 PD 作用机制与拮抗 NMDA 受体有关。其抗帕金森病的特点为:用药后显效快,作用持续时间短,应用数天即可获得最大疗效,但连用 6～8 周后疗效逐渐减弱,对 PD 的肌强直、震颤和运动障碍的缓解作用较强,优于抗胆碱药物,但不及 L-DOPA。长期用药时常见下肢皮肤出现网状青斑,可能与儿茶酚胺释放引起外周血管收缩有关。此外,可引起焦虑、失眠和运动失调等。偶致惊厥,癫痫患者禁用。

三、抗胆碱药

M受体阻断药对早期PD患者有较好的治疗效果,对晚期严重PD患者的疗效差,可与L-DOPA合用。阿托品、东莨菪碱是最早用于治疗PD的M胆碱受体阻断药,但因外周抗胆碱作用引起的副作用大,因此现主要使用合成的中枢性M胆碱受体阻断药。

苯海索

苯海索(trihexyphenidyl,安坦)口服易吸收,通过阻断中枢性M胆碱受体而减弱黑质-纹状体通路中ACh的作用,外周抗胆碱作用为阿托品的1/10~1/3。对PD患者的震颤和肌强直有效,但对动作迟缓无效,适用于不能耐受或对L-DOPA或DA受体激动药治疗无效的患者,以及抗精神病药物引起的锥体外系反应。副作用与阿托品相同,但症状较轻。因对PD疗效有限,副作用较多,现已少用。禁用于青光眼和前列腺增生患者。有研究发现本类药可加重PD患者的痴呆症状,该症状明显者慎用。

第二节 | 治疗阿尔茨海默病药

一、阿尔茨海默病发病机制

老年性痴呆可分为原发性痴呆、血管性痴呆(vascular dementia)和两者的混合型,前者又称AD,是一种与年龄高度相关,以进行性认知障碍和记忆力损害为主的中枢神经系统退行性疾病。通常表现为记忆力、判断力、抽象思维等丧失,但视力、运动能力等不受影响。痴呆是一类综合征,患者除了存在上述认知障碍外,还表现出精神行为的改变。AD病因迄今未明。65岁以前发病者,称早老性痴呆;65岁以后发病者称老年性痴呆。AD占老年性痴呆症患者总数的70%左右,其发病率在65岁人群为5%,在95岁人群则高达90%以上,我国65岁以上老人的患病率为4%左右。该病总病程为3~20年,确诊后平均存活时间为10年左右。随着人类寿命延长和社会老龄化问题的日益突出,AD患者的数量和比例将持续增高。

AD与老化有关,但与正常老化又有本质区别。其发病机制尚未明确,目前研究较多、比较被认可的主要有胆碱能学说、兴奋性毒性假说、β-淀粉样蛋白毒性学说和Tau蛋白过度磷酸化学说等。AD患者大脑中发现胆碱能神经元明显减少,胆碱能神经系统活性降低,这些被认为与AD的认知障碍有关。该胆碱能神经活性下降与大脑中5-羟色胺受体亚型6(serotonin receptor of type 6,5-HT$_6$R)和组胺3型受体(histamine H$_3$ receptor,H$_3$R)的功能减低有关。AD的病理机制还与谷氨酸所致NMDA受体过度激活有关。此外,AD患者最具特征的两大病理学变化为:β-淀粉样蛋白(amyloid β-protein,Aβ)沉积形成的老年斑和细胞内异常磷酸化的Tau蛋白聚集形成的神经原纤维缠结。Tau蛋白是一种神经元微管结合相关蛋白,具有调节和维持微管稳定性的作用。正常状态下人体内Tau蛋白磷酸化/去磷酸化水平保持平衡,从而促进微管蛋白聚集成微管并增强其稳定性。AD患者脑中Tau蛋白过度磷酸化,失去与微管结合的能力,聚集形成的神经原纤维缠结沉积于脑中,导致神经元变性和凋亡。此外,氧化应激、神经炎症和及脑-肠轴等假说亦受到重视。AD发病机制的研究进展将为其药物治疗提供新的靶点。

目前AD治疗的策略主要包括如下5种:增加胆碱能神经活性、抑制谷氨酸的兴奋性毒性、促进Aβ的清除、减少Tau蛋白过度磷酸化和抑制神经炎症反应。本章第二节中的药物分别是采用前两种治疗策略来发挥作用的。

现有的药物治疗基于以下理由:AD主要表现为认知和记忆障碍,而认知和记忆障碍的主要解剖基础为海马组织结构的萎缩,功能基础主要为胆碱能神经传递障碍和中枢神经系统内胆碱能神经元变性,神经元数目减少等。目前采用的治疗策略是增加中枢胆碱能神经功能和拮抗谷氨酸能神经的功能,其中胆碱酯酶抑制药和 NMDA 受体拮抗药效果相对肯定,能有效地缓解认知功能下降的症状,但不能从根本上消除病因。近来,靶向 AD 患者大脑中 Aβ 沉积的药物开发取得突破。

改善 AD 认知功能的药物均有一定的改善精神症状的作用。如果非药物治疗和改善认知功能的药物治疗后患者仍有较严重的精神症状,可根据症状分别给予抗精神病药、抗抑郁药和苯二氮䓬类药物进行治疗。

二、胆碱酯酶抑制药

本类药物中的他克林(tacrine)是美国 FDA 批准的第一个治疗 AD 的药物,为第一代可逆性中枢 AChE 抑制药,因有严重不良反应,特别是肝毒性,现已撤市。

多奈哌齐

多奈哌齐(donepezil)为第二代可逆性中枢 AChE 抑制药。

【体内过程】　口服吸收良好,进食和服药时间对药物吸收无影响,生物利用度为 100%,达峰时间 3～4 小时,半衰期长,$t_{1/2}$ 约为 70 小时,故可每天服用 1 次。主要由肝药酶代谢,代谢产物中 6-O-脱甲基衍生物的体外抗 AChE 活性与母体药物相同,主要经肾脏排泄,少量以原药形式随尿排出。

【药理作用】　通过抑制 AChE 来增加中枢 ACh 的含量,对丁酰胆碱酯酶无作用。与他克林相比,多奈哌齐对中枢 AChE 有更高的选择性和专属性,半衰期较长,能改善轻至中度 AD 患者的认知能力和其他症状。

【临床应用】　用于轻至中度 AD 患者,改善患者的认知功能,延缓病情发展,具有剂量小、毒性低和价格相对较低等优点。

【不良反应】　肝毒性及外周抗胆碱副作用较同类药物他克林轻,患者耐受性较好。不良反应有:①胃肠道反应,是最常见的不良反应,主要包括消化性溃疡、恶心、食欲缺乏、呕吐、腹泻和便秘等;②心律失常,引发 Q-T 间期延长、房室传导阻滞、心动过缓等;③精神紊乱,通常多见嗜睡、食欲缺乏、失眠、幻觉、攻击性反应、烦躁不安、躁狂和兴奋等,停药后好转;④锥体外系反应,如震颤麻痹、迟发性运动障碍、静坐不能、肌张力障碍等;⑤其他,如低钾血症是一种罕见的不良反应。可能诱导或加重呃逆,引起横纹肌溶解,进而引发急性肾衰竭。

【药物相互作用】　当蛋白结合浓度小于 300ng/ml 时,与洋地黄、华法林联用会影响后两者的蛋白结合率和疗效。治疗剂量时不影响其他药物的代谢。

利斯的明

利斯的明(rivastigmine,卡巴拉汀)属于第二代可逆性 AChE 抑制药,选择性地抑制大脑皮质和海马中的 AChE 活性,而对纹状体、脑桥以及心脏 AChE 活性抑制作用小。本品可改善 AD 患者胆碱能神经功能,提高认知能力,如记忆力、注意力和方位感,减慢淀粉样蛋白前体的形成。

口服迅速吸收,约 1 小时达到 C_{max},血浆蛋白结合率约为 40%,易透过血脑屏障,尤适用于伴有心脏、肝及肾等疾病的 AD 患者,是极有前途的 AD 治疗药。耐受性好、不良反应轻,且无外周活性。主要不良反应有恶心、呕吐、乏力、眩晕、精神错乱、嗜睡、腹痛和腹泻等,继续服用一段时间或减量一般可消失。禁用于严重肝、肾损害患者及哺乳期妇女。病态窦房结综合征、房室传导阻滞、消化性溃疡、哮喘、癫痫、肝或肾功能中度受损患者慎用。

加兰他敏

加兰他敏(galanthamine)属于第二代 AChE 抑制药,对神经元中的 AChE 有高度选择性,抑制神经元 AChE 的能力比抑制血液中丁酰胆碱酯酶的能力强 50 倍,是 AChE 竞争性抑制药。在胆碱能高度不足的区域(如突触后区域)活性最大。用于治疗轻、中度 AD,临床有效率为 50%～60%,用药后

6～8周治疗效果开始明显。本品可能成为AD治疗的首选药,其疗效与他克林相当,但无肝毒性。主要不良反应表现为治疗早期(2～3周)患者可有恶心、呕吐及腹泻等胃肠道反应。

石杉碱甲

石杉碱甲(huperzine A,哈伯因)是我国学者于1982年从石杉属植物千层塔(*Huperzia serrata*)中分离得到的一种新生物碱。

【体内过程】　口服吸收迅速、完全,生物利用度为96.9%,易透过血脑屏障。原形药物及代谢产物经肾排出。

【药理作用】　为强效、可逆性胆碱酯酶抑制药,有很强的拟胆碱活性,能易化神经肌肉接头兴奋传递。对改善衰老性记忆障碍及老年痴呆患者的记忆功能有良好作用,与高压氧治疗相比效果显著。

【临床应用】　用于老年性记忆功能减退及AD患者,改善其记忆和认知能力。

【不良反应】　常见不良反应有恶心、头晕、多汗、腹痛、视物模糊等,一般可自行消失,严重者可用阿托品拮抗。有严重心动过缓、低血压及心绞痛、哮喘、肠梗阻患者慎用。

三、NMDA 受体非竞争性拮抗药

美金刚

美金刚(memantine,美金刚胺)是使用依赖性的NMDA受体非竞争性拮抗药,可与NMDA受体上的苯环己哌啶(phencyclidine)位点结合。当谷氨酸以病理量释放时,美金刚可减少谷氨酸的兴奋性毒性作用,而同时维持介导记忆的谷氨酸能突触传递。用于改善轻度至中度血管性痴呆症患者的认知能力,且对较严重的患者效果更好;可显著改善中度至重度老年痴呆症患者的动作能力、认知障碍和社会行为。美金刚是第一个用于治疗晚期AD的NMDA受体非竞争性拮抗药,与AChE抑制药合用效果更好。

不良反应及注意事项:①引起轻微眩晕、不安、头痛、头晕、口干等,饮酒可能加重不良反应。②肝功能不良、意识紊乱患者以及孕妇、哺乳期妇女禁用。③肾功能不良时减量。

四、Aβ 抗体

仑卡奈单抗

仑卡奈单抗(lecanemab)是2023年批准上市的首个人源性抗Aβ抗体,能与Aβ寡聚体结合,促进大脑β-淀粉样蛋白的清除。按照每隔2周静脉注射10mg/kg仑卡奈单抗,可改善AD早期患者脑组织中的Aβ沉积,减轻认知功能损伤。不良反应较为严重的主要包括:输液相关反应、淀粉样蛋白相关影像学异常(amyloid-related imaging abnormalities,ARIA)、心房纤颤、晕厥及心绞痛。

目前已有多种工程化抗体或第二代的Aβ抗体处于研发阶段,针对Aβ的免疫治疗有望为AD的治疗带来新的希望。

(陈建国)

本章思维导图

本章目标测试

第十八章 | 抗精神失常药

精神失常（psychiatric disorders）是一类由多种病理因素导致的精神活动障碍疾病，包括精神分裂症、抑郁症、躁狂症和焦虑症。治疗这些疾病的药物统称为抗精神失常药（antipsychotropic drugs）。根据其临床用途分为抗精神分裂症药（antipsychotics）、抗抑郁药（antidepressants）、抗躁狂药（antimanics）和抗焦虑药（anxiolytics）。常用的抗焦虑药苯二氮䓬类已在第十五章镇静催眠药和促觉醒药章节述及。

第一节 | 抗精神分裂症药

精神分裂症（schizophrenia）是一类以思维、情感、行为之间不协调，精神活动与现实脱离为主要特征的常见精神疾病。认知功能障碍，包括注意力、记忆力和专注力等异常，也是精神分裂症的常见症状之一。精神分裂症的确切病因及病理机制至今未明，其与遗传因素、神经发育、神经递质及心理社会等因素均密切相关。研究发现，多巴胺（DA）受体（尤其是 D_2 样受体）数目在精神分裂症患者的壳核和伏隔核显著增加；促进 DA 释放的苯丙胺可诱导或加剧精神分裂症的幻觉妄想症状，而减少 DA 的合成和储存则能改善病情。因此，中脑-边缘通路和中脑-皮质通路的 DA 系统功能亢进成为目前临床上广泛认可的精神分裂症病因学说，抗精神分裂症药大多通过阻断中脑-边缘通路和中脑-皮质通路 D_2 样受体发挥作用。

依据药理作用机制和不良反应，抗精神分裂症药分为典型抗精神分裂症药（classical antipsychotics）和非典型抗精神分裂症药（atypical antipsychotics）两大类。典型抗精神分裂症药多在 20 世纪 90 年代上市，又称为第一代抗精神病药物。这一类药物大多是强效 DA 受体阻断药，对幻觉、妄想等阳性症状治疗效果好，对意志减退和快感缺乏等阴性症状效果不显著；同时，可引起情感淡漠、精神运动迟缓和运动障碍等不良反应。非典型抗精神分裂症药通常指新出现的、5-HT-DA 受体阻断药或第二、三代抗精神病药物。此类药物可选择性阻断边缘系统和皮质 D_2 样受体而对纹状体 D_2 样受体亲和力差，或阻断 D_4 受体或 5-HT 受体。因此，该类药物的特点为不会或很少引起锥体外系症状和迟发型运动障碍，对阴性症状也有一定的治疗效果，是目前临床治疗精神分裂症的一线药物。

一、典型抗精神分裂症药

典型抗精神分裂症药物，依据化学结构不同，可分为吩噻嗪类（phenothiazines）、硫杂蒽类（thioxanthenes）、丁酰苯类（butyrophenones），如氯丙嗪（chlorpromazine）、氟奋乃静（fluphenazine）、氟哌啶醇（haloperidol）和硫利达嗪（thioridazine）等。它们主要的药理作用为阻断中枢 DA 受体，特别是 D_2 样受体，因此也被称为神经阻滞药（neuroleptics）或第一代抗精神病药（first-generation antipsychotics，FGAs）。这一类抗精神分裂症药物通过阻断中脑-边缘和中脑-皮质通路 D_2 样受体，消除精神病患者的阳性症状，但也因阻断黑质-纹状体通路 D_2 样受体产生锥体外系副作用。

（一）吩噻嗪类
吩噻嗪类药物均为吩噻嗪的衍生物，具有硫氮杂蒽母核，按其侧链结构不同，又可分为三类：脂肪族（如氯丙嗪）、哌啶类（如硫利达嗪）、哌嗪类（如奋乃静、氟奋乃静、三氟拉嗪和卡利拉嗪）。

氯丙嗪

氯丙嗪（chlorpromazine）又名冬眠灵（wintermine），是第一个问世的吩噻嗪类抗精神病药。

【体内过程】　口服后吸收慢而不规则，到达血药浓度峰值时间为2～4小时。肌内注射吸收迅速，15～30分钟血药浓度达高峰。在血液中，血浆蛋白结合率为90%以上。氯丙嗪在体内分布广泛，其中脑内浓度可达血浆浓度的10倍。主要在肝代谢，代谢产物经肾排泄。因其脂溶性高，易蓄积于脂肪组织，停药后数周乃至半年后，尿中仍可检出其代谢物。不同个体口服相同剂量的氯丙嗪后血药浓度可差10倍以上，故给药剂量应个体化。氯丙嗪在体内的消除和代谢随年龄增长而递减，故老年患者须减量。

【药理作用】　氯丙嗪能阻断DA受体、$5-HT_2$受体、α肾上腺素受体、M胆碱受体、H_1受体，因此作用广泛，在产生治疗作用的同时也会带来多种不良反应。

1. 对中枢神经系统的作用

（1）抗精神分裂症作用：主要通过阻断中脑-边缘通路和中脑-皮质通路的D_2样受体发挥疗效，对中枢神经系统有较强的抑制作用，也称神经安定作用（neuroleptic effect）。氯丙嗪能显著控制活动状态和躁狂状态而又不损伤感觉能力；易诱导入睡，也易唤醒，但不同于巴比妥类催眠药，加大剂量不引起麻醉。正常人口服治疗量氯丙嗪后，出现安静、活动减少，感情淡漠和注意力下降，对周围事物不感兴趣，答话缓滞，但理智正常；在安静环境下易入睡、易唤醒，醒后神态清楚，随后又易入睡。精神分裂症患者服用氯丙嗪后则显现良好的抗精神分裂症作用，能迅速控制兴奋躁动状态，大剂量连续用药能消除患者的幻觉和妄想等症状，减轻思维障碍，使患者恢复理智，情绪安定，生活自理。对抑郁情绪无效，甚至可使之加剧。

除了阻断中脑-边缘通路和中脑-皮质通路的D_2样受体，氯丙嗪同样能阻断黑质-纹状体通路的D_2样受体。因此在长期应用氯丙嗪的患者中，锥体外系反应的发生率较高。

（2）镇吐作用：具有较强的镇吐作用。小剂量时可阻断延髓第四脑室底部催吐化学感受区的D_2样受体，对抗DA受体激动剂阿扑吗啡（apomorphine）引起的呕吐反应；大剂量时直接抑制呕吐中枢。对顽固性呃逆有效，其机制是氯丙嗪抑制位于延髓与催吐化学感受区旁呃逆的中枢调节部位。但氯丙嗪不能对抗前庭刺激引起的呕吐。

（3）体温调节作用：对下丘脑体温调节中枢具有很强的抑制作用，其调节体温作用随外界环境温度而变化。在低温环境下，氯丙嗪可将体温降至正常以下，环境温度愈低，其降温作用愈明显；与物理降温同时应用，则有协同降温作用。与解热镇痛药不同，氯丙嗪不仅降低发热机体的体温，也能降低正常体温。在高温环境下，氯丙嗪则可升高体温，这是其干扰了机体正常散热机制的结果。

（4）神经内分泌的影响：激动结节-漏斗通路的D_2样受体可促使下丘脑分泌多种激素，如催乳素释放抑制因子、卵泡刺激素释放因子、黄体生成素释放因子和促肾上腺皮质激素等。氯丙嗪阻断该通路的D_2样受体，增加催乳素的分泌，抑制促性腺激素和糖皮质激素的分泌。

2. 对自主神经系统的作用　能阻断α受体和M受体。阻断α受体可致血管扩张、血压下降，但可因连续用药产生耐受性，且有较多副作用，故不适用于高血压的治疗。阻断M受体作用较弱，可引起口干、便秘、视物模糊。

【临床应用】

1. 精神分裂症　能够显著缓解阳性症状，如进攻、亢进、妄想、幻觉等，但对意志减退和快感缺乏等阴性症状效果不显著。急性期时药物起效较快。主要用于精神分裂症（精神运动性兴奋和幻觉妄想为主）的治疗，尤其对急性患者效果显著，需长期用药，甚至终身治疗。对其他精神障碍伴有的精神病性症状如兴奋、躁动、紧张、幻觉和妄想等症状也有显著疗效。对各种器质性精神疾病（如脑动脉硬化性精神分裂症、感染中毒性精神分裂症等）伴发的兴奋、幻觉和妄想症状也有效，但剂量要小，症状控制后须立即停药。

2. **呕吐和顽固性呃逆**　对多种药物(如洋地黄、吗啡、四环素等)和疾病(如尿毒症和恶性肿瘤)引起的呕吐具有显著的镇吐作用。对顽固性呃逆具有显著疗效。对晕动病无效。

3. **低温麻醉与人工冬眠**　物理降温(冰袋、冰浴)配合氯丙嗪应用可降低患者体温,因而可用于低温麻醉。与其他中枢抑制药(哌替啶、异丙嗪)合用可使患者深睡,体温、基础代谢及组织耗氧量均降低,增强患者对缺氧的耐受力,减轻机体对伤害性刺激的反应,并可使自主神经传导阻滞及中枢神经系统反应性降低。这种状态称为"人工冬眠",有利于机体度过危险的缺氧缺能阶段,为进行其他有效的对因治疗争取时间。人工冬眠多用于严重创伤、感染性休克、高热惊厥、中枢性高热及甲状腺危象等病症的辅助治疗。

【**不良反应**】　由于氯丙嗪的药理作用广泛,所以不良反应也较多。

1. **常见不良反应**　中枢抑制症状(嗜睡、淡漠、无力等)、M 受体阻断症状(视物模糊、口干、无汗、便秘、眼内压升高等)和 α 受体阻断症状(鼻塞、血压下降、直立性低血压及反射性心悸等)。由于局部刺激性较强,宜深部肌内注射。静脉注射可致血栓性静脉炎,应以生理盐水或葡萄糖注射液稀释后缓慢注射。为防止直立性低血压,注射给药后立即卧床休息 2 小时左右,然后缓慢起立。

2. **锥体外系反应**　长期大量服用氯丙嗪通常表现以下 3 种反应。①帕金森综合征(Parkinsonism):表现为肌张力增高、面容呆板、动作迟缓、肌肉震颤、流涎等;②静坐不能(akathisia):表现为坐立不安、反复徘徊;③急性肌张力障碍(acute dystonia):多出现在用药后第 1～5 天。由于舌、面、颈及背部肌肉痉挛,患者可出现强迫性张口、伸舌、斜颈、呼吸运动障碍及吞咽困难。上述反应是由于氯丙嗪阻断了黑质-纹状体通路的 D_2 样受体,使纹状体中的 DA 功能减弱、ACh 的功能增强而引起的,可通过减少药量、停药来减轻或消除,也可用抗胆碱药以缓解。

此外,长期服用氯丙嗪后,部分患者还可引起一种特殊而持久的运动障碍,称为迟发性运动障碍(tardive dyskinesia,TD),表现为口-面部不自主的刻板运动,广泛性舞蹈样手足徐动症,停药后仍长期不消失。其机制可能是因 DA 受体长期被阻断、受体敏感性增加或反馈性促进突触前膜 DA 释放增加所致。此反应难以治疗,用抗胆碱药反而使症状加重,抗 DA 药使此反应减轻。TD 尤易侵袭器质性脑疾病和老年患者,该类患者应尽量避免使用这类药物。

3. **药源性精神异常**　氯丙嗪本身可以引起精神异常,如意识障碍、萎靡、淡漠、兴奋、躁动、消极、抑郁、幻觉、妄想等,应与原有疾病加以鉴别,一旦发生应立即减量或停药。

4. **惊厥与癫痫**　少数患者用药过程中出现局部或全身抽搐,脑电有癫痫样放电,有惊厥或癫痫史者更易发生,应慎用,必要时加用抗癫痫药物。

5. **过敏反应**　常见症状有皮疹、接触性皮炎。少数患者出现肝损害、黄疸,也可出现粒细胞减少、溶血性贫血和再生障碍性贫血等。

6. **心血管和内分泌系统反应**　直立性低血压,持续性低血压休克,多见于年老伴动脉硬化、高血压患者;心电图异常,心律失常。长期用药还会引起内分泌系统紊乱,如乳腺增大、泌乳、月经停止、抑制儿童生长等。主要是由于氯丙嗪阻断了 DA 介导的下丘脑催乳素释放抑制途径,引起高催乳素血症,导致乳溢、闭经及妊娠试验假阳性。性功能障碍(阳痿、闭经)的出现可能会使得患者依从性较差。

7. **急性中毒**　一次吞服大剂量氯丙嗪后可致急性中毒,患者出现昏睡、血压下降至休克水平,并出现心肌损害,如心动过速、心电图异常(P-R 间期或 Q-T 间期延长,T 波低平或倒置),此时应立即对症治疗。

8. **神经阻滞剂恶性综合征**(neuroleptic malignant syndrome)　该综合征是抗精神病药的致命反应。多见于服用高效价药物或多种药物合用,表现为高热、高血压、肌强直、意识障碍和自主神经功能紊乱,甚至死亡。一旦发生,立即停用所有抗精神病药物,除一般支持疗法外,可用 DA 受体激动药溴隐亭、促 DA 释放药金刚烷胺及肌松药丹曲林(dantrolene)缓解。

【**药物相互作用及禁忌证**】　能增强某些其他药物的中枢抑制作用,如乙醇、镇静催眠药、抗组胺药、镇痛药等,联合使用时注意调整剂量。特别是与吗啡、哌替啶(度冷丁)等合用时要注意呼吸抑制和血压降低的发生。此类药物抑制 DA 受体激动药、左旋多巴的作用。氯丙嗪的去甲基代谢物可以阻断胍乙啶的降压作用,机制可能与阻止后者被摄入神经末梢有关。某些肝药酶诱导剂如苯妥英钠、卡马西平等可加速氯丙嗪的代谢,应注意适当调整剂量。

氯丙嗪能降低惊厥阈,诱发癫痫,故有癫痫及惊厥史者禁用;氯丙嗪能升高眼内压,青光眼患者禁用;乳腺增生症和乳腺癌患者禁用;对冠心病患者易致猝死,应慎用。

其他吩噻嗪类药物

硫利达嗪(thioridazine,甲硫达嗪)的侧链为哌啶环,抗精神病作用与氯丙嗪相似,镇静和嗜睡作用较弱,锥体外系副作用小,无明显催吐和降压作用。但该药可致心电图的 Q-T 间期延长,甚至出现尖端扭转型心律失常,极少数可能发展成为室颤或猝死,故老年人应用时需密切关注心电图变化。

奋乃静(perphenazine)作用较氯丙嗪缓和,对心血管系统、肝脏及造血系统的副作用较氯丙嗪小。除镇静作用、控制精神运动兴奋作用次于氯丙嗪外,其他同氯丙嗪。奋乃静对慢性精神分裂症的疗效高于氯丙嗪。

氟奋乃静(fluphenazine)和三氟拉嗪(trifluoperazine)的中枢镇静作用较弱,且具有兴奋和激活作用。除有明显的抗幻觉妄想作用外,对行为退缩、情感淡漠等症状有较好疗效,适用于精神分裂症偏执型和慢性精神分裂症。

卡利拉嗪(cariprazine)是多巴胺 D_2 及 D_3 受体部分激动药,与 $5\text{-}HT_{2B}$ 受体有较强的亲和力,与 $5\text{-}HT_{1A}$ 及 $5\text{-}HT_{2A}$ 具有中等亲和力。主要用于精神分裂症及躁狂发作的急性期治疗、成人精神分裂症患者的维持治疗。常见的不良反应是锥体外系反应和静坐不能。

(二) 硫杂蒽类

硫杂蒽类(thioxanthenes)的基本结构与吩噻嗪类相似,但在吩噻嗪环上第 10 位的氮原子被碳原子取代,包括氯普噻吨、氟哌噻吨、替沃噻吨和珠氯噻醇等。此类药物的药理作用与吩噻嗪类极为相似。

氯普噻吨

氯普噻吨(chlorprothixene),也称泰尔登,又名氯丙硫蒽,是该类药的代表,其结构与三环类抗抑郁药相似,故有较弱的抗抑郁作用。其调整情绪、控制焦虑抑郁的作用较氯丙嗪强,但抗幻觉妄想作用不及氯丙嗪。适用于带有强迫状态或焦虑抑郁情绪的精神分裂症、焦虑性神经官能症以及更年期抑郁症患者。由于其抗肾上腺素与抗胆碱作用较弱,故不良反应较轻,锥体外系症状也较少。

氟哌噻吨

氟哌噻吨(flupentixol)也称三氟噻吨,抗精神分裂症作用与氯丙嗪相似。长效制剂氟哌噻吨癸酸酯,可深部肌内注射。该药低剂量具有一定的抗抑郁焦虑的效果。镇静作用弱,但锥体外系反应常见。偶有猝死报道。

(三) 丁酰苯类

丁酰苯类是在中枢镇痛药哌替啶的哌啶环上的 N-甲基被某一类特定基团取代之后意外发现的。该类药物能产生较强的抗精神分裂作用,而镇痛作用较弱,药理作用和临床应用与吩噻嗪类相似,包括氟哌啶醇、氟哌利多、匹莫齐特等。

氟哌啶醇

氟哌啶醇(haloperidol)是第一个合成的丁酰苯类药物,是这类药物的典型代表。其化学结构与氯丙嗪完全不同,却能选择性阻断 D_2 样受体,有很强的抗精神分裂症作用。口服后 2~6 小时血药浓度达峰值,作用可持续 3 天。不仅可显著控制各种精神运动兴奋的作用,同时对慢性症状有较好疗效。其锥体外系副作用发生率高、程度严重。静脉给予氟哌啶醇亦可致心电图的 Q-T 间期延长,增加尖端扭转型心律失常风险,需开展心电监测。

氟哌利多

氟哌利多(droperidol)也称氟哌啶,作用与氟哌啶醇相似,可用于治疗精神分裂症的急性精神运动性兴奋躁狂状态。亦可用于神经安定镇痛术(neuroleptanalgesia)。该药能与芬太尼配合使用,使患者处于一种特殊的麻醉状态(痛觉消失、精神恍惚、对环境淡漠等),用于进行小的手术如烧伤清创、内镜检查、造影等,其特点是集镇痛、安定、镇吐、抗休克作用于一体。也用于麻醉前给药、镇吐和控制精神分裂症患者的攻击行为。

匹莫齐特

匹莫齐特(pimozide)为氟哌利多的双氟苯衍生物,临床上用于治疗精神分裂症、躁狂症和抽动秽语综合征。此药有较好的抗幻觉、妄想作用,并使慢性退缩被动的患者活跃起来。与氯丙嗪相比,其镇静、降压、抗胆碱等副作用较弱,而锥体外系反应则较强。匹莫齐特过量时易引起心电图异常(如Q-T 间期延长、T 波改变)和室性心律失常,故伴有心脏病的患者禁用。

(四)其他典型抗精神分裂症药

五氟利多

五氟利多(penfluridol)为第一代抗精神病药物,属二苯基丁酰哌啶类,是口服长效抗精神分裂症药。该药易溶于水,无色无味,一次用药疗效可维持 1 周。其长效的原因可能与贮存于脂肪组织,从而缓慢释放入血有关。阻断 D_2 样受体,有较强的抗精神分裂症作用,亦可镇吐。对精神分裂症的疗效与氟哌啶醇相似,镇静作用较弱,适用于急慢性精神分裂症,尤其适用于慢性患者,对幻觉、妄想、退缩均有较好疗效。副作用以锥体外系反应最常见。

舒必利

舒必利(sulpiride)为第一代抗精神病药物,属苯甲酰胺类,可选择性地阻断中脑-边缘通路 D_2 样受体,因此其锥体外系副作用较少。对紧张型精神分裂症疗效高,起效也较快,有药物电休克之称。此药有改善患者与周围的接触、活跃情绪、减轻幻觉和妄想的作用,对情绪低落、抑郁等症状也有治疗作用,对长期应用其他药物无效的难治性病例也有一定疗效。主要不良反应为高催乳素血症等内分泌变化,如体重增加、泌乳、闭经、性功能减退等。因其使血中儿茶酚胺浓度升高,高血压和嗜铬细胞瘤患者禁用;可诱发躁狂,躁狂症患者禁用。

二、非典型抗精神分裂症药

非典型抗精神分裂症药(atypical antipsychotics)又称为第二代抗精神病药物(second-generation antipsychotics,SGAs)。与典型抗精神分裂症药相比,这一类药物有明确的优点:①耐受性好,依从性好,很少发生锥体外系反应和高催乳素血症等不良反应;②几乎所有的本类药在改善精神分裂症状尤其是阴性症状方面均较典型抗精神分裂症药强。本类药物包括氯氮平、奥氮平、喹硫平、利培酮、齐拉西酮、氨磺必利、阿立哌唑等。

氯氮平

氯氮平(clozapine)是第一个非典型抗精神分裂症药、选择性 D_4 受体阻断药。特异性阻断中脑-边缘系统和中脑-皮质系统的 D_4 受体,对黑质-纹状体系统的 D_2 和 D_3 受体亲和力较低。对非多巴胺受体也有广泛影响,尤其是阻断 $5-HT_{2A}$、协调 5-HT 与 DA 系统的相互作用和平衡。因此,氯氮平也被称为 5-HT-DA 受体阻断药（serotonin-dopamine antagonists, SDAs）。此外还有抗胆碱、抗组胺和抗α肾上腺素受体作用。

起效迅速，多在 1 周内见效；抗精神分裂症作用强，对其他抗精神分裂症药无效的阴性和阳性症状都有治疗作用；几乎无锥体外系反应和内分泌紊乱等不良反应。但该药会引起致命的氯氮平相关粒细胞缺乏症，故多用于难治性精神分裂症和其他抗精神病药无效的患者，使用时必须检测中性粒细胞绝对计数。

奥氮平

奥氮平（olanzapine）对 D_2、D_1、M、H_1 和 α_1 受体有明显的拮抗作用；对 5-HT$_2$ 受体也有较强的拮抗作用。对中脑-边缘通路有选择性作用，并能有效抑制 DA 和 5-HT 激动剂所诱发的行为改变。主要用于精神分裂症的急性期和维持治疗。不同于氯氮平，奥氮平不会诱发粒细胞缺乏症，常见的不良反应为嗜睡和体重增加。此外，该药体内代谢时间较长，老年人慎用。

喹硫平

喹硫平（quetiapine）对 5-HT$_2$ 受体的拮抗作用较高，对 D_1、D_2、H_1 和 α_1 受体亦有拮抗作用。可用于各型精神分裂症，对精神分裂症阳性症状和阴性症状均有效，也可用于减轻与精神分裂症有关的情感症状如抑郁、焦虑及认知缺陷等。使用早期会出现自限性的直立性低血压，常见不良反应还包括头晕、嗜睡、失眠、口干、消化不良和便秘等。

利培酮和帕潘立酮

利培酮（risperidone）为氟哌啶醇与 5-HT$_{2A}$ 阻断药利坦色林两药的化学结构组合而成；帕潘立酮（paliperidone）是利培酮的活性代谢物 9-羟利培酮。两药对 5-HT 受体和 D_2 受体均有拮抗作用，但对前者的作用显著强于后者。利培酮对精神分裂症阳性症状如幻觉、妄想、思维障碍等以及阴性症状均有疗效。适于治疗首发急性和慢性患者。不同于其他药物，该药对精神分裂症患者的认知功能障碍和继发性抑郁亦具治疗作用。嗜睡和体重增加较奥氮平和喹硫平两药少见。

齐拉西酮

齐拉西酮（ziprasidone）对 D_2、D_3、5-HT$_{2A}$、5-HT$_{2C}$、5-HT$_{1A}$、5-HT$_{1D}$、α 受体具有较高的亲和力，对组胺 H_1 受体具有中等亲和力，对 M 受体无亲和力。该药对 NA、5-HT 再摄取也具有抑制作用。齐拉西酮对急性或慢性、初发或复发精神分裂症均有很好疗效；对精神分裂症阳性症状和阴性症状均有效。具有良好的安全性和耐受性，极少引起体重增加及糖脂代谢异常，锥体外系反应也大为减轻。常见不良反应有头痛、嗜睡、异常活动、恶心、便秘、消化不良和心血管反应。该药亦可致心电图的 Q-T 间期延长，需开展心电监测。

氨磺必利

氨磺必利（amisulpride）又名阿米舒必利，是舒必利的衍生物，能选择性阻断多巴胺 D_2/D_3 受体。对伴有阳性症状和/或阴性症状的急、慢性精神分裂症，尤其是以阴性症状为特征的精神分裂症有很好疗效。不良反应与舒必利相似。

阿立哌唑

阿立哌唑（aripiprazole）是一种新型的非典型抗精神分裂症药，对 DA 能神经系统具有双向调节作用，是 DA 递质的稳定剂。与 D_2、D_3、5-HT$_{1A}$ 和 5-HT$_{2A}$ 受体有很高的亲和力。通过对 D_2 和 5-HT$_{1A}$ 受体的部分激动作用及对 5-HT$_{2A}$ 受体的阻断作用来产生抗精神分裂症疗效。口服后血药浓度达峰时间为 3~5 小时,$t_{1/2}$ 为 48~68 小时。临床用于治疗各种类型的精神分裂症,对精神分裂症的阳性和阴性症状均有明显疗效。几乎不影响体重,较少发生锥体外系症状和高血清催乳素血症。

第二节 | 抗抑郁药

抑郁症(depression)是一种常见的精神障碍,主要表现为与处境不相称的、显著和持久的心境低落、兴趣减退和快感缺失。迄今,抑郁症的病因并不清楚。抑郁症患者常有明显的自杀倾向。尽管抑郁症严重影响人类的健康水平,但通过合理的药物治疗和积极的心理治疗,可使多数抑郁症患者病情显著改善,减少抑郁反复发作。

抗抑郁药,除褪黑素受体激动药外,主要通过提高中枢单胺递质功能达到治疗目的。目前临床常用的抗抑郁药包括三环类抗抑郁药(tricyclic antidepressants,TCAs)、选择性 5-HT 再摄取抑制药(selective serotonin reuptake inhibitors,SSRIs)、5-HT 及 NA 再摄取抑制药(serotonin and norepinephrine reuptake inhibitors,SNRIs)、NA 和特异性 5-HT 能抗抑郁药(noradrenergic and specific serotonergic antidepressants,NaSSAs)等。单胺氧化酶抑制药(monoamine oxidase inhibitors,MAOIs,如吗氯贝胺、异丙肼、苯乙肼)和 NA 再摄取抑制药(如地昔帕明、马普替林、普罗替林、阿莫沙平)也具有一定的抗抑郁作用,但因不良反应较多,故临床使用较少。需要注意的是,对于 25 岁以下的人群,抗抑郁药的使用与出现自杀想法和行为的风险增加相关,主要出现在治疗的前 1~2 个月。因此在药物治疗初期应注意评估患者的自杀风险。

一、三环类抗抑郁药

本类药物的化学结构中含有由 1 个中央杂环与 2 个苯环连接构成的三环,故统称为三环类抗抑郁药(TCAs),是第一代环类抗抑郁药,常用的有丙米嗪、阿米替林、氯米帕明、多塞平等。在作用机制上,TCAs 属于非选择性单胺摄取抑制药,主要抑制 NA 和 5-HT 的再摄取,从而增加突触间隙这两种递质的浓度而发挥抗抑郁作用。大多数 TCAs 具有抗胆碱作用,引起口干、便秘、排尿困难等副作用。此外,TCAs 还阻断 α_1 肾上腺素受体和 H_1 受体而引起过度镇静。

丙米嗪

丙米嗪(imipramine)又称米帕明,是最早发现的具有抗抑郁作用的化合物。

【体内过程】 口服吸收良好,2~8 小时血药浓度达高峰,血浆 $t_{1/2}$ 为 10~20 小时。广泛分布于各组织,以脑、肝、肾及心脏分布较多。主要在肝内代谢,通过氧化变成 2-羟基代谢物,并与葡萄糖醛酸结合,自肾排出。

【药理作用】

1. **对中枢神经系统的作用** 丙米嗪抑郁作用的主要机制是阻断 NA 和 5-HT 在神经末梢的再摄取,增加突触间隙的递质浓度,促进突触传递功能。正常人服用后出现安静、嗜睡、血压稍降、头晕、目眩,并常出现口干、视物模糊等抗胆碱反应,连用数天后这些症状可能加重,甚至出现注意力不集中和思维能力下降。但抑郁症患者连续服药后可出现精神振奋现象,连续 2~3 周后疗效更加显著,使情绪高涨,症状减轻。

2. **对自主神经系统的作用** 治疗量阻断 M 受体,表现为视物模糊、口干、便秘和尿潴留等。

3. **对心血管系统的作用** 治疗量可降低血压,致心律失常,其中心动过速较常见。心电图可出现 T 波倒置或低平。这些不良反应可能与该药阻断单胺类再摄取从而引起心肌中 NA 浓度增高有关。另外,对心肌有奎尼丁样直接抑制效应,故心血管病患者慎用。

【临床应用】

1. **抑郁症** 用于各种原因引起的抑郁症,对内源性抑郁症、更年期抑郁症效果较好。对反应性抑郁症次之,对精神分裂症患者伴有的抑郁症状效果较差。此外,抗抑郁药也可用于强迫症的治疗。

2. 遗尿症　对于儿童遗尿可试用丙米嗪治疗,剂量依年龄而定,睡前口服,疗程以 3 个月为限。

3. 焦虑和恐惧症　对伴有焦虑的抑郁症患者疗效显著,对恐惧症也有效。

【不良反应】　常见的不良反应有口干、瞳孔扩大、视物模糊、便秘、排尿困难和心动过速等抗胆碱作用,还出现多汗、无力、头晕、失眠、皮疹、直立性低血压、反射亢进、共济失调、肝功能异常、粒细胞缺乏症等。因抗抑郁药易致尿潴留和眼内压升高,故前列腺增生、青光眼患者禁用。

【药物相互作用】　与血浆蛋白的结合能被苯妥英钠、保泰松、阿司匹林、东莨菪碱和吩噻嗪类药物竞争而减少。如与 MAOIs 合用,可引起血压明显升高、高热和惊厥。这是由于三环类抗抑郁药抑制 NA 再摄取、MAOIs 减少 NA 灭活、使 NA 浓度增高所致。还能增强中枢抑制药的作用,如与抗精神分裂症药、抗帕金森病药合用时,其抗胆碱作用可相互增强。此外,抗抑郁药还能对抗胍乙啶及可乐定的降压作用。

阿米替林

阿米替林(amitriptyline)又名依拉维,是临床上常用的三环类抗抑郁药。其药理学特性及临床应用与丙米嗪极为相似,与后者相比,对 5-HT 再摄取的抑制作用明显强于对 NA 再摄取的抑制;镇静作用和抗胆碱作用也较强。口服后可稳定地从胃肠道吸收,但剂量过大会延缓吸收。在体内与蛋白质广泛结合,$t_{1/2}$ 为 9~36 小时。在肝脏生成活性代谢物去甲替林,最终代谢物以游离型或结合型经肾排出。不良反应与丙米嗪相似,但比丙米嗪严重,偶有加重糖尿病症状的报道。禁忌证与丙米嗪相同。

氯米帕明

氯米帕明(clomipramine)又名氯丙米嗪,药理作用和应用类似于丙米嗪,但对 5-HT 再摄取有较强的抑制作用,而其体内活性代谢物去甲氯米帕明则对 NA 再摄取有相对强的抑制作用。临床上用于治疗抑郁症、强迫症、恐惧症和发作性睡眠引起的肌肉松弛。不良反应及注意事项与丙米嗪相同。

多塞平

多塞平(doxepin)作用与丙米嗪类似,抗抑郁作用比后者弱,抗焦虑作用强,镇静作用和对血压的影响也比丙米嗪强,但对心脏影响较小。对伴有焦虑症状的抑郁症疗效较好。也可用于治疗消化性溃疡。不良反应和注意事项与丙米嗪类似。儿童和孕妇慎用,老年患者应适当减量。

二、选择性 5-HT 再摄取抑制药

选择性 5-HT 再摄取抑制药(SSRIs)与 TCAs 的结构不同,对 5-HT 再摄取的抑制作用选择性更强,对其他递质和受体作用甚微,既保留了 TCAs 相似的疗效,也克服了 TCAs 的诸多不良反应。此类药物发展较快,已开发 30 多个系列品种,适用于各类抑郁症的治疗,是当前治疗抑郁症的一线用药,常用的有氟西汀、帕罗西汀、西酞普兰、氟伏沙明、舍曲林等。该类药物很少引起镇静作用,也不损害精神运动功能,对心血管和自主神经系统功能影响很小。此类药物还具有抗抑郁和抗焦虑双重作用,其抗抑郁效果需要 2~3 周才显现出来。

氟西汀

氟西汀(fluoxetine)又名百优解。

【体内过程】　口服吸收良好,血药浓度达峰时间为 6~8 小时,血浆蛋白结合率为 80%~95%;$t_{1/2}$ 为 48~72 小时,在肝脏经 CYP2D6 代谢生成去甲基活性代谢物去甲氟西汀,其活性与母体相同,但 $t_{1/2}$ 较长。

【**药理作用**】　氟西汀是一种强效选择性 5-HT 再摄取抑制药,比抑制 NA 摄取作用强 200 倍。对肾上腺素受体、组胺受体、$GABA_B$ 受体、M 受体、5-HT 受体几乎没有亲和力。对抑郁症的疗效与 TCAs 相当,耐受性与安全性优于 TCAs。此外,该药对强迫症、贪食症亦有效。

【**临床应用**】

1. 抑郁症　因药物在肝脏代谢,肝功能较差者可采取隔日疗法。
2. 神经性贪食症　60mg/d 的剂量可有效控制摄食量。

【**不良反应**】　偶有恶心呕吐、头痛头晕、乏力失眠、厌食、体重下降、震颤、惊厥、性欲降低等。肝病患者服用后 $t_{1/2}$ 延长,须慎用。肾功能不全者长期用药须减量,延长服药间隔时间。氟西汀与 MAOIs 合用时须警惕“血清素综合征”的发生,初期主要表现为不安、激越、恶心、呕吐或腹泻,随后高热、强直、肌阵挛或震颤、自主神经功能紊乱、心动过速、高血压、意识障碍,最后可引起痉挛和昏迷,严重者可致死,应引起临床重视。心血管疾病、糖尿病者应慎用。

帕罗西汀

帕罗西汀(paroxetine)为强效 5-HT 再摄取抑制药,增高突触间隙递质浓度而发挥治疗抑郁症的作用。口服吸收良好,$t_{1/2}$ 为 21 小时。抗抑郁疗效与 TCAs 相当,而抗胆碱、体重增加、对心脏影响及镇静等副作用均较 TCAs 弱。常见不良反应为口干、便秘、视物模糊、震颤、头痛、恶心等。禁与 MAOIs 联用,避免显著升高脑内 5-HT 水平而致“血清素综合征”。

西酞普兰

西酞普兰(citalopram)和艾司西酞普兰(escitalopram)均为选择性 5-HT 再摄取抑制药,对其他神经递质及其受体的影响较小,不影响认知和精神运动性行为。口服给药,$t_{1/2}$ 为 33 小时。该药对合并有焦虑症状的抑郁症有较好的疗效。主要不良反应是出汗、嗜睡、口干、恶心、头痛等。禁与 MAOIs 合用,与华法林合用时需注意出血风险。

氟伏沙明

氟伏沙明(fluvoxamine)选择性抑制突触前膜对 5-HT 的再摄取,对 NA 及 DA 影响较弱,为目前已知的选择性较高的 5-HT 再摄取抑制药之一。该药无抗胆碱及抗组胺作用,对 MAO 无影响。能有效治疗各种类型的抑郁症,对睡眠有一定的改善作用。常见不良反应为胃肠道不适,包括恶心、呕吐、消化不良、腹泻及稀便;也可出现紧张、头痛、焦躁不安及睡眠症状等。

舍曲林

舍曲林(sertraline)为选择性 5-HT 再摄取抑制药,可用于各类抑郁症的治疗,并对强迫症有效。主要不良反应为口干、恶心、腹泻、男性射精延迟、震颤、出汗等。禁与 MAOIs 合用,禁用于对舍曲林过敏者和严重肝功能不良者。

三、5-HT 及 NA 再摄取抑制药

5-HT 及 NA 再摄取抑制药(SNRIs)是继 SSRIs 后开发研制的抗抑郁药。SNRIs 可同时抑制 5-HT 和 NA 的再摄取,而对肾上腺素受体、胆碱受体及组胺受体无亲和力。故无 TCAs 和 MAOIs 常见的不良反应,其安全性及耐受性较好。主要用于抑郁症和广泛性焦虑症,也可用于强迫症和惊恐发作,对 SSRIs 无效的严重抑郁症患者也有效。

文拉法辛

文拉法辛(venlafaxin)是苯乙胺衍生物,其缓释剂口服吸收好,$t_{1/2}$ 约为 15 小时。主要抑制突触

前膜对 5-HT 及 NA 的再摄取,增强中枢 5-HT 及 NA 神经递质的功能,发挥抗抑郁作用。而与组胺、胆碱及肾上腺素受体几乎无亲和力,不良反应较轻。具有抗抑郁和抗焦虑(包括惊恐障碍的治疗)作用。起效快,在治疗剂量范围内不良反应轻,常见恶心、嗜睡、失眠、头痛等,无成瘾性。

度洛西汀

度洛西汀(duloxetine)药理作用与文拉法辛相似,但抑制 5-HT 和 NA 再摄取作用均强于文拉法辛。目前发现该药不仅可以治疗抑郁症和广泛性焦虑障碍,也可用于治疗慢性肌肉骨骼疼痛。

四、NA 和特异性 5-HT 能抗抑郁药

NA 和特异性 5-HT 能抗抑郁药(NaSSAs)是近年开发的具有对 NA 和 5-HT 双重作用的新型抗抑郁药。

米氮平

米氮平(mirtazapine)是第一种 NaSSA 类药物,其抗抑郁作用机制与其他抗抑郁药不同,不是通过阻断再摄取,而是阻断突触前膜 α_2 肾上腺素受体,削弱其对 NA 和 5-HT 释放的抑制作用,使 NA 和 5-HT 释放增加;同时由于 NA 的释放增加,刺激 5-HT 神经元的 α_1 受体,减弱 5-HT$_1$ 的抑制作用,使 5-HT 释放进一步增加。此外,特异性阻断突触后膜 5-HT$_{2A}$、5-HT$_{2C}$ 和 5-HT$_3$,对 H$_1$ 受体也有一定的阻断作用。可抑制 5-HT$_{2C}$ 受体兴奋引起的焦虑不安与烦躁,抑制 5-HT$_3$ 受体兴奋引起的胃肠道反应及性功能障碍。故具有抗焦虑、镇静作用,无 SSRIs 相关不良反应如焦虑、恶心及性功能障碍等。起效比 SSRIs 快,安全、耐受性好,适用于各种抑郁症,尤其是伴有焦虑、失眠的抑郁症。对其他类抗抑郁药无作用的抑郁症也可试用。最常见的不良反应是体重增加,偶见直立性低血压。

五、其他抗抑郁药

曲唑酮

曲唑酮(trazodone)可阻断 5-HT 转运体对 5-HT 的再摄取,增加突触间隙 5-HT 的含量;还可拮抗 5-HT$_{2A}$ 及 5-HT$_{2C}$ 受体,因此被认为是 5-HT 受体拮抗 / 再摄取抑制药(serotonin antagonist and reuptake inhibitors,SARIs)的代表药物。除了抗抑郁作用,还具有中枢镇静作用和轻微的肌肉松弛作用,因此尤其适用于失眠伴有焦虑、抑郁的患者;也可与其他一线抗抑郁药(如 SSRIs、SNRIs)联用,用于治疗伴有睡眠症状的抑郁患者。

吗氯贝胺

吗氯贝胺(moclobemide)属于单胺氧化酶抑制药(MAOIs),通过可逆性抑制脑内 A 型单胺氧化酶,抑制突触前囊泡内或突触间隙中儿茶酚胺降解,从而提高脑内 NA、DA 和 5-HT 的水平,起到抗抑郁作用,具有作用快、停药后单胺氧化酶活性恢复快的特点。常见不良反应为头痛、头晕、出汗、心悸、失眠、直立性低血压和体重增加等。MAOIs 禁止与其他抗抑郁药合用,以免引起"血清素综合征"。

阿戈美拉汀

阿戈美拉汀(agomelatine)是一种长效的褪黑素受体激动药,其主要机制是刺激松果体内的褪黑素受体,从而产生促进睡眠和抗抑郁的双重作用。耐受性较好,不影响性功能、体重、心率和血压。常见不良反应有恶心、头晕、头痛和肝功能异常等,肝功能异常者慎用。

第三节 | 抗躁狂药

抗躁狂药（antimanics）主要用于治疗以情绪高涨、烦躁不安、活动过度和思维、言语不能自制为特征的躁狂症。因其可防止双相情感障碍的复发，即控制躁狂-抑郁循环发作，又将此类药称作心境稳定剂（mood stabilizer）。心境稳定剂包括锂盐、抗癫痫药（卡马西平、丙戊酸钠、拉莫三嗪和加巴喷丁）。抗精神病药（喹硫平、氯氮平、利培酮）可用于急性期治疗，但不作为心境稳定剂。

碳酸锂

【体内过程】　碳酸锂（lithium carbonate）口服吸收快，血药浓度高峰出现于服药后2～4小时。锂离子先分布于细胞外液，然后逐渐蓄积于细胞内。不与血浆蛋白结合，$t_{1/2}$ 为18～36小时。锂吸收快，但通过血脑屏障进入脑组织和神经细胞需要一定时间。因此，锂盐显效较慢。主要自肾排泄，约80%由肾小球滤过的锂在近曲小管与 Na^+ 竞争重吸收，故增加钠摄入可促进其排泄；而缺钠或肾小球滤出减少时，可导致体内锂潴留，引起中毒。

【药理作用】　主要是锂离子发挥药理作用，治疗量对正常人的精神行为没有明显的影响。目前认为其治疗机制主要是：①在治疗浓度抑制去极化和 Ca^{2+} 依赖的 NA 和 DA 从神经末梢释放，而不影响 5-HT 的释放；②摄取突触间隙中儿茶酚胺，并增加其灭活；③抑制腺苷酸环化酶和磷脂酶 C 所介导的反应；④影响 Na^+、Ca^{2+}、Mg^{2+} 的分布，影响葡萄糖的代谢。

【临床应用】　对躁狂症患者有显著疗效，特别是对急性躁狂和轻度躁狂疗效显著，有效率为80%。碳酸锂主要用于抗躁狂，对抑郁症也有一定疗效。还可用于治疗躁狂抑郁症（manic-depressive psychosis），该症的特点是躁狂和抑郁的双相循环发生。长期重复使用碳酸锂不仅可以减少躁狂复发，对预防抑郁复发也有效，但对抑郁的作用不如躁狂显著。也可作为治疗精神分裂症伴有情绪障碍和兴奋躁动者的增效药物。

【不良反应】　安全范围较窄，最适血药浓度为0.8～1.5mmol/L，超过1.5mmol/L即可出现中毒，应随时监测。轻度中毒症状包括口干、恶心、呕吐、腹痛、腹泻和细微震颤、共济失调；中度中毒症状包括严重胃肠道反应、视物模糊、发音困难、腱反射亢进、肢体阵挛、惊厥、昏迷、脑电图异常、循环衰竭；重度中毒症状表现为全身性不断抽搐、肾衰竭甚至死亡。一旦发生中毒应立即停药，并进行血锂浓度、电解质、心电图、肾功能检查。锂盐无特效拮抗药，主要采取对症处理和支持疗法。

（胡　刚）

本章思维导图

本章目标测试

第十九章 | 中枢镇痛药

本章数字资源

镇痛药可选择性地消除或缓解痛觉,对听觉、触觉和视觉等其他感觉无明显影响。广义的镇痛药包括麻醉性镇痛药(narcotic analgesics)和非麻醉性镇痛药。本章介绍的中枢镇痛药主要是指通过激动中枢神经系统特定部位的阿片受体,从而产生镇痛作用,并同时缓解疼痛引起的不愉快情绪的药物。因其镇痛作用与激动阿片受体有关,又称为阿片类镇痛药(opioid analgesics)。阿片类药物用于治疗疼痛已有几千年历史,至今仍是主要的镇痛药物之一,但易产生药物依赖性(dependence)或成瘾性,易导致药物滥用(drug abuse)及戒断症状(withdrawal syndrom),故又将此类药物归为麻醉性镇痛药或成瘾性镇痛药(addictive analgesics)。本类药物中的绝大多数被归入管制药品之列,其生产、运输、销售和使用必须严格遵守"禁毒国际公约"和我国的有关法规如《中华人民共和国药品管理法》(2019年修订)、《麻醉药品和精神药品管理条例》(2016年修订)等。

第一节 | 概 述

疼痛是一种因实际或潜在的组织损伤而产生的痛苦感觉,常伴有不愉快的情绪或心血管和呼吸方面的变化。它既是机体的一种保护性反应,提醒机体避开或处理伤害,也是临床许多疾病的常见症状。剧烈疼痛不仅给患者带来痛苦和紧张不安等情绪反应,还可引起机体生理功能紊乱,甚至诱发休克。控制疼痛是临床药物治疗的主要目的之一。

根据痛觉冲动的发生部位,疼痛可分为躯体痛、内脏痛和神经性疼痛3种类型。躯体痛是由于身体表面和深层组织的痛觉感受器受到各类伤害性刺激所致,又可分为急性痛(亦称锐痛)和慢性痛(亦称钝痛)两种。前者为尖锐而定位清楚的刺痛,伤害性刺激达到阈值后立即发生,刺激撤除后很快消失;后者为强烈而定位模糊的"烧灼痛",发生较慢,持续时间较长。内脏痛是由于内脏器官、体腔壁浆膜及盆腔器官组织的痛觉感受器受到炎症、压力、摩擦或牵拉等刺激所致。神经性疼痛是由于神经系统损伤或受到肿瘤压迫或浸润所致。

疼痛的调控是一个非常复杂的过程。一般认为,谷氨酸和神经肽是伤害性感觉传入神经末梢释放的主要递质,两者同时释放,对突触后神经元产生不同的作用。谷氨酸释放后仅局限于该突触间隙内,作用于突触后膜NMDA受体和AMPA受体,将痛觉信号传递给下一级神经元。因其作用发生和消除均很快,故称快递质。P物质等神经肽释放后扩散到一定范围,且同时持续影响多个神经元兴奋性而使疼痛信号扩散。因其作用缓慢而持久,故称慢递质。神经肽能增加和延长谷氨酸的作用,可与谷氨酸协同调节突触后神经元放电特性。目前有关疼痛调控机制的主导学说是Patrick D. Wall和Ronald Melzack于1965年提出的"闸门学说"。该学说认为脊髓胶质区感觉神经元同时接受外周感觉神经末梢的感觉信号和中枢下行抑制系统的调节信号,形成痛觉控制的"闸门",当感觉信号强度超过闸门阈值,即产生痛觉。近年亦提出痛觉过敏(hyperalgesia)和痛觉超敏(allodynia)的发生机制与外周伤害性感受器增敏和中枢突触传递长时程增强(long-term potentiation)现象有关。

由于疼痛是很多疾病的重要表现,其特点可作为疾病诊断依据,故在诊断未明确之前应慎用镇痛药,以免掩盖病情,贻误诊断和治疗。此外,阿片类镇痛药反复应用易成瘾,用于疼痛治疗时即使有用药指征,亦应尽量减少用药次数和剂量。

第二节 │ 阿片受体和内源性阿片肽

阿片（opium）为罂粟科植物罂粟未成熟蒴果浆汁的干燥物，其药理功效早在公元前 3 世纪即有文献记载，在公元 16 世纪已被广泛地用于镇痛、止咳、止泻、镇静催眠。现已知阿片含有 20 余种生物碱，其中仅有吗啡、可待因和罂粟碱（papaverine）具有临床药用价值。阿片类药物（opiates）是源自阿片的天然药物及其半合成衍生物的总称。机体内能与阿片类药物结合的受体称之为阿片受体（opioid receptor）。

1962 年，我国学者邹冈、张昌绍等首次证明吗啡镇痛作用部位在中枢第三脑室和中脑导水管周围灰质，这一杰出的工作被誉为吗啡镇痛作用机制研究的"里程碑"，具有划时代的意义。1973 年，Solomon H. Snyder 及其同事找到了阿片类药物能被特异性受体识别的直接证据，其后的药理学实验结果提示，阿片受体类型不止一种，这一推论在 1992 年通过受体分子克隆技术得到证实。现有结果表明，脑内阿片受体主要存在于下丘脑、中脑导水管周围灰质、蓝斑核和脊髓背角区。机体内主要由 μ（包括 $μ_1$、$μ_2$）受体（MOR）、δ（包括 $δ_1$、$δ_2$）受体（DOR）、κ（包括 $κ_1$、$κ_2$、$κ_3$）受体（KOR）这三类阿片受体介导阿片类药物的药理效应，其相应的编码基因为 Oprm1、Oprd1 和 Oprk1。其中，μ 受体是介导吗啡镇痛效应的主要受体，也介导镇静、呼吸抑制、缩瞳、欣快及依赖性等效应；κ 受体主要介导脊髓镇痛效应，也介导镇静作用；δ 受体介导的镇痛效应不明显，但能引起抗焦虑和抗抑郁作用，成瘾性较小。这三类阿片受体均有 7 个跨膜区，属于 G 蛋白偶联受体，分别由 372、380 和 400 个氨基酸残基组成，氨基酸序列同源性高达 60%，其 C 末端至半胱氨酸残基区域高度保守。

阿片受体的发现提示机体内存在内源性的阿片样物质。1975 年，John Hughes 和 Hans Kosterlitz 成功地从脑内分离出 2 种五肽，即甲硫氨酸脑啡肽（met-enkephalin）和亮氨酸脑啡肽（leu-enkephalin），并证明它们能与阿片类药物竞争受体，且具有吗啡样药理作用。其后又陆续发现 β- 内啡肽（β-endorphin）、强啡肽 A 和 B（dynorphin A、B）以及内吗啡肽-1 和 2（endomorphin-1、2）等与阿片类药物作用相似的肽，统称为内源性阿片肽（endogenous opioid peptides）。到目前为止，内源性阿片肽共有 12 种，分属于脑啡肽、内啡肽、强啡肽、孤啡肽和内吗啡肽五大家族。阿片肽在体内分布广泛，除中枢神经系统外，也分布于自主神经节、肾上腺、消化道等组织和器官。在脑内，阿片肽与阿片受体的分布相似，广泛分布于纹状体、杏仁核、下丘脑、中脑导水管周围灰质、低位脑干、脊髓胶质区等许多脑区。虽然阿片肽由不同前体经蛋白酶切降解而成，但多数在 N 端有相同氨基酸序列（Tyr-Gly-Gly-Phe）。阿片肽主要发挥神经调质作用，常与其他神经递质共存，调节痛觉、神经内分泌、心血管活动和免疫反应等。阿片肽与阿片受体特异性结合产生吗啡样作用，其效应可被阿片受体拮抗药纳洛酮所阻断。此外，自 20 世纪 80 年代开始，已人工合成许多阿片肽类物质，其中有些能特异性地激动某种受体，如 DAMGO 激动 μ 受体，DPDPE 激动 δ 受体，U-50488 和 U-69593 激动 κ 受体。相应的拮抗药分别为：CTOP、naltrindole、nor-binaltorphimine，这些工具药的出现为阿片受体的研究提供了有力的手段。根据阿片类药物对不同亚型阿片受体亲和力及内在活性的不同，将药物分为阿片受体完全激动药、部分激动药和拮抗药（表 19-1）。

1994 年，James R. Bunzow 和 Catherine Mollereau 两个实验室同时克隆出阿片受体样 1（opioid receptor-like 1，ORL1）受体，因该受体与当时已知的阿片受体激动药的亲和力极低，故又称孤儿阿片受体。1995 年，Jean-Claude Meunier 和 Rainer K. Reinscheid 实验室分别克隆出内源性配体（17 肽），其化学结构与强啡肽高度相似，能选择性激活孤儿受体，称为孤啡肽（orphanin FQ）或痛敏肽（nociceptin）。因此 ORL1 受体又称痛敏肽 / 孤啡肽受体（nociceptin/orphanin FQ receptor，NOPr）。痛敏肽 / 孤啡肽受体广泛分布于中枢神经系统如下丘脑、中脑导水管周围灰质、蓝斑核和脊髓背角等部位，特别是在中枢下行痛觉抑制通路有高表达，参与痛觉感受和调控过程。但其效应似乎与机体疼痛的状态有关，痛敏肽 / 孤啡肽既能阻断阿片类物质的镇痛作用，也能通过抑制戒断期间的痛觉过敏介导阿片类物质的镇痛作用。此外，孤啡肽受体参与阿片类药物耐受和依赖性的形成，也与机体应激反应、摄食行为和学习记忆过程有关。

表 19-1　阿片肽及药物对阿片受体亚型的影响

阿片肽或药物	阿片受体亚型		
	μ	δ	κ
阿片肽类			
β-内啡肽	+++	+++	+
亮氨酸脑啡肽	++	+++	/
甲硫氨酸脑啡肽	++	+++	/
强啡肽	++	+	+++
内吗啡肽	+++	/	/
完全激动药			
吗啡	+++	+	++
可待因	+	+	+
哌替啶	++	+	+
美沙酮	+++	/	/
芬太尼	+++	+	/
二氢埃托啡	+++	+	+
部分激动药			
喷他佐辛	P 或 −	+	++
布托啡诺	−	/	+++
丁丙诺啡	P	−	− −
纳布啡	− −	/	++
拮抗药			
纳洛酮	− − −	−	− −
纳曲酮	− − −	−	− − −

注:"+",激动药;"−",拮抗药;"P",部分激动药;"/",无明确作用。

根据药理作用机制,中枢镇痛药可分为 3 类:①吗啡及阿片受体完全激动药;②阿片受体部分激动药;③其他中枢镇痛药。

第三节 | 吗啡及阿片受体完全激动药

此类药物包括阿片生物碱类镇痛药和人工合成类镇痛药,前者包括吗啡和可待因,后者包括哌替啶、美沙酮、芬太尼等。

吗啡

吗啡(morphine)属于菲类生物碱,由德国学者 Friedrich Sertürner 于 1803 年首次从阿片中分离出来,以希腊梦神 "Morpheus" 的名字命名。可待因是 1832 年 Pierre Jean Robiquet 从阿片中发现的另一个重要的菲类生物碱,也能产生阿片样作用,但镇痛作用较吗啡弱。罂粟碱由 Emanuel Merck 于 1848 年发现,属于苄基异喹啉类生物碱,具有松弛平滑肌和舒张血管作用。

【化学结构】　吗啡是阿片中的主要生物碱,含量高达 10%,其化学结构于 1902 年确定,基本骨架是以 A、B、C、D 环构成的氢化菲核。其中环 A 与环 C 间以氧桥形式连接,环 B 与环 D 相稠合(图 19-1)。环 A 上的酚羟基和环 C 上的醇羟基具有重要的药理作用。当环 A 上酚羟基的氢原子被甲基取代,成为可待因,其镇痛作用减弱;当环 A 和环 C 上的羟基均被甲氧基取代,成为蒂巴因(thebaine),无镇痛作用,但经结构修饰可产生具有强大镇痛作用的药物如埃托啡(etorphine);叔胺氮上甲基被烯丙基取代,则变成阿片受体混合型

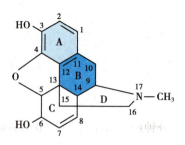

图 19-1　菲核化学结构

激动-拮抗药如烯丙吗啡(nalorphine)和拮抗药如纳洛酮;破坏氧桥以及 17 位无侧链形成阿扑吗啡(apomorphine),成为多巴胺激动药,失去镇痛作用而产生很强的催吐作用。3 位和 6 位羟基被取代可改变药动学特性,如可待因生物利用度高于吗啡,二醋吗啡(diamorphine)易通过血脑屏障(表 19-2)。

表 19-2　吗啡及其衍生物的化学结构

药物	取代部位和基团				效应特点
	3	6	14	17	
吗啡	—OH	—OH	—H	—CH$_3$	激动药
可待因	—OCH$_3$	—OH	—H	—CH$_3$	激动药
二醋吗啡	—OCOCH$_3$	—OCOCH$_3$	—H	—CH$_3$	激动药
烯丙吗啡	—OH	—OH	—H	—CH$_2$CH=CH$_2$	混合型激动-拮抗药
纳洛酮	—OH	=O	—OH	—CH$_2$CH=CH$_2$	拮抗药
			(C$_7$—C$_8$ 为单键)		

【体内过程】　口服后易从胃肠道吸收,但首过消除强且存在个体差异,因此作用差别较大,通常分为普通型、缓释剂和控释剂等剂型。临床常用注射给药,皮下注射 30 分钟后吸收 60%,硬膜外或椎管内注射可快速渗入脊髓发挥作用。本品吸收后约 1/3 与血浆蛋白结合,游离型吗啡迅速分布于全身各组织器官,尤以肺、肝、肾和脾等血流丰富的组织中浓度最高。该药在组织滞留时间短,一次用药 24 小时后组织药物浓度几乎检测不到。本品脂溶性较低,仅有少量通过血脑屏障,但足以在中枢发挥药理作用。吗啡在肝内与葡萄糖醛酸结合,代谢产物吗啡-6-葡萄糖醛酸具有药理活性,且活性比吗啡强。动物静脉注射等量吗啡-6-葡萄糖醛酸,其镇痛强度是吗啡的 2 倍,而直接脑内或椎管内注射,作用强度为吗啡的 100 倍。吗啡主要以吗啡-6-葡萄糖醛酸的形式经肾排泄,肾功能减退者和老年患者排泄缓慢,易致蓄积效应,少量经乳腺排泄,也可通过胎盘进入胎儿体内。吗啡血浆 $t_{1/2}$ 为 2～3 小时,而吗啡-6-葡萄糖醛酸血浆 $t_{1/2}$ 稍长于吗啡。

【药理作用】

1. 中枢神经系统

(1)镇痛:吗啡具有强大的镇痛作用,对绝大多数急性痛和慢性痛的镇痛效果良好,对持续性钝痛作用大于间断性锐痛。皮下注射 5～10mg 能明显减轻或消除疼痛。椎管内注射可产生节段性镇痛,不影响意识和其他感觉。单次注射给药,镇痛作用可持续 4～6 小时,主要与其激动脊髓胶质区、丘脑内侧、脑室及导水管周围灰质的阿片受体有关。

(2)镇静、致欣快:吗啡能改善由疼痛所引起的焦虑、紧张、恐惧等情绪反应,产生镇静作用,提高对疼痛的耐受力。患者常出现嗜睡、精神恍惚、意识模糊,安静环境易诱导入睡,但易被唤醒。可引起欣快症(euphoria),表现为满足感和飘然欲仙等,且对正处于疼痛折磨的患者十分明显,这是吗啡镇痛效果良好的重要因素,也是造成强迫用药的重要原因。对已适应慢性疼痛的患者,吗啡的致欣快作用则不显著或引起烦躁不安。吗啡改变情绪的作用机制尚未明了,可能与其激动边缘系统和蓝斑核阿

片受体,以及中脑腹侧背盖区-伏隔核多巴胺能神经通路与阿片受体/肽系统的相互作用有关。

（3）抑制呼吸:治疗量即可抑制呼吸,使呼吸频率减慢、潮气量降低、每分通气量减少。其中呼吸频率减慢尤为突出,并随剂量增加而作用增强,急性中毒时呼吸频率可减慢至3～4次/min。呼吸抑制是吗啡急性中毒致死的主要原因,该作用与其降低脑干呼吸中枢对血液 CO_2 张力的敏感性,以及抑制脑桥呼吸调节中枢有关。呼吸抑制发生的快慢及程度与给药途径密切相关,静脉注射吗啡5～10分钟或肌内注射30～90分钟时呼吸抑制最为明显。与麻醉药、镇静催眠药及酒精等合用,加重其呼吸抑制,但与全麻药和其他中枢抑制药不同,吗啡抑制呼吸的同时,不伴有对延髓心血管中枢的抑制。

（4）镇咳:吗啡直接抑制延髓咳嗽中枢,使咳嗽反射减轻或消失,产生镇咳作用。该作用与其镇痛和呼吸抑制作用无关,可能与激动延髓孤束核阿片受体有关,具体机制尚不清楚。

（5）缩瞳:吗啡兴奋支配瞳孔的副交感神经,引起瞳孔括约肌收缩,使瞳孔缩小。吗啡中毒时瞳孔极度缩小,针尖样瞳孔为其中毒特征。缩瞳作用不产生耐受性,治疗量尚可降低正常人和青光眼患者的眼内压。

（6）其他中枢作用:作用于下丘脑体温调节中枢,改变体温调定点,使体温略有降低,但长期大剂量应用,体温反而升高;兴奋延髓催吐化学感受区,引起恶心和呕吐;抑制下丘脑释放促性腺激素释放激素（GnRH）和促肾上腺皮质激素释放激素（CRH）,从而降低血浆促肾上腺皮质激素（ACTH）、黄体生成素（LH）、卵泡刺激素（FSH）的浓度。

2. 平滑肌

（1）胃肠道平滑肌:吗啡减慢胃蠕动,使胃排空延迟,提高胃窦部及十二指肠上部的张力,易致食物反流,减少其他药物吸收;提高小肠及大肠平滑肌张力,减弱推进性蠕动,延缓肠内容物通过,促使水分吸收增加,并抑制消化腺的分泌;提高回盲瓣及肛门括约肌张力,加之对中枢的抑制作用,使便意和排便反射减弱,因而易引起便秘。

（2）胆道平滑肌:治疗量引起胆道奥迪括约肌痉挛性收缩,使胆总管压15分钟内升高10倍,并持续2小时以上。胆囊内压亦明显提高,可致上腹不适甚至胆绞痛,阿托品可部分缓解。

（3）其他平滑肌:降低子宫平滑肌张力、收缩频率和收缩幅度,延长产妇分娩过程;提高尿道外括约肌张力和膀胱容积,可引起尿潴留;治疗量对支气管平滑肌兴奋作用不明显,但大剂量可引起支气管收缩,诱发或加重哮喘,可能与其促进柱状细胞释放组胺有关。

3. 心血管系统 吗啡对心率及节律均无明显影响,能扩张血管,降低外周阻力,当患者由仰卧位转为直立时可发生直立性低血压,部分与其促进组胺释放有关。治疗量仅轻度降低心肌耗氧量和左心室舒张末压。此外,能模拟缺血性预适应对心肌缺血性损伤的保护作用,减小梗死病灶,减少心肌细胞死亡,其机制可能与吗啡激活 δ_1 受体,引起线粒体 K_{ATP} 通道开放有关。对脑循环直接影响很小,但因抑制呼吸使体内 CO_2 蓄积,引起脑血管扩张和阻力降低,导致脑血流增加和颅内压增高。

4. 免疫系统 吗啡对免疫系统有抑制作用,包括抑制淋巴细胞增殖,减少细胞因子的分泌,减弱自然杀伤细胞的细胞毒作用,主要与激动 μ 受体有关。也可抑制人类免疫缺陷病毒（human immunodeficiency virus,HIV）诱导的免疫反应,这可能是吗啡吸食者易感 HIV 的主要原因。

【作用机制】 现认为内源性阿片肽和阿片受体共同组成机体的镇痛系统。在脊髓背角处,痛觉传入神经末梢通过释放谷氨酸、神经肽(如 P 物质)等递质将痛觉冲动传导至中枢,内源性阿片肽由特定的神经元释放后,抑制该痛觉上行传入通路,发挥镇痛作用,并增加中枢下行抑制系统对脊髓背角感觉神经元的抑制,从而产生镇痛作用。吗啡等阿片类药物能模拟内源性阿片肽对痛觉的调制功能,激动脊髓感觉神经元突触前、后膜上的阿片受体,通过百日咳毒素敏感的 G 蛋白偶联机制而抑制腺苷酸环化酶、抑制电压门控钙通道和激活内向整流钾通道。减少突触前 Ca^{2+} 内流、促进突触后 K^+ 外流,使突触前膜递质释放减少、突触后膜超极化,最终减弱或阻滞痛觉信号的传递,产生镇痛作用(图 19-2)。此外,吗啡等阿片类药物也能激活源自中脑的痛觉下行抑制通路而发挥镇痛作用。吗啡的镇痛作用与激动脊髓胶质区、丘脑内侧、脑室及导水管周围灰质等部位的阿片受体,主要是 μ 受体

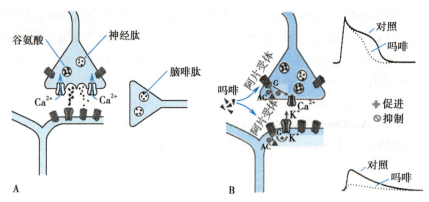

图 19-2 吗啡镇痛作用机制示意图

A. 脊髓背角痛觉传入。谷氨酸和神经肽是伤害性感觉传入末梢释放的主要神经递质,突触前、后膜均接受含脑啡肽的中间神经元调控,后者受中枢下行抑制通路控制。B. 吗啡作用于突触前、后膜的阿片受体,通过百日咳毒素敏感型 G 蛋白偶联而抑制腺苷酸环化酶活性,导致突触前 Ca^{2+} 内流减少,突触后 K^+ 外流增加,使突触前膜神经递质释放减少、突触后膜超极化,从而抑制痛觉传入。右上角插图:吗啡缩短突触前末梢动作电位时程(APD);右下角插图:吗啡导致突触后膜超极化和减弱兴奋性突触后电位(EPSP)。AC,腺苷酸环化酶;G,百日咳毒素敏感型 G 蛋白。

有关。其缓解疼痛所引起的不愉快、焦虑等情绪和致欣快作用则与激活中脑-边缘系统和蓝斑核的阿片受体,影响多巴胺能神经功能有关。

【临床应用】

1. **疼痛** 对多种原因引起的疼痛均有效,可缓解或消除严重创伤、烧伤、手术等引起的剧痛和晚期癌症疼痛;对内脏平滑肌痉挛引起的绞痛,如胆绞痛和肾绞痛,尽管吗啡会引起括约肌痉挛并可能加剧疼痛,但如给予足够剂量,可减轻与急性肾绞痛或胆绞痛等相关的剧烈刺痛,通常与 M 胆碱受体阻断药如阿托品合用;对心肌梗死引起的剧痛,除能缓解疼痛和减轻焦虑外,其扩血管作用可减轻患者心脏负担。镇痛效果与个体对药物的敏感性以及疼痛程度有关,应根据不同患者对药物的反应性来调整用量。久用易成瘾,除癌症剧痛外,一般仅短期应用于其他镇痛药无效时。

2. **心源性哮喘** 对于左心衰竭突发急性肺水肿所致的呼吸困难(心源性哮喘),静脉注射吗啡可迅速缓解患者的气促和窒息感,促进肺水肿液的吸收。其机制可能是由于吗啡扩张外周血管,降低外周阻力,减轻心脏前、后负荷,有利于肺水肿的消除;其镇静作用又有利于消除患者的焦虑、恐惧情绪。此外,吗啡降低呼吸中枢对 CO_2 的敏感性,减弱过度的反射性呼吸兴奋,使急促浅表的呼吸得以缓解,有利于心源性哮喘的治疗。也可用于其他原因如尿毒症引起的肺水肿。

3. **腹泻** 适用于减轻急、慢性消耗性腹泻症状,可选用阿片酊或复方樟脑酊。如伴有细菌感染,应同时服用抗生素。

【不良反应】

1. 治疗量可引起眩晕、恶心、呕吐、便秘、呼吸抑制、尿少、排尿困难(老年患者多见)、胆道压力升高甚至胆绞痛、直立性低血压(低血容量者易发生)和免疫抑制等。偶见烦躁不安等情绪改变。

2. **耐受性**(tolerance) 指长期反复应用阿片类药物后,中枢神经系统对其敏感性降低,需要增加剂量才能达到原来的药效。其原因可能与阿片受体下调,抑制腺苷酸环化酶活性作用减弱,以及孤啡肽生成增加拮抗阿片类药物作用有关。吗啡按常规剂量连用 2~3 周即可产生耐受性。剂量越大,给药间隔越短,耐受性发生越快、越强,且与其他阿片类药物有交叉耐受性。

3. **依赖性** 包括生理依赖性(physical dependence)和精神依赖性(psychological dependence)。生理依赖性是反复应用阿片类药物后机体通过调整内稳态而产生的适应性状态,突然停药后出现戒断症状和体征,如流涕、流泪、出汗、瞳孔扩大、呕吐、腹泻、肌肉疼痛、烦躁不安、焦虑等,甚至意识丧失,此时给予阿片类药物可迅速控制戒断症状。精神依赖性是药物对中枢神经系统作用而产生的一种精神活动,患者对阿片类药物产生异常的心理渴求,使其必须连续使用该药物才能得到精神上的快感。对药物的生理依赖性和精神依赖性使患者出现病态人格,为获取药品而不择手段,造成明显的强迫性觅药行为,即出现成瘾性(addiction)。

4. **急性中毒** 过量可引起急性中毒,主要表现为昏迷、深度呼吸抑制以及针尖样瞳孔三联征,常伴有血压下降、体温降低、皮肤湿冷以及尿潴留。呼吸麻痹是致死的主要原因。抢救措施为人工呼吸、适量给氧以及静脉注射阿片受体拮抗药纳洛酮。

【禁忌证】 因延长分娩产程,且能通过胎盘屏障或经乳腺分泌,抑制新生儿和婴儿呼吸,故禁用于分娩止痛和哺乳期妇女止痛。因抑制呼吸、抑制咳嗽反射以及促组胺释放可致支气管收缩,禁用于支气管哮喘及肺源性心脏病患者。颅脑损伤所致颅内压增高患者、肝功能严重减退患者及新生儿和婴儿禁用。

可待因

可待因(codeine)又称甲基吗啡。口服易吸收,生物利用度为 60%,血浆 $t_{1/2}$ 为 2~4 小时,过量时可延长至 6 小时。大部分在肝内代谢,约 10% 脱甲基为吗啡。代谢产物及少量原形(10%)经肾排泄。

可待因与阿片受体亲和力低,药理作用与吗啡相似,但效价强度较吗啡弱。镇痛作用为吗啡的 1/12~1/10,镇咳作用为吗啡的 1/4,抑制呼吸作用也较轻,无明显的镇静作用。临床上用于轻至中度疼痛和剧烈干咳。无明显便秘、尿潴留及直立性低血压等副作用,欣快症及成瘾性也低于吗啡,但仍属限制性应用的麻醉药品。

哌替啶

哌替啶(pethidine)又名度冷丁(dolantin)、唛啶(meperidine),为苯基哌啶衍生物,于 1937 年在人工合成阿托品类似物时发现其具有吗啡样作用,是目前临床常用的人工合成镇痛药。

【体内过程】 口服易吸收,生物利用度为 40%~60%。皮下或肌内注射吸收更迅速,起效更快,故临床常用注射给药。血浆蛋白结合率为 60%,可通过胎盘屏障。血浆 $t_{1/2}$ 为 3 小时,肝硬化患者 $t_{1/2}$ 显著延长。在肝内代谢为哌替啶酸和去甲哌替啶,两者再以结合形式经肾排泄,仅少量以原形排出。去甲哌替啶血浆 $t_{1/2}$ 为 15~20 小时,肾功能不良或反复大剂量应用可引起蓄积。此外,去甲哌替啶有中枢兴奋作用,因此反复大量使用哌替啶可引起肌肉震颤、抽搐甚至惊厥。

【药理作用】 主要激动 μ 型阿片受体,药理作用与吗啡基本相同,镇静、呼吸抑制、致欣快和扩血管作用与吗啡相当。镇痛作用弱于吗啡,其效价强度为吗啡的 1/10~1/7,作用持续时间较短,为 2~4 小时。也能提高平滑肌和括约肌的张力,但因作用时间短,较少引起便秘和尿潴留。有轻微的子宫兴奋作用,但对妊娠末期子宫收缩无影响,也不对抗缩宫素的作用,故不延长产程。无明显中枢镇咳作用,大剂量引起支气管平滑肌收缩。

【临床应用】

1. **疼痛** 镇痛作用虽较吗啡弱,但成瘾性较吗啡轻,产生也较慢,现已取代吗啡用于创伤、手术后及晚期癌症等各种原因引起的剧痛,用于内脏绞痛须加用阿托品。因新生儿对哌替啶的呼吸抑制作用极为敏感,因此产妇临产前 2~4 小时内不宜使用。

2. **心源性哮喘** 可替代吗啡作为心源性哮喘的辅助治疗,且效果良好。其机制与吗啡相同。

3. **麻醉前给药及人工冬眠** 麻醉前给予哌替啶,能使患者安静,消除患者术前紧张和恐惧情绪,减少麻醉药用量并缩短诱导期。本品与氯丙嗪、异丙嗪组成冬眠合剂,以降低需人工冬眠患者的基础代谢。

【不良反应】 与吗啡相似,可致眩晕、出汗、口干、恶心、呕吐、心悸和直立性低血压等,剂量过大可明显抑制呼吸。偶可致震颤、肌肉痉挛、反射亢进甚至惊厥,中毒解救时可配合抗惊厥药。久用产生耐受性和依赖性。禁忌证与吗啡相同。

【药物相互作用】　与单胺氧化酶抑制药合用可引起谵妄、高热、多汗、惊厥、严重呼吸抑制、昏迷甚至死亡。氯丙嗪、异丙嗪和三环类抗郁药加重哌替啶的呼吸抑制作用;可加强双香豆素等抗凝血药的作用,合用时应酌情减量。与氨茶碱、肝素钠、磺胺嘧啶、呋塞米、头孢哌酮等药配伍,易产生混浊或沉淀。

美沙酮

美沙酮(methadone)为长效 μ 受体激动药,是左、右旋异构体各半的消旋体,镇痛作用主要由左旋美沙酮产生,作用强度为右旋美沙酮的 50 倍。

【体内过程】　口服吸收良好,30 分钟起效,4 小时达血药浓度峰值,皮下或肌内注射达峰更快,为 1~2 小时。血浆蛋白结合率为 90%,血浆 $t_{1/2}$ 为 15~40 小时,主要在肝脏代谢为去甲美沙酮,随尿、胆汁或粪便排泄。酸化尿液可增加其排泄。美沙酮与各种组织包括脑组织中的蛋白质结合,反复给予美沙酮可在组织中蓄积,停药后组织中药物再缓慢释放入血。

【药理作用】　镇痛作用强度与吗啡相当,但持续时间较长,镇静、抑制呼吸、缩瞳、引起便秘及升高胆道内压等作用较吗啡弱。由于本品先与各种组织中的蛋白质结合,再缓慢释放入血,因此与吗啡等短效药物相比,耐受性与成瘾性发生较慢,戒断症状略轻。口服美沙酮后再注射吗啡不能引起原有的欣快感,亦不出现戒断症状,因而使吗啡等的成瘾性减弱,并能减少吗啡或二醋吗啡成瘾者自我注射带来的血液传播性疾病的危险,因此被广泛用于治疗吗啡和二醋吗啡成瘾。

【临床应用】

1. **疼痛**　适用于非麻醉性镇痛药或其他阿片类药物治疗无效的中度至重度疼痛,以及创伤、手术及晚期癌症等所致剧痛。

2. **阿片类药物成瘾的脱毒治疗**　替代递减脱毒疗法是目前治疗阿片类药物成瘾最常用和最有效的方法,通常采用成瘾性较小、作用持续时间较长的阿片受体完全激动药或部分激动药(如美沙酮或丁丙诺啡)脱毒。通过逐渐减少药物剂量使戒断症状逐渐消失,达到平稳脱毒的目的。美沙酮可有效改善阿片类药物的戒断症状,如心动过速、出汗、恶心、呕吐、腹泻等,降低死亡率,用于吗啡、二醋吗啡等成瘾的脱毒治疗。

【不良反应】　一般为恶心、呕吐、便秘、头晕、口干、中枢和呼吸抑制等。长期用药易致多汗、淋巴细胞数增多、血浆白蛋白和糖蛋白以及催乳素含量升高。可能引起长 Q-T 间期综合征,导致心功能障碍和严重的低血糖。皮下注射有局部刺激作用,可致疼痛和硬结。禁用于分娩止痛,以免影响产程和抑制胎儿呼吸。肺水肿是美沙酮过量中毒的主要死因。

芬太尼及其同系物

芬太尼(fentanyl)为 μ 受体激动药,属短效镇痛药。作用与吗啡相似,镇痛效价强度为吗啡的 100 倍。起效快,静脉注射后 1.5 分钟起效,4.5~8 分钟达峰值效应并持续 20~30 分钟,镇痛作用可维持 1~2 小时。血浆蛋白结合率为 84%,经肝脏 CYP450 酶系统,特别是 CYP3A4 代谢而失活,血浆 $t_{1/2}$ 为 3~4 小时。

主要用于麻醉辅助用药和静脉复合麻醉,或与氟哌利多(droperidol)合用产生神经阻滞镇痛,适用于外科小手术。亦可通过硬膜外或蛛网膜下腔给药治疗急性手术后痛和慢性痛。此外,芬太尼透皮贴剂可使血药浓度维持 72 小时,镇痛效果稳定,使用方便,适用于中至重度癌痛的患者。

不良反应有眩晕、恶心、呕吐及胆道括约肌痉挛。大剂量可产生明显肌肉僵直,这与抑制纹状体多巴胺能神经功能有关,可用纳洛酮拮抗。静脉注射过快可致呼吸抑制。反复用药能产生依赖性,不宜与单胺氧化酶抑制药合用。禁用于支气管哮喘、重症肌无力、颅脑肿瘤或外伤引起昏迷的患者以及 2 岁以下儿童。

舒芬太尼(sufentanil)和阿芬太尼(alfentanil)均为芬太尼的类似物,主要作用于 μ 受体,对 δ 和 κ

受体作用较弱。舒芬太尼的镇痛作用是吗啡的 1 000 倍,阿芬太尼则为吗啡的 40～50 倍。舒芬太尼静脉注射后 1 分钟起效,2.5～5 分钟达峰值效应并持续 30 分钟,血浆 $t_{1/2}$ 为 2～3 小时,镇痛作用可维持 1.5～2.5 小时;阿芬太尼静脉注射后 45 秒起效,1.5 分钟达峰值效应并持续 15 分钟,血浆 $t_{1/2}$ 为 1～2 小时,镇痛作用可维持 0.5～1 小时。因两药起效快,作用时间短,尤以阿芬太尼突出,故称为超短效镇痛药。两药血浆蛋白结合率为 90%,均在肝脏代谢失活后经肾排泄,约 1% 以原形经尿排出。对心血管系统影响小,常用于心血管手术麻醉。阿芬太尼由于其药动学特点,很少蓄积,短时间手术可采用分次静脉注射,长时间手术可采用持续静脉滴注。

瑞芬太尼(remifentanil)为新型芬太尼衍生物,μ 受体激动药,镇痛作用为吗啡的 100～200 倍。注射后不到 1 分钟即可起效,1.5 分钟达峰值效应,被体内的酯酶快速水解,镇痛作用时间短,仅维持 5～10 分钟,为超短效镇痛药。与芬太尼的镇痛作用相似,重复和持续输注无体内蓄积,主要用于全麻诱导及静脉全身麻醉,也可用于术后镇痛和分娩镇痛。

二氢埃托啡

二氢埃托啡(dihydroetorphine)为我国研制的强效镇痛药,主要激动 μ 受体,对 δ、κ 受体也有弱激动作用。本品是迄今临床应用中镇痛效应最强的药物,镇痛强度为吗啡的 6 000～10 000 倍。起效快,维持时间短,用于各种急性重度疼痛(如重度创伤性疼痛)和哌替啶、吗啡等治疗无效的顽固性疼痛与晚期癌症疼痛。因其依赖性强,目前临床已很少使用。

曲马多

曲马多(tramadol)为人工合成的可待因 4-苯基哌啶类似物,是一种非典型阿片类药物,具有较弱的 μ 受体激动作用,与 μ 受体的亲和力为吗啡的 1/6 000,并能抑制去甲肾上腺素和 5-羟色胺再摄取。镇痛作用与喷他佐辛相当,镇咳作用为可待因的 1/2,呼吸抑制作用弱,对胃肠道无影响,也无明显的心血管作用。镇痛作用机制尚未阐明,本药的代谢物 O-去甲基曲马多对 μ 受体的亲和力比原形药高 4 倍,但其镇痛效应不被纳洛酮完全拮抗,提示尚有其他机制参与其镇痛作用。口服生物利用度为 68%,主要经肝代谢和肾排泄。血浆 $t_{1/2}$ 为 6 小时,代谢物半衰期为 7.5 小时。口服后 1 小时起效,2～3 小时血药浓度达峰值,作用维持 6 小时,推荐的最大剂量为 400mg。本品在治疗轻度至中度疼痛时与吗啡疗效相似,对于重度或慢性疼痛的治疗效果较差,用于分娩止痛时较少引起新生儿呼吸抑制。不良反应有多汗、头晕、恶心、呕吐、口干、疲劳等,可引起癫痫,静脉注射过快可有颜面潮红、一过性心动过速。长期应用也可成瘾。抗癫痫药卡马西平可降低曲马多的血药浓度,减弱其镇痛作用。苯二氮䓬类药可增强其镇痛作用,合用时应调整剂量。不能与单胺氧化酶抑制药合用。

布桂嗪

布桂嗪(bucinnazine)又名强痛定(fortanodyn,AP-237),为人工合成的哌嗪类镇痛药。选择性与 μ 受体结合,具有较弱的阿片受体激动作用,其镇痛效价强度约为吗啡的 1/3,此外也可能通过影响多巴胺、5-羟色胺和去甲肾上腺素等神经递质发挥作用。口服 10～30 分钟或皮下注射 10 分钟后起效,作用持续 3～6 小时。呼吸抑制和胃肠道作用较轻。临床多用于偏头痛、三叉神经痛、炎症性及外伤性疼痛、关节痛、痛经及晚期癌症疼痛。偶有恶心、头晕、困倦等神经系统反应,停药后症状即消失,有一定的成瘾性。

第四节 | 阿片受体部分激动药

阿片受体部分激动药在小剂量或单独使用时,可激动某型阿片受体,呈现镇痛等作用;当剂量加大或与激动药合用时,又可拮抗该受体。此外,这些阿片受体部分激动药对某一亚型的阿片受体起激动作用,而对另一亚型的阿片受体则起拮抗作用,因此也称为阿片受体混合型激动-拮抗药(mixed agonists-antagonists)。本类药物以镇痛作用为主,呼吸抑制作用较弱,成瘾性较小,但有拟精神失常等副作用。

喷他佐辛

喷他佐辛(pentazocine)又名镇痛新,主要激动κ受体,对μ受体具有弱阻断作用或部分激动作用。

【体内过程】 口服、皮下和肌内注射均吸收良好,口服首过消除明显,仅20%药物进入体循环。肌内注射15～60分钟、口服后1～3小时镇痛作用最明显。血浆蛋白结合率为60%,血浆 $t_{1/2}$ 为4～5小时,可通过胎盘屏障,但较哌替啶少。主要经肝脏代谢,代谢速率个体差异较大,是其镇痛效果个体差异大的主要原因。60%～70%以代谢物形式,少量以原形经肾排泄。

【药理作用】 镇痛作用为吗啡的1/3,呼吸抑制作用为吗啡的1/2,但剂量超过30mg时,呼吸抑制程度并不随剂量增加而加重,故相对较安全。大剂量(60～90mg)则可产生烦躁不安、梦魇、幻觉等精神症状,可用纳洛酮拮抗。对胃肠道平滑肌的兴奋作用较吗啡弱。大剂量可加快心率和升高血压,这与其升高血中儿茶酚胺浓度有关。冠心病患者静脉注射本药能提高平均主动脉压、左室舒张末压,增加心脏做功。

【临床应用】 适用于各种慢性疼痛,缓解轻度至中度疼痛,对剧痛的效果不及吗啡,也可用于术前给药和麻醉的辅助用药。有轻度μ受体拮抗作用,成瘾性小,在药政管理上已列入非麻醉药品,但仍属于管制的第二类精神药品。其仍有产生依赖性的倾向,不能作为理想的吗啡替代品。

【不良反应】 常见有镇静、嗜睡、眩晕、出汗、轻微头痛,恶心、呕吐少见。剂量增大能引起烦躁、幻觉、噩梦、血压升高、心率增快、思维障碍和发音困难等。口服用药可减少不良反应的发生。局部反复注射可使局部组织产生无菌性脓肿、溃疡和瘢痕形成,应常更换注射部位。经常或反复使用可产生生理依赖性,但戒断症状较吗啡轻,此时应逐渐减量至停药,与吗啡合用可加重其戒断症状。因能增加心脏负荷,故禁用于心肌梗死时的疼痛。

布托啡诺

布托啡诺(butorphanol)常用其酒石酸盐。

【体内过程】 口服可吸收,首过消除明显,生物利用度低(<17%)。肌内注射吸收迅速而完全,10分钟起效,30～60分钟血药浓度达峰值,持续时间为4～6小时,血浆 $t_{1/2}$ 为4～5小时,老年人或肾功能减退患者血浆 $t_{1/2}$ 延长。血浆蛋白结合率为80%,主要经肝脏代谢,大部分代谢产物和少量原形药物(5%)随尿排出。

【药理作用】 激动κ受体,对μ受体有弱的竞争性拮抗作用。镇痛作用和呼吸抑制作用为吗啡的3.5～7倍,但呼吸抑制程度不随剂量增加而加重。对胃肠道平滑肌作用较吗啡弱。本品可增加外周血管阻力和肺血管阻力,因而增加心脏做功。

【临床应用】 用于缓解轻至中度疼痛,如术后、外伤和癌症疼痛以及肾或胆绞痛等,对急性疼痛的效果优于慢性疼痛。经鼻腔给药可用于缓解偏头痛,适用于其他治疗无效的严重偏头痛患者。也可作麻醉前用药。

【不良反应】 常见有镇静、乏力、出汗,个别出现嗜睡、头痛、眩晕、飘浮感、精神错乱等。久用产生依赖性。

丁丙诺啡

丁丙诺啡(buprenorphine)是一种半合成、高脂溶性的阿片受体部分激动药。对μ受体和κ受体具有较高的亲和力,与δ受体的亲和力相对较小,以激动μ受体为主,对κ受体有拮抗作用,大剂量时也有拮抗δ受体的作用,同时对痛敏肽/孤啡肽受体有弱的部分激动作用。口服生物利用度较差,舌下给药吸收快,可避免首过消除,给药后3～4小时血药浓度达峰值。其镇痛作用为吗啡的25倍,作用时间长,但因存在天花板效应(ceiling effect),其呼吸抑制作用较轻。与喷他佐辛相比,较少引起烦躁等精神症状。成瘾性比吗啡小,二醋吗啡成瘾者服用后,能较好地控制毒瘾。临床主要用于各种术后疼痛、癌性疼痛等轻到中度疼痛,常制成透皮贴剂或舌下含服制剂。因起效缓慢,作用持续时间长,可单独或与纳洛酮组成复方制剂用于吗啡或二醋吗啡成瘾的脱毒治疗。丁丙诺啡具有抗胆碱能样作用,可引起中枢抑制、低血压、Q-T间期延长、恶心、呕吐、嗜睡、头晕、头痛、记忆力减退、出汗、缩瞳、口干和尿潴留等。

纳布啡

纳布啡(nalbuphine)对μ受体的拮抗作用比布托啡诺强,对κ受体的激动作用比布托啡诺弱。镇痛作用稍弱于吗啡,呼吸抑制作用较轻,依赖性小,戒断症状轻。不增加心脏负荷,可用于心肌梗死和心绞痛患者的止痛。纳洛酮可拮抗本品的镇痛及呼吸抑制作用。临床应用同布托啡诺。

第五节 其他中枢镇痛药

阿片类中枢镇痛药因成瘾性和不良反应严重而限制了其长期应用,其他中枢镇痛药的镇痛作用与阿片受体无关,副作用少而且轻微,具有良好的耐受性。

罗通定

延胡索乙素为我国学者从中药延胡索中提取的生物碱,即消旋四氢帕马丁,有效部分为左旋体,即罗通定(rotundine),有镇静、安定、镇痛和中枢性肌肉松弛作用。镇痛作用较哌替啶弱,但较解热镇痛抗炎药作用强,无明显的成瘾性。镇痛作用与脑内阿片受体及前列腺素系统无关,它能阻断脑内多巴胺受体,亦增加与痛觉有关的特定脑区脑啡肽原和内啡肽原的mRNA表达,促进脑啡肽和内啡肽释放,过量可致帕金森病。口服吸收后,10～30分钟起效,作用维持2～5小时。对持续性钝痛效果较好,对创伤或手术后疼痛或晚期癌症的止痛效果较差。可用于治疗胃肠及肝胆疾病等引起的钝痛、一般性头痛以及脑震荡后头痛,也可用于痛经及分娩止痛。本类药物对产程及胎儿均无不良影响。

奈福泮

奈福泮(nefopam)最早作为抗抑郁药物研发,也用作肌肉松弛剂,后发现其有镇痛作用。镇痛作用机制包括抑制5-羟色胺、去甲肾上腺素和多巴胺等胺类递质再摄取,阻滞钠通道,导致与痛觉过敏有关的突触后膜谷氨酸受体,如NMDA受体激活减少。主要用于轻度至中度术后疼痛,也可用于对非阿片类药物无反应的慢性疼痛的治疗。其不与阿片受体结合,镇痛剂量下不引起呼吸抑制,但产生拟交感和抗胆碱的副作用。

齐考诺肽

齐考诺肽(ziconotide)是N型钙通道拮抗剂ω-芋螺毒素(ω-conotoxin)MVIIA的合成类似物,能可逆性阻滞N型钙通道,从而抑制神经递质的释放,产生镇痛作用。因其难以透过血脑屏障,只能用于鞘内注射,治疗对其他镇痛药物不能耐受或无效的难治性、慢性重度疼痛患者。

第六节 阿片受体拮抗药

纳洛酮

纳洛酮(naloxone)为阿片受体竞争性拮抗药。

【体内过程】　口服易吸收，但首过消除明显，故常静脉给药。静脉注射 2 分钟后起效，作用持续 30～60 分钟。血浆 $t_{1/2}$ 为 40～55 分钟，在肝脏与葡萄糖醛酸结合而失活。巴比妥类药物或长期饮酒诱导肝微粒体酶，可缩短其血浆 $t_{1/2}$。

【药理作用】　对各型阿片受体均有竞争性拮抗作用，作用强度依次为：μ 受体＞κ 受体＞δ 受体。

【临床应用】

1. 阿片类药物急性中毒　首选用于已知或疑为阿片类药物过量引起的呼吸抑制和昏迷等，可迅速改善呼吸，使意识清醒；对阿片类药物的其他效应均能对抗。亦能解除喷他佐辛引起的焦虑、幻觉等精神症状。作用时间相对较短，需反复给药或连续输注。对阿片类药物依赖者，可同时促进戒断症状产生，应注意区别。

2. 阿片类药物麻醉所致术后呼吸抑制及其他中枢抑制症状　芬太尼、哌替啶等作静脉复合麻醉或麻醉辅助用药时，术后呼吸抑制仍明显者可使用纳洛酮。用量过大或注射过快，可取消或显著减弱阿片类药物的镇痛作用，故应注意调整用量和给药速度。

3. 阿片类药物成瘾者的鉴别诊断　对阿片类药物依赖者，肌内注射本品可诱发严重戒断症状，结合用药史和尿检结果，可确认为阿片类药物成瘾。但纳洛酮鉴别试验阴性者，不能排除阿片类药物依赖性。

4. 适用于急性酒精中毒、休克、脊髓损伤、脑卒中以及脑外伤的救治。

5. 研究疼痛与镇痛的重要工具药。

【不良反应】　因无内在活性，本身不产生药理效应，不良反应少。最常见为阿片类药物的急性戒断症状，如恶心、呕吐、腹泻、腹痛、焦虑等。偶见非心源性肺水肿，多见于给药后 4 小时内。

纳曲酮

纳曲酮（naltrexone）与纳洛酮相似，但对 κ 受体的拮抗作用强于纳洛酮。具有更高的口服生物利用度（30%），血药浓度达峰时间 1～2 小时，作用维持时间可长达 24 小时。血浆 $t_{1/2}$ 为 3 小时，在体内代谢为 6-纳曲醇，后者有较弱的阿片受体拮抗作用，但血浆 $t_{1/2}$ 可延长至 13 小时。临床应用同纳洛酮，主要用于酒精或阿片类药物中毒和产生依赖的患者，治疗成人胆汁淤积性瘙痒，也可与安非他酮合用治疗肥胖症。

（陈建国）

本章思维导图

本章目标测试

第二十章 | 解热镇痛抗炎药和抗痛风药

解热镇痛抗炎药（antipyretic-analgesic and anti-inflammatory drugs）是一类具有解热、镇痛,大多数还具有抗炎、抗风湿作用的药物。鉴于其结构与糖皮质激素不同,故这类药又称为非甾体抗炎药（nonsteroidal anti-inflammatory drugs,NSAIDs）。其药理机制与抑制体内环氧合酶（cyclooxygenase,COX）活性而减少局部组织前列腺素（prostaglandin,PG）的生物合成有关。阿司匹林等传统代表药物存在明显的毒副作用。研发高效、低毒的解热镇痛抗炎药仍是药物研究领域的热点之一。

第一节 | 概　述

根据 NSAIDs 化学结构的不同,解热镇痛抗炎药通常可分为水杨酸类、苯胺类、吲哚类、芳基乙酸类、芳基丙酸类、烯醇酸类、吡唑酮类、烷酮类、异丁芬酸类等。尽管这些药物结构各异,但均具有相似的药理作用、作用机制和不良反应。根据其对 COX 作用的选择性,NSAIDs 可被分为非选择性 COX 抑制药和选择性 COX-2 抑制药。目前可用的 NSAIDs,特别是经典的 NSAIDs,都有比较明显的副作用,对于老年群体更为明显。新型 NSAIDs 的副作用则相对较轻。

一、药理作用与机制

炎症反应中,细胞膜磷脂在磷脂酶 A_2（pospholipase A_2,PLA_2）的作用下释放出花生四烯酸（arachidonic acid,AA）。AA 经 COX 作用生成 PG 和血栓素 A_2（thromboxane A_2,TXA_2）;经脂氧合酶（lipoxygenase,LO）作用则产生白三烯（leukotriene,LT）、脂氧素（lipoxin）和羟基环氧素（hydroxyepoxy）。

PG 是炎症反应中一类活性很强的炎症介质,纳克水平的前列腺素 E_2（prostaglandin E_2,PGE_2）就能引起炎症反应。PG 除可扩张小血管,增加微血管通透性外,还有致热、吸引中性粒细胞及与其他炎症介质的协同作用。PG 对血管、神经末梢、炎症细胞和其他组织具有多种作用。LT 是花生四烯酸 5-LO 代谢途径中具有生物活性的产物,是一类重要的炎症介质。在各种诱发因素作用下,体内多种炎症细胞（如肥大细胞、中性粒细胞、巨噬细胞、嗜酸性粒细胞）能产生并释放 LTB_4、LTC_4、LTD_4 和 LTE_4,这些 LT 对嗜酸性粒细胞、中性粒细胞、单核细胞有极强的趋化作用,使这些炎症细胞聚集在炎症局部,释放炎症介质（包括细胞因子等）,诱导免疫系统产生瀑布式连锁反应,引起支气管收缩,血管通透性增加。HX 除了能够诱导炎症细胞聚集,可能还具有信使样作用。细胞膜磷脂代谢的各种产物均参与了细胞的炎症反应,抗炎药物通过抑制膜磷脂代谢的各环节从而发挥抗炎作用（图 20-1）。

NSAIDs 在化学结构上虽属不同类别,但这类药物均有 3 种主要作用:

1. **抗炎作用** 大多数解热镇痛药都具有抗炎作用。其作用机制是抑制体内 COX 的生物活性。COX 有 COX-1 和 COX-2 两种同工酶。前者为结构型,主要存在于血管、胃、肾等组织中,其功能与保护胃肠黏膜、调节血小板聚集、调节外周血管阻力和调节肾血流量分布有关。COX-2 为诱导型,各种损伤性化学、物理和生物因子激活 PLA_2 水解细胞膜磷脂,生成花生四烯酸;后者经 COX-2 催化加氧生成前列腺素。损伤性因子也诱导多种细胞因子,如 IL-1、IL-6、IL-8、TNF 等的合成,这些因子又能诱导 COX-2 表达,增加 PG 合成。在炎症反应过程中,PG 可致血管扩张和组织水肿,与缓激肽等协同致炎。来自循环血液中的血管内皮细胞源性黏附分子（E-selectin,P-selectin 和 L-selectin）、细胞间黏附分子-1（intercellular adhesion molecule 1,ICAM-1）、血管细胞黏附分子-1（vascular cell adhesion

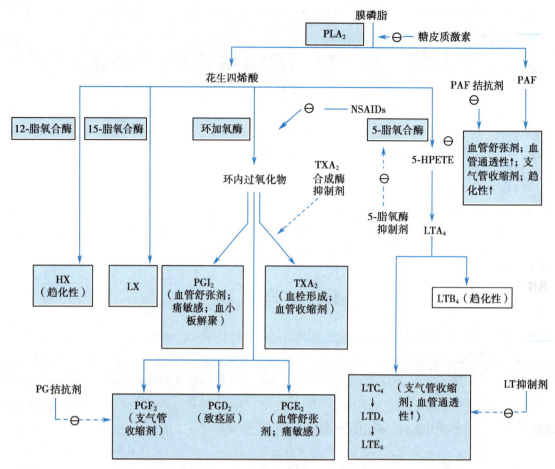

图 20-1 自膜磷脂生成的各种物质及其作用以及抗炎药的作用部位示意图

注:PLA₂,磷脂酶 A₂;NSAIDs,非甾体抗炎药;PAF,血小板活化因子;5-HPETE,5-氢过氧化二十碳四烯酸;LX,脂氧素(lipoxin);HX,羟基环氧素(hydroxyepoxy);PGI₂,前列环素;PG,前列腺素;TXA₂,血栓素 A₂;LT,白三烯。

molecule 1,VCAM-1)和白细胞整合素(leukocyte integrin),是炎症反应初期的关键性因素。NSAIDs 的抗炎作用与抑制 PG 合成及下调某些细胞黏附分子的表达有关。大部分传统的 NSAIDs 可同时抑制两类 COX,有时因剂量不同对不同亚型酶的抑制情况不同。

目前认为,NSAIDs 对 COX-1 的抑制构成了此类药物不良反应的毒理学基础,对 COX-2 的抑制被认为是其发挥药效的基础。这两种酶在氨基酸序列上有 60% 的同源性。然而,底物结合位点和催化区的构象略有不同。例如,COX-2 比 COX-1 有更大、更灵活的底物通道,COX-2 在抑制药结合的部位有很大的空间。COX-1 和 COX-2 之间的结构差异为选择性 COX-2 抑制药的开发提供了条件。选择性抑制 COX-2 被认为是治疗炎症的新途径,目前临床常用的 COX 抑制药的相关选择性见表 20-1。研究还发现 COX-3 等其他 COX 亚型,但其功能仍有待进一步明确。

NSAIDs 的抗炎作用主要与其抑制 COX 的活性,抑制 PG 的生成有关。有研究发现,NSAIDs 还可通过抑制转录因子 NF-κB 及 AP-1 产生抗炎作用。除此之外,尚有其他作用机制参与。中性粒细胞和巨噬细胞生成的氧自由基可引起组织损伤,NSAIDs 不仅可以抑制 COX 的活性,还可以清除过量的氧自由基从而抑制组织损伤。阿司匹林已被证实可抑制转录因子表达,从而抑制炎症介质基因的转录。

2. 镇痛作用 NSAIDs 对于炎症和组织损伤引起的疼痛尤其有效,通过抑制 PG 的合成从而使局部痛觉感受器对缓激肽等致痛物质的敏感性降低,其本身也有一定的致痛作用。对临床常见的慢性钝痛如关节炎、黏液囊炎、肌肉和血管起源的疼痛、牙痛、痛经、产后疼痛及癌症骨转移痛等具有较好的镇痛作用。而对尖锐的一过性刺痛(直接刺激感觉神经末梢引起)无效。其与阿片样物质联用可抑制术后疼痛,且可以减少阿片样物质的用量。NSAIDs 能进入脂质双层,阻断信号转导,从而抑制

表 20-1　临床常用的 NSAIDs 比较

分类		主要特点
非选择性 COX 抑制药		
水杨酸类	阿司匹林	解热、镇痛、抗炎等作用;有胃肠道反应及出血倾向
苯胺类	对乙酰氨基酚	有解热镇痛作用,抗炎作用极弱,胃肠道反应常见
吲哚类	吲哚美辛	强效抗炎镇痛作用,不良反应发生率高
芳基乙酸类	双氯芬酸	中等强抗炎镇痛药,不良反应发生率低
芳基丙酸类	布洛芬	一线药,不良反应发生率低
烯醇酸类	吡罗昔康	胃肠道反应发生约 20%,耳鸣、皮疹等
	美洛昔康	与其他非选择性 COX 抑制药比较,胃肠道反应轻
烷酮类	萘丁美酮	前体药,肝脏激活,不良反应较少,解热作用显著
异丁芬酸类	舒林酸	前体药,体内转化为磺基代谢物,不良反应中等程度
选择性 COX-2 抑制药		
二芳基吡唑类	塞来昔布	胃肠道反应显著降低
二芳基呋喃酮类	罗非昔布	胃肠道反应显著降低

疼痛。部分 NSAIDs 能在中枢神经系统产生镇痛作用,主要作用于脊髓,可能与其阻碍中枢神经系统 PG 的合成或干扰伤害感受系统的介质和调质(如 P 物质)的产生及释放有关。

3. **解热作用**　正常体温的调节是由下丘脑支配的,下丘脑的体温调节中枢使散热和产热之间保持动态平衡。当体温升高时,NSAIDs 能促使升高的体温恢复到正常水平,而 NSAIDs 对正常的体温没有明显的影响。在炎症反应中,细菌内毒素可引起巨噬细胞中 IL-1β、IL-6、IFN-α、IFN-β 和 TNF-α 等细胞因子的释放,这些细胞因子又促使下丘脑视前区附近合成 PGE_2,通过 cAMP 触发下丘脑的体温调节中枢,使体温调定点上移增加产热,从而引起体温升高。NSAIDs 主要通过抑制下丘脑 PG 的生成而发挥解热作用。COX-3 也可能与发热有关。研究显示,PG 并非发热的唯一介质,因而 NSAIDs 可能存在其他未被发现的降温机制。

4. **其他**　NSAIDs 可通过抑制 COX 而对血小板聚集发挥强大的、不可逆的抑制作用。NSAIDs 对肿瘤的发生、发展及转移可能均有抑制作用。抗肿瘤作用除与抑制 PG 的产生有关外,还与其激活 caspase-3 和 caspase-9、诱导肿瘤细胞凋亡、抑制肿瘤细胞增殖以及抗新生血管形成等有关。此外,NSAIDs 尚有预防和延缓阿尔茨海默病、延缓角膜老化以及防止早产等作用。

二、常见不良反应

NSAIDs 抑制 COX 可产生抗炎镇痛作用,但不能消除炎症产生的根本原因。同时由于 PG 具有抑制胃酸分泌、保护胃黏膜、调节肾血流、增加肾小球滤过率、抑制血小板聚集及促进钠排泄、降低血压等作用,因此使用 NSAIDs 会产生胃肠道副反应(胃肠黏膜糜烂、溃疡、出血、穿孔或胃肠道梗阻),引起肾脏损害(急性肾功能不全、间质性肾炎及肾坏死等),还可引起血液系统、中枢神经系统、皮肤和肝脏等处的副作用,其中以胃肠道副反应最常见。当 NSAIDs 用于治疗关节炎时,由于需要长期大量给药,不良反应的发生率很高。新型的选择性 COX-2 抑制药胃肠道反应较轻。

1. **胃肠道反应**　胃肠功能紊乱是应用 NSAIDs 的最常见不良反应。通常的胃肠道反应包括上腹不适、恶心、呕吐、出血和溃疡等。在非选择性 NSAIDs 的长期服用者中,约 1/5 的患者有胃肠损害,尽管有些患者没有症状,但是仍然有大出血的可能。口服胃黏膜保护药如枸橼酸铋钾可以减轻这类药物对胃肠的损害。

2. **皮肤反应**　皮肤反应是 NSAIDs 药物应用的第二大常见不良反应,以舒林酸、萘普生、甲氯芬酸和吡罗昔康为多见。皮肤损害包括皮疹、荨麻疹、瘙痒、剥脱性皮炎、光敏等皮肤反应,有时尚可发生一些罕见的、严重甚至致命的不良反应。

3. 肾损害 对健康个体使用治疗剂量的 NSAIDs 一般很少引起肾功能损伤,但对一些易感人群会引起急性肾损害,停药可恢复。其原因主要是 NSAIDs 抑制了对维持肾脏血流量方面有重要作用的因子(如 PGE_2 和 PGI_2 等)的生成。长期服用 NSAIDs 可引起"镇痛剂肾病",导致慢性肾炎和肾乳头坏死。在某些病理情况或合并其他肾脏危险因素时,如充血性心力衰竭、肝硬化、高血压、糖尿病等已有肾功能下降、合并利尿药等情况时,更易发生肾损害。长期大剂量服用对乙酰氨基酚则可以增加患肾病的概率,而小剂量的日常服用未见肾脏损害。

4. 肝损伤 NSAIDs 所致肝功能障碍,轻者为转氨酶升高,重者表现为肝细胞变性坏死。但肝损伤发生率较低,不可逆性肝损伤罕见,老龄、肾功能损害、长期大剂量应用者可增加肝损害。

5. 心血管系统不良反应 在比较选择性 COX-2 抑制药与非选择性 COX 抑制药临床使用时的不良反应发现,前者的胃肠道不良反应明显减小,但其对某些患者仍具有潜在的心血管疾病风险。NSAIDs 长期大量应用可能引起心血管系统不良反应,包括心律不齐、血压升高、心悸等。由于 NSAIDs 的 PG 抑制作用以及抗利尿和收缩血管作用,其对血压有很大的影响。NSAIDs 对 β 受体阻断药影响较大,可通过下调基础血浆肾素的活性从而使 β 受体阻断药不能发挥作用。此外,由于使用 NSAIDs 的人群中老年人居多,这些老年人大多患有心血管疾病,而这些有病变的心血管脏器对血压调节非常敏感,舒张压升高 5~6mmHg 则可使心肌梗死和脑血管意外的发生率显著上升,因而可出现严重的心血管事件。

6. 血液系统反应 NSAIDs 几乎都可以抑制血小板聚集,延长出血时间,但只有阿司匹林能引起不可逆性反应。再生障碍性贫血、粒细胞缺乏症和其他血液病均有少数报道。吲哚美辛、保泰松、双氯芬酸发生再生障碍性贫血的危险度较大。NSAIDs 致血液系统不良反应的机制尚未阐明,可能由变态反应所致。

7. 其他不良反应 所有 NSAIDs 都有中枢神经系统反应,如头晕、头痛、嗜睡、精神错乱等。其他不良反应如耳鸣、耳聋、视物模糊、味觉异常、心动过速和高血压等,长期服用 NSAIDs 可发生角膜沉积和视网膜病变。

为了降低 NSAIDs 的不良反应,开发安全而有效的 NSAIDs,而纷纷出台众多剂型。NO 作为一种信使物质,发挥着与 PG 相似的调节黏膜完整性和黏膜血流量的作用。由阿司匹林衍生得到的 NO-aspirin 具有良好的抗炎和抗血栓作用,且对胃肠道的损害较原药明显减小,因此 NO-NSAIDs 将可能成为治疗风湿性、类风湿关节炎等疾病的理想药物。除此之外,选择性 COX-2 抑制药、COX/5-LO 双重抑制药、特异性 5-LO 抑制药也将是未来抗炎药物研发的重点方向。

第二节 | 非选择性环氧合酶抑制药

非选择性 COX 抑制药从最早人工合成的阿司匹林(乙酰水杨酸)起,已历经 100 多年。现已发展成结构不同、种类繁多的一大类药物。尽管化学结构各异,但均具有解热、镇痛作用,而其抗炎作用却各具特点,如阿司匹林和吲哚美辛的抗炎作用较强,某些有机酸的抗炎作用中等,而苯胺类几乎无抗炎作用。

一、水杨酸类

水杨酸类药物包括阿司匹林和水杨酸钠(sodium salicylate)。

阿司匹林结构式

水杨酸钠结构式

阿司匹林

阿司匹林（aspirin）又称乙酰水杨酸（acetylsalicylic acid）。

【体内过程】　本药口服后迅速被胃肠道黏膜吸收，小部分在胃、大部分在小肠中吸收，1～2小时达到血药浓度峰值。在吸收过程中与吸收后，迅速被胃黏膜、血浆、红细胞及肝中的酯酶水解为水杨酸。因此阿司匹林血药浓度低，血浆 $t_{1/2}$ 约为15分钟。水解后以水杨酸盐的形式可分布到全身组织包括关节腔、脑脊液和胎盘。水杨酸盐与血浆蛋白结合率高达80%～90%，白蛋白与阿司匹林的结合点基本处于饱和状态，增加剂量易迅速增加游离药物浓度，并与其他药物竞争蛋白结合位点，发生药物相互作用。

大部分水杨酸在肝内氧化代谢，其代谢产物与甘氨酸或葡萄糖醛酸结合后从尿排出。尿液 pH 的变化对水杨酸盐的排泄量影响很大，在碱性尿时可排出85%，而在酸性尿时则仅为5%。口服小剂量阿司匹林（1g以下）时，水解产生的水杨酸量较少，按一级动力学消除，水杨酸血浆 $t_{1/2}$ 为2～3小时，但当阿司匹林剂量达1g以上时，水杨酸生成量增多，其代谢从一级动力学消除转变为零级动力学消除，水杨酸血浆 $t_{1/2}$ 延长为15～30小时，如剂量再增大，血中游离水杨酸浓度将急剧上升，可出现中毒症状。

【药理作用与临床应用】　阿司匹林及其代谢物水杨酸对 COX-1 和 COX-2 的抑制作用基本相当，具有相似的解热、镇痛、抗炎作用。

1. **解热镇痛及抗风湿**　阿司匹林有较强的解热、镇痛作用。用于头痛、牙痛、肌肉痛、痛经及感冒发热等，能减轻炎症引起的红、肿、热、痛等症状，迅速缓解风湿性关节炎的症状，大剂量阿司匹林能使风湿热症状在用药后24～48小时明显好转，故可作为急性风湿热的鉴别诊断依据，用于抗风湿最好用至最大耐受剂量，一般成人3～5g/d，分3～4次于饭后服用。

2. **影响血小板的功能**　低浓度阿司匹林能使 PG 合成酶（如 COX）活性中心的丝氨酸乙酰化失活，不可逆地抑制血小板 COX，减少血小板中 TXA_2 的生成，进而影响血小板的聚集及抗血栓形成，达到抗凝作用。高浓度阿司匹林能直接抑制血管壁中 PG 合成酶，减少了 PGI_2 合成。PGI_2 是 TXA_2 的生理对抗剂，它的合成减少可能促进血栓形成。血小板中 PG 合成酶对阿司匹林的敏感性远较血管中的 PG 合成酶高，因此，临床上采用小剂量（50～100mg）阿司匹林治疗缺血性心脏病、脑缺血病、房颤、人工心脏瓣膜、动静脉瘘或其他手术后的血栓形成。

3. 儿科用于皮肤黏膜淋巴结综合征（川崎病）的治疗。

【不良反应】　阿司匹林用于解热镇痛时所用剂量较小，短期应用时不良反应较轻，抗风湿剂量大，长期应用不良反应多且较重。

1. **胃肠道反应**　最为常见。口服可直接刺激胃黏膜，引起上腹不适、恶心、呕吐。血药浓度高则刺激延髓催吐化学感受区（CTZ），也可致恶心及呕吐。较大剂量口服（抗风湿治疗）可引起胃溃疡及无痛性胃出血，原有溃疡病者症状加重。餐后服药或同服止酸药可减轻胃肠道反应。阿司匹林引起的胃肠道反应与直接刺激局部胃黏膜细胞和抑制胃壁组织 COX-1 生成 PG 如 PGE_2 有关，胃壁 PG 对胃黏膜细胞有保护作用。合用 PGE_1 的衍生物米索前列醇（misoprostol）可减少溃疡的发生率。

2. **加重出血倾向**　阿司匹林能不可逆地抑制 COX，对血小板合成 TXA_2 有强大而持久的抑制作用，合成 TXA_2 能力恢复则需等到新生血小板补充，需7～8天。但血管内皮有合成 COX 的能力，对前列环素的合成抑制弱而短暂。结果血液中 TXA_2/PGI_2 比率下降，血小板凝集受到抑制，使血液不易凝固,出血时间延长。大剂量阿司匹林可以抑制凝血酶原的形成,引起凝血障碍,加重出血倾向,使用维生素 K 可以预防。严重肝病、有出血倾向的疾病如血友病患者、产妇和孕妇禁用。如需手术患者,术前 1 周应停用阿司匹林。

3. **水杨酸反应**　阿司匹林剂量过大(5g/d)时,可出现头痛、眩晕、恶心、呕吐、耳鸣和视力、听力减退,总称为水杨酸反应,是水杨酸类中毒的表现,严重者可出现过度呼吸、高热、脱水、酸碱平衡失调,甚至精神错乱。严重中毒者应立即停药,静脉滴注碳酸氢钠溶液以碱化尿液,加速水杨酸盐自尿液排泄。

4. **过敏反应**　少数患者可出现荨麻疹、血管神经性水肿和过敏性休克。某些哮喘患者服用阿司匹林或其他解热镇痛药后可诱发哮喘,称为"阿司匹林哮喘"。它不是以抗原-抗体反应为基础的过敏反应,而是与它们抑制 PG 生物合成有关,因 PG 合成受阻,而由花生四烯酸生成的白三烯以及其他脂氧合酶代谢产物增多,内源性支气管收缩物质居于优势,导致支气管痉挛,进而诱发哮喘。肾上腺素治疗"阿司匹林哮喘"无效,可用抗组胺药和糖皮质激素治疗。哮喘、鼻息肉及慢性荨麻疹患者禁用阿司匹林。

5. **瑞氏综合征**(Reye syndrome)　在儿童感染病毒性疾病如流感、水痘、麻疹、流行性腮腺炎等使用阿司匹林退热时,偶可引起急性脂肪变性-脑病综合征(瑞氏综合征),以肝衰竭合并脑病为突出表现,虽少见,但预后恶劣。病毒感染患儿不宜用阿司匹林,可用对乙酰氨基酚代替。

6. **对肾脏的影响**　阿司匹林对正常肾功能并无明显影响。但在少数人,特别是老年人及伴有心、肝、肾功能损害的患者,即便用药前肾功能正常,也可引起水肿、多尿等肾小管功能受损的症状。其发病原因可能是由于存在隐性肾损害或肾小球灌注不足,由于阿司匹林抑制 PG,取消了 PG 的代偿机制而出现水肿等症状。偶见间质性肾炎、肾病综合征甚至肾衰竭,其机制未明。

【**药物相互作用**】　阿司匹林可通过竞争与白蛋白结合提高游离血药浓度,而引起药物相互作用。当与口服抗凝血药双香豆素合用时易引起出血;与肾上腺皮质激素合用时,不但能竞争性地与白蛋白结合,又有药效学协同作用,更易诱发溃疡及出血;与磺酰脲类口服降糖药合用可引起低血糖反应;当与丙戊酸、呋塞米、青霉素、甲氨蝶呤等弱碱性药物合用时,由于竞争肾小管主动分泌的载体而增加各自的游离血药浓度。

双水杨酯

本品属非乙酰化水杨酸。口服后不溶于胃酸,但溶于小肠液中,并在肠道中分解出 2 分子水杨酸而起治疗作用。本品抗炎镇痛作用类似阿司匹林,但不具有抑制血小板聚集的作用。可用于缓解各类疼痛,包括头痛、牙痛及神经痛等中等度疼痛,对各类急、慢性关节炎和软组织风湿具有一定的疗效。对胃肠道刺激较阿司匹林小,与其他 NSAIDs 发生交叉过敏反应较阿司匹林轻。

二、苯胺类

对乙酰氨基酚

对乙酰氨基酚(paracetamol),又名扑热息痛,是非那西汀(phenacetin)的体内代谢产物,化学结构为苯胺类。

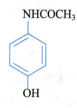

对乙酰氨基酚结构式

【**体内过程**】　口服易吸收,0.5~1 小时达到最大血药浓度。在常用临床剂量下,绝大部分药物在肝脏与葡萄糖醛酸或硫酸结合为无活性代谢物,从尿中排出,$t_{1/2}$ 为 2~4 小时。较高剂量时,上述催化结合反应的代谢酶饱和后,药物经肝微粒体混合功能氧化酶代谢为对乙酰苯醌亚胺(N-acetyl-p-benzoquinone imine)。对乙酰苯醌亚胺是一个有毒的代谢中间体,可与谷胱甘肽(glutathione)结合而解毒。长期用药或过量中毒,体内谷胱甘肽被耗竭时,此毒性中间体以共价键形式与肝、肾中重要的酶和蛋白分子不可逆结合,引起肝细胞、肾小管细胞坏死。

【**药理作用与临床应用**】　本药为非处方药,解热镇痛作用与阿司匹林相当,但抗炎作用极弱。通常认为在中枢神经系统,对乙酰氨基酚抑制 PG 合成,产生解热镇痛作用,在外周组织对 COX 没有明显的作用,这可能与其无明显抗炎作用有关,因此临床主要用于退热和镇痛。由于对乙酰氨基酚无明显胃肠刺激作用,故对不宜使用阿司匹林的头痛发热患者,适用本药。

【**不良反应**】　短期使用不良反应轻,常见恶心和呕吐,偶见皮疹、粒细胞缺乏症、贫血、药物热和黏膜损害等过敏反应。过量中毒可引起肝损害。长期大量用药,尤其是在肾功能低下者,可出现肾绞痛、急性肾衰竭或慢性肾衰竭(镇痛剂肾病)。

三、吲哚类

吲哚美辛

吲哚美辛(indometacin,消炎痛)为人工合成的吲哚衍生物。

吲哚美辛结构式

【**体内过程**】　口服吸收迅速而完全,3 小时血药浓度达峰值。吸收后 90% 与血浆蛋白结合。直肠给药较口服更易吸收。本品在肝脏代谢为去甲基化物和去氯苯甲酰化物,代谢物从尿、胆汁、粪便排泄;10%~20% 以原形从尿中排泄。血浆 $t_{1/2}$ 为 2~3 小时。

【**药理作用与临床应用**】　吲哚美辛是最强的 PG 合成酶抑制药之一。对 COX-1 和 COX-2 均有强大的抑制作用,也能抑制磷脂酶 A_2 和磷脂酶 C,减少粒细胞游走和淋巴细胞增殖,其抗炎作用比阿司匹林强 10~40 倍,故有显著的抗炎及解热作用,对炎性疼痛有明显镇痛效果。但不良反应多,故仅用于其他药物不能耐受或疗效不显著的病例。对急性风湿性及类风湿关节炎,约 2/3 患者可得到明显改善。如果连用 2~4 周仍不见效者,应改用其他药。对强直性脊柱炎、骨关节炎也有效;对癌性发热及其他不易控制的发热常能见效。

【**不良反应**】　30%~50% 患者用治疗量吲哚美辛后发生不良反应;约 20% 患者必须停药。大多数反应与剂量过大有关。

1. **胃肠反应**　有食欲减退、恶心、腹痛、上消化道溃疡;偶可穿孔、出血、腹泻(有时因溃疡引起);还可引起急性胰腺炎。

2. **中枢神经系统**　25%~50% 患者有前额头痛、眩晕,偶有精神失常。

3. **造血系统**　可引起粒细胞减少、血小板减少、再生障碍性贫血等。

4. **过敏反应**　常见为皮疹,严重者可诱发哮喘、血管性水肿及休克等。"阿司匹林哮喘"者禁用本药。

四、芳基乙酸类

双氯芬酸

双氯芬酸（diclofenac）为邻氨基苯甲酸（灭酸）类衍生物，是 COX 抑制药。

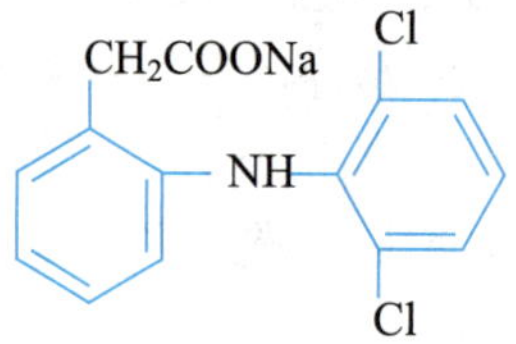

双氯芬酸钠结构式

【体内过程】口服吸收迅速，有首过消除，其口服生物利用度约 50%，血浆蛋白结合率 99%，口服 1～2 小时血药浓度达峰值。可在关节滑液中积聚，经肝广泛代谢后与葡萄糖醛酸或硫酸结合迅速排出体外，$t_{1/2}$ 为 1.1～1.8 小时，长期应用无蓄积作用。

【药理作用与临床应用】　本品为强效抗炎镇痛药，解热、镇痛、抗炎效应强于吲哚美辛、萘普生等。此外，可以通过改变脂肪酸的释放或摄取，降低白细胞间游离花生四烯酸的浓度。临床适用于各种中等程度疼痛、类风湿关节炎、粘连性脊椎炎、非炎性关节痛、椎关节炎等引起的疼痛，各种神经痛、手术及创伤后疼痛，以及各种疼痛所致发热等。

【不良反应】　不良反应轻，除与阿司匹林相同外，偶见肝功能异常，白细胞减少。

五、芳基丙酸类

布洛芬（ibuprofen）是第一个应用到临床的丙酸类 NSAIDs。以后又相继出现了萘普生（naproxen）、非诺洛芬（fenoprofen）、酮洛芬（ketoprofen）、氟比洛芬（flurbiprofen）和奥沙普秦（oxaprozin，噁丙嗪）。

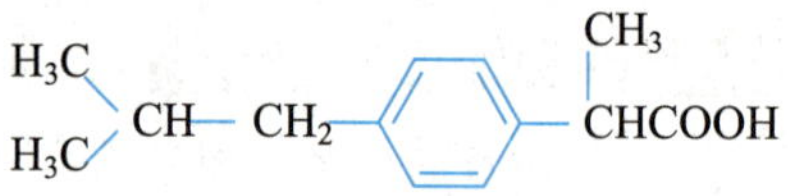

布洛芬结构式

【体内过程】　本类药物口服吸收迅速而完全，吸收量较少受食物和药物影响。1～2 小时达峰值，血浆蛋白结合率高，主要经肝脏代谢，肾脏排泄。布洛芬与酮洛芬的血浆 $t_{1/2}$ 均为 2 小时，非诺洛芬与氟比洛芬为 3～6 小时，萘普生为 13 小时，而奥沙普秦的 $t_{1/2}$ 最长，达 40～60 小时。

【药理作用与临床应用】　本类药物为非选择性 COX 抑制药，有明显的抗炎、解热、镇痛作用。各药除效价存在差别外，其他药理学性质非常相似。临床主要用于风湿性关节炎、骨关节炎、强直性关节炎、急性肌腱炎、滑液囊炎等，也可用于痛经的治疗。其机制主要是通过抑制 COX 来抑制 PG 的产生。

【不良反应】　胃肠道反应是最常见的不良反应，主要有恶心、上腹部不适，长期使用可引起胃出血，头痛、耳鸣、眩晕等中枢神经系统症状也有报道。少数患者有皮肤黏膜过敏、血小板减少、头痛、头晕及视力障碍等不良反应。

萘普生（naproxen）有抗炎、解热、镇痛作用，为 PG 合成酶抑制药。口服吸收迅速而完全，1 次给药后 2～4 小时血浆浓度达峰值，在血中 99% 以上与血浆蛋白结合，$t_{1/2}$ 为 13～14 小时。约 95% 自尿中以原形及代谢产物排出。对于类风湿关节炎、骨关节炎、强直性脊椎炎、痛风、运动系统（如关节、肌肉及腱)的慢性变性疾病及轻至中度疼痛如痛经等均有效。中等度疼痛可于服药后 1 小时缓解,镇痛作用可持续 7 小时以上。对于风湿性关节炎及骨关节炎的疗效,类似阿司匹林。对因贫血、胃肠系统疾病或其他原因不能耐受阿司匹林、吲哚美辛等消炎镇痛药的患者,用本药常可获满意效果。阿司匹林可加速该药的排出。

酮洛芬(ketoprofen)为芳基烷酸类化合物。具有镇痛、消炎及解热作用。消炎作用较布洛芬强,副作用小,毒性低。口服易自胃肠道吸收。1 次给药后,0.5~2 小时可达血浆峰浓度。$t_{1/2}$ 为 1.6~1.9 小时。在血中与血浆蛋白结合力极强。在 24 小时内自尿中的排出率为 30%~90%。主要以葡萄糖醛酸结合物形式排出。用于类风湿关节炎、风湿性关节炎、骨关节炎、强直性脊柱炎及痛风等。本品耐受性良好、副作用低,一般为肠、胃部不适或皮疹、头痛、耳鸣。

六、烯醇酸类

吡罗昔康

吡罗昔康(piroxicam)为烯醇酸类衍生物。

吡罗昔康结构式

【体内过程】 口服吸收完全,2~4 小时后血药浓度达峰值,血浆 $t_{1/2}$ 为 36~45 小时,血浆蛋白结合率高。大部分药物在肝脏被代谢,代谢产物及少量原形药物自尿和粪便中排泄。一次服药后可多次出现血药峰值,提示本品存在肠肝循环,作用迅速而持久,且不会在血中聚积。在老年关节炎患者中无显著药动学变化。

【药理作用与临床应用】 主要用于治疗风湿性及类风湿关节炎;对急性痛风、腰肌劳损、肩周炎、原发性痛经也有一定疗效,其疗效与阿司匹林、吲哚美辛及萘普生相似。本品还可抑制软骨中的黏多糖酶和胶原酶活性,减轻炎症反应及对软骨的破坏。但本品只能缓解疼痛及炎症,不能改变各种关节炎病程的进展,所以必要时还须联用糖皮质激素进行治疗。

【不良反应】 偶见头晕、水肿、胃部不适、腹泻或便秘、粒细胞减少、再生障碍性贫血等,停药后一般可自行消失。本品不宜长期服用,长期服用可引起胃溃疡及大出血。如需长期服药,应注意血象及肝、肾功能,并注意大便色泽有无变化,必要时进行大便隐血试验。

美洛昔康

美洛昔康(meloxicam)对 COX-2 的选择性抑制作用比 COX-1 高 10 倍。血浆蛋白结合率 99%,$t_{1/2}$ 为 20 小时,每日 1 次给药。其适应证与吡罗昔康相同。在较低治疗量时胃肠道不良反应少,剂量过大或长期服用可致消化道出血、溃疡,应予以注意。

氯诺昔康

氯诺昔康(lornoxicam,劳诺昔康)作用与美洛昔康相似,对 COX-2 具有高度选择性抑制作用和很强的镇痛抗炎作用,但解热作用弱。口服 4mg 血浆峰浓度可达 270μg/L,食物能明显延缓和减少吸收。与其他昔康类药物不同,本品 $t_{1/2}$ 仅为 3~5 小时,且个体差异较大。

该药镇痛作用强大,可用于缓解术后疼痛、剧烈坐骨神经痛及强直性脊柱炎的慢性疼痛,其疗效与吗啡、曲马多相当,本品可激活中枢性镇痛系统,诱导体内强啡肽和 β-内啡肽的释放而产生强大镇痛效应,可替代或辅助阿片类药物用于中度至剧烈疼痛时的镇痛,且不产生镇静、呼吸抑制和依赖性等阿片类药物常见的不良反应。也可替代其他 NSAIDs 用于关节炎的治疗,氯诺昔康 8mg/d 相当于双氯芬酸 150mg/d 的疗效。

七、吡唑酮类

保泰松(phenylbutazone)及其代谢产物羟布宗(oxyphenbutazone)为吡唑酮类衍生物。具有很强的抗炎、抗风湿作用,而解热作用较弱。口服保泰松吸收完全迅速,2 小时血药浓度达峰值,血浆蛋白结合率达 90%,血浆 $t_{1/2}$ 为 50~65 小时。主要经肝脏代谢,肾脏排泄,羟化物为其活性代谢产物,血浆蛋白结合率也很高,血浆 $t_{1/2}$ 长达数天,故长期服用保泰松时,羟化物可在体内蓄积,产生毒性。临床主要用于治疗风湿性及类风湿关节炎、强直性脊柱炎。由于不良反应较多,已少用。

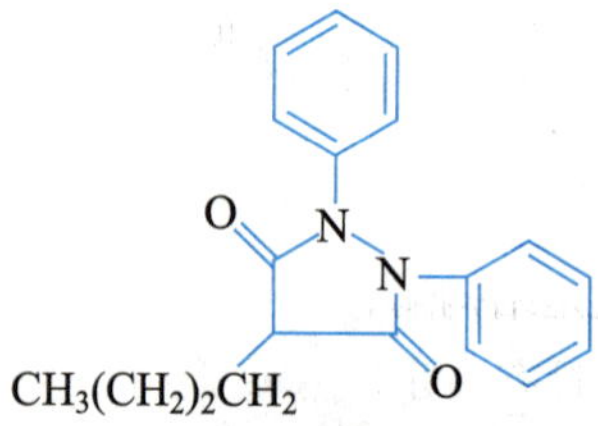

保泰松结构式

八、烷酮类

萘丁美酮

萘丁美酮(nabumetone)是一个非酸性的 2,6 位双取代萘基链烷的可溶性酯质酮,是一种前体药物。该药吸收后被迅速代谢成主要活性物质 6-甲氧基-2-萘乙酸(6-methoxy-2-naphthylacetic acid,6-MNA),这种代谢产物为强效的 COX 抑制药。6-MNA 的血浆蛋白结合率大于 99%,在肝脏代谢为非活性产物,80% 经肾脏排泄,10% 从粪便排出,$t_{1/2}$ 为 24 小时,临床用于治疗类风湿关节炎疗效较好,不良反应较轻。

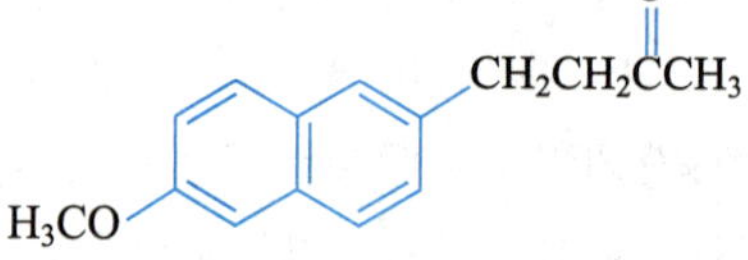

萘丁美酮结构式

九、异丁芬酸类

舒林酸

舒林酸(sulindac)是吲哚乙酸类衍生物。在体内转化为磺基代谢物才有解热、镇痛、抗炎活性,效应强度不及吲哚美辛,但强于阿司匹林。活性代谢产物 $t_{1/2}$ 为 18 小时。适应证与吲哚美辛相似。因舒林酸在吸收入血前较少被胃肠黏膜转化成活性代谢产物,故胃肠反应发生率较低,肾毒性和中枢神经系统不良反应发生率也低于吲哚美辛。

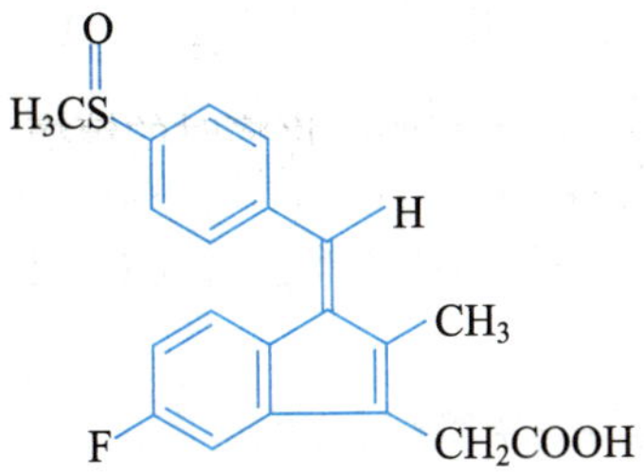

舒林酸结构式

第三节 ｜ 选择性环氧合酶-2 抑制药

鉴于解热、镇痛和抗炎药物治疗作用的主要机制与抑制 COX-2 有关,而传统的这类药物大多为非选择性的 COX 抑制药,抑制 COX-1 常涉及临床常见的不良反应,如胃肠道反应、肾功能损害等。为此,近年来选择性的 COX-2 抑制药相继出现。

随着基础和临床研究的发展,越来越多的证据表明两种 COX 在生理病理上的差别并不明显,其活性在很大程度上交错重叠。COX-1 不仅是结构酶,也是诱导酶,在发挥生理作用的同时也发挥病理作用;而 COX-2 不仅是诱导酶,也是结构酶,具有一定的生理作用。选择性 COX-2 抑制药在减少胃肠道不良反应的同时,可能带来心血管系统等更严重不良反应的发生。多项研究结果表明,患者服用罗非昔布、塞来昔布等选择性 COX-2 抑制药后出现心脏病发作、卒中及其他严重后果的可能性成倍增加,这使得对选择性 COX-2 抑制药的研究陷入了困境。其中,罗非昔布因可引起死亡事故,已于 2004 年宣布被全球召回。近年来对选择性 COX-2 抑制药临床应用的利弊问题争论不休,数项大规模前瞻性研究都在质疑 COX-2 抑制药的风险-效益比。目前,COX-2 抑制药的效果与实际安全性仍有待进一步确定。因此,应综合考虑每种药物给患者带来的利益和风险,权衡利弊后用药,以减少不良反应的发生。

塞来昔布

塞来昔布(celecoxib)是选择性的 COX-2 抑制药。

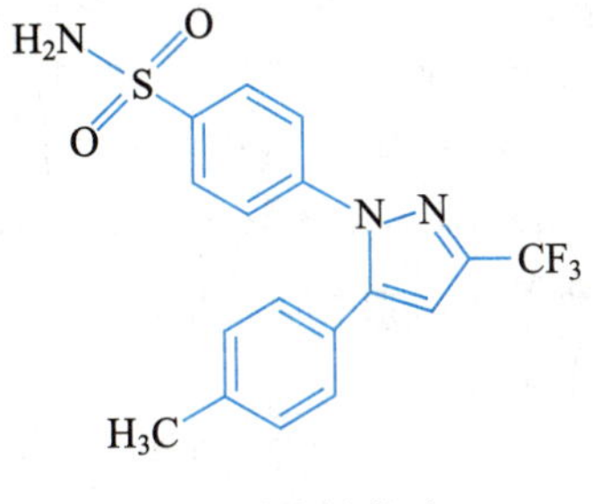

塞来昔布结构式

【体内过程】　口服易吸收,血浆蛋白结合率高,约 3 小时达血药浓度峰值,$t_{1/2}$ 为 11 小时,主要在肝脏通过 CYP2C9 代谢,随尿和粪便排泄。因此,该药物通常每天服用 1 次,也可以增加剂量每天服用 2 次。中度肝损伤患者的每日推荐剂量应减少 50%,严重肝、肾疾病患者应避免服用塞来昔布。

【药理作用与临床应用】　具有抗炎、镇痛和解热作用。塞来昔布抑制 COX-2 的作用较 COX-1 高 375 倍,是选择性的 COX-2 抑制药,对 COX-2 的抑制是时间依赖性且可逆的。在治疗剂量时对人体内 COX-1 无明显影响,也不影响 TXA_2 的合成,不会抑制血小板聚集,也不会增加出血时间,但可抑制 PGI_2 合成。用于风湿性、类风湿关节炎和骨关节炎的治疗,也可用于手术后镇痛、牙痛、痛经,同时还可以用来治疗家族性腺瘤性息肉。

【不良反应】　头痛、消化不良、腹泻和腹痛是最常见的不良反应。胃肠道不良反应、出血和溃疡发生率均较其他非选择性 NSAIDs 低。但其他 NSAIDs 能引起的水肿、多尿和肾损害也有可能发生；心血管系统不良反应较为严重，长期使用塞来昔布可能增加严重心血管血栓性不良事件、心肌梗死和卒中的风险，有血栓形成倾向的患者需慎用；磺胺类过敏的患者禁用。

【注意事项】

1. 禁用于已知对阿司匹林或其他 NSAIDs 过敏的患者，以及对磺胺类过敏的患者。

2. 对高血压控制不好的患者禁用塞来昔布。

3. 白三烯拮抗剂扎鲁司特、抗真菌药氟康唑及他汀类调血脂药氟伐他汀等细胞色素 CYP2C9 的抑制药，与塞来昔布同服时可使塞来昔布代谢减慢而升高血药浓度。

4. 塞来昔布又可抑制 CYP2D6 的活性，因而可使通过此酶代谢的 β 受体阻断药、抗抑郁药及抗精神病药的血药浓度升高。因此塞来昔布与上述药物合用时应予以注意。

尼美舒利

尼美舒利（nimesulide）是一种新型 NSAIDs。其具有抗炎、镇痛和解热作用，对 COX-2 的选择性抑制作用较强。因而相比布洛芬、对乙酰氨基酚其抗炎作用强，副作用较小。但是在儿童发热用药的选择上需慎用尼美舒利，并禁止其口服制剂用于 12 岁以下儿童。尼美舒利口服后吸收迅速完全，其血浆蛋白结合率高达 99%，$t_{1/2}$ 为 2～3 小时，生物利用度高。常用于类风湿关节炎和骨关节炎、腰腿痛、牙痛、痛经的治疗。胃肠道不良反应少而轻微。

依托考昔

依托考昔（etoricoxib）是一种新型非甾体抗炎药，具有抗炎、镇痛和解热作用，对 COX-2 的选择性抑制作用较强。其药理学特征与罗非昔布非常相似，目前已获欧盟批准，但尚未获得美国市场授权。依托考昔口服吸收良好，平均口服生物利用度接近 100%，约 1 小时后血药浓度达峰值。常适用于治疗急性期、慢性期骨关节炎和急性痛风性关节炎及原发性痛经。有活动性消化道溃疡 / 出血，或者既往曾发溃疡 / 出血的患者禁用。

艾瑞昔布

艾瑞昔布（imrecoxib）为新型选择性 COX-2 抑制药。我国自主原研产品，是治疗关节疼痛、骨关节炎的一线药物，用于缓解骨关节炎的疼痛症状。艾瑞昔布口服较易吸收，约 2 小时后血药浓度达峰值，$t_{1/2}$ 约为 20 小时。在人体内主要由细胞色素氧化酶 CYP2C9 代谢。与所有 NSAIDs 相似，可使胃肠道的出血、溃疡和穿孔风险增加，使严重心血管血栓事件、心肌梗死和卒中的风险增加。本品禁用于冠状动脉旁路移植术围手术期的疼痛治疗。

第四节 │ 抗痛风药

痛风是一种单钠尿酸盐沉积在关节所致的晶体相关性关节病，属代谢性风湿病。目前我国痛风患病率为 1%～3%，并呈逐年上升趋势，男性多见，且患病逐步年轻化，青少年患者亦不罕见。痛风患者体内嘌呤代谢紊乱，表现为高尿酸血症，尿酸盐在关节、肾及结缔组织中析出结晶。血清尿酸盐浓度升高是痛风发展的最重要危险因素。血清尿酸盐受肾脏和肠道中尿酸盐转运蛋白的调节，特别是 GLUT9（SLC2A9）、URAT1（SLC22A12）和 ABCG2。痛风的典型首发症状是剧烈疼痛的急性炎症性关节炎。急性发作时尿酸盐微结晶沉积于关节而引起炎症反应。如未及时治疗，随着时间的推移，一些患有持续性高尿酸血症的人还会发展为慢性痛风性关节炎（由单钠尿酸盐晶体引起的持续性关节炎症）、结构性关节损伤或肾病变。急性期治疗原则是快速控制关节炎症和疼痛，一线治疗药物有秋水仙碱和 NSAIDs；慢性痛风的治疗旨在降低血中尿酸浓度，可用别嘌醇和丙磺舒等。抗痛风药物按药理作用分为以下几类：①抑制尿酸合成的药物，如别嘌醇、非布司他；②促进尿酸排泄的药物，如丙磺舒、苯磺吡酮、苯溴马隆等；③抑制白细胞游走进入关节的药物，如秋水仙碱等；④一般的解热镇痛抗炎药物，如塞来昔布、布洛芬等。急性痛风发作伴全身症状或秋水仙碱和 NSAIDs 无效或使用禁忌或肾功能不全者，可短期应用糖皮质激素。

别嘌醇

别嘌醇（allopurinol，别嘌呤醇），为次黄嘌呤的异构体。次黄嘌呤及黄嘌呤可被黄嘌呤氧化酶催化而生成尿酸，别嘌醇在低浓度时是酶的竞争性抑制药，而在高浓度时则为非竞争性抑制药。别嘌醇在肝脏的代谢产物奥昔嘌醇也是酶的非竞争性抑制药，且在组织中停留时间较长，使尿酸生物合成受阻，血浆中尿酸浓度降低，尿中排出减少，并能使痛风患者组织内的尿酸结晶重新溶解，使痛风症状得到缓解，多用于慢性痛风。

口服易吸收，0.5～1 小时血浆浓度达峰，$t_{1/2}$ 为 2～3 小时，其代谢产物奥昔嘌醇 $t_{1/2}$ 为 14～28 小时。不良反应较少，偶见皮疹、胃肠反应、转氨酶升高和白细胞减少。肾功能不全者需谨慎，起始剂量每日不超过 1.5mg/eGFR，缓慢增加剂量，严密监测皮肤改变及肾功能。由于 *HLA-B*5801* 基因阳性是应用别嘌醇发生不良反应的危险因素，建议如条件允许，治疗前行 *HLA-B*5801* 基因检测。

非布司他

非布司他（febuxostat），主要成分为非布佐司他。通过抑制黄嘌呤氧化酶活性，减少尿酸合成，从而降低血尿酸水平。给药时无须考虑食物和抗酸剂的影响。适用于痛风患者高尿酸血症的长期治疗。

口服较易吸收，1～1.5 小时血药浓度达峰值，$t_{1/2}$ 为 5～8 小时。对有心血管疾病病史或新发心血管疾病者，需谨慎使用并随访监测，警惕心血管事件的发生。

苯溴马隆

苯溴马隆（benzbromarone，苯溴香豆素）是苯并呋喃衍生物，能抑制肾小管对尿酸的再吸收，促进尿酸排泄，从而降低血中尿酸的浓度。因其不会阻挠嘌呤核苷酸代谢，适用于长期治疗高尿酸血症及痛风病。

口服易吸收，在肝内去溴离子后以游离型或结合型从胆汁中排出。其代谢产物有活性。服药 24 小时后血中尿酸为服药前的 66.5%。本品不良反应较少，少数患者可出现粒细胞减少，故应定期检查血象。极个别病例出现抗药性及持续性腹泻。

秋水仙碱

秋水仙碱（colchicine）对急性痛风性关节炎有选择性抗炎作用。秋水仙碱可缓解急性期疼痛，但该药既不是促尿酸排泄药，也不是镇痛药，其作用可能是该药与微管蛋白结合，引起微管蛋白的解聚，中断了粒细胞迁移，抑制了急性发作局部的粒细胞浸润，与有丝分裂纺锤体结合阻断细胞的分裂；此外，秋水仙碱还可抑制白三烯的合成与释放。口服吸收迅速，可从胆汁分泌形成肠肝循环。用药后可在 12 小时内缓解关节红、肿、热、痛，对一般性疼痛及其他类型关节炎无效。不良反应多见，主要是胃肠道反应如恶心、呕吐、腹痛、腹泻。中毒时出现水样腹泻、血便、脱水、休克；对肾及骨髓也有损害作用。应定期监测肝、肾功能及血常规。使用强效 P 糖蛋白和 / 或 CYP3A4 抑制药（如环孢素或克拉霉素）的患者禁用秋水仙碱。

丙磺舒

丙磺舒（probenecid）通过竞争性抑制肾小管对有机酸的转运、抑制肾小管对尿酸的再吸收，来增加尿酸排泄。因没有镇痛及抗炎作用,不适用于急性痛风。适用于高尿酸血症伴慢性痛风性关节炎及痛风石。口服吸收完全,血浆蛋白结合率85%～95%,大部分通过肾近曲小管主动分泌排泄。因脂溶性大,易被再吸收,排泄慢。尿液呈碱性时排泄增加,血浆 $t_{1/2}$ 的长短取决于剂量的大小,在治疗剂量时 $t_{1/2}$ 为6～12小时,不良反应少见。

磺吡酮

磺吡酮(sulfinpyrazone)又名硫氧唑酮、苯磺保泰松。可抑制肾小管对尿酸的再吸收,促进尿酸的排泄,降低血尿酸水平。此外,尚可抑制血小板聚集,增加血小板存活时间,并有微弱的抗炎和镇痛作用。用于慢性痛风性关节炎、高尿酸血症及动脉血栓性疾病的防治。减缓或预防痛风结节的形成和关节的痛风病变。常见不良反应有恶心、呕吐、腹痛、皮疹、咽痛及肝损害。

(孟晓明)

本章思维导图

本章目标测试

第二十一章 | 离子通道概论及钙通道阻滞药

21章

本章数字资源

离子通道（ion channels）是细胞膜中的跨膜蛋白质分子，在脂质双分子层中构成具有高度选择性的亲水性孔道，能选择性通透某些离子，其功能是细胞生物电活动的基础。离子通道是药物作用的重要靶点，离子通道基因缺陷及功能改变与多种先天性和获得性疾病发生、发展密切相关，即近年来提出的离子通道病。随着电生理学和分子生物学的迅速发展，特别是膜片钳（patch clamp）技术和分子克隆技术的应用，人类已有能力从分子水平解释离子通道的结构和功能以及与疾病的关系。

第一节 | 离子通道概论

一、离子通道研究简史

1949 年，Cole 和 Marmont 设计了电压钳（voltage clamp）技术，直接测定细胞膜对离子的通透性。后经 Hodgkin、Huxley 和 Katz 等加以改进，成功地应用于枪乌贼巨轴突动作电位离子电流的研究。1955 年，Hodgkin 和 Keens 在研究神经轴突膜对钾离子的通透性时发现，放射性钾跨轴突膜的运动很像是通过许多狭窄孔洞的运动，并提出了"通道"的概念。Hodgkin、Huxley 提出了描述电压门控动力学的 Hodgkin-Huxley 模型，由于对通道研究的出色成果，他们荣获了 1963 年度诺贝尔生理学或医学奖。

电压钳技术存在许多技术上的局限性，如无法记录单个通道的电活动和无法应用于直径较小的细胞。1976 年，Neher 和 Sakmann 建立了膜片钳技术，它利用一个玻璃微电极同时完成膜片（或全细胞）电位的钳制和膜电流的记录，圆满地解决了上述问题。1991 年，膜片钳技术的创始人荣获诺贝尔生理学或医学奖。

二、离子通道的特性

离子通道具有两大共同特征，即离子选择性及门控特性。离子选择性包括通道对离子大小的选择性及电荷选择性，在一定条件下，某一种离子只能通过与其相应的通道跨膜扩散。另一特征是离子通道的门控特性，离子通道一般都具有相应的闸门，通道闸门的开启和关闭过程称为门控（gating）。正常情况下，通道大多处于关闭状态，只有在特定的条件下，通道的闸门才能开启，引起离子跨膜转运。一般认为，通道可表现为 3 种状态：①激活（activation）是指在外界因素作用下，通道允许某种或某些离子顺浓度差和电位差通过膜，相当于通道开放。②通道的失活（inactivation）是与通道关闭不完全相同的功能状态。此时不仅是通道处于关闭状态，而且即使有外来刺激也不能使之进入开放状态。失活状态的通道无法直接进入开放状态，而是处于一种不应期，只有在经过一个额外刺激，使通道从失活关闭状态进入静息关闭状态后，通道才能再度接受外界刺激而激活开放，这一过程称为通道的复活（recovery）。③通道关闭（close）状态是静息时通道所处状态，此时如遇到适当刺激，通道即可进入激活状态。通道的激活、失活及关闭均有其特定条件，在不同状态下，通道蛋白质发生分子构象变化，表现出不同的功能状态。

离子通道最基本的功能是产生细胞生物电现象，与细胞兴奋性直接相关，同时参与神经递质释放、腺体分泌、肌肉运动以及学习和记忆等重要的高级神经活动。此外，离子通道还具有维持细胞正常形态和功能完整性的作用。离子通道的基因变异及功能障碍与许多疾病有关。某些先天性与后天获得性疾病是离子通道基因缺陷与功能改变的结果,这些疾病又称为离子通道病(ion channelopathies)。目前发现很多防治心血管疾病的药物是通过纠正某种离子通道功能异常而发挥作用的。

三、离子通道的分类

离子通道按激活方式分为 3 类:

1. **电压门控离子通道**(voltage gated channels)　即膜电压变化激活的离子通道。通道的开放和关闭一方面与膜电位有关,即电压依赖性(voltage-dependent);另一方面与电位变化的时间有关,即时间依赖性(time-dependent)。按通过的离子命名,包括电压依赖性钠通道、钙通道、钾通道和氯通道等。

2. **配体门控离子通道**(ligand gated channels)　由递质与通道蛋白分子上的结合位点相结合而开启,如烟碱型乙酰胆碱受体、γ-氨基丁酸受体、5-羟色胺 3 型受体通道。

3. **机械门控离子通道**(mechanically gated channels)　是一类通过感受细胞膜表面应力变化而实现胞外机械信号向胞内转导的通道,根据通透性分为离子选择性和非离子选择性通道,根据功能分为张力激活型和张力失活型离子通道。如瞬时受体电位(transient receptor potential,TRP)离子通道、机械激活的 Piezo 通道、机械敏感性钾通道 K_{2P}。

根据对离子的选择性,离子通道分为:

(一) 钠通道

钠通道(sodium channels)是选择性允许 Na^+ 跨膜通过的离子通道,属电压门控离子通道,其功能是维持细胞膜兴奋性及传导性。在心脏、神经和肌肉细胞,动作电位始于快钠通道的激活,钠离子内流引起动作电位的 0 期去极化。现已克隆出 9 种人类钠通道基因。其中 *SCN5A* 是分布在心肌细胞上的钠通道基因。心血管系统的钠通道主要存在于心房肌、心室肌和希-浦系统,所产生的内向钠电流使心肌细胞产生快速除极,引发动作电位(action potential,AP)的 0 期除极。

根据对钠通道阻滞剂河鲀毒素(tetrodotoxin,TTX)和 μ-芋螺毒素(μ-conotoxin,μCTX)的敏感性不同分为 3 类:即神经类(对 TTX 敏感性高,而对 μCTX 敏感性低);骨骼肌类(对 TTX 和 μCTX 敏感性均高);心肌类(对 TTX 和 μCTX 敏感性均低)。

(二) 钙通道

钙通道(calcium channels)在正常情况下为细胞外 Ca^{2+} 内流的离子通道。它存在于机体各种组织细胞,是调节细胞内 Ca^{2+} 浓度的主要途径。一般认为,细胞膜上存在两大类钙离子通道,即电压门控钙通道和配体门控钙通道。

1. **电压门控钙通道**(voltage-gated Ca^{2+} channels)　目前已克隆出 L、N、T、P、Q 和 R 六种亚型的电压依赖性钙通道,其中 L 亚型钙通道是细胞兴奋时外钙内流的最主要途径,分布于各种兴奋细胞,是心肌细胞动作电位 2 期平台期形成的主要离子流。表 21-1 列出几种电压依赖性钙通道亚型的特性。

表 21-1　几种电压依赖性钙通道亚型特性

亚型	存在部位	钙电流特性	阻滞剂
L	心脏,神经	作用持续时间长,激活电压高,电导较大	维拉帕米,DHPs,Cd^{2+}
T	心脏,神经	作用持续时间短,电导小,激活电压低且迅速失活	氟桂利嗪,sFTX,Ni^{2+}
N	神经	作用持续时间短,激活电压高	ω-CTX-GVIA,Cd^{2+}
P	小脑浦氏细胞	作用持续时间长,激活电压高	ω-CTX-MVIIC,ω-Aga-IVA
Q	小脑颗粒细胞		
R	神经		

DHPs:二氢吡啶类;sFTX:合成的蜘蛛毒素;ω-CTX:ω-芋螺毒素;Aga-IVA:一种蜘蛛毒素。

2. 配体门控钙通道（ligand-gated Ca^{2+} channels）　这类通道存在于细胞器如肌质网（sarcoplasmic reticulum，SR）和内质网（endoplasmic reticulum，ER）膜上，是内钙释放进入胞质的途径。配体门控钙通道是数百种疾病相关突变的靶点。其中雷诺丁受体（ryanodine receptor，RyR）钙释放通道突变是恶性高热、中央轴空病和遗传性心律失常、儿茶酚胺敏感性多形性室性心动过速的病因。三磷酸肌醇（IP_3）受体的突变主要与共济失调、内分泌紊乱和癌症有关。当细胞膜去极化时，电压门控钙通道开放，Ca^{2+} 内流使细胞内 Ca^{2+} 突然增加而触发 Ca^{2+} 释放，从而引起细胞兴奋-收缩偶联等生理活动，这一过程称为 Ca^{2+} 诱导 Ca^{2+} 释放。现主要有下述两种钙释放通道。①RyR 钙释放通道：RyR 分布在骨骼肌、心肌、平滑肌、脑、内分泌细胞、肝和成纤维细胞等。现已克隆出 RyR_1、RyR_2 和 RyR_3 三种亚型，分别称为骨骼肌、心肌和脑 RyR。咖啡因是这类受体激动剂，可激动 RyR，促进储 Ca^{2+} 释放而使 $[Ca^{2+}]_i$ 升高。②IP_3 受体通道：IP_3 作用于细胞器如 ER 或 SR 膜上的 IP_3 受体引起储 Ca^{2+} 释放，称为 IP_3 受体（IP_3R）通道。经 cDNA 克隆已确定 IP_3R_1、IP_3R_2 和 IP_3R_3 通道 3 种亚型。IP_3R_1 是主要的 Ca^{2+} 释放通道，在心脏 IP_3R_1 与药物和激素引起心肌收缩反应有关。

（三）钾通道

钾通道（potassium channels）是选择性允许 K^+ 跨膜通过的离子通道，是目前发现的亚型最多、作用最复杂的一类离子通道。广泛分布于骨骼肌、神经、心脏、血管、气管、胃肠道、血液及腺体等。自1987年成功地克隆出第一个钾通道基因后，现已克隆出几十种亚型。不同亚型的钾通道具有其特定的通道特性，决定了 K^+ 通过细胞膜的动力学特征。在可兴奋细胞，它发挥复极、终止动作电位及维持静息膜电位的作用。在非兴奋性细胞，它发挥跨膜转运、维持细胞体积、信号转导及维持静息膜电位的作用。钾通道在调节细胞的膜电位和兴奋性以及平滑肌舒缩活性中发挥重要作用。

钾通道按其电生理特性不同，分为电压依赖性钾通道、钙依赖性钾通道及内向整流钾通道。

1. 电压依赖性钾通道（voltage-dependent K^+ channels）　这类钾通道的活性受膜电位变化调控，包括：

（1）外向延迟整流钾通道（delayed rectifier K^+ channels）：其产生的电流为 I_K，此类通道在去极化时激活而产生外向电流，与膜的复极化有关。

在心肌细胞，I_K 主要由两种成分组成，快速激活整流钾电流 I_{Kr} 和缓慢激活整流钾电流 I_{Ks}，为心肌细胞动作电位复极 3 期的主要离子流。I_{Kr} 可被抗心律失常药物如多非利特阻断，而 I_{Ks} 可被 Chromanol 293B 阻断。在人心房肌细胞存在一种超快速延迟整流钾电流，称为 I_{Kur}，激活时间仅 50 毫秒。该电流在调控心房复极中起重要作用，与房性心律失常的发生有密切关系。

（2）瞬时外向钾通道（transient outward K^+ channels）：其产生的电流为 I_{to}，此类通道在去极化明显时才能激活，其产生的外向电流无整流特性，参与动作电位 1 期的复极过程。该通道激活迅速、失活快，由 Kv1.4、Kv4.2、Kv4.3 蛋白亚基组装形成。I_{to} 可分为对 4-氨基吡啶（4-AP）敏感的钾电流 I_{to1} 以及对钙敏感的 I_{to2}，实为钙依赖性氯电流。I_{to1} 可被 4-AP 阻滞，I_{to2} 可被 ryanodine 阻滞。

（3）起搏电流（pacemaker current，I_f）：I_f 是非特异性阳离子电流，即由一种以上单价阳离子，如 K^+ 和 Na^+ 共同携带的离子电流。I_f 为超极化激活的时间依赖性内向整流电流，是窦房结、房室结和希-浦系统的起搏电流之一。I_f 受神经递质的调节：肾上腺素可促进 I_f 激活，使 I_f 电流增加，这是交感神经使心率加快的离子基础之一；乙酰胆碱可抑制 I_f，使心率减慢，是副交感神经或迷走神经减慢心率的作用机制。

2. 钙依赖性钾通道（Ca^{2+}-dependent K^+ channels，K_{Ca}）　是一类具有电压和 Ca^{2+} 依赖性的钾通道。细胞膜去极化和胞质 $[Ca^{2+}]_i$ 升高均可激活而使其开放，K^+ 外流，使膜复极化或超极化，是调节血管平滑肌肌源性张力的主要离子通道之一。K_{Ca} 通道不仅是血管活性物质的直接靶点，也能长期控制局部血流和动脉血压。根据其电导大小分为高（BK）、中（IK）和低（SK）电导钙依赖性钾通道 3 个亚型。

3. 内向整流钾通道（inward rectifier K^+ channels，K_{ir}）　这类钾通道都具有内向整流特性，其中比较重要的有3种：内向整流钾通道2.1（$K_{ir}2.1$）、ATP敏感的钾通道（K_{ATP}）及乙酰胆碱激活的钾通道（K_{ACh}），分别称为$K_{ir}2.1$、$K_{ir}6.2$、$K_{ir}3.x$。

（1）内向整流钾通道2.1（inward rectifier K^+ channels 2.1）：该通道编码基因为 *KCNJ2*，其电流为I_{K1}。心房肌、心室肌和浦肯野细胞均有$K_{ir}2.1$通道，但以心室肌细胞最为丰富，窦房结P细胞无$K_{ir}2.1$通道。在心肌细胞中，$K_{ir}2.1$通道也参与AP的3期复极，但主要维持4期静息电位，防止由于Na^+-K^+-ATP酶的作用使膜超极化大于钾平衡电位（E_K）。Ba^{2+}、Cs^+和四乙胺（TEA）均为此通道的阻滞剂。

（2）ATP敏感的钾通道（ATP-sensitive K^+ channels）：该通道被称为K_{ATP}（Kir6.2）通道，其电流为$I_{K(ATP)}$。K_{ATP}为代谢性调节K^+外流通道，在骨骼肌、心肌、血管平滑肌、胰岛β细胞、神经、内分泌细胞及肾上腺皮质细胞等均有分布。K_{ATP}通道是维持细胞能量稳态的基础，参与许多重要的生理过程，是重要的药物靶点。在正常生理情况下，该通道处在失活状态，只有在缺氧、能量耗竭或ATP减少时，通道才被激活而开放，该通道与心肌缺血预适应及胰岛素分泌有密切关系。通常所称的钾通道开放剂就是指激活K_{ATP}通道的药物，代表药物有克罗卡林（cromakalim）、二氮嗪（diazoxide）等；阻滞药有格列本脲（glibenclamide）和甲苯磺丁脲（tolbutamide）等。

（3）乙酰胆碱激活的钾通道（acetylcholine-activated K^+ channels）：该类通道称为K_{ACh}（$K_{ir}3.x$）通道，其电流为$I_{K(ACh)}$。K_{ACh}是一种电导大、门控过程快的钾通道。它存在于心脏的窦房结、房室结和心房肌细胞。主要由ACh和GTP激活，亦可被超极化激活。ACh作用于M受体而激活此通道，增加舒张电位而导致负性频率作用。ACh浓度升高增加其开放概率，但不影响其开放时间。K_{ACh}通道活性与心房纤颤的重塑过程密切相关。

（四）氯通道（chloride channels）

氯离子是机体细胞最具生理意义的阴离子，它在细胞内外的转运，除了Cl^--HCO_3^-交换及Na^+-K^+-$2Cl^-$和Na^+-Cl^-共同转运外，还可经过氯通道进行转运。氯通道包括电压依赖性氯通道、囊性纤维化跨膜转导调节的氯通道、容量调节性氯通道和钙激活的氯通道。机体的兴奋性和非兴奋性细胞膜及溶酶体、线粒体、内质网等细胞器的质膜均分布有这类通道。氯通道具有广泛的生物学功能，包括在兴奋性细胞稳定膜电位和抑制动作电位的产生、细胞体积调节、神经兴奋、平滑肌收缩和细胞内细胞器酸化、维持细胞内环境稳定等。当氯通道功能异常时可引起肌强直、登特病（Dent disease）以及巴特综合征等疾病。

四、离子通道的生理功能

生命的最小形态机能单位是细胞，离子通道则是细胞活性至关重要的成分，通过调节离子流的动力学，完成信号的跨膜传递。离子通道具有众多的生理功能，概括起来有如下几方面：

（一）决定细胞的兴奋性、不应性和传导性

在神经、肌肉等兴奋性细胞，离子通道主要以生物电活动形式表现兴奋的产生及传导。由于细胞膜内外各种离子的分布不均匀性，造成膜两侧离子浓度差和电位差，从而形成膜电位。膜内外离子的跨膜运动，引起膜电位的变化。因此，离子通道的主要功能是形成动作电位、传递信号，从而调节机能活动。钠和钙通道主要调控去极化，而钾通道主要是调控复极化和维持静息膜电位，从而共同决定兴奋细胞的兴奋性、不应性和传导性等。

（二）介导兴奋-收缩偶联和兴奋-分泌偶联

在肌肉及腺体等可兴奋性细胞发挥其生理功能时，首先产生的生理效应是细胞产生动作电位（兴奋），然后才出现肌肉收缩或腺体分泌的反应表现，其中，钙离子通道的开放导致Ca^{2+}内流是偶联的关键环节。提高细胞内钙浓度可触发各种生理效应，如肌肉的收缩（包括心肌及骨骼肌的收缩等）、腺体分泌（包括胰腺、唾液腺等）、钙依赖性离子通道的开放、蛋白激酶（如PKC）的激活及基因表达等。

（三）调节血管平滑肌的舒缩活动

血管平滑肌有钙通道、钾通道、氯通道和非选择性阳离子通道,它们均可调节血管平滑肌的舒缩活性。

（四）参与细胞跨膜信号转导过程

在细胞间信息传递的过程中,离子通道发挥重要作用。在神经-肌肉接头的信号转导中,神经末梢释放递质需电压门控钙通道参与。在中枢神经系统的突触传递过程中,参与突触传递的离子通道有电压门控的钙通道、钾通道、钠通道、氯通道和配体门控离子通道。一般由对 Na^+ 和 K^+ 都通透的 NMDA 和非 NMDA 受体离子通道开放引起突触后膜去极化,形成兴奋性突触后电位（EPSP）;由对 Cl^- 通透的 $GABA_A$ 受体通道开放引起突触后膜超极化,形成抑制性突触后电位（IPSP）,进而产生突触后兴奋或抑制状态以致出现中枢的兴奋或抑制过程。

（五）维持细胞正常形态和功能完整性

细胞正常结构和形态的完整性,依赖于细胞所处环境的渗透压及水的跨膜转运过程。细胞正常体积的维持与离子通道及细胞膜上 Na^+-K^+-$2Cl^-$、Na^+-Cl^- 等转运体有关,如当细胞肿胀时,钾离子通道被激活,K^+、Cl^- 外流增多。

五、离子通道的调控

细胞膜上离子通道蛋白表达水平和功能状态影响离子电流的幅度与特性,也直接决定了心脏、神经、肌肉等兴奋性细胞的电活动是否正常。当心肌离子通道功能或蛋白表达失常时,往往会造成心脏电活动的失常,表现为心律失常,这不仅会造成心脏机械活动和泵血功能异常,严重时还会导致心源性猝死。离子通道的表达与功能受到细胞膜受体蛋白如肾上腺素受体、胆碱能受体、血管紧张素受体、RyR 受体以及内分泌、体液等多种因素的调节。离子通道的表达还受表观遗传学的精细调节,其中 miRNA 就在这种调控模式中扮演着关键的角色。miR-1 通过与 I_{K1} 电流编码基因 *KCNJ2* 和缝隙连接蛋白编码基因 *GJA1* 信使 RNA 的 3'-UTR 相结合,进而抑制其蛋白表达,使心脏传导减慢,导致室性缺血性心律失常的发生。miR-328 通过抑制 L 型钙通道 α 亚单位和 β 亚单位蛋白的翻译,使 L 型钙电流减小,动作电位时程缩短,促进房颤的发生。另外,经典抗心律失常药物如普萘洛尔可通过直接抑制 miR-1 的表达而减少心律失常的发生。

第二节 | 作用于钠通道和钾通道的药物

一、作用于钠通道的药物

作用于钠通道的药物临床常用的有 I 类抗心律失常药、局部麻醉药、抗癫痫药。其中 I 类抗心律失常药主要作用于钠通道,见第二十二章抗心律失常药。

二、作用于钾通道的药物

作用于钾通道的药物常被称为钾通道调控剂（potassium channel modulators）,包括钾通道阻滞药和钾通道开放药,它们通过阻滞或促进细胞内 K^+ 外流而产生各种药理作用。钾通道开放时,K^+ 外流,膜超极化,动作电位时程缩短,继而降低钠通道和钙通道的开放概率,降低膜的兴奋性。钾通道阻滞时,K^+ 外流受到抑制,动作电位时程和有效不应期延长。

（一）钾通道阻滞药

钾通道阻滞药（potassium channel blockers,PCBs）是一类可抑制 K^+ 通过膜通道的药物,种类很多,有无机离子（如 Cs^+、Ba^{2+} 等）、有机化合物（如 TEA、4-AP 等）、多种毒素（如蝎毒、蛇毒、蜂毒等）以及目前临床治疗用药物,见第二十二章抗心律失常药和第三十七章治疗糖尿病的药物。

（二）钾通道开放药

钾通道开放药（potassium channel openers，PCOs）是选择性作用于钾通道，增加细胞膜对钾离子的通透性，促进钾离子外流的一类药物。目前合成的钾通道开放药都是作用于 K_{ATP} 通道。K_{ATP} 通道在阿尔茨海默病、帕金森病、血管性痴呆、亨廷顿病等神经退行性疾病中发挥作用。

PCOs 的研究始于 20 世纪 80 年代中期，当时发现克罗卡林（cromakalim）通过激活血管平滑肌钾通道，产生降压和平滑肌舒张作用。PCOs 舒张血管平滑肌的作用通过以下几个过程实现：①细胞膜电位更负，电压依赖性钙通道不易开放；②K^+ 持续外流，可对抗神经递质及激素所致去极化；③超极化可阻止胞内 Ca^{2+} 储存部位对 Ca^{2+} 的重摄取、储存和释放；④促 Na^+-Ca^{2+} 交换，排出 Ca^{2+}，从而使细胞内 Ca^{2+} 浓度下降。PCOs 目前常用的药物包括二氮嗪、尼可地尔、吡那地尔、米诺地尔、克罗卡林、阿普卡林等。临床用于治疗高血压、心肌缺血和再灌注损伤、各类心绞痛、慢性动脉闭塞性疾病、哮喘、充血性心力衰竭等。钾通道开放药在缺血预适应中发挥的保护作用不仅见于心脏，也见于脑、肝、肾以及骨骼肌等。

第三节 ┃ 钙通道阻滞药

钙离子作为生物细胞的重要信使，参与细胞多种重要功能的调节，包括心脏起搏、心肌细胞和骨骼肌以及血管平滑肌的兴奋-收缩偶联、神经递质释放、腺体分泌及基因表达等。因此，钙通道在维持细胞和器官的正常生理功能上起到极为重要的作用。

钙通道阻滞药（calcium channel blockers，CCB）又称钙拮抗药（calcium antagonists），是一类选择性阻滞钙通道，抑制细胞外 Ca^{2+} 内流，降低细胞内 Ca^{2+} 浓度的药物。20 世纪 60 年代初，Fleckenstein 及 Godfraind 在离体豚鼠乳头肌实验中发现普尼拉明（prenylamine）和维拉帕米（verapamil）降低心肌收缩力的同时而不影响其动作电位，类似心肌细胞脱钙现象，使兴奋-收缩脱偶联，这种抑制作用可被 Ca^{2+} 逆转，从而首先提出钙通道阻滞药的概念。

一、钙通道阻滞药分类

目前应用于临床的钙通道阻滞药主要是选择性作用于电压依赖性 Ca^{2+} 通道 L 亚型的药物，作用于 T、N、P、R、Q 亚型的阻滞药仍在研发中。选择性作用于 L 型钙通道的药物，根据其化学结构特点分为 3 亚类。

二氢吡啶类（dihydropyridines，DHPs）：硝苯地平（nifedipine）、尼卡地平（nicardipine）、尼群地平（nitrendipine）、氨氯地平（amlodipine）、尼莫地平（nimodipine）、拉西地平（lacidipine）、非洛地平（felodipine）、贝尼地平（benidipine）等。

苯并噻氮䓬类（benzothiazepines，BTZs）：地尔硫䓬（diltiazem）、克仑硫䓬（clentiazem）、二氯呋利（diclofurime）等。

苯烷胺类（phenylalkylamines，PAAs）：维拉帕米（verapamil）、加洛帕米（gallopamil）、噻帕米（tiapamil）等。

非选择性钙通道阻滞药主要有普尼拉明（prenylamine）、苄普地尔（bepridil）、卡罗维林（caroverine）和氟桂利嗪（flunarizine）等。

二、钙通道阻滞药的药动学特性

钙通道阻滞药口服均能吸收，但因首过效应强，生物利用度均较低。其中以氨氯地平为最高，生物利用度为 65%～90%。钙通道阻滞药与血浆蛋白结合率高。几乎所有的钙通道阻滞药都在肝脏被氧化代谢为无活性或活性明显降低的物质，然后经肾排出。3 种钙通道阻滞药的药动学参数见表 21-2。维拉帕米、硝苯地平与地尔硫䓬的 $t_{1/2}$ 较短，为 3～6 小时，但其缓释制剂和第二代二氢吡啶类药物如非洛地平、尼群地平等的 $t_{1/2}$ 较长，药效可保持 24 小时。

表 21-2　3 种钙通道阻滞药的药动学参数

药物	口服生物利用度	起效时间	$t_{1/2}$	分布	消除
维拉帕米	20%～35%	<1.5min(静脉注射) 30min(口服)	6h	90% 与血浆蛋白结合	70% 由肾脏排出;15% 胃肠道消除
硝苯地平	45%～70%	<1min(静脉注射) 5～20min (口服,舌下)	4h	90% 与血浆蛋白结合	肝脏代谢 80% 原药及代谢产物由尿排出
地尔硫草	40%～65%	<3min(静脉注射) >30min(口服)	3～4h	70%～80% 与血浆蛋白结合	肝脏灭活后由粪便排出

三、钙通道阻滞药的作用机制

L 型钙通道至少含有 3 种不同类的钙通道阻滞药(二氢吡啶类,苯并噻氮䓬类及苯烷胺类)的结合位点,其中苯烷胺类(如维拉帕米)及硫氮草类结合位点在细胞膜内侧,它们从细胞膜内侧阻滞钙通道。二氢吡啶类与 L 型钙通道细胞膜外侧端相结合,它从细胞膜外侧阻滞钙通道。

钙通道阻滞药与通道上的相应位点结合后,通过降低通道的开放频率来减少外 Ca^{2+} 内流量。近来还发现钙通道阻滞药与钙通道的结合力和膜去极化成正比,即通道开放频率越高,钙通道阻滞药与通道结合力越强。例如钙通道在单位时间内开放的次数越多,维拉帕米越容易进入细胞,因而它对钙通道的阻滞作用也越强。

药物与离子通道的相互作用及亲和性与通道所处的状态和药物的理化性质关系密切。亲水性分子,如维拉帕米和地尔硫草易与激活状态或失活状态的通道相结合,钙通道阻滞药与开放状态钙通道结合后,可促使通道向失活状态转化;如与失活状态的钙通道或静息状态通道结合,则阻止这两种状态向激活开放状态转化。具有疏水性的二氢吡啶类药物,如硝苯地平则与失活状态的通道相结合,延长通道失活后恢复所需要的时间。因而这一类药物的使用依赖性较弱,对心脏的自主活动、心率和心脏传导的影响都较小。该类药的电压依赖性作用有利于提高它们的血管选择性,特别是对病变血管。已证明在相同的治疗剂量下,可使高血压患者的血压下降,而对正常血压的影响较小。

四、钙通道阻滞药的药理作用

1. 对心肌的作用

(1)负性肌力作用:钙通道阻滞药使心肌细胞内 Ca^{2+} 量减少,因而呈现负性肌力作用。它可在不影响兴奋除极的情况下,明显降低心肌收缩性,使心肌兴奋-收缩脱偶联,降低心肌耗氧量。钙通道阻滞药还能舒张血管平滑肌,降低血压,继而使整体动物中交感神经活性反射性增高,抵消部分负性肌力作用。硝苯地平的这一作用最明显,可能超过其负性肌力作用而表现为轻微的正性肌力作用。

(2)负性频率和负性传导作用:窦房结和房室结等慢反应细胞的 0 期除极和 4 期缓慢除极均是由 Ca^{2+} 内流所引起,它们的传导速度和自律性由 Ca^{2+} 内流所决定,因而钙通道阻滞药能减慢房室结的传导速度,降低窦房结自律性而减慢心率。此作用是钙通道阻滞药治疗室上性心动过速的理论基础。对心脏的负性频率和负性传导作用以维拉帕米和地尔硫草的作用最强,而硝苯地平扩张血管作用强,对窦房结和房室结的作用弱,还能反射性加快心率。

2. 对平滑肌的作用

(1)血管平滑肌:因血管平滑肌肌质网的发育较差,血管收缩时所需要的 Ca^{2+} 主要来自细胞外,故血管平滑肌对钙通道阻滞药的作用很敏感。该类药物能明显舒张血管,主要舒张动脉,对静脉影响较小。动脉中又以冠状血管较为敏感,能解除冠状动脉痉挛,舒张大的输送血管和小的阻力血管,增加冠脉流量及侧支循环量,治疗心绞痛有效。

脑血管也较敏感,尼莫地平可透过血脑屏障,舒张脑血管作用较强,从而增加脑血流量。

钙通道阻滞药也舒张外周血管,解除其痉挛,可用于治疗外周血管痉挛性疾病。3 种钙通道阻滞药对心血管作用的比较见表 21-3。

表 21-3　3 种钙通道阻滞药心血管效应的比较

药物	负性肌力	负性频率	冠脉扩张	外周血管扩张
维拉帕米	+	++	+++	++
硝苯地平	−	−	+++	+++
地尔硫草	+	+	+++	+

注:+~+++ 为作用的强弱;−为无作用。

(2)其他平滑肌:钙通道阻滞药对支气管平滑肌的松弛作用较为明显,较大剂量也能松弛胃肠道、输尿管及子宫平滑肌。

3. **抗动脉粥样硬化作用**　钙离子参与动脉粥样硬化的病理过程,如平滑肌增生、脂质沉积和纤维化,钙通道阻滞药可干扰这些过程,包括以下几点:

(1)减少钙内流,减轻 Ca^{2+} 超载所造成的动脉壁损害。

(2)抑制平滑肌增殖和动脉基质蛋白质合成,增加血管壁顺应性。

(3)抑制脂质过氧化,保护内皮细胞。

(4)硝苯地平可因增加细胞内 cAMP 含量,提高溶酶体酶及胆固醇酯的水解活性,有助于动脉壁脂蛋白的代谢,从而降低细胞内胆固醇水平。

4. **对红细胞和血小板结构与功能的影响**

(1)对红细胞影响:与其他组织细胞一样,红细胞具有完整的钙转运系统,红细胞膜的稳定性与 Ca^{2+} 有密切关系。Ca^{2+} 增加,膜的脆性增加,在外界因素作用下容易发生溶血,由于红细胞膜富含磷脂成分,Ca^{2+} 能激活磷脂酶使磷脂降解,破坏膜的结构。钙通道阻滞药抑制 Ca^{2+} 内流,减轻 Ca^{2+} 超负荷对红细胞的损伤。

(2)抑制血小板活化:地尔硫草能抑制血栓素 A_2(TXA_2)的产生和由腺苷二磷酸(ADP)、肾上腺素以及 5-HT 等所引起的血小板聚集。

5. **对肾脏功能的影响**　钙通道阻滞药舒张血管和降低血压的作用,与已知的舒张血管药物不同,不伴有水、钠潴留作用。在高血压患者,二氢吡啶类药物如尼卡地平和非洛地平在降低血压的同时,能明显增加肾血流,但对肾小球滤过作用影响小。现研究证实,钙通道阻滞药有排钠利尿作用,而且这种作用与影响肾小管对电解质的转运有关。钙通道阻滞药对肾脏的这种保护作用,对伴有肾功能障碍的高血压和心功能不全的治疗都有重要意义。

五、钙通道阻滞药的临床应用

钙通道阻滞药的临床应用主要是防治心血管系统疾病,近年也适用于其他系统疾病。

1. **高血压**　应用钙通道阻滞药治疗高血压已得到肯定。其中二氢吡啶类药物如硝苯地平、氨氯地平、尼卡地平、尼莫地平等扩张外周血管作用较强,为控制高血压的常用药物,长期用药后,全身外周阻力下降 30%~40%,肺循环阻力也下降,后一作用特别适合于并发心源性哮喘的高血压危象患者。维拉帕米和地尔硫草可用于轻度及中度高血压。老年单纯收缩期高血压患者单药首选长效的钙通道阻滞药,如硝苯地平缓释片或控释片降压效果稳定、作用持久。

临床应用时应根据具体病情选用适当的药物,如对兼有冠心病的患者,以选用硝苯地平为宜;伴有脑血管病的患者应用尼莫地平;伴有快速型心律失常者最好选用维拉帕米。这些药物可以单用,也可以与其他药物合用,如与 β 受体阻断药普萘洛尔合用,以消除硝苯地平因扩血管作用所产生的反射性心动过速。也可与利尿药合用以消除扩血管药可能引起的水钠潴留,并加强其降压效果。二氢吡啶类钙通道阻滞药对于伴有恶性高血压和低血容量透析患者,可能引起血压明显下降而危及患者生命。

2. 心绞痛　钙通道阻滞药对各型心绞痛都有不同程度的疗效。

（1）变异型心绞痛:常在休息时如夜间或早晨发作,由冠状动脉痉挛所引起。硝苯地平疗效最佳。

（2）稳定型(劳累型)心绞痛:常见于冠状动脉粥样硬化患者,休息时并无症状,此时心脏血液供求关系是平衡的。劳累时心脏做功增加,血液供不应求,导致心绞痛发作。钙通道阻滞药通过舒张冠脉、减慢心率、降低血压及心肌收缩性而发挥治疗效果。三类钙通道阻滞药均可使用。

（3）不稳定型心绞痛:较为严重,昼夜均可发作,由动脉粥样硬化斑块形成或破裂及冠脉张力增高所引起。维拉帕米和地尔硫草疗效较好,硝苯地平宜与 β 受体阻断药合用。

3. 心律失常　钙通道阻滞药治疗室上性心动过速及后除极触发活动所致的心律失常有良好效果。三类钙通道阻滞药减慢心率的作用程度有差异,维拉帕米和地尔硫草减慢心率作用较明显,硝苯地平较差,甚至反射性加快心率,因而不用于治疗心律失常。

4. 脑血管疾病　尼莫地平、氟桂利嗪等可预防由蛛网膜下腔出血引起的脑血管痉挛及脑栓塞。

5. 其他　钙通道阻滞药用于外周血管痉挛性疾病,硝苯地平和地尔硫草可改善大多数雷诺病患者的症状,还用于预防动脉粥样硬化的发生。此外,钙通道阻滞药还可用于支气管哮喘、偏头痛等。现证实维拉帕米可减缓肿瘤细胞对抗肿瘤药物的耐药性,临床上用做肿瘤耐药性逆转剂。

六、钙通道阻滞药的不良反应及相互作用

钙通道阻滞药相对比较安全,但由于这类药物的作用广泛,选择性相对较低。不良反应与其阻滞钙通道、扩张血管以及抑制心肌等作用有关。常见颜面潮红、头痛、眩晕、恶心、便秘等。维拉帕米及地尔硫草严重不良反应有低血压及心功能抑制等。维拉帕米能导致窦性心动过缓、房室传导阻滞等不良反应。硝苯地平偶有脉搏加快、心悸等不良反应,禁用于心源性休克患者。

钙通道阻滞药与血浆蛋白结合率高,用药应注意药物间的相互作用。钙通道阻滞药能提高地高辛浓度,延长西咪替丁的 $t_{1/2}$,而硝苯地平可降低奎尼丁的血药浓度。维拉帕米与地高辛合用时,可使地高辛的血药浓度升高 70%,引起心率减慢,因为维拉帕米能抑制地高辛经肾小管分泌,减少消除,故二药合用时宜减少地高辛用量。钙通道阻滞药与克拉霉素同时服用会增加肾损伤、低血压和死亡风险。硝苯地平与利福平合用降低硝苯地平的有效血药浓度。硝苯地平与西咪替丁合用可升高硝苯地平的有效血药浓度而加强其抗高血压作用。

（杨宝峰）

本章思维导图

本章目标测试

第二十二章 | 抗心律失常药

心律失常(arrhythmia)主要是心动节律和频率异常。心律正常时心脏协调而有规律地收缩、舒张,顺利地完成泵血功能。心律失常时心脏泵血功能发生障碍,影响全身器官的供血。某些类型的心律失常如心室颤动可危及生命,必须及时纠正。心律失常的治疗方式有药物治疗和非药物治疗(起搏器、电复律、导管消融和手术等)两种。药物治疗在抗心律失常方面发挥了重要作用,但抗心律失常药又存在致心律失常(proarrhythmia)的毒副作用。要做到正确、合理地应用抗心律失常药,必须掌握心脏电生理特征、心律失常发生机制和药物作用机制。

第一节 | 心律失常的电生理学基础

一、正常心脏电生理特性

正常的心脏冲动起自窦房结,顺序经过心房、房室结、房室束及浦肯野纤维,最后到达心室肌,引起心脏的节律性收缩。心脏活动依赖于心肌正常电活动,而心肌细胞动作电位(action potential, AP)的整体协调平衡是心脏电活动正常的基础。单个心肌细胞动作电位特性又取决于各种跨膜电流的平衡状态。不同部位的心肌细胞其动作电位不完全一样(图22-1)。按动作电位特征,可将心肌细胞分为快反应细胞和慢反应细胞两大类。参与两类细胞动作电位的跨膜电流不同,导致其动作电位特征亦不同。

快反应细胞:快反应细胞包括心房肌细胞、心室肌细胞和希氏束-浦肯野细胞(希-浦细胞)。其动作电位0相除极由钠电流介导,除极速度快、振幅大。多种内向和外向电流参与快反应细胞的动作

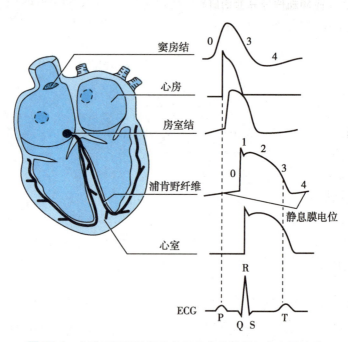

图 22-1　心脏不同部位细胞的动作电位特征与心电图关系

电位整个时程。浦肯野细胞动作电位时程中的参与电流见图22-2。

慢反应细胞：慢反应细胞包括窦房结和房室结细胞。其动作电位0相除极由L型钙电流介导，除极速度慢、振幅小。慢反应细胞无内向整流钾电流（I_{K1}）控制膜电位，其静息电位不稳定，容易去极化，故自律性高。窦房结细胞动作电位时程中的参与电流见图22-3。

多种内向和外向电流参与心肌细胞的动作电位时程，任一通道电流发生变化均可引起动作电位特征改变，进而影响心脏的电生理特性——自律性、传导性和兴奋性。现有抗心律失常药物影响的离子电流主要有I_{Na}、$I_{Ca(L)}$、I_f、I_{Kr}、I_{Ks}、I_{Kur}。药物通过影响各种通道电流，改变心脏的自律性、传导性和兴奋性，从而发挥抗心律失常作用。

心脏的自律细胞主要有窦房结细胞、房室结细胞和希-浦细胞，可自动发生节律性兴奋。自律性的产生源于自律细胞动作电位4相自动去极化，希-浦细胞4相自动去极化主要由I_f决定（见图22-2），窦房结及房室结细胞4相自动去极化则由I_K逐渐减小而I_f、$I_{Ca(T)}$、$I_{Ca(L)}$逐渐增强所致（见图22-3）。动作电位4相去极速率、动作电位阈值、静息膜电位水平和动作电位时程的变化均可影响心肌自律性。兴奋可沿心肌细胞膜扩布并向周围心肌细胞传导。传导速度由动作电位0相去极化速率和幅度决定，因此I_{Na}、$I_{Ca(L)}$分别对快反应细胞和慢反应细胞的传导性起决定作用，抑制I_{Na}可降低快反应细胞的传导速度，抑制$I_{Ca(L)}$可降低慢反应细胞的传导速度。

二、心律失常的发生机制

冲动形成异常和/或冲动传导异常均可导致心律失常发生。心肌组织内形成折返、心肌细胞自律性增高和出现后除极是心律失常发生的主要机制。此外，遗传性长Q-T间期综合征也是临床常见的心律失常类型。

1. **折返**（reentry）　是指一次冲动下传后，又沿另一环形通路折回，再次兴奋已兴奋过的心肌，是引发快速型心律失常的重要机制之一，其形成过程见图22-4。心肌传导功能障碍是诱发折返的重要原因。折返环路中通常存在单向传导阻滞区，冲动不能正常通过该区域从近端下传，却可使周围正常心肌顺序去极化，当冲动到达单向传导阻滞区远端时可缓慢逆向通过该区并到达其近端，此时相邻心肌已恢复其反应性并可在该冲动作用下再次兴奋，从而形成折返。发生于房室结或房室之间的折返表现为阵发性室上性心动过速；发生于心房内，则可表现为心房扑动或心房颤动；若心室中存在多个折返环路，则可诱发心室扑动或颤动。若心脏存在房室连接旁路，在心房、房室结和心室间形成折返，则可引起预激综合征（preexcitation syndrome）。

2. **自律性升高**　交感神经活性增高、低血钾、心肌细胞受到机械牵张均可使动作电位4相斜率增加，导致自律细胞自律性升高。而缺血、缺氧则可使非自律心肌细胞如心室肌细胞出现异常自律性，这种异常兴奋向周围组织扩布可引起心律失常。

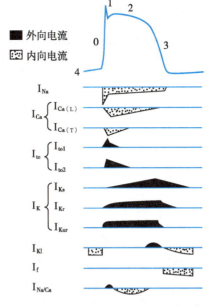

图22-2　浦肯野细胞动作电位时程中的主要参与电流

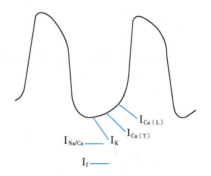

图22-3　窦房结细胞动作电位时程中的参与电流

注：前一动作电位复极过程中，内向Na^+/Ca^{2+}交换电流逐渐减小，延迟整流钾电流至舒张期也逐渐减小，电位变化引起起搏电流激活。当膜除极至-50mV时，T型钙电流激活，至舒张末期时L型钙电流亦激活，进而引起新的动作电位。

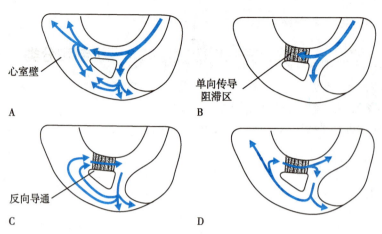

图 22-4 折返形成机制

注：A. 正常传导过程；B. 传导减慢并发生单向传导阻滞；C. 传导阻滞区反向导通；D. 折返形成。

3. 后除极 某些情况下，心肌细胞在一个动作电位后产生一个提前的去极化，称为后除极（afterdepolarization），后除极的扩布可诱发心律失常。后除极有两种类型：

（1）早后除极（early after-depolarization，EAD）是一种发生在完全复极之前的后除极，常发生于复极 2 期或 3 期，动作电位时程过度延长时易于发生。延长动作电位时程的因素如药物、胞外低钾等都可能诱发早后除极。早后除极所致心律失常以尖端扭转型室性心动过速（torsades de pointes）常见。

（2）迟后除极（delayed after-depolarization，DAD）是细胞内钙超载时发生在动作电位完全或接近完全复极时的一种短暂的振荡性除极。细胞内钙超载时，激活钠-钙交换电流（Na^+-Ca^{2+}exchanger），泵出 1 个 Ca^{2+}，泵入 3 个 Na^+，表现为内向电流，引起膜去极化，当达到钠通道激活电位时，引起新的动作电位。强心苷中毒、心肌缺血、细胞外高钙等均可诱发迟后除极。

长 Q-T 间期综合征（long Q-T syndrome，LQTS）是以突发晕厥、惊厥甚至猝死为特征的心脏病，出现尖端扭转型室性心动过速，易致猝死，体表心电图上表现为 Q-T 间期延长。LQTS 分为遗传性 LQTS（congenital LQTS）和获得性 LQTS（acquired LQTS）两类。遗传性 LQTS 是由基因缺陷引起的心肌复极异常疾病，迄今为止，已明确有 13 个基因的突变可致心肌细胞离子通道功能异常而引起 LQTS：*KCNQ1*（影响 I_{Ks}）、*KCNH2*（影响 I_{Kr}）、*SCN5A*（影响 I_{Na}）、*ANK2*（影响钠、钾、钙电流）、*KCNE1*（影响 I_{Ks}）、*KCNE2*（影响 I_{Kr}）、*KCNJ2*（影响 I_{K1}）、*CACNA1C*（影响 $I_{Ca(L)}$）、*CAV3*（影响 I_{Na}）、*SCN4β*（影响 I_{Na}）、*AKAP9*（影响 I_{Ks}）、*SNTA1*（影响 I_{Na}）和 *KCNJ5*（影响 $I_{K,ACh}$）。获得性 LQTS 主要由某些药物的副作用或体内电解质失衡引起。临床上使用延长 Q-T 间期的药物可能致获得性 LQTS，其原因与药物直接或间接过度抑制 hERG 通道相关。其他非心血管系统的药物也可引起获得性 LQTS，如治疗急性早幼粒细胞白血病的有效药物三氧化二砷（As_2O_3）可产生心血管系统毒性。As_2O_3 对 hERG 通道具有明显抑制作用，还可影响 $I_{Ca(L)}$ 和 I_{K1}，从而使心肌复极减慢，Q-T 间期延长，引起严重心律失常。

心律失常发生的离子靶点假说：心肌细胞膜上存在多种离子通道，产生如 I_{Na}、I_{Ca}、I_{Kr}/hERG、I_{Ks}、I_{Kur}、I_{K1}、I_{KM3} 等电流，这些通道蛋白表达和功能的彼此平衡是心脏正常功能的基础。当某种通道的功能或蛋白表达异常时，通道间平衡被打破，将出现心律失常。如对 I_{Na} 抑制过强，易出现传导阻滞；I_{Kur} 主要存在于心房，与房颤等房性心律失常发生密切相关。I_{Na}、I_{Ca}、I_{Kr}/hERG、I_{Ks}、I_{Kur}、I_{K1} 等与心律失常发生、发展及消除关系密切，是抗心律失常药物作用的有效靶点。一种理想的抗心律失常药物应对上述靶点有调控作用，能使失衡的通道恢复平衡，并使过度延长或缩短的动作电位趋近正常。

第二节 | 抗心律失常药的基本作用机制和分类

一、抗心律失常药的基本作用机制

目前治疗心律失常的主要策略是降低心肌组织的异常自律性、减少后除极、调节传导性或有效不应期以消除折返。达到上述目的的主要方式包括：①阻滞钠通道；②拮抗心脏的交感效应；③阻滞钾通道；④阻滞钙通道。抗心律失常药影响心脏的多种离子通道，故具有潜在致心律失常作用。当酸中毒、高钾血症、心肌缺血或心动过速时，即使治疗浓度的抗心律失常药也可诱发心律失常。

抗心律失常药物的基本作用机制如下：

（一）降低自律性

抗心律失常药物可通过降低动作电位 4 相斜率、提高动作电位的发生阈值、增加静息膜电位绝对值、延长动作电位时程等方式降低异常自律性（图 22-5）。

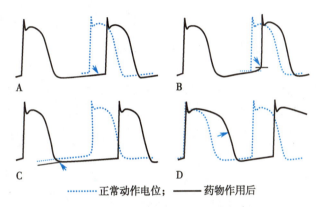

┈┈┈┈ 正常动作电位； ———— 药物作用后

图 22-5 降低自律性的 4 种方式
注：A. 降低 4 相斜率；B. 提高阈电位；C. 增大最大舒张电位；
D. 延长动作电位时程。

自律细胞 4 相去极斜率主要由 I_f 决定，细胞内 cAMP 水平升高可引起 I_f 增大，使自动去极速度加快。β 肾上腺素受体阻断药可降低细胞内 cAMP 水平而减小 I_f，从而降低动作电位 4 相斜率。钠通道阻滞药阻滞钠通道，可提高快反应细胞动作电位的发生阈值；钙通道阻滞药阻滞钙通道，可提高慢反应细胞动作电位的发生阈值。腺苷和乙酰胆碱分别通过 G 蛋白偶联的腺苷受体和乙酰胆碱受体，激活乙酰胆碱敏感性钾通道，促进钾离子外流，可增加静息膜电位绝对值。钾通道阻滞药阻滞钾电流，可延长动作电位时程。

（二）减少后除极

细胞内钙超载可致迟后除极，钙通道阻滞药通过抑制细胞内钙超载而减少迟后除极发生，钠通道阻滞药可抑制迟后除极的 0 相去极化；动作电位时程过度延长可引起早后除极，缩短动作电位时程的药物能减少早后除极发生。

（三）延长有效不应期

药物改变传导性或延长有效不应期可消除折返。钙通道阻滞药和 β 肾上腺素受体阻断可减慢房室结传导，从而消除房室结折返所致的室上性心动过速；钠通道阻滞药和钾通道阻滞药可延长快反应细胞的有效不应期，钙通道阻滞药如维拉帕米和钾通道阻滞药可延长慢反应细胞的有效不应期。

二、抗心律失常药的分类

根据药物的主要作用通道和电生理特点，Vaughan Williams（VW）分类法将众多抗快速型心律失常药物归纳成四大类：Ⅰ类钠通道阻滞药；Ⅱ类β肾上腺素受体阻断药；Ⅲ类延长动作电位时程药(钾通道阻滞药)；Ⅳ类钙通道阻滞药。作为经典的抗心律失常药物分类方法，VW 分类法自 1975 年问世以来一直沿用至今。近年来随着对心律失常发生机制理解的不断深入以及新的治疗靶点的发现，在经典分类方法基础上进行了拓展和补充，形成了新的 VW 分类法，但由于心律失常机制及药物的复杂性，新分类在临床的实际应用仍有待推广和完善。本小节仍重点介绍 VW 经典分类法。

(一) Vaughan Williams 经典分类法

1. **Ⅰ类(钠通道阻滞药)** 根据对钠通道阻滞强度和阻滞后通道的复活时间常数($\tau_{recovery}$)将其分为 3 个亚类，即Ⅰa、Ⅰb、Ⅰc。

Ⅰa 类：$\tau_{recovery}$ 1～10 秒，适度阻滞钠通道，降低动作电位 0 期除极速率，不同程度地抑制心肌细胞钾及钙通道，延长复极过程，尤其显著延长有效不应期。代表药物是奎尼丁、普鲁卡因胺等。

Ⅰb 类：$\tau_{recovery}$<1 秒，轻度阻滞钠通道，轻度降低动作电位 0 期除极速率，降低自律性，缩短或不影响动作电位时程。代表药是利多卡因、苯妥英钠等。

Ⅰc 类：$\tau_{recovery}$>10 秒，明显阻滞钠通道，显著降低动作电位 0 期除极速率及幅度，明显减慢传导。代表药是普罗帕酮、氟卡尼等。

2. **Ⅱ类(β肾上腺素受体阻断药)** 药物通过拮抗心肌细胞β受体，抑制交感神经兴奋所致的起搏电流、钠电流和 L 型钙电流增加，减慢 4 相舒张期自动除极速率，降低自律性；还减慢动作电位 0 相除极速率，减慢传导速度。代表药是普萘洛尔等。

3. **Ⅲ类(延长动作电位时程药)** 阻滞多种钾通道，延长动作电位时程和有效不应期。代表药是胺碘酮，属典型的多靶点单组分药物，除阻滞钾通道外，还阻滞起搏细胞的钠、钙通道等。

4. **Ⅳ类(钙通道阻滞药)** 主要抑制 L 型钙电流，降低窦房结自律性，减慢房室结传导性，抑制细胞内钙超载。本类药物有维拉帕米和地尔硫䓬。

(二) 新的 Vaughan Williams 分类法

新分类法涵盖了目前临床和研究领域涉及心脏电生理的药物靶点，在 VW 经典分类的基础上进行了修订，将抗心律失常药物分成 8 大类，32 个亚类。0 类：窦房结起搏电流(I_f)抑制药；Ⅰ类：电压门控钠离子通道阻滞药；Ⅱ类：交感神经抑制与激活药；Ⅲ类：钾离子通道开放药与阻滞药；Ⅳ类：钙离子处理调节药；Ⅴ类：机械力门控离子通道阻滞药；Ⅵ类：缝隙连接通道阻滞药；Ⅶ类：上游靶点调节药。新分类对经典的四类药物进行了补充，增加了Ⅰd 类晚钠电流抑制药，纳入了洋地黄、阿托品、异丙肾上腺素和腺苷等临床常用的抗心律失常药物；拓展了异常心率(0 类)、机械牵张(Ⅴ类)、细胞间通信(Ⅵ类)和上游靶点相关药物(Ⅶ类)四个新类别。虽然新分类涵盖许多新型抗心律失常药，但这些药物有些目前仍处于临床研究阶段，有待在临床应用中进一步验证。

第三节 | 常用抗心律失常药

一、Ⅰ类　钠通道阻滞药

(一) Ⅰa 类

奎尼丁

奎尼丁(quinidine)是金鸡纳树皮的提取物，为Ⅰa 类代表药。

【体内过程】 奎尼丁口服后几乎全部被胃肠道吸收，1～2 小时血药浓度达高峰，生物利用度为 70%～80%。血浆蛋白结合率约 80%，组织中药物浓度较血药浓度高 10～20 倍，心肌浓度尤高。$t_{1/2}$为 5～7 小时。主要经过 CYP450 氧化代谢，其羟化代谢物仍有药理活性，20% 以原形随尿液排出。

【药理作用】　奎尼丁低浓度（$1\mu mol/L$）时即可阻滞 I_{Na}、I_{Kr}，较高浓度尚可阻滞 I_{Ks}、I_{K1}、I_{to} 及 $I_{Ca(L)}$。此外，本药还具有明显的抗胆碱作用和拮抗外周血管 α 受体作用。奎尼丁阻滞激活状态的钠通道，并使通道复活减慢，因此显著抑制异位起搏和除极化组织的兴奋性和传导性，并延长除极化组织的不应期。奎尼丁阻滞多种钾通道，延长心房、心室和浦肯野细胞的动作电位时程，该作用使奎尼丁在心率减慢和细胞外低钾时易诱发早后除极。奎尼丁还减少 Ca^{2+} 内流，具有负性肌力作用。

【临床应用】　奎尼丁为广谱抗心律失常药，适用于心房纤颤、心房扑动、室上性和室性心动过速的转复与预防，还用于频发室上性和室性期前收缩的治疗。心房纤颤和心房扑动目前虽多采用电转律法，但奎尼丁仍可用于转律后防止复发。

【不良反应及药物相互作用】　30%～50% 的患者使用后会发生腹泻，最常见；腹泻引起低钾血症可加重奎尼丁所致尖端扭转型室性心动过速。血浆奎尼丁水平过高可引起"金鸡纳反应（cinchonic reaction）"，表现为头痛、头晕、耳鸣、腹泻、恶心、视物模糊等症状。奎尼丁心脏毒性较严重，中毒浓度可致房室及室内传导阻滞，2%～8% 的患者用药后可出现 Q-T 间期延长和尖端扭转型室性心动过速。奎尼丁拮抗 α 受体，可使血管扩张、血压下降。奎尼丁拮抗胆碱作用，可增加窦性频率、加快房室传导，治疗心房扑动时能加快心室率，因此应先给予钙通道阻滞药、β 肾上腺素受体阻断药或地高辛以减慢房室传导、降低心室率。奎尼丁可使地高辛的肾清除率降低而增加其血药浓度；奎尼丁与双香豆素、华法林竞争与血浆蛋白的结合，合用时使后者抗凝血作用增强；肝药酶诱导剂苯巴比妥能加速奎尼丁在肝中的代谢。

普鲁卡因胺

普鲁卡因胺（procainamide）为 Ⅰa 类抗心律失常药。

【体内过程】　口服吸收迅速而完全，1 小时血药浓度达高峰。肌内注射 0.5～1 小时或静脉注射 4 分钟血药浓度即达峰值。生物利用度约 80%，$t_{1/2}$ 为 3～4 小时。该药在肝脏代谢为仍具活性的 N-乙酰普鲁卡因胺。N-乙酰普鲁卡因胺也具有抗心律失常作用，其延长动作电位时程的作用与普鲁卡因胺相当；与母药不同，该药基本不阻滞钠通道。

【药理作用】　普鲁卡因胺心脏电生理作用与奎尼丁相似，但无明显拮抗胆碱及 α 肾上腺素受体作用。普鲁卡因胺阻滞开放状态的钠通道，降低心肌自律性，减慢传导，延长大部分心脏组织的动作电位时程和有效不应期。

【临床应用】　对房性、室性心律失常均有效。静脉注射或静脉滴注用于室上性和室性心律失常急性发作的治疗，但对于急性心肌梗死所致的持续性室性心律失常，普鲁卡因胺不作为首选，目前推荐用于预激综合征合并房颤的药物转复。

【不良反应】　口服可引起胃肠道反应，静脉给药（血药浓度＞$10\mu g/ml$）可引起低血压和传导减慢。N-乙酰普鲁卡因胺的血浆药物浓度＞$30\mu g/ml$ 时可发生尖端扭转型室性心动过速。过敏反应较常见，如皮疹、药物热、白细胞减少、肌痛等。还可出现幻觉、精神失常等。长期应用，少数患者出现红斑狼疮综合征。

（二）Ⅰb 类

利多卡因

利多卡因（lidocaine）为 Ⅰb 类代表药物。

【体内过程】　首过消除明显，生物利用度低，只能肠道外用药。与血浆蛋白结合率约 70%，体内分布广泛。主要在肝内代谢，$t_{1/2}$ 为 2 小时。

【药理作用】　利多卡因阻滞钠通道的激活状态和失活状态，通道恢复至静息态时阻滞作用迅速解除，因此利多卡因对除极化组织（如缺血区）作用强，对缺血或强心苷中毒所致的除极化型心律失常有较强抑制作用。心房肌细胞动作电位时程短，钠通道失活态时间短，利多卡因作用弱，因此对房性心律失常疗效差。利多卡因抑制参与动作电位复极 2 期的少量钠内流，缩短或不影响浦肯野纤维和心室肌的动作电位时程。减小动作电位 4 期去极斜率，提高兴奋阈值，降低自律性。对正常心肌组织的电生理特性影响小。

【临床应用】　主要治疗室性心律失常，如心脏手术、心导管术、急性心肌梗死或强心苷中毒所致的室性心动过速或心室纤颤。

【不良反应及注意事项】　肝功能不良患者静脉注射过快，可出现头晕、嗜睡或激动不安、感觉异常等。剂量过大可引起心率减慢、房室传导阻滞和低血压，二、三度房室传导阻滞患者禁用。眼球震颤是利多卡因中毒的早期信号。心力衰竭、肝功能不全者长期滴注后可致药物蓄积，儿童或老年人应减量。

苯妥英钠

苯妥英钠（phenytoin sodium）与利多卡因相似，抑制钠通道失活态，减小部分除极的浦肯野纤维 4 相自动除极速率，降低其自律性。与强心苷竞争 Na^+-K^+-ATP 酶，抑制强心苷中毒所致的迟后除极。主要用于治疗室性心律失常，特别对强心苷中毒所致室性心律失常有效，亦可用于心肌梗死、心脏手术、心导管术等所致室性心律失常。苯妥英钠快速静脉注射易引起低血压，高浓度可致心动过缓。常见中枢不良反应有头晕、眩晕、震颤、共济失调等，严重者出现呼吸抑制，低血压时慎用，窦性心动过缓及二、三度房室传导阻滞者禁用。苯妥英钠能加速奎尼丁、美西律、地高辛、茶碱、雌激素和维生素 D 的肝脏代谢。有致畸作用，孕妇禁用。

美西律

美西律（mexiletine）电生理作用与利多卡因相似。口服吸收迅速、完全，口服后 3 小时血药浓度达峰值，作用维持 8 小时，生物利用度为 90%，$t_{1/2}$ 约 12 小时。用于治疗室性心律失常，特别对心肌梗死后急性室性心律失常有效。不良反应与剂量相关，早期可见胃肠道不适，长期口服可致神经症状，如震颤、共济失调、复视、精神失常等。房室传导阻滞、窦房结功能不全、心室内传导阻滞、有癫痫史、低血压和肝病者慎用。

（三）Ic 类

普罗帕酮

普罗帕酮（propafenone）化学结构与普萘洛尔相似，具有弱的 β 肾上腺素受体拮抗作用。普罗帕酮明显阻滞钠通道开放态和失活态，减慢心房、心室和浦肯野纤维的传导；抑制钾通道，延长心肌细胞动作电位时程和有效不应期，但对复极过程的影响弱于奎尼丁。长期口服用于维持室上性心动过速（包括心房颤动）的窦性心律，也用于治疗室性心律失常。

口服吸收良好，经肝脏和肾脏消除，肝脏首过消除后的代谢产物 5-羟基普罗帕酮的钠通道阻滞作用与普罗帕酮相近，但 β 受体拮抗作用减弱。心血管系统不良反应常见为折返性室性心动过速、充血性心力衰竭加重。其 β 肾上腺素受体拮抗作用可致窦性心动过缓和支气管痉挛。肝、肾功能不全时应减量。心电图 QRS 延长超过 20% 或 Q-T 间期明显延长者，宜减量或停药。一般不宜与其他抗心律失常药合用，以避免心脏抑制。消化道不良反应常见为恶心、呕吐、味觉改变等。

二、Ⅱ类　β肾上腺素受体阻断药

用于抗心律失常的 β 肾上腺素受体阻断药主要有普萘洛尔（propranolol）、美托洛尔（metoprolol）、阿替洛尔（atenolol）、纳多洛尔（nadolol）、醋丁洛尔（acebutolol）、噻吗洛尔（timolol）、阿普洛尔（alprenolol）、艾司洛尔（esmolol）、比索洛尔（bisoprolol）等，拮抗 β 肾上腺素受体是其治疗心律失常的基本机制。

激动 β 肾上腺素受体可使 L 型钙电流、起搏电流（I_f）增加,病理条件下可触发早后除极和迟后除极。因此,β 肾上腺素受体阻断药可通过减慢心率、抑制细胞内钙超载、减少后除极等作用治疗心律失常。

普萘洛尔

普萘洛尔（propranolol）为肾上腺素 β 受体阻断药。

【体内过程】　口服吸收完全,首过效应明显,生物利用度约 30%,口服后约 2 小时血药浓度达峰值,但个体差异大。血浆蛋白结合率达 93%。主要在肝脏代谢,$t_{1/2}$ 为 3～4 小时,肝功能受损时明显延长。90% 以上经肾排泄,尿中原形药不足 1%。

【药理作用】　降低窦房结、心房和浦肯野纤维自律性,减少儿茶酚胺所致的迟后除极发生,减慢房室结传导,延长房室交界细胞的有效不应期。在运动及情绪激动时作用明显。

【临床应用】　主要治疗室上性心律失常,尤其治疗交感神经兴奋性过高、甲状腺功能亢进及嗜铬细胞瘤等引起的窦性心动过速效果良好。合用强心苷或地尔硫䓬,控制心房扑动、心房颤动及阵发性室上性心动过速时的心室率过快效果较好。可减少心肌梗死患者心律失常发生,缩小其心肌梗死范围并降低病死率。还可治疗运动或情绪变化所致室性心律失常,减少肥厚型心肌病所致的心律失常。

【不良反应】　可引起窦性心动过缓、房室传导阻滞、低血压、精神抑郁、记忆力减退等,并可诱发心力衰竭和哮喘。长期应用可使脂质代谢和糖代谢异常,故血脂异常及糖尿病患者慎用。突然停药可致反跳现象。

阿替洛尔

阿替洛尔（atenolol）是长效 $β_1$ 肾上腺素受体阻断药,抑制窦房结及房室结自律性,减慢房室结传导,也抑制希-浦系统。用于治疗室上性心律失常,降低心房颤动和心房扑动时的心室率。治疗室性心律失常亦有效。口服后 2～3 小时血药浓度达峰值,$t_{1/2}$ 为 7 小时。不良反应与普萘洛尔相似。因对心脏选择性强,可用于糖尿病和哮喘患者,但剂量不宜过大。

艾司洛尔

艾司洛尔（esmolol）是短效 $β_1$ 肾上腺素受体阻断药,具有心脏选择性,抑制窦房结及房室结的自律性、传导性。主要治疗室上性心律失常,降低心房扑动、心房颤动时的心室率。本药静脉注射后数秒钟起效,$t_{1/2}$ 为 9 分钟。不良反应有低血压、心肌收缩力减弱等。

三、Ⅲ类　延长动作电位时程药

胺碘酮

胺碘酮（amiodarone）药理作用广泛,结构与甲状腺素相似,其抗心律失常作用及毒性反应与其作用于细胞核甲状腺素受体有关。

【体内过程】　脂溶性高,口服、静脉注射均可,生物利用度 35%～65%。该药在肝脏代谢,主要代谢物去乙胺碘酮仍有生物活性。消除半衰期较复杂,快速消除相 3～10 天（消除 50% 药物）,缓慢消除相数周。停药后作用维持 1～3 个月。

【药理作用】　抑制心脏多种离子通道如 I_{Na}、$I_{Ca(L)}$、I_K、I_{K1}、I_{to} 等,降低窦房结、浦肯野纤维的自律性和传导性,明显延长心肌细胞动作电位时程和有效不应期,延长 Q-T 间期和 QRS 波。胺碘酮无翻转使用依赖性（reverse use-dependence）。翻转使用依赖性是指心率快时药物延长动作电位时程的作用不明显,而心率慢时却使动作电位时程明显延长,该作用易诱发尖端扭转型室性心动过速。此外,有非竞争性拮抗 α、β 肾上腺素受体和舒张血管平滑肌作用,能扩张冠状动脉、增加冠脉流量、降低心肌耗氧量。

【临床应用】　胺碘酮是广谱抗心律失常药,对心房扑动、心房颤动、室上性心动过速和室性心动过速有效。

【不良反应及注意事项】　窦性心动过缓、房室传导阻滞及 Q-T 间期延长常见,尖端扭转型室性心动过速偶见。静脉给药低血压常见,窦房结和房室结病变患者使用会出现明显心动过缓和传导阻滞。房室传导阻滞及 Q-T 间期延长者禁用。

长期应用可见角膜褐色微粒沉着,不影响视力,停药后可逐渐消失。胺碘酮抑制外周甲状腺素(T_4)向三碘甲状腺原氨酸(T_3)转化,少数患者发生甲状腺功能亢进或减退及肝坏死。个别患者出现间质性肺炎或肺纤维化。长期应用必须定期监测肺功能和血清 T_3、T_4。

胺碘酮是肝药酶 CYP3A4 的代谢底物。西咪替丁抑制 CYP3A4,增加胺碘酮血药浓度;利福平诱导 CYP3A4,降低胺碘酮血药浓度。胺碘酮也抑制其他肝脏代谢酶,故能增加相应底物如地高辛、华法林等的血药浓度。

决奈达隆

决奈达隆(dronedarone)是新型抗心律失常药物,主要用于心房颤动和心房扑动患者维持窦性心律。结构与胺碘酮类似,但不含碘,对甲状腺等器官的毒性明显降低。决奈达隆可能增加严重心力衰竭和左心收缩功能不全患者的死亡风险。

索他洛尔

索他洛尔(sotalol)是非选择性 β 肾上腺素受体阻断药,并能抑制延迟整流钾电流。拮抗 β 受体,可降低自律性、减慢房室结传导;阻滞 I_K,可延长心房、心室及浦肯野纤维的动作电位时程和有效不应期。口服吸收快,无首过消除,生物利用度达 90%～100%。与血浆蛋白结合少,在心脏、肝、肾浓度高。在体内不被代谢,几乎全部以原形经肾排出,$t_{1/2}$ 为 12～15 小时,老年人、肾功能不全者 $t_{1/2}$ 明显延长。临床治疗各种严重室性心律失常,维持心房颤动患者的窦性心律。对小儿室上性和室性心律失常也有效。不良反应较少,少数 Q-T 间期延长者偶可出现尖端扭转型室性心动过速。

多非利特

多非利特(dofetilide)是特异性 I_{Kr} 钾通道阻滞药,可维持或恢复心房颤动患者的窦性心律。口服吸收良好,生物利用度为 90%～100%。主要以原形经肾排泄,肾功能不良者应减量,肾衰竭患者禁用。主要毒性反应是诱发尖端扭转型室性心动过速。

四、Ⅳ类　钙通道阻滞药

维拉帕米

维拉帕米(verapamil)为钙通道阻滞药。

【体内过程】　口服吸收迅速而完全,2～3 小时血药浓度达峰值。首过效应明显,生物利用度仅 20%～35%,肝功能异常患者慎用。在肝脏代谢,其代谢物去甲维拉帕米仍有活性,$t_{1/2}$ 为 3～7 小时。

【药理作用】　维拉帕米对激活状态和失活状态的 L 型钙通道均有阻滞作用,也抑制 I_{Kr} 钾通道。可降低窦房结自律性,降低缺血时心房、心室和浦肯野纤维的异常自律性,减少或消除后除极所致触发活动;减慢房室结传导,可终止房室结折返,减慢心房扑动、心房颤动时加快的心室率;延长窦房结、房室结的有效不应期。

【临床应用】　治疗室上性和房室结折返性心律失常效果好,是阵发性室上性心动过速的首选药。

【不良反应】　口服较安全,可出现便秘、腹胀、腹泻、头痛、瘙痒等不良反应。静脉给药可引起血压下降、暂时窦性停搏。二、三度房室传导阻滞,心功能不全,心源性休克患者禁用此药,老年人、肾功能低下者慎用。

五、其他类

伊伐布雷定

伊伐布雷定(ivabradine)是窦房结起搏电流(I_f)抑制药,属于 VW 新分类中 0 类抗心律失常药。

【药理作用】 能够剂量依赖性抑制 I_f,降低窦房结的 4 期自动除极化,降低窦房结自律性,从而降低心率。伊伐布雷定选择性降低心率,但不降低心肌收缩力。

【临床应用】 用于稳定型心绞痛和心率≥70 次/min,伴有心脏收缩功能障碍的慢性心力衰竭。与 β 受体阻断药联合应用或单独应用治疗窦性心动过速。

【不良反应】 常见心动过缓或一度房室传导阻滞,头晕、头痛,闪光现象(光幻觉)和复视等眼部疾病。偶见恶心、便秘、腹泻、呼吸困难等不良反应。

雷诺嗪

雷诺嗪(ranolazine)是 VW 新分类中 I d 类抗心律失常药,用于治疗慢性心肌缺血;可减少冠心病特别是非 S-T 段抬高型心肌梗死合并的室性期前收缩和房颤。达峰时间 2~5 小时,$t_{1/2}$ 为 7 小时。主要经肝代谢,中至重度肾功能不全患者禁用;可引起 Q-T 间期轻度延长。

腺苷

腺苷(adenosine)为内源性嘌呤核苷酸,作用于 G 蛋白偶联的腺苷受体,激活心房、窦房结、房室结的乙酰胆碱敏感性钾通道,引起动作电位时程缩短和自律性降低。也抑制 L 型钙电流并延长房室结的有效不应期,抑制交感神经兴奋所致迟后除极。静脉注射后迅速降低窦性频率、减慢房室结传导、延长房室结有效不应期。可被体内大多数组织细胞摄取,并被腺苷脱氨酶灭活,$t_{1/2}$ 仅为数秒,临床需静脉快速注射给药。主要用于迅速终止折返性室上性心律失常。静脉注射速度过快可致短暂心脏停搏。治疗剂量时多数患者会出现胸闷、呼吸困难。

(杨宝峰)

本章思维导图

本章目标测试

第二十三章 | 作用于肾素-血管紧张素系统的药物

肾素-血管紧张素系统（renin-angiotensin system，RAS）是重要的体液系统，其在维持心血管系统的正常发育、心血管功能稳态、电解质和体液平衡中发挥重要作用。持续过度的 RAS 激活可诱导高血压、心肌重构、心力衰竭等病理过程。目前有多种作用于 RAS 的药物在治疗心血管疾病中被广泛应用。

第一节 | 肾素-血管紧张素系统

肾素-血管紧张素系统主要由血管紧张素原（angiotensinogen）、肾素（renin）、血管紧张素转化酶（angiotensin-converting enzyme，ACE）、血管紧张素（angiotensin，Ang）及其相应的受体构成，既存在于体液，也存在于肾脏、心脏、血管与脑等组织中，可协同激肽系统调节机体局部的生理病理过程（图 23-1）。

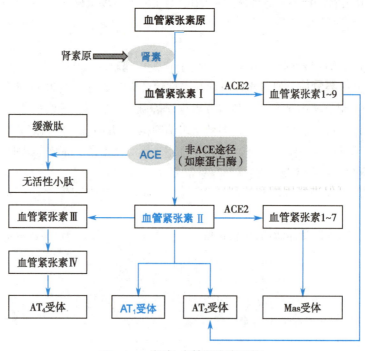

图 23-1　肾素-血管紧张素系统

血管紧张素原在肾素的作用下转化成 10 肽的血管紧张素 I（angiotensin I，Ang I），后者在 ACE 的作用下切去 2 个氨基酸转化为血管紧张素 II（angiotensin II，Ang II）。Ang II 作用于血管紧张素 1 型受体（angiotensin receptor 1，AT_1R），产生收缩血管、促进醛固酮和抗利尿激素的产生与释放、增加血容量、升高血压、促进心肌肥大与纤维化、引起血管平滑肌细胞去分化、增加炎症和氧化应激等作用。Ang II 也可作用于血管紧张素 2 型受体（angiotensin receptor 2，AT_2R），但其作用机制尚未完全阐明，已发现的作用大多与 AT_1 受体介导的作用相反。除 ACE 能转化 Ang I 为 Ang II 外，人的心脏与血管局部的糜蛋白样丝氨酸蛋白酶即糜蛋白酶也可将 Ang I 转化为 Ang II。心脏糜蛋白酶主要由心脏的肥大细胞合成，内皮细胞和间质细胞也可分泌少量糜蛋白酶，其在心血管疾病的病理生理过程中具有重要作用。血管糜蛋白酶主要位于血管外膜,其介导产生的 Ang Ⅱ 参与高血压慢性期的血压调节。

1. **肾素**　也被称为血管紧张素原酶,是一种酸性蛋白水解酶,主要来自肾脏。它水解血管紧张素原生成 Ang Ⅰ。2002 年肾素原 / 肾素受体 [(pro) renin receptor, PRR] 被发现,其能增加肾素及其前体肾素原的活性并诱导自身分化。肾素 / 肾素原结合 PRR 可催化产生血管紧张素,激活 RAS。肾素的合成和释放受以下因素影响:

(1)交感神经张力:交感神经兴奋时,激活球旁细胞上的 β_1 受体,引起肾素分泌增加。β 受体阻断药能减少肾素释放。

(2)肾内压力感受器:当肾动脉灌注压低于 85mmHg 时或一氧化氮(nitric oxide, NO)释放增加导致肾内压力降低时,球旁细胞的压力感受器被激活,肾素分泌增加。

(3)致密斑机制:远曲小管中的 Na^+ 浓度降低时(如利尿药引起),致密斑被激活,肾素分泌增加。

(4)化学与药物因素:Ang Ⅱ 浓度升高时能通过负反馈抑制肾素的分泌。ACE 抑制药能通过减少 Ang Ⅱ 而促进肾素释放。具有扩血管作用的前列腺素与 NO,以及多巴胺、心房肽、缓激肽等促进肾素释放。

(5)细胞内 cAMP 机制:细胞内 cAMP 浓度升高时,肾素分泌增加,故激活腺苷酸环化酶或抑制磷酸二酯酶的因素(如 β 受体激动药、磷酸二酯酶抑制药等)都可因升高细胞内 cAMP 而使肾素释放增加。细胞内 Ca^{2+} 浓度升高则抑制肾素释放,如 Ang Ⅱ、加压素、钙离子导入剂及其他缩血管因素等均增加细胞内 Ca^{2+} 水平,抑制肾素释放。钙通道阻滞药则增加肾素释放。

2. **血管紧张素转化酶**　又称激肽酶 Ⅱ(kinase Ⅱ),为肽基二肽水解酶,是一种含锌的金属蛋白水解酶。ACE 对底物的选择性不高,不仅可以降解 Ang Ⅰ 为 Ang Ⅱ,也能降解缓激肽、P 物质与内啡肽,使之失活。ACE2 是于 2000 年发现的 ACE 同源物,可水解 Ang Ⅰ 和 Ang Ⅱ 分别形成 Ang1-9 和 Ang1-7。此外,ACE2 也是冠状病毒(如 SARS-CoV, SARS-CoV-2)的功能受体。

3. **血管紧张素及其受体**　血管紧张素原在多种酶的催化下,生成一系列血管紧张素,有十肽的 Ang Ⅰ、八肽的 Ang Ⅱ、七肽的 Ang Ⅲ、六肽的 Ang Ⅳ、Ang1-7 及 Ang1-9 等。生成的血管紧张素可通过作用于相应的受体来发挥生物学效应,有 AT_1 受体、AT_2 受体、AT_4 受体及 Mas 受体等。Ang Ⅱ 是 RAS 的主要活性肽,其受体有 AT_1 受体及 AT_2 受体两种。

AT_1 受体由 359 个氨基酸组成,分布于心脏、血管、肾、肾上腺、肝、脑和肺等多种器官和组织。AT_1 受体被激活时,可促进醛固酮和抗利尿激素分泌、促进血管收缩及升高血压。其升压机制为:①血管平滑肌的 AT_1 受体激活,可直接收缩血管;②肾上腺髓质的 AT_1 受体激活,可促进儿茶酚胺的释放;③肾上腺皮质的 AT_1 受体激活,可促进醛固酮的释放,增加水钠潴留与血容量;④交感神经末梢突触前膜的 AT_1 受体激活,可促进去甲肾上腺素释放。

Ang Ⅱ 通过 AT_1 受体对肾脏的血流动力学与肾小球滤过发挥重要的调节作用。在高血压或心力衰竭时,RAS 功能亢进,Ang Ⅱ 产生过多,作用于肾小球血管 AT_1 受体,收缩出球小动脉,升高灌注压,增加肾小球的滤过分数与肾小管对盐和水的重吸收。AT_1 受体激活还能收缩入球小动脉,减少肾小球血流量与尿量。

AT_2 受体由 363 个氨基酸组成,其功能尚未完全阐明。它广泛分布于胎儿组织,出生后其表达迅速衰减,故认为与胎儿发育有关。它能激活缓激肽 B_2 受体与 NO 合酶,促进 NO 合成、舒张血管及降低血压。它也可促进细胞凋亡,对抗 AT_1 受体介导的促心血管增殖与重构作用。其病理学意义尚无定论。

第二节 | 肾素抑制药

肾素是 RAS 系统起始的第 1 个特异性限速酶,它的作用底物是血管紧张素原,作用有高度特异性。肾素抑制药通过结合肾素,抑制肾素活性,阻止血管紧张素原转化为血管紧张素 Ⅰ,降低 Ang Ⅱ 的水平,从而抑制整个 RAS 的功能。

阿利吉仑

阿利吉仑（aliskiren）是一种可口服、低分子量的非肽类肾素抑制药，口服给药后 1~3 小时达到血药浓度峰值，生物利用度约为 2.5%，食物对药效学影响极小。静脉给药后，稳态平均分布容积约为 135L，提示阿利吉仑广泛分布于血管以外的组织中。血浆蛋白结合率为 47%~51%，$t_{1/2}$ 约为 40 小时，主要以原形经粪便排出。可单独或与其他降压药物合用治疗高血压。不良反应有腹泻、头痛、头晕、乏力、咳嗽等。

第三节 | 血管紧张素转化酶抑制药

从 1981 年第一个口服有效的 ACE 抑制药（ACE inhibitor，ACEI）卡托普利被批准应用以来，ACE 抑制药发展很快，现已被批准上市的 ACE 抑制药有近 20 种。不同的 ACE 抑制药有共同的药理学作用，目前已成为临床上治疗高血压、心力衰竭等疾病的重要药物。由于化学结构的差异，它们在药动学、临床应用与作用效能方面有所不同。

一、化学结构与分类

1. ACE 抑制药的化学结构与构效关系　ACE 的活性部位有两个结合位点，其中含 Zn^{2+} 的结合位点是 ACE 抑制药有效基团的必需结合位点。一旦结合，ACE 的活性消失。现有的 ACE 抑制药与 Zn^{2+} 结合的基团有 3 类。

（1）含有巯基（—SH）：如卡托普利。

（2）含有羧基（—COOH）：如依那普利、雷米普利、赖诺普利、培哚普利、贝那普利等。

（3）含有磷酸基（POO—）：如福辛普利。

ACE 抑制药与 Zn^{2+} 结合的亲和力及与"附加结合点"结合的数目决定 ACE 抑制药的作用强度和作用持续时间。含羧基的 ACE 抑制药比其他两类与 Zn^{2+} 结合牢固，故作用也更强、更久。

2. 活性药与前药　许多 ACE 抑制药为前药（prodrug），如依那普利含有—$COOC_2H_5$，它必须在体内转化为—COOH 成为依那普利拉，才能与 Zn^{2+} 结合起作用。同理，福辛普利的—POOR 必须转化为含—POOH 的福辛普利拉才能起作用。故利用 ACE 抑制药进行体外试验必须用活性型。

二、药理作用与应用

1. 基本药理作用

（1）抑制 AngⅡ生成：ACE 抑制药抑制 AngⅡ的生成，从而减轻血管收缩、减少醛固酮分泌、减轻水钠潴留、拮抗病理性心肌重构，有利于高血压、心力衰竭与心血管重构的防治。

（2）抑制缓激肽降解：ACE 抑制药在抑制 AngⅡ生成的同时也抑制了缓激肽的降解。缓激肽一方面可直接扩张血管，另一方面可激活缓激肽 B_2 受体使 NO 和 PGI_2 生成增加，而 NO 与 PGI_2 都有舒张血管、降低血压、抗血小板聚集、抗心血管细胞肥大增生和重构作用。

（3）保护血管内皮细胞功能：ACE 抑制药有保护血管内皮细胞的作用，能减轻高血压、心力衰竭、动脉硬化与高脂血症引起的内皮细胞功能损伤，改善内皮细胞依赖性的血管舒张作用。

（4）保护心肌细胞功能：ACE 抑制药有抗心肌缺血与梗死作用，能减轻心肌缺血再灌注损伤，拮抗自由基对心肌的损伤效应。此心肌保护作用可能与缓激肽 B_2 受体、蛋白激酶 C 等有关。

（5）改善胰岛素抵抗：卡托普利及其他多种 ACE 抑制药能增加糖尿病与高血压患者对胰岛素的敏感性。该作用可能由缓激肽和 NO 所介导。

2. 临床应用

（1）高血压：ACE 抑制药治疗高血压疗效好。轻至中度高血压患者单用 ACE 抑制药常可有效控制血压。限盐或加用利尿药可增效。ACE 抑制药对于高血压患者具有良好的靶器官保护和心血管终点事件预防作用,可改善或逆转心血管病理性重构。尤其适用于伴有慢性心力衰竭、心肌梗死后心功能不全、糖尿病或肾病的高血压患者。

（2）心力衰竭与心肌梗死:ACE 抑制药能降低慢性射血分数降低的心力衰竭患者的住院风险和死亡率,改善症状和运动能力。ACE 抑制药能降低心肌梗死并发心力衰竭的病死率,且能改善血流动力学和器官灌流。

（3）糖尿病肾病和其他肾病:因肾小球囊内压升高可致肾小球与肾功能损伤,糖尿病患者常并发肾脏病变。ACE 抑制药对无论有无高血压的 1 型和 2 型糖尿病,均能改善或阻止肾功能恶化。除多囊肾外,对其他原因引起的肾功能障碍如高血压、肾小球病变、间质性肾炎等也有一定疗效,且能减轻蛋白尿。其肾脏保护作用与降压作用无关,而是它舒张肾小球出球小动脉的结果,但对肾动脉阻塞或肾动脉硬化造成的双侧肾血管病,ACE 抑制药能加重肾功能损伤(详见不良反应)。

三、不良反应

ACE 抑制药的不良反应轻微,患者一般耐受良好。除偶有恶心、腹泻等消化道反应或头晕、头痛、疲倦等中枢神经系统反应外,主要的其他不良反应如下:

1. 首剂低血压　口服吸收快、生物利用度高的 ACE 抑制药(如卡托普利),首剂低血压副作用多见。口服吸收慢、生物利用度低的 ACE 抑制药(如赖诺普利)此反应较少见。

2. 咳嗽　无痰干咳是 ACE 抑制药较常见的不良反应,也是患者不能耐受而被迫停药的主要原因。偶尔有支气管痉挛性呼吸困难,可不伴有咳嗽。咳嗽与支气管痉挛的原因可能是 ACE 抑制药使缓激肽和 / 或前列腺素、P 物质在肺内蓄积,不同 ACE 抑制药引起咳嗽有交叉性,但发生率稍有不同。依那普利与赖诺普利咳嗽的发生率比卡托普利高,而福辛普利则较低。

3. 高钾血症　由于 ACE 抑制药能抑制 Ang Ⅱ 生成,使依赖 Ang Ⅱ 的醛固酮分泌减少,因此血钾升高,在肾功能障碍患者或同时服用保钾利尿药的患者中更多见。

4. 低血糖　由于 ACE 抑制药特别是卡托普利能增强机体对胰岛素的敏感性,因此常伴有降低血糖的作用。在 1 型与 2 型糖尿病患者中均有此作用。

5. 肾功能损伤　对于肾动脉阻塞或肾动脉硬化造成的双侧肾血管病患者,ACE 抑制药能加重肾功能损伤,升高血浆肌酐浓度,甚至产生氮质血症,偶有不可逆性肾功能减退发展为持续性肾衰竭者,应予注意。这是因为 Ang Ⅱ 可通过收缩出球小动脉维持肾灌注压,ACE 抑制药舒张出球小动脉,降低肾灌注压,导致肾滤过率与肾功能降低,停药后常可恢复。

6. 对妊娠与哺乳的影响　ACE 抑制药用于妊娠的第 2 期与第 3 期时,可引起胎儿畸形、胎儿发育不良甚至死胎,故一旦证实妊娠应立即停药。亲脂性强的 ACE 抑制药如雷米普利与福辛普利可从乳汁中分泌,故哺乳期妇女忌用。

7. 血管神经性水肿　罕见,可发生于嘴唇、舌、口腔、鼻部与面部其他部位,偶可发生于喉而威胁生命。血管神经性水肿发生的机制与缓激肽或其代谢产物有关。发生血管神经性水肿患者应终身禁用 ACE 抑制药。

8. 含—SH 结构的 ACE 抑制药的不良反应　含有—SH 基团的卡托普利可产生味觉障碍、皮疹与白细胞缺乏等与其他含—SH 药物(如青霉胺)相似的反应。皮疹多为瘙痒性丘疹,常发生于用药几周内。白细胞缺乏症仅见于肾功能障碍患者,特别是有免疫障碍或用免疫抑制药的患者。

四、常用血管紧张素转化酶抑制药

卡托普利

卡托普利（captopril）为第一个应用于临床的 ACE 抑制药。

【体内过程】　口服吸收快,生物利用度为 75%,食物能影响其吸收,因此宜在餐前 1 小时服用。给药后 1～1.5 小时血药浓度达峰值。血浆蛋白结合率约为 30%。在体内分布较广,但分布至中枢神经系统及哺乳期妇女乳汁中的浓度较低,$t_{1/2}$ 为 2 小时,在体内消除较快,其巯基在体内易被氧化形成二硫化合物。40%～50% 的药物以原形自肾排出,其余部分则以其代谢物形式经肾排出。

【药理作用】　卡托普利含有—SH 基团,直接抑制 ACE。体外抑制 ACE 的 IC_{50} 为 23～35nmol/L。其降压作用起效快,口服 30 分钟后开始降压,1 小时达高峰。降压效果与患者的 RAS 活动状态有关。肾素水平高、低盐饮食或服用利尿药者,降压持续 8～12 小时。因含有—SH 基团,有自由基清除作用,对与自由基有关的心血管损伤如心肌缺血-再灌注损伤有防治作用。

【临床应用】

1. 高血压　可单用或与其他抗高血压药合用治疗高血压。

2. 心力衰竭　是有效和安全的治疗慢性射血分数降低的心力衰竭药物。对于伴发高血压、冠心病的射血分数保留的心力衰竭患者也可获益。

3. 心肌梗死　心肌梗死患者在心肌梗死后早期应用卡托普利,能改善心功能、降低病死率。卡托普利对缺血心肌有保护作用,能减轻缺血-再灌注损伤和由此引起的心律失常。

4. 糖尿病肾病　2 型糖尿病肾病微量或大量蛋白尿的治疗可选卡托普利。

【不良反应】　毒性小,耐受性良好。除咳嗽等前述不良反应外,因含—SH 基团,可有青霉胺样反应,如皮疹、嗜酸性粒细胞增多、味觉异常或丧失等。可有中性粒细胞减少,多发生于用药时间较长、剂量较大或肾功能障碍者,应定期检查血象。卡托普利禁用于双侧肾动脉狭窄的患者和孕妇。

依那普利

依那普利(enalapril)为前药,口服后在肝酯酶作用下,生成二羧酸活性代谢物依那普利拉,后者对 ACE 的抑制作用比卡托普利强约 10 倍。口服后 4～6 小时作用达高峰,生物利用度约为 60%,作用维持时间可达 24 小时以上。依那普利拉在体内分布较广,其血浆 $t_{1/2}$ 约为 11 小时,主要经肾排泄。

可用于治疗高血压及慢性心力衰竭。降压时外周血管阻力降低,心率和心输出量无明显改变,肾血管阻力降低,肾血流量增加,对肾小球滤过率无明显影响。长期应用时,能减轻左心室肥厚和改善大动脉的顺应性。不良反应为干咳、低血压、血管神经性水肿、高钾血症及急性肾衰竭等,发生率低于10%,一般均为轻度及短暂的,不影响继续治疗。因其化学结构不含巯基,白细胞减少、味觉障碍等不良反应均少见。禁忌证同卡托普利。

赖诺普利

赖诺普利(lisinopril)是依那普利的赖氨酸衍生物,与依那普利不同,赖诺普利本身就具有活性,与 ACE 结合牢固,作用持久,日服 1 次即可。口服吸收缓慢,约 7 小时血药浓度达峰值,生物利用度约25%,食物不会降低其吸收率。几乎不与血浆蛋白结合,$t_{1/2}$ 约为 12 小时。药物以原形经肾脏排泄,肾功能减退患者、老年人与心力衰竭患者应减量。

可单用或与其他药物合用治疗高血压,也可单用或与利尿药、洋地黄类药物合用治疗心力衰竭,也可用于治疗急性心肌梗死后 24 小时内血流动力学稳定的患者,可预防左心室心功能不全或心力衰竭的发展并提高生存率。其不良反应与其他 ACE 抑制药相似。

贝那普利

贝那普利(benazepril)为前药,在肝脏中水解为贝那普利拉起效。作用强,持续时间长,日服 1 次即可。口服吸收快,1 小时起效,约 4 小时作用达高峰。贝那普利拉的血浆蛋白结合率约为 95%,$t_{1/2}$为 10～11 小时。药物大部分代谢失活,经肾脏排泄的活性成分不到 1%,部分贝那普利经肝脏排泄,轻至中度肾功能减退或肝硬化对其血药浓度影响不大。

贝那普利对高血压与心力衰竭有效,疗效与依那普利相似或稍强。能增加肾血流量、改善肾功能,对多种慢性肾衰竭如肾小球肾病、间质性肾炎、肾血管硬化和糖尿病肾病等有效,能降低轻至中度肾衰竭发展到末期的危险性。

<h3 style="text-align:center">福辛普利</h3>

福辛普利(fosinopril)为前药,口服生物利用度 36%,70%~80% 在肝脏与肠黏膜中水解为福辛普利酸起效。血药浓度峰值与降血压作用均在 3~6 小时达高峰。因亲脂性强,血浆蛋白结合率达 95% 以上,血浆 $t_{1/2}$ 约 12 小时。对心、脑的 ACE 抑制作用强而持久,对肾脏 ACE 抑制作用弱而短暂。其药动学特点是由肝、肾双通道排泄,故在单纯肝或肾功能减退患者一般不需要减量,较少引起蓄积中毒。福辛普利在乳汁中有分泌,哺乳期妇女忌用。

可用于治疗轻、中、重度高血压,可与利尿药合用治疗心力衰竭,并可用于减缓患有糖尿病、微量白蛋白尿或明显肾病的高血压患者的肾脏疾病进展速度。常见不良反应是头痛、咳嗽、上呼吸道症状、胃肠道症状、心悸或胸痛、皮疹或瘙痒、骨骼肌疼痛或感觉异常、疲劳和味觉障碍。

第四节 ｜ 血管紧张素受体(AT₁ 受体)阻断药

一、基本药理作用与应用

AT₁ 受体阻断药(angiotensin receptor type1 blocker,ARB)在受体水平阻断 RAS,与 ACE 抑制药相比,具有作用专一的特点。早期 AT₁ 受体阻断药为肽类,需静脉给药,难以推广应用。1995 年以来研制成功并批准应用的非肽类 AT₁ 受体阻断药有选择性高、亲和力强及作用持久等特点。该类药物的三大部分结构为咪唑环结构、4-亚甲基-1,1′-联苯结构及四氮唑结构,在此模板上进行结构修饰和改造,可得到良好的 AT₁ 受体阻断药。先后批准应用的有氯沙坦、缬沙坦、厄贝沙坦、坎地沙坦、替米沙坦、奥美沙坦、美阿沙坦钾及阿利沙坦酯等。

AT₁ 受体阻断药可通过结合 AT₁ 受体,阻断 AngⅡ与 AT₁ 受体的结合,减轻血管收缩,抑制肾上腺皮质释放醛固酮、降低交感神经活性、抑制儿茶酚胺类物质及抗利尿激素(ADH)分泌,减少水钠潴留,导致血压降低,也可通过抑制 AngⅡ所介导的心血管细胞增殖肥大作用,有效防治心血管重构。AT₁ 受体被阻断后,反馈性地增加肾素水平,引起血浆 AngⅡ浓度升高,但由于 AT₁ 受体已被阻断,这些反馈性作用难以表现。但升高的 AngⅡ通过激活 AT₂ 受体,可激活缓激肽-NO 途径,产生舒张血管、降低血压、抑制心血管重构等效应。

AT₁ 受体阻断药可用于高血压、慢性心力衰竭、糖尿病肾病合并高血压等的治疗。AT₁ 受体阻断药降压安全且耐受性好,尤其适用于高血压伴左心室肥厚、心力衰竭、糖尿病肾病、冠心病、微量白蛋白尿或蛋白尿患者,以及不能耐受 ACE 抑制药的患者,并可预防心房颤动。对于慢性射血分数降低的心力衰竭,AT₁ 受体阻断药耐受性好,长期使用可改善血流动力学,降低心力衰竭的死亡率和因心力衰竭导致的再住院率,特别是对不能耐受 ACE 抑制药的患者。虽然 ACE 抑制药和 AT₁ 受体阻断药治疗初期可降低血浆醛固酮水平,但长期治疗时则可发生醛固酮回弹或称为"逃逸"。因此,合用选择性醛固酮受体拮抗药对于降低高血压患者的靶器官损害具有重要意义。

二、常用 AT₁ 受体阻断药

<h3 style="text-align:center">氯沙坦</h3>

氯沙坦(losartan)为选择性 AT₁ 受体阻断药。

【体内过程】　口服易吸收,吸收率为 33%,口服后有 14% 的氯沙坦在人体肝脏内代谢为 5-羧酸代谢物 EXP3174,后者在给药 3～4 小时后血浆浓度达峰值。氯沙坦与 EXP3174 的 $t_{1/2}$ 分别为 2.5 小时和 6～9 小时。二者均不易透过血脑屏障。大部分药物在体内被肝细胞色素 P450 系统代谢,仅少量氯沙坦与 EXP3174 以原形随尿排泄。

【药理作用】　氯沙坦对 AT_1 受体有选择性阻断作用,其对 AT_1 受体的亲和力比对 AT_2 受体的亲和力高 20 000～30 000 倍。EXP3174 为氯沙坦的活性代谢物,其阻断 AT_1 受体的作用比氯沙坦强 10～40 倍。

氯沙坦对肾脏血流动力学的影响与 ACE 抑制药相似,能拮抗 AngⅡ对肾脏入球小动脉与出球小动脉的收缩作用。对高血压、糖尿病合并肾功能不全患者也有保护作用,在肾脏还有促进尿酸排泄作用。长期用药也可抑制左室心肌肥厚和血管壁增厚。

【临床应用】　可用于高血压、慢性心力衰竭及糖尿病肾病合并高血压的治疗。高血压伴高尿酸血症可推荐使用氯沙坦。

【不良反应】　较少,少数患者用药后出现眩晕,较少发生干咳,对血脂及葡萄糖含量无影响,也不引起直立性低血压。禁用于孕妇、哺乳期妇女及肾动脉狭窄者。低血压及严重肾功能不全、肝病患者慎用。应避免与补钾或保钾利尿药合用。

缬沙坦

缬沙坦(valsartan)对 AT_1 受体的亲和力比 AT_2 受体强 24 000 倍。口服后 2～4 小时血浆浓度达峰值。血浆蛋白结合率 95%,$t_{1/2}$ 为 9 小时,主要以原形从尿液及粪便中排出。原发性高血压患者口服缬沙坦 80mg 后,4～6 小时可获最大降压效果,降压作用可持续 24 小时。长期给药也能减轻左心室肥厚和血管壁增厚。

用于治疗高血压、心力衰竭,尤其适用于不能耐受 ACE 抑制药的患者。与氢氯噻嗪合用,降压作用可增强。缬沙坦不良反应发生率较低,主要有头痛、头晕、腹泻、恶心、腹痛、乏力等。低钠或血容量不足、肾动脉狭窄、严重肾功能不全、胆汁性肝硬化或胆道梗阻患者,服用缬沙坦可引起低血压。用药期间应慎用保钾利尿药与补钾药。孕妇与哺乳期妇女禁用。

厄贝沙坦

厄贝沙坦(irbesartan)是强效、长效的 AT_1 受体阻断药,其对 AT_1 受体的选择性比 AT_2 受体高 8 500～10 000 倍,比氯沙坦对 AT_1 受体的亲和力强约 10 倍。口服易吸收,1～2 小时血浆浓度达峰值,生物利用度为 60%～80%,其吸收不受食物影响。血浆蛋白结合率为 90%。$t_{1/2}$ 较长,可达 11～15 小时。在体内主要经肝脏代谢,部分药物随尿及粪便排出体外。

厄贝沙坦可单用或与其他抗高血压药物合用治疗高血压。用于高血压合并糖尿病肾病患者,能减轻肾损害,减少尿蛋白,增加肌酐清除率。不良反应有轻微头痛、眩晕、心悸等,偶有咳嗽,多数患者继续服药都能耐受。罕有荨麻疹及血管神经性水肿发生。

坎地沙坦

坎地沙坦(candesartan)是坎地沙坦酯(candesartan cilexetil)的活性代谢物,对 AT_1 受体具有强效、长效、选择性较高等特点。对 AT_1R 的亲和力比氯沙坦强 50～80 倍。口服生物利用度为 42%,血浆蛋白结合率为 99.5%。坎地沙坦酯口服后在体内迅速水解为坎地沙坦,后者的血浆 $t_{1/2}$ 为 3～11 小时。坎地沙坦经肾及胆汁排出体外。

坎地沙坦可用于高血压和慢性心力衰竭的治疗。长期应用能减轻左心室肥厚,对肾脏也有保护作用。不良反应较少,可能引起低血糖症(糖尿病患者易发)。钠和血容量不足、肾动脉狭窄和肝肾功能不全患者慎用。

阿利沙坦酯

阿利沙坦酯（allisartan isoproxil）是前药，在体内水解为活性代谢产物 EXP3174 起效。阿利沙坦酯是我国第一个自主研发的 AT_1 受体阻断药，是将氯沙坦的一个羟基经过化学反应变成了一个酯基升级而来。化学结构的改变使阿利沙坦酯可不经肝脏 CYP450 酶代谢，而是通过消化道脂酶进行水解，从而显著降低高血压患者的肝脏负担。阿利沙坦酯口服吸收较好，生物利用度 60%。活性代谢产物 EXP3174 的血浆浓度达峰时间为 1.5～2.5 小时，血浆蛋白结合率大于 99.7%，主要经消化道排出，经肾排出少。

【临床应用与不良反应】 见第二十五章抗高血压药。

沙库巴曲缬沙坦钠

沙库巴曲缬沙坦钠（sacubitril valsartan sodium）是一种血管紧张素受体-脑啡肽酶抑制药（angiotensin receptor neprilysin inhibitor，ARNI），是由缬沙坦和沙库巴曲按物质的量比 1∶1 组成的盐复合物晶体化合物。本品口服后分解为沙库巴曲（进一步在肝脏经羧酸酯酶代谢为 LBQ657）和缬沙坦，这三种物质的血浆浓度达峰时间分别为 0.5 小时、2 小时和 1.5 小时。沙库巴曲的口服生物利用度约 60%，血浆蛋白结合率为 94%～97%，其活性代谢产物 LBQ657 的 $t_{1/2}$ 为 11 小时。与缬沙坦相比，沙库巴曲缬沙坦钠中的缬沙坦具有更高的生物利用度。该药物可通过肝、肾双通道排泄。

沙库巴曲缬沙坦钠具有多系统双靶点调节作用，缬沙坦能阻断 AT_1 受体，而 LBQ657 可抑制脑啡肽酶活性，减少利尿钠肽［如心房利尿钠肽（ANP）、脑利尿钠肽（BNP）、C 型利尿钠肽（CNP）］、Ang I 及缓激肽的降解，从而协同产生排钠利尿、舒张血管和防治心血管重构的作用。沙库巴曲缬沙坦钠适用于射血分数降低的慢性心力衰竭患者，可降低心血管死亡和心力衰竭的住院风险。也可用于治疗高血压，还可提高高血压合并肥胖以及高血压合并肾功能不全患者的外周胰岛素敏感性，增加腹部皮下脂肪组织脂质动员。

不良反应有血管性水肿、低血压、肾功能损害和高钾血症。禁止与 ACE 抑制药合用，必须在应用最后一剂 ACE 抑制药 36 小时后才能开始应用本品。禁用于遗传性或特发性血管性水肿患者、ACE 抑制药或 AT_1 受体阻断药治疗相关的血管性水肿病史患者、重度肝功能损害患者、胆汁性肝硬化患者、胆汁淤积患者、双侧肾动脉重度狭窄患者、顽固性高钾血症（＞6mmol/L）患者及妊娠期和哺乳期女性。在 2 型糖尿病患者中，禁止本药与阿利吉仑合用。谨慎合用钾剂、西地那非及他汀类药物。

（季 勇）

本章思维导图

本章目标测试

第二十四章 | 利尿药

利尿药（diuretics）是作用于肾脏,增加尿液排出的药物,主要用于治疗心力衰竭、肾病综合征、肝硬化等各种原因引起的水潴留性疾病;也可用于某些非水潴留性疾病,如高血压、肾结石、高钙血症等的治疗。

常用利尿药可按其作用靶点或作用机制分为以下 7 类:

1. **钠钾二氯共转运体抑制药**（Na⁺-K⁺-2Cl⁻ cotransporter inhibitor） 也称袢利尿药（loop diuretics）,为高效能利尿药（high efficacy diuretics）。主要作用于髓袢升支粗段,抑制 Na⁺-K⁺-2Cl⁻ 共转运体,利尿作用强,代表药为呋塞米。

2. **钠氯共转运体抑制药**（Na⁺-Cl⁻ cotransporter inhibitor） 包括噻嗪类及类噻嗪类利尿药（thiazide and thiazide-like diuretics）,为中效能利尿药（moderate efficacy diuretics）,主要作用于远曲小管近端,抑制 Na⁺-Cl⁻ 共转运体,如氢氯噻嗪、吲达帕胺等。

3. **醛固酮受体阻断药**（aldosterone receptor blocker） 属于保钾利尿药（potassium-retaining diuretics）,为低效能利尿药（low efficacy diuretics）。主要作用于远曲小管远端和集合管,拮抗醛固酮作用,利尿作用弱,减少 K⁺ 排出,如螺内酯、依普利酮等。

4. **上皮钠通道阻滞药**（epithelial Na⁺ channel blocker） 属于保钾利尿药和低效能利尿药。主要抑制远曲小管远端和集合管上皮细胞表达的 Na⁺ 通道,利尿作用弱,减少 K⁺ 排出,如氨苯蝶啶、阿米洛利等。

5. **碳酸酐酶抑制药**（carbonic anhydrase inhibitor） 主要作用于近曲小管,抑制碳酸酐酶活性,利尿作用弱,代表药为乙酰唑胺。

6. **精氨酸升压素受体阻断药**（arginine vasopressin receptor blocker） 单纯抑制集合管水的重吸收发挥利尿作用,其对电解质的排泄影响较小,代表药为托伐普坦。

7. **渗透性利尿药**（osmotic diuretic） 也称为脱水药（dehydrant agent）。主要通过提高血浆渗透压,产生组织脱水作用,并作用于髓袢及肾小管其他部位产生渗透性利尿作用,代表药为甘露醇。

第一节 | 利尿药作用的生理学基础

尿液的生成是通过肾小球滤过、肾小管和集合管的重吸收及分泌而实现的,利尿药通过作用于肾单位的不同部位而发挥利尿作用(图 24-1)。

(一)肾小球滤过

血液中的成分除蛋白质和血细胞外,其他成分均可经肾小球滤过而形成原尿。正常成人每日原尿量可达 180L,但排出的终尿仅为 1～2L,表明约 99% 的原尿在肾小管和集合管被重吸收。强心苷、氨茶碱、多巴胺等药物可通过加强心肌收缩力、扩张肾血管、增加肾血流量和肾小球滤过率,使原尿生成增加,但由于肾脏存在球-管平衡的调节机制,这些药物并不能使终尿量明显增多,利尿作用很弱。

(二)肾小管和集合管的重吸收

1. **近曲小管** 原尿中约 85% NaHCO₃、40% NaCl、葡萄糖、氨基酸和其他所有可滤过的有机溶质通过近曲小管特定的转运系统被重吸收,60% 的水被动重吸收以维持近曲小管液体渗透压的稳定。与利尿药作用关系最密切的是 NaHCO₃ 和 NaCl 的重吸收。在目前应用的利尿药中,只有碳酸酐酶抑

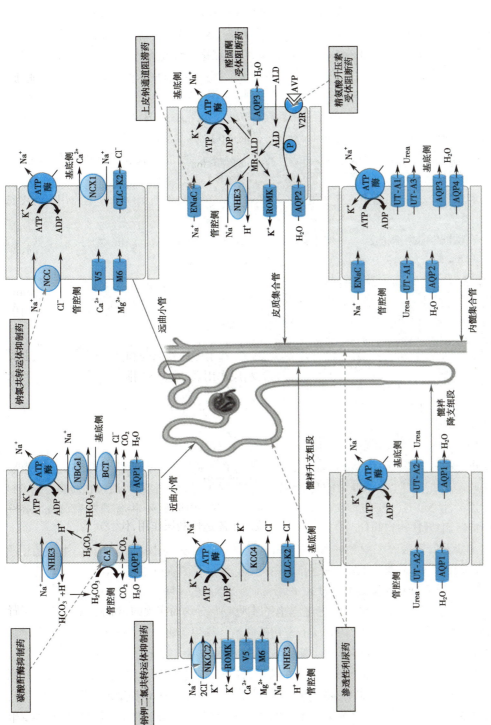

图 24-1　利尿药作用部位及靶点

注：ALD，醛固酮；AQP，水通道；AVP，精氨酸血管升压素；BCT，碳酸氢根氯转运体；CA，碳酸酐酶；CLC-K，肾特异性氯通道；ENaC，上皮钠通道；KCC，钾氯共转运体；M6，镁通道；MR-ALD，醛固酮-受体复合物；NBCe1，钠碳酸氢共转运体；NCC，钠氯共转运体；NCX，钠钙交换体；NHE，钠氢交换体；NKCC，钠钾二氯共转运体；ROMK，肾外髓钾通道；Urea，尿素；UT，尿素通道；V5，钙通道；V2R，升压素受体。

制药主要在近曲小管中起作用。

近曲小管重吸收 $NaHCO_3$ 由近曲小管顶质膜(管腔面)的 Na^+-H^+ 交换体(Na^+-H^+exchanger)所触发。该转运系统促进管腔内的 Na^+ 进入细胞,交换细胞内的 H^+。基侧质膜的 Na^+-K^+-ATP 酶(Na^+-K^+-ATPase)将吸收进入细胞内的 Na^+ 泵出细胞,进入间质。H^+ 分泌进入管腔与 HCO_3^- 生成 H_2CO_3。后者进一步分解成为 CO_2 和水,然后迅速进入细胞,在细胞内再水化成为 H_2CO_3。H_2CO_3 在细胞内分解后,H^+ 用于 Na^+-H^+ 交换,HCO_3^- 经一种特殊的转运体转运通过基侧质膜入血。管腔内的脱水反应和细胞内的再水化反应均由碳酸酐酶(carbonic anhydrase,CA)催化。碳酸酐酶抑制药通过抑制碳酸酐酶的活性产生利尿作用。

在近曲小管远端,HCO_3^- 和有机溶质被小管液带走,此时小管液中主要含有 NaCl。Na^+ 被持续重吸收,但 Na^+-H^+ 交换体驱动的 H^+ 的分泌则不再继续与 HCO_3^- 结合,游离 H^+ 导致管腔 pH 降低,激活 Cl^--碱交换体(Cl^--base exchanger),最终净吸收 NaCl。目前尚无利尿药影响该过程。

由于近曲小管表达的水通道(aquaporin,AQP)对水有高度通透性,水被小管内外渗透压差驱动而重吸收,管腔液的渗透压和 Na^+ 浓度在整个近曲小管保持恒定。

2. 髓袢降支细段　此段细胞膜存在水通道(aquaporin,AQP),在髓质组织高渗的作用下高度选择性地重吸收水。

3. 髓袢升支粗段髓质和皮质部　原尿中约 35% 的 Na^+ 在此段被重吸收。髓袢升支粗段对 NaCl 的重吸收依赖于管腔膜上的钠钾二氯共转运体(Na^+-K^+-2Cl^-cotransporter)。

进入细胞内的 Na^+ 由基侧质膜上的 Na^+-K^+-ATP 酶主动转运至组织,在细胞内蓄积的 K^+ 扩散返回管腔,形成 K^+ 的再循环,造成管腔内正电位,驱动 Mg^{2+} 和 Ca^{2+} 的重吸收。因此,作用于髓袢升支粗段的利尿药,不仅增加 NaCl 的排出,也增加 Ca^{2+} 和 Mg^{2+} 的排出。

此段不通透水,因而该段在尿液的稀释和浓缩机制中具有重要意义。不仅稀释了管腔液,而且重吸收的 Na^+ 维持髓质组织的高渗,当尿液流经集合管时,在抗利尿激素(antidiuretic hormone,ADH)的调节下,大量的水被再吸收,使尿液浓缩。钠钾二氯共转运体抑制药减少 NaCl 的重吸收,一方面降低了肾的稀释功能,另一方面由于髓质的高渗无法维持而降低了肾的浓缩功能,排出大量接近于等渗的尿液,产生强大的利尿作用。

4. 远曲小管　尿液中约 10% 的 NaCl 在远曲小管主要通过钠氯共转运体(Na^+-Cl^-cotransporter)被重吸收。与升支粗段一样,远曲小管近段和中段不通透水,NaCl 的重吸收进一步稀释了小管液。钠氯共转运体抑制药通过抑制 Na^+-Cl^- 共同转运体而产生利尿作用。另外,Ca^{2+} 通过顶质膜上的 Ca^{2+} 通道和基侧质膜上的 Na^+-Ca^{2+} 交换体(Na^+-Ca^{2+}exchanger)而被重吸收,甲状旁腺激素(parathyroid hormone,PTH)可以调节这个过程。

5. 集合管　集合管重吸收尿中 2%~5% 的 NaCl,重吸收的机制与其他节段不同。主细胞顶质膜通过分别的通道转运 Na^+ 和排出 K^+,进入主细胞内的 Na^+ 通过基侧质膜的 Na^+-K^+-ATP 酶转运进入血液循环。由于 Na^+ 进入细胞的驱动力超过 K^+ 的分泌,因而 Na^+ 的重吸收要超过 K^+ 的分泌,可产生显著的管腔负电位,该负电位驱动 Cl^- 通过旁细胞途径吸收入血。

由于集合管管腔 Na^+ 的浓度与 K^+ 的分泌有密切的联系。作用于集合管上游的利尿药如果增加 Na^+ 的排出,则将促进集合管 K^+ 的分泌。而且如果 Na^+ 的排出是与离子结合的方式,如与 HCO_3^- 结合,Cl^- 则不容易在集合管被重吸收,导致管腔的负电位增加,进一步促进 K^+ 的分泌。

醛固酮(aldosterone)通过对基因转录的影响,增加顶质膜 Na^+ 通道和 K^+ 通道的活性以及 Na^+-K^+-ATP 酶的活性,促进 Na^+ 的重吸收以及 K^+ 的分泌。醛固酮受体阻断药和上皮钠通道阻滞药作用于此部位,它们又称为保钾利尿药。

影响尿浓缩的最后关键是抗利尿激素(也称血管升压素,vasopressin)。抗利尿激素通过调控集合管主细胞表达的水通道 AQP2 的向细胞膜的转移过程,即所谓的"穿梭机制",增加集合管主细胞对水的通透性。肾脏内髓组织的高尿素浓度主要由表达于髓袢降支细段、集合管末端和直小血管降支的尿素通道(urea transporters)所介导的肾内尿素循环所决定,其也受抗利尿激素调控。高浓度的尿素与 NaCl 共同形成肾内髓组织高渗透压,促使水在管内外渗透压差的作用下,通过集合管主细胞表达的水通道被重吸收。精氨酸升压素受体阻断药减少细胞囊泡内水通道 AQP2 向腔面膜的运输和调控 AQP2 基因表达,单纯抑制水的重吸收发挥利尿作用。

第二节 ｜ 常用利尿药

一、钠钾二氯共转运体抑制药

本类药物主要作用部位在髓袢升支粗段,选择性地抑制钠钾二氯共转运体,减少 NaCl 的重吸收。由于本类药物对 NaCl 的重吸收具有强大的抑制能力,且不易导致酸中毒,是目前最强效的利尿药。常用药物有呋塞米、托拉塞米和布美他尼。

呋塞米

呋塞米(furosemide)又名速尿,是钠钾二氯共转运体抑制药中最先应用于临床、最具代表性的药物,其利尿作用迅速、强大、短暂。

【体内过程】　口服迅速吸收,生物利用度 50%～75%,血浆蛋白结合率为 91%～97%,分布容积为 0.11～0.18L/kg。半衰期为 1.5～2 小时。主要以原形经近曲小管有机酸分泌机制从肾脏排泄。

【药理作用】

1. 利尿　呋塞米可逆地结合髓袢升支粗段的钠钾二氯共转运体,减少 Na^+、K^+ 和 Cl^- 的重吸收,降低肾的稀释功能和浓缩功能,排出大量等渗尿,利尿作用快而强。由于 K^+ 重吸收减少,降低了由 K^+ 再循环造成的管腔膜正电位,使 Ca^{2+}、Mg^{2+} 重吸收的驱动力相应减少,从而增加其排出,长期应用可引起低镁血症。虽然 Ca^{2+} 的重吸收也减少,但当尿液流经远曲小管时,Ca^{2+} 仍可被重吸收,所以较少发生低钙血症。输送到远曲小管和集合管的 Na^+ 增加,促进 Na^+-K^+ 交换,从而使 K^+ 的排泄进一步增加。呋塞米排出 Cl^- 多于 Na^+,长期应用可引起低氯性碱中毒;排 K^+ 增加,可引起低钾血症。大剂量呋塞米可抑制近曲小管的碳酸酐酶活性,使 HCO_3^- 排出增加。短期用药能增加尿酸排泄,而长期用药则可引起高尿酸血症。

2. 扩张血管　抑制前列腺素(PG)分解酶的活性,使 PGE_2 含量增加,还可以降低血管对血管收缩因子(如血管紧张素 II 和去甲肾上腺素)的反应性,以及开放阻力血管钾离子通道,起扩张血管作用。扩张肾血管,降低肾血管阻力,使肾血流量尤其是肾皮质血流量增加,可预防急性肾衰竭。扩张肺部容量静脉,降低肺毛细血管通透性,加上其利尿作用,快速增加全身静脉血容量使回心血量减少,左心室舒张末期压力降低,有助于急性左心衰竭和肺淤血的治疗。

【临床应用】

1. 水肿性疾病　治疗心脏、肝、肾等病变引起的各类水肿,与其他药物合用治疗急性肺水肿和急性脑水肿等。

2. 高血压危象　虽然不作为治疗原发性高血压的首选药物,但当钠氯共转运体抑制药疗效不佳,尤其当伴有肾功能不全或出现高血压危象时,呋塞米尤为适用。

3. 预防急性肾衰竭　可用于各种原因导致肾脏血流灌注不足,如失水、休克、中毒、麻醉意外以及循环功能不全等,在纠正血容量不足的同时及时应用,可减少急性肾小管坏死的机会。

4. 高钾血症、高钙血症、稀释性低钠血症(尤其是当血钠浓度低于 120mmol/L 时,勿用大剂量)、抗利尿激素分泌失调综合征(syndrome of inappropriate secretion of antidiuretic hormone,SIADH)、急性药物/毒物中毒。

5. 放射性核素检查　卡托普利加呋塞米介入肾动态显像,是诊断肾动脉狭窄的无创性方法,但有一定假阳性和假阴性,临床应结合患者病情综合判定。

【不良反应】　主要有血容量过低,水、电解质紊乱,耳毒性及磺胺类过敏反应。

NOTES

1. **碱中毒**　过度利尿会导致细胞外液体积减少,出现浓缩型碱中毒,在老年患者、慢性肾脏病患者及服用非甾体抗炎药(NSAID)时更为常见。

2. **水、电解质紊乱**　大剂量或长期应用时可出现低钾血症、低氯血症、低氯性碱中毒、低钠血症及相关的口渴、乏力、肌肉酸痛、心律失常等。

3. **过敏反应**　作为磺胺类药物,可引起过敏反应,如皮疹、急性间质性肾炎等,对本药过敏患者应改用依他尼酸。

4. **耳毒性**　可引起可逆性的耳毒性,与血药浓度峰值和输液速率有关。耳鸣、听力障碍多见于大剂量静脉快速注射时,在肾功能不全状态或同时应用氨基糖苷类药物时,低剂量呋塞米也可引起耳毒性。

5. **其他少见不良反应**　有视物模糊、黄视症、光敏感、头晕、头痛、纳差、恶心、呕吐、腹痛、腹泻、胰腺炎、肌肉强直等。

托拉塞米

托拉塞米(torasemide)是新一代高效钠钾二氯共转运体抑制药。抑制 Cl^- 通道,抑制集合管上皮细胞内醛固酮与其受体的结合,降低醛固酮活性,进而起到保钾排钠和利尿作用,因此其排钾作用较呋塞米弱。本药利尿强度是呋塞米的2～4倍,作用持续时间更长,耐受性好。对血钾、血钙、血脂、血糖的影响较小,不具有耳毒性、肾毒性。用于治疗水肿性疾病、慢性心力衰竭、原发性及继发性高血压、肾衰竭、急性毒物或药物中毒。强效、迅速的利尿作用配合液体补充,不仅加速毒物或药物的排泄,而且减轻有毒物质对近曲小管上皮细胞的损害。

布美他尼

布美他尼(bumetanide)的利尿作用为呋塞米的20～40倍。除抑制髓袢升支粗段钠钾二氯共转运体外,对近曲小管重吸收 Na^+ 也有抑制作用,对远曲小管无作用,排 K^+ 作用小于呋塞米。还能抑制前列腺素分解酶的活性,进而增加 PGE_2 含量,起到扩张血管作用。通过扩张肾血管降低肾血管阻力,使肾血流量尤其是肾皮质深部血流量增加,因此可用于预防急性肾衰竭。

二、钠氯共转运体抑制药

本类药物是广泛应用的一类口服利尿药和降压药,各药作用相似,仅所用剂量不同,均能达到同样效果。氢氯噻嗪是本类药物的代表药物,由杂环苯并噻二嗪与一个磺酰胺基组成。常用的噻嗪类尚有氯噻嗪(chlorothiazide)。其他作用于同一靶点的利尿药有吲达帕胺(indapamide)、氯噻酮(chlortalidone,氯酞酮)、美托拉宗(metolazone)、喹乙宗(quinethazone),它们虽无噻嗪环但有磺胺结构,利尿作用与噻嗪类相似。

氢氯噻嗪

【体内过程】　氢氯噻嗪(hydrochlorothiazide)口服吸收迅速,生物利用度为65%～70%,血浆蛋白结合率为40%。95%以原形由肾近曲小管有机酸分泌系统分泌,经尿排出。

【药理作用】

1. **利尿**　抑制远曲小管近端的钠氯共转运体,减少 NaCl 的重吸收,降低肾的稀释功能,而对浓缩功能没有影响。可以抑制碳酸酐酶,增加尿中 HCO_3^- 排出。还可以抑制磷酸二酯酶活性,减少肾小管脂肪酸摄取,降低线粒体耗氧量,从而抑制肾小管对 Na^+ 和 Cl^- 的重吸收。

2. **降压**　用药早期通过利尿作用,降低血容量降压;长期用药则通过扩张血管降压。减少对 Na^+ 和 Cl^- 的重吸收,增加远曲小管尿液中的水和 Na^+,激活致密斑的管-球反射,使肾素、血管紧张素分泌增多,收缩肾脏血管,使肾血流量下降,收缩肾脏入球小动脉和出球小动脉,使肾小球滤过率下降。

【临床应用】　治疗各种水肿性疾病、原发性高血压、中枢性或肾性尿崩症。

【不良反应】

1. **电解质紊乱**　较为常见的是低钾血症,长期缺钾可以损伤肾小管,严重时可引起肾小管上皮的空泡样变,以及严重快速型心律失常等。也可能会出现低氯性碱中毒或者低氯低钾性碱中毒。低钠血症会引起中枢神经系统症状加重和肾损伤。

2. **肾衰竭**　脱水会引起血容量和肾血流量减少,引起肾小球滤过率降低,可加重氮质血症,肾功能严重损害患者可诱发肾衰竭。

3. **肝性脑病**　长期应用时,H^+排出减少,血氨升高,可诱发肝病患者肝性脑病。

4. **胰岛素抵抗**　引起糖耐量降低,血糖升高,产生胰岛素抵抗。对糖耐量正常的患者影响不大,但加重糖尿病患者的病情。

5. **代谢紊乱**　可引起血清总胆固醇和甘油三酯中度升高,低密度脂蛋白和极低密度脂蛋白升高,高密度脂蛋白降低,影响脂代谢。氢氯噻嗪可以竞争性抑制尿酸的分泌,血尿酸升高,诱发痛风。

6. **其他**　可能引起过敏反应、血白细胞减少、血小板减少性紫癜、胆囊炎、胰腺炎、性功能减退、光敏感、色觉障碍等。

吲达帕胺

吲达帕胺(indapamide)具有利尿作用和钙通道阻滞作用。降压作用强效且持久,其使外周血管阻力下降大于利尿作用。用于治疗轻至中度原发性高血压、充血性心力衰竭伴高血压和充血性心力衰竭引起的水钠潴留。不良反应少,不引起血脂改变,对伴有高脂血症的高血压患者可用吲达帕胺替代噻嗪类利尿药。

三、醛固酮受体阻断药

醛固酮通过与在远曲小管末端和集合管的特异性醛固酮(盐皮质激素)受体结合,发挥保 Na^+ 和 H_2O,排 K^+ 和 H^+ 的作用。醛固酮受体阻断药分为两类:一类是非选择性醛固酮受体阻断药,代表药为螺内酯;另一类是选择性醛固酮受体阻断药,代表药为依普利酮,其拮抗醛固酮作用较螺内酯强,对雄激素和黄体酮受体的亲和力极低。

螺内酯

螺内酯(spironolactone)又称安体舒通(antisterone),是人工合成的甾体化合物,其化学结构(图24-2)与醛固酮相似。

【药理作用】　螺内酯是醛固酮的竞争性拮抗药。醛固酮从肾上腺皮质释放后,进入远曲小管远端和集合管上皮细胞,并与胞质内的特异性受体结合成醛固酮-受体复合物,然后转位进入胞核

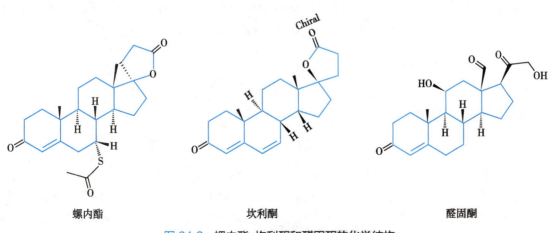

螺内酯　　　　　　　坎利酮　　　　　　　醛固酮

图 24-2　螺内酯、坎利酮和醛固酮的化学结构

诱导靶基因的转录,产生醛固酮诱导蛋白,进而调控 Na^+ 和 K^+ 转运。螺内酯及其代谢产物坎利酮(canrenone)的结构与醛固酮相似(图 24-2),结合到胞质中的醛固酮受体,阻止醛固酮-受体复合物的核转位,拮抗醛固酮作用,减少钠和水的重吸收,表现出排钠保钾和利尿作用。

螺内酯还通过减轻去甲肾上腺素的升压作用,减缓心血管重构;阻断醛固酮刺激产生胶原物质,减轻心肌纤维化;改善血管内皮细胞功能和平滑肌张力,缓解心肌缺血;提高血钾水平,发挥抗心律失常作用。上述药理学机制共同发挥保护心脏作用,适用于治疗充血性心力衰竭。

【临床应用】　利尿作用弱,起效缓慢而持久,服药后 1 天起效,2～4 天达最大效应。其利尿作用与体内醛固酮的浓度有关,仅在体内有醛固酮存在时才发挥作用。

1. **与醛固酮升高有关的顽固性水肿**　对肝硬化和肾病综合征水肿患者较为有效。
2. **充血性心力衰竭**　螺内酯改善充血性心力衰竭患者的状况。

【不良反应】　不良反应较轻,少数患者可引起头痛、困倦与精神紊乱等。久用可引起高钾血症,尤其当肾功能不良时,故肾功能不全者禁用。此外,还有性激素样副作用,可引起男性乳房女性化和性功能障碍、妇女多毛症等,停药可消失。

依普利酮

依普利酮(eplerenone)是选择性醛固酮受体阻断药。口服后约 1.5 小时达到血药峰浓度,$t_{1/2}$ 为 4～6 小时,吸收不受食物的影响。其副作用较小,对高血压、心力衰竭等的疗效较好。依普利酮拮抗醛固酮受体的活性约为螺内酯的 2 倍,对醛固酮受体具有高度的选择性,而对肾上腺糖皮质激素、黄体酮和雄激素受体的亲和性较低,从而克服了螺内酯的促孕和抗雄激素等副作用。

四、上皮钠通道阻滞药

上皮钠通道阻滞药属于保钾利尿药和低效能利尿药。主要有氨苯蝶啶和阿米洛利。

氨苯蝶啶和阿米洛利

【体内过程】　氨苯蝶啶(triamterene)在肝脏代谢,但其活性形式及代谢物也从肾脏排泄。阿米洛利(amiloride)则主要以原形经肾脏排泄。由于氨苯蝶啶消除途径广泛,因此 $t_{1/2}$ 比阿米洛利短,前者为 4.2 小时,后者为 6～9 小时,氨苯蝶啶需频繁用药。

【药理作用及机制】　氨苯蝶啶和阿米洛利虽然化学结构不同,但均作用于远曲小管末端和集合管,通过阻滞管腔上皮钠通道而减少 Na^+ 的重吸收。由于减少 Na^+ 的重吸收,使管腔的负电位降低,驱动 K^+ 分泌的动力减少,抑制了 K^+ 分泌,产生排 Na^+、利尿、保 K^+ 的作用。

阿米洛利在高浓度时,抑制 Na^+-H^+ 和 Na^+-Ca^{2+} 反向转运体(antiporter),可减少 H^+ 和 Ca^{2+} 的排泄。

【临床应用】　氨苯蝶啶和阿米洛常与排钾利尿药合用治疗顽固性水肿。

【不良反应】　不良反应较少。长期服用可致高钾血症,严重肝、肾功能不全及有高钾血症倾向者禁用。偶见嗜睡、恶心、呕吐、腹泻等症状。有报道氨苯蝶啶和吲哚美辛合用可引起急性肾衰竭。

五、碳酸酐酶抑制药

碳酸酐酶抑制药是现代利尿药发展的先驱,是磺胺的衍生物。由于新的利尿药的不断涌现,加之其利尿作用较弱,本类药物现在很少作为利尿药使用。

乙酰唑胺

乙酰唑胺(acetazolamide)又称醋唑磺胺,是碳酸酐酶抑制药的原形药。

【药理作用】　乙酰唑胺通过抑制碳酸酐酶的活性而抑制 HCO_3^- 的重吸收,治疗量时抑制近曲小管约 85% 的 HCO_3^- 的重吸收。由于 Na^+ 在近曲小管可与 HCO_3^- 结合排出,近曲小管 Na^+ 重吸收会减少,水的重吸收减少。但集合管 Na^+ 重吸收会增加,使 K^+ 的分泌相应增多(Na^+-K^+ 交换增多)。因而碳酸酐酶抑制药主要造成尿中 HCO_3^-、K^+ 和水的排出增多。由于碳酸酐酶还参与集合管酸的分泌,因此集合管也是这类药物利尿的次要部位。

乙酰唑胺还抑制肾脏以外部位碳酸酐酶依赖的 HCO_3^- 的转运。如眼睫状体向房水中分泌 HCO_3^-,以及脉络丛向脑脊液分泌 HCO_3^-,减少房水和脑脊液的生成量。

【临床应用】

1. 青光眼　减少房水的生成,降低眼内压,对多种类型的青光眼有效。

2. 急性高山病　登山者在急速登上 3 000m 以上时会出现无力、头晕、头痛和失眠的症状,严重时会出现肺水肿或脑水肿而危及生命。乙酰唑胺可减少脑脊液的生成和降低脑脊液及脑组织的 pH,减轻症状,改善机体功能。在开始攀登前 24 小时口服乙酰唑胺可起到预防作用。

3. 碱化尿液　采用乙酰唑胺碱化尿液可促进尿酸、胱氨酸和弱酸性物质的排泄,但只在使用初期有效,长时间服用乙酰唑胺要注意补充碳酸氢盐。

4. 代谢性碱中毒　持续性代谢性碱中毒多数是因为体内 K^+ 和血容量减少或是因为体内盐皮质激素水平过高所致,一般应针对这些病因治疗。但当心力衰竭患者在使用过多利尿药造成代谢性碱中毒时,由于补盐可能会增加心室充盈压,因而可使用乙酰唑胺。此外乙酰唑胺在纠正碱中毒的同时,其微弱的利尿作用也对心力衰竭有益。还可用于迅速纠正呼吸性酸中毒继发的代谢性碱中毒。

5. 其他　用于癫痫的辅助治疗、伴有低钾血症的周期性瘫痪,以及严重高磷酸盐血症,以增加磷酸盐的尿排泄等。

【不良反应】

1. 过敏反应　作为磺胺的衍生物,可能会造成骨髓抑制、皮肤毒性、磺胺样肾损害,对磺胺过敏的患者易对本药产生过敏反应。

2. 代谢性酸中毒　长时间用药后,体内贮存的 HCO_3^- 减少可导致高氯性酸中毒。酸中毒和 HCO_3^- 耗竭会引起其他肾小管节段对 Na^+ 重吸收增加,因此乙酰唑胺在使用一段时间之后,其利尿作用会显著降低,一般有效利尿作用仅维持 2~3 天。

3. 尿结石　其减少 HCO_3^- 的作用会导致磷酸盐尿和高钙尿症。长期用药也会引起肾脏排泄可溶性物质的能力下降,而且钙盐在碱性 pH 条件下相对难溶,易形成肾结石。

4. 失钾　同时补充 KCl 可以纠正。

5. 其他毒性　较大剂量可引起嗜睡和感觉异常;肾衰竭患者使用该类药物可引起蓄积而造成中枢神经系统毒性。

六、精氨酸升压素受体阻断药

精氨酸升压素受体阻断药可以特异性拮抗精氨酸升压素(arginine vasopressin,AVP),减少肾集合管主细胞囊泡内水通道 AQP2 向腔面膜的运输和调控 *AQP2* 基因表达,单纯抑制水的重吸收发挥利尿作用,其对电解质的排泄影响较小。其可以升高血浆中 Na^+ 浓度,促使多余的水分从尿液中排出,增强肾脏单纯排泄水的能力。

托伐普坦

【体内过程】　口服托伐普坦(tolvaptan)60mg,2~4 小时后出现排水利尿作用和血钠浓度升高。服药 4~8 小时后,血钠浓度最高升高 6mmol/L,尿排泄速度高达 9ml/min。

【药理作用】　与精氨酸升压素 V_2 受体的亲和力是天然精氨酸升压素的 1.8 倍。口服给药时,15~60mg 托伐普坦能够拮抗精氨酸升压素的作用,提高自由水的清除和尿液排泄,降低尿液的渗透压,促使血钠浓度提高。通过尿液排泄钠和钾的量以及血浆钾浓度并没有显著改变。

【临床应用】　治疗高容量性和正常容量性低钠血症,包括伴有心力衰竭、肝硬化以及抗利尿激素分泌失调综合征(SIADH)的患者。也可用于治疗常染色体显性遗传多囊肾病。

【不良反应】　口渴、口干、乏力、便秘、尿频或多尿以及高血糖。

七、渗透性利尿药

本类药又称脱水药,包括甘露醇、山梨醇、高渗葡萄糖、尿素等。静脉注射给药后,可以提高血浆渗透压,产生组织脱水作用。当这些药物通过肾脏时不易被重吸收,使水在近曲小管和髓袢降支的重吸收减少,肾排水增加,产生渗透性利尿作用。该类药一般具备如下特点:①静脉注射后不易通过毛细血管进入组织;②易经肾小球滤过;③不易被肾小管再吸收。

甘露醇

甘露醇(mannitol)为己六醇结构,临床主要用 20% 的高渗溶液静脉注射或静脉滴注。

【药理作用与临床应用】

1. **脱水**　静脉注射后能迅速提高血浆渗透压,使组织间液向血浆转移而产生组织脱水作用,可降低颅内压和眼内压。口服用药则造成渗透性腹泻,可用于从胃肠道消除毒性物质。

甘露醇是治疗脑水肿、降低颅内压的首选药物。也可用于青光眼急性发作和患者术前降低眼内压。

2. **利尿**　静脉注射甘露醇后,血浆渗透压升高,血容量增加,血液黏滞度降低,并通过稀释血液而增加循环血容量及肾小球滤过率。该药在肾小球滤过后不被重吸收,导致肾小管和集合管内渗透压升高,管内外渗透压差的改变使水在近曲小管、髓袢降支和集合管的重吸收减少,甚至可将肾间质的水吸入肾小管和集合管,产生利尿作用。

另外,由于排尿速率的增加,减少了尿液与肾小管上皮细胞接触的时间,使几乎所有电解质的重吸收减少。如抑制髓袢升支对 Na$^+$ 的重吸收,可以降低髓质高渗区的渗透压,进而抑制集合管水的重吸收。一般在 10~20 分钟起效,2~3 小时达高峰,持续 6~8 小时。

可用于预防急性肾衰竭。在少尿时若及时应用甘露醇,通过脱水作用可减轻肾间质水肿。渗透性利尿效应可维持足够的尿量,稀释肾小管内有害物质,保护肾小管免于坏死。甘露醇能改善急性肾衰竭早期的血流动力学变化,对肾衰竭伴有低血压者效果较好。

【不良反应】　注射过快时可引起一过性头痛、眩晕、畏寒和视物模糊。因可增加循环血量而增加心脏负荷,慢性心功能不全者禁用。活动性颅内出血者禁用。

山梨醇

山梨醇(sorbitol)是甘露醇的同分异构体,作用与临床应用同甘露醇,进入人体内大部分在肝内转化为果糖,故作用较弱。易溶于水,可制成 25% 的高渗液使用。

高渗葡萄糖

50% 的高渗葡萄糖(hypertonic glucose)也有脱水及渗透性利尿作用,但因其可部分从血管弥散进入组织中且易被代谢,故作用弱而不持久。停药后,可出现颅内压回升而引起症状反跳,临床上主要用于脑水肿和急性肺水肿,一般与甘露醇合用。

(杨宝学)

本章思维导图

本章目标测试

第二十五章 | 抗高血压药

本章数字资源

凡能降低血压,可用于高血压治疗的药物称为抗高血压药。收缩压/舒张压≥140/90mmHg即为高血压。目前,美国的高血压诊断标准为收缩压/舒张压≥130/80mmHg,可作参考。绝大部分高血压病因不明,称为原发性高血压或高血压病;少数高血压有因可查,称为继发性高血压或症状性高血压。高血压的并发症有脑血管意外(脑卒中)、肾衰竭、心力衰竭、冠心病、眼底病变等,且这些并发症大多可致死或致残。总体而言,高血压人群如不经合理治疗,平均寿命较正常人群缩短15~20年。

原发性高血压的发病机制不明,但已知体内有许多系统与血压的调节有关,其中最主要的有交感神经-肾上腺素系统及肾素-血管紧张素系统(RAS)。此外,血管舒缓素-激肽-前列腺素系统、血管内皮松弛因子-收缩因子系统等都参与了血压的调节。抗高血压药可分别作用于上述不同的环节,降低血压。

第一节 | 抗高血压药物分类

形成动脉血压的基本因素是心输出量和外周血管阻力。前者受心脏功能、回心血量和血容量的影响,后者主要受小动脉紧张度的影响。交感神经系统和RAS调节上述两种因素,使血压维持在一定的范围内。根据各种药物的作用和作用部位,可将抗高血压药物分为下列几类:

1. **利尿药** 如氢氯噻嗪等。
2. **钙通道阻滞药** 如硝苯地平等。
3. **肾上腺素受体阻断药**
（1）β受体阻断药:如普萘洛尔等。
（2）α_1受体阻断药:如哌唑嗪等。
4. **肾素-血管紧张素系统抑制药**
（1）血管紧张素转化酶(ACE)抑制药:如卡托普利等。
（2）血管紧张素1型受体(AT_1)阻断药:如氯沙坦等。
（3）肾素抑制药:如阿利吉仑。
5. **交感神经抑制药**
（1）中枢性降压药:如可乐定等。
（2）神经节阻断药:如樟磺咪芬等。
（3）去甲肾上腺素能神经末梢阻断药:如利血平等。
6. **血管扩张药** 如肼屈嗪和硝普钠等。

目前,国内外应用广泛或称为第一线抗高血压药物的是利尿药、钙通道阻滞药、β受体阻断药、ACE抑制药、AT_1受体阻断药,统称为常用抗高血压药物。其他抗高血压药物如中枢性降压药和血管扩张药等较少单独应用。

第二节 | 常用抗高血压药物

一、利尿药

限制钠盐的摄入是治疗早期高血压的手段之一。随着20世纪50年代噻嗪类利尿药的问世,以

NOTES

217

药物改变体内 Na^+ 平衡成为治疗高血压的主要方法之一。各类利尿药单用即有降压作用，并可增强其他降压药的作用。

利尿药降低血压的确切机制尚不十分明确。用药初期，利尿药可减少细胞外液容量及心输出量。长期给药后，心输出量逐渐恢复至给药前水平而降压作用仍能维持，此时细胞外液容量仍有一定程度的减少。若维持有效的降压作用，血浆容量通常比治疗前减少约 5%，伴有血浆肾素水平持续升高，说明体内 Na^+ 持续减少。利尿药长期使用可降低血管阻力，但该作用并非直接作用，因为利尿药在体外对血管平滑肌无作用，在肾切除的患者及动物使用利尿药也不能发挥降压作用。利尿药降低血管阻力最可能的机制是持续地降低体内 Na^+ 浓度及降低细胞外液容量。平滑肌细胞内 Na^+ 浓度降低可能导致细胞内 Ca^{2+} 浓度降低，从而使血管平滑肌对缩血管物质的反应性减弱。

噻嗪类利尿药是利尿降压药中最常用的一类。大规模临床试验表明，噻嗪类利尿药可降低高血压并发症如脑卒中和心力衰竭的发病率及死亡率。单独使用噻嗪类作降压治疗时，剂量应尽量小。研究发现许多患者使用小剂量（12.5mg）的氢氯噻嗪（hydrochlorothiazide）或氯噻酮（chlortalidone）即有降压作用，超过 25mg 时降压作用并不一定增强，反而可能使不良反应发生率增加。因此，建议单用利尿药降压时的剂量不宜超过 25mg，若 25mg 仍不能有效地控制血压，则应合用或换用其他类型抗高血压药。单用噻嗪类降压药治疗，尤其是长期使用时，应合并使用留钾利尿药或合用血管紧张素转化酶抑制药以减少 K^+ 的排出。长期大量使用噻嗪类除引起电解质改变外，尚对脂质代谢、糖代谢产生不良影响。对合并有氮质血症或尿毒症的高血压患者、高血压危象患者，可选用高效利尿药呋塞米。吲达帕胺（indapamide）不良反应少，不引起血脂改变，故伴有高脂血症的患者可用吲达帕胺代替噻嗪类利尿药。

二、钙通道阻滞药

血管平滑肌细胞的收缩有赖于细胞内游离钙，若抑制了钙离子的跨膜转运，则可使细胞内游离钙浓度下降。钙通道阻滞药通过减少细胞内钙离子含量而松弛血管平滑肌，进而降低血压。钙通道阻滞药品种繁多，结构各异。从化学结构上可将其分为二氢吡啶类和非二氢吡啶类。前者对血管平滑肌具有选择性，较少影响心脏，作为抗高血压药常用的有硝苯地平（nifedipine）、尼群地平（nitrendipine）、氨氯地平（amlodipine）等。非二氢吡啶类包括维拉帕米等，对心脏和血管均有作用。

硝苯地平

【药理作用】　硝苯地平（nifedipine）作用于血管平滑肌细胞膜 L 型钙通道，通过抑制钙离子从细胞外进入细胞内，而使细胞内钙离子浓度降低，导致小动脉扩张，总外周血管阻力下降而降低血压。由于周围血管扩张，可引起交感神经活性反射性增强而引起心率加快。

【临床应用】　对轻、中、重度高血压均有降压作用，亦适用于合并有心绞痛或肾脏疾病、糖尿病、哮喘、高脂血症及恶性高血压患者。目前多推荐使用缓释片、控释片，以减轻迅速降压造成的反射性交感活性增加。

【不良反应及药物相互作用】　见第二十一章离子通道概论及钙通道阻滞药。

尼群地平

尼群地平（nitrendipine）作用与硝苯地平相似，但对血管松弛作用较硝苯地平强，降压作用温和而持久，适用于各型高血压。每日口服 1～2 次。不良反应与硝苯地平相似，肝功能不良者宜慎用或减量，可增加地高辛血药浓度。

尼群洛尔（nitrendipine and atenolol）是我国实施药品管理法以来首个原创单片复方制剂，由尼群地平与 β_1 受体阻断药阿替洛尔组成，经概率和药效学研究确定两药疗效协同的最佳配比，在减少两药用量的同时协同发挥降压、器官保护作用，克服二氢吡啶类钙通道阻滞药反射性心率加快等副作用。该药为长效类药物,每日口服 1 次。自 2009 年应用以来,广泛用于治疗各型高血压。

拉西地平

拉西地平(lacidipine)血管选择性强,不易引起反射性心动过速和心输出量增加,用于轻、中度高血压。降压作用起效慢、持续时间长,每日口服 1 次。具有抗动脉粥样硬化作用。不良反应有心悸、头痛、面红、水肿等。

氨氯地平

氨氯地平(amlodipine)作用与硝苯地平相似,但降压作用较硝苯地平平缓,持续时间较硝苯地平显著延长。每日口服 1 次。不良反应同拉西地平。

以上各种钙通道阻滞药均有良好的降压作用。短效药硝苯地平等价格低廉,降压效果确切,最为常用。从保护高血压靶器官免受损伤的角度,以长效类如氨氯地平等为佳,但价格较贵。中效类如尼群地平等效果确切、价格低廉。单片复方制剂尼群洛尔为长效类药物,疗效确切、价格低廉。

三、β肾上腺素受体阻断药

不同的 β 受体阻断药在许多方面如脂溶性、对 β_1 受体的选择性、内在拟交感活性及膜稳定性等方面有所不同,但均广泛用于各种程度的高血压。长期应用一般不引起水钠潴留,亦无明显的耐受性。不具内在拟交感活性的 β 受体阻断药可增加血浆甘油三酯浓度,降低 HDL-Ch,而有内在拟交感活性者对血脂影响很小或无影响。

普萘洛尔

【体内过程】 普萘洛尔(propranolol)为高度亲脂性化合物,口服吸收完全,肝脏首过消除显著,生物利用度约为 25%,且个体差异较大。$t_{1/2}$ 约为 4 小时,但降压作用持续时间较长,可 1~2 次 /d。

【药理作用】 普萘洛尔为非选择性 β 受体阻断药,对 β_1 和 β_2 受体具有相同的亲和力,缺乏内在拟交感活性。可通过多种机制产生降压作用,包括减少心输出量、抑制肾素释放、在不同水平抑制交感神经系统活性(中枢部位、压力感受性反射及外周神经水平)和增加前列环素的合成等。

【临床应用】 用于各种程度的原发性高血压。可作为抗高血压药单独应用,也可与其他抗高血压药合用。对心输出量及肾素活性偏高者疗效较好,高血压伴有心绞痛、偏头痛、焦虑症等选用 β 受体阻断药较为合适。

【不良反应及药物相互作用】 见第十一章肾上腺素受体阻断药。

阿替洛尔

阿替洛尔(atenolol)降压机制与普萘洛尔相同,对心脏的 β_1 受体有较高的选择性,而对血管及支气管 β_2 受体的影响较小。但较大剂量时对血管及支气管平滑肌的 β_2 受体也有作用。无膜稳定作用,无内在拟交感活性。口服用于治疗各种程度高血压。降压作用持续时间较长,每日服用 1 次。

此外,选择性 β_1 受体阻断药美托洛尔(metoprolol)、比索洛尔(bisoprolol)、倍他洛尔(betaxolol)等也用于高血压治疗。

拉贝洛尔

拉贝洛尔(labetalol)在阻断 β 受体的同时也阻断 α 受体。其中阻断 β_1 和 β_2 受体的作用强度相似,对 α_1 受体作用较弱,对 α_2 受体则无作用。本品适用于各种程度的高血压及高血压急症、妊娠期高血压、嗜铬细胞瘤、麻醉或手术时高血压。大剂量可致直立性低血压。

卡维地洛

卡维地洛（carvedilol）为 α、β 受体阻断药，阻断 β 受体的同时具有舒张血管作用。口服首过消除显著，生物利用度 22%，药效维持可达 24 小时。不良反应与普萘洛尔相似，但不影响血脂代谢。用于治疗轻度及中度高血压或伴有肾功能不全、糖尿病的高血压患者。

四、血管紧张素转化酶抑制药

ACE 抑制药的应用，是抗高血压药物治疗学上的一大进步。1981 年，卡托普利作为首个 ACE 抑制药获准治疗高血压，目前至少有 18 个 ACE 抑制药应用于临床。该类药能抑制 ACE 活性，使血管紧张素Ⅱ（AngⅡ）的生成减少以及缓激肽的降解减少，扩张血管，降低血压。该类药物不仅具有良好的降压效果，而且具有器官保护作用，对高血压患者的并发症及一些伴发疾病有良好治疗效果。该类药物亦作为伴有糖尿病、左心室肥厚、左心功能障碍及急性心肌梗死的高血压患者的首选药物。因阻断醛固酮，可以增强利尿药的作用。有轻度潴留 K^+ 的作用，伴有高钾血症倾向的患者应用时尤为注意。血管神经性水肿是该类药少见且严重的不良反应。服药后患者发生顽固性咳嗽（无痰干咳）往往是停药的原因之一。

卡托普利

【药理作用】　卡托普利（captopril，巯甲丙脯酸，甲巯丙脯酸）具有轻至中等强度的降压作用，降低外周阻力，增加肾血流量，不伴反射性心率加快。其降压机制如下：抑制 ACE，使 AngⅠ转变为 AngⅡ减少，产生血管舒张作用；同时减少醛固酮分泌，以利于排钠；特异性肾血管扩张加强排钠作用；抑制缓激肽的水解，使缓激肽增多；抑制交感神经系统活性。

【临床应用】　适用于各型高血压，目前为抗高血压治疗的一线药物之一。60%～70% 的患者单用本品能使血压控制在理想水平，加用利尿药则 95% 患者有效。尤其适用于合并有糖尿病及胰岛素抵抗、左心室肥厚、心力衰竭、急性心肌梗死的高血压患者，可明显改善生活质量且无耐受性，连续用药 1 年以上疗效不会下降，而且停药后不发生反跳现象。与利尿药合用于重型或顽固性高血压疗效较好。

【不良反应及药物相互作用】　见第二十三章作用于肾素-血管紧张素系统的药物。

依那普利

依那普利（enalapril）为不含巯基的长效、高效 ACE 抑制药。依那普利为前体药，在体内被肝脏酯酶水解转化为依那普利拉（苯丁羧脯酸，enalaprilat），后者能与 ACE 持久结合而发挥抑制作用。降压机制与卡托普利相似，但抑制 ACE 的作用较卡托普利强 10 倍，能降低总外周血管阻力，增加肾血流量，降压作用强而持久。口服后最大降压作用出现在服药后 6～8 小时，作用持续时间较长。剂量超过 10mg 后，增加剂量只延长作用持续时间，主要用于高血压的治疗。研究显示对心功能的有益影响优于卡托普利。不良反应、药物相互作用与卡托普利相似，无典型的青霉胺样反应（皮疹、嗜酸性粒细胞增多等）。引起咳嗽等不良反应明显，合并有心力衰竭时低血压亦较多见，应适当控制剂量。

其他 ACE 抑制药包括赖诺普利（lisinopril）、贝那普利（benazepril）、福辛普利（fosinopril）、喹那普利（quinapril）、雷米普利（ramipril）、培哚普利（perindopril）和西拉普利（cilazapril）等。它们的共同特点是长效，每天只需服用 1 次。除了赖诺普利外，其余均为前体药。作用及临床应用同依那普利。

五、AT$_1$ 受体阻断药

血管紧张素Ⅱ可作用于两种受体，即血管紧张素 1 型和 2 型受体（AT$_1$ 和 AT$_2$ 受体）。目前应用于临床的血管紧张素受体阻断药为 AT$_1$ 受体阻断药，具有良好的降压作用和器官保护作用。1995

年,氯沙坦作为首个 AT_1 受体阻断药获准治疗高血压,目前至少有 10 个 AT_1 受体阻断药用于临床。这些药物包括:氯沙坦(losartan)、阿利沙坦酯(allisartan isoproxil)、坎地沙坦(candesartan)、奥美沙坦(olmesartan)、替米沙坦(telmisartan)、他索沙坦(tasosartan)、依普沙坦(eprosartan)、厄贝沙坦(irbesartan)、缬沙坦(valsartan)、阿齐沙坦(azilsartan)。有些药物是无活性前药(prodrug),需经体内代谢转化为活性产物才能发挥作用。与 ACE 抑制药比较,AT_1 受体阻断药对 AT_2 受体的器官保护作用具有增强作用;可阻断 ACE 途径和非 ACE 途径(如糜酶途径)几乎所有血管紧张素Ⅱ的有害作用;不影响缓激肽等物质的生化代谢,几乎不出现干咳、血管神经性水肿不良反应。

氯沙坦

【药理作用】　氯沙坦(losartan)竞争性阻断 AT_1 受体,为第一个用于临床的非肽类 AT_1 受体阻断药。在体内转化成 5-羧基酸性代谢产物 EXP3174,后者有非竞争性 AT_1 受体阻断作用。它们都能与 AT_1 受体选择性地结合,对抗 AngⅡ的绝大多数药理学作用,从而产生降压作用。

【临床应用】　可用于各型高血压,若 3～6 周后血压下降仍不理想,可加用利尿药。

【不良反应及药物相互作用】　见第二十三章作用于肾素-血管紧张素系统的药物。

阿利沙坦酯

阿利沙坦酯(allisartan isoproxil)是我国原创药物,通过对氯沙坦(losartan)的药理学研究及结构改造而产生。氯沙坦在体内经肝脏 CYP450 酶多步代谢,生成多种代谢产物,主要通过代谢产物 EXP3174 发挥抗高血压治疗作用(EXP3174 阻断 AT_1 受体的活性比氯沙坦强 30 倍),其他代谢产物多与不良反应有关。鉴于此,在 EXP3174 基础上进行结构改造、筛选优化,最终成功研发出阿利沙坦酯。该药属前药,经胃肠道酯酶水解直接生成 EXP3174 发挥治疗作用,因其代谢产物单一,故不良反应较少(图 25-1)。本药自 2013 年应用以来,广泛用于治疗各型高血压。

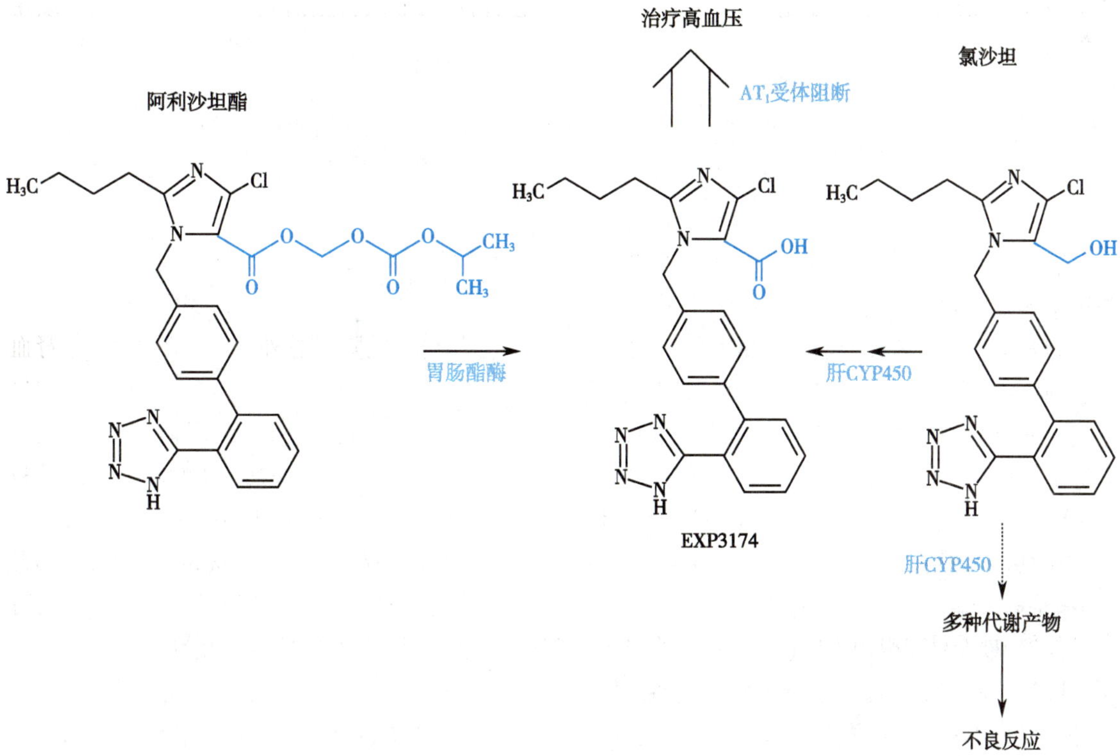

图 25-1　阿利沙坦酯与氯沙坦的代谢途径和药理作用比较示意图

此外,沙库巴曲缬沙坦(sacubitril valsartan)是一个可阻断AT_1受体和抑制中性内肽酶(neprilysin, NEP;又称脑啡肽酶)的双靶标药物——血管紧张素受体中性内肽酶抑制药(angiotensin receptor neprilysin inhibitor,简称为 ARNI 类药物)。自 2015 年被批准用于治疗心力衰竭,2021 年 6 月我国还批准该药用于治疗高血压。详见第二十六章治疗心力衰竭的药物。

第三节 | 其他抗高血压药物

一、中枢性降压药

中枢性降压药包括可乐定、甲基多巴、胍法辛、胍那苄、莫索尼定和利美尼定等。以往认为可乐定的降压作用主要是通过作用于延髓背侧孤束核(nucleus of the solitary tract,NTS)肾上腺素 α_2 受体,后来发现其降压作用还与延髓头端腹外侧区(rostral ventrolateral medulla,RVLM)咪唑啉 I_1 受体有关。这两个核团的两种受体之间有协同作用,可乐定的降压作用是以上两种受体共同作用的结果。而莫索尼定等主要作用于咪唑啉受体,甲基多巴则作用于孤束核 α_2 受体(图 25-2)。

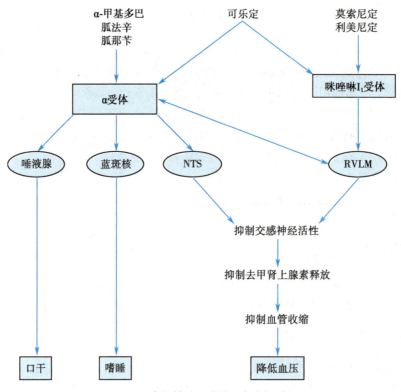

图 25-2　中枢性降压药作用机制示意图

可乐定

【体内过程】　可乐定(clonidine)口服易吸收,服药后 1.5～3 小时血药浓度达峰值,$t_{1/2}$ 为 5.2～13 小时,口服生物利用度为 71%～82%,血浆蛋白结合率为 20%,约 50% 以原形药从尿中排出,能透过血脑屏障。

【药理作用】　降压作用中等偏强,并可抑制胃肠分泌及运动,对中枢神经系统有明显的抑制作用。降压机制主要是通过兴奋延髓背侧孤束核突触后膜的 α_2 受体,抑制交感神经中枢的传出冲动,使外周血管扩张,血压下降。此外,也作用于延髓头端腹外侧区的咪唑啉 I_1 受体,使交感神经张力下降,外周血管阻力降低,从而产生降压作用。引起的口干、嗜睡等副作用主要由 α_2 受体介导。过大剂量也可兴奋外周血管平滑肌上的 α_2 受体,引起血管收缩,使降压作用减弱。

【临床应用】　适于治疗中度高血压,常用于其他药无效时。不影响肾血流量和肾小球滤过率,可用于高血压的长期治疗。与利尿药合用有协同作用,可用于治疗重度高血压。口服也用于预防偏头痛或作为治疗吗啡类镇痛药成瘾者的戒毒药,还可用于戒烟。其溶液剂滴眼用于治疗开角型青光眼。

【不良反应】　常见的不良反应是口干和便秘。其他有嗜睡、抑郁、眩晕、血管性水肿、腮腺肿痛、恶心、心动过缓、食欲缺乏等。有停药反跳现象。不宜用于高空作业或驾驶机动车辆的人员,以免因精力不集中、嗜睡而导致事故发生。

【药物相互作用】　能加强其他中枢神经系统抑制药的作用,合用时应慎重。三环类化合物如丙米嗪等药物在中枢可与其发生竞争性拮抗,抵消可乐定的降压作用,二者不宜合用。

莫索尼定

莫索尼定(moxonidine)为第二代中枢性降压药,作用与可乐定相似,但对咪唑啉 I_1 受体的选择性比可乐定高。降压效能略低于可乐定,这与其对 α_2 受体作用较弱有关,因为这两种受体在对血压的控制中有协同作用。

由于选择性较高,莫索尼定的不良反应少,无明显镇静作用,亦无停药反跳现象。长期用药也有良好的降压效果,并能逆转高血压患者的心肌肥厚,适用于治疗轻、中度高血压。

二、血管平滑肌扩张药

血管平滑肌扩张药通过直接扩张血管而产生降压作用。其中一些药物如肼屈嗪等,主要扩张小动脉,对容量血管无明显作用,由于小动脉扩张,外周阻力下降而降低血压;同时通过压力感受性反射兴奋交感神经,出现心率加快、心肌收缩力加强、心输出量增加,从而部分对抗了其降压效力;且有心悸、诱发心绞痛等不良反应;还反射性激活 RAS,增加肾上腺醛固酮分泌,导致水钠潴留;并可能增加高血压患者的心肌肥厚程度。另一些药物如硝普钠对小动脉和静脉均有扩张作用,由于扩张静脉,使回心血量减少,因此不增加心排出量,但可反射性兴奋交感神经。血管平滑肌扩张药不会引起直立性低血压及阳痿等。由于直接扩张血管平滑肌的药物不良反应较多,一般不单独用于治疗高血压,仅在其他降压药无效时才加用该类药物。

硝普钠

硝普钠(sodium nitroprusside)属硝基扩张血管药,也称一氧化氮(NO)供体药。

【体内过程】　口服不吸收,静脉滴注给药起效快。本品在体内产生的 CN^- 可被肝脏转化成 SCN^-,经肾排泄。

【药理作用】　可直接松弛小动脉和静脉平滑肌,能在血管平滑肌内代谢产生具有强大的舒张血管平滑肌作用的NO。研究证明,血管内皮细胞释放的松弛因子,即内源性舒血管因子(endothelium-derived relaxing factor,EDRF)就是NO,该因子是一种内源性血管舒张物质。NO可激活血管平滑肌细胞内的鸟苷酸环化酶,促进 cGMP 的形成,从而产生血管扩张作用(图 25-3)。本品属于非选择性血管扩张药,很少影响局部血流分布,一般不降低冠脉血流、肾血流及肾小球滤过率。

【临床应用】　适用于高血压急症的治疗和手术麻醉时的控制性低血压。也可用于高血压合并心力衰竭或嗜铬细胞瘤发作引起的血压升高。

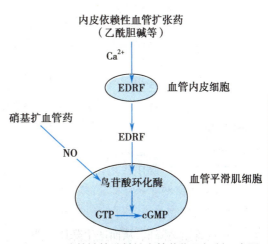

图 25-3　硝普钠等硝基扩血管药作用机制示意图

【不良反应】　静脉滴注时可出现恶心、呕吐、精神不安、肌肉痉挛、头痛、皮疹、出汗、发热等。大剂量或连续使用(特别在肝、肾功能损害的患者),可引起血浆氰化物或硫氰化物浓度升高而中毒,可导致甲状腺功能减退。用药时须严密监测血浆氰化物浓度。

三、神经节阻断药

神经节阻断药对交感神经节和副交感神经节均有阻断作用,它对效应器的具体效应则视两类神经对该器官的支配以何者占优势而定。由于交感神经对血管的支配占优势,用神经节阻断药后,则使血管特别是小动脉扩张,总外周阻力下降,加上静脉扩张,回心血量和心输出量减少,结果使血压显著下降。又因肠道、眼、膀胱等平滑肌和腺体以副交感神经占优势,因此用药后常出现便秘、扩瞳、口干、尿潴留等。

本类药物曾广泛用于高血压的治疗,但由于副作用较多,降压作用过强过快,现已仅限用于一些特殊情况,如高血压危象、主动脉夹层动脉瘤、外科手术中的控制性低血压等。

本类药物有:樟磺咪芬(trimetaphan camsilate)、美卡拉明(mecamylamine)、六甲溴铵(hexamethonium bromide)等。

四、α₁肾上腺素受体阻断药

用于抗高血压治疗的 α 受体阻断药主要为具有 α_1 受体阻断作用而不影响 α_2 受体的药物。本类药物可降低动脉血管阻力,增加静脉容量,增加血浆肾素活性,不易引起反射性心率增加。长期使用后扩血管作用仍存在,但肾素活性可恢复正常。许多患者用药后出现水、钠潴留。α_1 受体阻断药最大的优点是对代谢没有明显的不良影响,并对血脂代谢有良好作用。可用于治疗各种程度的高血压,其对轻、中度高血压有明确疗效,与利尿药及 β 受体阻断药合用可增强其降压作用。主要不良反应为首剂现象(直立性低血压),一般服用数次后这种现象即可消失。本类药物有:哌唑嗪(prazosin)、特拉唑嗪(terazosin)、多沙唑嗪(doxazosin)。

五、去甲肾上腺素能神经末梢阻断药

去甲肾上腺素能神经末梢阻断药主要通过影响儿茶酚胺的贮存及释放产生降压作用,如利血平及胍乙啶。利血平作用较弱,不良反应多,目前已不单独应用。胍乙啶较易引起肾、脑血流量减少及水、钠潴留,主要用于重症高血压。

尚有一些人工合成的胍乙啶类似物,如倍他尼定、胍那决尔等,作用与胍乙啶相似,可作为胍乙啶的替代品,但较少用。

六、钾通道开放药

钾通道开放药也称钾外流促进药,有米诺地尔(minoxidil)等。这类药物可使钾通道开放,钾外流增多,细胞膜超极化,膜兴奋性降低,Ca^{2+} 内流减少,血管平滑肌舒张,血压下降。在降压时常伴有反射性心动过速和心输出量增加。血管扩张作用具有选择性,见于冠状动脉、胃肠道血管和脑血管,而不扩张肾和皮肤血管。若与利尿药和/或 β 受体阻断药合用,则可纠正其水钠潴留和/或反射性心动过速的副作用。

七、肾素抑制药

肾素早在 1898 年被发现,处于 RAS 的源头环节,为 RAS 的限速酶。长期以来肾素被认为是 RAS 中最经典、最合乎逻辑的药物靶标。肾素抑制药通过抑制肾素活性,使血管紧张素原生成血管紧张素Ⅰ减少,进而血管紧张素Ⅱ生成降低,血压下降。ACE 抑制药和 AT_1 受体阻断药阻碍血管紧张素Ⅱ对肾素释放的负反馈调节,使肾素释放增加,血浆肾素活性升高。当收缩压高于 140mmHg 时,血

浆肾素活性升高是心血管事件和心源性猝死发生的危险因素。理论上肾素抑制药与 ACE 抑制药或 AT_1 受体阻断药合用可增效,并克服 ACE 抑制药、AT_1 受体阻断药引起血浆肾素活性升高所致的风险。但实际应用显示,肾素抑制药与 ACE 抑制药或 AT_1 受体阻断药合用,虽然降压疗效确实增强,然而不良反应也同时增加,应避免合用。临床实践证明,目前所有 RAS 的三类药物(ACE 抑制药、AT_1 受体阻断药、肾素抑制药)均不可任何两类合用,避免不良反应。

阿利吉仑

阿利吉仑(aliskiren)是 2007 年批准的首个非肽类肾素抑制药,也是目前用于临床的唯一肾素抑制药。

【体内过程】　口服吸收快,血药浓度于 1～3 小时后达到峰值;生物利用度低,仅 2.5%;半衰期长,约 40 小时;90% 可通过胆汁入肠道,经粪便以原形排泄。肝、肾疾病患者药动学无明显改变,不需要调整剂量。

【药理作用】　可选择性抑制肾素活性,剂量依赖性地降低血管紧张素 II 水平,发挥降压作用。用药后也可使血浆肾素浓度异常升高,但肾素活性是被抑制的,这与 ACE 抑制药和 AT_1 受体阻断药有所不同。

【临床应用】　适用于各型高血压,剂量为 150～300mg。其降压效果好且持久,已成为抗高血压药的有效选择。对难治性高血压人群的治疗意义有待深入研究。阿利吉仑与氢氯噻嗪或氨氯地平合用时降压疗效增强,副作用减少,也可三药合用。

【不良反应】　主要为腹泻等胃肠道反应。

八、其他

尚有作用机制与上述药物不同,但具有明显抗高血压作用的其他药物,如:西氯他宁(cicletanine)属呋喃吡啶类,能增加前列环素的合成等;酮色林(ketanserin)具有阻断 $5-HT_{2A}$ 受体和轻度的 α_1 受体阻断作用;波生坦(bosentan)为非选择性内皮素受体阻断药。这些药物作为抗高血压药,目前尚较少应用。

第四节 | 高血压药物治疗的新概念

(一) 有效治疗与终身治疗

确实有效的降压治疗可以大幅度地减少并发症的发生率。一般认为,经不同日的数次测压,血压仍 ≥150/95mmHg 即需治疗。如有以下危险因素中的 1～2 条,血压 ≥140/90mmHg 就需要治疗。这些危险因素是:老年、吸烟、肥胖、血脂异常、缺少体力活动、糖尿病等。所谓有效的治疗,就是将血压控制在 140/90mmHg 以下。一项国际高血压最佳治疗(hypertension optimal treatment,HOT)的临床研究结果指出,抗高血压治疗的目标血压是 138/83mmHg。但是只有不到 10% 的高血压患者血压得到良好的控制。因此,必须加强宣传工作,纠正"尽量不用药"的错误倾向,抛弃那些无效的"治疗"。所有的非药物治疗,只能作为药物治疗的辅助。原发性高血压病因不明,无法根治,需要终身治疗。有些患者经一段时间的治疗后血压接近正常而自动停药,导致停药后血压重新升高;另外,患者的靶器官损伤是否继续进展也需考虑和顾及。因此,在原发性高血压治疗中需强调终身治疗。

(二) 保护靶器官

高血压的靶器官损伤包括心肌肥厚、肾小球硬化和小动脉重构等。在抗高血压治疗中必须考虑逆转或阻止靶器官损伤,从而降低高血压的心、脑、肾与血管并发症发生和死亡的总危险。一般而言,降低血压即能减少靶器官损伤,但并非所有的药物均如此,如肼屈嗪虽能降压,但对靶器官损伤无保护作用。根据以往几十年抗高血压治疗的经验,认为对靶器官的保护作用比较好的药物是 ACE 抑制药、长效钙通道阻滞药和 AT₁ 受体阻断药。除了血流动力学的效应之外,抑制细胞增生等非血流动力学作用也在其中起重要作用。其他药物对靶器官损伤也有一定的保护作用,但较弱。

(三) 平稳降压

研究证明血压不稳定可导致器官损伤。血压在 24 小时内存在自发性波动,这种自发性波动被称为血压波动性(blood pressure variability,BPV)。在血压水平相同的高血压患者中,BPV 高者靶器官损伤严重。将大鼠的动脉压力感受器的传入神经去除,造成动物的血压极不稳定(虽此时 24 小时平均血压水平与正常动物相当),可造成这些动物严重的器官损伤。至于在长期应用中究竟哪些药物确能使血压稳定,限于技术复杂,尚缺乏系统的研究。研究表明,二氢吡啶类钙通道阻滞药能降低血压波动性,稳定血压。目前应注意尽可能减少人为因素造成的血压不稳定。使用短效的降压药使血压波动增大,而真正 24 小时有效的长效制剂较好。

(四) 联合用药与单片复方制剂

抗高血压药物的联合应用常常是有益的。对于接受一种药物治疗而血压未能控制的患者有 3 种可能的对策:一是加大原来药物的剂量,但带来的后果可能是作用不见增强而不良反应增加,除非患者起始用药剂量很小;二是换用另一种药,但如果第二种药物效果也不好,很容易导致患者的依从性降低或失去信心;三是联合用药,有研究表明,血压控制良好的患者中有 2/3 是联合用药。在目前常用抗高血压药物(利尿药、β 受体阻断药、二氢吡啶类钙通道阻滞药和血管紧张素系统抑制药)中,任何两类药物的联用都是可行的,但是血管紧张素系统抑制药(ACE 抑制药与 AT₁ 受体阻断药)之间不主张合用。研究总结出常用抗高血压药物"Z"字形不同靶标两药组合理论(图 25-4),认为连线的两两联用效果较好,ABCD分别为药物类别英文首字母,顺时针布局"Z"字形连线便于记忆。不同作用机制的药物联合应用多数能起协同作用,这样可使两种药物的用量均减少,副作用得以减轻。由于联合用药增加服药种类,带来使用不便,可降低服药顺应性,不利于高血压终身治疗,因此,目前高血压治疗提倡使用单片复方制剂,在增强疗效、减少不良反应的同时提高服药依从性。单片复方的组成也遵循"Z"字形不同靶标两药组合理论(图 25-4)。发展双靶标、多靶标抗高血压药是当前新药研发趋势。

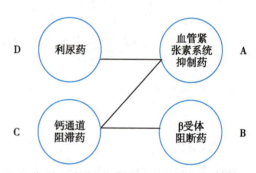

图 25-4　不同靶标两药组合理论示意图

注:A,angiotensin system inhibitors(血管紧张素系统抑制药)的首字母;B,beta-receptor blockers(β-受体阻断药)的首字母;C,calcium channel blockers(钙通道阻滞药)的首字母;D,diuretics(利尿药)的首字母。

(缪朝玉)

本章思维导图

本章目标测试

第二十六章 | 治疗心力衰竭的药物

心力衰竭（heart failure，HF）是由各种心脏疾病导致心功能不全的一种临床综合征。绝大多数情况下是指心肌收缩力下降，心排血量不能满足机体代谢的需要，导致器官、组织血液灌流不足，同时出现体循环和/或肺循环淤血的表现，称收缩性心力衰竭；少数情况下心肌收缩力尚可维持正常心排血量，但由于异常增高的左心室充盈压，导致肺静脉回流受阻，肺循环淤血，称舒张性心力衰竭，常见于冠心病和高血压心脏病心功能不全的早期或原发性肥厚型心肌病。心力衰竭时通常伴有体循环和/或肺循环的被动性充血，故又称充血性心力衰竭（congestive heart failure，CHF）。心力衰竭按发生过程可分为急性和慢性心力衰竭两种，目前，药物治疗仍是治疗心力衰竭的主要手段。

第一节 | 心力衰竭的病理生理学及治疗心力衰竭药物的分类

一、心力衰竭的病理生理学

（一）心力衰竭时心肌功能及结构变化

1. **心肌功能变化** 心力衰竭是各种心脏疾病导致的心肌受损，表现为左心、右心或全心功能障碍。大多数患者以收缩性心力衰竭为主，心肌收缩力减弱，心输出量减少，射血分数明显下降，组织器官灌流不足，其对正性肌力药物反应良好。少数患者以舒张功能障碍为主，主要是心室的充盈异常，心室舒张受限和不协调，心室顺应性降低，心输出量减少，心室舒张末期压增高，体循环和/或肺循环淤血，其射血分数下降不明显甚至可维持正常，对正性肌力药物反应差。极少数由贫血、甲状腺功能亢进、动静脉瘘等所致的心力衰竭，心输出量并不减少甚至增高，表现为高输出量心力衰竭，该类患者用本章讨论的治疗心力衰竭的药物难以奏效。

2. **心脏结构变化** 心力衰竭发病过程中，心肌处在长期的超负荷状态，心肌缺血、缺氧、心肌细胞能量生成障碍，心肌过度牵张，心肌细胞内 Ca^{2+} 超载等病理生理改变引发心肌细胞肥大、心肌细胞凋亡、心肌细胞外基质（extracellular matrix，ECM）堆积，胶原量增加，胶原网受到破坏，心肌组织纤维化等，心肌组织发生重构（remodeling），表现为心肌肥厚、心腔扩大、心脏的收缩功能和舒张功能障碍。

（二）心力衰竭时神经内分泌变化

心功能障碍时，全身性、局部性神经-体液调节发生一系列变化（图 26-1），主要表现在：

1. **交感神经系统激活** 心力衰竭时，心肌收缩力减弱、心输出量下降，交感神经系统活性会反射性增高。这些变化在心力衰竭早期可起到一定的代偿作用，但长期的交感神经系统的激活可使心肌后负荷及耗氧量增加，促进心肌肥厚，诱发心律失常甚至猝死。此外，高浓度的去甲肾上腺素尚可直接导致心肌细胞凋亡、坏死，使病情恶化。

2. **肾素-血管紧张素-醛固酮系统（RAAS）激活** 心力衰竭时，肾血流量减少，RAAS 被激活，RAAS 的激活在心功能不全早期有一定的代偿作用。长期的 RAAS 激活，使全身小动脉强烈收缩，促进肾上腺皮质释放醛固酮而致水钠潴留、低钾，增加心脏的负荷而加重心力衰竭。RAAS 的激活可促进多种生长因子基因的表达、促进细胞生长、促原癌基因表达及增加细胞外基质合成等作用，从而引起心肌肥厚、心室重塑。

3. **精氨酸升压素（arginine vasopressin，AVP）增多** 心力衰竭时患者血中 AVP 含量增加，AVP

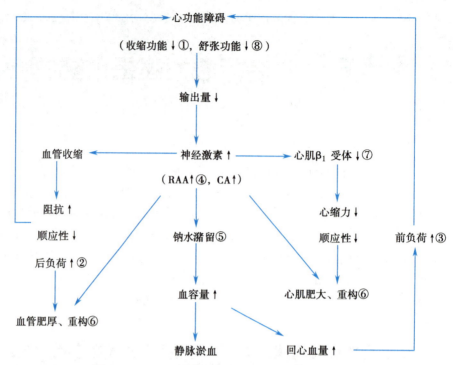

图 26-1 心功能障碍的病理生理学及药物作用的环节

注:RAA,肾素-血管紧张素-醛固酮;CA,儿茶酚胺;①正性肌力药;②减后负荷药;③减前负荷药;④抗 RAAS 系统的药;⑤利尿药;⑥改善心血管病理变化的药物;⑦β 受体阻断药;⑧改善舒张功能的药物。

通过特异受体(V_1)与 G 蛋白偶联,激活磷脂酶 C(PLC),产生 IP_3 和 DG,使血管平滑肌细胞内 Ca^{2+} 增加而收缩血管,增加心脏负荷。

4. **血液及心肌组织中内皮素(endothelin,ET)增多** 心力衰竭时,多种刺激因素如低氧、氧自由基、AngⅡ等都能促使心内膜下心肌以自分泌、旁分泌方式产生内皮素,产生强烈收缩血管作用和正性肌力作用。此外,内皮素还有明显的促生长作用而引起心室重塑。

5. 心力衰竭时心房利尿钠肽(atrial natriuretic peptide,ANP)和脑利尿钠肽(brain natriuretic peptide,BNP)、肾上腺髓质素(adrenomedullin,ADM)分泌增多,产生舒血管、减少水钠潴留等作用,有益于改善心力衰竭的病理变化。

脑利尿钠肽又称 B 型利尿钠肽,是由心肌细胞合成的具有生物学活性的天然激素,主要在心室表达,同时也存在于脑组织中。心肌细胞所分泌的 BNP 先以 108 个氨基酸组成的前体形式(BNP 原)存在,当心肌细胞受到刺激时,在活化酶的作用下裂解为由 76 个氨基酸组成的无活性的直线多肽(NT-proBNP)和由 32 个氨基酸组成的活性环状多肽(BNP),释放入血液循环。BNP 具有强大的利钠、利尿、扩血管、降血压的作用,且可抑制血管平滑肌细胞和成纤维细胞增殖,从而在血管重塑及血压调节中起重要作用。BNP 的含量与心室的体积和压力、呼吸困难的程度、神经激素调节系统的状况相关,当左心室功能不全时,心室的体积和压力增高而 BNP 快速合成释放入血,导致血浆内 BNP 的升高,有助于调节心脏功能。其升高的程度与心室扩张和压力超负荷成正比,可敏感和特异性地反映左心室功能的变化。BNP 小于 100pg/ml 可排除心力衰竭。作为心力衰竭定量标志物,BNP 不仅反映左心室收缩功能障碍,也反映左心室舒张功能障碍、瓣膜功能障碍和右心室功能障碍情况。可以高度准确诊断心力衰竭,帮助心力衰竭患者进行危险分层。以 BNP 为指标指导临床治疗能提高对慢性心力衰竭的疗效,同时 BNP 也是急性冠脉综合征(acute coronary syndrome,ACS)患者死亡的最强大的预测物。

6. **其他神经内分泌变化** CHF 时肿瘤坏死因子-α(tumor necrosis factor-α,TNF-α)、前列环素 I_2(prostacyclin I_2,PGI_2)、肾上腺髓质素(ADM)等增多,内皮源性舒血管因子(EDRF,即一氧化氮,NO)和降钙素基因相关肽(calcitonin gene-related peptide,CGRP)等减少,均与 CHF 恶化有关。

（三）心力衰竭时心肌肾上腺素 β 受体信号转导的变化

心力衰竭时最早且最常见的变化是交感神经系统的激活,交感神经长期激活可致心肌 β 受体信号转导发生下列变化:

1. β₁ 受体下调　心力衰竭时心肌 β_1 受体密度降低,数目减少,以减轻去甲肾上腺素对心肌的损害。

2. β₁ 受体与兴奋性 Gₛ 蛋白脱偶联或减敏　心力衰竭时 G_s 蛋白数量减少,活性下降,而抑制性 G_i 蛋白数量增多或活性提高,G_s/G_i 比值下降,使心脏对 β_1 受体激动药的反应性降低。同时,腺苷酸环化酶(AC)活性下降,cAMP 生成减少,细胞内 Ca^{2+} 减少,心肌收缩功能障碍。

3. G 蛋白偶联受体激酶(GRKs)活性增加　GRKs 是一簇受体特异性激酶,它只能磷酸化已被激动剂占领并与 G 蛋白相偶联的受体。受体被 GRKs 磷酸化后形成磷酸化受体,后者又与另一称为阻碍素(arrestin)的抑制蛋白结合而与 G 蛋白脱偶联,使受体脱敏。已发现心力衰竭时心肌中 GRKs 活性增加,心力衰竭时 β_1 受体下调与 GRKs 和阻碍素调节有关。

二、治疗心力衰竭药物的分类

21 世纪以来,心力衰竭药物治疗理念取得新的进展,ACE 抑制药和 β 受体阻断药组成黄金搭档,之后血管紧张素受体-脑啡肽酶抑制药(ARNI)或 ACEI/血管紧张素受体阻断药(angiotensin receptor blocker,ARB),和 β 受体阻断药、醛固酮受体阻断药合用,称之为"金三角",成为射血分数下降的心力衰竭(heart failure with reduced ejection fraction,HFrEF)的基本治疗方案。钠-葡萄糖共转运体 2(sodium-glucose cotransporter 2,SGLT-2)抑制药达格列净和恩格列净的应用,使 CHF 的治疗从"金三角"进入"新四联"方案。同时一些新的有益于心力衰竭患者的药物也应用于临床,如可溶性鸟苷酸环化酶(sGC)激动药维立西呱,I_f 通道阻滞药伊伐布雷定等。

根据药物的作用及作用机制,治疗心力衰竭的药物可分为以下几类:

1. 肾素-血管紧张素-醛固酮系统抑制药
（1）血管紧张素转化酶抑制药:卡托普利、依那普利等。
（2）血管紧张素Ⅱ受体(AT₁)阻断药:氯沙坦、缬沙坦等。
（3）血管紧张素受体-脑啡肽酶抑制药:沙库巴曲缬沙坦等。
（4）醛固酮受体阻断药:螺内酯等。
2. 利尿药　氢氯噻嗪、呋塞米等。
3. β 肾上腺素受体阻断药　美托洛尔、卡维地洛等。
4. 正性肌力药
（1）强心苷类药:地高辛等。
（2）非苷类正性肌力药:多巴胺、多巴酚丁胺、米力农、维司力农等。
5. 扩血管药　硝普钠、硝酸异山梨酯、肼屈嗪、哌唑嗪等。
6. 钙增敏药及钙通道阻滞药　左西孟旦、氨氯地平等。
7. 其他治疗心力衰竭药物
（1）钠-葡萄糖共转运体-2(SGLT-2)抑制药:达格列净、恩格列净等。
（2）可溶性鸟苷酸环化酶(sGC)激动药:维立西呱等。
（3）I_f 通道阻滞药:伊伐布雷定等。

第二节 | 肾素-血管紧张素-醛固酮系统抑制药

血管紧张素转化酶(ACE)抑制药和血管紧张素Ⅱ受体(AT₁)阻断药是用于心功能不全治疗最重要的药物之一。ACE 抑制药能防止和逆转心室的重构,提高心脏及血管的顺应性,不仅能缓解心力衰竭的症状、提高生活质量，而且显著降低心力衰竭患者的病死率、改善预后。故这类药物作为心力衰竭治疗的一线用药广泛应用于临床。

一、血管紧张素转化酶抑制药

本类药物简称 ACEI，临床常用于治疗 CHF 的有卡托普利（captopril）、依那普利（enalapril）、西拉普利（cilazapril）、贝那普利（benazepril）、培哚普利（perindopril）、雷米普利（ramipril）及福辛普利（fosinopril）等，它们的作用基本相似。

【治疗 CHF 的作用机制】

1. 降低外周血管阻力，降低心脏后负荷　ACE 抑制药可抑制血管紧张素转化酶（ACE），抑制体循环及局部组织中血管紧张素 I（Ang I）向血管紧张素 II（Ang II）的转化，使血液及组织中 Ang II 含量降低，从而减弱了 Ang II 的收缩血管作用；ACE 抑制药还能抑制缓激肽的降解，使血中缓激肽含量增加，缓激肽可促进 NO 和 PGI_2 生成，发挥扩血管、降低心脏后负荷作用。

2. 减少醛固酮生成　减轻水钠潴留，降低心脏前负荷。

3. 抑制心肌及血管重构　Ang II 及醛固酮可促进心肌细胞肥大、胶原含量增加、心肌间质纤维化，是导致心肌及血管重构的主要因素。采用不影响血压的小剂量 ACE 抑制药即可减少 Ang II 及醛固酮的形成，防止和逆转心肌与血管重构，改善心功能。

4. 对血流动力学的影响　ACE 抑制药降低全身血管阻力，增加心输出量，并能降低左室充盈压、左室舒张末压，降低室壁张力，改善心脏的舒张功能，降低肾血管阻力，增加肾血流量。用药后症状缓解，运动耐力增加。

5. 降低交感神经活性　Ang II 通过作用于交感神经突触前膜血管紧张素受体（AT_1 受体）促进去甲肾上腺素释放，并可促进交感神经节的神经传递功能。Ang II 尚可作用于中枢神经系统的 AT_1 受体，促进中枢交感神经的冲动传递，进一步加重心肌负荷及心肌损伤。因此，ACE 抑制药可通过减少 Ang II 发挥其抗交感作用。这将恢复心力衰竭时下调的 β 受体数量，并增加 G_s 蛋白量而增强腺苷酸环化酶活性，直接或间接降低血中儿茶酚胺和精氨酸升压素的含量，提高副交感神经张力，从而进一步改善心功能。

【临床应用】　ACE 抑制药对各阶段心力衰竭患者均有作用，既能消除或缓解 CHF 症状、提高运动耐力、改进生活质量，防止和逆转心肌肥厚、降低病死率，还可延缓尚未出现症状的早期心功能不全者的进展，延缓心力衰竭的发生。故现已作为治疗心力衰竭的一线药物广泛用于临床，特别是对舒张性心力衰竭者疗效明显优于传统药物地高辛。

【不良反应】　详见第二十三章作用于肾素-血管紧张素系统的药物。

二、血管紧张素 II 受体（AT_1）阻断药

本类药物可直接阻断 Ang II 与其受体的结合，发挥拮抗作用。它们对 ACE 途径产生的 Ang II 及对非 ACE 途径，如糜蛋白酶（chymotrypsin）途径产生的 Ang II 都有拮抗作用；因拮抗 Ang II 的促生长作用，也能预防及逆转心血管的重构；干扰肾素-血管紧张素系统而不抑制激肽酶，因此具有 ACE 抑制药的所有益处，减少不良反应。

常用药物包括氯沙坦（losartan）、缬沙坦（valsartan）及厄贝沙坦（irbesartan）、坎地沙坦（candesartan）、依普沙坦（eprosartan）、替米沙坦（telmisartan）、奥美沙坦（olmesartan）。本类药物对 CHF 的作用与 ACEI 相似，不良反应较少，不易引起咳嗽、血管神经性水肿等。这可能与其不影响缓激肽代谢有关。常作为对 ACEI 不耐受者的替代品。

三、血管紧张素受体-脑啡肽酶抑制药

沙库巴曲缬沙坦（sacubitril valsartan）是首个血管紧张素受体-脑啡肽酶抑制药（angiotensin

receptor neprilysin inhibitor, ARNI), 于 2015 年 7 月批准上市。该药是由 AT$_1$ 受体阻断药缬沙坦和脑啡肽酶抑制药沙库巴曲按比例组合而成的复合物, 口服吸收迅速, 分解为沙库巴曲和缬沙坦。沙库巴曲是一种前体药物, 在体内代谢为活性产物 LBQ657 后具有抑制脑啡肽酶作用; 缬沙坦则阻断 AT$_1$ 受体, 抑制 RAAS 系统。CHF 的神经内分泌变化主要有 RAAS 和利尿钠肽系统激活, 前者加重 CHF 的病情, 后者具有舒张血管、减少水钠潴留和拮抗 RAAS 的作用, 对缓解 CHF 有利。利尿钠肽主要被中性内肽酶(neutral endopeptidase, NEP)/脑啡肽酶降解, 因此抑制脑啡肽酶可作为治疗 CHF 的一种策略。但脑啡肽酶也水解 Ang II, 单独使用脑啡肽酶抑制药会导致 Ang II 的积累, 因此必须与 ARB 联合使用, 以阻断过量 Ang II 的不良影响。

沙库巴曲缬沙坦可替代 ACEI 或 ARB, 与 β 受体阻断药、醛固酮受体阻断药联合使用, 适用人群为 NYHA(New York Heart Association)心功能分类 II、III 或 IV 级射血分数降低者。相比于标准治疗药物依那普利, 沙库巴曲缬沙坦可明显降低 CHF 患者的住院率和死亡率, 表现出更高的安全性, 是近 10 年来 CHF 治疗的重要进展之一。不良反应主要有低血压、高钾血症、肾功能不全、血管神经性水肿、干咳等, 使用时应进行严密的观察, 对于容易发生低血压、血管性水肿的患者必要时应及时停药, 并进行监测与治疗。此外, 脑啡肽酶抑制药会引起缓激肽的积累, 因此 ARNI 不能与 ACEI 一起使用, 若同时使用或短时间内给药, 会增加血管性水肿的风险。

四、醛固酮受体阻断药

CHF 时血中醛固酮的浓度可明显增高达 20 倍以上, 大量的醛固酮除保钠排钾外, 尚有明显的促生长作用, 特别是促进成纤维细胞的增殖, 刺激蛋白质与胶原蛋白的合成, 引起心房、心室、大血管的重构, 加速心力衰竭恶化。此外, 它还可阻止心肌摄取去甲肾上腺素, 使去甲肾上腺素游离浓度增加而诱发冠状动脉痉挛和心律失常, 增加心力衰竭时室性心律失常和猝死的可能性。

临床研究证明, 在常规治疗的基础上, 加用醛固酮受体阻断药螺内酯(spironolactone)可明显降低 CHF 病死率, 防止左心室肥厚时心肌间质纤维化, 改善血流动力学和临床症状。CHF 时单用螺内酯仅发挥较弱的作用, 但与 ACE 抑制药合用则可同时降低 Ang II 及醛固酮水平, 既能进一步减少患者的病死率, 又能降低室性心律失常的发生率, 效果更佳。依普利酮(eplerenone)是新型的选择性醛固酮受体阻断药, 对醛固酮受体具有高度选择性, 较少引起与性激素相关的副作用, 是治疗 CHF 安全、有效的药物, 能够提高心力衰竭患者的生存质量, 改善其预后。

第三节 │ 利尿药

利尿药在心力衰竭的治疗中起着重要的作用, 目前仍作为一线药物广泛用于各种心力衰竭的治疗。

利尿药促进 Na$^+$、水的排泄, 减少血容量, 降低心脏前负荷, 改善心功能; 利尿药通过排 Na$^+$, 减少血管壁中的 Ca^{2+} 含量, 使血管壁张力下降, 外周阻力降低, 因而降低心脏的后负荷, 改善心功能; 降低静脉压, 消除或缓解静脉淤血及其所引发的肺水肿和外周水肿。对 CHF 伴有水肿或有明显淤血者尤为适用。

对轻度 CHF, 单独应用噻嗪类利尿药多能收到良好疗效; 对中至重度 CHF 或单用噻嗪类疗效不佳者, 可用袢利尿药或噻嗪类与保钾利尿药合用; 对严重 CHF、慢性 CHF 急性发作、急性肺水肿或全身水肿者, 噻嗪类药物常无效, 宜静脉注射袢利尿药呋塞米(furosemide)。保钾利尿药作用较弱, 多与其他利尿药如袢利尿药等合用, 能有效拮抗 RAAS 激活所致的醛固酮水平升高, 增强利尿效果及防止失钾, 还可抑制心肌细胞胶原增生和防止纤维化。

大剂量利尿药可减少有效循环血量, 进而降低心排血量, 故大量的利尿常可加重心力衰竭; 大剂量利尿药尚可因减少血容量而导致反射性交感神经兴奋, 减少肾血流量, 加重组织器官灌流不足, 加重肝、肾功能障碍,导致心力衰竭恶化。利尿药引起的电解质平衡紊乱,尤其是排钾利尿药引起的低钾血症,是 CHF 时诱发心律失常的常见原因之一,特别是与强心苷类合用时更易发生。应注意补充钾盐或与保钾利尿药合用。

第四节 | β 肾上腺素受体阻断药

心力衰竭时应用 β 肾上腺素受体阻断药虽有抑制心肌收缩力,加重心功能障碍的可能,但自 20 世纪 70 年代中期以来的临床试验证明,长期应用 β 肾上腺素受体阻断药卡维地洛(carvedilol)、比索洛尔(bisoprolol)和美托洛尔(metoprolol)可以改善 CHF 的症状,提高射血分数,改善患者的生活质量,降低死亡率,目前已被推荐作为治疗慢性心力衰竭的常规用药。β 肾上腺素受体阻断药与 ACE 抑制药合用尚能进一步增加疗效。

【治疗 CHF 的作用机制】

1. **拮抗交感活性** 交感神经系统与 RAAS 的激活是 CHF 时最重要的神经-体液变化。β 受体阻断药通过阻断心脏 β 受体、拮抗过量儿茶酚胺对心脏的毒性作用,防止过量儿茶酚胺所致的大量 Ca^{2+} 内流,并减轻由此导致的大量能量消耗与线粒体损伤,避免心肌细胞坏死,改善心肌重构;减少肾素释放,抑制 RAAS,防止高浓度 AngⅡ对心脏的损害;上调心肌 β 受体的数量,恢复其信号转导能力;改善 β 受体对儿茶酚胺的敏感性。需要注意的是,以往曾认为上调心肌 β 受体是 β 受体阻断药用于 CHF 的主要机制,但卡维地洛并无上调 β 受体的作用,对 CHF 仍有效,说明上调 β 受体并不是 β 受体阻断药治疗心力衰竭的唯一机制。此外,卡维地洛兼有阻断 $α_1$ 受体、抗氧化等作用,表现出较全面的抗交感神经作用。

2. **对心功能与血流动力学的作用** β 受体阻断药对心功能的影响是双向的,短期效应表现为血压下降,心率减慢,充盈压上升,心排血量下降,心功能恶化。这种对心脏的立即抑制效应就是传统认为 CHF 时禁用 β 受体阻断药的依据。但长期用药后,可通过减慢心率,延长左心室充盈时间,增加心肌血流灌注,减少心肌耗氧量,明显改善心功能与血流动力学变化。

3. **抑制 RAAS 的激活** β 受体阻断药通过抑制 RAAS 的激活,减少肾素、血管紧张素的释放,使血管扩张,减少水钠潴留,减轻心脏的前、后负荷;还可减慢心率和减少心肌耗氧量,从而改善心肌缺血和心室的舒张功能,对 CHF 的病理生理机制和血流动力学效应产生良好的影响。

4. **抗心律失常与抗心肌缺血作用** β 受体阻断药具有明显的抗心肌缺血及抗心律失常作用,后者也是其降低 CHF 病死率和猝死的重要机制。

【临床应用】 对扩张型心肌病及缺血性 CHF,β 受体阻断药长期应用可阻止临床症状恶化、改善心功能、降低猝死及心律失常的发生率。初期应用 β 受体阻断药可使血压下降、心率减慢、充盈压上升、心输出量下降、心功能恶化,故应注意选择适应证,应用时宜从小剂量开始,并与强心苷合并应用,以消除其负性肌力作用。

【注意事项】 应用 β 受体阻断药治疗 CHF 时,应注意下列情况:

1. **正确选择适应证** 以扩张型心肌病 CHF 的疗效最好。

2. **长期应用** 一般心功能改善的平均起效时间为 3 个月,心功能改善与治疗时间呈正相关。

3. **应从小剂量开始** 逐渐增加至患者既能够耐受又不加重病情的剂量,如开始时剂量偏大将导致病情加重。

4. **应合并使用其他抗 CHF 药** 临床经验表明,CHF 时应合并应用利尿药、ACE 抑制药和地高辛,以此作为基础治疗措施。如应用 β 受体阻断药时撤除原有的治疗用药,或治疗用药强度不够,均可导致 β 受体阻断药的治疗失败。

总之,用 β 受体阻断药治疗 CHF 尚需不断总结经验。对严重心动过缓、严重左心室功能减退、明显房室传导阻滞、低血压及支气管哮喘者慎用或禁用。

NOTES

　　卡维地洛（carvedilol）为非选择性兼有血管扩张作用的 β 受体阻断药，其药理作用多样，在治疗 CHF 时较选择性 β₁ 受体阻断药具有更多优点，其主要作用是：

　　1. 肾上腺素受体阻断作用　卡维地洛阻断 β₁、β₂ 和 α₁ 受体。拮抗 β 受体，抑制心肌收缩力，减慢心率，降低心肌耗氧量，抗心肌缺血，抗心律失常，防止和逆转心肌重构，改善 CHF 患者的心功能，减少猝死的发生。拮抗 α₁ 受体，扩张血管，增加冠状动脉供血，降低心肌耗氧量，抑制 α₁ 受体兴奋所致的后除极和触发活动，其对多种受体的阻断能更有效地防止儿茶酚胺的毒性作用，发挥理想的临床疗效。

　　2. 抗氧化作用　此特点是其他 β 受体阻断药所不具有的。卡维地洛有极强的亲脂性，可蓄积在血清的脂质部分发挥强大的抗氧化作用，抑制缺血心肌线粒体脂质过氧化，保护线粒体功能免受氧化应激的损害。此外，它能直接抑制巨噬细胞、内皮细胞产生氧自由基，抑制激活的中性粒细胞释放氧自由基；拮抗氧自由基诱导的心律失常、细胞凋亡、促进原癌基因表达及心肌重构等细胞毒性作用，抑制心肌梗死区胶原含量的增加和心室重塑，保护心肌，延缓 CHF 进程。

第五节 │ 正性肌力药物

一、强心苷类

　　强心苷（cardiac glycosides）是一类具有强心作用的苷类化合物（图 26-2）。可供使用的制剂有地高辛（digoxin）、洋地黄毒苷（digitoxin）、毛花苷 C（lanatoside C，西地兰，cedilanid）和毒毛花苷 K（strophanthin K）。临床常用的为地高辛。

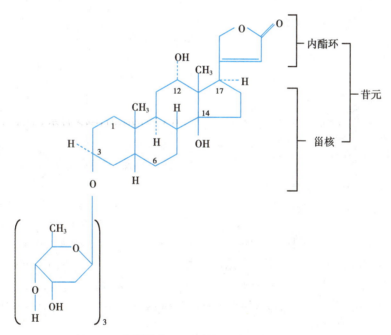

图 26-2　强心苷的化学结构

　　【体内过程】　强心苷类药物化学结构相似，作用性质相同，但由于侧链的不同，导致它们药动学上的差异。洋地黄毒苷脂溶性高，口服吸收好，大多经肝代谢后经肾排出；也有相当一部分经胆道排出而形成肠肝循环，$t_{1/2}$ 长达 5~7 天，故作用维持时间也较长，属长效强心苷。中效类的地高辛口服生物利用度个体差异大，不同厂家、不同批号的相同制剂也可有较大差异，临床应用时应注意调整剂量。人群中约 10% 的人肠道菌群可灭活地高辛，当应用抗生素时可能引起血药浓度的升高，从而增加毒性反应。口服吸收的地高辛分布广泛，能通过血脑屏障；约 2/3 的地高辛以原形经肾脏排出，$t_{1/2}$ 为 33~36 小时，肾功能不良者应适当减量。毛花苷 C 及毒毛花苷 K 口服不吸收，需静脉给药，绝大部分以原形经肾脏排出,显效快,作用维持时间短,属短效类。

【药理作用及机制】

1. 对心脏的作用

(1) 正性肌力作用(positive inotropic action):强心苷对心脏具有高度的选择性,能显著加强衰竭心脏的收缩力,增加心输出量,从而解除心力衰竭的症状。强心苷的正性肌力作用有以下特点:①加快心肌纤维缩短速度,使心肌收缩敏捷(图 26-3),因此舒张期相对延长;②加强衰竭心肌收缩力,增加心输出量的同时并不增加心肌耗氧量,甚至使心肌耗氧量有所降低。

强心苷正性肌力作用的机制:目前认为,强心苷与心肌细胞膜上的强心苷受体 Na^+-K^+-ATP 酶结合并抑制其活性,导致钠泵失灵,使细胞内 Na^+ 量增加,K^+ 减少;细胞内 Na^+ 量增多后,又通过 Na^+-Ca^{2+} 双向交换机制,或使 Na^+ 内流减少,Ca^{2+} 外流减少,或使 Na^+ 外流增加,Ca^{2+} 内流增加,最终导致心肌细胞内 Ca^{2+} 增加,心肌的收缩加强(图 26-4)。

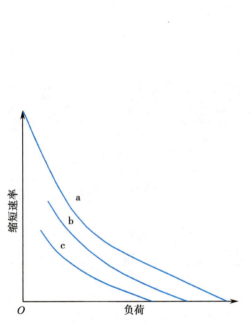

图 26-3 离体心肌负荷与缩短速率的关系
注:a,足量哇巴因;b,半足量哇巴因;c,对照。

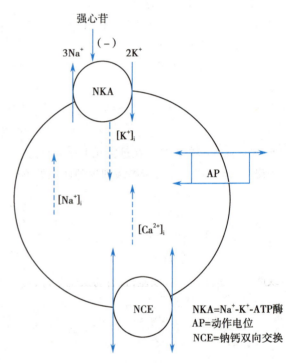

NKA=Na^+-K^+-ATP酶
AP=动作电位
NCE=钠钙双向交换

图 26-4 强心苷作用机制示意图

(2) 减慢心率作用(负性频率,negative chronotropic action):治疗量的强心苷对正常心率影响小,但对心率加快及伴有房颤的心功能不全者则可显著减慢心率。心功能不全时由于反射性交感神经活性增强,使心率加快。应用强心苷后心搏出量增加,反射性地兴奋迷走神经,抑制窦房结,使心率减慢。强心苷减慢心率的另一个机制是增加心肌对迷走神经的敏感性,故强心苷过量所引起的心动过缓和传导阻滞可用阿托品对抗。

(3) 对传导组织和心肌电生理特性的影响:强心苷对传导组织和心肌电生理特性的影响比较复杂(表 26-1)。治疗剂量下,缩短心房与心室的动作电位时程(APD)和有效不应期(ERP);强心苷因改善心功能反射性的兴奋迷走神经及其对迷走神经中枢的兴奋作用,可降低窦房结自律性,减慢房室传导;强心苷可因兴奋迷走神经,促进 K^+ 外流,使心房肌细胞静息电位加大,加快心房的传导速度。高浓度时,强心苷可过度抑制 Na^+-K^+-ATP 酶,使细胞失钾,最大舒张电位减小(负值减小),使自律性提高,K^+ 外流减少而使 ERP 缩短,细胞内 Ca^{2+} 增加进而引起 Ca^{2+} 振荡、早后除极、迟后除极等;中毒剂量下,强心苷也可增强中枢交感活动。故强心苷中毒时可出现各种心律失常,以室性期前收缩、室性心动过速多见。

表 26-1　强心苷对心肌电生理特性的影响

电生理特性	窦房结	心房	房室结	浦肯野纤维
自律性	↓			↑
传导性		↑	↓	↓
有效不应期		↓		↓

2. 对神经和内分泌系统的作用　中毒剂量的强心苷可兴奋延髓极后区催吐化学感受区而引起呕吐,还可兴奋交感神经中枢,明显地增加交感神经冲动发放,从而引起快速型心律失常。强心苷的减慢心率和抑制房室传导作用也与其兴奋脑干副交感神经中枢有关。

强心苷还能降低 CHF 患者血浆肾素活性,进而减少血管紧张素Ⅱ及醛固酮含量,对心功能不全时过度激活的 RAAS 产生拮抗作用。

3. 利尿作用　强心苷对心功能不全患者有明显的利尿作用,主要原因是心功能改善后增加了肾血流量和肾小球的滤过功能。此外,强心苷可直接抑制肾小管 Na^+-K^+-ATP 酶,减少肾小管对 Na^+ 的重吸收,促进钠和水排出,发挥利尿作用。

4. 对血管的作用　强心苷能直接收缩血管平滑肌,使外周阻力上升,这一作用与交感神经系统及心排血量的变化无关。但 CHF 患者用药后,因交感神经活性降低的作用超过直接收缩血管的效应,因此血管阻力下降、心排血量及组织灌流增加、动脉压不变或略升。

【临床应用】

1. 治疗心力衰竭　在过去几十年对心力衰竭的治疗中,强心苷加利尿药几乎用于每一位心力衰竭患者,但随着对心力衰竭病理生理认识的不断加深及对 ACE 抑制药、β 受体阻断药临床疗效的肯定,强心苷现多用于以收缩功能障碍为主且对利尿药、ACE 抑制药、β 受体阻断药疗效欠佳者。

不同原因所致的心力衰竭因病情不同,强心苷疗效有一定的差异:对有心房纤颤伴心室率快的心力衰竭疗效最佳;对瓣膜病、风湿性心脏病(高度二尖瓣狭窄的病例除外)、冠状动脉粥样硬化性心脏病和高血压心脏病所导致的心功能不全疗效较好;对肺源性心脏病、活动性心肌炎(如风湿活动期)或严重心肌损伤疗效较差,且容易发生中毒;对扩张型心肌病、心肌肥厚、舒张性心力衰竭者不应选用强心苷,而应首选 β 受体阻断药、ACE 抑制药。

2. 治疗某些心律失常

(1)心房纤颤:心房纤颤的主要危害是心房过多的冲动下传至心室,引起心室率过快,心输出量减少。强心苷主要是通过兴奋迷走神经或对房室结的直接作用减慢房室传导、增加房室结中隐匿性传导、减慢心室率、增加心排血量,从而改善循环障碍,但对多数患者并不能终止心房纤颤。

(2)心房扑动:由于心房扑动的冲动较强而规则,更易于传入心室,所以心室率快而难以控制。强心苷是治疗心房扑动最常用的药物,它可不均一地缩短心房的有效不应期,使扑动变为颤动,强心苷在心房纤颤时更易增加房室结隐匿性传导而减慢心室率,同时有部分病例在转变为心房纤颤后停用强心苷可恢复窦性心律。这是因为停用强心苷后,相当于取消了缩短心房不应期的作用,也就是使心房的有效不应期延长,从而使折返冲动落于不应期而终止折返激动,恢复窦性心律。

(3)阵发性室上性心动过速:强心苷可增强迷走神经功能,降低心房的兴奋性而终止阵发性室上性心动过速的发作。

【不良反应及防治】　强心苷治疗安全范围小,一般治疗量已接近中毒剂量的 60%,而且生物利用度及对强心苷敏感性的个体差异较大,故易发生不同程度的毒性反应。特别是当低钾血症、高钙血症、低镁血症、心肌缺氧、酸碱平衡失调、发热、心肌病理损害、肾功能不全、高龄及合并用药等因素存在时更易发生。

1. 心脏反应　是强心苷最严重、最危险的不良反应,约有 50% 的病例发生各种类型心律失常。

(1)快速型心律失常:强心苷中毒最多见和最早见的是室性期前收缩,约占心脏毒性发生率的

1/3,也可发生二联律、三联律及心动过速,甚至发生室颤。

强心苷引起快速型心律失常的机制除因 Na^+-K^+-ATP 酶被高度抑制外,也与强心苷引起的迟后除极有关。据此,近来有人主张应用 Ca^{2+} 通道阻滞药治疗由强心苷中毒所引起的快速型心律失常。

（2）房室传导阻滞:强心苷引起的房室传导阻滞除与提高迷走神经兴奋性有关外,还与高度抑制 Na^+-K^+-ATP 酶有关。因为细胞失钾,静息膜电位变小(负值减少),使零相除极速率降低,故发生传导阻滞。

（3）窦性心动过缓:强心苷可因抑制窦房结、降低其自律性而发生窦性心动过缓,有时可使心率降至 60 次 /min 以下。一般应作为停药的指征之一。

氯化钾是治疗由强心苷中毒所致的快速型心律失常的有效药物。钾离子能与强心苷竞争心肌细胞膜上的 Na^+-K^+-ATP 酶,减少强心苷与酶的结合,从而减轻或阻止毒性的发生和发展。钾与心肌的结合比强心苷与心肌的结合疏松,强心苷中毒后补钾只能阻止强心苷继续与心肌细胞的结合,而不能将已经与心肌细胞结合的强心苷置换出来,故防止低钾血症比治疗补钾更重要。补钾时不可过量,同时还要注意患者的肾功能情况,以防止高钾血症的发生,对并发传导阻滞的强心苷中毒不能补钾盐,否则可致心脏停搏。

对心律失常严重者还应使用苯妥英钠。苯妥英钠不仅有抗心律失常作用,还能与强心苷竞争 Na^+-K^+-ATP 酶,恢复该酶的活性,因而有解毒效应。

利多卡因可用于治疗强心苷中毒所引起的室性心动过速和心室纤颤。

对强心苷中毒所引起的心动过缓和房室传导阻滞等缓慢型心律失常者不宜补钾,可用 M 受体阻断药阿托品治疗。

国外应用地高辛抗体治疗严重危及生命的地高辛中毒。地高辛抗体的 Fab 片段对强心苷有高度选择性和强大亲和力,能使强心苷自 Na^+-K^+-ATP 酶的结合中解离出来,对严重中毒有明显效果。

2. 胃肠道反应　是最常见的早期中毒症状。主要表现为厌食、恶心、呕吐及腹泻等。剧烈呕吐可导致失钾而加重强心苷中毒,所以应注意补钾或考虑停药。

3. 中枢神经系统反应　主要表现有眩晕、头痛、失眠、疲倦和谵妄等症状及视觉障碍,如黄视、绿视症及视物模糊等。视觉异常通常是强心苷中毒的先兆,可作为停药的指征。

【药物相互作用】

1. 奎尼丁能使地高辛的血药浓度增加,两药合用时应减少地高辛用量的 30%～50%,否则易发生中毒,尤其是心脏毒性。其他抗心律失常药如胺碘酮、钙通道阻滞药、普罗帕酮等也能提高地高辛的血药浓度。地高辛与维拉帕米合用时,可使地高辛的血药浓度升高 70%,引起缓慢型心律失常,因为维拉帕米能抑制地高辛经肾小管分泌,减少消除,故二药合用时宜减少地高辛用量。

2. 苯妥英钠因能增加地高辛的清除而降低地高辛的血药浓度。

3. 拟肾上腺素药可提高心肌自律性,使心肌对强心苷的敏感性增高,而导致强心苷中毒。

4. 排钾利尿药可致低钾血症而加重强心苷的毒性。呋塞米还能促进心肌细胞 K^+ 外流,所以强心苷与排钾利尿药合用时,应根据患者的肾功能状况适量补钾。

二、非苷类正性肌力药

非苷类正性肌力药包括 β 肾上腺素受体激动药及磷酸二酯酶(PDE)抑制药等。由于这类药物可能增加心力衰竭患者的病死率,故不宜作常规治疗用药。

（一）儿茶酚胺类

β 受体参与维持正常心脏功能。CHF 时交感神经处于激活状态,内源性儿茶酚胺的长期影响使 β 受体,尤其是 $β_1$ 受体向下调节,β 受体与 G_s 蛋白脱偶联;心肌细胞中 G_s 与 G_i 蛋白平衡失调,对儿茶酚胺类药物及 β 受体激动药的敏感性下降。在 CHF 后期,儿茶酚胺更是病情恶化的主要因素之一,且易引起心率加快和心律失常,因此 β 受体激动药主要用于强心苷反应不佳或禁忌者,更适用于伴有心率减慢或传导阻滞的患者。

多巴胺

多巴胺（dopamine, DA）小剂量时激动 D_1、D_2 受体，扩张肾、肠系膜及冠状血管，增加肾血流量和肾小球滤过率，促进排钠。稍大剂量激动 β 受体，并促使 NE 释放，抑制其摄取，故能增加外周血管阻力、加强心肌收缩性、增加心输出量。大剂量时激动 α 受体，致血管收缩，心脏后负荷增高。故多巴胺多用于急性心力衰竭，常作静脉滴注。

多巴酚丁胺

多巴酚丁胺（dobutamine）主要激动心脏 $β_1$ 受体，对 $β_2$ 受体及 $α_1$ 受体作用较弱，能明显增强心肌收缩性，降低血管阻力，提高衰竭心脏的心脏指数，增加心排血量。

主要用于对强心苷反应不佳的严重左心室功能不全和心肌梗死后心功能不全者，但血压明显下降者不宜使用。

异布帕明

异布帕明（ibopamine）作用与多巴胺相似，激动 D_1、D_2、β 和 $α_1$ 受体。可口服，能加强心肌收缩性，减低外周血管阻力，增加心排血量，有显著的利尿、改善肾功能的作用。异布帕明能改善 CHF 症状，提高运动耐力，早期应用可减缓病情恶化。

（二）磷酸二酯酶抑制药

磷酸二酯酶抑制药（phosphodiesterase inhibitor, PDEI）通过抑制 PDE-Ⅲ 而明显提高心肌细胞内的 cAMP 含量，增加细胞内钙浓度，发挥正性肌力和血管舒张双重作用，缓解心力衰竭症状，属正性肌力扩血管药。对于这类药物是否能降低心力衰竭患者的病死率和延长其寿命，目前尚有争论。主要用于心力衰竭时的短时间支持疗法，尤其是对强心苷、利尿药及血管扩张药反应不佳的患者。

氨力农（amrinone，氨吡酮）和米力农（milrinone，甲氰吡酮）为双吡啶类衍生物。氨力农的不良反应较严重，常见的有恶心、呕吐，心律失常的发生率也较高，此外尚有血小板减少和肝损害。米力农为氨力农的替代品，抑酶作用较之强 20 倍，不良反应较氨力农少，但仍有室上性及室性心律失常、低血压、心绞痛样疼痛及头痛等，并有报道其能增加病死率。现仅供短期静脉给药治疗急性心力衰竭。

维司力农（vesnarinone）是一种口服有效的正性肌力药物，并兼有中等程度的扩血管作用。其作用机制较复杂，能选择性地抑制 PDE-Ⅲ，但对 PDE-Ⅲ 的抑制作用比米力农、氨力农等双吡啶类弱。除抑制 PDE-Ⅲ 外，还能激活 Na^+ 通道，促进 Na^+ 内流；抑制 K^+ 通道，延长动作电位时程；因 cAMP 的增加而促进 Ca^{2+} 内流，使细胞内 Ca^{2+} 量增加；增加心肌收缩成分对 Ca^{2+} 的敏感性；抑制 TNF-α 和干扰素-γ 等细胞因子的产生与释放。临床应用可缓解心力衰竭患者的症状，提高生活质量。

匹莫苯（pimobendan）是苯并咪唑类衍生物。该药除抑制 PDE-Ⅲ 外，还能提高心肌收缩成分对细胞内 Ca^{2+} 的敏感性，使心肌收缩力加强。该作用机制可在不增加 Ca^{2+} 量的前提下就能提高心肌收缩性，避免因细胞内 Ca^{2+} 过多所引起的心律失常和细胞损伤甚至死亡，属于"钙增敏药"，是开发正性肌力药物的新方向。

临床试验表明匹莫苯可增加患者运动耐力，减轻心力衰竭症状，减少发作次数，对中度和重度心力衰竭患者有效，而且该药不良反应低于双吡啶类药物。

第六节 │ 扩血管药

扩血管药因迅速降低心脏的前、后负荷，可改善急性心力衰竭症状，一些长期的临床观察资料提示肼屈嗪、硝酸异山梨酯还可减轻心肌的病理重构。

扩血管药治疗心功能不全的机制为:扩张静脉,使静脉回心血量减少,降低心脏的前负荷,进而降低肺动脉楔压、左心室舒张末压(LVEDP)等,缓解肺部淤血症状;扩张小动脉,降低外周阻力,降低心脏的后负荷,增加心输出量,增加动脉供血,缓解组织缺血症状,并可弥补或抵消因小动脉扩张而可能发生的血压下降和冠状动脉供血不足等不利影响。

硝酸酯类

硝酸甘油(nitroglycerin)和硝酸异山梨酯(isosorbide dinitrate)的主要作用是扩张静脉,使静脉容量增加、右心房压力降低,减轻肺淤血及呼吸困难,另外还能选择性地舒张心外膜的冠状血管,在缺血性心肌病时增加冠脉血流而提高其心室的收缩和舒张功能,解除心力衰竭症状,提高患者的运动耐力。

肼屈嗪

肼屈嗪(hydralazine)能扩张小动脉,降低心脏后负荷,增加心输出量,也较明显地增加肾血流量。因能反射性激活交感神经及 RAAS,故长期单独应用时疗效难以持续。主要用于肾功能不全或对 ACE 抑制药不能耐受的 CHF 者。

硝普钠

硝普钠(sodium nitroprusside)能扩张小静脉和小动脉,降低心脏前、后负荷。口服无效,静脉滴注后 2～5 分钟见效,故可快速控制危急的 CHF。适用于需迅速降低血压和肺动脉楔压的急性肺水肿、高血压危象等危重病例。

哌唑嗪

哌唑嗪(prazosin)是选择性的 α_1 受体阻断药,能扩张动、静脉,降低心脏前、后负荷,增加心输出量。

奈西立肽

奈西立肽(nesiritide)是用基因重组技术制得的内源性脑利尿钠肽(BNP)的人工合成品。该制剂除有利尿作用外,还能与血管平滑肌细胞、血管内皮细胞表面的鸟苷酸环化酶受体结合,增加细胞内 cGMP 含量,进而使细胞内钙减少,血管平滑肌松弛,降低动、静脉张力,抑制去甲肾上腺素释放,抑制肾素释放,拮抗醛固酮等。因其半衰期只有 18 分钟,临床上先静脉注射,再静脉滴注维持疗效。

波生坦

波生坦(bosentan)是竞争性的内皮素受体阻断药,口服有效,临床现用于肺动脉高压的治疗。波生坦对动物心力衰竭模型有改善作用,对临床病例的研究尚未得出最后结论。

第七节 | 钙增敏药及钙通道阻滞药

一、钙增敏药

钙增敏药(calcium sensitizers)是近年来研究发现的新一代用于 CHF 的药物,作用于收缩蛋白,增加肌钙蛋白 C(troponin C,TnC)对 Ca^{2+} 的亲和力,在不增加细胞内 Ca^{2+} 浓度的条件下,增强心肌收缩力。可避免细胞内 Ca^{2+} 浓度过高所引起的损伤、坏死不良后果,也可节约部分供 Ca^{2+} 转运所消耗的能量,是开发正性肌力药物的新方向。大多数钙增敏药还兼具对 PDE-Ⅲ 的抑制作用,可部分抵消钙增敏药的副作用。

【作用机制】

1. 钙增敏药可通过多种机制调节肌丝对 Ca^{2+} 的反应。①作用于 TnC 水平,增加 Ca^{2+} 与 TnC 的结合,以增加肌丝对 Ca^{2+} 的反应,如匹莫苯对肌丝的 Ca^{2+} 敏感性具有立体选择性的作用。②改变钙结合信息传递的机制,如左西孟旦(levosimendan)的作用在于停靠在 TnC 的氨基末端接近调节钙结合的区域,该区域是 TnC 与肌钙蛋白 I(troponin I,TnI)以钙依赖方式起反应的区域。左西孟旦占领该区域与钙结合的构型稳定相关,此位点的稳定性被认为能增加细肌丝激活的水平。③作用于肌动蛋白-肌球蛋白之间,如噻唑嗪酮(thiadizinone)直接促进肌动蛋白-肌球蛋白之间的反应,增加肌丝对 Ca^{2+} 的敏感性和细肌丝横桥钙依赖的激活。

2. 钙增敏药激活 ATP 敏感的钾通道,使血管扩张,改善心脏的供血供氧,减轻心脏负荷,降低心肌耗氧量,在 CHF 的治疗中具有正性肌力和血管扩张作用,可增加 CHF 患者的运动耐量并改善 CHF 症状。

【不良反应】　该类药物和米力农一样,可降低 CHF 患者的生存率。该类药物均缺乏心肌舒张期的松弛作用,使舒张期变短、张力提高,其作用机制尚有待进一步探讨,疗效有待于大规模的临床研究。

二、钙通道阻滞药

钙通道阻滞药用于 CHF 的机制为:①具有较强的扩张外周动脉作用,可降低总外周阻力,减轻心脏的后负荷,改善 CHF 的血流动力学障碍;②具有降压和扩张冠脉的作用,可对抗心肌缺血;③缓解钙超载,改善心室的松弛性和僵硬度,改善舒张期功能障碍。

短效钙通道阻滞药如硝苯地平(nifedipine)、地尔硫䓬(diltiazem)、维拉帕米(verapamil)等可使 CHF 症状恶化,增加患者的病死率,可能与其负性肌力作用及反射性激活神经内分泌系统等有关,因此不适用于 CHF 的治疗。

长效钙通道阻滞药如氨氯地平(amlodipine)和非洛地平(felodipine)是新一代二氢吡啶类钙通道阻滞药,其作用出现较慢、维持时间较长,舒张血管作用强而负性肌力作用弱,且反射性激活神经内分泌系统作用较弱,降低左心室肥厚的作用与 ACE 抑制药相当,可用于 CHF 的治疗。此外,氨氯地平尚有抗动脉粥样硬化、抗 TNF-α 及白细胞介素(IL)等作用,后者也参与其抗 CHF 的作用。长期应用可治疗左心室功能障碍伴有心绞痛、高血压的患者,也可降低非缺血者的病死率。

钙通道阻滞药的最佳适应证是继发于冠心病、高血压以及舒张功能障碍的 CHF,尤其是其他药物无效的病例。但对于 CHF 伴有房室传导阻滞、低血压、左室功能低下伴后负荷低以及有严重收缩功能障碍的患者,不宜使用钙通道阻滞药。

第八节 ｜ 其他治疗心力衰竭的药物

一、钠-葡萄糖共转运体 2 抑制药

钠-葡萄糖共转运体 2(sodium-glucose cotransporter 2,SGLT-2)是一种膜转运蛋白,主要分布于肾近端小管 S1 段,完成 90% 的葡萄糖重吸收。SGLT-2 抑制药阻断葡萄糖和钠在近端肾小管的重吸收,促进尿糖排泄,发挥降血糖作用,是一种治疗 2 型糖尿病的新型口服降糖药。近年来发现 SGLT-2 抑制药对心血管系统也有保护作用,具有降低心血管疾病风险、降低 CHF 死亡率和再住院率的疗效。代表药有达格列净(dapagliflozin)、恩格列净(empagliflozin)、卡格列净(canagliflozin)等,其中达格列净是首个上市的 SGLT-2 抑制药,已被批准用于成人射血分数降低型 CHF(HFrEF)。

【作用机制】

1. 降低心脏负荷,改善心功能。SGLT-2 抑制药促进钠和葡萄糖排泄,通过渗透性利尿作用降低

心脏前负荷,同时使血压下降,降低心脏后负荷。与利尿药不同的是,SGLT-2 抑制药不激活神经内分泌系统,不会导致反射性交感神经兴奋,具有改善心功能的作用。

2. 改善心肌细胞代谢。SGLT-2 抑制药促进 ATP 产生,减少线粒体损伤,为心肌细胞提供能量;抑制钠-氢交换体(sodium-hydrogen exchanger,NHE)活性,减少心肌细胞损伤,保护心脏。

3. 减少与 CHF 相关的危险因素,包括改善血管内皮功能、调节交感神经活性、减少心外膜脂肪组织、减少炎症因子产生等。

【临床应用】 SGLT-2 抑制药主要用于心功能分类 Ⅱ～Ⅳ 级的成人射血分数降低型 CHF、伴或不伴有 2 型糖尿病患者,可减少心血管事件的死亡率和住院率。

【不良反应】 生殖道感染、尿路感染、骨折、低血糖、膀胱癌等,但发生率较低。

二、可溶性鸟苷酸环化酶激动药

一氧化氮(NO)-可溶性鸟苷酸环化酶(soluble guanylate cyclase,sGC)-环磷酸鸟苷(cyclic guanosine monophosphate,cGMP)信号通路是调节心脏功能的关键通路,具有扩张血管、增加冠脉血流、排钠、抗炎、抗心肌肥厚和抗纤维化的作用。CHF 时内皮功能障碍、氧化应激和炎症反应等都影响 NO-sGC-cGMP 通路,导致心脏功能受损。sGC 激动药一方面稳定 NO-sGC 结合位点,增加 sGC 对内源性 NO 的敏感性;另一方面通过 NO 非依赖性的结合位点直接刺激 sGC,使 cGMP 上调,共同发挥心脏保护作用。

利奥西呱(riociguat)是首个获批上市用于治疗肺动脉高压的 sGC 激动药,该药半衰期短,限制了其在 CHF 中的应用。维立西呱(vericiguat)半衰期显著延长,具有清除率低、生物利用度高的特点,是新型的口服 sGC 激动药,临床推荐用于射血分数降低、发生心血管事件风险高的 CHF 患者,也适用于近期出现恶化或失代偿改变的 CHF 患者,特别是需静脉给予利尿药或紧急治疗的心力衰竭患者。可有效降低再住院率且耐受性良好,但不延长患者的生存时间。已报道的不良反应有症状性低血压、晕厥和贫血等,可能与维立西呱的扩血管作用有关;此外,其松弛平滑肌的作用可能引起恶心、腹部不适和腹泻。

三、I_f 通道阻滞药

伊伐布雷定(ivabradine)是第一个用于 CHF 治疗的 I_f 通道阻滞药。其作用为特异性阻滞 I_f 通道,抑制心脏窦房结起搏电流,降低窦房结自律性,减慢窦性心律。临床推荐用于射血分数≤35%,心率≥70 次 /min 且为窦性心律的稳定型心力衰竭患者,可延缓病情进展、改善 CHF 患者的预后,降低再住院率和死亡率。与 β 受体阻断药相比,伊伐布雷定在减慢心率的同时不影响心肌收缩、舒张或心室复极,在心力衰竭治疗中有较好的临床应用价值。

常见的不良反应有心动过缓、房颤和光幻视(phosphene)。心动过缓可引起 Q-T 间期延长、尖端扭转型室性心动过速和其他心律失常;光幻视的产生可能与伊伐布雷定抑制视网膜 I_h 电流有关。其他不良反应有晕厥、低血压、血管性水肿、红斑、皮疹、眩晕瘙痒和复视等。

(乔国芬)

本章思维导图

本章目标测试

第二十七章 | 抗心绞痛药

心绞痛（angina pectoris）是因冠状动脉供血不足引起的心肌急剧、短暂缺血与缺氧综合征。心绞痛是缺血性心肌病的常见症状，其典型临床表现为阵发性胸骨后压榨性疼痛，常伴有心前区和左上肢放射痛。冠状动脉粥样硬化或痉挛，以及心肌肥大和心肌病等是心肌缺血和缺氧的主要原因。心绞痛持续发作不能及时缓解则可能发展为急性心肌梗死，故应采取有效的治疗措施及时缓解心绞痛。

第一节 | 概 述

心绞痛的主要病理生理机制是心肌需氧与供氧的平衡失调，致心肌暂时性缺血缺氧，代谢产物（乳酸、丙酮酸、组胺、激肽样多肽、K^+ 等）在心肌组织聚积，刺激心肌自主神经传入纤维末梢引起疼痛。任何引起心肌组织对氧的需求量增加和 / 或冠脉狭窄、痉挛致心肌组织供血供氧减少的因素都可成为诱发心绞痛的诱因。其中冠状血管病变，尤其是动脉粥样硬化，是心绞痛发生的常见原因。

心肌的氧供取决于动、静脉的氧分压差以及冠状动脉的血流量。正常情况下，心肌细胞摄取血液氧含量的 65%～75%，已接近于极限，因而增加氧供应主要依靠增加冠状动脉的血流量。决定心肌耗氧量的主要因素包括心室壁张力（ventricular wall tension）、心率（heart rate）和心室收缩力（ventricular contractility）（图 27-1）。心室壁张力越大，维持张力所需的能量越多，心肌耗氧量也就越大。心室壁张力与心室内压力（相当于收缩期动脉血压，即心室后负荷）和心室容积（心室前负荷）成正比，与心室壁厚度成反比，心室内压增高和心室容积增大均可使心肌耗氧量增加。心率与心肌耗氧量成正比。每分钟射血时间等于心率与心室每搏射血时间的乘积。射血时心室壁张力增大，每搏射血时间增加，心肌耗氧量也增加，心肌收缩力增强和收缩速度加快，均可使心肌的机械做功增加而增加心肌耗氧量。临床上将影响耗氧量的主要因素简化为"三项乘积"（收缩压 × 心率 × 左心室射血时间）或"二项乘积"（收缩压 × 心率）作为粗略估计心肌耗氧量的指标。

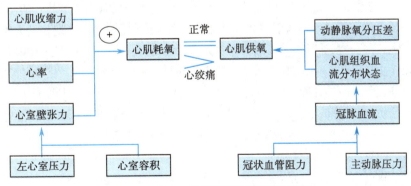

图 27-1 影响心肌耗氧量和供氧量的因素

根据世界卫生组织"缺血性心脏病的命名及诊断标准"，临床上将心绞痛分为以下 3 种类型。①劳力性心绞痛（exertional angina pectoris）：其特点是由劳累、情绪波动或其他增加心肌耗氧量的因素所诱发，休息或舌下含服硝酸甘油可缓解。根据病程、发作频率及转归，此类心绞痛又可分为稳定型心绞痛、初发型心绞痛及恶化型心绞痛。②自发性心绞痛（spontaneous angina pectoris）：心绞痛发作与冠状动脉供血不足有关，与心肌耗氧量增加无明显关系，多发生于安静状态，发作时症状重、持续时间长,且不易被硝酸甘油缓解,包括:卧位型(休息或熟睡时发生)、变异型(为冠脉痉挛所诱发)、中间综合征和梗死后心绞痛。③混合性心绞痛(mixed pattern of angina):其特点是在心肌需氧量增加或无明显增加时都可能发生。临床常将初发型、恶化型及自发性心绞痛通称为不稳定型心绞痛。

从心绞痛的病理生理基础可见,降低心肌耗氧量和扩张冠状动脉以改善冠脉供血是缓解心绞痛的主要治疗措施(参见本章第二节常用的抗心绞痛药物)。此外,冠状动脉粥样硬化斑块变化、血小板聚集和血栓形成也是诱发不稳定型心绞痛的重要因素,因此,临床应用抗血小板药、他汀类降脂药物以及血管紧张素Ⅰ转化酶抑制药等,也有助于心绞痛的防治。

第二节 | 常用的抗心绞痛药物

一、硝酸酯类

本类药物均有硝酸多元酯结构,脂溶性高,分子中的-O-NO$_2$是发挥疗效的关键结构。此类药物中以硝酸甘油最常用。此外,还有硝酸异山梨酯、单硝酸异山梨酯和戊四硝酯等,其化学结构如下:

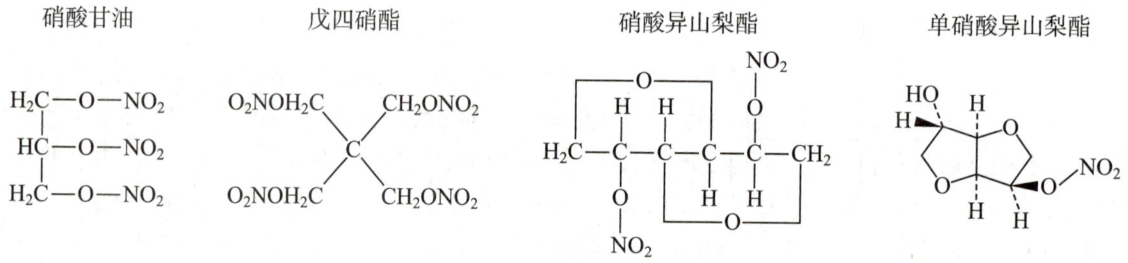

硝酸甘油　　　　戊四硝酯　　　　　　硝酸异山梨酯　　　　　单硝酸异山梨酯

硝酸甘油

硝酸甘油(nitroglycerin)于1867年开始用于心绞痛的治疗,由于具有起效快、疗效肯定、使用方便和经济等优点,至今仍是最常用的心绞痛防治药物。

【体内过程】 硝酸甘油口服因受首过效应等因素的影响,生物利用度仅约8%,故临床不宜口服用药。因其脂溶性高,舌下含服极易通过口腔黏膜吸收,血药浓度很快达峰值,含服后1~2分钟即可起效,疗效持续20~30分钟,$t_{1/2}$为2~4分钟。硝酸甘油也可经皮肤吸收,用2%硝酸甘油软膏或贴膜剂睡前涂抹在前臂皮肤或贴在胸部皮肤,有效浓度可维持较长时间。硝酸甘油在肝内经谷胱甘肽-有机硝酸酯还原酶还原成水溶性较高的二硝酸代谢物,少量为一硝酸代谢物及无机亚硝酸盐,最后与葡萄糖醛酸结合经肾脏排出。二硝酸代谢物具有较弱的舒张血管作用,仅为硝酸甘油的1/10。

【抗心绞痛作用及机制】 硝酸甘油的基本药理作用是松弛血管平滑肌。由于硝酸甘油可扩张体循环血管及冠状血管,因而具有如下作用:

1. 改变血流动力学,降低心肌耗氧量 最小有效的硝酸甘油即可明显扩张静脉血管,特别是较大的静脉血管,从而减少回心血量,降低心脏的前负荷,使心腔容积缩小,心室内压减小,心室壁张力降低,射血时间缩短,心肌耗氧量减少。稍大剂量的硝酸甘油也可显著舒张较大的动脉,对小动脉和毛细血管前括约肌影响较小。动脉血管的舒张降低了心脏的射血阻力,减轻心脏后负荷,降低心肌耗氧量。但血管舒张的同时使血压下降,可反射性兴奋交感神经导致心率加快和收缩力加强,增加心肌耗氧。但其综合效应是降低心肌的总耗氧量。

2. 改变心肌血液分布,增加缺血区血液灌注

(1)降低左室充盈压,增加心内膜供血:冠状动脉从心外膜呈直角分支,贯穿心室壁呈网状分布于心内膜下。因此,内膜下血流易受心室壁肌张力及室内压力的影响。当心绞痛发作时,因心肌组织缺血缺氧、左室舒张末压增高,降低了心外膜血流与心内膜血流的压力差,使心内膜下区域缺血更为严重。硝酸甘油扩张静脉血管,减少回心血量,降低心室内压;扩张动脉血管,降低心室壁张力,从而增加了心外膜向心内膜的有效灌注压,有利于血液从心外膜流向心内膜缺血区。

（2）选择性扩张较大的心外膜输送血管,增加缺血区供血:硝酸甘油选择性扩张较大的心外膜和输送血管,尤其在冠状动脉痉挛时更为明显,而对阻力血管的舒张作用较弱。当冠状动脉因粥样硬化或痉挛而发生狭窄时,缺血区的阻力血管已因缺氧和代谢产物的堆积而处于舒张状态。因此,用药后血液将顺压力差从输送血管流向缺血区,从而增加缺血区的血液供应(图 27-2)。同时,硝酸甘油扩张非缺血区较大的输送血管,有利于血液经侧支分流到缺血区,改善缺血区的血供。如果药物(如双嘧达莫)仅能扩张阻力血管,而对输送血管的扩张作用弱,则该药物的作用反而会导致缺血区的血流量减少,造成冠脉"窃血"现象。

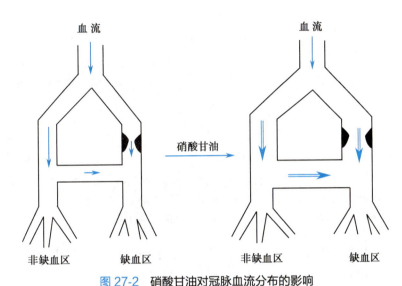

图 27-2　硝酸甘油对冠脉血流分布的影响
注:血液从阻力较大的非缺血区经扩张的侧支血管流向阻力较小的缺血区。

（3）开放侧支循环,增加缺血区供血:硝酸甘油可刺激侧支生成或开放已有的侧支循环,由于缺血区的阻力血管因缺氧已处于代偿性舒张状态,阻力降低,因此,侧支循环开放可增加缺血区的血液灌注。

3. 保护缺血的心肌细胞,减轻缺血性损伤　硝酸甘油释放一氧化氮(nitric oxide,NO),促进内源性 PGI_2、降钙素基因相关肽(CGRP)等物质的生成与释放,这些物质对心肌细胞均具有直接保护作用。硝酸甘油不仅保护心肌,减轻缺血性损伤,缩小心肌梗死范围,改善左心室重构,还能增强缺血心肌的电稳定性,提高室颤阈,消除折返,改善房室传导等,从而减少心肌缺血导致的并发症。

4. 抑制血小板聚集　血小板聚集和血栓形成是不稳定型心绞痛的重要诱发因素。硝酸甘油通过释放 NO 抑制血小板黏附和聚集。

硝酸甘油作为 NO 的供体,在平滑肌细胞内经谷胱甘肽转移酶的催化释放出 NO。NO 通过与其受体可溶性鸟苷酸环化酶(soluble guanylyl cyclase,sGC)的活性中心结合后激活 GC,增加细胞内 cGMP 含量,进而激活 cGMP 依赖性蛋白激酶,减少细胞内 Ca^{2+} 的释放和外 Ca^{2+} 内流,细胞内 Ca^{2+} 浓度降低导致肌球蛋白轻链去磷酸化,进而松弛血管平滑肌(图 27-3)。由于硝酸甘油通过与内源性血管内皮舒张因子 NO 相同的作用机制松弛血管平滑肌但又不依赖于血管内皮细胞,因此,对内皮损伤的血管仍可发挥扩张作用。此外,硝酸甘油的扩血管作用还可能与前列腺素(PGI_2 和 PGE)生成增加和细胞膜超极化有关。

【临床应用】　舌下含服硝酸甘油能迅速缓解各种类型心绞痛。在预计可能发作前用药也可预防发作。对急性心肌梗死患者多静脉给药,不仅能降低心肌耗氧量、增加缺血区供血,还可抑制血小板

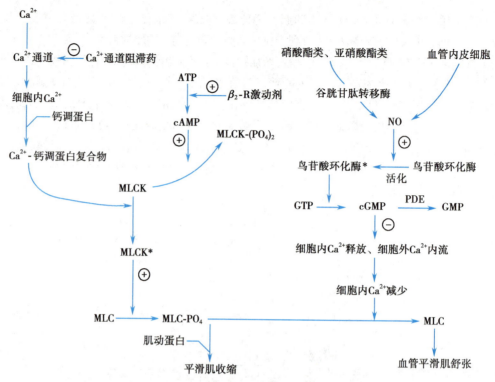

图 27-3　血管平滑肌舒缩的调节及硝酸酯类药作用机制示意图

注:* 表示活性型;MLCK 为肌球蛋白轻链激酶(myosin light chain kinase);PDE 为磷酸二酯酶(phosphodiesterase);蓝色箭头表示引起血管平滑肌松弛的相关环节。

聚集和黏附,从而缩小梗死范围。反复连续使用要限制用量,以免血压过度降低引起心、脑等重要器官灌注压过低,反而加重心肌缺血。此外,由于硝酸甘油可降低心脏前、后负荷,也可用于心力衰竭的治疗。还可舒张肺血管,降低肺血管阻力,改善肺通气,用于急性呼吸衰竭及肺动脉高压的治疗。

【不良反应及注意事项】 多数不良反应是由其血管舒张作用所引起,如头、面、颈、皮肤血管扩张引起暂时性面颊部皮肤潮红,脑血管舒张引起搏动性头痛,眼内血管扩张则可升高眼内压等。大剂量可出现直立性低血压及晕厥。剂量过大可使血压过度下降,冠状动脉灌注压过低,并可反射性兴奋交感神经,导致心率加快,心肌收缩性增强,增加心肌耗氧量而加重心绞痛发作。超剂量时还会引起高铁血红蛋白血症,表现为呕吐、发绀等。

硝酸甘油连续应用 2 周左右可出现耐受性,用药剂量、频率、药物剂型和给药途径等都影响耐受性的产生。用药剂量大或反复应用过频易产生耐受性,不同硝酸酯类药物之间存在交叉耐受性,停药 1~2 周后耐受性可消失。出现耐受性后,轻者必须增加用量,但会加重不良反应,重者即使增加用量也无法达到满意疗效。硝酸甘油产生耐受性的机制还不十分清楚,大体可分为两种情况:一种为"血管耐受",是指血管平滑肌细胞催化硝酸甘油生成 NO 的能力降低。这可能是由于硝酸甘油细胞内生成 NO 过程中需要—SH,硝酸酯类长期或频繁使用使—SH 消耗所致。另一种为非血管机制,也称为"伪耐受",可能是由于硝酸酯类使血压降低,反射性增强交感活性,释放去甲肾上腺素,激活肾素-血管紧张素系统,导致钠水潴留和血容量增加。不同组织产生耐受性有差异,动脉比静脉更易产生耐受性。采用间歇性给药,从最小有效剂量开始用药以及补充—SH 供体(如乙酰半胱氨酸)等可减少耐受性的发生。

硝酸异山梨酯和单硝酸异山梨酯

硝酸异山梨酯(isosorbide dinitrate)又称消心痛,与硝酸甘油相比,其作用较弱,起效较慢,作用维持时间较长。本品经肝代谢生成的 2′-单硝酸异山梨醇和 5′-单硝酸异山梨醇,仍具有扩张血管及抗心绞痛作用。此外,本品剂量范围个体差异较大,剂量大时易致头痛及低血压等副作用,缓释剂可减少不良反应。主要口服用于心绞痛的预防和心肌梗死后心力衰竭的长期治疗。

单硝酸异山梨酯(isosorbide mononitrate)是硝酸异山梨酯的代谢产物 5′-单硝酸异山梨醇。其作用及应用与硝酸异山梨酯相似。

二、β肾上腺素受体阻断药

β肾上腺素受体阻断药可减少心肌耗氧量、改善缺血区供血、缩小心肌梗死面积、减少心绞痛发作次数、增加患者运动耐量和延长心肌梗死患者生存期,是常用的防治心绞痛的药物,其中普萘洛尔(propranolol)、美托洛尔(metoprolol)和阿替洛尔(atenolol)在临床最为常用。

【抗心绞痛作用及机制】

1. 降低心肌耗氧量　心绞痛发作时,交感神经兴奋,心肌局部和血液中儿茶酚胺含量均显著增加,激动心肌细胞 β_1 受体,心肌收缩力增强、心率加快,同时激动血管平滑肌细胞上的 α_1 受体,血管收缩,左心室后负荷增加,增加心肌耗氧。又因心率加快,心室舒张时间相对缩短,冠脉血流量减少,加重心肌缺氧。β受体阻断药通过拮抗 β_1 受体使心肌收缩力减弱、心率减慢、心室舒张时间延长和血压降低,因而减少心肌耗氧、增加心肌供氧。但它抑制心肌收缩力可引起心室容积增加,心室前负荷增加,同时因收缩力减弱,心室射血时间延长,导致心肌耗氧量增加。但该类药物的总体效应仍是减少心肌耗氧量而缓解心绞痛。

2. 改善心肌缺血区供血　β受体阻断药抑制心肌收缩力,降低心肌耗氧量,心肌局部代谢产物产生减少,非缺血区血管阻力相对增高。而缺血区的阻力血管因缺氧和代谢产物的堆积而处于舒张状态,血管阻力降低。因此用药后血液将更多地流向缺血区,增加缺血区的血液供应。同时,由于心率减慢,心舒张期相对延长,有利于血液从心外膜血管流向易缺血的心内膜区。此外,β受体阻断药也可促进缺血区侧支循环开放,增加缺血区的血液灌注量。

3. 改善心肌代谢　本类药物因阻断β受体,可抑制脂肪分解酶活性,减少心肌游离脂肪酸的含量;改善心肌缺血区对葡萄糖的摄取和利用,改善糖代谢,减少耗氧,从而保护线粒体功能,维持能量供应。

4. 促进氧合血红蛋白解离,增加组织供氧　β受体阻断药可促进氧合血红蛋白结合氧的解离,增加组织包括心肌的供氧。

【临床应用】 普萘洛尔、吲哚洛尔(pindolol)、噻吗洛尔(timolol)及选择性 β_1 受体阻断药阿替洛尔、美托洛尔和醋丁洛尔(acebutolol)等均可用于心绞痛。尤其对硝酸酯类不敏感或疗效差的稳定型心绞痛,可使发作次数减少,缩短心肌缺血持续时间,提高运动耐量,改善生活质量。β受体阻断药可降低心肌梗死患者心绞痛的发病率和死亡率。由于该类药物具有减慢心率和降低血压的作用,对伴有心率快和高血压的心绞痛患者尤为适用。对不稳定型心绞痛,如无禁忌证时效果较好。因为β受体阻断药能降低心肌耗氧量,增加缺血区心肌供血。对冠状动脉痉挛诱发的变异型心绞痛不宜应用,因其阻断冠状血管 β_2 受体,导致 α_1 受体作用相对占优势,加重冠状动脉收缩。

三、钙通道阻滞药

钙通道阻滞药是临床用于预防和治疗心绞痛的常用药,特别是对变异型心绞痛疗效最佳。本类药物尽管种类较多,化学结构不同,但都具有阻滞心肌细胞和平滑肌细胞的 L 型电压依赖性钙通道,抑制 Ca^{2+} 内流的作用,因而具有广泛的药理学效应,包括抗心律失常及降血压作用。因此,心肌缺血伴高血压或心律失常患者可选用。

【抗心绞痛作用及机制】 钙通道阻滞药通过阻滞 L 型 Ca^{2+} 通道,抑制 Ca^{2+} 内流而产生以下作用:

1. 降低心肌耗氧量　钙通道阻滞药能使心肌收缩力减弱,心率减慢,心肌耗氧量降低;同时该类药物可引起血管平滑肌松弛,血管扩张,血压下降,心脏前、后负荷减轻,也可使心肌耗氧量降低。

2. **舒张冠状血管**　本类药物对冠脉中较大的输送血管及阻力小的血管均有扩张作用,特别是对处于痉挛状态的血管有显著的解除痉挛作用,从而增加缺血区的血液灌注。此外还可增加侧支循环开放,改善缺血区的供血和供氧。

3. **保护缺血心肌细胞**　心肌缺血时,细胞膜对 Ca^{2+} 的通透性增加,同时由于能量供应不足,离子泵的活性降低,Ca^{2+} 从细胞质泵出到细胞外以及泵入内质网 Ca^{2+} 池的能力下降,导致胞内 Ca^{2+} 超载(Ca^{2+} overload),特别是线粒体内 Ca^{2+} 积聚,从而失去氧化磷酸化的能力,导致细胞死亡。钙通道阻滞药通过抑制外 Ca^{2+} 内流,减轻缺血心肌细胞的 Ca^{2+} 超载而保护心肌细胞。

4. **抑制血小板聚集**　钙通道阻滞药阻滞 Ca^{2+} 内流,降低血小板内 Ca^{2+} 浓度,抑制血小板聚集。

【临床应用】　钙通道阻滞药治疗心绞痛与 β 受体阻断药有许多相似之处,但与之相比有如下优点:①钙通道阻滞药因有松弛支气管平滑肌作用,故适合心肌缺血伴支气管哮喘和阻塞性肺疾病患者;②钙通道阻滞药有强大的扩张冠状动脉作用,变异型心绞痛是最佳适应证;③钙通道阻滞药抑制心肌作用较弱,特别是硝苯地平还具有较强的扩张外周血管、降低外周阻力作用,且血压下降后反射性加强心肌收缩力,可部分抵消其对心肌的抑制作用,因而较少诱发心力衰竭;④心肌缺血伴外周血管痉挛性疾病患者禁用 β 受体阻断药,而钙通道阻滞药因扩张外周血管,恰好适用于此类患者的治疗。

常用于抗心绞痛的钙通道阻滞药有硝苯地平(nifedipine,心痛定)、维拉帕米(verapamil,异搏定)、地尔硫䓬(diltiazem,硫氮酮)、哌克昔林(perhexiline,双环己哌啶)及普尼拉明(prenylamine,心可定)等。由于钙通道阻滞药有显著解除冠状动脉痉挛的作用,因此对变异型心绞痛疗效显著,对稳定型心绞痛及急性心肌梗死等也有效。

硝苯地平

硝苯地平(nifedipine)扩张冠状动脉和外周小动脉作用强,抑制血管痉挛效果显著,对变异型心绞痛效果最好,对伴高血压患者尤为适用。对稳定型心绞痛也有效,对急性心肌梗死患者能促进侧支循环开放,缩小梗死区范围。因该药降压作用强,可反射性增加心肌收缩力,加快心率,增加心肌耗氧,故对稳定型心绞痛患者疗效不及 β 受体阻断药。此外,该药对房室传导无明显影响,可用于伴有房室传导阻滞的心绞痛患者。有报道称硝苯地平可增加发生心肌梗死的危险,应引起重视。

维拉帕米

维拉帕米(verapamil)可用于稳定型和不稳定型心绞痛。维拉帕米扩张冠状动脉作用较强,但弱于硝苯地平,较少引起低血压。此外,该药对心肌功能的抑制作用较强,具有抗心律失常作用,适用于伴有室上性心律失常的心绞痛患者。对变异型心绞痛多不单独使用本药。因其抑制心肌收缩力、抑制窦房结和房室结的传导,故对伴心力衰竭、窦房结功能低下或房室传导阻滞的心绞痛患者应禁用。

地尔硫䓬

地尔硫䓬(diltiazem)对变异型、稳定型和不稳定型心绞痛都可应用,其作用强度介于上述两药之间。扩张冠状动脉作用较强,对周围血管扩张作用较弱,降压作用小,对变异型心绞痛患者疗效好。对伴房室传导阻滞或窦性心动过缓者应慎用,又因其抑制心肌收缩力,对心力衰竭患者也应慎用。

第三节 | 其他抗心绞痛药物

曲美他嗪

曲美他嗪(trimetazidine)用于对其他抗心绞痛药物治疗无效的慢性心绞痛。其抗心绞痛作用机制尚不清楚,可能与抑制脂肪酸氧化,促进葡萄糖氧化,从而维持心肌细胞在缺血缺氧情况下的能量代谢,阻止细胞内 ATP 水平下降,保证离子泵的正常功能有关。该药物不是心绞痛发作时的对症治疗药物,临床主要用于心绞痛发作的预防。

伊伐布雷定

伊伐布雷定(ivabradine)是 I_f 电流选择性抑制剂,通过减慢心率,降低心肌耗氧量。对心肌收缩力无明显影响。用于不能耐受 β 受体阻断药或者应用 β 受体阻断药后心率仍>60 次 /min 的稳定型心绞痛患者。

尼可地尔

尼可地尔(nicorandil)是 K^+ 通道开放药,既有开放血管平滑肌细胞膜 K^+ 通道,促进 K^+ 外流,使细胞膜超极化,抑制 Ca^{2+} 内流作用,还有释放 NO,增加血管平滑肌细胞内 cGMP 生成的作用。上述两种作用的结果使血管平滑肌松弛,冠脉血管扩张,冠状动脉供血增加和减轻 Ca^{2+} 超载对缺血心肌细胞的损害。主要适用于变异型心绞痛和慢性稳定型心绞痛,且不易产生耐受性。同类药还有吡那地尔(pinacidil)和克罗卡林(cromakalim)。

血管紧张素转化酶抑制药

血管紧张素转化酶抑制药(angiotensin converting enzyme inhibitors,ACEI)包括卡托普利(captopril)、赖诺普利(lisinopril)和雷米普利(ramipril)等。该类药物不仅用于高血压和心力衰竭的治疗,也可通过扩张动、静脉血管减低心脏前后负荷,从而降低心脏耗氧量,舒张冠状血管增加心肌供氧,以及对抗自由基,减轻其对心肌细胞的损伤和阻止血管紧张素 II 所致的心脏与血管重构作用。

第四节 | 心绞痛的联合用药

治疗心绞痛的单一用药常常导致疗效不佳,联合用药是心绞痛治疗的重要措施,常用的联合用药方案如下:

1. **β 受体阻断药和硝酸酯类合用**　多选用作用时间相近的药物,通常以普萘洛尔与硝酸异山梨酯合用,两药合用能协同降低心肌耗氧量;同时 β 受体阻断药可对抗硝酸酯类所致的反射性心率加快,而硝酸酯类则可对抗 β 受体阻断药引起的心室容积增大和心室射血时间延长,互相取长补短(表27-1);合用时各自用量减少,副作用也相应减少。但由于两药均可降压,如血压下降过多,冠状动脉流量减少,反而对心绞痛不利。故宜选择口服给药,从小剂量开始逐渐增加剂量。停用 β 受体阻断药时应逐渐减量,防止突然停用导致心绞痛加剧和 / 或诱发心肌梗死。严重心功能不全、支气管哮喘及心动过缓者不宜应用 β 受体阻断药。

表 27-1　硝酸酯类、β 受体阻断药及钙通道阻滞药对决定心肌耗氧量诸因素的影响

心肌耗氧因素	硝酸酯类	β 受体阻断药	钙通道阻滞药	
			硝苯地平	维拉帕米
心室前负荷	↓	↑	↓	(−)
心室后负荷	↓	(−)	↓	(−)
心率	反射性↑	↓	反射性↑	↓
收缩力	反射性↑	↓	反射性↑	↓

注:(−)表示无显著改变;↑表示升高;↓表示下降,反射性↑是由于血管扩张,血压下降导致交感神经兴奋。

2. 硝酸酯类和钙通道阻滞药合用 硝酸酯类主要作用于静脉,钙通道阻滞药主要扩张小动脉并有较强的扩张冠脉作用,二者可联合应用。由于硝苯地平可导致反射性心动过速、头痛和皮肤潮红,与硝酸酯类合用时应慎重。此种联合用药最好选择作用缓和的钙通道阻滞药或新型钙通道阻滞药,如氨氯地平,可取得良好疗效。

3. 钙通道阻滞药与 β 受体阻断药合用 硝苯地平与 β 受体阻断药合用较为安全,二者可协同降低心肌耗氧量;同时,β 受体阻断药可消除钙通道阻滞药引起的反射性心动过速,而后者则可对抗前者的收缩血管作用,临床证明两药合用对心绞痛伴高血压以及运动时心率加快患者最适宜。由于维拉帕米和地尔硫䓬具有抑制心功能作用,与 β 受体阻断药合用可明显抑制心肌收缩力和传导速度,应慎用。

(周家国)

本章思维导图

本章目标测试

第二十八章 | 抗动脉粥样硬化药

动脉粥样硬化（atherosclerosis，AS）是遗传与环境因素共同作用的慢性炎症过程，主要累及大、中动脉，特别是冠状动脉、脑动脉和主动脉，由于在动脉内膜积聚的脂质外观呈黄色粥样而得名，为冠心病、脑卒中等心脑血管疾病的重要病理学基础。血脂异常是动脉粥样硬化性心血管疾病（atherosclerotic cardiovascular disease，ASCVD）及心血管事件的独立危险因素，因此，有效控制血脂异常，防治动脉粥样硬化是减少心脑血管危险事件发生的重要措施。早期或轻症动脉粥样硬化患者可通过调节饮食、适当运动等措施进行干预，较重者应给予药物治疗。根据作用机制的不同，目前临床上常用的防治动脉粥样硬化药物分为调血脂药（blood-lipid modulators）和抗动脉粥样硬化药（antiatherosclerotics）。

第一节 | 调血脂药

血脂是总胆固醇（total cholesterol，TC）、甘油三酯（triglyceride，TG）、游离脂肪酸（free fatty acid，FFA）和类脂（如磷脂）等的总称，与临床密切相关的血脂主要是胆固醇（cholesterol，CH）和甘油三酯。其中人体内总胆固醇主要以游离胆固醇（free cholesterol，FC）及胆固醇酯（cholesteryl ester，CE）两种形式存在。

血脂必须与载脂蛋白（apoprotein，Apo）结合形成脂蛋白（lipoprotein，LP）才能溶于血液，被运输至组织进行代谢。应用超速离心或电泳的方法，可将脂蛋白分为以下几种形式：乳糜微粒（chylomicron，CM）、极低密度脂蛋白（very low density lipoprotein，VLDL）、中间密度脂蛋白（intermediate density lipoprotein，IDL）、低密度脂蛋白（low density lipoprotein，LDL）和高密度脂蛋白（high density lipoprotein，HDL）。不同的脂蛋白含不同的Apo，主要有A、B、C、D、E五类，各分为若干亚组分，主要功能是结合和转运脂质。此外，部分Apo尚有其他的功能，如Apo AI激活卵磷脂胆固醇酰基转移酶（lecithin cholesterol acyltransferase，LCAT），识别HDL受体；Apo AII稳定HDL结构，激活肝脂肪酶，促进HDL成熟及胆固醇逆向转运；Apo B100能识别LDL受体；Apo CII是脂蛋白脂酶（lipoprotein lipase，LPL）的激活剂，促进CM和VLDL分解；Apo CIII则抑制LPL的活性，并抑制肝细胞Apo E受体。Apo E参与LDL受体的识别。Apo D促进胆固醇及甘油三酯在VLDL、LDL与HDL间的转运。

脂蛋白（a）[lipoprotein（a），Lp（a）]是从人的LDL中提取的脂蛋白，其理化性质和组成结构与LDL相似，除含有ApoB外，Lp（a）中尚含有Apo（a），并含有较多的糖类。血清Lp（a）水平主要与遗传有关，基本不受性别、年龄、体重和大多数降胆固醇药物的影响。现有证据表明Lp（a）是ASCVD的独立危险因素，与血浆LDL及胆固醇增高无关。

各种脂蛋白在血浆中以基本恒定的浓度维持相互间平衡，如果比例失调将导致脂代谢失常或紊乱，是引起动脉粥样硬化的重要因素。某些血脂或脂蛋白高出正常范围称为高脂血症（hyperlipemia）或高脂蛋白血症（hyperlipoproteinemia），按病因可分为原发性和继发性高脂血症。原发性者为遗传性脂代谢紊乱，世界卫生组织（WHO）按脂蛋白升高的类型不同将其分为6型，其中I和V型易发胰腺炎，IIa、IIb、III和IV型易发冠心病。各型高脂蛋白血症的特点见表28-1。继发性高脂血症常由于糖尿病、酒精中毒、肾病综合征、慢性肾衰竭、甲状腺功能减退、肝脏疾病和药物等因素所致。脂代谢异常除上述高脂蛋白血症外，还应包括HDL降低和Lp（a）增加等其他动脉粥样硬化的危险因素。

表 28-1　原发性高脂蛋白血症的分型

类型	TC	TG	CM	VLDL	LDL
I	↑→	↑↑	↑↑	↑↑	↑→
II$_a$	↑↑	→	→	→	↑↑
II$_b$	↑↑	↑↑		↑	↑
III	↑↑	↑↑	↑	↑	↓
IV	↑→	↑↑	→	↑↑	→
V	↑	↑↑	↑↑	↑	↑→

注:TC,总胆固醇;TG,甘油三酯;CM,乳糜微粒;VLDL,极低密度脂蛋白;LDL,低密度脂蛋白;↑,浓度升高;→,浓度正常;↓,浓度降低。

对于血浆脂质代谢紊乱,首先要采用饮食控制、调节生活方式、避免和纠正其他心血管危险因子等措施;若通过非药物干预后血脂仍未达到正常水平,应根据血脂异常的类型、动脉粥样硬化病变的症状或存在的其他心血管疾病危险因素,及早使用调血脂药纠正异常血脂或脂蛋白紊乱。根据药物作用机制不同,调血脂药可分为主要降低 TC 和 LDL 的药物、主要降低 TG 和 VLDL 的药物、降低 Lp(a)的药物等。

一、主要降低 TC 和 LDL 的药物

TC 或 LDL 升高是冠心病的重要危险因素,降低 TC 或 LDL 血浆水平可降低 ASCVD 的发病率和死亡率。药物通过抑制肝细胞内胆固醇的合成,加速 LDL 分解或减少肠道内胆固醇的吸收,包括他汀类、胆固醇吸收抑制剂、PCSK9 抑制药等。

(一) 他汀类

他汀类(statins)又称羟甲基戊二酸单酰辅酶 A(3-hydroxy-3-methylglutaryl CoA,HMG-CoA)还原酶抑制药,而 HMG-CoA 还原酶是催化内源性胆固醇合成的关键酶。1976 年研究人员从橘青霉(*Penicillium citrinum*)培养液中发现美伐他汀(compactin)有抑制 HMG-CoA 还原酶的作用,因其不良作用而未被应用。1979 年从红曲霉(*Monascus ruber*)中发现 monacolin K,1980 年从土曲霉(*Aspergillus terreus*)中发现 movinolin,后证明两者为同一物质,即洛伐他汀(lovastatin),这是第一个用于临床的 HMG-CoA 还原酶抑制药。后续相继分离、合成了一系列的他汀类药物,如辛伐他汀(simvastatin)和普伐他汀(pravastatin)是洛伐他汀的化学修饰衍生物,阿托伐他汀(atorvastatin)、氟伐他汀(fluvastatin)、瑞舒伐他汀(rosuvastatin)和匹伐他汀(pitavastatin)是人工合成品。

【化学结构】　他汀类具有二羟基庚酸结构,是抑制 HMG-CoA 还原酶的必需基团。不同药物中该结构或为内酯环或为开环羟基酸,但内酯环必须转换成相应的开环羟基酸形式才呈现药理活性。常用他汀类的化学结构见图 28-1。

【体内过程】　开环羟基酸型他汀类药物口服吸收较内酯型好,所有他汀类均有较高的肝脏首过效应。多数他汀类(匹伐他汀除外)由肝脏 CYP3A4 代谢,经胆汁由肠道排出,少部分由肾排出。

【药理作用和机制】

1. 调血脂作用和作用机制　他汀类有明显的调血脂作用。治疗剂量下,他汀类对 LDL-C 的降低作用最强,TC 次之,降 TG 作用很弱;HDL-C 略有升高。用药 2 周出现明显疗效,4～6 周达高峰,长期应用可保持疗效。

肝脏是合成内源性胆固醇的主要场所,HMG-CoA 还原酶是肝细胞合成内源性胆固醇过程中的限速酶,该酶催化具有开环羟酸结构的 HMG-CoA 转换为中间产物甲羟戊酸(mevalonic acid,MVA),进一步生成鲨烯(squalene)合成胆固醇。由于他汀类药物(或其代谢产物)与底物 HMG-CoA 的化学结构相似,且对 HMG-CoA 还原酶的亲和力比 HMG-CoA 高数千倍,对该酶发生竞争性抑制作用,从

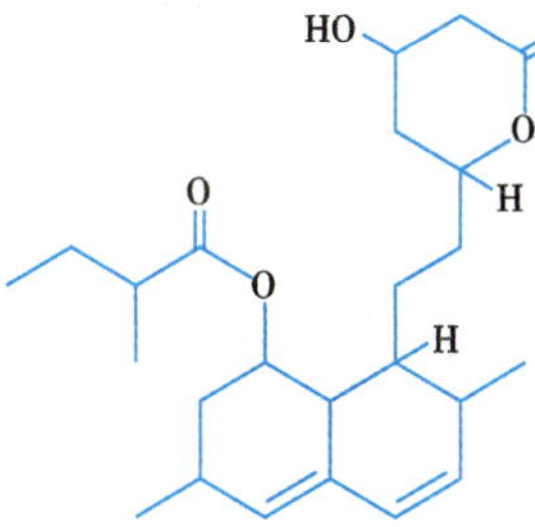

洛伐他汀

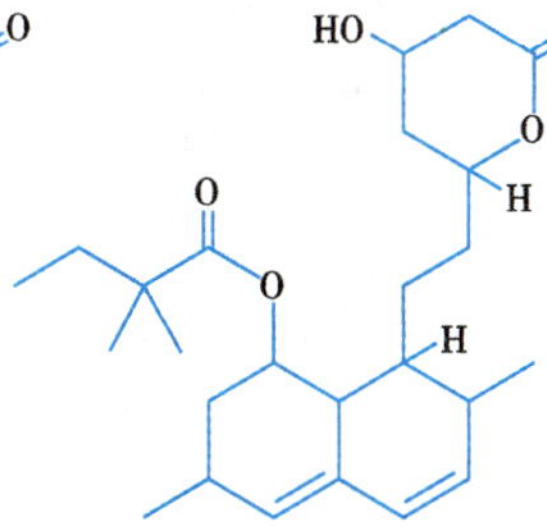

辛伐他汀

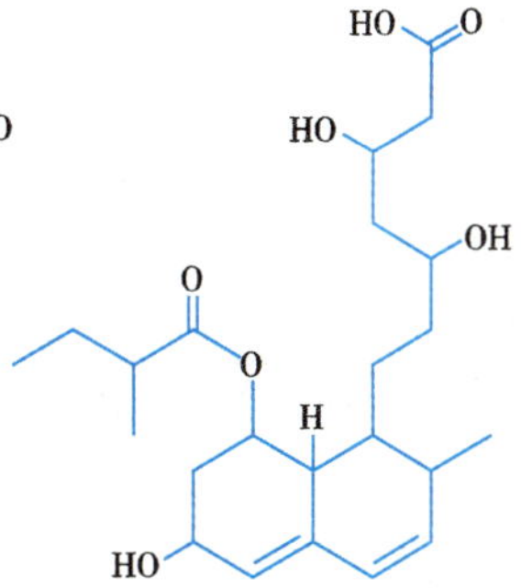

普伐他汀

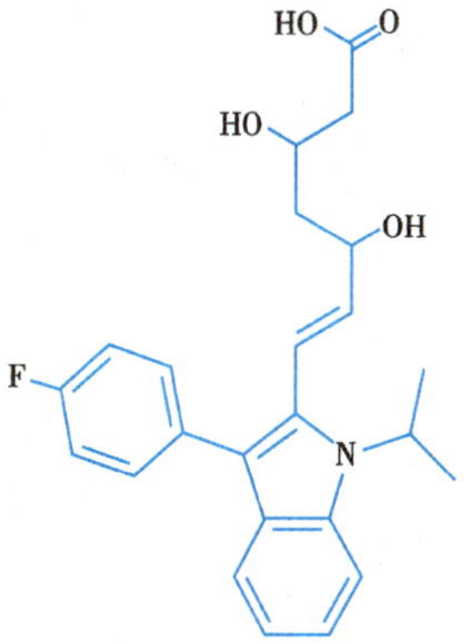

氟伐他汀

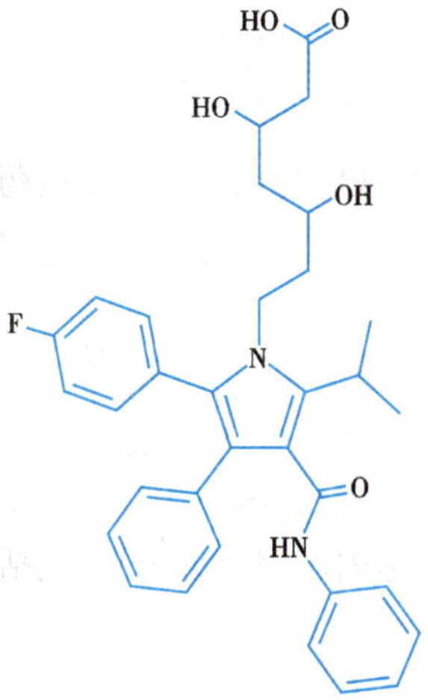

阿托伐他汀

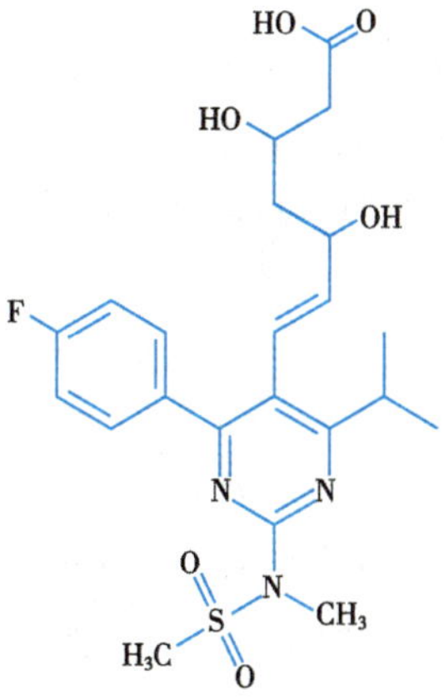

瑞舒伐他汀

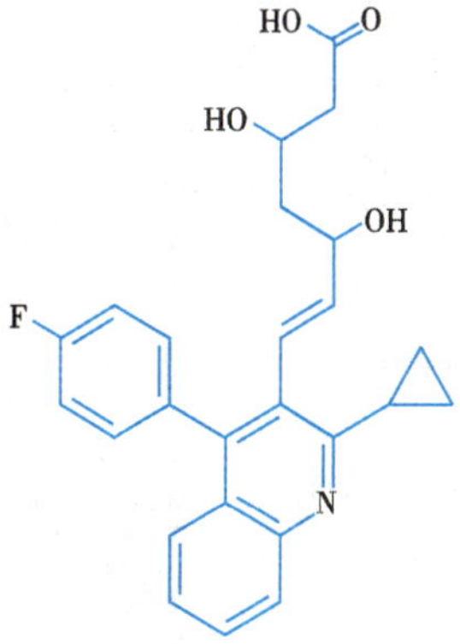

匹伐他汀

图 28-1　常用他汀类的化学结构

而使胆固醇合成受阻；通过负反馈调节机制，引起肝细胞表面 LDLR 代偿性合成增加或活性增强，血浆中大量的 LDL 被摄取，经 LDLR 途径代谢为胆汁酸而排出体外，降低血浆 LDL 水平；肝细胞膜上 LDLR 的合成增加引起 VLDL 代谢加快，同时肝合成和释放 VLDL 减少，也导致 VLDL 和 TG 相应下降。HDL 的升高可能是 VLDL 减少的间接结果。

由于不同他汀类药物与 HMG-CoA 还原酶的亲和力不同，调血脂作用强度各有不同。但应注意，任何一种他汀类剂量增倍时，LDL-C 进一步降低幅度仅约 6%，称为“他汀疗效 6% 效应”。

2. 非调血脂性作用　他汀类的非调血脂性作用将更多地介入其抗 AS 的作用机制，称作他汀类多效性作用（pleiotropic effects）。

（1）改善血管内皮功能，促进扩血管物质（如 NO）的产生并提高血管内皮对扩血管物质的反应性。

（2）抑制血管平滑肌细胞（vascular smooth muscle cells，VSMCs）的增殖和迁移，促进 VSMCs 凋亡，减轻粥样硬化动脉的血管壁增厚和管腔狭窄。

（3）抗炎作用：减少炎症细胞浸润，降低血浆 C 反应蛋白和炎症因子水平，抑制单核巨噬细胞的黏附和分泌功能，减轻动脉粥样硬化过程的炎症反应。

（4）抗血栓作用：通过抑制血小板聚集和提高纤溶酶活性，发挥抗血栓作用。

（5）抗氧化作用：氧化型 LDL 是粥样斑块中的主要成分，影响斑块稳定性；在斑块破裂后又能诱发血栓形成。而斑块内的 LDL 极易发生氧化修饰，他汀类通过清除氧自由基而发挥其抗氧化作用。

（6）减少动脉壁巨噬细胞及泡沫细胞的形成，稳定和缩小动脉粥样硬化斑块：显著下调体内基质金属蛋白酶（matrix metalloproteinase，MMP）的表达，降低巨噬细胞活性；降低斑块中 T 淋巴细胞活性并下调 TNF-α 含量，使斑块稳定。

3. **肾保护作用**　他汀类不仅有依赖降低胆固醇的肾保护作用（即纠正因脂代谢异常引发的慢性肾损害），同时具有抗细胞增殖、抗炎症、免疫抑制、抗骨质疏松症等作用，减轻肾损害的程度，从而保护肾功能。

【临床应用】

1. **调血脂**　他汀类主要用于杂合子家族性和非家族性 II$_a$、II$_b$ 和 III 型高脂蛋白血症，也可用于 2 型糖尿病和肾病综合征引起的高胆固醇血症。对病情较严重者可与其他调血脂药合用。

2. **肾病综合征**　他汀类对肾功能有一定的保护和改善作用，除与调血脂作用有关外，可能还与其抑制肾小球系膜细胞的增殖、延缓肾动脉硬化有关。

3. **预防心脑血管急性事件**　他汀类能增加粥样斑块的稳定性或使斑块缩小，故减少缺血性脑卒中、稳定型和不稳定型心绞痛发作、致死性和非致死性心肌梗死的发生。大规模临床观察表明，他汀类对冠心病一级和二级预防有效而安全，能显著降低冠心病的发病率和死亡率。

4. 抑制血管成形术后再狭窄、缓解器官移植后的排斥反应和治疗骨质疏松症等。

【不良反应和注意事项】　他汀类药物有较好的耐受性和安全性，其不良反应多见于接受大剂量他汀类治疗者，常见表现如下：①肝功能异常，发生率为 0.5%～3%，呈剂量依赖性。故他汀类药物治疗前后均需检测肝功能，失代偿期肝硬化及急性肝衰竭禁用他汀类药物，用药期间转氨酶升高达正常上限 3 倍以上者应减量或停药。②他汀类药物相关肌肉不良反应：表现为肌痛、肌炎和横纹肌溶解症（rhabdomyolysis）。有肌肉不适和 / 或无力者应检测肌酸激酶（creatine kinase，CK），必要时应减量或停药。近年来临床荟萃分析显示，长期服用他汀类有增加新发糖尿病的风险，应予以关注。本类药物还可引起胃肠反应、皮肤潮红、头痛、失眠等暂时性反应。孕妇、儿童、哺乳期妇女及肝、肾功能异常者不宜应用。

【药物相互作用】　由于他汀类具有调脂作用肯定、不良反应少等优点，调脂药物的联合应用方案多由他汀类与其他不同机制的药物合用。他汀类与胆固醇吸收抑制药合用，可产生良好的协同作用；与胆汁酸结合树脂类合用，可增强降低血清 TC 和 LDL-C 的效应；与贝特类或烟酸合用，可增强降低 TG 的效应，但也能增加肌病的发生率。若同时与影响 CYP3A4 的药物，如环孢素、某些大环内酯类抗生素、吡咯类抗真菌药等合用，也能增加肌病的危险性。与香豆素类抗凝药合用，可使凝血酶原时间延长，应注意调整抗凝血药的剂量。

洛伐他汀（lovastatin）为内酯环前药，口服吸收后在体内水解成开环羟酸型呈现活性。对肝有高度选择性。调血脂作用稳定可靠，一般用药 2 周呈现明显效应，4～6 周可达最佳治疗效果，呈剂量依赖性。

辛伐他汀（simvastatin）为内酯环前药，其活性水解产物的调血脂作用较洛伐他汀强 1 倍。升高 HDL 和 Apo A I 的作用强于阿托伐他汀。长期应用辛伐他汀在有效调血脂的同时，显著延缓动脉粥样硬化病变进展和病情恶化，减少心脏事件和不稳定型心绞痛的发生。

普伐他汀（pravastatin）具开环羟酸结构。除降脂作用外，尚能抑制单核巨噬细胞向内皮的黏附和聚集，通过抗炎作用减少心血管疾病。急性冠脉综合征患者早期应用普伐他汀能迅速改善内皮功能，减少冠脉再狭窄和心血管事件的发生。

氟伐他汀（fluvastatin）为具氟苯吲哚环结构的甲羟内酯衍生物，吲哚环模拟 HMG-CoA 还原酶的底物，甲羟内酯模拟产物（甲羟戊酸），因此氟伐他汀能同时阻断 HMG-CoA 还原酶的底物和产物，进而抑制 MVA 生成胆固醇，发挥调血脂作用。该药可增加 NO 活性，改善内皮功能，抗血管平滑肌细胞增殖，预防斑块形成，并能降低血浆 Lp（a）水平，抑制血小板活性和改善胰岛素抵抗。

阿托伐他汀（atorvastatin）与氟伐他汀有相似的作用特性和适应证，降 TG 作用较强，大剂量对纯合子家族性高胆固醇血症也有效。

瑞舒伐他汀（rosuvastatin）对 HMG-CoA 还原酶活性的抑制作用强于其他常用的他汀类，可明显降低 LDL-C 和升高 HDL-C。

匹伐他汀（pitavastatin）为低剂量他汀类，每天应用 1～4mg 即对 HMG-CoA 还原酶有强抑制作用，阻碍胆固醇的合成，主要用于饮食调控等非药物疗法无效的高脂血症和家族性高胆固醇血症的治疗。本药不经 CYP3A4 代谢，也极少被 CYP2C9 代谢，不良反应与注意事项和其他他汀类药物相似。

（二）胆固醇吸收抑制剂

1. 胆汁酸结合树脂（胆酸螯合剂）

考来烯胺和考来替泊

考来烯胺（cholestyramine）又称消胆胺，为苯乙烯型强碱性阴离子交换树脂类，其氯化物呈白色或淡黄色球状颗粒或粉末，无臭或有氨臭。

考来替泊（colestipol）又称降胆宁，为二乙基五胺环氧氯丙烷的聚合物，是弱碱性阴离子交换树脂，呈淡黄色，无臭无味，有亲水性，含水约 50%，但不溶于水。氯能与其他阴离子交换，1.6g 考来烯胺能结合胆盐 100mg。

【药理作用与机制】　胆固醇在体内的代谢主要是在肝内转化为胆汁酸，其中约 95% 可被重吸收形成肝肠循环。胆汁酸结合树脂口服不吸收，在肠道通过离子交换与胆汁酸结合后发生以下作用：①被结合的胆汁酸失去活性，造成食物中脂类（包括胆固醇）的吸收减少；②阻滞胆汁酸在肠道的重吸收，阻断其肝肠循环；③由于大量胆汁酸丢失，肝内胆固醇经 7α-羟化酶催化转变为胆汁酸；④由于肝细胞中胆固醇减少，肝细胞表面 LDL 受体增加或活性增强；⑤LDL-C 经受体进入肝细胞，使血浆 TC 和 LDL-C 水平降低。

应注意：此过程中可出现 HMG-CoA 还原酶继发活性增加，但不能补偿胆固醇的减少，因此本类药物可与他汀类合用，产生协同作用。

本类药物能降低 TC 和 LDL-C，强度与剂量有关，也相应降低 Apo B，但对 HDL 几无影响，对 TG 和 VLDL 的影响较小。

【临床应用】　适用于 Ⅱa 及 Ⅱb 及家族性杂合子高脂蛋白血症，对纯合子家族性高胆固醇血症无效。对 Ⅱb 型高脂蛋白血症者，应与降 TG 和 VLDL 的药物配合应用。

【不良反应】　由于本类药物应用剂量较大，且有特殊的臭味和一定的刺激性，常见便秘、腹胀、嗳气和食欲减退等胃肠道症状，部分患者因胆汁淤积出现皮肤瘙痒，一般在 2 周后消失。偶可出现短时的转氨酶升高、高氯酸血症或脂肪痢等。

【药物相互作用】　本类药物在肠腔内与他汀类、氯噻嗪、保泰松、苯巴比妥、洋地黄毒苷、甲状腺素、口服抗凝药、脂溶性维生素、叶酸及铁剂等结合，影响这些药物的吸收，应避免伍用，必要时可在给予本类药物 1 小时前或 4 小时后服上述药物。

2. 胆固醇吸收抑制药

依折麦布

依折麦布（ezetimibe）为肠道胆固醇吸收抑制药。与树脂不同，依折麦布口服后被迅速吸收，形成具有药理活性的酚化葡糖苷酸（依折麦布-葡糖苷酸），后者通过与小肠上皮刷状缘上的 NPC1L1 蛋白（Niemann-Pick C1-like 1 protein，为肠道吸收胆固醇时起关键作用的蛋白）特异性结合，抑制食物及胆汁中胆固醇的吸收，而不影响胆汁酸和其他物质的吸收。依折麦布适用于高胆固醇血症和以 TC 升高为主的混合型高脂血症。与他汀类合用可产生良好的调血脂作用，可克服他汀类剂量增加而效果不显著增强的缺陷。临床研究显示在他汀类药物基础上使用依折麦布，能够进一步降低急性冠脉综合征（ACS）患者的心血管事件风险。不良反应轻微且多为一过性，如头痛、乏力及便秘、腹泻等消化道症状。与他汀类合用时应注意监测血丙氨酸转氨酶（ALT）、天冬氨酸转氨酶（AST）、肌酸激酶（CK）

水平和肌痛等表现。妊娠和哺乳期妇女禁用。

(三)前蛋白转化酶枯草溶菌素9(PCSK9)抑制药

前蛋白转化酶枯草溶菌素9(proprotein convertase subtilisin/kexin type 9,PCSK9)是由肝脏合成的分泌性丝氨酸蛋白酶,释放入血后与LDL受体特异性、不可逆性结合,促进其进入肝细胞后至溶酶体降解,从而减少肝细胞表面的LDL受体数量,使血浆LDL-C的清除效率下降,LDL-C水平升高(图28-2A)。

近年来,以PCSK9作为新的降脂靶点已成为高胆固醇血症研究的热点,针对PCSK9的抑制药研究也取得了较大进展。目前有3种类型的PCSK9抑制药,包括单克隆抗体类抑制药、反义寡核苷酸类抑制药和小干扰RNA(siRNA)类抑制药(图28-2B)。

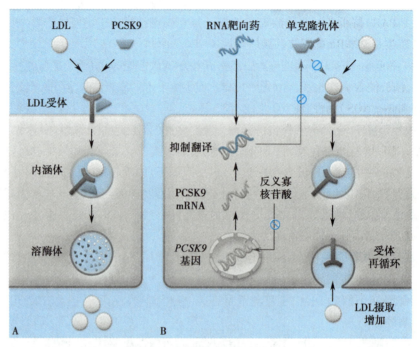

图28-2　PCSK9的作用(A)与PCSK9抑制药的作用靶点(B)

1. **PCSK9单克隆抗体**　PCSK9单克隆抗体以PCSK9的特定蛋白为靶点,阻断其降低LDL-C受体的作用,促进LDL-C清除。目前已有3种PKSC9单克隆抗体即依洛尤单抗(evolocumab)、阿利西尤单抗(alirocumab)和我国自主研发的托莱西单抗(tafolecimab)在临床使用。三者均为人类单克隆IG2抗体,需皮下注射给药。主要适应证为成人纯合子型家族性高胆固醇血症,对已有ASCVD的成人患者可降低心血管事件的风险。常见的不良反应是注射部位不适、过敏反应和流感样症状等。

2. **siRNA类PCSK9抑制药**　Incisurae为强效、持久的调血脂药。其通过结合肝细胞内PCSK9的mRNA,抑制PCSK9的合成,从而降低血浆中LDL-C水平,每年仅需注射2次即可有效降低LDL-C,用于治疗成人原发性高胆固醇血症(杂合子家族性和非家族性)或混合型血脂异常。

3. **反义寡核苷酸类PCSK9抑制药**　通过特异性结合PCSK9基因,抑制其mRNA转录,减少PCSK9的合成。目前该类药物处于临床试验研究阶段,有望成为口服有效的PCSK9抑制药。

二、主要降低TG和VLDL的药物

血浆TG升高是AS发病的独立危险因素,VLDL是TG的主要携带者,因此降低血浆的TG和VLDL也是防治AS疾病的重要策略。

(一)贝特类

20世纪60年代上市的贝特类(fibrates,苯氧酸类)药物氯贝丁酯(clofibrate,安妥明)有降低TG

和 VLDL 的作用,后因严重不良反应现已少用。目前应用的新型贝特类药物调血脂作用强,且不良反应较少。

【体内过程】　口服吸收迅速完全,血浆蛋白结合率超过 90%,不易分布到外周组织,大部分在肝与葡萄糖醛酸结合,少量以原形经肾排出。

【药理作用】　贝特类既有调血脂作用也有非调脂作用。能降低血浆 TG、VLDL-C、TC、LDL-C;升高 HDL-C。各种贝特类药物的调血脂作用强度不同。非调脂作用有抗凝血、抗血栓和抗炎作用等,共同发挥 AS 的效应。

【调血脂作用机制】　该类药物的作用机制与核受体-过氧化物酶体增殖物激活受体(peroxisome proliferator activated receptor,PPAR)有关。该受体家族已鉴定出 α、β/δ、γ 三种亚型。PPARα 增高 HDL,降低 TG;PPARγ 降低 TG,改善胰岛素抵抗;PPARδ 可能增高 HDL,降低 TG,改善胰岛素抵抗。近年来证实贝特类是 PPARα 的配体,通过激活 PPARα 从而调节脂蛋白脂酶(LPL)、Apo CⅢ、Apo AⅠ 等基因的表达,降低 Apo CⅢ 转录,增加 LPL 和 Apo AⅠ 的生成和活性;同时促进肝脏摄取脂肪酸,并抑制 TG 的合成,使含 TG 的脂蛋白减少。PPARα 活化后还能增加诱导型一氧化氮合酶(inducible nitric oxide synthase,iNOS)活性,使 NO 生成增加,抑制巨噬细胞表达 MMP-9,增加动脉粥样硬化斑块的稳定性。另外,PPARα 也是一种炎症调节因子,激活后除能调节血脂外,还能降低 AS 过程中的炎症反应,抑制 VSMC 增殖和血管成形术后的再狭窄。除此以外,贝特类具有降低凝血因子活性、减少纤溶酶原激活物抑制物-1(plasminogen activator inhibitor-1,PAI-1)产生等非调血脂作用。以上作用均有益于心血管疾病的防治。

【临床应用】　主要用于高 TG 血症或以 TG 升高为主的混合型高脂血症,如Ⅱb、Ⅲ、Ⅳ型高脂血症,亦可用于低 HDL 和高动脉粥样硬化性疾病风险(如 2 型糖尿病)的高脂蛋白血症患者。

【不良反应及注意事项】　常见不良反应与他汀类相似,包括消化道反应、肝脏和肌毒性,也可出现乏力、头痛、失眠、皮疹、阳痿等。肌炎不常见,但一旦发生可能导致横纹肌溶解,出现肌红蛋白尿症和肾衰竭,尤见于已有肾损伤的患者及易患高 TG 血症的酒精中毒患者。肝胆疾病患者、孕妇、儿童及肾功能不全者禁用。

【药物相互作用】　增强口服抗凝药的抗凝活性;与他汀类合用可能增加肌病的风险。

吉非贝齐(gemfibrozil)口服吸收迅速完全,达峰时间 1～2 小时,2～3 日达 C_{ss},$t_{1/2}$ 为 1.5～2 小时,66% 经尿排出,6% 经粪便排出。降低血浆 TG 和 VLDL 起效快、稳定,对血浆 TG 明显增高和伴有 HDL 降低或 LDL 升高类型的高脂血症疗效最好。长期应用可明显降低冠心病的死亡率。

非诺贝特(fenofibrate)口服吸收快,50%～75% 被吸收,达峰时间 4 小时,血浆蛋白结合率 99%。本品为前药,需在肠道或肝脏转化为活性物质,$t_{1/2}$ 为 22 小时,约 66% 随尿排泄,肾功能不全者慎用。除有调血脂作用外,尚能明显降低血浆纤维蛋白原和血尿酸水平,降低血浆黏稠度,改善血流动力学,阻止冠脉腔的缩小。

苯扎贝特(benzafibrate)口服易吸收,达峰时间 21 小时,排泄较快,48 小时后 94.6% 经尿排出,3% 由粪便排出,无蓄积性,肾功能不全者应慎用。作用及应用同吉非贝齐,用于伴血脂升高的 2 型糖尿病,除调血脂外还可降低空腹血糖;并降低血浆 FFA、纤维蛋白原和糖化血红蛋白,抑制血小板聚集。长期应用可使血浆 Lp(a)水平降低。

(二)烟酸类

烟酸(nicotinic acid)又名维生素 B_3,属人体必需维生素。

【体内过程】　口服吸收迅速完全,生物利用度 95%,达峰时间 30～60 分钟。血浆蛋白结合率低,迅速被肝、肾和脂肪组织摄取,以原形及代谢物形式经肾排出,$t_{1/2}$ 为 40～60 分钟。

【药理作用及机制】　能降低血浆 TG 和 VLDL,与胆汁酸结合树脂配伍作用增强,如再加入他汀类则作用进一步加强;可升高血浆 HDL。目前认为烟酸是少有的降低 Lp(a)的药物。

作用机制:烟酸可降低细胞 cAMP 的水平,使激素敏感脂肪酶的活性降低,脂肪组织中的 TG 不易分解出 FFA,肝脏合成 TG 的原料不足,VLDL 的合成和释放减少,LDL 来源也减少。烟酸升高 HDL 是由于 TG 浓度降低、HDL 分解代谢减少所致。HDL 的增加有利于胆固醇的逆向转运,阻止动脉粥样硬化病变的发展。此外,烟酸还可抑制 TXA_2 的生成,增加 PGI_2 的生成,发挥抑制血小板聚集和扩张血管的作用。

【临床应用】 属广谱调血脂药,对 II_b 和 IV 型高脂血症作用最好。适用于混合型高脂血症、高 TG 血症、低 HDL 血症及高 Lp(a)血症。若与他汀类或贝特类合用,可提高疗效。

【不良反应及注意事项】 由于用量较大,不良反应较多。常见为皮肤潮红及瘙痒等,可能是前列腺素引起的皮肤血管扩张所致,其他有肝脏损害、高尿酸血症、高血糖、棘皮症等。阿司匹林不仅能缓解烟酸所致的皮肤血管扩张,还能延长其半衰期,并防止烟酸所致的尿酸浓度升高。另外,烟酸刺激胃黏膜,加重或引起消化道溃疡,餐时或餐后服用可以减轻。溃疡病、糖尿病及肝功能异常者禁用。

阿昔莫司(acipimox)的化学结构、药理作用与烟酸相似,作用较强而持久,不良反应少而轻。除用于 II_b、III 和 IV 型高脂血症外,也适用高 Lp(a)血症和 2 型糖尿病伴有高脂血症患者。此外,阿昔莫司还能降低血浆纤维蛋白和全血黏度。

三、降低 Lp(a)的药物

现已明确,血浆 Lp(a)升高是动脉粥样硬化的独立危险因素,也是经皮腔内冠状动脉成形术(percutaneous transluminal coronary angioplasty,PTCA)后再狭窄的危险因素。其可能原因一方面是 Apo(a)与纤溶酶原有高度的相似性,竞争性地抑制纤溶酶原活化,促进血栓形成;另一方面可能通过增强单核细胞向内皮的黏附,参与泡沫细胞的形成。降低血浆 Lp(a)水平已经成为防治动脉粥样硬化研究的热点。现已证实烟酸、阿昔莫司,烟酸酯类似物如烟酸戊四醇酯(niceritrol)、烟酸生育酚酯(tocopherol nicotinate),氨基糖苷类抗生素新霉素(neomycin)和肾上腺素受体阻断药多沙唑嗪(doxazosin)等可降低血浆 Lp(a)水平。

四、其他新型调血脂药

除 PCSK9 抑制药外,近年来另有几类新型调血脂药被批准上市,包括微粒体甘油三酯转移蛋白抑制药、载脂蛋白 B100 合成抑制药和血管生成素样蛋白 3 抑制药。

洛美他派

洛美他派(lomitapide)为微粒体甘油三酯转移蛋白(microsomal triglyceride transfer protein,MTP)抑制药。本品通过直接与内质网腔内的 MTP 结合,抑制小肠上皮细胞 CM 和肝细胞内 VLDL-C 的合成,减少载脂蛋白 B 的输出,降低血浆 LDL-C 水平。

米泊美生

米泊美生(mipomersen)为靶向载脂蛋白 B100 的反义寡核苷酸。通过抑制 ApoB100 的翻译,减少其合成,阻止胆固醇和 TG 转运蛋白合成,降低 LDL-C 和脂蛋白水平。

依维苏单抗

依维苏单抗(evinacumab)是一种重组全人源单克隆抗体,能结合并抑制血管生成素样蛋白 3(angiopoietin-like protein 3,ANGPTL3)。ANGPTL3 是主要表达于肝脏的血管生成素样蛋白家族成员,通过抑制脂蛋白脂酶(LPL)和内皮脂酶(endothelial lipase,EL),对脂质代谢发挥重要的调节作用。新型降脂药物依维苏单抗抑制 ANGPTL3,增加 LPL 和 EL 的活性,从而降低 LDL-C、HDL-C 和 TG。

第二节 | 抗氧化剂

氧自由基(oxygen free radical)在 AS 的发生和发展中发挥重要作用。现已明确氧化型 LDL(oxidized LDL,ox-LDL)影响动脉粥样硬化病变发生和发展的多个过程。近年来研究表明,除 LDL 外,Lp(a)和 VLDL 也可被氧化,增强致 AS 作用,具有抗 AS 效应的 HDL 也可被氧化成为致 AS 的因素。因此,防止氧自由基对脂蛋白的氧化修饰,已成为阻止 AS 发生和发展的重要措施。

普罗布考

普罗布考(probucol,丙丁酚)是疏水性抗氧化剂。

【体内过程】 口服吸收较差且不规则,饭后服用可增加吸收,吸收后蓄积于脂肪组织(可达血药浓度的 100 倍),血中浓度较低,绝大部分分布于脂蛋白的疏水核。达峰时间约 24 小时,长期服用 3~4 个月达 C_{ss}。主要由消化道排出,少量经尿排泄。

【药理作用与机制】

1. 抗氧化作用　渗入到 LDL 颗粒核心中,阻止 LDL 的氧化修饰,抑制 ox-LDL 的生成及其引起的一系列病变过程,如内皮细胞损伤、单核细胞向内皮下游走、清道夫受体摄取 ox-LDL 成泡沫细胞、VSMCs 增殖及迁移等。

2. 调血脂作用　可使血浆 TC 和 LDL-C 水平下降,HDL-C 及 Apo A I 水平同时明显下降,对血浆 TG 和 VLDL 水平一般无影响。若与他汀类或胆汁酸结合树脂伍用,可增强其调血脂作用。

3. 对 AS 病变的影响　较长期应用可使冠心病发病率降低,已形成的 AS 病变停止发展或消退,黄色瘤明显缩小或消除。

作用机制:普罗布考为强效脂溶性抗氧化剂,在体内分布于各脂蛋白,自身被氧化为普罗布考自由基,阻断脂质过氧化,减少脂质过氧化物(lipid peroxide,LPO)的产生,减缓 AS 病变的一系列过程。同时普罗布考能抑制 HMG-CoA 还原酶,使胆固醇合成减少,并能通过受体和非受体途径增加 LDL 的清除,使血浆 LDL-C 水平降低。通过提高胆固醇酯转移蛋白和 Apo E 血浆浓度,使 HDL 颗粒中胆固醇减少,HDL 颗粒变小,提高 HDL 数量和活性,增加 HDL 的转运效率,使胆固醇逆向转运清除加快。

普罗布考的抗 AS 作用应为抗氧化和调血脂作用的综合结果。

【临床应用】 用于各型高胆固醇血症,包括纯合子和杂合子家族性高胆固醇血症及黄色瘤患者。与其他调血脂药合用可增强疗效。对继发于肾病综合征或糖尿病的 II 型脂蛋白血症也有效。长期服用可使肌腱黄色瘤消退,阻滞 AS 病变发展或促进病变消退,降低冠心病发病率,并可预防 PTCA 后的再狭窄。

【不良反应】 不良反应少而轻,以胃肠道反应为主,如腹泻、腹胀、腹痛、恶心等,偶有嗜酸性粒细胞增多、肝功能异常、高尿酸血症、高血糖、血小板减少、肌病、感觉异常等。极严重不良反应为 Q-T 间期延长,不宜与延长 Q-T 间期的药物同用。用药期间应注意心电图的变化,近期有心肌损伤者、室性心律失常、心电图显示 Q-T 间期延长、血钾过低、孕妇及小儿禁用。

维生素 E

维生素 E(vitamin E,VE)原为自植物油中分离出的与生殖有关的成分,又名生育酚。VE 具有很强的抗氧化作用,其分子中苯环的羟基失去电子或 H+,从而减少氧自由基的生成,阻断过氧化物和丙二醛(malondialdehyde,MDA)的生成,自身被氧化生成的生育醌后可被维生素 C 或氧化还原系统复原,继续发挥作用。VE 能防止脂蛋白的氧化修饰及其所引起的一系列 AS 病变过程,从而发挥抗 AS 的效应。

第三节 ｜ 多烯脂肪酸

多烯脂肪酸(polyenoic fatty acids)又称多不饱和脂肪酸类(polyunsaturated fatty acids,PUFAs),根据其不饱和键在脂肪酸链中的位置不同,分为 n-3(或 ω-3)型及 n-6(或 ω-6)型多烯脂肪酸。

一、n-3 型多烯脂肪酸

包括二十碳五烯酸(eicosapentaenoic acid,EPA)和二十二碳六烯酸(docosahexaenoic acid,DHA),主要存在于藻、鱼及贝壳类海洋生物中。

【药理作用及机制】

1. 调血脂作用　EPA 和 DHA 有明显的调血脂作用,降低 TG 及 VLDL-TG 的作用较强,升高HDL-C,明显加大 Apo A I/Apo A II 比值。

2. 非调血脂作用　EPA 和 DHA 广泛分布于细胞膜磷脂,可取代花生四烯酸(arachidonic acid,AA)作为三烯前列腺素和五烯白三烯的前体发挥作用。具体包括:①形成 TXA_3,减弱 TXA_2 促血小板聚集和收缩血管作用;在血管壁形成 PGI_3,发挥与 PGI_2 相似的扩张血管和抗血小板聚集作用。②抑制血小板源性生长因子(platelet derived growth factor,PDGF)的释放,从而抑制 VSMCs 的增殖和迁移。③红细胞膜上的 EPA 和 DHA 可增加红细胞的可塑性,改善微循环。④对 AS 早期白细胞-内皮细胞炎症反应的多种细胞因子表达有明显的抑制作用。

【临床应用】　适用于高 TG 性高脂血症,亦可用于糖尿病并发高脂血症等。对心肌梗死患者的预后有明显改善。

【不良反应】　长期或大剂量应用,可使出血时间延长、免疫反应降低等。

二、n-6 型多烯脂肪酸

n-6 型多烯脂肪酸(n-6 polyenoic fatty acids)主要来源于植物油,有亚油酸(linoleic acid,LA)和γ-亚麻酸(γ-linolenic acid,γ-LNA)。目前认为其降脂作用较弱,临床疗效不确切,现已少用。

第四节 ｜ 黏多糖和多糖类

在 AS 的发病过程中,血管内皮损伤有重要意义,因此保护血管内皮免受各种因子损伤,是抗 AS 的重要措施之一。目前应用的动脉内皮保护药(agents used to protect arterial endothelium)主要为黏多糖和多糖类,是由氨基己糖或其衍生物与糖醛酸构成的二糖单位多次重复组成的长链化合物,典型代表为肝素。肝素可从多方面发挥抗 AS 效应:①降低 TC、LDL、TG、VLDL,升高 HDL;②对动脉内皮有高度亲和性,中和多种血管活性物质,保护动脉内皮;③抑制白细胞向血管内皮黏附及其向内皮下转移的抗炎症反应;④阻滞 VSMCs 的增殖与迁移;⑤加强酸性成纤维细胞生长因子(acid fibroblast growth factor,aFGF)的促微血管生成;⑥抗血栓形成等。因抗凝血作用过强且口服无效,不便应用,为此,开发了既有类似肝素的抗 AS 作用、又无不利于抗 AS 时不良反应的低分子量肝素和类肝素(heparinoids)。

低分子量肝素(low molecular weight heparin,LMWH)分子量低,生物利用度较高,与血浆、血小板、血管壁蛋白结合的亲和力较低,抗凝血因子 Xa 活力大于抗凝血因子 IIa 的活力,抗凝血作用较弱,抗血栓形成作用强。主要用于不稳定型心绞痛、急性心肌梗死及 PTCA 后再狭窄等。

天然类肝素(natural heparinoids)是存在于生物体的类似肝素结构的一类物质,如硫酸乙酰肝素(heparan sulfate,HS)、硫酸皮肤素(dermatan sulfate,DS)、硫酸软骨素(chondroitin sulfate,CS)、冠心舒及达那肝素(danapariod)等。冠心舒和达那肝素均为从猪肠黏膜提取的含 HS、DS 和 CS 的复合物,具有抗凝血因子 IIa 作用弱、抗凝血因子 Xa 作用强和半衰期长的特点,有调血脂、降低心肌耗氧量、抗血小板、保护血管内皮和阻止 AS 斑块形成等作用,用于心、脑缺血性病症。研究证明,天然类肝素具有与肝素相同强度的抑制 VSMCs 增殖作用,而抗凝血作用仅为肝素的 1/47,且口服有效,该类药物可能是有较好前景的抗 AS 药。海洋酸性糖酯类如藻酸双酯钠(polysaccharide sulfate)也具有肝素样的药理特性,能调血脂、抗血栓形成、保护动脉内皮及阻止 AS 病变的发展等。临床用于缺血性心脑血管疾病。

(易 凡)

本章思维导图

本章目标测试

第二十九章 | 作用于血液及造血系统的药物

　　正常生理状态下,血液在完整的血管内流动,不会自行凝固,这有赖于机体内血液凝固、抗凝和纤维蛋白溶解过程维持动态平衡。一旦此平衡被打破,就会出现血栓或出血性疾病。血栓形成(thrombosis)是指在一定条件下,血液有形成分在血管内形成栓子,造成血管部分或完全阻塞、相应部位血供或血液回流障碍的病理过程。根据血栓组成成分可分为血小板血栓、红细胞血栓、纤维蛋白血栓及混合血栓等。血栓栓塞(thromboembolism)指血栓由形成部位脱落,在随血流移动的过程中部分或全部阻塞某些血管,引起相应组织和/或器官缺血、缺氧、坏死及淤血、水肿的病理过程。血栓形成和血栓栓塞所引起的疾病统称为血栓性疾病。用于防治血栓性疾病的药物包括抗凝血药、抗血小板药和纤维蛋白溶解药。此外,血液的成分和循环中的有效血容量也是维持机体正常生理功能的重要因素。各类血细胞数量或功能的改变可导致血液系统功能障碍,而由于大量失血等引起的血容量降低,会造成机体重要器官的灌注不足,甚至引起休克。本章的内容还包括促凝血药、抗贫血药及造血细胞生长因子和血容量扩充药。

第一节 | 抗凝血药

　　血液凝固是由一系列凝血因子参与的复杂的蛋白质水解活化过程。参与凝血过程的成分包括以罗马数字编号的 12 种凝血因子(表 29-1)和前激肽释放酶(prekallikrein,Pre-K)、激肽释放酶(kallikrein,Ka)、高分子量激肽原(high molecular weight kininogen,HMWK)、血小板磷脂(PL 或 PF_3)等。按照瀑布学说,血液通过 3 条通路发生凝固①内源性激活通路:是指完全靠血浆内的凝血因子逐步使因子X激活,从而发生凝血的通路;②外源性激活通路:被损伤的血管外组织释放因子Ⅲ所发动的凝血通路;③共同通路:从内源性或外源性通路激活的因子X开始,到纤维蛋白形成的过程(图 29-1)。

　　抗凝血药(anticoagulants)是通过影响凝血因子,从而阻止血液凝固过程的药物,临床主要用于血栓栓塞性疾病的预防与治疗。鉴于凝血酶(thrombin,$Ⅱ_a$)在血液凝固过程中的关键作用,药物通过不同的机制抑制凝血酶的活性,可有效阻止血液凝固,产生抗凝血作用。

表 29-1　血液凝血因子和同义名

因子	同义名	因子	同义名
Ⅰ	纤维蛋白原(fibrinogen)	Ⅸ	血浆凝血激酶(plasma thromboplastin component,PTC)
Ⅱ	凝血酶原(prothrombin)		
Ⅲ	组织凝血激酶(tissue thromboplastin)	Ⅹ	Stuart-Prower 因子
Ⅳ	Ca^{2+}	Ⅺ	血浆凝血激酶前质(plasma thromboplastin antecedent,PTA)
Ⅴ	前加速素(proaccelerin)		
Ⅶ	前转变素(proconvertin)	Ⅻ	接触因子(Hageman factor)
Ⅷ	抗血友病因子(antihemophilic factor,AHF)	ⅩⅢ	纤维蛋白稳定因子(fibrin-stabilizing factor)

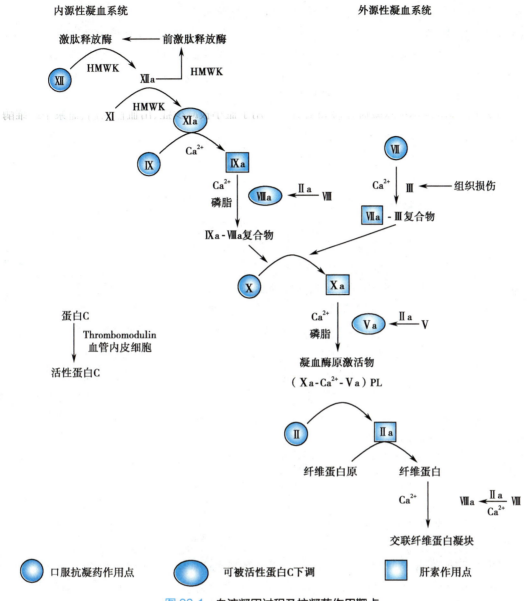

图 29-1　血液凝固过程及抗凝药作用靶点

一、凝血酶间接抑制药

肝素

【来源和化学】　1916 年,美国约翰斯·霍普金斯大学 Jay Mclean 首先从动物肝脏中发现了一种具有抗凝血作用的物质,该物质被命名为肝素(heparin)。之后发现肝素存在于哺乳动物的许多脏器中,目前药用肝素多由猪肠黏膜和猪、牛肺脏中提取。肝素为一种硫酸化的葡萄糖胺聚糖(glycosaminoglycan,GAG)混合物,是由 D-葡糖胺、L-艾杜糖醛酸及 D-葡萄糖醛酸交替组成的黏多糖硫酸酯,分子量为 5～30kDa,平均分子量约 15kDa。由于制剂中同时含有活性和无活性成分,故药用肝素均以抗凝活性效价单位(unit,U)表示。因肝素分子中含有大量硫酸根和羧基而带有大量负电荷和具强酸性。

【体内过程】　肝素是极性很高的大分子物质,不易通过生物膜,因此口服不吸收;肌内注射易引起局部刺激和血肿,临床常静脉给药。注射后约 60% 集中于血管内皮,大部分经肝脏单核巨噬细胞系统摄取,并由肝素酶分解代谢,以肝素降解产物或原形经肾排出。肝素抗凝活性 $t_{1/2}$ 因给药剂量而异。肺气肿、肺栓塞及肝、肾功能严重障碍患者, $t_{1/2}$ 明显延长。

【药理作用及机制】 肝素在体内、外均有迅速而强大的抗凝作用。静脉给药后抗凝作用立即发生,10 分钟内凝血时间(clotting time,CT)及活化部分凝血活酶时间(activated partial thromboplastin time,APTT)均明显延长,对凝血酶原时间(prothrombin time,PT)影响弱。作用维持 3~4 小时。

肝素的抗凝作用主要通过与抗凝血酶Ⅲ(antithrombin Ⅲ, AT-Ⅲ)的相互作用而实现。AT-Ⅲ是血浆中正常存在的蛋白质,可抑制内源性及共同通路中活化的凝血因子,是凝血因子Ⅱ$_a$(凝血酶)及Ⅸ$_a$、Ⅹ$_a$、Ⅺ$_a$、Ⅻ$_a$等含丝氨酸残基蛋白酶的抑制物。AT-Ⅲ通过分子中的活性中心精氨酸与这些凝血因子的丝氨酸以肽键结合,形成 AT-Ⅲ-凝血因子复合物而使因子灭活,肝素可使此反应速率加快千倍以上。肝素分子中特异的五糖序列与 AT-Ⅲ 的赖氨酸残基结合,形成可逆性复合物,使 AT-Ⅲ 构型改变,精氨酸活性部位充分暴露,并迅速与因子Ⅱ$_a$、Ⅸ$_a$、Ⅹ$_a$、Ⅺ$_a$、Ⅻ$_a$等的丝氨酸活性中心结合,加速凝血因子灭活。灭活因子Ⅸ$_a$/Ⅱ$_a$时,肝素必须同时与 AT-Ⅲ 和凝血因子结合形成三元复合物,而灭活因子Ⅹ$_a$时仅需与 AT-Ⅲ 结合(图 29-2)。一旦肝素-AT-Ⅲ-凝血酶复合物形成,肝素即从复合物上解离,再与另一分子 AT-Ⅲ 结合而反复利用。

研究表明,肝素的抗凝作用还与激活肝素辅助因子Ⅱ(heparin cofactorⅡ,HCⅡ)及促进血管内皮细胞释放组织型纤溶酶原激活物(tissue-type plasminogen activator,t-PA)和组织因子途径抑制物(tissue factor pathway inhibitor,TFPI)等途径有关。

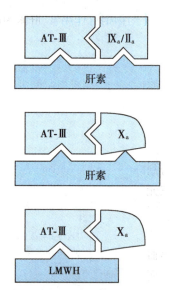

图 29-2 肝素、LMWH 和 AT-Ⅲ及凝血因子相互作用示意图

除抗凝作用外,肝素还具有以下作用:①使血管内皮细胞释放脂蛋白脂酶,水解血中的乳糜微粒和 VLDL,发挥调血脂作用;②抑制炎症介质活性和炎症细胞活动,呈现抗炎作用;③抑制血管平滑肌细胞增殖,抗血管内膜增生;④抑制血小板聚集(可能通过抑制凝血酶产生的间接作用)等。但由于其强大的抗凝作用,其他作用无实际临床意义。

【临床应用】

1. 血栓栓塞性疾病 临床上,肝素主要用于防止各类血栓的形成和扩大,如深静脉血栓、肺栓塞和周围动脉血栓栓塞等,也可用于预防心肌梗死、脑梗死、心血管手术及外周静脉术后血栓形成。

2. 弥散性血管内凝血(disseminated intravascular coagulation,DIC) 肝素可用于各种原因如脓毒血症、胎盘早期剥离、恶性肿瘤溶解等所致的 DIC 的早期(高凝期),防止因纤维蛋白和凝血因子的消耗而引起的继发性出血。由于临床上 DIC 分期诊断较困难,难以掌握肝素的应用时机,故应慎用。

3. 体外抗凝 如心导管检查、体外循环及血液透析等。

【不良反应】

1. 出血 是肝素的最常见的不良反应,表现为各种黏膜出血、关节腔积血和伤口出血等。应仔细观察患者,控制剂量及监测 CT 或 APTT,使其维持在正常值的 1.5~2.5 倍,可减少出血的危险。肝素轻度过量,停药即可;如严重出血,可缓慢静脉注射鱼精蛋白(protamine)解救,后者是带有正电荷的强碱性蛋白质,可与肝素结合成稳定的复合物而使之失活。每 1.0~1.5mg 鱼精蛋白中和 100U 肝素,但每次使用剂量不可超过 50mg。

2. 血小板减少症 发生率可达 5%。一般是肝素引起的一过性血小板聚集作用所致,多发生在给药后 7~10 天,与免疫反应有关。可能因肝素促进血小板因子 4(platelet factor 4,PF$_4$)释放并与之结合,形成肝素-PF$_4$复合物,后者再与特异性抗体形成 PF$_4$-肝素-IgG 复合物,引起病理反应所致。停药后约 4 天可恢复。

3. 其他　偶有过敏反应,如哮喘、荨麻疹、结膜炎和发热等。长期应用可致骨质疏松和骨折。孕妇应用可致早产及死胎。

【禁忌证】　对肝素过敏、有出血倾向、血友病、血小板功能不全和血小板减少症、紫癜、严重高血压、细菌性心内膜炎、肝肾功能不全、溃疡病、颅内出血、活动性肺结核、孕妇、先兆流产、产后、内脏肿瘤、外伤及术后等禁用。

【药物相互作用】　肝素为酸性药物,不能与碱性药物合用;与阿司匹林等非甾体抗炎药、右旋糖酐、双嘧达莫等合用,可增加出血危险;与糖皮质激素类、依他尼酸合用,可致胃肠道出血;与胰岛素或磺酰脲类药物合用能导致低血糖;静脉同时给予肝素和硝酸甘油,可降低肝素活性;与血管紧张素转化酶抑制药合用可引起高钾血症。

低分子量肝素

低分子量肝素(low molecular weight heparin,LMWH)是从普通肝素中分离或由普通肝素降解后得到的短链制剂,一般分子量低于 7kDa。肝素对凝血酶发挥作用,须与凝血酶和 AT-Ⅲ三者结合形成三元复合物,对 X_a 灭活则只需与 AT-Ⅲ结合。因 LMWH 分子链较短,不能与 AT-Ⅲ和凝血酶同时结合形成复合物,故主要对 X_a 发挥作用而对凝血酶及其他凝血因子影响较小(见图 29-2)。LMWH 的体外作用强弱常以抗因子 X_a 活性/抗凝血酶活性的比值表示,一般认为该值越大,抗血栓作用越强,出血倾向越小。与普通肝素相比,LMWH 具有以下特点:①抗因子 X_a/抗凝血酶活性比值明显增加,从而使抗血栓作用与致出血作用分离,保持了肝素的抗血栓作用而降低了出血的危险;②抗凝血因子 X_a 活性的 $t_{1/2}$ 长。

在临床应用中 LMWH 具有以下优点:①抗凝剂量易掌握,个体差异小;②一般不需要实验室监测抗凝活性;③毒性小,安全;④作用时间长,皮下注射每日只需 1~2 次;⑤可用于门诊患者。

不良反应、禁忌证和注意事项与肝素相似,LMWH 引起的出血也可用鱼精蛋白来解救。因 LMWH 不易引起血小板释放 PF_4,故较少发生血小板减少症。

由于来源和制作方法不同,LMWH 有许多种类,其分子量和硫酸化程度各异,药动学参数及剂量范围也不同。临床常用制剂有依诺肝素、替地肝素(tedelparin)、弗希肝素(fraxiparin)、洛吉肝素(logiparin)及洛莫肝素(lomoparin)等,主要用于深静脉血栓和肺栓塞的预防与治疗、外科手术后预防血栓形成、急性心肌梗死、不稳定型心绞痛和血液透析、体外循环等。

依诺肝素

依诺肝素(enoxaparin)为第一个上市的低分子量肝素,分子量为 3.5~5.0kDa,系从猪小肠黏膜制得的肝素苄基酯再经碱性解聚制备而成。

【体内过程】　皮下注射后吸收迅速、完全。给药后 3 小时出现血浆最高活性,而血浆中抗凝血因子 X_a 活性可持续 24 小时。不易通过胎盘屏障,部分经肾排泄。$t_{1/2}$ 为 4.4 小时。

【药理作用与临床应用】　抗因子 X_a 与因子 $Ⅱ_a$ 活性比值超过 4,具有强大而持久的抗血栓形成作用。临床主要用于深静脉血栓、外科手术和整形外科(如膝、髋人工关节置换手术)后静脉血栓形成的防治,血液透析时防止体外循环发生凝血。与普通肝素相比,抗凝剂量较易掌握,不良反应轻,作用持续时间长。

【不良反应】　较少出现出血,如发生出血可用鱼精蛋白对抗(1:1)。偶见血小板减少,严重出血。禁用于对过敏和严重肝、肾功能障碍患者。

硫酸皮肤素

硫酸皮肤素(dermatan sulfate)属于糖胺聚糖类,是依赖 HCⅡ的凝血酶间接抑制药。在硫酸皮肤素存在时,HCⅡ抑制凝血酶活性的速率可提高千倍。该药口服可吸收,有望成为口服抗凝药。

合成肝素衍生物

磺达肝素（fondaparinux，磺达肝癸）是一种以抗凝血酶肝素结合位点（五糖序列）结构为基础合成的戊糖化合物，经抗凝血酶介导对因子X_a发挥抑制作用。由于其聚合体较短而不抑制凝血酶，与肝素和 LMWH 相比，发生血小板减少症的风险明显降低。

二、凝血酶直接抑制药

根据药物对凝血酶的作用位点可分为①双功能凝血酶抑制药：可与凝血酶的催化位点和阴离子外位点结合，如水蛭素；②阴离子外位点凝血酶抑制药：仅能通过催化位点或阴离子外位点与凝血酶结合，发挥抗凝血酶作用，如阿加曲班。

水蛭素

水蛭素（hirudin）是水蛭唾液中的抗凝成分，含 65 个氨基酸残基，分子量约为 7kDa，其基因重组技术产品为来匹卢定（lepirudin）。

【体内过程】 口服不吸收，静脉注射后进入细胞间隙，不易透过血脑屏障。主要以原形经肾脏排出，$t_{1/2}$ 约 1 小时。

【药理作用与机制】 水蛭素是强效、特异的凝血酶抑制药，以 1∶1 分子比直接与凝血酶的催化位点和阴离子外位点结合，抑制凝血酶活性，减少纤维蛋白的生成；由于凝血酶为强效血小板激活物，水蛭素与凝血酶的结合对血小板聚集和分泌也产生强大的抑制作用。

【临床应用】 用于预防术后血栓形成、经皮腔内冠状动脉成形术（percutaneous transluminal coronary angioplasty，PTCA）后再狭窄、不稳定型心绞痛、急性心肌梗死后溶栓的辅助治疗、DIC、血液透析及体外循环等。

【用药注意事项】 肾衰竭患者慎用。由于患者用药期间体内可形成抗水蛭素的抗体，从而延长APTT，建议每日监测 APTT。与口服抗凝药和抗血小板药合用时可增加出血的危险性，目前尚无有效的水蛭素解毒剂。

阿加曲班

阿加曲班（argatroban）为合成的精氨酸衍生物。能高亲和力地与凝血酶的催化部位结合，抑制凝血酶所催化和诱导的反应，阻碍纤维蛋白凝块的形成，并抑制凝血酶诱导的血小板聚集及分泌作用，最终抑制纤维蛋白的交联并促使纤维蛋白溶解。本品 $t_{1/2}$ 短，治疗安全范围窄，且过量无对抗剂，需监测APTT 使之保持在 55～85 秒。本品与阿司匹林合用于临床，采用使 APTT 平均延长 1.6 倍的剂量并不延长出血时间，此剂量易耐受，无不良反应，但还需继续观察。本品还可局部用于移植物上，以防血栓形成。

三、维生素 K 拮抗药

维生素 K 是凝血因子Ⅱ、Ⅶ、Ⅸ、Ⅹ活化必需的辅助因子，具有拮抗维生素 K 作用的药物为香豆素类抗凝药（coumarins），是一类含有 4-羟基香豆素基本结构的物质，口服吸收后参与体内代谢发挥抗凝作用，又称口服抗凝血药（oral anticoagulant）。包括双香豆素（dicoumarol）、华法林（warfarin）和醋硝香豆素（acenocoumarol）等，其中以华法林最为常用。

【体内过程】 华法林口服吸收快而完全，生物利用度几乎为 100%，吸收后 99% 以上与血浆蛋白结合，表观分布容积小，可通过胎盘。主要在肝中代谢，最后以代谢物形式由肾排出，$t_{1/2}$ 约 40 小时，作用维持 2～5 天。双香豆素口服吸收慢且不规则，吸收后几乎全部与血浆蛋白结合，主要分布于肺、肝、脾及肾，经肝药酶羟基化失活后自尿中排出。醋硝香豆素大部分以原形经肾排出。本类药物主要药动学参数见表 29-2。

表 29-2　口服抗凝药半衰期与作用时间

药物	每日量 /mg	$t_{1/2}$/h	T_{peak}/h	持续时间 /d
华法林	5～15	10～60	24～48	3～5
醋硝香豆素	4～12	8	34～48	2～4
双香豆素	25～150	10～30	36～72	4～7

【药理作用及机制】　香豆素类抗凝药是维生素 K 拮抗药,抑制维生素 K 在肝由环氧化型向氢醌型(还原型)转化,从而阻止维生素 K 的反复利用。还原型维生素 K 是 γ-羧化酶的辅酶,其循环受阻则影响含有谷氨酸残基的凝血因子Ⅱ、Ⅶ、Ⅸ、Ⅹ的前体、抗凝血蛋白 C 和抗凝血蛋白 S 的 γ-羧化作用,使这些因子停留于无活性的前体阶段,从而影响凝血过程。香豆素类药物对已发生 γ-羧化反应的因子无抑制作用。因此,本类药物体外无效,在体内也须在原有的凝血因子耗竭后才发挥作用。因子Ⅱ、Ⅶ、Ⅸ、Ⅹ、抗凝血蛋白 C 及 S 的 $t_{1/2}$ 为 6～50 小时,故香豆素类口服后至少需要 12～24 小时才出现作用,1～3 天达高峰,维持 3～4 天(见表 29-2)。而其对抗凝血蛋白 C 和 S 的作用,则是口服抗凝药产生潜在高凝状态的基础。

【临床应用】　口服华法林常规用于防治血栓栓塞性疾病(如心房纤颤和心脏瓣膜病所致血栓栓塞),接受心脏瓣膜修复手术的患者需长期服用;髋关节手术患者应用可降低静脉血栓形成的发病率。应注意本类药物起效慢,作用时间长,不易控制。防治静脉血栓和肺栓塞一般采用先用肝素或者先与肝素合用,后用香豆素类维持治疗的序贯疗法。与抗血小板药合用,可减少外科大手术、风湿性心脏病、人工瓣膜置换术后的静脉血栓发生率。

【不良反应】　应用过量易致自发性出血,严重者为颅内出血,应密切观察,使用药物期间须测定凝血酶原时间(PT),一般控制在 18～24 秒(正常为 12 秒)较好,并据此调整剂量。由于不同医院测定的 PT 值有一定差异,WHO 制定了国际标准化比值(international normalized ratio,INR)及换算方法,口服抗凝药的治疗剂量范围应根据 INR 确定。如口服抗凝药用量过大,引起出血时,应立即停药并缓慢静脉注射大量维生素 K 或输新鲜血液。另外,华法林能通过胎盘屏障,引起胎儿出血性疾病,还可影响胎儿骨骼和血液蛋白质的 γ-羧化作用,影响胎儿骨骼正常发育,故孕妇禁用。华法林诱导的皮肤坏死为罕见不良反应,通常发生在用药后 3～7 天,机制不明,可能与对抗凝血蛋白 C 和 S 作用有关。为避免该不良反应,华法林的起始剂量不宜过大。

【药物相互作用】　阿司匹林、保泰松等通过竞争血浆蛋白,使血浆中游离香豆素类浓度升高,抗凝作用增强。降低维生素 K 生物利用度的药物或各种病理状态导致胆汁减少均可增强香豆素类的作用。广谱抗菌药抑制肠道产生维生素 K 的菌群,减少维生素 K 的生成,可增强香豆素类的作用。肝病时凝血因子合成减少也可增强其作用。肝药酶诱导药苯巴比妥、苯妥英钠、利福平等能加速香豆素类的代谢,降低其抗凝作用,胺碘酮等肝药酶抑制药可增强其抗凝作用。

四、新型口服抗凝药

新型口服抗凝药(new oral anticoagulants,NOACs)是血栓栓塞性疾病治疗的新兴替代选择,主要包括Ⅱ$_a$因子抑制药与Ⅹ$_a$因子抑制药等。与华法林相比,NOACs 具有药动学和药效学可预测、可采用无须常规抗凝监测的固定剂量疗法、与食物和其他药物的相互作用少等优点,可产生与华法林同等的抗栓效果和更小的出血不良反应。NOACs 主要临床应用为替代华法林,用于非瓣膜病性房颤患者。

1. 口服凝血酶抑制药　达比加群酯(dabigatran etexilate)为前体药,口服在体内转化为达比加群(dabigatran)后可逆性阻断凝血酶的活性位点,竞争性抑制凝血酶。主要用于预防非瓣膜性房颤患者脑卒中和全身性栓塞。该药生物利用度低,一般包裹在酒石酸中以增加吸收。用药后一旦发生出血,可使用特异性拮抗药依达赛珠单抗(idarucizumab)抑制其抗凝作用,该拮抗用药与达比加群的亲和力是凝血酶的 350 倍。

2. 口服因子X_a抑制药　利伐沙班（rivaroxaban）、阿哌沙班（apixaban）、依度沙班（edoxaban）、贝曲沙班（betrixaban）均为活性药，生物利用度高。通过竞争性结合凝血因子X_a位点发挥抗凝作用。用药后发生出血可应用重组型X_a因子制剂安得塞奈（andexanet）拮抗其抗凝作用。

第二节　抗血小板药

血小板在血栓形成和动脉粥样硬化等心血管疾病中发挥重要作用。抗血小板药又称血小板抑制药，是一类具有抑制血小板黏附、聚集以及释放，阻抑血栓形成等功能的药物。根据作用机制可分为：①抑制血小板花生四烯酸代谢的药物；②增加血小板内 cAMP 的药物；③抑制 ADP 活化血小板的药物；④GPII_b/III_a受体阻断药；⑤凝血酶抑制药。

一、抑制血小板花生四烯酸代谢的药物

（一）环氧合酶抑制药

环氧合酶（cyclooxygenase，COX）抑制药阻断花生四烯酸转化为PGG_2和PGH_2，从而使血小板血栓素A_2（TXA_2）合成减少，以非甾体抗炎药阿司匹林为代表，磺吡酮（sulfinpyrazone）、吲哚美辛（indometacin）、布洛芬（ibuprofen）等作用机制与阿司匹林相似，仅在作用强度和持续时间上有所不同。

阿司匹林

阿司匹林（aspirin）化学名为乙酰水杨酸（acetylsalicylic acid）。早在 18 世纪，阿司匹林就作为解热镇痛抗炎药物用于临床，20 世纪 60 年代发现其可以延长出血时间，1971 年报道了其作用机制在于抑制前列腺素（prostaglandin，PG）的合成，后作为主要抗血小板药物广泛用于临床。

【药理作用及机制】　低剂量阿司匹林（75～150mg/d）即可抑制血小板聚集，作用持续 5～7 天。对胶原、ADP、抗原-抗体复合物以及某些病毒和细菌引起的血小板聚集均有明显的抑制作用，可防止血栓形成。阿司匹林能部分拮抗纤维蛋白原溶解导致的血小板激活，还可抑制组织型纤溶酶原激活物（t-PA）的释放。

血小板内存在 COX-1 和TXA_2合酶，COX-1 催化PGG_2和PGH_2的产生，后者在TXA_2合酶的催化下合成TXA_2。阿司匹林与血小板内 COX-1 活性部位多肽链 529 位丝氨酸残基的羟基结合使之乙酰化，不可逆地抑制 COX-1 的活性，减少PGG_2和PGH_2的生成，从而抑制血小板TXA_2的合成，发挥抗血小板作用。血小板的寿命仅 8～11 天，且与血管内皮相比无蛋白质合成能力，不能合成新的 COX-1，只有待新生的血小板进入血液循环后才有 COX-1 活性，因此阿司匹林抗血小板的作用可维持 1 周左右。应注意血管内皮存在 COX 和PGI_2合酶，催化PGI_2的产生，发挥抗血小板作用。小剂量阿司匹林可显著减少血小板中TXA_2水平，而对血管内皮 COX 的抑制作用较弱，故对PGI_2的合成无明显影响。但较大剂量（300mg/d）阿司匹林也抑制血管内皮 COX 的活性，减少PGI_2的合成，部分抵消其抗血小板作用。

【临床应用】　阿司匹林是临床应用最广泛的抗血小板药。小剂量用于冠状动脉硬化性疾病、心肌梗死、脑梗死、深静脉血栓形成和肺梗死等。其作为溶栓疗法的辅助抗栓治疗，能减少缺血性心脏病发作和复发的危险，也可使一过性脑缺血发作患者的卒中发生率和病死率降低。因动脉粥样硬化等原因进行血管内支架置入治疗后，支架作为血管内异物可激活血小板，诱发血栓形成。因此置入支架后，为防止支架内血栓（stent thrombosis），需长期甚至终身服用抗血小板药，目前多采用"双联抗血小板疗法"（阿司匹林 +P2Y12 受体阻断药，见抑制 ADP 活化血小板的药物）。

【局限性】　阿司匹林的抗栓效果显著，然而仍有部分患者服用阿司匹林的治疗效果不佳，称为阿司匹林抵抗（aspirin resistance），也称"阿司匹林耐药"或"阿司匹林治疗反应变异"。产生阿司匹林

抵抗的机制不明,可能与以下因素有关:①剂量不足或患者依从性差;②同时服用其他 NSAIDs;③血小板对胶原或其他激动剂呈高反应性,抵消或超过药物的抑制效应;④源于血小板之外(如内皮细胞、巨噬细胞等)的 TXA_2 的作用。

【不良反应】 小剂量阿司匹林治疗可引起消化不良、胃食管反流等不良反应,应注意,其他不良反应详见第二十章解热镇痛抗炎药和抗痛风药。

(二) TXA_2 合酶抑制药和 TXA_2 受体阻断药

TXA_2 合酶抑制药可抑制 TXA_2 的形成,导致环内过氧化物(PGG_2、PGH_2)蓄积,从而促进 PGI_2 生成。具有阻断 TXA_2 受体和抑制 TXA_2 合酶双重作用的制剂有更高的疗效。

利多格雷

利多格雷(ridogrel)为强大的 TXA_2 合酶抑制药并具中度的 TXA_2 受体阻断作用,临床报道其对血小板血栓和冠状动脉血栓的作用比水蛭素及阿司匹林更有效。对降低再栓塞、反复心绞痛及缺血性卒中等发生率比阿司匹林强,对防止新的缺血病变比阿司匹林更有效。在急性心肌梗死患者的血管梗死率、复灌率及增强链激酶的纤溶作用等方面与阿司匹林相当。有轻度胃肠道反应,易耐受,未发现有出血性卒中等并发症。

同类药物尚有奥扎格雷(ozagrel)、匹可托安(picotamide),作用弱于利多格雷,不良反应轻。

二、增加血小板内 cAMP 的药物

依前列醇

内源性 PGI_2 由血管内皮细胞合成,具有强大的抗血小板聚集及松弛血管平滑肌作用,是迄今为止发现的活性最强的血小板聚集内源性抑制物。

依前列醇(epoprostenol,PGI_2)为人工合成的 PGI_2,能抑制 ADP、胶原纤维、花生四烯酸等诱导的血小板聚集和释放。对体外旁路循环中形成的血小板聚集体有解聚作用,还能阻抑血小板在血管内皮细胞上的黏附。其作用机制是通过激活血小板中腺苷酸环化酶,升高细胞内 cAMP 水平,促进胞质内 Ca^{2+} 再摄取进入 Ca^{2+} 库,胞质内游离 Ca^{2+} 浓度降低,血小板处于静止状态,对各种刺激物均不引起反应。

依前列醇 $t_{1/2}$ 仅 3~5 分钟,在体内迅速转为较稳定的代谢产物 6-酮-$PGF_{1\alpha}$,后者 $t_{1/2}$ 约 30 分钟。因本药作用短暂,临床应用受限。主要用于体外循环、血栓性血小板减少性紫癜、微血栓形成和出血倾向等。静脉滴注过程中常见血压下降、心率加速、头痛、眩晕、潮红等现象,可减少剂量或暂停给药。此外,对消化道刺激症状也较常见。

同类药物还有伊洛前列素(iloprost)、前列腺素 E_2(prostaglandin E_2)等。

双嘧达莫

双嘧达莫(dipyridamole)又称潘生丁(persantin)。

【体内过程】 口服吸收个体差异大,口服后 1~3 小时血药浓度达峰值,与蛋白结合率高(>90%)。主要在肝脏转化为葡萄糖醛酸耦联物。自胆汁排泄,可因肠肝循环而延缓消除,少量自尿中排出。$t_{1/2}$ 为 2~3 小时。

【药理作用与机制】 对胶原、ADP、肾上腺素及低浓度凝血酶诱导的血小板聚集有抑制作用,体内外均可抗血栓,还可延长已缩短的血小板生存时间。其作用机制包括:①抑制磷酸二酯酶(phosphodiesterase,PDE)活性,减少 cAMP 降解,增加血小板内 cAMP 含量;②增加血管内皮细胞 PGI_2 的生成和活性;③抑制腺苷(adenosine,A)再摄取,激活腺苷酸环化酶,cAMP 生成增多;④轻度抑制血小板的 COX,减少 TXA_2 的产生。

【临床应用】　主要用于防治血栓栓塞性疾病及缺血性心脏病。不良反应有胃肠道刺激以及由于血管扩张引起的血压下降、头痛、眩晕、潮红、晕厥等。少数心绞痛患者用药后可出现"窃血"现象,诱发心绞痛发作,应慎用。

西洛他唑

西洛他唑(cilostazol)为可逆性磷酸二酯酶Ⅲ(PDE-Ⅲ)抑制药,通过抑制 PDE-Ⅲ,升高血小板内的 cAMP 而具有抗血小板、扩张血管和抗血管增殖作用。对 ADP、胶原、肾上腺素、花生四烯酸和凝血酶诱导的血小板聚集均有抑制作用。口服 3～4 小时达稳态血药浓度,血浆蛋白结合率为 95%,$t_{1/2}$ 为 11～13 小时。临床主要用于伴有间歇性跛行的外周血管病、慢性动脉闭塞性疾病,不良反应有头痛、腹泻、眩晕和心悸。禁用于心力衰竭,慎用于冠心病,可能发生心功能不全。

三、抑制 ADP 活化血小板的药物

人类血小板包括3种不同的 ADP 受体:P2X1、P2Y1 和 P2Y12。P2X1 是配体门控离子通道型受体,P2Y1、P2Y12 属 G 蛋白偶联受体(GPCR),为 ADP 受体阻断药的主要作用靶点。目前选择性的 P2Y1 受体阻断药效果不理想,临床使用的 ADP 受体阻断药主要为 P2Y12 受体阻断药。在阿司匹林基础上加用 P2Y12 受体阻断药已被证实对于接受经皮冠状动脉介入治疗(percutaneous coronary intervention, PCI)的患者有明确获益,被称为双联抗血小板治疗(dual antiplatelet therapy, DAPT),简称双抗。噻氯匹定(ticlopidine)为第一代 P2Y12 受体阻断药,后因不良反应较大,已被氯吡格雷等新型 P2Y12 受体阻断药所替代。

氯吡格雷

氯吡格雷(clopidogrel)属第二代 P2Y12 受体阻断药,为前体药,通过氧化作用形成 2-氧基氯吡格雷,再经过水解形成活性代谢物发挥作用。能选择性及特异性地干扰 ADP 与血小板 P2Y12 受体结合,抑制 ADP 介导的血小板膜糖蛋白 GPⅡb/Ⅲa 受体复合物的活化,不可逆地抑制血小板聚集和黏附。同阿司匹林抵抗相似,也有部分患者应用氯吡格雷后,血小板功能抑制不明显,称为"氯吡格雷抵抗(clopidogrel resistance)",其原因可能与代谢激活前药的肝药酶(CYP2C19)活性降低、血小板 P2Y12 受体表达水平增高等有关。

普拉格雷

普拉格雷(prasugrel)与氯吡格雷相似,为前体药,在体内转变为含有巯基的活性代谢物发挥作用。与氯吡格雷相比,生成活性代谢物更快更多,因此抗血小板作用起效更快、作用更强,个体反应性差异也更小,但出血的不良反应发生率也更多。

替格瑞洛

替格瑞洛(ticagrelor)是新型 P2Y12 受体阻断药,为活性药,起效快,与受体可逆性结合,半衰期短,停药后血小板功能恢复快。

四、血小板膜糖蛋白Ⅱb/Ⅲa 受体阻断药

ADP、凝血酶、TXA$_2$ 等血小板聚集诱导物引起血小板聚集的最终共同通路均为暴露于血小板膜表面的纤维蛋白原糖蛋白Ⅱb/Ⅲa 受体(GPⅡb/Ⅲa receptor)。当血小板激活时,GPⅡb/Ⅲa 受体被释放并转变为具有高亲和力状态,暴露出新的配体诱导的结合位点。GPⅡb/Ⅲa 受体的配体有纤维蛋白原和血管性血友病因子(von Willebrand factor, vWF)及内皮诱导因子,如糖蛋白和玻璃体结合蛋白等。血小板之间借助于纤维蛋白原、vWF、纤维连接蛋白(fibronectin)等配体联结在一起而聚集。已

知引起血小板聚集的黏附蛋白大多含有精-甘-天冬氨酸（Arg-Gly-Asp，RGD）序列，也是 GP Ⅱ_b/Ⅲ_a 受体特异性的识别结合位点。GP Ⅱ_b/Ⅲ_a 受体阻断药阻碍血小板同上述配体结合，抑制血小板聚集。阿昔单抗（abciximab）是较早的 GP Ⅱ_b/Ⅲ_a 受体单克隆抗体，可显著抑制血小板聚集，对血栓形成、溶栓治疗后防止血管再闭塞有明显治疗作用。以后相继开发出非肽类 GP Ⅱ_b/Ⅲ_a 受体阻断药拉米非班（lamifiban）、替罗非班（tirofiban）及可口服的珍米洛非班（xemilofiban）、夫雷非班（fradafiban）及西拉非班（sibrafiban）等，抑制血小板聚集作用强，应用方便，不良反应较少。用于急性心肌梗死、溶栓治疗、不稳定型心绞痛和血管成形术后再梗死的效果良好。

五、凝血酶抑制药

凝血酶是强效血小板激活物，凝血酶抑制药如水蛭素、阿加曲班等具有强大的抗血小板作用。蛋白酶激活受体（protease-activated receptors，PARs）为在血小板上高度表达、并由凝血酶的丝氨酸蛋白酶活性激活以介导血栓形成反应的 GPCR。目前共发现 4 个家族成员（PAR1-4），人类血小板中主要表达 PAR-1 和 PAR-4，也称为凝血酶受体。2014 年，PAR-1 的小分子拮抗药沃拉帕沙（vorapaxar）被 FDA 批准上市。该药通过阻断 PAR-1 活化，抑制凝血酶诱导的血小板聚集，但不抑制由其他激动剂如 ADP、胶原或 TXA_2 诱导的血小板聚集。该药的适应证为既往有心肌梗死和外周动脉血管病高危患者的二级预防。

第三节 | 纤维蛋白溶解药

同凝血过程相似，纤维蛋白溶解（fibrinolysis）过程也是一系列蛋白酶催化的连锁反应，最终将血液凝固过程中生成的难溶性纤维蛋白降解为可溶性的纤维蛋白降解产物（fibrin degradation product，FDP）的过程。该过程主要分为 3 个阶段：①血浆或组织中的前激活剂活化为纤溶酶原激活物（plasminogen activator）；②纤溶酶原（plasminogen）的精氨酸-缬氨酸链断裂形成纤溶酶（plasmin）；③纤维蛋白（和纤维蛋白原）在纤溶酶催化下降解为 FDP，从而限制血栓增大和溶解血栓（图 29-3）。机体内纤溶系统的生理作用在于降解血管壁上的沉积物（血栓），以保持血流畅通。但病理条件下生成的血栓需使用外源性的纤维蛋白激活剂将其溶解，故将此类药物称为纤维蛋白溶解药（fibrinolytics），又称溶栓药（thrombolytics）。

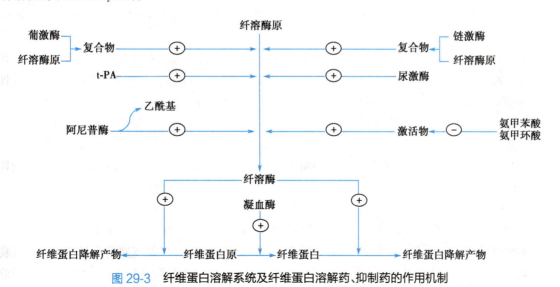

图 29-3　纤维蛋白溶解系统及纤维蛋白溶解药、抑制药的作用机制

链激酶

链激酶（streptokinase，SK）为第一代天然溶栓药，是由 C 族乙型溶血性链球菌培养液中提取的蛋

白质,分子量约 47kDa,现已可用基因工程技术生产重组链激酶(recombinant streptokinase,rSK)。链激酶是纤溶系统的外源性激活药,其对纤溶酶原的激活作用是间接的,即先与内源性纤溶酶原结合成 SK-纤溶酶原复合物,并促使纤溶酶原转变为纤溶酶,迅速水解血栓中的纤维蛋白而溶解血栓。主要用于治疗血栓栓塞性疾病。静脉注射治疗动静脉内新鲜血栓形成和栓塞,如急性肺栓塞和深部静脉血栓。冠脉注射可使阻塞的冠脉再通,恢复血流灌注,用于心肌梗死的早期治疗。在血栓形成 6 小时内给药效果最好。不良反应为出血,注射局部可出现血肿。严重出血可注射抗纤溶药对抗。禁用于出血性疾病、新近创伤、消化道溃疡、伤口愈合中及严重高血压患者。因具抗原性,链激酶可致皮疹、药物热等过敏反应。

葡激酶

葡激酶(staphylokinase,SAK,葡萄球菌激酶)是从金黄色葡萄球菌中分离出来的一种能够特异溶解血栓的酶类物质,现已能用 DNA 重组技术生产重组葡激酶(recombinant staphylokinase,r-SAK)。葡激酶的作用机制与链激酶相似,其与血栓中的纤溶酶原有较高的亲和力,在血栓部位与纤溶酶原结合,激活纤溶酶原转变为纤溶酶,从而溶解血栓。临床用于治疗急性心肌梗死等血栓性疾病,疗效强于链激酶。不良反应与链激酶相似,出血少,但免疫原性比链激酶强。

尿激酶

尿激酶(urokinase)是从健康人尿中分离或从人胚肾细胞培养液中提取的类似胰蛋白酶的丝氨酸蛋白水解酶,由两条多肽链组成,分子量分别为 33kDa 及 54kDa,肽链间以一条双硫键连接。尿激酶可直接激活纤溶酶原,将其分子中的精氨酸-缬氨酸间的肽键断裂而转变为纤溶酶,发挥溶解血栓作用。纤溶酶裂解血块表面上的纤维蛋白,也可裂解血液中游离的纤维蛋白原。进入血液中的尿激酶可被循环中的纤溶酶原激活物抑制物(plasminogen activator inhibitor,PAI)所中和,产生的纤溶酶可被血液中 α-抗纤溶酶(α-antiplasmin,α-AP)灭活,需大量尿激酶使 PAI 和 α-AP 耗竭,才能发挥溶栓作用。尿激酶作用短暂,血浆 $t_{1/2}$ 约 16 分钟,适应证和禁忌证同链激酶。该药无抗原性,可用于对链激酶过敏者。

阿尼普酶

阿尼普酶(anistreplase)又称茴酰化纤溶酶原-链激酶激活剂复合物(anisoylated plasminogen-streptokinase activator complex,APSAC),为第二代溶栓药,分子量约 131kDa,是链激酶以 1∶1 分子比例与人赖氨酸-纤溶酶原形成的复合物,纤溶酶原的活性中心与 1 个酰基(对位茴香酰)可逆性结合而被封闭。

【药理作用】　阿尼普酶进入血液后弥散到血栓纤维蛋白表面,通过复合物的赖氨酸纤溶酶原活性中心与纤维蛋白结合,缓慢脱掉乙酰基后,促进纤维蛋白表面的纤溶酶原转变为纤溶酶,溶解血栓。用药后有一定潜伏期,但不影响与纤维蛋白的结合力。与链激酶比较,阿尼普酶的优点包括:①在体内被缓慢活化,可静脉注射。因茴酰化基团的存在,在血中不受 α2-抗纤溶酶的抑制。②与赖-纤溶酶原形成的复合物较易进入血凝块与纤维蛋白结合,而谷-纤溶酶原则需降解为赖-纤溶酶原才能结合到纤维蛋白上,因此有溶栓选择性,较少引起全身性纤溶活性增强,故出血少。

【临床应用】　用于急性心肌梗死,可改善症状,降低病死率,亦可用于其他血栓性疾病。

【不良反应】　可导致血液长时间处于低凝状态。出血常发生在注射部位或胃肠道,亦可发生与链激酶类似的变态反应。

阿替普酶

组织型纤溶酶原激活物(tissue-type plasminogen activator,t-PA)为人体内生理性纤溶酶原激活物(又称野生型 t-PA),含有 527 个氨基酸,主要由血管内皮细胞合成并释放入血液循环。药用 t-PA 最初由人子宫和黑色素瘤细胞培养液中分离提取,现已用基因工程方法生产(重组 t-PA,recombinant tissue-type plasminogen activator,rt-PA),即阿替普酶(alteplase)。其溶栓机制是激活内源性纤溶酶原转变为纤溶酶。t-PA 在靠近纤维蛋白-纤溶酶原相结合的部位,通过其赖氨酸残基与纤维蛋白结合,并激活与纤维蛋白结合的纤溶酶原转变为纤溶酶。这种作用比激活循环中游离型纤溶酶快数百倍,因而不产生应用链激酶时常见的出血并发症。

阿替普酶主要用于治疗急性心肌梗死、肺栓塞和脑栓塞,使阻塞血管再通率比链激酶高,且不良反应小,是较好的第二代溶栓药。同类溶栓药还有西替普酶(silteplase)和那替普酶(nateplase)等。

瑞替普酶

瑞替普酶(reteplase,r-PA)为第三代溶栓药,是通过基因重组技术改良天然溶栓药野生型 t-PA 的结构,提高选择性溶栓效果,半衰期延长,用药剂量和不良反应减少。瑞替普酶有以下优点:①溶栓疗效高,生效快,耐受性好;②生产成本低,给药方法简便,不需要按体重调整给药剂量。临床主要用于急性心肌梗死患者,常见不良反应有出血、血小板减少症,有出血倾向患者慎用。

第四节 | 促凝血药

维生素 K

维生素 K(vitamin K)基本结构为甲萘醌,广泛存在于自然界。在苜蓿、菠菜等植物性食物中所含的为维生素 K_1(phytomenadione),由腐败鱼粉中获得及肠道细菌产生者为维生素 K_2(menaquinone),二者均为脂溶性,需胆汁协助吸收。维生素 K_3(menadione sodium bisulfite)和维生素 K_4(menadiol)为人工合成品,为水溶性。

【药理作用】 维生素 K 是 γ-羧化酶的辅酶,参与肝脏合成的凝血因子Ⅱ、Ⅶ、Ⅸ、Ⅹ等的活化成熟过程,促进这些凝血因子前体蛋白分子氨基末端第 10 个谷氨酸残基的 γ-羧化作用,使这些因子具有与 Ca^{2+} 结合活性,再与带有大量负电荷的血小板磷脂结合,使血液凝固正常进行。缺乏维生素 K 时,肝脏仅能合成无凝血活性的凝血因子Ⅱ、Ⅶ、Ⅸ、Ⅹ的前体,导致凝血障碍,凝血酶原时间延长而发生出血。

【临床应用】 主要用于梗阻性黄疸、胆瘘、慢性腹泻、早产儿、新生儿出血等患者及香豆素类、水杨酸类药物或其他原因导致凝血酶原过低而引起的出血者,亦可用于预防长期应用广谱抗菌药继发的维生素 K 缺乏症。除此之外,维生素 K 还可用于骨质疏松(详见第三十八章抗骨质疏松药)。

【不良反应】 毒性较低。静脉注射速度过快时,可出现面部潮红、出汗、血压下降等反应,甚至发生虚脱,一般以肌内注射为宜。维生素 K_3 和维生素 K_4 常致胃肠道反应,引起恶心、呕吐等,较大剂量可致新生儿、早产儿溶血性贫血,高胆红素血症及黄疸,对红细胞缺乏葡萄糖-6-磷酸脱氢酶(G-6-PD)的特异体质者也可诱发急性溶血性贫血。肝功能不良者应慎用。

凝血因子制剂

凝血因子制剂是由健康人体或动物血液中提取,经分离提纯、冻干后制备的制剂,主要用于凝血因子缺乏时的补充治疗。

凝血酶原复合物(prothrombin complex concentrate)是由健康人静脉血分离而得的含有凝血因子Ⅱ、Ⅶ、Ⅸ、Ⅹ的混合制剂。上述 4 种凝血因子的凝血作用均依赖维生素 K 的存在。临床主要用于治疗乙型血友病(先天性凝血因子Ⅸ缺乏)、严重肝脏疾病、香豆素类抗凝药过量和维生素 K 依赖性凝血因子缺乏所致的出血。

抗血友病球蛋白（antihemophilic globulin）含凝血因子Ⅷ及少量纤维蛋白原，临床主要用途为甲型血友病（先天性因子Ⅷ缺乏症）的治疗。还可用于治疗溶血性血友病、抗因子Ⅷc 抗体所致的严重出血。静脉滴注过速能引起头痛、发热、荨麻疹等症状。

纤维蛋白原（fibrinogen）是从健康人血浆中提制而得，输注后可迅速提高血中纤维蛋白原浓度，在凝血酶作用下转变为纤维蛋白，达到促进血凝和止血的目的。适用于原发性低纤维蛋白原血症，也可用于由于严重肝损害、产科并发症、外伤、大手术、内脏出血所致的继发性纤维蛋白原缺乏症。

凝血酶（thrombin）是从猪、牛或兔的血液中提取，加入凝血活酶及钙使之激活而成。可直接作用于血液中的纤维蛋白原，使其转变为纤维蛋白，发挥止血作用。此外，还有促进上皮细胞有丝分裂，加速创伤愈合的作用。用于通常止血困难的小血管、毛细血管以及实质性脏器出血的止血，也用于创面、口腔、泌尿道以及消化道等部位的止血，并可缩短穿刺部位出血的时间。该药仅可局部使用，不可注射给药，误入血管内可致血管内凝血，重则致死。

纤维蛋白溶解抑制药

人工合成的纤维蛋白溶解抑制药主要为赖氨酸类似物，包括氨基己酸（aminocaproic acid，EACA）、氨甲苯酸（aminomethylbenzoic acid，PAMBA）、氨甲环酸（tranexamic acid，AMCHA）等。

纤维蛋白溶解抑制药能竞争性抑制纤溶酶原激活因子，使纤溶酶原无法转变为纤溶酶，从而抑制纤维蛋白的溶解，产生止血作用（见图 29-3）。主要用于纤维蛋白溶解症所致的出血，如肺、肝、胰、前列腺、甲状腺及肾上腺等手术所致的出血及产后出血、前列腺增生出血、上消化道出血等，因这些脏器及尿内存有较大量纤溶酶原激活因子。对癌症出血、创伤出血及非纤维蛋白溶解引起的出血无止血效果。不良反应少，但应用过量可致血栓形成并可能诱发心肌梗死。

第五节 | 抗贫血药及造血细胞生长因子

一、抗贫血药

贫血（anemia）是指人体外周血红细胞容量减少，不能运输足够的氧至组织而产生的综合征，由于红细胞测定较复杂，临床常以血红蛋白（hemoglobin，Hb）浓度来代替。根据病因及发病机制可分为缺铁性贫血（iron deficiency anemia，IDA，由铁缺乏所致，可通过补充铁剂纠正）、巨幼细胞贫血（megaloblastic anemia，MA，由叶酸和 / 或维生素 B_{12} 缺乏所致，可通过补充叶酸和 / 或维生素 B_{12} 纠正）和再生障碍性贫血（aplastic anemia，AA，由骨髓造血功能低下所致，可使用造血细胞生长因子治疗）等。

铁剂

铁（iron）是机体不可缺少的金属元素，为构成血红蛋白、肌红蛋白、细胞色素系统、电子传递链主要的复合物、过氧化物酶及过氧化氢酶等的重要组成部分。铁缺乏时引起的缺铁性贫血是最常见的贫血。正常人对铁的需要量因不同年龄和生理状态而有所差别（表 29-3）。一般情况下人体不会缺铁，只有在育龄妇女和生长发育期儿童等铁需要量增加而供应不足，或胃及十二指肠疾病影响铁吸收及长期少量失血的情况下，才会出现缺铁性贫血，此时需要给予铁剂治疗。临床上常用铁剂有硫酸亚铁（ferrous sulfate）、枸橼酸铁铵（ferric ammonium citrate）、富马酸亚铁（ferrous fumarate）和右旋糖酐铁（iron dextran）、山梨醇铁（iron sorbitex）等。

【体内过程】 口服铁剂主要在十二指肠及空肠上段吸收。低价铁离子（Fe^{2+}）较高价铁离子（Fe^{3+}）易于被吸收。因此凡能将 Fe^{3+} 还原为 Fe^{2+} 的物质（如胃酸、维生素 C、果糖、谷胱甘肽）等有利

表 29-3　正常人每日铁需要量

	每日平均需吸收铁量 /mg	每日食物中需提供的最低供铁量 /mg
婴儿	1	10
儿童	0.5	5
有月经的妇女	2.0	20
孕妇	3.0	30
成年男子和绝经后妇女	1.0	10

于铁的吸收,但高磷、高钙、鞣酸、四环素、抗酸药、H_2 受体阻断药、质子泵抑制药等可使铁沉淀或抑制 Fe^{2+} 的形成而阻碍铁吸收。

　　吸收进入肠黏膜的铁,根据机体需要或直接进入骨髓供造血使用,或与肠黏膜去铁蛋白结合后以铁蛋白(ferritin)形式储存。

　　体内铁的转运需要转铁蛋白(transferrin),后者为分子量为 76kDa 的 β_1-糖蛋白,有两个铁结合位点。胞质膜上有转铁蛋白受体,铁-转铁蛋白复合物与受体结合,通过受体调节的胞饮作用进入细胞,铁分离后,去铁的转铁蛋白被释放出细胞外继续发挥作用。人类细胞通过调节转铁蛋白受体和细胞内铁蛋白的表达以控制铁的吸收。当体内铁丰富时,转铁蛋白受体的合成减少而转铁蛋白的产生增加;相反,铁缺乏时,转铁蛋白受体合成增加,转铁蛋白产生减少,以此增加铁的摄取利用,减少贮存。铁主要通过肠黏膜细胞脱落以及胆汁、尿液、汗液而排出体外,每日排泄量约 1mg。

　　【药理作用】　铁是红细胞成熟阶段合成血红素必不可少的物质。吸收到骨髓的铁,吸附在有核红细胞膜上并进入细胞内的线粒体,与原卟啉结合形成血红素,后者再与珠蛋白结合生成血红蛋白。

　　【临床应用】　预防或治疗失血过多或需铁增加所致的缺铁性贫血。对慢性失血(如月经过多、痔疮出血和子宫肌瘤等)、营养不良、妊娠、儿童生长发育所引起的贫血,用药后一般症状及食欲迅速改善,网织红细胞数于治疗后 10～14 天达高峰,血红蛋白每日可增加 0.1%～0.3%,4～8 周接近正常。为使体内铁贮存恢复正常,待血红蛋白正常后尚需减半量继续服药 2～3 个月。

　　【不良反应】　铁制剂可刺激胃肠道,20%～25% 的患者应用铁剂后出现恶心、呕吐、上腹部不适、腹泻等,也可引起便秘和黑便,原因可能为铁与肠腔中的硫化氢结合,减弱了后者对肠蠕动的刺激,反应生成的硫化亚铁可使粪便呈黑色。小儿误服 1g 以上铁剂可引起急性中毒,表现为坏死性胃肠炎症状,可有呕吐、腹痛、血性腹泻,甚至休克、呼吸困难、死亡。急救措施以磷酸盐或碳酸盐溶液洗胃,并以特殊解毒剂去铁胺(desferrioxamine B)注入胃内以结合残存的铁。

叶酸

　　叶酸(folic acid)属水溶性 B 族维生素,由蝶啶、对氨苯甲酸及谷氨酸三部分组成,广泛存在于动、植物食品中。人类自身不能合成叶酸,需从食物中摄取。

　　【药理作用】　叶酸进入体内后,在二氢叶酸还原酶的作用下转化为四氢叶酸(tetrahydrofolic acid,THFA),此为叶酸的活性形式,能与一碳单位结合成四氢叶酸类辅酶,传递一碳单位,参与体内多种生化代谢,包括:①嘌呤核苷酸的从头合成;②由尿嘧啶脱氧核苷酸(dUMP)转变成胸腺嘧啶脱氧核苷酸(dTMP);③促进某些氨基酸的互变(图 29-4)。当叶酸缺乏时,上述代谢障碍,其中最为明显的是 dTMP 合成受阻,导致 DNA 合成障碍,细胞有丝分裂减少。由于对 RNA 和蛋白质合成影响较少,使骨髓中幼红细胞 RNA/DNA 比率增高,红细胞出现巨型改变而成熟障碍,导致巨幼细胞贫血。消化道上皮增殖受抑制,可出现舌炎、腹泻。

　　【临床应用】　叶酸用于治疗各种巨幼细胞贫血。由于营养不良或婴儿期、妊娠期对叶酸的需要量增加所致的营养性巨幼细胞贫血,治疗时以叶酸为主,辅以维生素 B_{12},效果良好。叶酸对抗药甲氨

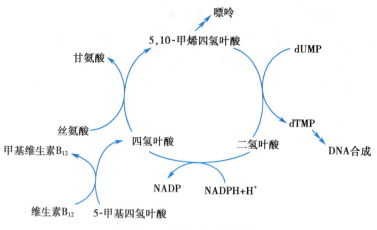

图 29-4　叶酸的作用示意图

蝶呤、乙氨嘧啶等所致的巨幼细胞贫血,因二氢叶酸还原酶受抑制,四氢叶酸生成障碍,故需用四氢叶酸制剂亚叶酸钙(calcium folinate)治疗。此外,对维生素 B_{12} 缺乏所致的"恶性贫血",叶酸仅能纠正异常血象,不能改善神经损害症状,故治疗时应以注射维生素 B_{12} 为主,叶酸为辅。

维生素 B_{12}

维生素 B_{12}(vitamin B_{12},钴胺素)为含钴的水溶性 B 族维生素,广泛存在于动物内脏、牛奶、蛋黄等动物性食物中。钴原子带有各种配体,如 —CN、—OH、—CH$_3$ 和 5′-脱氧腺苷基,因而维生素 B_{12} 有氰钴胺、羟钴胺、甲钴胺和 5′-脱氧腺苷钴胺等多种形式。体内具有辅酶活性的维生素 B_{12} 为甲钴胺和 5′-脱氧腺苷钴胺,药用的维生素 B_{12} 为性质稳定的氰钴胺和羟钴胺。

【体内过程】　维生素 B_{12} 必须与胃壁细胞分泌的糖蛋白-内因子结合,才能免受胃液消化而进入空肠吸收。胃黏膜萎缩等疾病导致内因子缺乏可影响维生素 B_{12} 吸收,引起恶性贫血。维生素 B_{12} 吸收后约 90% 贮存于肝,少量经胆汁、胃液、胰液排入肠内,其中小部分吸收入血,主要经肾排出。

【药理作用】　维生素 B_{12} 为细胞分裂和维持神经组织髓鞘完整所必需。体内维生素 B_{12} 主要参与下列代谢过程。

1. 维生素 B_{12}(甲钴胺)是甲基转移酶的辅酶,后者为同型半胱氨酸转为甲硫氨酸和 5-甲基四氢叶酸(5-methyltetrahydrofolic acid,MTHF)转化为四氢叶酸(THFA)的反应中所必需。维生素 B_{12} 缺乏时,甲基转移受阻,一方面影响叶酸的再循环,导致叶酸缺乏症,血象表现为巨幼细胞贫血。同时甲硫氨酸生成受阻,同型半胱氨酸堆积,产生高同型半胱氨酸血症(hyperhomocysteinemia)。

2. 维生素 B_{12}(5′-脱氧腺苷钴胺)是甲基丙二酰辅酶 A 变位酶的辅酶,可促使甲基丙二酰辅酶 A 转变为琥珀酰辅酶 A 而进入三羧酸循环代谢。维生素 B_{12} 缺乏,甲基丙二酰辅酶 A 蓄积,后者与脂肪酸合成的中间产物丙二酰辅酶 A 结构相似,导致异常脂肪酸合成,神经髓鞘完整性受损,出现神经损害(图 29-5)。

【临床应用】　维生素 B_{12} 主要用于治疗恶性贫血,需注射使用,辅以叶酸;亦可与叶酸合用治疗各种巨幼细胞贫血。也可作为神经系统疾病(如神经炎、神经萎缩等)、肝脏疾病(肝炎、肝硬化)等的辅助治疗。还可用于高同型半胱氨酸血症。

【不良反应】　可致过敏反应,甚至过敏性休克,不宜滥用。

二、造血细胞生长因子

血细胞是由多功能造血干细胞衍生而来,干细胞既能自身分裂,又能在生长因子(growth factor)和细胞因子(cytokine)作用下分化产生各种血细胞生成细胞。由于分子生物学技术的发展,目前部分造血细胞生长因子可用基因重组技术合成供临床使用。

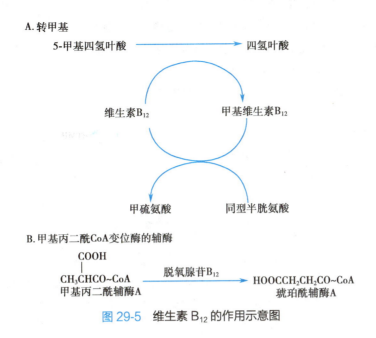

A. 转甲基

5-甲基四氢叶酸 $\longrightarrow$ 四氢叶酸

维生素 B_{12} 甲基维生素 B_{12}

甲硫氨酸   同型半胱氨酸

B. 甲基丙二酰 CoA 变位酶的辅酶

$$CH_3CHCO{\sim}CoA \xrightarrow{\text{脱氧腺苷 } B_{12}} HOOCCH_2CH_2CO{\sim}CoA$$

COOH

甲基丙二酰辅酶 A   琥珀酰辅酶 A

图 29-5 维生素 B_{12} 的作用示意图

红细胞生成素

红细胞生成素（erythropoietin，EPO）是由肾皮质近曲小管管周细胞分泌的由 165 个氨基酸组成的糖蛋白激素，分子量为 34kDa。现临床应用的 EPO 为 DNA 重组技术合成，称重组人促红素（recombinant human erythropoietin，rHuEPO），静脉或皮下注射应用。EPO 与红系干细胞表面上的 EPO 受体结合，导致细胞内磷酸化及 Ca^{2+} 浓度增加，促进红系干细胞增生和成熟，并促使网织红细胞从骨髓中释放入血。

EPO 对多种原因引起的贫血有效，最佳适应证为慢性肾衰竭和晚期肾病所致的贫血，对骨髓造血功能低下、肿瘤化疗、艾滋病药物治疗及结缔组织病（类风湿关节炎和系统性红斑狼疮）所致的贫血也有效。EPO 不良反应少，主要为与红细胞快速增加、血黏滞度增高有关的高血压及血凝增强等。应用时应经常进行血细胞比容测定。偶可诱发脑血管意外、癫痫发作。其他可出现瘙痒、发热、恶心、头痛、关节痛、血栓等。

重组人粒细胞集落刺激因子

重组人粒细胞集落刺激因子（recombinant human granulocyte colonystimulating factor）又称非格司亭（filgrastim），是粒细胞集落刺激因子（granulocyte colony stimulating factor，G-CSF）的基因重组产物。G-CSF 是血管内皮细胞、单核细胞和成纤维细胞合成的糖蛋白。其主要与靶细胞膜受体结合，刺激粒细胞集落形成，促进中性粒细胞成熟；刺激成熟的粒细胞从骨髓释出；增强中性粒细胞趋化及吞噬功能。对巨噬细胞、巨核细胞影响很小。用于骨髓移植及肿瘤化疗后严重中性粒细胞缺乏症。可缩短中性粒细胞缺乏时间，降低感染的发病率，对先天性中性粒细胞缺乏症也有效，对某些骨髓发育不良或骨髓损害患者，可增加中性粒细胞数量。可部分或完全逆转艾滋病患者的中性粒细胞缺乏。

可出现过敏反应如皮疹、低热，偶可发生过敏性休克，大剂量过久使用，可产生轻至中度骨痛，皮下注射可有局部反应。对本品或其他 G-CSF 制剂过敏者禁用。

重组人粒细胞-巨噬细胞集落刺激因子

重组人粒细胞-巨噬细胞集落刺激因子（recombinant human granulocyte-macrophage colony-stimulating factor，rhGM-CSF）又称沙格司亭（sargramostim）。体内 rhGM-CSF 由 T 淋巴细胞、单核细胞、成纤维细胞、血管内皮细胞合成。与白介素-3（interleukin-3）共同作用于多向干细胞和多向祖细胞，产生以下作用:①刺激造血前体细胞增殖、分化;②刺激中性粒细胞、单核细胞和 T 淋巴细胞生长,诱导生成粒细胞、巨噬细胞集落形成单位及粒细胞-巨噬细胞集落形成单位;③促进巨噬细胞和单核细胞对肿瘤细胞的裂解作用。对红细胞增生也有间接影响。

沙格司亭的用量为每天 $125 \sim 500\mu g/m^2$,皮下注射或缓慢静脉注射。皮下给药后血 rhGM-CSF 浓度迅速增加,$t_{1/2}$ 为 2～3 小时。静脉注射作用维持 3～6 小时。

主要用于骨髓移植、肿瘤化疗、某些脊髓造血不良、再生障碍性贫血及艾滋病等引起的白细胞或粒细胞缺乏症。可引起骨痛、不适、发热、腹泻、呼吸困难、皮疹等不良反应。首次静脉滴注时可出现潮红、低血压、呕吐、呼吸急促等症状。同类产品还有莫拉司亭(molgramostim)等。

第六节 ｜ 血容量扩充药

大量失血或大面积烧伤可使血容量降低,严重者可导致休克。迅速扩充血容量是治疗低血容量性休克的基本疗法。除全血和血浆外,也可应用人工合成的血容量扩充药。理想的血容量扩充药应能维持血液胶体渗透压,作用持久,无毒性,无抗原性。

右旋糖酐

右旋糖酐(dextran)为高分子葡萄糖聚合物。按聚合的葡萄糖分子数目的不同,分为不同分子量的产品。临床常用的有右旋糖酐 70(中分子右旋糖酐,平均分子量约为 70kDa)、右旋糖酐 40(低分子右旋糖酐,平均分子量约为 40kDa)及右旋糖酐 10(小分子右旋糖酐,平均分子量约为 10kDa)。

【药理作用】　右旋糖酐分子量较大,能提高血浆胶体渗透压,从而扩充血容量,维持血压。作用强度与维持时间随分子量减少而逐渐降低,右旋糖酐 70 维持 12 小时,右旋糖酐 40 和右旋糖酐 10 作用仅维持 3 小时。低、小分子量右旋糖酐阻止红细胞和血小板集聚及纤维蛋白聚合,降低血液黏滞性,并对凝血因子Ⅱ有抑制作用,从而改善微循环。右旋糖酐具渗透性利尿作用,以分子量小者更为明显。

【临床应用】　各类右旋糖酐主要用于低血容量性休克。低分子和小分子右旋糖酐改善微循环作用较佳,用于中毒性、外伤性及失血性休克,可防止休克后期 DIC。也用于防治心肌梗死、心绞痛、脑血栓形成、血管闭塞性脉管炎和视网膜动静脉血栓等。

【不良反应】　偶见过敏反应如发热、荨麻疹等。少见血压下降、呼吸困难等严重反应。连续应用时,制剂中的右旋糖酐蓄积可致凝血障碍和出血。禁用于血小板减少症、出血性疾病、血浆中纤维酶原低下等。心功能不全和肺水肿及肾功能不佳者慎用。

(易　凡)

本章思维导图

本章目标测试

本章数字资源

第三十章 | 影响自体活性物质的药物

自体活性物质(autacoids)又称局部激素,常以旁分泌方式到达邻近部位发挥作用,而不进入血液循环。自体活性物质包括前列腺素、白三烯、组胺、5-羟色胺、一氧化氮、腺苷等,它们广泛存在于体内多种组织中,并具有不同的结构和药理学活性。本章所介绍的药物包括(天然、人工合成的)自体活性物质和(抑制自体活性物质或干扰其与受体相互作用的)自体活性物质阻断药。

第一节 | 膜磷脂代谢产物类药物及阻断药

膜磷脂可衍生为两大类自体活性物质:类花生酸(eicosanoids)和血小板活化因子(platelet activating factor,PAF),它们具有广泛的生物活性。

一、花生四烯酸的代谢和生物转化

花生四烯酸(arachidonic acid,AA)是人体的一种必需脂肪酸,属于廿碳烯酸类。细胞受到刺激时,细胞上的膜磷脂在磷脂酶 A_2(phospholipase A_2,PLA_2)作用下释放出 AA 和 PAF。游离的 AA 可经两条途径转化:①环氧合酶(cyclooxygenase,COX)途径:在环氧合酶作用下先形成不稳定的前列腺素类(prostaglandins,PGs),再在异构酶和合成酶作用下形成较稳定的 PGE_2、$PGF_{2\alpha}$ 和 PGD_2。PGs 也可在血栓素合成酶或前列环素合成酶作用下分别生成血栓素 A_2(thromboxane A_2,TXA_2)和前列环素(prostacyclin,PGI_2)。②脂氧合酶(lipoxygenase,LOX)途径:转变为 5-羟基过氧化二十碳四烯酸(5-hydroperoxyeicosatetraenoic acid,5-HPETE)、羟基化二十碳四烯酸(HETE)、白三烯类(leukotrienes,LTs)和脂氧素(lipoxins,LXs)。其中,PGs 和 LTs 的生物活性广泛,参与了炎症反应、血栓形成和速发型过敏反应等多种病理生理过程,与心脑血管疾病、哮喘和休克等的发生有密切关系。AA 的生物合成和降解途径如图 30-1 所示。

二、前列腺素类和血栓素

【药理作用】 PGs 和 TXA_2 的作用复杂多样,对血管、消化道、呼吸道和生殖器官平滑肌均有明显作用,对血小板、中枢和外周神经内分泌系统也有显著影响。

1. **血管平滑肌** TXA_2 和 $PGF_{2\alpha}$ 具有缩血管作用,对静脉血管作用尤为明显。TXA_2 是平滑肌细胞的有丝分裂原,能促进血管平滑肌细胞的增生。PGI_2 主要由内皮细胞合成,通过与 PGE_2 共同激活腺苷酸环化酶,使 cAMP 升高,松弛小动脉。

2. **内脏平滑肌** 不同类型的 PGs 和 TXA_2 在内脏平滑肌的作用不同。PGE_2 收缩纵肌,PGI_2 收缩环肌,而 $PGF_{2\alpha}$ 对纵肌、环肌均有收缩作用;PGE_2 对环肌尚有松弛作用。在呼吸道,PGE_1、PGE_2 和 PGI_2 使平滑肌松弛,而 TXA_2 和 $PGF_{2\alpha}$ 则可使其收缩。此外,PGE_2 和 $PGF_{2\alpha}$ 对子宫平滑肌也有收缩作用。

3. **血小板** PGE_1 和 PGI_2 抑制血小板聚集,而 TXA_2 则有强烈促血小板聚集作用。

4. **中枢和外周神经内分泌系统** 致热原可使白介素-1(interleukin-1,IL-1)释放,而 IL-1 可促进 PGE_2 的合成和释放。PGE_1 和 PGE_2 经脑室给药能升高体温。PGD_2 经脑室注入可诱导生理性睡眠。PGE 能促进生长激素、催乳素、促甲状腺激素、促肾上腺皮质激素、卵泡刺激素和黄体生成素的释放。

【临床应用】 PGs 类药物具有代谢快、作用广泛、易发生不良反应等特点,用于治疗心血管系统、消化系统和生殖系统的疾病。

NOTES

277

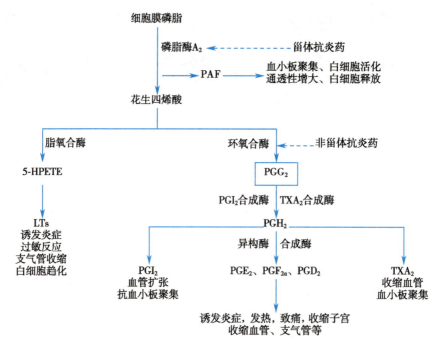

图 30-1　膜磷脂、花生四烯酸代谢途径及药物作用环节

（一）作用于心血管系统的 PGs 类药物

前列地尔

前列地尔（alprostadil，PGE_1）具有直接扩张血管和抑制血小板聚集的作用，可增加血流量，改善微循环。静脉滴注后经肺循环迅速被代谢，再经肾脏排泄。血浆 $t_{1/2}$ 为 5～10 分钟。PGE_1 与抗高血压药、血小板聚集抑制药有协同作用。阴茎注射可用于诊断和治疗阳痿。不良反应有头痛、食欲减退、腹泻、低血压、心动过速、可逆性骨质增生和注射局部红肿热痛等。禁用于严重心力衰竭（心功能不全）患者、妊娠或可能妊娠的妇女、既往有该药过敏史的患者。

依前列醇与伊洛前列素

依前列醇（epoprostenol，PGI_2）具有明显的舒张血管和抑制血小板聚集的作用，是最强的抗凝血药。PGI_2 的 $t_{1/2}$ 为 2～3 分钟，经肺循环时不被代谢。静脉滴注给予 3～15μg 后，其抗凝作用可持续到停止滴入后数分钟，较高剂量可使聚集的血小板解聚。可用于体外循环和肾透析时防止血栓形成。还可用于缺血性心脏病、多器官衰竭、外周血管病和肺动脉高压。伊洛前列素（iloprost）是 PGI_2 衍生物，其作用和应用同 PGI_2，但性质更稳定。

（二）抗消化性溃疡的 PGs 类药物

米索前列醇

米索前列醇（misoprostol）为 PGE_1 衍生物，能抑制基础胃酸分泌和组胺、五肽胃泌素等刺激引起的胃酸分泌，还可扩张胃黏膜血管，刺激黏液和重碳酸盐分泌，以加强黏膜的保护作用。口服吸收迅速。800μg/d 分 2～4 次与食物同服，用于治疗十二指肠溃疡和胃溃疡，常作为防治非甾体抗炎药引起的溃疡、上消化道出血的首选。治愈率与 H_2 受体阻断药近似，对 H_2 受体阻断药无效者也有效。对吸烟者的溃疡愈合有良好疗效。不升高血清胃泌素水平，在防止溃疡复发效果上较其他抗溃疡药更佳。

三、白三烯及阻断药

LTs 为人体内重要的炎症介质，在多种疾病中发挥作用。LTs 主要有 6 种类型：LTA_4、LTB_4、LTC_4、

LTD_4、LTE_4 和 LTF_4，其中 LTA_4 为不稳定的中间产物。根据生物学特性，LTs 可分为两大类：①半胱氨酰白三烯（cysteinyl leukotrienes，CysLTs）：包括 LTC_4、LTD_4、LTE_4 和 LTF_4，前者依次为后者的合成前体物质；②无半胱氨酸的二羟基白三烯：即 LTB_4 及其同分异构体。

1. **呼吸系统**　LTs 可引起支气管收缩、黏液分泌增加和肺水肿。LTC_4、LTD_4、LTE_4 对呼吸道均有强大的收缩作用。

2. **心血管系统**　静脉注射 LTs 可先短暂升压（直接收缩外周血管所致）而后持久降压（LTs 引起心输出量和血容量减少所致）。LTs 还具有负性肌力作用。

3. **炎症与过敏反应**　LTB_4 对单核细胞和巨噬细胞具有趋化作用，能促进白细胞向炎症部位游走、聚集，并产生炎症介质和释放溶酶体酶，故在炎症反应中具有重要作用。LTs 参与了多种炎症性疾病的病理过程，如风湿性关节炎、肾小球肾炎、哮喘、缺血性心血管疾病、痛风和溃疡性膀胱炎。

白三烯受体组织分布广泛，但种属间差异较大。目前对 LTB_4、LTC_4、LTD_4、LTE_4 的受体和阻断药研究较为深入。一般认为，LTD_4 与 LTE_4 受体的特性极为相似，甚至认为是同一受体。白三烯受体阻断药因能选择性抑制白三烯活性，阻断其所致的血管通透性增加、气道嗜酸性粒细胞浸润及支气管痉挛等作用，主要用于支气管哮喘患者的预防和治疗。抗白三烯药物是指能阻断白三烯各种生物学作用的药物，有半胱氨酰白三烯受体-1（CysLTR-1）阻断药扎鲁司特（zafirlukast）、孟鲁司特（montelukast）（详见第三十一章作用于呼吸系统的药物）和 5-脂氧合酶抑制药齐留通（zileuton）等。

第二节 ｜ 组胺和抗组胺药

一、组胺及其受体激动药

组胺（histamine）在体内广泛分布并具有多种生理活性。外周组胺主要存在于肥大细胞内，中枢神经系统组胺则由特定的神经细胞合成。天然组胺以无活性形式（结合型）存在，在组织损伤、炎症反应、神经刺激、某些药物或一些抗原-抗体反应条件下，以活性形式（游离型）释放。组胺本身无治疗用途，但其阻断药却广泛用于临床。

【**药理作用及机制**】　目前已发现的组胺受体有 H_1、H_2、H_3 和 H_4 四种亚型。组胺激活 H_1 受体后，通过 IP_3、DG 等信使分子介导，产生支气管与胃肠道平滑肌兴奋、毛细血管通透性增加和部分血管扩张等效应，2-甲基组胺（2-methyl histamine）是特异的 H_1 受体激动药。组胺激活 H_2 受体后，由 cAMP 介导产生胃酸分泌、部分血管扩张等作用，英普咪定（impromidine）是特异的 H_2 受体激动药。组胺作用于 H_3 受体，由 G 蛋白直接偶联，抑制 N 型和 P 型钙离子通道，引起突触前钙离子内流减少，从而抑制谷氨酸释放，并导致自身释放减少，(R)-α-甲基组胺 [(R)-α-methylhistamine] 是特异的 H_3 受体激动药。

1. **心血管系统**　组胺对心血管系统作用有剂量依赖性，且种属差异较大。

（1）心肌：在人体和某些种属动物中，组胺通过 H_2 受体直接作用于腺苷酸环化酶，增加心肌 cAMP 水平而产生正性肌力作用；但在豚鼠则表现为 H_1 受体介导的负性肌力作用。研究还发现，豚鼠心脏交感神经末梢上存在 H_3 受体，可能参与反馈调节心交感神经末梢去甲肾上腺素的释放。

（2）血管：组胺激动血管平滑肌细胞 H_1、H_2 受体，使小动脉、小静脉扩张，回心血量减少。激动 H_1 受体可使毛细血管扩张、通透性增加，引起局部水肿和全身血液浓缩。人类冠状动脉血管上也有 H_1、H_2 受体，两者功能平衡障碍可致冠状动脉痉挛。

（3）血小板功能：血小板膜上存在 H_1、H_2 受体。组胺作用于 H_1 受体，激活与百日咳毒素敏感 G 蛋白偶联的磷脂酶 A_2，从而介导花生四烯酸释放，促进血小板聚集；另一方面，通过作用于 H_2 受体，增加血小板中 cAMP 含量，对抗血小板聚集。最终的影响取决于两者功能平衡变化。

2. **腺体**　组胺作用于胃壁细胞的 H_2 受体，激活腺苷酸环化酶，使细胞内 cAMP 水平增加，经过一系列生化反应最终激活 H^+-K^+-ATP 酶，使胃壁细胞分泌胃液显著增加。组胺是强力的胃酸分泌刺激剂,在尚不能引起心血管反应的小剂量下,刺激胃腺分泌大量胃酸。同时,H_2 受体的兴奋还可引起唾液、泪液、肠液和支气管腺体等分泌增加,但作用较弱。

3. **平滑肌**　组胺激动平滑肌细胞 H_1 受体,使支气管平滑肌收缩,引起呼吸困难,支气管哮喘者对此尤为敏感,而健康人支气管敏感性较低。组胺对多种动物胃肠道平滑肌都有兴奋作用,豚鼠回肠最为敏感,可用于组胺生物活性检测。子宫平滑肌依动物的种属不同而敏感性各异,如人子宫不敏感,豚鼠子宫收缩,而大鼠子宫则松弛。

【临床应用】　主要用于鉴别胃癌和恶性贫血患者是否发生真性胃酸缺乏症。晨起空腹皮下注射磷酸组胺 0.25~0.5mg,若无胃酸分泌即为真性胃酸缺乏症。目前临床多用五肽促胃酸激素代替,组胺已少用。

【不良反应与禁忌证】　常见不良反应有头痛、直立性低血压和颜面潮红等。支气管哮喘患者禁用。

倍他司汀

倍他司汀(betahistine,抗眩啶)是 H_1 受体激动药,具有扩张血管作用,可促进脑干和迷路的血液循环,纠正内耳血管痉挛,减轻膜迷路积水。此外,还有抗血小板聚集和抗血栓形成作用。临床上用于:①内耳眩晕病,能消除眩晕、耳鸣、恶心及头痛等症状;②多种原因引起的头痛;③慢性缺血性脑血管病。不良反应较少,偶有恶心、头晕等症状。有消化道溃疡病史、支气管哮喘病史的患者慎用。

二、组胺受体阻断药

1937 年 Bovet 首先发现经典的抗组胺药即 H_1 受体阻断药,1972 年 Black 研制 H_2 受体阻断药获得成功。迄今,已有"第一代"和"第二代"50 余种 H_1 受体阻断药供临床应用。自从第一个 H_2 受体阻断药西咪替丁面市以来,相继开发了一批疗效高、副作用小的 H_2 受体阻断药,如雷尼替丁、法莫替丁、尼扎替丁、罗沙替丁和唑替丁等,治疗消化道溃疡具有明显疗效。

(一) H_1 受体阻断药

组胺为乙基伯胺,而 H_1 受体阻断药则具有与组胺分子类似的乙基叔胺结构,这是与组胺竞争结合受体的必需结构。常用的第一代药物如苯海拉明(diphenhydramine)、异丙嗪(promethazine)、曲吡那敏(tripelennamine)、氯苯那敏(chlorpheniramine)和多塞平(doxepin)等。因对中枢活性强、受体特异性差,故引起明显的镇静和抗胆碱作用,表现出"(困)倦、耐(药)、(作用时间)短、(口鼻眼)干"的缺点。第二代药物如西替利嗪(cetirizine)、美喹他嗪(mequitazine)、阿司咪唑(astemizole)、阿伐斯汀(acrivastine)、苯茚胺(phenindamine)、左卡巴斯汀(levocabastine)及咪唑斯汀(mizolastine)、非索非那定(fexofenadine)及氯雷他定(loratadine)等,具有以下特点:①大多长效;②无嗜睡作用;③对喷嚏、清涕和鼻痒效果好而对鼻塞效果较差。第一代、第二代 H_1 受体阻断药的药理作用和临床应用基本相似。

【体内过程】　H_1 受体阻断药口服或注射均易吸收,大部分在肝内代谢并从肾排出,药物以原形经肾排泄的甚少。口服后多数在 15~30 分钟起效,1~2 小时作用达到高峰,一般持续 4~6 小时。咪唑斯汀的 $t_{1/2}$ 长于 24 小时。阿司咪唑口服后达峰时间为 2~4 小时,排泄缓慢。由于其去甲基代谢产物仍具有 H_1 受体阻断活性且存在肠肝循环,故其 $t_{1/2}$ 可长达 10 天以上。

【药理作用及机制】

1. **阻断 H_1 受体作用**　此类药物可对抗组胺引起的支气管、胃肠道平滑肌收缩作用。小剂量的组胺即可引起豚鼠因呼吸窒息而死亡,如事先给予 H_1 受体阻断药,可使豚鼠耐受数倍甚至千倍以上致死量的组胺。对豚鼠以支气管痉挛为主要症状的过敏性休克也具有保护作用,但对人的过敏性休克无保护效果,可能与人过敏性休克的发病还有其他多种介质参与有关。对组胺直接引起的局部毛细血管扩张和通透性增加(水肿)有很强的抑制作用,但对血管扩张和血压降低等全身作用仅有部分对抗作用,需同时应用 H_1 和 H_2 受体阻断药才能完全对抗。

2. **中枢抑制作用**　此类药物多数可通过血脑屏障,可有不同程度的中枢抑制作用,尤以第一代药物苯海拉明和异丙嗪为甚,表现有镇静、嗜睡。中枢抑制作用产生的原因,可能是由于中枢 H_1 受体被阻断,阻断了中枢内源性组胺介导的觉醒反应。第二代药物阿司咪唑不易透过血脑屏障,故无中枢抑制作用,阿伐斯汀、左卡巴斯汀和咪唑斯汀等均无镇静和嗜睡的不良反应。

3. **其他作用**　苯海拉明、异丙嗪等具有阿托品样抗胆碱作用,止吐和防晕作用较强。咪唑斯汀对鼻塞具有显著疗效。

【临床应用】

1. **皮肤黏膜变态反应性疾病**　H_1 受体阻断药对荨麻疹、过敏性鼻炎等疗效较好,现多用第二代 H_1 受体阻断药。对昆虫咬伤所致的皮肤瘙痒和水肿亦有疗效。对血清病、药疹和接触性皮炎也有一定疗效。对支气管哮喘疗效差,对过敏性休克无效。

2. **防晕止吐**　用于晕动病、放射病等引起的呕吐,常用苯海拉明和异丙嗪。布可利嗪、美克洛嗪对防晕止吐也有一定作用。

3. **其他**　某些具有明显镇静作用的 H_1 受体阻断药如异丙嗪,可与其他药物如平喘药氨茶碱配伍使用,用于对抗氨茶碱所致的中枢兴奋、失眠等不良反应,同时也对气道炎症有一定的治疗效果。

【不良反应】

1. **中枢神经系统反应**　第一代药物多见镇静、嗜睡、乏力等中枢抑制现象,以苯海拉明和异丙嗪最为明显,驾驶员或高空作业者工作期间不宜使用。第二代药物多数无中枢抑制作用。

2. **消化道反应**　口干、厌食、便秘或腹泻等。

3. **其他反应**　偶见粒细胞减少和溶血性贫血。

4. **药物相互作用**　H_1 受体阻断药阿司咪唑和特非那定在体内经 CYP450 代谢成为活性代谢物。当这两种药物代谢受抑制,如肝病或药物抑制 CYP3A 家族时,可引起致命性心律失常——尖端扭转型心律失常。

(二) H_2 受体阻断药

H_2 受体阻断药如西咪替丁、雷尼替丁、法莫替丁和尼扎替丁等,可选择性地阻断 H_2 受体,不影响 H_1 受体。H_2 受体阻断药的药理作用及其临床应用详见第三十二章作用于消化系统的药物。

(三) H_3、H_4 受体阻断药

H_3 受体是一种新型组胺受体,广泛分布于中枢和外周神经末梢。它是一种突触前受体,在突触后也有分布。H_3 既能调节组胺的合成与释放,又能调节其他神经递质的释放,进而调节中枢和外周器官的活动。H_3 受体与阿尔茨海默病、注意力缺陷多动症、帕金森病等神经行为失调有关,H_3 受体阻断药则能改善大鼠的学习与记忆能力。另外,H_3 受体阻断药可能具有减肥的作用,使得噻普酰胺(thioperamide)、GT2277 等 H_3 受体阻断药具有良好的应用前景。

H_4 受体是新发现的组胺受体,主要在炎症反应相关的组织和造血细胞中表达。被认为可能是一种重要的炎症性受体,参与及介导粒细胞的分化、肥大细胞和嗜酸性粒细胞的趋化等,提示 H_4 受体阻断药可能作为炎症和过敏的治疗药物。

第三节 | 5-羟色胺类药物及阻断药

5-羟色胺(5-hydroxytryptamine,5-HT)又名血清素(serotonin),作为自体活性物质,约 90% 合成并分布于肠嗜铬细胞,通常与 ATP 等物质一起储存于细胞颗粒内。在刺激因素作用下,5-HT 从细胞颗粒内释放、弥散到血液,并被血小板摄取和储存,储存量约占全身总量的 8%。中枢神经系统的 5-HT 占全身总量的 1%～2%,以神经递质的形式主要分布在下丘脑、丘脑内侧核、中脑和脑干,皮质、海马和纹状体次之,小脑分布最少。由于 5-HT 不能透过血脑屏障,中枢与外周的 5-HT 在代谢和功能上具有相对独立性。5-HT 功能广泛,可参与心血管系统、胃肠道平滑肌的活动,也可作为神经递质对神经内分泌进行调节,其含量在正常范围内波动对维持机体的生理活动有重要意义。

一、5-羟色胺及其受体激动药

5-羟色胺

5-HT 通过激动不同受体亚型发挥其不同的药理作用:

1. **心血管系统**　该作用复杂。静脉注射数微克 5-HT 可引起血压的三相反应:①短暂降低,与 5-HT 激动 5-HT$_3$ 受体引起心脏负性频率作用有关;②持续数分钟血压升高,5-HT 激动 5-HT$_2$ 受体引起肾、肺等组织血管收缩所致;③长时间低血压,系骨骼肌血管舒张所致,需要血管内皮细胞的参与。此外,5-HT 激动血小板 5-HT$_2$ 受体而引起血小板聚集。

2. **平滑肌**　5-HT 激动胃肠道平滑肌 5-HT$_2$ 受体或肠壁内神经节细胞 5-HT$_4$ 受体,均可引起胃肠道平滑肌收缩,使胃肠道张力增加、肠蠕动加快。5-HT 还可兴奋支气管平滑肌,哮喘患者对其特别敏感,但对正常人影响甚小。

3. **神经系统**　动物侧脑室注射 5-HT 后,可引起镇静、嗜睡和一系列行为反应,并影响体温调节和运动功能。虫咬和某些植物可刺激 5-HT 释放作用于感觉神经末梢,引起痒痛。5-HT 本身尚无临床应用价值。

5-羟色胺受体激动药

舒马普坦(sumatriptan)通过激动 5-HT$_{1D}$ 受体引起颅内血管收缩,用于偏头痛和丛集性头痛,是目前治疗急性偏头痛疗效最好的药物。每次服用 100mg,30 分钟后头痛开始缓解,每天不超过 300mg。最常见的不良反应是感觉异常,可引起心肌缺血。禁用于缺血性心脏病患者。

丁螺环酮(buspirone)、吉哌隆(gepirone)、伊沙匹隆(ipsapirone)可选择性激动 5-HT$_{1A}$ 受体,是一种有效的非苯二氮䓬类抗焦虑药。

西沙必利(cisapride)和伦扎必利(renzapride)可选择性激动肠壁神经节神经细胞上的 5-HT$_4$ 受体,促进神经末梢释放乙酰胆碱,具有促胃肠动力作用。临床用于治疗胃食管反流症。

右芬氟拉明(dexfenfluramine)通过激动 5-HT 受体产生强大的食欲抑制作用,被广泛用于控制体重和肥胖症的减肥治疗。其特点是对肥胖患者的食欲抑制作用较非肥胖者更明显。

二、5-羟色胺受体阻断药

1. 赛庚啶(cyproheptadine)和苯噻啶(pizotifen,新度美安)能选择性阻断 5-HT$_2$ 受体,阻断 H$_1$ 受体并具有较弱的抗胆碱作用。可用于预防偏头痛发作和治疗荨麻疹等皮肤黏膜过敏性疾病。不良反应有口干、嗜睡等。青光眼、前列腺增生及急性尿潴留患者禁用。

2. 昂丹司琼(ondansetron)能选择性阻断 5-HT$_3$ 受体,具有强大的镇吐作用。主要用于癌症患者手术和化疗伴发的严重恶心、呕吐。所有 5-HT$_3$ 受体阻断药包括多拉司琼(dolasetron)、格拉司琼(granisetron),均可有效缓解化疗引起的恶心。

3. **麦角生物碱类 5-HT 受体阻断药**　麦角生物碱按化学结构分为胺生物碱和肽生物碱两类,除了阻断 5-HT 受体外,还可作用于 α 肾上腺素受体和 DA 受体。

(1)胺生物碱:美西麦角(methysergide,二甲基麦角新碱)阻断 5-HT$_{2A}$ 和 5-HT$_{2C}$,用于偏头痛的预防治疗。其作用机制可能与抑制血小板聚集,减少花生四烯酸释放,减轻炎症反应有关。美西麦角还可松弛偏头痛初期强烈收缩的血管,缓解偏头痛。

麦角新碱(ergometrine)口服易吸收,溶于水。对子宫的兴奋作用强,作用迅速而短暂。广泛用于产后止血(详见第三十三章子宫平滑肌兴奋药和抑制药)。

(2)肽生物碱:麦角胺(ergotamine)口服吸收差,难溶于水,能明显收缩血管,作用缓慢而持久。麦角胺可减少动脉搏动,显著缓解偏头痛,用于偏头痛的诊断和治疗。

4. 酮色林(ketanserin)是典型的 5-HT$_{2A}$ 受体阻断药,可降低高血压患者的血压,作用强度类似

β受体阻断药或利尿药。酮色林的化学结构类似物利坦色林(ritanserin)是5-HT$_{2A}$受体阻断药,对α$_1$受体亲和力低。

5. 氯氮平(clozapine)是一个5-HT$_{2A/2C}$受体阻断药,代表新一类非经典的抗精神失常药,其锥体外系不良反应轻,对多巴胺受体亚型有高亲和力。同类药还有利培酮。

第四节 一氧化氮及其供体与阻断药

一氧化氮(nitric oxide,NO)是一种细胞信使,由血管内皮细胞产生并释放。其结构简单、半衰期短、化学性质活泼,广泛存在于生物体内各组织器官,参与体内多种生理和病理过程。1998年,3位美国药理学家因在NO方面的研究而获得诺贝尔生理学或医学奖。

一、NO 的合成与生物学作用

L-精氨酸是合成NO的前体,一氧化氮合酶(nitric oxide synthase,NOS)是合成NO的关键酶。NOS至少有两种亚型。第一型为诱导型NOS(iNOS),是一种NADPH依赖型酶,不依赖Ca^{2+}/钙调蛋白,主要分布在巨噬细胞、肥大细胞、中性粒细胞、成纤维细胞、肝细胞、胰腺细胞、胃肠黏膜、血管内皮细胞和平滑肌细胞。iNOS正常情况下不表达,当细胞受刺激时开始表达,催化L-精氨酸引起NO大量、长时间释放,不仅能杀灭病原微生物和肿瘤细胞,还具有细胞毒作用,可造成组织细胞损伤。第二型为结构型NOS(cNOS),也是一种NADPH依赖型酶,但它依赖于Ca^{2+}/钙调蛋白,主要分布在血管内皮和平滑肌等细胞中。NO与受体结合后,激活鸟苷酸环化酶催化GTP成为cGMP,进一步刺激cGMP激酶,导致细胞内钙离子浓度下降,从而发挥其生理作用。NO的生理作用包括舒张血管平滑肌、抑制血小板聚集、降低肺动脉压和扩张支气管平滑肌、作为神经递质或调质发挥作用等。

二、NO 供体

内源性NO具有高度脂溶性,易扩散通过细胞膜。其性质活泼、极不稳定,在有氧和水的环境中仅能存在数秒。NO与亚铁血红素有很强的亲和力,在血液中与血红蛋白结合形成亚硝酸盐血红蛋白而失活。某些药物可作为NO供体,如硝普钠、硝酸甘油、有机硝酸盐和亚硝酸盐等,释放出NO(详见第二十五章抗高血压药和第二十七章抗心绞痛药)。

西地那非

西地那非(sildenafil)是高度选择性磷酸二酯酶-5抑制药,磷酸二酯酶-5在阴茎海绵体中高表达,而在其他组织中(包括血小板、血管和内脏平滑肌、骨骼肌)低表达。西地那非通过选择性抑制磷酸二酯酶-5,增强NO-cGMP途径,使cGMP水平升高而导致阴茎海绵体平滑肌松弛,使勃起功能障碍患者对性刺激产生自然的勃起反应。由于正常或病变的心脏传导组织、心肌细胞、内皮细胞、淋巴组织中均不存在磷酸二酯酶-5,因而西地那非不影响心肌收缩功能。

三、NO 合酶阻断药

诱导型NOS(iNOS)广泛参与炎症病理生理发生、发展的过程。由于传统的抗炎药物COX-2阻断药有较多的不良反应,应用受限,故新型抑制炎症的药物(如iNOS抑制药)被寄予厚望。iNOS阻断药包括选择性和非选择性阻断药。N-[3-(氨甲基)苄基]乙脒为现今选择性和抑制性最强的阻断药。非选择性抑制药为L-精氨酸竞争性阻断药,包括N-单甲基-L-精氨酸(L-NMMA)、N-单甲基-L-精氨酸单乙酸酯(L-NAME)等。

第五节 腺苷类

在短暂缺血之后,组织细胞和血管内皮细胞释放出腺苷,通过激动腺苷受体调节细胞代谢,对随后的缺血损伤产生保护作用,即发挥缺血预适应作用。缺血预适应是指经短暂缺血之后对随后较长时间缺血耐受性明显增强的现象。药理性预适应是在缺血预适应的基础上发展起来的,通过药物激发或模拟机体自身内源性保护物质而呈现的组织保护作用。它经过了"缺血预适应-缺血预适应机制分析-药理性预适应"的发展过程。其中,腺苷/腺苷受体机制研究最为深入,也被认为最重要。

腺苷通过腺苷受体发挥作用,腺苷受体可分为 A_1、A_{2A}、A_{2B} 和 A_3 四种亚型,其中 A_1、A_2 受体与"预适应"关系最为密切。

1. A_1 受体　腺苷主要是通过激动 A_1 受体对心脏发挥作用的。A_1 受体参与激活 ATP 敏感性钾通道(ATP-sensitive potassium channel,K_{ATP}),K^+ 外流增加,使膜电位超极化,抑制 L 型 Ca^{2+} 通道开放,降低自律性,从而发挥抗心律失常和对缺血再灌注损伤的保护作用。其作用机制可能与下列因素有关:①激活百日咳毒素敏感的 G_i 蛋白,使与 G_i 偶联的 K_{ATP} 开放;②激活蛋白激酶 C(protein kinase C,PKC)。

2. A_2 受体　腺苷经 A_2 受体发挥对多数血管如冠脉血管的扩张作用,增加冠脉流量。其机制为激活腺苷酸环化酶,调节 NO 信号和血管平滑肌细胞 K_{ATP}。此外,A_2 受体尚参与调节以下效应:①抑制内皮素释放和血小板聚集;②抑制中性粒细胞激活;③减少超氧阴离子的生成。

腺苷"预适应"的心肌保护机制目前认为主要是:①因 K_{ATP} 阻断药格列本脲可取消腺苷诱导的"预适应"效应,故腺苷/K_{ATP} 被认为是重要机制之一;②腺苷受体激动药(甲氧明)可使 5'-核苷酸酶活性增加,发挥"预适应"效应,而 5'-核苷酸酶抑制药则可取消甲氧明的心肌保护作用,因此认为腺苷释放和 5'-核苷酸酶活性增加是"预适应"的机制之一;③用利血平耗竭递质后,腺苷的"预适应"效应消失,因此认为去甲肾上腺素的释放及其对心肌细胞 α_1 受体的激动,是腺苷发挥"预适应"作用的重要途径。

双嘧达莫(dipyridamole)因能形成"冠脉窃流",过去认为无抗心绞痛作用,后来证实能抗血小板聚集,防止血栓形成,对预防心肌梗死有益。双嘧达莫是一种腺苷转运蛋白抑制药,通过抑制腺苷转运,增加心脏内源性腺苷浓度,从而缩小心肌梗死面积,维持心肌收缩和舒张功能,发挥缺血预适应样的心脏保护作用。

第六节 | 多肽类

氨基酸之间以酰胺键(也称肽键)相互连接的化合物称作肽。一般含氨基酸多的称为蛋白质,少的称作多肽。两者并没有严格的区分,是生命的物质基础。本节主要介绍的是一些作为自体活性物质的多肽及其激动药和阻断药。

一、内皮素

内皮素(endothelins,ETs)是由内皮细胞释放的 21 个氨基酸多肽。有 3 种异型体,分别为 ET_1、ET_2、ET_3。ET_1 主要在内皮细胞表达,ET_2 主要在肾脏表达,ET_3 则多在神经系统和肾小管上皮细胞表达。ETs 是至今发现的最强的缩血管物质,在体内、外均可产生强而持久的血管收缩作用。ETs 通过与其受体结合产生广泛的生物学效应。ETs 受体分为 3 种亚型:ET-A 受体、ET-B 受体及 ET-C 受体。心肌和(动、静脉)血管平滑肌以 ET-A 受体为主;肝、肾、子宫和脑以 ET-B 受体为主;肺和胎盘两种受体亚型表达都很高;ET-C 受体仅分布于中枢神经系统,特别是脑垂体催乳素细胞。

1. ETs 生物学作用　①收缩血管作用:静脉注射 ET_1 先出现短暂降压,然后是持久的升压。ET_1 对冠状血管有极强的收缩力,给动物注入 ET_1 常导致心律失常或死亡。在重度原发性高血压、妊娠高血压、肺动脉高压和各种高血压动物模型上,均发现血浆 ETs 浓度的升高,因此 ETs 可能与高血压的产生和维持有关。ETs 的收缩血管作用可能还与其他心血管、脑血管及肾衰竭等疾病有关。②促进平滑肌细胞分裂:ETs 可促进血管平滑肌细胞 DNA 合成,促进有丝分裂,增加血管平滑肌增殖,从而促进动脉粥样硬化。研究发现,血浆 ETs 浓度的高低与动脉粥样硬化灶的数目、动脉硬化患者的症状呈正相关。③收缩内脏平滑肌:ETs 对多种平滑肌(支气管、消化道、泌尿生殖道)有强大收缩作用。ETs 与支气管哮喘有密切关系。④正性肌力作用:增强心脏(心房肌、心室肌)收缩力作用强大持久,使心肌耗氧量增高,加重心肌缺血。

2. 内皮素受体阻断药 可根据受体的选择性分为 ET-A、ET-B 选择性阻断药和非选择性阻断药。ET-A 选择性阻断药主要有西他生坦(sitaxsentan)和安贝生坦(ambrisentan)。其中,西他生坦是一种治疗肺动脉高压的药物,但由于其可能引起肝损伤而被紧急撤出市场;安贝生坦的 S-活性构型在临床口服用于治疗肺动脉高压,具有治疗效果好、安全性高、药物相互作用少、给药方式简便等优点。ET-B 选择性阻断药为 BQ-788,是一种有效的、竞争性的 ET 特异性和 ET-B 选择性内皮素受体阻断药。非选择性的阻断药主要有波生坦(bosentan)、替唑生坦等。波生坦是一种双重内皮素受体阻断药,具有对 ET-A 和 ET-B 受体的亲和作用,可降低肺和全身血管阻力,从而在不增加心率的情况下增加心脏输出量,临床用于治疗Ⅲ、Ⅳ期原发性肺动脉高压患者的肺动脉高压,或硬皮病引起的肺动脉高压。替唑生坦在临床用于治疗充血性心力衰竭。

二、激肽类

1. 激肽(kinin) 分为缓激肽(bradykinin)和胰激肽(kallidin)。激肽的前体是激肽原,缓激肽主要存在于血浆中,而胰激肽主要存在于组织和腺体内。激肽生成后很快被组织或血浆中激肽酶降解失活。激肽酶分为激肽酶Ⅰ、Ⅱ两型,其中激肽酶Ⅰ存在于血浆中,激肽酶Ⅱ(血管紧张素转化酶)同时存在于血和组织中。因此,激肽酶既可使激肽(血管扩张剂)失活,也可激活血管紧张素(血管收缩剂)。缓激肽和胰激肽具有类似的生物学作用。激肽能扩张血管、收缩平滑肌和提高毛细血管通透性。其扩张心脏、肾、肠、骨骼肌和肝内血管的作用比组胺强 10 倍。可引起呼吸道平滑肌、子宫平滑肌和大多数胃肠平滑肌收缩,因此激肽是引起哮喘的因素之一。激肽作用于皮肤和内脏感觉神经末梢时,可引起剧烈疼痛。PGE 则能增强和延长其致痛作用。激肽还可促进白细胞的游走和聚集,为重要炎症介质之一。激肽通过与靶细胞膜表面的激肽受体 B_1 和 B_2 结合产生作用,其机制可能与激活 PLA_2,释出 AA,产生 PGs 及对靶组织的直接作用有关。

2. 影响激肽释放酶-激肽系统的药物

(1)抑肽酶(aprotinin):是一种由 58 个氨基酸组成的激肽释放酶抑制药,使激肽原不能形成激肽。此外,对胰蛋白酶、糜蛋白酶等蛋白水解酶也有抑制作用。临床用于预防和治疗急性胰腺炎、纤维蛋白溶解引起的出血和弥散性血管内凝血。

(2)激肽受体阻断药:艾替班特(icatibant)是一种对缓激肽 B_2 受体的选择性竞争性阻断药。

三、胰高血糖素样肽-1

胰高血糖素样肽-1(glucagon-like peptide-1,GLP-1)是一种主要由肠道 L 细胞所产生的激素,属于肠促胰液素。进食后,肠促胰液素可促进胰岛素分泌,从而发挥葡萄糖浓度依赖性降糖作用。GLP-1 有 2 种生物活性形式,分别为 GLP-1(7-37)和 GLP-1(7-36)酰胺,GLP-1 约 80% 的循环活性来自 GLP-1(7-36)酰胺。

胰高血糖素样肽-1 受体激动剂(GLP-1RA)是新型降糖药,通过激活 GLP-1 受体,以葡萄糖浓度依赖方式增强胰岛素分泌,抑制胰高血糖素分泌,并能够延缓胃排空,通过中枢性食欲抑制减少进食量,从而达到降低血糖和减肥等作用。

(汪 晖)

本章思维导图

本章目标测试

第三十一章 | 作用于呼吸系统的药物

支气管哮喘、慢性阻塞性肺疾病和肺炎等是呼吸系统常见疾病,常伴有咳、痰、喘等症状。本章主要介绍平喘药、镇咳和祛痰药以及慢性阻塞性肺疾病治疗药。这些药物不仅能发挥其对病因和症状的治疗,且能有效地预防并发症的发生。

第一节 | 平喘药

支气管哮喘(bronchial asthma,哮喘)是一种慢性变态反应性炎症疾病。临床表现为反复发作的呼吸短促、胸部紧缩感、喘息并常伴有咳嗽的症状,病理特征为广泛并可逆的支气管狭窄和气道高反应性、支气管黏膜的嗜酸性粒细胞和淋巴细胞等炎症细胞的浸润与气道重塑。因此,抗炎平喘药(anti-inflammatory antiasthmatics)治疗是哮喘的病因治疗,能有效地缓解疾病的进程,而支气管扩张药(bronchodilator)治疗则是哮喘的症状治疗,也是哮喘急性发作缓解气道痉挛的首选治疗。

一、抗炎平喘药

糖皮质激素类(glucocorticoids,GCs)抗炎平喘药通过抑制气道炎症反应,达到长期防止哮喘发作的效果,已成为平喘药中的一线药物。

糖皮质激素用于治疗哮喘已有 50 年历史,全身应用由于作用广泛而不良反应多。吸入性糖皮质激素(inhaled corticosteroid,ICS)由于其在气道内可获得较高的药物浓度,而充分发挥局部抗炎作用,并可避免或减少全身不良反应,因此,目前常用吸入剂型糖皮质激素治疗哮喘。

【药理作用及机制】 糖皮质激素具有强大的抗炎作用(见第三十五章肾上腺皮质激素类药物),通过抑制哮喘时炎症反应的多个环节而发挥平喘作用。

1. 抑制多种参与哮喘发病的炎症细胞和免疫细胞功能 抑制循环中嗜酸性粒细胞、T 淋巴细胞、巨噬细胞、中性粒细胞功能;减少支气管树突状细胞数目,抑制肺嗜酸性粒细胞、巨噬细胞和肥大细胞浸润,炎症介质释放和 IgE 产生,并加速肺炎症细胞的清除。

2. 抑制细胞因子和炎症介质的产生 抑制哮喘中细胞因子包括肿瘤坏死因子-α(TNF-α)、白介素-1(IL-1)、IL-5、IL-6、IL-8、IL-13 等产生;GCs 诱导脂皮素-1(lipocortin 1)的生成而抑制磷脂酶 A_2 活性,从而影响花生四烯酸炎症代谢物生成;抑制诱导型一氧化氮合酶和环氧合酶-2(COX-2),阻断炎症介质产生,发挥抗炎作用;抑制黏附分子表达而减少炎症细胞与血管内皮的相互作用,降低微血管通透性;抑制免疫功能和抗过敏作用而减少组胺、5-羟色胺、缓激肽等过敏介质释放。

3. 抑制气道高反应性 抑制炎症和免疫反应而降低哮喘患者吸入抗原、胆碱受体激动剂、冷空气以及运动后的支气管收缩反应。

4. 增强支气管以及血管平滑肌对儿茶酚胺的敏感性 有利于缓解支气管痉挛和黏膜肿胀。

【临床应用】 用于支气管扩张药不能有效控制的慢性哮喘患者,长期应用可以减少或终止发作,减轻病情严重程度,但不能缓解急性症状。近年来主要以气雾吸入方式在呼吸道局部应用该类药物。气雾吸入 ICS,可减少口服激素制剂用量或逐步替代口服激素。对于哮喘持续状态,因支气管痉挛而不能吸入足够的气雾,往往不能发挥其作用,故不宜应用吸入制剂。

【不良反应】 常用剂量的 ICS 一般不产生不良反应。吸入后,有大部分药物沉积在咽部并吞咽到胃肠道,沉积的 ICS 与咽部或全身不良反应有关。长期用药时,药物在咽部和呼吸道存留的不良反应可引起声音嘶哑、声带萎缩变形、诱发口咽部念珠菌感染等,故吸入后需立即漱口。布地奈德(budesonide,BUD)在肝内代谢灭活要比倍氯米松(beclometasone)快,故前者全身不良反应少,对下丘脑-垂体-肾上腺轴的抑制作用小。局部大剂量应用(如倍氯米松一日总量超过 2 000μg 时)可抑制下丘脑-垂体-肾上腺皮质轴的功能,但远比口服制剂轻微。

目前常用的 ICS 有倍氯米松、布地奈德、环索奈德(ciclesonide)、丙酸氟替卡松(fluticasone propionate,FP)。ICS 的脂溶性与气道内浓度密切相关,高脂溶性 ICS 在气道内浓度高,容易转运进入细胞内与局部糖皮质激素受体结合,产生较强的抗炎活性。

二、支气管扩张药

支气管扩张药是常用的平喘药,包括 β 肾上腺素受体激动药、茶碱类和抗胆碱药。本类药物是哮喘急性发作(气道痉挛)的首选药物,也用于慢性阻塞性肺疾病(COPD)和慢性支气管炎伴喘息的平喘治疗。

(一)肾上腺素受体激动药(adrenoreceptor agonists)

【药理作用及机制】 人气道中 β 肾上腺素受体主要是 β_2 受体。β_2 受体广泛分布于气道的不同效应细胞上,当 β_2 受体激动药兴奋气道 β_2 受体时,松弛气道平滑肌,抑制肥大细胞与中性粒细胞释放炎症介质与过敏介质,增强气道纤毛运动,促进气道分泌,降低血管通透性,减轻气道黏膜下水肿等,这些效应均有利于缓解或消除支气管痉挛和气道狭窄。β_2 受体激动药松弛支气管平滑肌的机制为:β_2 受体激动药与平滑肌细胞膜上的 β_2 受体结合后,引起受体构型改变,激活兴奋性 G 蛋白(Gs),从而活化腺苷酸环化酶,催化细胞内 ATP 转变为 cAMP,引起细胞内 cAMP 水平增加,转而激活 cAMP 依赖的蛋白激酶 A(PKA),再通过降低细胞内游离钙浓度、使肌球蛋白轻链激酶失活和开放钾通道 3 个途径,引起平滑肌松弛。

非选择性 β 受体激动药包括异丙肾上腺素(isoprenaline)、肾上腺素(epinephrine)等,平喘作用强大,但可引起严重的心脏不良反应。选择性 β_2 受体激动药对 β_2 受体有强大的兴奋性,对 β_1 受体的亲和力低,常规剂量口服或吸入给药时很少产生心血管反应。

【临床应用】 这类药物主要用于支气管哮喘、喘息型支气管炎及伴有支气管痉挛的呼吸道疾病。β_2 受体激动药有各种剂型,为减少全身的不良反应,吸入给药最为常用;而在哮喘急性发作时,由于气道痉挛,吸入给药效果不佳,静脉给药仍是首选的方式。

【不良反应及注意事项】 肾上腺素受体激动药主要不良反应有①心脏反应:β_2 受体激动药对心脏的作用较轻,但在大剂量或注射给药时仍可引起心脏反应,特别是原有心律失常的患者。②肌肉震颤:本类药物可激动骨骼肌慢收缩纤维的 β_2 受体,引起肌肉震颤,好发部位在四肢与面颈部。气雾吸入时发生率较全身给药为低。部分患者可随着用药时间延长逐渐减轻或消失。③代谢紊乱:β_2 受体激动药增加肌糖原分解,引起血乳酸、丙酮酸浓度升高,并产生酮体。糖尿病患者应用时应注意引起酮中毒或乳酸性酸中毒。由于 β_2 受体激动药兴奋骨骼肌细胞膜上的 Na^+-K^+-ATP 酶,使 K^+ 进入细胞内而引起血钾降低,过量应用时或与糖皮质激素合用时,可能引起低钾血症。另外,一项大型安慰剂对照研究结果表明,在常规哮喘治疗基础上加用长效 β_2 受体激动药(long-acting β_2 agonist,LABA)沙美特罗,患者哮喘相关死亡数增加。认为沙美特罗增加哮喘相关死亡的风险是 LABA 的类效应,该类药物包括茚达特罗等。表 31-1 为常用的扩张支气管的 β 受体激动药。

(二)茶碱类

【药理作用及机制】 茶碱(theophylline)是一类甲基黄嘌呤类衍生物,具有平喘、强心、利尿、扩张血管和中枢兴奋等作用,平喘作用机制主要有如下几方面:

287

表 31-1　常用的 β 受体激动药

类别		药物	药理作用与应用	药动学	不良反应
非选择性激动药		异丙肾上腺素（isoprenaline）	激动 β_2 受体，松弛支气管平滑肌，抑制组胺释放，扩张外周血管，减轻心脏负荷。激动 β_1 受体兴奋心脏。用于哮喘、心源性或感染性休克、房室传导阻滞、心搏骤停。由于低选择性，已较少用于哮喘治疗	吸入 2～5min 起效，维持 0.5～2h。舌下给药 15～30min 起效，作用维持 1～2h。静脉注射维持不到 1h。$t_{1/2}$ 为 1 至数分钟	口干、心悸不安、心动过速、震颤、多汗和乏力等
选择性 β_2 受体激动药	短效激动药	沙丁胺醇（salbutamol）	选择性激动 β_2 受体，松弛支气管平滑肌，用于哮喘、其他原因的支气管痉挛，喘息型支气管炎及 COPD 伴喘息的治疗	吸入 5～15min 起效，作用维持 3～6h，$t_{1/2}$ 为 3.8h。口服 30min 起效，作用持续 6h，$t_{1/2}$ 2.7～5h	震颤、恶心、心动过速
		特布他林（terbutaline）	选择性激动 β_2 受体，松弛支气管平滑肌，作用弱于沙丁胺醇。用于哮喘、其他原因的支气管狭窄的肺部疾病治疗	吸入 5min 起效，持续 4～6h；口服 60～120min 起效，持续 4～8h，静脉注射 15min 内起效，持续 1.5～4h	震颤、强直性痉挛、心悸等
	长效激动药	福莫特罗（formoterol）	选择性激动 β_2 受体，兼具扩张支气管和抗炎作用。用于哮喘持续状态、夜间发作性和运动诱发哮喘，以及其他原因急性支气管痉挛的治疗	吸入 2～5min 起效，作用持续 12h。口服作用维持 24h	肌肉震颤、头痛、心悸、心动过速等
		班布特罗（bambuterol）	选择性激动 β_2 受体，松弛支气管平滑肌，并抑制内源性致痉物释放、减轻水肿及增加纤毛清除。用于哮喘、COPD 和喘息型支气管炎治疗	是特布他林的前药。口服吸收后缓慢代谢成特布他林，2～6h 内达峰值，作用持续 24h	肌肉震颤、头痛、心悸、心动过速等
		沙美特罗（salmeterol）	选择性激动 β_2 受体，松弛支气管平滑肌，对于夜间哮喘症状和运动诱发的哮喘控制特别有效，也用于喘息性支气管炎治疗	吸入 10～20min 起效，吸入后 3～4h 达到支气管扩张最大值，作用持续 12h	低钾血症、震颤、心悸、头痛
		茚达特罗（indacaterol）	选择性激动 β_2 受体，松弛支气管平滑肌，用于稳定型 COPD 患者而未用于哮喘患者的支气管扩张	吸入 5min 起效，作用持续 24h，有效半衰期为 40～52h	鼻咽炎、咳嗽、头痛和肌肉震颤

1. 抑制磷酸二酯酶　茶碱为非选择性磷酸二酯酶（PDE）抑制药，使细胞内 cAMP 水平升高而舒张支气管平滑肌。然而，茶碱在体内有效浓度低，对酶活性的抑制作用不明显，因此，茶碱的扩张支气管效应可能有其他的作用机制。

2. 阻断腺苷受体　茶碱在治疗浓度时阻断腺苷受体，减轻内源性腺苷所致的气道收缩作用。

3. 增加内源性儿茶酚胺的释放　治疗浓度的茶碱可使肾上腺髓质释放儿茶酚胺，但儿茶酚胺水平的增高有限，不足以引起明显的支气管舒张作用。

4. 免疫调节与抗炎作用　茶碱在低浓度时可抑制肥大细胞、嗜酸性粒细胞、巨噬细胞、T 淋巴细胞等功能，减少炎症介质释放，降低微血管通透性而减轻气道炎症反应。

5. 增加膈肌收缩力并促进支气管纤毛运动　增加膈肌收缩有利于 COPD 的治疗，促进纤毛运动而加速痰液清除，有助于 COPD 和哮喘治疗。

【临床应用】

1. 支气管哮喘　用于 β_2 受体激动药不能控制的急性哮喘，可用静脉注射氨茶碱；慢性哮喘患者口服氨茶碱以防止急性发作。茶碱扩张支气管的作用不及 β_2 受体激动药，起效慢，一般情况下不宜采用。

2. **慢性阻塞性肺疾病**　对于 COPD 伴有喘息、COPD 伴有右心功能不全的心源性哮喘患者有明显的疗效,这是由于茶碱除具有上述作用外,还与其扩张肺动脉、降低肺动脉压、强心和利尿作用有关。

3. **中枢型睡眠呼吸暂停综合征**　茶碱具有中枢兴奋作用,对于脑部疾病或原发性呼吸中枢病变导致通气不足患者,使通气功能明显增强,改善症状。

【不良反应】　茶碱的治疗窗狭窄,不良反应的发生率与其血药浓度密切相关,血药浓度超过 20mg/L 时易发生不良反应。主要不良反应有:

1. **胃肠道不良反应**　上腹部疼痛、恶心、呕吐、胃食管反流、食欲减退等。

2. **中枢兴奋**　主要有失眠、震颤、激动等症状,可用镇静药治疗。

3. **急性中毒**　常见于静脉注射速度过快或剂量较大,出现心动过速、心律失常、血压骤降、谵妄、惊厥和昏迷等,严重可导致呼吸、心搏骤停。静脉注射时要充分稀释并缓慢注射。另外,偶见横纹肌溶解所致的急性肾衰竭,亦能致死。

氨茶碱

氨茶碱(aminophylline,euphyllin,theophylline)为茶碱与二乙胺形成的复盐,水中溶解度大,可制成注射剂。该药碱性较强,局部刺激性大,口服容易引起胃肠道刺激症状。在急性重度哮喘或哮喘持续状态时可采用氨茶碱静脉注射或滴注,以迅速缓解喘息与呼吸困难症状。

胆茶碱

胆茶碱(choline theophyllinate)为茶碱与胆碱的复盐,水溶性更大。口服易吸收,对胃肠道刺激性小,胃肠道反应较氨茶碱少,患者易耐受。对心脏和中枢神经系统的作用不明显。

茶碱具有多种缓释或控释制剂,本类制剂具有下列特点:①血药浓度稳定,峰值与谷值之间差异不大;②作用持续时间长,对慢性反复发作性哮喘与夜间哮喘有较好的疗效;③胃肠道刺激反应明显减少,患者易耐受。

(三)抗胆碱药(M 胆碱受体阻断药)

呼吸道 M 胆碱受体有 M_1、M_2 和 M_3 受体亚型。M_1 胆碱受体阻断药可抑制副交感神经节的神经传递,从而引起气道松弛,但作用较弱;M_2 胆碱受体激动时,可抑制胆碱能节后纤维释放乙酰胆碱,哮喘患者的 M_2 胆碱受体功能失调,抑制性反馈调节作用明显减弱,胆碱能节后纤维末梢释放乙酰胆碱增加,从而促使气道收缩加剧;M_3 胆碱受体存在于大、小气道平滑肌,气道黏膜下腺体与血管内皮细胞。该受体激动时,可使气道平滑肌收缩,气道口径缩小,促进黏液分泌与血管扩张等。选择性阻断 M_1、M_3 胆碱受体后可产生支气管扩张作用。本类药物主要有异丙托溴铵、氧托溴铵(oxitropium bromide,氧托品)、噻托溴铵、格隆溴铵(glycopyrrolate)和乌美溴铵(umeclidinium bromide),其中噻托溴铵、格隆溴铵和乌美溴铵为长效 M 胆碱受体阻断药(long-acting muscarinic antagonists,LAMA)。

异丙托溴铵

异丙托溴铵(ipratropium bromide,异丙阿托品)是阿托品的异丙基衍生物,为季铵盐,口服不吸收,采用气雾剂,对 M_1、M_2、M_3 胆碱受体无选择性,但对气道平滑肌有较高的选择性,对心血管系统作用不明显,也不影响痰液黏稠度和分泌。本品起效慢,对 β_2 受体激动药耐受的患者亦有效,对老年性哮喘,尤其是对高迷走神经活性的哮喘患者尤为适用,对于其他类型的哮喘作用不及 β_2 受体激动药。

噻托溴铵

噻托溴铵(tiotropium bromide)为季铵衍生物,是一种长效抗胆碱药,对 M_1～M_5 型 5 种 M 受体具有相同的亲和力,通过与支气管平滑肌上的 M 受体结合,抑制副交感神经末端释放乙酰胆碱所致的气管收缩。在人体气道内,本品与受体的亲和力较高,且与 M_1 和 M_3 受体解离缓慢,能长时间阻滞胆碱能神经介导的支气管平滑肌收缩,可持久地扩张支气管。对老年性哮喘,特别是对高迷走神经活性或夜间哮喘患者尤为适用,同时也能降低 COPD 加重的频率,改善通气功能,遏止病情恶化,提高生活质量。本品提高了对 M_1 和 M_3 受体的选择性并延长了作用时间,从而避免了因 M_2 受体阻断而导致的唾液分泌减少和瞳孔散大等副作用。

三、抗过敏平喘药

抗过敏平喘药通过抗过敏和轻度的抗炎作用而实现平喘,由于起效较慢而不宜用于哮喘急性发作的治疗,临床上主要用于预防哮喘发作。本类药物包括炎症细胞膜稳定药,H_1 受体阻断药和半胱氨酰白三烯(cysteinyl leukotrienes,CysLTs)受体-1 阻断药。

(一) 炎症细胞膜稳定药

色甘酸钠

【体内过程】　色甘酸钠(sodium cromoglicate)为非脂溶性药物,口服吸收极少(仅 1%),临床须采用粉剂定量雾化器(MDI)方式吸入。

【药理作用及机制】　色甘酸钠无扩张气道的作用,但能抑制抗原以及非特异性刺激引起的气道痉挛,作用机制为:

1. **稳定肥大细胞膜**　抑制钙内流而抑制肥大细胞脱颗粒,减少肺肥大细胞由抗原诱发的过敏介质释放。

2. **抑制气道感觉神经末梢功能与气道神经源性炎症**　抑制二氧化硫、缓激肽、冷空气、甲苯二异氰酸盐、运动等引起的支气管痉挛。

3. **阻断炎症细胞介导的反应**　抑制巨噬细胞与嗜酸性粒细胞介导的炎症反应,长期应用可减轻气道高反应性。

【临床应用】　色甘酸钠为预防哮喘发作药物,需在抗原和刺激物接触前 7～10 天给药,对过敏性、运动性、非特异的外源性刺激引起的哮喘效果较好。

【不良反应】　不良反应少见,偶有咽喉与气管刺痛感或支气管痉挛,必要时可同时吸入 β_2 受体激动药预防。

(二) H_1 受体阻断药

酮替芬

酮替芬(ketotifen,噻哌酮)除了有类似色甘酸钠的作用外,还有强大的 H_1 受体阻断作用;并能预防和逆转 β_2 受体的"向下调节",加强 β_2 受体激动药的平喘作用。本品在临床上可单独应用或与茶碱类、β_2 受体激动药合用来防治轻至中度哮喘,不良反应有短暂的嗜睡、疲倦、头晕、口干等。

(三) 半胱氨酰白三烯受体-1 阻断药

孟鲁司特

白三烯(leukotrienes,LTs)是花生四烯酸经 5-脂氧合酶代谢产物,其中 LTB_4 与炎症细胞趋化有关,而 LTC_4、LTD_4、LTE_4 统称为半胱氨酰白三烯(CysLTs),与炎症密切相关,是哮喘发病中重要的炎症介质。肺组织受抗原攻击时,多种炎症细胞(嗜酸性粒细胞、巨噬细胞、肥大细胞等)均能释放 CysLTs。CysLTs 可引起支气管黏液分泌,降低支气管纤毛运动,增加微血管通透性,引起气道水肿和嗜酸性粒细胞浸润,刺激 C 神经纤维末梢释放缓激肽,引起气道炎症反应。半胱氨酰白三烯受体-1(CysLTR-1)阻断药通过阻断 CysLTs 的上述作用而用于哮喘治疗。与糖皮质激素合用可获得协同抗炎作用,并减少糖皮质激素的用量。对糖皮质激素不能控制的哮喘患者也有效,也可用于抗原、运动、冷空气和非特异性刺激引起的支气管痉挛。

目前,常用的 CysLTR-1 阻断药主要有:孟鲁司特(montelukast),用于成人和 15 岁以上儿童支气管哮喘的长期治疗和预防;扎鲁司特(zafirlukast),用于成人和 12 岁以上儿童支气管哮喘的长期治疗和预防;普仑司特(pranlukast)与扎鲁司特临床应用相似。本类药物常见的不良反应为轻度头痛、咽炎、鼻炎、胃肠道反应及转氨酶升高,停药后可以恢复。

第二节 │ 镇咳与祛痰药

一、镇咳药

咳嗽是一种保护性反射,具有促进呼吸道的痰液和异物排出,保持呼吸道清洁与通畅的作用。在应用镇咳药前,应该寻找引起咳嗽的原因,并针对病因进行治疗。如在细菌性感染时只抑制咳嗽是不合理的,应在使用抗菌药物控制感染的基础上进行。

对于无痰的剧咳或顽固性咳嗽,如上呼吸道病毒感染所致的慢性咳嗽或者经对因治疗后咳嗽未见减轻者,为了减轻患者的痛苦,防止原发疾病的发展,避免剧烈咳嗽引起的并发症,应采用镇咳药进行治疗。若咳嗽伴有咳痰困难,则应使用祛痰药,需慎用镇咳药,否则积痰难排易继发感染,并且阻塞呼吸道引起窒息。

目前常用的镇咳药(antitussives)根据其作用机制分为两类。①中枢性镇咳药:直接抑制延髓咳嗽中枢而发挥镇咳作用;②外周性镇咳药:通过抑制咳嗽反射弧中的感受器、传入神经、传出神经或效应器中任何环节而发挥镇咳作用。有些药物兼有中枢和外周两种作用。

(一)中枢性镇咳药

可分为成瘾性和非成瘾性两类镇咳药。成瘾性中枢性镇咳药主要指阿片类生物碱。其中作用最强的是吗啡,它对咳嗽中枢有强大的作用,临床主要用于支气管肺癌或主动脉瘤引起的剧烈咳嗽,急性肺梗死或急性左心衰竭伴有的剧烈咳嗽。目前临床上仅用可待因等几种成瘾性较小的药物作为镇咳药。非成瘾性中枢性镇咳药目前发展很快、品种较多,其临床应用也十分广泛,主要有喷托维林。

可待因

【体内过程】　可待因(codeine)口服或注射均可吸收,其生物利用度为 40%～70%。口服后约 20 分钟起效,0.75～1 小时达血药浓度峰值;肌内注射后 0.25～1 小时达血药浓度峰值。约 10% 在体内脱甲基而成吗啡,这可能就是可待因发挥其作用的形式。

【药理作用】　可待因对延髓咳嗽中枢有选择性抑制作用,镇咳作用强而迅速,其镇咳强度约为吗啡的 1/10,亦具镇痛作用,镇痛强度为吗啡的 1/10～1/7;呼吸抑制作用、便秘、耐受性、成瘾性等均弱于吗啡。在筛选镇咳新药时,常以可待因作为标准品进行对比评价。

【临床应用】　临床用于各种原因引起的剧烈干咳,对胸膜炎干咳伴胸痛者尤其适用。

【不良反应】　本品在大剂量(60mg)时明显抑制呼吸中枢,小儿用量过大可致惊厥,长期用药可产生耐药性及成瘾性。能抑制支气管腺体分泌和纤毛运动,而使痰液黏稠度增高,易造成气道阻塞及继发感染,不宜应用。在呼吸不畅及支气管哮喘性咳嗽的患者中,由于其对支气管平滑肌有轻度收缩作用,故应慎用。

右美沙芬

右美沙芬(dextromethorphan)为中枢性镇咳药,镇咳作用与可待因相似或较强,起效快。无镇痛作用,大量服用时有成瘾性,2024 年 7 月 1 日起,我国将右美沙芬列入二类精神药品进行管理。用于各种原因引起的干咳。本品安全范围大,偶有头晕、轻度嗜睡、口干、便秘、恶心和食欲缺乏。痰多患者慎用,妊娠 3 个月内妇女禁用。

喷托维林

喷托维林(pentoxyverine)的镇咳作用约为可待因的 1/3。对咳嗽中枢具有直接抑制作用,并有轻度阿托品样作用和局部麻醉作用。可轻度抑制支气管内感受器及传入神经末梢,使痉挛的支气管平滑肌松弛,减轻气道阻力,因此兼具末梢性镇咳作用。用于各种原因引起的干咳。偶有轻度头痛、头晕、口干、恶心和腹泻等不良反应。青光眼、前列腺增生和心功能不全者慎用,痰多者宜与祛痰药并用。

(二)外周性镇咳药

那可汀

那可汀(noscapine)系外周性镇咳药,可抑制肺牵张反射引起的咳嗽,兼具兴奋呼吸中枢作用。镇咳作用持续 4 小时,无成瘾性。有时引起轻度嗜睡和头痛,不宜用于痰多患者。

吉法匹生

近年来,外周性镇咳药腺苷三磷酸(ATP)受体 P2X3 阻断药用于治疗难治性慢性咳嗽或不明原因慢性咳嗽而受到广泛的关注。P2X3 受体主要存在于气道黏膜中感觉神经 C-纤维,与细胞外 ATP 结合感知潜在的损伤信号,产生动作电位而引发咳嗽。P2X3 受体阻断药可阻断 ATP 与 P2X3 的结合从而减少咳嗽的发生。首个 P2X3 受体阻断药吉法匹生(gefapixant)在 2022 年首次获得批准用于治疗成人难治性慢性咳嗽或不明原因慢性咳嗽。由于 P2X3 受体还存在于味蕾,可逆的味觉障碍是本类药物的主要不良反应,且与剂量相关。

二、祛痰药

祛痰药(expectorants)包括痰液稀释药和黏痰溶解药,前者口服后增加痰液中水分含量,稀释痰液,包括恶心性祛痰药和刺激性祛痰药;后者使痰液黏稠度降低或调节黏液成分,使痰液容易排出,包括黏痰溶解药和黏液调节药。

(一)痰液稀释药

1. 恶心性祛痰药　本类药物口服后刺激胃黏膜,通过迷走神经反射促进支气管腺体分泌增加,使痰液稀释,易于咳出;同时,药物分泌至呼吸道,提高管腔渗透压,保留水分而稀释痰液。适用于干咳及痰液不易咳出者。氯化铵(ammonium chloride)为本类药物代表,服用后可有恶心、呕吐,过量或长期服用可造成酸中毒和低钾血症,是祛痰合剂的主要成分之一。溃疡病和肝、肾功能不全者慎用。碘化钾(potassium iodide)和愈创甘油醚也具有恶心性祛痰作用。

2. 刺激性祛痰药　本类药物可刺激支气管分泌,促进痰液稀释而易于咳出。愈创甘油醚(guaifenesin)为本类药物代表,除了具有祛痰作用外,兼具微弱的抗菌作用,减少痰液的恶臭,是祛痰合剂的主要成分之一。

(二)黏痰溶解药

1. 黏痰溶解药　本类药物适用于痰液黏稠引起的呼吸困难、咳痰困难。痰液的黏性来自气管、支气管腺体及杯状细胞分泌的黏蛋白(白色痰液的主要成分)和呼吸道感染后大量破损炎症细胞残留的 DNA。因此,破坏黏蛋白中的二硫键可以裂解黏蛋白,而降解痰液中的 DNA 能溶解脓性痰液。裂解黏蛋白二硫键的药物主要有乙酰半胱氨酸、羧甲司坦(carbocysteine)、厄多司坦(erdosteine)、美司钠(mesna)和半胱甲酯(mecysteine)。降解 DNA 的药物主要有脱氧核糖核酸酶。

乙酰半胱氨酸

乙酰半胱氨酸（acetylcysteine）为巯基化合物，能使黏痰中的二硫键裂解，从而降低痰液的黏稠度，对黏稠的脓性以及非脓性痰液均有良好的疗效；对脓性痰液中的 DNA 也具有一定的降解作用。可雾化给药，也可口服。本品有特殊的臭味，对呼吸道有刺激性，哮喘及肺功能不全的老年人慎用。

脱氧核糖核酸酶

脱氧核糖核酸酶（deoxyribonuclease，DNase）是从哺乳动物中提取的核酸内切酶，使脓痰中的 DNA 迅速水解成核苷酸片段，使原与 DNA 结合的蛋白失去保护，进而产生继发性蛋白溶解，降低黏稠度，使痰液易于咳出。本品雾化吸入，用于治疗大量脓痰，用药后有咽部疼痛感，需立即漱口。长期应用可有变态反应（皮疹、发热等）。有急性化脓性蜂窝织炎、支气管胸腔瘘的活动性结核病患者禁用。

2. **黏液调节药**　本类药物作用于气管、支气管的黏液产生细胞，促使其分泌黏性低的分泌物，使呼吸道分泌液的流变恢复正常，痰液变稀而容易咳出。

溴己新

溴己新（bromhexine）能抑制气管和支气管腺体、杯状细胞合成酸性黏多糖，同时使腺体和杯状细胞分泌小分子的黏蛋白，从而使黏稠度降低，痰液易于咳出。另外，本品能促进呼吸道黏膜纤毛运动，促进痰液排出以及恶心性祛痰的作用。可口服、雾化、静脉给药，口服后 1 小时起效，3～5 小时达到高峰，维持 6～8 小时，用于支气管炎、肺气肿、硅沉着病、慢性肺部炎症、支气管扩张症等有白色黏痰而不易咳出的患者。不良反应发生少，偶有转氨酶升高，溃疡患者慎用。

本类药物还有溴己新的代谢物氨溴索（ambroxol）和溴凡克新（brovanexine）。氨溴索作用强于溴己新，毒性小。溴凡克新还能使痰液中的酸性黏多糖纤维断裂，使黏痰液化而易于咳出。

第三节　慢性阻塞性肺疾病治疗药

慢性阻塞性肺疾病多发生于中、老年人，是由于感染或非感染因素（吸烟和理化刺激等）引起支气管黏膜及其周围组织的慢性非特异性炎症。其病理特点是气道炎症、气道重塑以及明显的通气功能受阻。临床出现有连续 2 年以上，每年持续 3 个月以上的咳嗽、咳痰或气喘等症状，疾病进展又可并发阻塞性肺气肿、肺源性心脏病。抗炎是 COPD 的首选治疗，而糖皮质激素也常用于 COPD 的抗炎治疗，但糖皮质激素对于 COPD 的病死率并没有贡献。COPD 亦常用磷酸二酯酶 4（phosphodiesterase 4，PDE4）特异性抑制药进行抗炎治疗，并合并支气管扩张药缓解症状。

一、磷酸二酯酶 4 抑制药

罗氟司特（roflumilast）是第一个被欧盟（2010 年）和美国（2011 年）批准用于 COPD 治疗的药物，也是第一个用于临床的选择性 PDE4 抑制药。

【体内过程】　罗氟司特口服生物利用度为 80%，达峰时间为 1 小时，血浆蛋白结合率接近 99%，单剂 0.5mg 口服的表观分布容积约为 2.9L/kg。罗氟司特主要在肝脏代谢，通过 I 相（CYP1A2 和 CYP3A4）和 II 相（结合）反应被代谢成氮氧化物。$t_{1/2}$ 为 17 小时，肝功能受损者作用时间明显延长，70% 以上经肾脏排泄。

【药理作用及机制】　PDE4 主要表达于炎症细胞（肥大细胞、巨噬细胞、淋巴细胞和嗜酸性粒细胞）、气道上皮细胞和平滑肌细胞内，PDE4 是细胞内特异性的 cAMP 水解酶，其抑制药增加细胞内 cAMP 水平而发挥抗炎、扩张气道等药理作用。

1. **抑制炎症细胞聚集和活化**　抑制 PDE4 活性而抑制气道内上皮细胞、中性粒细胞、CD8$^+$T 细胞、巨噬细胞和嗜酸性粒细胞等炎症细胞的活化,减少炎症细胞因子包括 TNF-α、IL-1 等的释放,PDE4抑制药具有强大的抗炎作用而缓解气道炎症。

2. **扩张气道平滑肌**　具有轻度的扩张气道平滑肌作用,从而缓解气道高反应性。

3. **缓解气道重塑**　除了能降低气道高反应外,还能减少上皮细胞基底膜的胶原沉着、气道平滑肌细胞增厚、杯状细胞增生和黏蛋白分泌;促进气道上皮纤毛运动而促进排痰。

【临床应用】　与长效支气管扩张药联合用于治疗反复发作并加重的成人重症 COPD。对于慢性喘息型支气管炎和 COPD 伴有喘息患者亦有较好的疗效。虽然哮喘不是罗氟司特的适应证,但临床试验表明其治疗轻至中度哮喘安全而有效,但不能作为哮喘急性发作用药。

【不良反应及注意事项】　不宜用于 18 岁以下的患者。其最常见的不良反应是腹泻、体重减轻、恶心、头痛、背痛、头晕和食欲减退,这些不良反应主要发生在治疗开始后的第 1 周,且大部分随着持续治疗而消失。少数患者出现精神事件包括失眠、焦虑、抑郁、情绪变化及自杀倾向,需加以监测。对于有中、重度肝功能损害的患者禁用罗氟司特,由于罗氟司特经肝脏代谢,因此,CYP450 诱导剂(如利福平、苯巴比妥、卡马西平、苯妥英)降低罗氟司特的疗效,而 CYP3A4 和 CYP1A2 抑制剂(如红霉素、酮康唑、依诺沙星、西咪替丁)及口服避孕药则减少其代谢而增强作用。

二、抗胆碱药

噻托溴铵是长效 M 胆碱受体阻断药(LAMA)的代表性药物,不仅是哮喘治疗中的支气管扩张药(详见本章第一节),而且是目前 COPD 稳定期维持治疗的核心药物。噻托溴铵可显著改善 COPD 患者的肺功能,缓解呼吸困难,提高运动耐量并改善生活质量,预防急性加重并减少 COPD 的病死率。噻托溴铵常用其吸入制剂,本类药物还有格隆溴铵、乌美溴铵和阿地溴铵。

三、复方制剂

吸入性 LAMA、长效 β$_2$ 受体激动药(LABA)及糖皮质激素(ICS)是现有控制 COPD 症状的主要手段,两种或三种药物联合吸入优于单药治疗。虽然目前临床单药 ICS 和 LABA+ICS 联合用药率较高,但研究显示 LAMA+LABA 较之 LABA+ICS 是治疗 COPD 更优的选择。对于多症状且加重频繁的COPD 患者,在应用 LAMA+LABA 或者 ICS+LABA 的基础上,如果症状持续或持续急性加重,建议三联吸入治疗,即 LAMA+LABA+ICS。常用的 ICS+LABA 有氟替卡松＋沙美特罗、布地奈德＋福莫特罗、倍氯米松＋福莫特罗等;常用的 LABA+LAMA 有茚达特罗＋格隆溴铵、维兰特罗＋乌美溴铵等;常用的三联制剂有布地奈德＋格隆溴铵＋福莫特罗、倍氯米松＋格隆溴铵＋福莫特罗等。

(吴希美)

本章思维导图

本章目标测试

第三十二章 | 作用于消化系统的药物

消化系统常见疾病及症状有消化性溃疡、消化不良、恶心、呕吐、腹泻、便秘等。本章主要介绍治疗消化性溃疡药物和消化系统功能调节药。

第一节 | 治疗消化性溃疡药物

消化性溃疡(peptic ulcer)主要指发生于胃和十二指肠的慢性溃疡,包括胃溃疡和十二指肠溃疡。其发病机制复杂,目前认为在胃壁和十二指肠壁内外和周围同时存在着致溃疡因素和防御因素,二者之间失衡导致溃疡发生。致溃疡因素包括胃酸、胃蛋白酶、感染幽门螺杆菌(*Helicobacter pylori*)、外源性胃损伤化学物质如非甾体抗炎药(NSAIDs)和酒精;防御因素包括胃黏膜、胃黏液、HCO_3^-、保护性前列腺素和黏膜修复等。此外,精神紧张、焦虑、吸烟和饮食不当有促进溃疡发生的作用。临床上治疗消化性溃疡的药物主要有4大类:①抗酸药;②抑制胃酸分泌药;③胃黏膜保护药;④抗幽门螺杆菌药。

一、抗酸药

抗酸药(antacids)是一类能中和胃酸、降低胃内容物酸度的弱碱性无机化合物。

【药理作用】 抗酸药作用主要有:①口服后在胃内直接中和胃酸,升高胃内容物 pH。②降低胃蛋白酶活性:胃蛋白酶原在酸性环境(pH 1.5~5.0)中变为胃蛋白酶,可消化各种蛋白质,包括胃组织自身的蛋白质。胃蛋白酶作用的最适 pH 为 1.0~2.0,在 pH 4.0~5.0 时几乎无活性。因此,抗酸药可解除胃酸和胃蛋白酶对胃黏膜与十二指肠黏膜的消化侵蚀和刺激作用,缓解溃疡的疼痛。③有些抗酸药如氢氧化铝、三硅酸镁等还能形成胶状保护膜,覆盖于溃疡面和胃黏膜发挥保护作用。

【临床应用】 抗酸药主要用于消化性溃疡和反流性食管炎。

常用的抗酸药及其作用特点如下:

碳酸钙(calcium carbonate)中和胃酸作用较强、作用快而持久(可持续约 3 小时)。也可用作补钙剂。中和胃酸时产生 CO_2,可引起嗳气、腹胀;加之进入小肠的 Ca^{2+} 可促进胃泌素的分泌,从而引起反跳性胃酸分泌增加。

氢氧化镁(magnesium hydroxide)口服后中和胃酸作用较强、起效较快。Mg^{2+} 有导泻作用,少量吸收后经肾排出,肾功能不良可引起血中 Mg^{2+} 浓度升高。

三硅酸镁(magnesium trisilicate)抗酸作用较弱、作用慢而持久,在胃内生成的胶状二氧化硅对溃疡面有保护作用。

氢氧化铝(aluminum hydroxide)中和胃酸作用较强、起效缓慢、作用持久。作用后产生的氧化铝具有收敛、止血和致便秘作用。长期服用可影响肠道对磷酸盐的吸收。

碳酸氢钠(sodium bicarbonate)俗称小苏打,作用强、起效快、作用持续时间短暂。中和胃酸时产生 CO_2,可引起嗳气、腹胀,继发性胃酸分泌增加。口服后可被肠道吸收,导致血液和尿液碱化。

由于单一的抗酸药物仅仅是直接中和已经分泌的胃酸,而不能调节胃酸的分泌,有些甚至可能造成反跳性的胃酸分泌增加,故不能作为治疗消化性溃疡的首选药物。优良的抗酸药多为复方制剂,以增强治疗效果,减少不良反应,如复方氢氧化铝片(含氢氧化铝、三硅酸镁、颠茄流浸膏)、氢氧化铝凝胶、氢氧化镁混悬剂等。

二、抑制胃酸分泌药

抑制胃酸分泌药又称抑酸药,能通过各种机制抑制胃酸的分泌,是治疗消化性溃疡的首选药物。其包括 H_2 受体阻断药、H^+-K^+-ATP 酶抑制药、M 胆碱受体阻断药及胃泌素受体阻断药。

胃酸由胃壁中的壁细胞分泌,受神经和激素体液系统的复杂整合调控。其中迷走神经释放的乙酰胆碱(ACh)、旁分泌细胞[肠嗜铬样细胞(enterochromaffin-like cell,ECL cell)]释放的组胺、胃窦部的 G 细胞(内分泌细胞)释放的胃泌素对胃酸分泌起重要调控作用。M 胆碱受体、胃泌素受体和组胺 H_2 受体存在于壁细胞的基底膜侧。此 3 种受体兴奋分别通过不同的途径,最终使壁细胞黏膜侧(胃腔侧)的 H^+-K^+-ATP 酶活性增加。H^+-K^+-ATP 酶作为一种质子泵,向胃黏膜腔排出 H^+(质子),作为交换,同时将 K^+ 泵入壁细胞。质子泵使胃液 pH 维持在 0.9~1.8,而壁细胞内的 pH 为 7.3。

大量的研究证明,虽然 ACh 和胃泌素直接作用也能促进壁细胞的胃酸分泌,但肠嗜铬样细胞释放的组胺是促进胃酸分泌最重要的调节途径。因此,H_2 受体阻断药和 H^+-K^+-ATP 酶抑制药是临床上最常用的抑制胃酸分泌药。

(一)H_2 受体阻断药

西咪替丁(cimetidine,甲氰咪胍)、雷尼替丁(ranitidine)、法莫替丁(famotidine)和尼扎替丁(nizatidine)为临床常用的 H_2 受体阻断药。

【体内过程】 本类药物口服吸收迅速,1~3 小时后达到血药浓度峰值(各药的特点见表 32-1)。与血浆蛋白结合率较低。仅小部分(10%~35%)被肝脏代谢。以代谢产物或原形药物从肾脏滤过排出,部分经肾小管分泌排出,故肌酐清除率降低的患者应减少药量。血液透析只能排出少量药物,故晚期肝病合并肾功能不良的患者慎用。

表 32-1　临床常用的 H_2 受体阻断药

药物名称	生物利用度 /%	相对作用强度	血浆半衰期 / 小时	疗效持续时间 / 小时
西咪替丁	80	1	1.5~2.3	6
雷尼替丁	50	5~10	2~2.7	12
法莫替丁	40	32	3	>12
尼扎替丁	>90	5~10	1~2	8

【药理作用及机制】 H_2 受体阻断药竞争性地阻断壁细胞基底膜的 H_2 受体。对基础胃酸分泌的抑制作用最强,对进食、胃泌素、迷走神经兴奋以及低血糖等诱导的胃酸分泌也有抑制作用,对夜间胃酸分泌具有良好的抑制作用,可减少夜间胃酸分泌,对十二指肠溃疡具有促进愈合作用。

【临床应用】 为治疗胃及十二指肠溃疡疾病的最常用药物。主要应用于胃和十二指肠溃疡,能减轻溃疡引起的疼痛,促进胃和十二指肠溃疡的愈合。亦可应用于无并发症的胃食管反流综合征和预防应激性溃疡的发生。

【不良反应】 不良反应发生率较低(<3%),其中西咪替丁不良反应较多。以轻微的腹泻、便秘、眩晕、乏力、肌肉痛、皮疹、皮肤干燥、脱发为主。中枢神经系统反应较为少见,可出现嗜睡、焦虑、幻觉、谵妄、语速加快、定向障碍等。长期大剂量使用西咪替丁,偶见男性出现精子数目减少、性功能减退、男性乳腺发育、女性溢乳等内分泌系统症状,原因为西咪替丁与雄激素受体结合并拮抗其作用。偶见心动过缓、肝肾功能损伤、白细胞减少等。

【药物相互作用】 西咪替丁是肝药酶抑制剂,可抑制苯二氮䓬类、华法林、苯妥英钠、普萘洛尔、茶碱、奎尼丁等药物在体内转化,使上述药物血药浓度升高。

(二) H⁺-K⁺-ATP 酶抑制药

又称质子泵抑制药。本类药物疗效显著、确切,不良反应少,是应用最广的抑制胃酸分泌的药物。目前临床常用的有奥美拉唑(omeprazole)、兰索拉唑(lansoprazole)、泮托拉唑(pantoprazole)和雷贝拉唑(rabeprazole)、艾司奥美拉唑(esomeprazole)等。

【药理作用与作用机制】　H⁺-K⁺-ATP 酶抑制药都属于弱酸性的苯并咪唑类化合物,pK_a 约为 4。此类药物为前体药物(prodrug,前药),其激活需要酸性环境。在酸性的壁细胞分泌小管内,转化为次磺酸(sulfenic acid)和亚磺酰胺(sulfenamide)。后者与 H⁺-K⁺-ATP 酶 α 亚单位的巯基共价结合使酶失活,减少胃酸分泌。由于:①H⁺-K⁺-ATP 酶是胃酸分泌的最后环节,M 胆碱受体、H_2 受体和胃泌素受体兴奋最终都是通过激活 H⁺-K⁺-ATP 酶而增加胃酸分泌,质子泵抑制药对各种因素引起的胃酸分泌均有抑制作用;②质子泵抑制药体内活性代谢产物与质子泵的结合牢固不可逆,抑制胃酸分泌的作用强大(可使胃酸分泌减少80%～95%)而持久(24～48 小时),尽管它们的血浆半衰期仅为0.5～2 小时。抑制 H⁺-K⁺-ATP 酶是最直接、最有效的抑制胃酸分泌手段。本类药物使胃内 pH 升高,可反馈性地使胃黏膜中的 G 细胞分泌胃泌素,从而使血中胃泌素水平升高。由于本药对组胺、五肽胃泌素等刺激引起的胃酸分泌亦有明显抑制作用,所以继发性胃泌素水平升高并不显著影响其抑制胃酸分泌效果。此外,本类药物还使胃蛋白酶的产生减少;对胃黏膜有显著的保护作用;研究证明此类药物对幽门螺杆菌有抑制作用。

【临床应用】　消化性溃疡、反流性食管炎、幽门螺杆菌感染、上消化道出血、佐林格-埃利森综合征(Zollinger-Ellison syndrome)和非甾体抗炎药所致的胃溃疡。

【不良反应】　不良反应很少,偶见恶心、呕吐、腹胀、便秘、腹泻、头痛、皮疹等。

【注意事项】　①本类药物对肝药酶有一定抑制作用,与华法林、地西泮、苯妥英钠等药合用,可使上述药物体内代谢速率减慢;②慢性肝病或肝功能减退者,用量宜酌减;③长期服用者,应定期检查胃黏膜有无肿瘤样增生。

奥美拉唑

奥美拉唑(omeprazole)为第一代质子泵抑制剂。

【体内过程】　可口服或静脉给药。口服易吸收,单次用药的生物利用度为35%,T_{max} 1～3 小时,反复用药的生物利用度增加,可达 60%。餐后给药吸收延迟,但不影响吸收总量。

【药理作用】　奥美拉唑具有强大而持久的抑制胃酸分泌作用。一次口服 40mg,3 天后胃酸分泌仍部分受抑制。连续服用的效果优于单次服用,每天口服 40mg,连服 8 天,24 小时胃液 pH 平均升高至 5.3。研究证明,奥美拉唑对阿司匹林、乙醇、应激所致的胃黏膜损伤有预防保护作用;有抗幽门螺杆菌作用。

兰索拉唑

兰索拉唑(lansoprazole)为第二代质子泵抑制药,能选择性进入壁细胞并在此长时间滞留,故作用时间长。抑制胃酸分泌作用与奥美拉唑相同,同时也有保护胃黏膜、抗幽门螺杆菌及增加胃泌素分泌作用。

泮托拉唑和雷贝拉唑

泮托拉唑(pantoprazole)与雷贝拉唑(rabeprazole)属于第三代质子泵抑制药。口服后吸收迅速,半衰期较短。两药的抗溃疡作用与奥美拉唑相似,但泮托拉唑在 pH 3.5～7 的条件下较稳定。研究显示,雷贝拉唑在抗胃酸分泌能力和缓解症状、治愈黏膜损害的临床效果方面远优于其他抗酸药物。两药对肝脏 CYP450 酶的亲和力弱于奥美拉唑和兰索拉唑,对其他药物代谢的影响大大降低,使药物治疗更加安全。不良反应轻微,发生率约 2.5%。妊娠期和哺乳期妇女禁用。

(三) M 胆碱受体阻断药

M 胆碱受体阻断药可用于治疗胃、十二指肠溃疡,其抑制胃酸分泌的机制有:①阻断壁细胞上的 M 受体,抑制胃酸分泌;②阻断胃黏膜中嗜铬细胞上的 M 受体,减少组胺的释放;③阻断胃窦 G 细胞上的 M 受体抑制胃泌素的分泌,而间接减少胃酸的分泌。此外,M 受体阻断药还有解痉作用。目前该类药物在临床应用较少。

阿托品和溴丙胺太林可减少胃酸分泌,解除胃肠痉挛,但不良反应较多。

哌仑西平(pirenzepine)和替仑西平(telenzepine)能选择性阻断胃壁细胞 M_1 受体,常规剂量仅抑制胃酸分泌,对唾液腺、平滑肌和心房 M 受体亲和力低。不良反应以消化道症状为主(如口干),还可出现视物模糊、头痛、眩晕、嗜睡等。

(四) 胃泌素受体阻断药

胃泌素受体阻断药抗溃疡作用机制有:①与胃泌素竞争胃泌素受体,抑制胃酸和胃蛋白酶分泌;②促进胃黏膜黏液合成,增强胃黏膜的黏液-HCO_3^- 保护屏障。

丙谷胺(proglumide)口服吸收迅速,生物利用度为 60%～70%。可用于治疗胃和十二指肠溃疡、胃炎等。因其抑酸作用较弱,临床已不再单独应用于治疗溃疡病。本药还有利胆作用。

(五) 其他

伏诺拉生

伏诺拉生(vonoprazan)是一种新型的抑酸药,属于钾离子竞争性酸拮抗剂(potassium competitive acid blocker,P-CAB)。该药通过与钾离子竞争,与 H^+-K^+-ATP 酶非共价结合,可逆性抑制 H^+-K^+-ATP 酶活性。与质子泵抑制药相比,本药为非前体药物,无须激活,可同时抑制静息和活化状态质子泵;$t_{1/2}$ 约 7 小时,且在酸性环境下稳定,抑酸作用强。口服易吸收,其抑酸作用不受食物影响。不良反应以腹泻、便秘等胃肠道反应为主。肝、肾疾病患者慎用本药。由于升高胃 pH,本药不宜与口服生物利用度受胃内 pH 影响的药物合用。目前,我国批准本药用于治疗反流性食管炎,日本批准联合用药根治幽门螺杆菌感染。

三、胃黏膜保护药

胃黏膜保护药指增强胃黏膜屏障功能的药物。胃黏膜屏障包括细胞屏障和黏液-HCO_3^- 屏障。细胞屏障由胃黏膜细胞顶部的细胞膜和细胞间的紧密连接组成,有抵抗胃酸和胃蛋白酶的作用;黏液-HCO_3^- 屏障是双层黏稠的胶冻状黏液,内含 HCO_3^- 和不同分子量的糖蛋白,疏水层位于黏液下层,主要由磷脂组成。存在于胃液中的称可溶性黏液,位于黏膜细胞表面的称可见性黏液。可见性黏液厚度 0.2～0.6mm,覆盖于黏膜细胞表面而起保护作用。HCO_3^- 与可见性黏液相混合,在胃黏膜表面形成黏液不动层,构成黏液-HCO_3^- 屏障,黏液不动层形成 pH 梯度,接近胃腔面的 pH 为 1～2,而近黏膜细胞面的 pH 为 7,故能防止胃酸和胃蛋白酶损伤胃黏膜细胞。黏液和 HCO_3^- 均由胃黏膜层的表浅上皮细胞分泌。在这些细胞的基底侧有前列腺素 E_2(PGE_2)和前列腺素 I_2(PGI_2)受体,激动时能促进黏液和 HCO_3^- 的分泌,并且能增加胃黏膜血流量,促进胃黏膜损伤创面愈合。当胃黏膜屏障功能受损时,可导致溃疡发作。因此,增强胃黏膜屏障的药物通过增强胃黏膜的细胞屏障和 / 或黏液-HCO_3^- 屏障而发挥抗溃疡作用。

米索前列醇

米索前列醇(misoprostol)为人工合成的 PGE_1 衍生物,进入血液后与壁细胞和胃黏膜浅表细胞基底侧的前列腺素受体结合。其胃黏膜保护作用体现在:①抑制壁细胞的胃酸分泌;②促进浅表细胞分泌黏液和 HCO_3^-;③抑制胃蛋白酶分泌;④增加胃黏膜血流,促进胃黏膜上皮细胞增殖重建。其中抑制胃酸分泌作用最为切实可靠。对基础胃酸分泌,组胺、胃泌素等刺激引起的胃酸分泌均有抑制作用,一次应用200μg,对胃酸分泌的抑制率可达75%～95%,抑酸作用可持续3～5.5小时,因此每日需要给药4次。临床上用于治疗胃和十二指肠溃疡,并可预防复发作用。尤其适用于治疗和预防由NSAIDs引起的消化性溃疡、胃出血。因能引起子宫收缩,尚可用于药物流产、产后止血。不良反应主要表现为腹泻、腹痛、恶心、腹部不适,大多数不影响治疗;也有头痛、头晕等。孕妇及对前列腺素类过敏者禁用。

恩前列素

恩前列素(enprostil)作用似米索前列醇,特点是作用持续时间较长,一次用药,抑制胃酸作用持续12小时。

硫糖铝

硫糖铝(sucralfate)为蔗糖硫酸酯的碱式铝盐,口服后在胃酸中解离为氢氧化铝和硫酸蔗糖复合离子。氢氧化铝中和胃酸;硫酸蔗糖复合离子聚合成不溶性的带负电荷的胶体黏稠多聚体,能黏附于胃、十二指肠黏膜表面,增加黏膜表面不动层的厚度、黏性和疏水性;能与胃蛋白酶络合,抑制该酶分解蛋白质;能与溃疡或炎症表面带正电荷的蛋白质络合,与溃疡面的亲和力为正常黏膜的6倍,牢固地黏附于上皮细胞和溃疡基底部,在溃疡面形成保护屏障,阻止胃酸和消化酶的侵蚀。此外,硫糖铝还具有以下作用:①促进胃、十二指肠黏膜合成PGE_2,从而增强胃、十二指肠黏膜的细胞屏障和黏液-HCO_3^-屏障;②增强表皮生长因子、碱性成纤维细胞生长因子的作用,使之聚集于溃疡区,促进溃疡愈合;③抑制幽门螺杆菌,阻止其蛋白酶、脂酶对黏膜的破坏。临床用于治疗消化性溃疡、反流性食管炎、慢性糜烂性胃炎及幽门螺杆菌感染。最常见的不良反应为便秘,其发生率约为2%。

【注意事项】①硫糖铝在酸性环境中起保护胃、十二指肠黏膜的作用,故应在餐前1小时空腹服用,且不宜与抗酸药及抑制胃酸分泌药合用;②因增厚胃黏液层,硫糖铝可降低苯妥英钠、地高辛、酮康唑、氟喹诺酮及甲状腺素的生物利用度;③少量Al^{3+}可被吸收,肾衰竭患者禁用。

其他具有胃、十二指肠黏膜保护作用的药物有以下几种。

(1)枸橼酸铋钾(bismuth potassium citrate,三钾二枸橼酸铋,胶体次枸橼酸铋):本药既不中和胃酸也不抑制胃酸分泌,而是在胃液酸性条件下,在溃疡表面或溃疡基底肉芽组织形成一种坚固的氧化铋胶体沉淀,成为保护性薄膜,从而减少胃内容物对溃疡部位的侵蚀作用。本药还能抑制胃蛋白酶活性;促进黏膜合成前列腺素;增加黏液和HCO_3^-分泌;改善黏膜血流;对幽门螺杆菌有一定抑制作用;对溃疡组织的修复和愈合有促进作用。可用于胃、十二指肠溃疡,复合溃疡、多发溃疡、吻合口溃疡、糜烂性胃炎等。

(2)替普瑞酮(teprenone):萜烯类衍生物,具有组织修复作用,能强化抗溃疡作用。能增加胃黏液合成、分泌,使黏液层中的脂类含量增加,疏水性增强,防止胃液中H^+回渗作用于黏膜细胞。用于胃溃疡,也可用于急性胃炎和慢性胃炎的急性加重期。不良反应轻微,极少数患者有便秘、腹胀,皮肤瘙痒,天冬氨酸转氨酶(AST)、丙氨酸转氨酶(ALT)轻度增高,一般在停药后可消失。

(3)瑞巴派特(rebamipide):具有保护胃黏膜及促进溃疡愈合作用。可增加胃黏膜血流量和黏液分泌量,促进内源性前列腺素E_2的合成,可清除黏膜上皮氧自由基,还可减少幽门螺杆菌感染。主要用于治疗胃溃疡,可用于治疗和预防非甾体抗炎药与乙醇引起的胃溃疡和应激性溃疡,改善急慢性胃炎(糜烂、出血、充血、水肿)的胃黏膜病变。

四、抗幽门螺杆菌药

消化性溃疡的复发是一个非常棘手的问题,抑制胃酸药物虽然能促进溃疡愈合,但消化性溃疡的复发率高达80%。1983年,Warren和Marshall从人的胃黏膜中分离出幽门螺杆菌(*H. pylori*)。幽门螺杆菌为革兰氏阴性微需氧菌,生长在胃、十二指肠的黏液层与黏膜细胞之间,可产生多种可致黏膜损伤的酶及细胞毒素。已证明幽门螺杆菌是慢性胃炎、消化性溃疡、胃癌和胃黏膜相关性淋巴样组织样（MALT）恶性淋巴瘤4种胃肠道疾病的重要致病因子。80%～90%的消化性溃疡与幽门螺杆菌感染有关。因此，杀灭幽门螺杆菌对防治消化性溃疡复发很重要。这一科学发现结束了胃溃疡为一反复发作、难以根治的慢性病的历史。因此，二人共同获得2005年诺贝尔生理学或医学奖。

在体外试验中，幽门螺杆菌对多种抗生素都非常敏感，但实际上使用单一的抗生素很难在体内根除幽门螺杆菌感染，且易产生抗药性。杀灭幽门螺杆菌效果较好的抗菌药有克拉霉素、阿莫西林、四环素和甲硝唑，其中克拉霉素、阿莫西林、四环素不能被其各自同类的其他抗生素所替代。如不能用多西环素代替四环素，不能用其他半合成青霉素代替阿莫西林，也不能用红霉素、阿奇霉素代替克拉霉素。根治幽门螺杆菌阳性的溃疡临床常采用的联合用药有：抑制胃酸分泌药+2种抗菌药、抑制胃酸分泌药+2种抗菌药+铋制剂。临床常用的具体药物搭配方案有：质子泵抑制剂+克拉霉素+阿莫西林（或甲硝唑）、枸橼酸铋钾+四环素（或阿莫西林）+甲硝唑。疗程一般为14日。合理的联合用药对幽门螺杆菌阳性的溃疡根治率可达80%～90%。抑制胃酸分泌药可增加抗菌药的稳定性或活性。

第二节 ｜ 消化系统功能调节药

消化系统功能调节药包括助消化药、止吐药、胃肠动力药、止泻药与吸附药、泻药、利胆药。

一、助消化药

助消化药多为消化液中成分或促进消化液分泌的药物，能促进食物消化，用于消化不良、消化道功能减弱等。

胃蛋白酶（pepsin）来自动物胃黏膜。胃蛋白酶常与稀盐酸同服，辅助治疗胃酸及消化酶分泌不足引起的消化不良和其他胃肠疾病（如慢性萎缩性胃炎、胃癌、恶性贫血所致的胃蛋白酶缺乏）。本药不能与碱性药物配伍。

胰酶（pancreatin）为多种酶的混合物，主要含胰蛋白酶、胰淀粉酶、胰脂肪酶。口服用于消化不良。在酸性条件下易被破坏，服时不可咀嚼，不宜与酸性药物同服。如与等量碳酸氢钠同时服用可增加疗效。

乳酶生（lactasin）为活乳酸杆菌干燥制剂，能分解糖类产生乳酸，提高肠内容物的酸性，抑制肠内腐败菌繁殖，减少肠内发酵和产气，有促进消化和止泻作用。用于消化不良、腹泻及小儿消化不良性腹泻。不宜与抗菌药或吸附药同时服用，以免降低疗效。

二、止吐药

呕吐是一种复杂的反射活动，由多种因素引起，属于保护性反应。呕吐中枢和延髓催吐化学感受区（CTZ）参与呕吐反射。一些化学药物、放射病以及尿毒症时体内蓄积的有毒物质，直接刺激CTZ，产生恶心、呕吐。此外，一些外周刺激也能通过反射导致恶心、呕吐，例如胃及十二指肠等内脏的感受神经受刺激；咽部迷走神经的感觉神经末梢受刺激以及内耳前庭的位置感觉改变等。因此，治疗恶心、呕吐时应该针对原因选药。

1. H_1受体阻断药　苯海拉明、异丙嗪、美可洛嗪有中枢镇静作用和止吐作用，可用于预防和治疗晕动病、内耳性眩晕病等。

2. M胆碱受体阻断药　东莨菪碱（scopolamine）、阿托品、苯海索通过阻断呕吐中枢和外周反射途径中的M受体，降低迷路感受器的敏感性，抑制前庭小脑通路的传导。可用于抗晕动病和防治胃肠刺激所致的恶心、呕吐。其中以东莨菪碱的疗效较好。

3. 多巴胺 D_2受体阻断药　有氯丙嗪、甲氧氯普胺和多潘立酮。

氯丙嗪（chlorpromazine）具有阻断 CTZ 的多巴胺 D_2 受体作用，降低呕吐中枢的神经活动。能有效地减轻化学治疗引起的轻度恶心、呕吐，但不能有效地控制化疗药物（如顺铂、多柔比星、氮芥等）引起的严重恶心、呕吐。

甲氧氯普胺（metoclopramide）具有中枢及外周双重作用。它阻断中枢 CTZ 多巴胺 D_2 受体发挥止吐作用，较大剂量时也作用于 $5-HT_3$ 受体，产生止吐作用。其外周作用表现为阻断胃肠多巴胺受体，增加胃肠运动，可引起从食管到近端小肠平滑肌运动，增加贲门括约肌张力，松弛幽门，加速胃的正向排空。临床用于治疗慢性功能性消化不良引起的胃肠运动障碍，如恶心、呕吐等症状。治疗剂量时，20% 患者出现嗜睡、疲倦等轻微反应。大剂量时可引起明显的锥体外系症状、男性乳房发育等。

多潘立酮（domperidone）不易通过血脑屏障，为外周性多巴胺受体阻断药。阻断胃肠 D_2 受体，具有促进胃肠蠕动、加速胃肠排空、协调胃肠运动、防止食物反流和止吐的作用。该药对结肠影响很小。多潘立酮口服后吸收迅速，但生物利用度低，约 15%，$t_{1/2}$ 为 7～8 小时，主要经肝脏代谢，经肠道排出。临床应用有：①胃肠运动障碍性疾病，尤其用于治疗慢性食后消化不良和胃潴留的患者；②放射治疗及肿瘤化疗药、偏头痛、颅外伤、手术、胃镜检查等引起的恶心、呕吐；③抗帕金森病药左旋多巴、溴隐亭、苯海索等引起的恶心、呕吐。不良反应包括头痛、溢乳、男性乳房发育。

4. 5-羟色胺（5-HT）受体阻断药 昂丹司琼（ondansetron）、托烷司琼（tropisetron）、格拉司琼（granisetron）、阿扎司琼（azasetron）、雷莫司琼（ramosetron），均为高度选择性的 $5-HT_3$ 受体阻断药。抗肿瘤化疗药物或放射治疗可诱发小肠嗜铬细胞释放 5-HT，并通过 $5-HT_3$ 受体引起迷走传入神经兴奋从而导致呕吐反射，出现恶心、呕吐。$5-HT_3$ 受体阻断药选择性地抑制外周神经系统突触前和呕吐中枢的 $5-HT_3$ 受体，阻断呕吐反射，对肿瘤放疗和化疗导致的呕吐有良效，止吐作用迅速、强大、持久。但对晕动病及多巴胺受体激动药如阿扑吗啡引起的呕吐无效。本药不良反应少而轻，可出现便秘、腹泻、头晕、头痛。无锥体外系反应、过度镇静等副作用。

三、促胃肠动力药

促胃肠动力药是能增加胃肠推进性蠕动的一类药物。胃肠推进型蠕动受神经、体液诸因素调节，其中乙酰胆碱、多巴胺、5-羟色胺等神经递质起重要作用。多种药物可以通过不同机制增强胃肠动力，如表 32-2 所示。M 胆碱受体激动药和胆碱酯酶抑制药增强胃肠动力，但不能产生胃与十二指肠的协调活动以增加有效胃排空，且同时还会增加涎液、胃液、胰液的分泌。多巴胺 D_2 受体阻断药如甲氧氯普胺、多潘立酮、伊托必利（itopride）增加食管下部括约肌的张力，增加胃收缩力，改善胃十二指肠蠕动的协调性，促进胃排空。$5-HT_4$ 受体激动药增加食管下部括约肌的张力，增强胃收缩力并且增加胃、十二指肠的协调性。

表 32-2 增强胃肠动力药物及其作用机制

所属药物种类	代表性药物	作用机制
M 胆碱受体激动药	氯贝胆碱	激动 M 胆碱受体
胆碱酯酶抑制药	新斯的明	抑制乙酰胆碱降解
多巴胺受体阻断药	甲氧氯普胺	阻断突触前多巴胺 D_2 受体
5-羟色胺受体激动药	西沙必利	激动兴奋型神经元的 $5-HT_4$ 受体
大环内酯类抗生素	红霉素	增强促胃动素受体作用

西沙必利（cisapride）为 $5-HT_4$ 受体激动药。其可增强食管、胃、十二指肠的收缩，改善胃窦、十二指肠上部的协调功能，防止胃-食管和十二指肠-胃反流，并可促进小肠和大肠蠕动。本药不抑制乙酰胆碱酯酶活性，无多巴胺受体拮抗作用，故不增加胃酸分泌，不影响血浆催乳素水平，基本上无中枢抑制作用。该药口服生物利用度约 40%，$t_{1/2}$ 约 10 小时。用于胃运动减弱和各种胃轻瘫、胃肠反流性疾

病、反流性食管炎、慢性自发性便秘和结肠运动减弱。不良反应可引起心电图 Q-T 间期延长、晕厥和严重的心律失常，过量服用或与酮康唑同服时，可引起严重的尖端扭转型室性心律失常，有心脏疾病患者禁用。同类药莫沙必利（mosapride）为强效选择性 5-HT$_4$ 受体激动剂，不引起锥体外系综合征，不产生尖端扭转型室性心律失常等心血管不良反应。

促胃动素（motilin）是一种胃肠激素，与胃和小肠快速运动相关。红霉素等大环内酯类抗生素能与胃肠道神经和平滑肌上的促胃动素受体结合，产生胃动素样作用。其促胃动力作用与大环内酯类的抗菌作用无关。目前国内尚未批准将该类药物作为胃动力药在临床使用。

四、止泻药与吸附药

腹泻是常见的一种症状，止泻药可通过减少肠道蠕动或保护肠道免受刺激而达到止泻的作用，适用于剧烈腹泻或长期慢性腹泻。应用止泻药缓解腹泻症状的同时，还应该针对病因进行治疗，如由胃肠道感染造成的腹泻应使用抗感染药物治疗。

阿片制剂用于较严重的非细菌感染性腹泻，通过激动阿片受体，减少胃肠推进性蠕动而发挥其止泻作用，其作用和机制详见第十九章中枢镇痛药。临床使用的制剂有：阿片酊（opium tincture）和阿片酊的复方制剂复方樟脑酊（compound camphor tincture）。

地芬诺酯（diphenoxylate，苯乙哌啶）是人工合成的哌替啶衍生物，对肠道运动的影响类似于阿片类。其现已替代阿片制剂成为有效的非特异性止泻药，临床用其与阿托品的复方制剂治疗急、慢性功能性腹泻及慢性肠炎。不良反应轻而少见，可能有嗜睡、恶心、呕吐、腹胀和腹部不适。大剂量（40～60mg）和长期应用时可引起依赖性。过量时可导致严重中枢抑制甚至出现昏迷。

洛哌丁胺（loperamide）是氟哌啶醇衍生物，有类似哌啶的结构，治疗量对中枢神经系统无作用。对肠道平滑肌的作用与阿片类、地芬诺酯相似。还可抑制肠壁神经丛释放 ACh 和前列腺素，拮抗平滑肌收缩而抑制肠蠕动和分泌，止泻作用快、强、持久。不良反应较少，大剂量时对中枢有抑制作用，儿童更敏感。过量中毒时可用纳洛酮对抗治疗。

鞣酸蛋白（tannalbin）属收敛剂（astringents），含鞣酸 50% 左右，口服后在胃内不分解，在小肠内分解释放鞣酸，与肠黏膜表面蛋白质形成沉淀，在肠黏膜表面形成保护膜，抑制炎性渗出，发挥收敛、止泻作用。临床上用于治疗急性肠炎及非细菌性腹泻。

碱式碳酸铋（bismuth subcarbonate，次碳酸铋）有保护胃肠黏膜、收敛和止泻作用，用于治疗非特异性腹泻。

药用炭（medicinal charcoal）、白陶土（kaolin）、矽炭银（agysical）均为吸附药（adsorbents），能减轻肠内容物对肠壁的刺激，使蠕动减少而止泻；能吸附胃肠道内液体、毒物等而发挥止泻和阻止毒物吸收的作用。用于腹泻、胃肠胀气、食物中毒等。

五、泻药

泻药是促进排便反射或使排便顺利的药物，临床上主要用于治疗功能性便秘和涉及胃肠道检查及手术的肠道清洁。按作用机制分为四类：渗透性泻药、刺激性泻药、润滑性泻药和软化性泻药。

（一）渗透性泻药

渗透性泻药也称容积性泻药、盐类泻药、机械刺激性泻药，是一些不易被肠壁吸收且易溶于水的盐类离子，口服后肠道吸收很少，能在肠内形成高渗盐溶液，阻止肠道水分被吸收而增加肠容积，刺激肠黏膜引起肠道推进性蠕动，促进排便。

硫酸镁（magnesium sulfate）和硫酸钠（sodium sulfate）：也称盐类泻药。大量口服硫酸镁后其 SO_4^{2-} 和 Mg^{2+} 在肠道难以被吸收，使肠内容物渗透压增高，高渗又可进一步抑制肠内水分的吸收，增加肠腔容积，扩张肠道，刺激肠道蠕动。此外，硫酸镁还有利胆作用。其主要用于外科术前或结肠镜检查前排空肠内容物、辅助排出一些肠道寄生虫或肠内毒物。通常用 10～15g 加 250ml 温水服用，用药后 1~4 小时即可发生剧烈的腹泻。大约 20% 的 Mg^{2+} 可能被肠道吸收,肾功能障碍患者或中枢抑制的患者可能发生毒性反应。妊娠妇女、月经期妇女、体弱和老年人慎用。

乳果糖(lactulose):口服不吸收,到结肠后被细菌分解成乳酸,刺激结肠局部渗出,引起结肠腔内容积增加,肠蠕动增强而促进排便。乳酸还可抑制结肠对氨的吸收,所以有降低血氨作用。可用于治疗便秘及肝性脑病。

甘油(glycerol)和山梨醇(sorbitol):有轻度刺激性导泻作用,能润滑并刺激肠壁,软化大便使易于排出。直肠内(栓剂或 50% 溶液灌肠)给药,适用于老年体弱和小儿便秘患者。

纤维素类(celluloses):如植物纤维素、甲基纤维素(methylcellulose)等,口服后不被肠道吸收,增加肠腔内容积,保持粪便湿度,产生通便作用。

(二)刺激性泻药

刺激性泻药也称接触性泻药,主要作用是刺激结肠推进性蠕动,产生泻下作用。

比沙可啶(bisacodyl):为刺激性缓泻药,口服或直肠给药后转换成有活性的代谢物,在结肠产生较强刺激作用而导致排便。还可抑制结肠内钠离子、氯离子和水分吸收,增大肠内容积,引起反射性排便。一般口服 10~12 小时内发挥疗效,直肠给药后 15~60 分钟起效,排软便。该药有较强刺激性,可致胃肠痉挛、直肠炎等。

蒽醌类(anthraquinones):大黄、番泻叶等中药含有蒽醌苷类物质,它在肠道内分解释出蒽醌,刺激结肠推进性蠕动,4~8 小时可排软便或引起腹泻。丹蒽醌(danthron)是游离的蒽醌,口服后 6~12 小时排便。

(三)润滑性泻药

润滑性泻药也称大便软化剂,多为油类药物,能润滑肠壁,软化粪便,使之易于排出。

液状石蜡(liquid paraffin)为矿物油,胃肠道用药不被肠道消化吸收,润滑肠壁,同时妨碍水分的吸收,起到软化大便的作用。适用于老人、幼儿便秘。长期应用干扰脂溶性维生素及钙、磷的吸收,故不宜久用。此外,甘油、纤维素类等也有类似作用。

(四)软化性泻药

该类药物为一些具有软便作用的表面活性剂,可降低粪便表面张力,水分浸入粪便使其膨胀、软化,便于排出。

多库酯钠(docusate sodium)为表面活性剂,口服后,使肠内的水、脂肪类物质浸入粪便,促其软化。适用于排便无力,如肛门或直肠病患者或术后患者。

六、利胆药

利胆药是具有促进胆汁分泌或胆囊排空的药物。胆汁的基本成分是胆汁酸,胆汁酸的主要成分是胆酸、鹅去氧胆酸和去氧胆酸,占 95%;次要成分为石胆酸和熊去氧胆酸。胆汁酸具有多项生理功能,包括反馈性抑制胆汁酸合成;引起胆汁流动;调节胆固醇合成与消除;促进脂质和脂溶性维生素吸收等。

鹅去氧胆酸(chenodeoxycholic acid,CDCA)为正常胆汁中的初级胆汁酸成分。可降低胆固醇分泌;抑制 HMG-CoA 还原酶,减少胆固醇合成,可降低胆汁中胆固醇含量,促进胆固醇结石溶解。该药尚有降低高脂血症患者血清甘油三酯作用。需长期服药(半年至一年以上),用于结石直径<2cm 且胆囊功能良好的胆固醇性胆结石患者,对胆色素性结石和混合性胆结石也有效。治疗剂量时常引起腹泻,可用半量。用药 6 个月期间,一些患者转氨酶活性可出现可逆性升高。禁用于胆管或肠炎症性疾病、梗阻性肝胆疾病。可能有致畸作用,故妊娠和哺乳期妇女禁用。

熊去氧胆酸(ursodeoxycholic acid)为鹅去氧胆酸的异构体,是由胆固醇衍生而来的天然亲水性胆汁酸。口服后,能通过抑制肠道吸收胆固醇、降低胆固醇向胆汁中分泌,从而降低胆汁中胆固醇饱和指数,促进胆固醇从结石表面溶解。同时还可剂量依赖性增加熊去氧胆酸在总胆汁酸中的含量,使其作为胆汁酸主要成分代替内源性疏水性胆汁酸,后者易于聚集且有毒害作用。该药还具有保护受损的胆管上皮细胞、抑制肝细胞凋亡、免疫调节及刺激胆汁分泌作用。临床用于胆囊及胆管功能失调,胆汁淤滞的胆结石患者。不良反应少且不严重。

腺苷蛋氨酸(ademetionine)为人体组织和体液中普遍存在的一种生理活性物质,能作为甲基供体(转甲基作用)和生理性巯基化合物如半胱氨酸、牛磺酸、谷胱甘肽、辅酶 A 等的前体(转硫基作用)参与体内重要的生化反应。可通过肝细胞膜磷脂甲基化调节肝细胞膜的流动性,通过转硫基反应促进解毒过程中硫化产物的合成,从而防止肝内胆汁淤积。该药兼有保肝、退黄的作用,可用于治疗肝硬化前和肝硬化所致肝内胆汁淤积,也用于治疗妊娠期肝内胆汁淤积。注意该药在酸性片剂中才能保持活性,由白色变色则不可使用。

硫酸镁(magnesium sulfate)口服或将硫酸镁溶液灌入十二指肠,药物刺激十二指肠黏膜分泌缩胆囊素(cholecystokinin),有刺激分泌和运动作用,能引起胆总管括约肌松弛、胆囊收缩,促进胆道小结石排出。临床用于治疗胆囊炎、胆石症、十二指肠引流检查。

茴三硫(anethole trithione)能增加胆酸、胆色素及胆固醇等固体成分的分泌,特别是增加胆色素分泌,还能兴奋肝细胞,改善肝脏解毒功能,对酒精、药物、食物等引起的中毒具有较好的解毒作用。此外,有促进唾液分泌和助消化作用,能促进尿素的生成和排泄,有明显的利尿作用。用于胆囊炎、胆石症、急慢性肝炎、肝硬化等。不良反应:有时可引起腹胀、腹泻、腹痛、恶心等胃肠反应及荨麻疹、发热等过敏反应,可引起尿液变为深黄色,大剂量长期应用可引起甲亢。胆道阻塞者禁用。

(张轩萍)

本章思维导图

本章目标测试

第三十三章 | 子宫平滑肌兴奋药和抑制药

本章数字资源

子宫平滑肌兴奋药是指可选择性地兴奋子宫平滑肌的药物,该类药物包括缩宫素、垂体后叶素、麦角生物碱、前列腺素类和依沙吖啶。它们的药理作用可因子宫的生理状态和用药剂量的不同而有差异,一方面可使子宫产生节律性收缩,另一方面也可使子宫产生强直性收缩。而子宫平滑肌抑制药则可抑制子宫平滑肌收缩,这类药物包括 β₂ 肾上腺素受体激动药、钙通道阻滞药、硫酸镁、环氧合酶抑制药和催产素拮抗药等,临床上主要用于痛经和防治早产。

第一节 | 子宫平滑肌兴奋药

子宫平滑肌兴奋药(oxytocics)在临床上可用于催产、引产、产后止血及产后子宫复原。当用于催产或引产时,可以利用其能够引起近似分娩的节律性的收缩作用;当用于产后止血或子宫复原时,则可以利用其强直性收缩的药理作用。此类药物如果使用不当可造成子宫破裂、胎儿窒息等严重后果,故临床应用必须严格掌握其适应证。

一、缩宫素

缩宫素(oxytocin;催产素,pitocin)是由下丘脑室旁核、视上核神经元产生的激素原裂解生成的神经垂体激素,并沿下丘脑-垂体束转运至神经垂体后,与同时合成的神经垂体转运蛋白结合形成复合物,贮存于神经末梢。在适宜的刺激下,缩宫素与转运蛋白被同时释放入血,随血液循环到达乳腺和子宫等靶器官而发挥药理作用。目前临床应用的缩宫素多为人工合成品或者从牛、猪的神经垂体提取分离的药物制剂。从动物神经垂体提取的药物制剂中含有缩宫素和少量的血管升压素(vasopressin,又称抗利尿激素),但人工化学合成品内不含血管升压素。

【体内过程】 缩宫素口服后在消化道易被消化酶破坏而失效,所以口服无效,通常采取其他途径给药。例如,缩宫素易经鼻腔和口腔黏膜吸收;肌内注射吸收良好,3～5分钟生效,作用可维持20～30分钟;静脉注射起效更快,但维持时间更短,故通常都以静脉滴注维持疗效。缩宫素大部分经肝脏及肾脏破坏,少部分以结合形式经肾脏排泄。缩宫素可通过胎盘屏障。在妊娠期间血浆中会出现缩宫素酶,可使缩宫素失活,这时缩宫素的 $t_{1/2}$ 为 5～12 分钟。

【药理作用及机制】

1. 兴奋子宫平滑肌 缩宫素能够直接兴奋子宫平滑肌,加强子宫平滑肌的收缩力和收缩频率。子宫平滑肌的收缩强度取决于缩宫素的剂量及子宫的生理状态。小剂量的缩宫素(2～5U)可加强子宫(特别是妊娠末期子宫)的节律性收缩作用,其收缩性质与正常分娩近似,使子宫底部产生节律性收缩,对子宫颈则可产生松弛作用,这样便可促使胎儿顺利娩出。大剂量的缩宫素(5～10U)则可使子宫平滑肌发生持续性的强直性收缩,这样不利于胎儿的娩出。子宫平滑肌对缩宫素的敏感性受性激素的影响,雌激素能够提高子宫平滑肌对缩宫素的敏感性,孕激素则可降低其对缩宫素的敏感性。在妊娠早期,孕激素的水平较高,子宫对缩宫素的敏感性低,可以保证胎儿的正常发育;在妊娠后期,雌激素的水平较高,特别是在临产时子宫对缩宫素的反应更加敏感,这样有利于胎儿的娩出,故此时只需小剂量的缩宫素即可达到引产和催产的目的。

人体子宫平滑肌胞质膜存在特异性的缩宫素受体,并且在妊娠期的不同阶段,缩宫素受体表达的密度会有所不同。缩宫素发挥宫缩作用的基础是其与缩宫素受体结合。缩宫素受体属于 G 蛋白偶联受体,缩宫素作用于该受体,可激活磷脂酶 C(PLC),使三磷酸肌醇(IP$_3$)生成增多,随后 Ca^{2+} 向子宫平滑肌细胞内大量转移,从而增强子宫平滑肌的收缩力,增加子宫平滑肌的收缩频率。此外,缩宫素可促使子宫内膜和蜕膜产生并释放前列腺素,这也可能影响其对子宫的收缩效应。

2. **乳腺分泌**　乳腺小叶分支被具有收缩性的肌上皮细胞所包绕,缩宫素能使乳腺腺泡周围的肌上皮细胞(属平滑肌)收缩,从而促进乳汁分泌。

3. **降压作用**　大剂量缩宫素还能短暂地松弛血管平滑肌,从而引起血压下降,但催产剂量的缩宫素不引起血压下降。

【临床应用】

1. **催产、引产**　小剂量缩宫素对无产道障碍、胎位正常、头盆相称、宫缩乏力难产者具有促进分娩作用。对于死胎、过期妊娠或其他原因需提前终止妊娠者,可用缩宫素引产。

2. **产后出血**　产后出血时,立即于皮下或肌内注射较大剂量的缩宫素,可迅速引起子宫平滑肌发生强直性收缩,压迫子宫肌层内的血管而起到止血作用。因其作用时间短,常需加用麦角制剂。

【不良反应及注意事项】

1. 缩宫素过量可引起子宫高频率甚至持续性强直收缩,从而可能导致胎儿宫内窒息或子宫破裂等严重后果,因此在缩宫素被用作催产或引产时,应注意:①需严格掌握剂量,避免子宫强直性收缩的发生;②严格掌握用药禁忌证,凡产道异常、胎位不正、头盆不称、前置胎盘以及 3 次妊娠以上的经产妇或有剖宫产史者禁用,以防止引起子宫破裂或胎儿宫内窒息。

2. 缩宫素的化学合成品不良反应较少,应用缩宫素的生物制剂偶见过敏反应。在大剂量使用缩宫素时,可导致抗利尿作用的发生。如果患者输液过多或过快,可出现水潴留和低钠血症。

二、垂体后叶素

垂体后叶素(pituitrin)是从牛、猪的垂体后叶中提取的粗制品,内含缩宫素和加压素两种成分,两者的化学结构基本相似。加压素具有抗利尿、收缩血管、升高血压和兴奋子宫的作用,临床上可以用于治疗尿崩症及肺出血。垂体后叶素中因加压素含量较多,现在产科多已不用。不良反应主要有面色苍白、心悸、胸闷、恶心、腹痛及过敏反应等。垂体后叶素与缩宫素的药理作用比较,见表 33-1。

表 33-1　垂体后叶素与缩宫素的药理作用比较

作用	垂体后叶素(含加压素 10U/ml,缩宫素 10U/ml)	缩宫素(含加压素<1U/ml,缩宫素 10U/ml)
子宫收缩作用(人)		
未孕	++	±
妊娠初期	±	±
妊娠末期	++++	++++
排乳作用	++++	++++
抗利尿作用	+++	±
血压(人)	++	-
冠状血管收缩作用	+	-
肠环状肌收缩作用	+++	±

注:+,增加;±,基本无作用;-,减少。

三、麦角生物碱

麦角(ergot)是寄生在黑麦及其他禾本科植物上的一种麦角菌干燥菌核。麦角中含有多种生物碱,均为麦角酸的衍生物,按化学结构可分两类:①氨基麦角碱类,为胺生物碱,代表药有麦角新碱(ergometrine)和甲麦角新碱(methylergometrine),均易溶于水,对子宫的兴奋作用强而快,但药效维持时间较短;②氨基酸麦角碱类,为肽生物碱,代表药有麦角胺(ergotamine)和麦角毒碱(ergotoxine),均难溶于水,对血管作用显著,起效缓慢,但药效维持时间较久。麦角生物碱通过激动或阻断 5-HT 受体、α 肾上腺素受体以及 DA 受体发挥作用。

【药理作用】

1. **兴奋子宫作用**　麦角新碱和甲麦角新碱均可以选择性地兴奋子宫平滑肌,且起效快,作用强。与缩宫素比较,麦角生物碱类用药剂量稍大时即可引起包括子宫体和子宫颈在内的子宫平滑肌发生强直性收缩,妊娠后期子宫对麦角生物碱类的敏感性会增强,因此,此类药物只可用于产后止血和子宫复原,不宜用于催产和引产。

2. **收缩血管**　麦角胺可直接作用于动、静脉血管使其收缩;大剂量使用麦角生物碱类药物还会损伤血管内皮细胞,长期使用可以导致肢端干性坏疽和血栓。也能使脑血管收缩,减少脑动脉搏动幅度,减轻偏头痛。

3. **阻断 α 肾上腺素受体**　氨基酸麦角碱类可阻断 α 肾上腺素受体,翻转肾上腺素的升压作用,使升压作用变为降压,同时抑制中枢,使血压下降。

【临床应用】

1. **子宫出血**　麦角新碱和甲麦角新碱主要用于预防和治疗产后由于子宫收缩乏力造成的子宫出血,通过强直收缩子宫平滑肌而机械压迫血管止血。

2. **子宫复原**　可应用于产后子宫复原缓慢,通过收缩子宫而加速子宫复原。

3. **偏头痛**　麦角胺能使脑血管收缩,可用于偏头痛的诊断及其发作时的治疗。咖啡因与麦角胺联合应用可以在收缩脑血管方面产生协同作用。

4. **人工冬眠**　二氢麦角碱对中枢神经系统有抑制作用,可以与异丙嗪、哌替啶组成冬眠合剂,用于人工冬眠。

【不良反应及注意事项】　注射麦角新碱可引起恶心、呕吐及血压升高等症状,伴有妊娠毒血症的产妇应谨慎使用此药。用药过程中偶见过敏反应,严重者可出现呼吸困难、血压下降。麦角流浸膏中含有麦角毒碱和麦角胺,长期应用可损害血管内皮细胞。麦角胺可引起手、趾、脸部麻木和刺痛感,下肢水肿,偶见焦虑或精神错乱、幻觉、胸痛、胃痛,应用时应当给予充分注意。麦角制剂禁用于催产和引产。血管硬化及冠心病患者忌用麦角生物碱类药品。

四、前列腺素类

前列腺素(prostaglandins,PGs)是一类广泛存在于体内的不饱和脂肪酸,对心血管、呼吸及消化等系统有广泛的生理作用和药理作用。作为子宫兴奋药应用的 PGs 类药物有:地诺前列素(dinoprost,$PGF_{2\alpha}$,前列腺素 $F_{2\alpha}$)、硫前列酮(sulprostone)和地诺前列酮(dinoprostone,PGE_2,前列腺素 E_2)等。

PGs 有收缩子宫的作用,其中以 PGE_2 和 $PGF_{2\alpha}$ 的活性最强,尤其在分娩中具有重要意义。PGs 对妊娠各期子宫都有兴奋作用,对分娩前的子宫更为敏感。PGs 引起子宫收缩的特性与生理性的阵痛相似,在增强子宫平滑肌节律性收缩作用的同时,尚能使子宫颈松弛。可以用于终止早期或中期妊娠,还可以用于足月或过期妊娠引产,发生良性葡萄胎时可用于排除宫腔内的异物,以及抢救羊水栓塞患者。

PGs 的不良反应主要为恶心、呕吐、腹痛等消化道平滑肌兴奋的现象。PGs 不宜用于支气管哮喘患者和青光眼患者。PGs 用于引产时的禁忌证和注意事项与缩宫素相同。

五、依沙吖啶

依沙吖啶(ethacridine)是一种外用杀菌防腐剂,多用于清洗外科创伤、皮肤黏膜。研究发现该药能够收缩离体和在体子宫,使子宫平滑肌收缩张力、频率和幅度得到提升。随着妊娠月份增长,该药对子宫平滑肌的兴奋性亦增强。该药还可诱使蜕膜和胎盘组织变性、坏死,并增加前列腺素生成,进一步增强子宫收缩,并软化松弛子宫颈。20 世纪 50 年代初用于中期妊娠引产,成功率超过 95%。用药后除阵缩疼痛外无其他不适症状。临床常用依沙吖啶的乳酸盐,为黄色粉末或黄色澄明液体,经羊膜腔注入使用。

第二节 │ 子宫平滑肌抑制药

子宫平滑肌抑制药又称为抗分娩药(tocolytic drugs),可以抑制子宫平滑肌的收缩,使子宫平滑肌的收缩力减弱,收缩节律减慢,临床上主要用于防治早产和痛经。常用的子宫平滑肌抑制药物主要有 β_2 肾上腺素受体激动药、硫酸镁、钙通道阻滞药、环氧合酶抑制药吲哚美辛等。

子宫平滑肌细胞膜上分布有较多的 β_2 肾上腺素受体,β_2 肾上腺素受体激动药首先通过激动这些受体,增加细胞内的 cAMP 水平,继而降低细胞内钙的水平,最终引起子宫平滑肌松弛,进而抑制子宫收缩。利托君(ritodrine)、特布他林(terbutaline)、沙丁胺醇(salbutamol)、海索那林(hexoprenaline)等激动子宫平滑肌的 β_2 受体,具有松弛子宫平滑肌作用。这类药物对非妊娠和妊娠子宫均可产生抑制作用,可用于治疗先兆早产。本类药物可引起心血管系统的不良反应,在孕妇使用后能引起心率加快,心肌耗氧量增加、血压上升、血糖升高、水钠潴留、血容量增加等作用以及过敏反应,有报道极个别病例出现肺水肿而发生死亡。本类药物禁忌证较多,使用时严格掌握适应证,在具有抢救条件的医院并在医生的密切观察下使用,对于合并心脏病、重度高血压、未经控制的糖尿病、支气管哮喘、肺动脉高压等疾病的患者,此类药物均属于禁忌。

硫酸镁(magnesium sulfate)可显著抑制子宫平滑肌的收缩,可用于防治早产。硫酸镁还可以抑制中枢神经系统,抑制运动神经-肌肉接头乙酰胆碱的释放,降低血管平滑肌的收缩作用,缓解外周血管痉挛发作,因而对妊娠期高血压、子痫前期和子痫均具有预防和治疗作用。硫酸镁静脉注射后常可以引起潮热、出汗、口干,注射速度如果过快可以引起头晕、恶心、呕吐、眼球震颤等;极少数病例还会发生血钙降低,肺水肿;用药剂量过大甚至可能引起肾功能不全、心脏抑制和呼吸抑制等严重不良反应。

钙通道阻滞药主要作用于子宫平滑肌细胞动作电位的复极阶段,能选择性抑制钙离子内流,从而松弛子宫平滑肌,抑制子宫收缩。如硝苯地平(nifedipine)可拮抗缩宫素所引起的子宫兴奋作用,故可以用于早产的治疗。

环氧合酶抑制药如吲哚美辛(indometacin)对子宫收缩呈现非特异性抑制作用,可用于早产的治疗。但因其具有引起胎儿动脉导管提前关闭,导致肺动脉高压继而损害肾脏,减少羊水等作用,故本药在临床使用时应十分慎重。仅在 β_2 肾上腺素受体激动药、硫酸镁等药物使用无效或使用受限时应用,且限用于妊娠 34 周之内的妇女。

(魏敏杰)

本章思维导图

本章目标测试

第三十四章 | 性激素类药及避孕药

性激素（sex hormones）是指由性腺所分泌的激素，主要包括雌激素、孕激素和雄激素，属于甾体化合物。临床应用的性激素多为人工合成品及其衍生物，多数也属于甾体化合物。性激素除可用于治疗某些疾病外，目前主要应用于避孕，常用避孕药多为雌激素与孕激素的复合制剂。

【作用机制】 性激素受体位于细胞核内，是一类可溶性的 DNA 结合蛋白，能够调节特定的基因进行转录，是转录因子超家族当中的成员。性激素通过与其受体结合形成复合物并作用于 DNA，最终影响基因转录和蛋白质合成，从而产生生理及药理作用。

【分泌与调节】 性激素的产生和分泌受下丘脑-腺垂体的调节。下丘脑分泌促性腺激素释放激素（gonadotropin-releasing hormone，GnRH），促进腺垂体分泌卵泡刺激素（follicle stimulating hormone，FSH）和黄体生成素（luteinizing hormone，LH）。对于女性，FSH 可刺激卵巢滤泡的发育与成熟，使其分泌雌激素，同时使 LH 受体数目增加，LH 则可促进卵巢黄体生成，并促使卵巢黄体分泌孕激素；对于男性，FSH 可促进睾丸曲细精管的成熟和睾丸中精子的生成，对生精过程有启动作用，LH 可促进睾丸间质细胞分泌雄激素，加速睾酮的合成，维持生精过程。

性激素对下丘脑及腺垂体的分泌有正、负反馈调节作用（图 34-1），从而维持人体性激素水平的

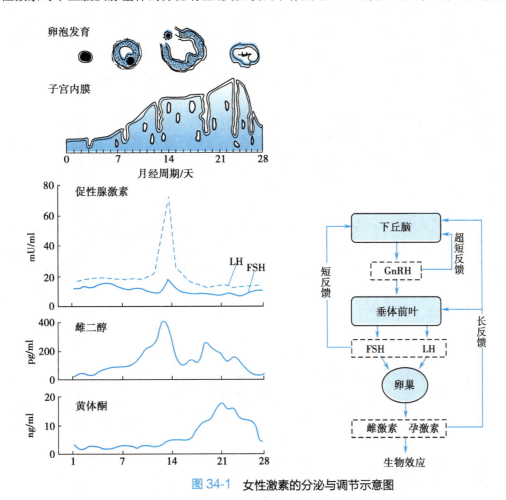

图 34-1 女性激素的分泌与调节示意图

动态平衡和正常的生殖功能。这种反馈调节主要通过 3 种途径完成,以女性为例①长反馈:是性激素对下丘脑及腺垂体的反馈作用。例如,在排卵前期,雌激素水平较高,可直接或间接通过下丘脑促进垂体前叶分泌 LH,引发排卵,这一反馈过程是正反馈调节;而在黄体期(月经周期的分泌期),雌、孕激素水平都较高,可使下丘脑 GnRH 的分泌减少,从而抑制排卵,这一反馈过程是负反馈调节,绝大多数常用甾体避孕药就是根据这一负反馈而设计的。②短反馈:是指腺垂体分泌的 FSH、LH 通过负反馈作用使下丘脑的 GnRH 释放减少。③超短反馈:是腺体内的自行正反馈调节,例如,下丘脑分泌的 GnRH 作用于自身,促进 GnRH 分泌,从而实现自行调节;雌激素可局部刺激成熟的卵泡,增加卵泡对促性腺激素的敏感性,从而促进雌激素的合成。

第一节 ｜ 雌激素类药及抗雌激素类药

一、雌激素类药

雌激素(estrogen)具有广泛的生物学活性,在心血管、中枢神经系统、骨骼系统、生殖系统等的生长、发育与功能调节方面均具有重要意义。人体内主要存在 3 种内源性雌激素:雌二醇(estradiol,E_2)、雌酮(estrone,E_1)和雌三醇(estriol,E_3),其中雌二醇是由卵巢和睾丸分泌的主要天然雌激素,效应最强,而雌酮、雌三醇等其他雌激素多为雌二醇的肝脏代谢产物。

天然雌激素活性较低,常用的雌激素类药物多是以雌二醇作为母体,人工合成高效和长效甾体衍生物,主要有口服强效雌激素药——炔雌醇(ethinylestradiol)、口服长效雌激素药——炔雌醚(quinestrol)、一次肌内注射后疗效可持续数周的戊酸雌二醇(estradiol valerate)等。人工合成的类固醇类雌激素还有美雌醇(mestranol)、马烯雌酮(equilin)等。替勃龙(tibolone)是人工合成的组织特异性甾体激素,用于绝经后妇女的激素替代治疗,其代谢产物兼有雌、孕、雄激素 3 种激素的活性。结合雌激素(conjugated estrogens,雌酮硫酸盐和马烯雌酮硫酸盐的混合物)因应用方便、长效、不良反应较少等特点被广泛应用。此外,一些结构较简单的非甾体类药物也具有雌激素样作用,如己烯雌酚(diethylstilbestrol,又称为乙蔗酚,stilbestrol)等。

【体内过程】　雌二醇口服后经胃肠道吸收,在肝脏内被迅速代谢,故生物利用度低,需注射给药。其代谢产物绝大部分会形成葡萄糖醛酸或硫酸酯,随尿排出,小部分可通过胆汁排出,从而形成肠肝循环。血浆中的雌激素与性激素结合球蛋白或白蛋白相结合,结合率可达到 50% 以上。雌二醇透皮贴片可通过皮肤缓慢而稳定地吸收,避免了肝脏的首过消除作用,其血药浓度比口服给药稳定。

人工合成的己烯雌酚、炔雌醇等药物在肝脏内代谢速度缓慢,其中炔雌醇被吸收后,大量贮存于脂肪组织中,逐渐缓慢释放,不易被肝脏代谢,故口服疗效较好,维持时间长。酯类衍生物制剂在注射局部吸收缓慢,作用时间长。大多数雌激素可通过皮肤及黏膜吸收,因此可通过改变其剂型而进行局部给药。

【生理及药理作用】

1. 生殖系统

(1)子宫:雌激素可促进子宫肌层和内膜增殖变厚,其引起的子宫内膜异常增殖可引起子宫出血;雌激素与孕激素共同调节月经周期的形成;雌激素可显著增加子宫平滑肌对缩宫素的敏感性;雌激素可促使子宫颈管腺体分泌黏液,有利于精子的穿透和存活。

(2)输卵管:雌激素可促进输卵管肌层发育及收缩,使输卵管管腔上皮细胞分泌增加及纤毛生长。

(3)阴道:雌激素可刺激阴道上皮细胞的增生,使阴道黏膜增厚及成熟、浅表层细胞角化。在乳酸杆菌的作用下使阴道环境 pH 呈酸性,维持阴道的自净功能。

2. **发育**　在女性,雌激素可促使色素沉着于大、小阴唇,使脂肪在体内呈女性分布,促进性器官的发育和成熟,维持女性第二性征;此外,小剂量的雌激素能刺激乳腺导管及腺泡的生长发育,大剂量的雌激素则能抑制催乳素对乳腺的刺激作用,减少乳汁分泌。在男性,雌激素能拮抗雄激素,幼年时雌激素缺乏会显著延缓青春期的发育,成年时雌激素会抑制前列腺的增生。

3. **心血管系统**　雌激素可以增加一氧化氮和前列腺素的合成,舒张血管,抑制血管平滑肌细胞的异常增殖和迁移,并且通过减轻心肌缺血-再灌注损伤、抗心律失常等作用发挥保护心脏的功能。

4. **排卵**　小剂量雌激素协同卵泡刺激素(FSH)促进卵泡发育,信号传递给下丘脑后,再发出信号到垂体,诱导产生排卵前黄体生成素(LH)峰的出现,从而促进排卵;而大剂量的雌激素通过负反馈机制可减少促性腺激素释放,从而抑制排卵。

5. **神经系统**　雌激素能促进神经细胞的生长、分化、存活与再生,并且促进神经胶质细胞的发育及突触的形成;此外,雌激素还能够促进乙酰胆碱、多巴胺、5-羟色胺等神经递质的合成。

6. **代谢**　雌激素能够激活肾素-血管紧张素系统,使醛固酮分泌增加,促进肾小管对水、钠的重吸收,故可致轻度的水钠潴留和血压升高;雌激素在儿童可显著增加骨骼的钙盐沉积,促进长骨骨骺愈合,在成人则能增加骨量,改善骨质疏松;大剂量的雌激素则能升高血清甘油三酯、磷脂和高密度脂蛋白,降低血清胆固醇和低密度脂蛋白;雌激素可以减少胆酸的分泌,降低女性结肠癌的发病率;雌激素还可以降低糖耐量。

7. **其他**　雌激素可增加凝血因子Ⅱ、Ⅶ、Ⅸ、Ⅹ的活性,从而促进血液凝固,还能增加纤溶活性;雌激素可使真皮增厚,结缔组织内胶原分解减慢,使表皮增殖,保持皮肤弹性及改善血液供应。

【作用机制】　雌激素受体(ER)有两种亚型,分别为ER_α与ER_β,为不同基因表达的产物。ER_α在女性生殖器官表达最多,另外ER_α也存在于乳腺、下丘脑、内皮细胞和血管平滑肌;ER_β表达最多的组织是前列腺和卵巢。雌激素信号转导有经典的核启动的类固醇信号转导,以及膜启动的类固醇信号转导和G蛋白偶联的GPER(也称GRP30)信号转导。核启动的类固醇信号转导由经典的雌激素受体介导,雌激素与ER结合后再与特殊序列的核苷酸——雌激素反应因子相结合形成ER-DNA复合物。ER-DNA复合物会征集类固醇受体辅激活因子-1和其他蛋白,随后引起组蛋白乙酰化,进而引起靶基因启动子区域重新排列,启动转录过程,合成mRNA以及相应的蛋白质,发挥其药理作用。膜启动的信号转导由膜蛋白介导,主要通过离子信号通路、一氧化氮信号通路、丝裂原活化的蛋白激酶/细胞外信号调节激酶信号通路、磷脂酸肌醇3位蛋白激酶/蛋白激酶B信号通路以及G蛋白偶联的信号通路等途径,发挥快速的细胞功能调节及药理作用。

【临床应用】

1. **围绝经期综合征**　又称更年期综合征,是指由于卵巢功能降低,雌激素分泌不足,垂体促性腺激素分泌增多,导致内分泌平衡失调而引起的一系列症状,如面颈红热、失眠、情绪不安等。应用雌激素进行替代治疗,可抑制垂体促性腺激素的分泌,从而减轻更年期综合征症状。雌激素还可降低绝经期妇女冠心病的发生风险率,对于绝经期的妇女,可应用小剂量的雌激素预防冠心病和心肌梗死等心血管疾病的发生。

2. **骨质疏松症**　雌激素对骨的作用表现出剂量依赖关系,较高剂量雌激素增加骨密度的效果更明显。雌激素能阻止绝经早期的骨丢失,在绝经前5~10年内开始应用激素疗法对预防骨质疏松症效果最佳。虽然激素疗法预防骨质疏松的作用有目共睹,但是长期应用外源性雌激素仍存在很大的隐患,接受激素疗法的妇女心脏病、脑卒中、浸润性乳腺癌的发病风险都有所增加,这也是目前限制激素疗法仅作短期治疗的主要原因。为了减轻激素疗法的副作用,临床通常采用比标准剂量更小的剂量来预防和治疗骨质疏松症。

3. **乳房胀痛及退乳**　有些妇女在停止授乳后,由于乳汁继续分泌而会引起乳房胀痛,大剂量的雌激素则能干扰催乳素对乳腺的刺激作用,使乳汁分泌减少而退乳消痛。

NOTES

4. **卵巢功能不全和闭经**　用雌激素可以对原发性或继发性的卵巢功能低下患者进行替代治疗，可以促进子宫、外生殖器及第二性征的发育。将雌激素与孕激素合用，可产生人工月经。

5. **功能性子宫出血**　雌激素可促进子宫内膜增生，修复出血创面而止血，也可以适当配伍孕激素，以调整月经周期。

6. **绝经后晚期乳腺癌**　绝经期妇女的卵巢停止分泌雌二醇，此时肾上腺分泌的雄烯二酮在周围组织中可转化为雌酮，持续作用于乳腺则可能引起乳腺癌。大剂量的雌激素可抑制垂体前叶分泌促性腺激素，进而减少雌酮的产生。因此，雌激素可缓解绝经后晚期乳腺癌不宜手术患者的症状，但绝经期前乳腺癌患者禁用，因为雌激素可促进肿瘤的生长。

7. **前列腺癌**　大剂量的雌激素可以明显抑制垂体促性腺激素的分泌，使睾丸萎缩和雄激素分泌减少，同时又能拮抗雄激素的作用，故可用于治疗前列腺癌。

8. **痤疮**　多见于青年男女，青春期痤疮是由于雄激素分泌过多，刺激皮脂腺分泌，引起腺管阻塞及继发感染所致。雌激素可抑制雄激素的分泌，并可拮抗雄激素的作用。

9. **避孕**　雌激素与孕激素合用可避孕。

10. **神经保护**　小剂量雌激素可促进神经元突触的形成，对阿尔茨海默病有一定的治疗作用。

【不良反应及注意事项】

1. 常见厌食、恶心及头晕等反应，减少剂量或从小剂量开始逐渐增加到达治疗剂量，可减轻不良反应的症状。

2. 大剂量雌激素可引起水、钠潴留而导致水肿，因此高血压患者慎用。

3. 长期大剂量使用雌激素可使子宫内膜过度增生，从而引起子宫出血，故子宫内膜炎患者慎用。

4. 雌激素对前列腺癌及绝经后乳腺癌患者有治疗作用，但禁用于其他肿瘤患者。绝经后雌激素替代疗法可明显增加子宫内膜癌的发病风险，若同时辅用孕激素可减少其危险性。

5. 作用于中枢神经系统，雌激素可加重偏头痛和诱发抑郁症。

6. 妊娠期间不应使用雌激素，以免引起胎儿的发育异常；本药主要在肝脏代谢，肝功能不良者还可引起胆汁淤积性黄疸，故肝功能不良者需慎用。

二、抗雌激素类药

本类药物根据作用机制的不同，主要包括雌激素受体拮抗药、选择性雌激素受体调节药和芳香化酶抑制药。

1. **雌激素受体拮抗药**　该类药物竞争性拮抗雌激素受体，从而抑制雌激素的作用。常用的雌激素受体拮抗药有氯米芬（clomifene）。氯米芬与己烯雌酚的化学结构相似，有较弱的雌激素活性和中等程度的抗雌激素作用。此类药物可阻断下丘脑的雌激素受体，消除雌二醇的负反馈抑制，促使垂体前叶分泌促性腺激素，诱发排卵。在临床上可以用于治疗功能性不孕症、功能性子宫出血、绝经后晚期乳腺癌及长期应用避孕药后发生的闭经等。主要不良反应有多胎及视觉异常等。长期大剂量应用可引起卵巢肥大，卵巢囊肿患者禁用。

2. **选择性雌激素受体调节药**　本类药物与不同组织的雌激素受体亲和力不同，可作为部分激动药或部分拮抗药而发挥作用，也被称为组织特异性雌激素受体调节药。如雷洛昔芬（raloxifene）对乳腺和子宫内膜上的雌激素受体无作用，但能结合并激动骨组织雌激素受体，使骨密度增加，临床多用于骨质疏松症的治疗。

3. **芳香化酶抑制药**　芳香化酶是细胞色素 P450 含血红蛋白酶复合物超家族的一个微粒体成员，是催化形成雌激素的限速酶，存在于卵巢、脑、脂肪、肌肉、骨骼等组织中，抑制芳香化酶可减少雌激素的生成。常用药物为阿那曲唑（anastrozole）、来曲唑（letrozole），临床多用于雌激素依赖性肿瘤的治疗。

第二节 | 孕激素类药及抗孕激素类药

一、孕激素类药

天然孕激素（progestogens）主要指由黄体分泌的黄体酮（progesterone，又称孕酮），睾丸和肾上腺皮质也能少量分泌。天然的孕激素含量很低，且口服无效。临床应用的孕激素均系人工合成品或其衍生物。按照化学结构，孕激素类药物可分为两类：

1. 17α-羟孕酮类　由黄体酮衍生而来，如氯地孕酮（chlormadinone）、甲羟孕酮（medroxyprogesterone，安宫黄体酮，普维拉）、甲地孕酮（megestrol）、己酸孕酮（hydroxyprogesterone caproate）等。在此类孕激素的17位加上长的酯链则使其治疗作用时间延长。

2. 19-去甲睾酮类　为睾酮衍生物，如炔诺酮（norethisterone）、双醋炔诺醇（ethynodiol diacetate）、炔诺孕酮（norgestrel，18-甲基炔诺酮、高诺酮）等。

【体内过程】　黄体酮口服后可以在胃肠道和肝脏内被迅速代谢，故口服无效，需注射给药。该类药物血浆蛋白结合率较高，主要在肝脏代谢，代谢产物多与葡萄糖醛酸结合，从肾脏排出。人工合成的高效炔诺酮、甲地孕酮等，在肝脏代谢较慢，可口服给药。甲羟孕酮和甲地孕酮的未结晶混悬液与己酸孕酮的油溶液可肌内注射给药，因在局部吸收缓慢而发挥长效作用。

【生理、药理作用与机制】　黄体酮的受体主要有两种，分别为PR_A和PR_B，黄体酮与其受体结合后，可使受体磷酸化，征集辅助激活因子，或者直接与通用转录因子相互作用，从而引起蛋白构象发生改变，而发挥治疗效应。PR_B介导黄体酮的刺激反应，而PR_A则能抑制其效应。

1. 生殖系统

（1）子宫：在月经后期，黄体酮在雌激素作用的基础上，促进子宫内膜继续增厚、充血、腺体增生并且产生分支，由增殖期转为分泌期，有利于受精卵的着床和胚胎的发育；在妊娠期降低子宫对缩宫素的敏感性，抑制子宫平滑肌的收缩，有保胎作用；抑制子宫颈管腺体分泌黏液，从而减少精子进入子宫。

（2）输卵管：抑制输卵管的节律性收缩和纤毛的生长。

（3）阴道：加快阴道上皮细胞的脱落。

2. 乳房　黄体酮可与雌激素共同促进乳腺腺泡的发育，为哺乳作准备。

3. 排卵　大剂量黄体酮可抑制腺垂体LH的分泌，从而抑制排卵。

4. 代谢　黄体酮与醛固酮结构相似，通过竞争性对抗醛固酮的作用，增加Na^+和Cl^-的排泄，从而产生利尿作用；可促进蛋白质的分解，增加尿素氮的排泄；可增加血中低密度脂蛋白，对高密度脂蛋白无或仅有轻微的影响；此外，黄体酮还是肝药酶的诱导剂，可以促进药物的代谢。

5. 神经系统　黄体酮可通过下丘脑体温调节中枢影响散热过程，轻度升高体温，使月经周期黄体相的基础体温升高；有中枢抑制和催眠的作用，还能增加呼吸中枢对CO_2的敏感性，改善通气功能，从而降低动脉血CO_2分压。

【临床应用】

1. 功能性子宫出血　黄体功能不足可引起子宫内膜不规则的成熟与脱落，导致子宫发生持续性的出血。应用孕激素类药物则可以使子宫内膜同步转变为分泌期，在行经期有助于子宫内膜的全部脱落。

2. 痛经和子宫内膜异位症　常使用雌、孕激素复合避孕药抑制子宫痉挛性收缩，治疗痛经；长周期使用大剂量孕激素（如炔诺酮片）可使异位的子宫内膜萎缩退化，治疗子宫内膜异位症。

3. 先兆流产和习惯性流产　对于黄体功能不足所导致的流产，可以使用大剂量孕激素类药物来安胎，但是对于习惯性流产，该方法疗效并不确切。19-去甲睾酮类激素因其具有雄激素样作用，可使女性胎儿男性化，不宜用于先兆流产及习惯性流产的治疗。

4. 子宫内膜腺癌　大剂量孕激素类药物可影响肿瘤细胞的 DNA 转录,抑制肿瘤细胞的生长并促使其向成熟转化。目前疗效并不十分确切。

5. 前列腺增生和前列腺癌　大剂量孕激素类药物可以反馈地抑制垂体前叶分泌间质细胞刺激激素(ICSH),减少睾酮的分泌,从而促进前列腺细胞的萎缩退化,产生治疗作用。

【不良反应】　常见的不良反应为子宫出血、经量的改变甚至停经。用药过程中偶见恶心、呕吐、头痛、乳房胀痛及腹痛。有些不良反应与雄激素活性有关,如性欲改变、多毛或脱发、痤疮。另外,大剂量使用 19-去甲睾酮类还可以引发肝功能障碍等。

二、抗孕激素类药

抗孕激素类药物干扰孕酮的合成和代谢,主要包括:①孕酮受体阻断药,如米非司酮(mifepristone);②3β-羟甾脱氢酶抑制剂,如曲洛司坦(trilostane)。

米非司酮是炔诺酮的衍生物,由于炔诺酮 17α 位上的乙炔基被丙炔基所取代,所以显著提高了米非司酮与孕激素受体的亲和力;另外,炔诺酮 11β 位连接的二甲胺苯基也增加了米非司酮与受体结合的稳定性;米非司酮几乎无孕激素样内在活性。米非司酮不仅同时具有抗孕激素和抗皮质激素的活性,而且还具有较弱的雄激素样活性。

米非司酮口服有效,生物利用度较高,血浆蛋白结合率较高,血浆半衰期长,可有效延长下一个月经周期,故不宜持续给药。由于米非司酮可以对抗黄体酮对于子宫内膜的作用,具有明显的抗着床作用,故可单独用作房事后避孕的有效措施;米非司酮具有抗早孕作用,可终止早期妊娠,有可能出现一些严重的不良反应例如阴道流血等,但一般无须特殊处理。贫血、正在接受抗凝治疗和糖皮质激素治疗者不宜使用。

第三节 ｜ 雄激素类药和抗雄激素类药

一、雄激素类药

天然雄激素(androgens)主要是睾酮(testosterone),由睾丸间质细胞分泌。肾上腺皮质、卵巢和胎盘等也能够分泌少量的睾酮。在临床上,多使用人工合成的睾酮衍生物,例如丙酸睾酮(testosterone propionate,丙酸睾丸素)、美睾酮(mesterolone)和氟甲睾酮(fluoxymesterone)等。

【体内过程】　睾酮口服后极易被肝脏破坏,故生物利用度低,一般使用睾酮的油溶液进行肌内注射或植入皮下给药。睾酮的酯类化合物吸收缓慢,故作用时间长。睾酮的代谢产物与葡萄糖醛酸结合后随尿液排出。甲睾酮不易被肝脏破坏,既可口服,也可舌下给药。

【生理及药理作用】

1. 生殖系统　睾酮可促进男性生殖器官的发育和成熟,形成并维持男性第二性征,促进精子的生成与成熟。大剂量睾酮可负反馈抑制垂体前叶分泌促性腺激素,对于女性可减少卵巢雌激素的分泌,并有直接抗雌激素的作用。

2. 同化作用　睾酮能明显促进蛋白质的合成(同化作用),减少蛋白质的分解(异化作用),从而形成正氮平衡,促进肌肉的增长,体重的增加,减少尿氮的排泄,同时可引起水、钠、钙、磷的潴留。

3. 提高骨髓造血功能　骨髓造血功能低下时,大剂量睾酮可促进肾脏分泌促红细胞生成素,也可直接刺激骨髓细胞的造血功能,使红细胞的生成增加。

4. 免疫增强作用　睾酮可促进免疫球蛋白的合成,增强机体免疫功能和巨噬细胞的吞噬功能,具有一定的抗感染能力,并且具有糖皮质激素样抗炎作用。

5. 其他作用　睾酮可通过激活雄激素受体和偶联 K^+ 通道,对心血管系统进行良好的调节,主要表现为影响脂质代谢,降低胆固醇;调节凝血和纤溶的过程;使血管平滑肌细胞舒张,血管张力降低等。另外睾酮还可抑制高胰岛素血症和代谢综合征的发生。

【临床应用】

1. **替代疗法**　对无睾症(先天或后天两侧睾丸缺损)或类无睾症(睾丸功能不足)的患者、男性性功能低下的患者,可用睾酮做替代疗法。

2. **围绝经期综合征与功能性子宫出血**　通过对抗雌激素的作用,使子宫平滑肌收缩、子宫血管收缩,并逐渐使子宫内膜萎缩而止血。围绝经期患者更为适用。对于严重出血的患者,可注射己烯雌酚、黄体酮和丙酸睾酮三药的混合物,可以达到止血的目的,停药时应逐渐减少药量,停药后易发生撤退性的出血。

3. **晚期乳腺癌**　雄激素能够缓解部分患者的病情。这可能主要与雄激素对抗雌激素的活性以及抑制垂体前叶分泌促性腺激素的作用有关。另外,雄激素还可对抗催乳素对癌组织的刺激作用。其治疗效果与癌细胞中雌激素受体的含量呈现正相关趋势。

4. **贫血**　丙酸睾酮或甲睾酮可以改善骨髓的造血功能,故可被用于再生障碍性贫血以及其他贫血性疾病。

5. **虚弱**　由于雄激素的同化作用,各种消耗性疾病、骨质疏松、生长延缓、长期卧床、损伤、放疗等身体虚弱状况可用小剂量的雄激素进行治疗,可使患者食欲增加,加快患者体质恢复。

6. **预防良性前列腺增生**　雄激素可降低前列腺内双氢睾酮的水平,预防良性前列腺增生,但治疗效果不显著。

【不良反应】

1. 女性长期应用雄激素后,可出现男性化的改变,如痤疮、多毛、声音变粗、闭经、乳腺退化等。男性患者则可能发生性欲亢进,也有部分患者可出现女性化,这主要是由于雄激素在性腺外组织转化为雌激素所引起,长期用药后的负反馈作用使睾丸萎缩,精子生成减少。

2. 17α 位由烷基取代的睾酮类药物可干扰肝内毛细胆管的排泄功能,如发现引起黄疸应立即停止用药。

【禁忌证及应用注意】　孕妇及前列腺癌患者禁用。肾炎、肾病综合征、肝功能不良、高血压及心力衰竭患者也应慎用。

二、抗雄激素类药

抗雄激素类药物指能够对抗雄激素生理效应的药物,包括雄激素合成抑制剂和雄激素受体阻断剂等。

环丙孕酮(cyproterone)是 17α-羟孕酮类化合物,具有较强的孕激素样作用,可反馈抑制下丘脑-垂体系统,降低血浆中的 LH、FSH 水平,从而降低睾酮的分泌水平。另外,环丙孕酮还可阻断雄激素受体,从而抑制内源性雄激素的药理作用,抑制男性严重性功能亢进。对于前列腺癌患者,当其他药物使用无效或患者无法耐受时,可服用环丙孕酮。环丙孕酮与雌激素合用可治疗女性严重痤疮和特发性多毛症。服用由环丙孕酮 2mg 与炔雌醇 35μg 组成的复方避孕片,不仅避孕效果良好,并且同时可使服药妇女的 HDL-C 的水平增加。围绝经期女性的雌激素和性激素结合球蛋白减少,使游离的雌激素增多,环丙孕酮抑制雄激素,可显著降低心血管不良事件的发生率。因本药抑制性功能和性发育,故禁用于未成年人。因其可影响肝功能、糖代谢、血象和肾上腺皮质的功能,故用药期间需严密观察。

第四节 | 避孕药

生殖过程主要包括精子和卵子的形成、成熟、排放、受精、着床及胚胎发育等多个环节,阻断其中任何一个环节均可以达到避孕或终止妊娠的目的。避孕药是指阻碍受孕或终止妊娠的一类药物。使用避孕药是一种安全、有效、使用方便的避孕方法。现有的避孕药多为女用避孕药,男用避孕药较少。

一、主要抑制排卵的避孕药

本类药物中多数药物为不同类型的雌激素和孕激素配伍组成的复方制剂,目前常用的甾体避孕药多属于此类药物。此类药物具有高度有效、使用方便、停药后恢复生育能力快、调节月经周期、降低某些癌症发病率等优点。

【药理作用】　甾体避孕药主要通过两方面发挥作用:一是通过对中枢的抑制作用,干扰下丘脑-垂体-卵巢轴,从而抑制排卵;二是通过对生殖器官的直接作用,抗着床、抗受精。

1. 抑制排卵　甾体避孕药对排卵有显著的抑制作用,用药期间避孕成功率可高达 90% 以上。外源性的雌激素通过负反馈机制抑制下丘脑 GnRH 的释放,减少 FSH 的分泌,使卵泡的生长成熟过程受到抑制,同时孕激素又可抑制 LH 的释放,两者发生协同作用而进一步抑制排卵的发生。

2. 抗着床　甾体避孕药可抑制子宫内膜的正常增殖,促使其逐渐萎缩,最终使受精卵着床困难。

3. 增加宫颈黏液的黏稠度　使精子不易进入宫腔。

4. 其他作用　甾体避孕药还可以影响子宫及输卵管平滑肌的正常生理活动,使受精卵难以在适当的时间到达子宫;另外,还可抑制黄体内甾体激素的生物合成等。

本类药物在排卵前、排卵期及排卵后服用,均可影响孕卵着床。

【分类及用法】　现有的几种国内常用的甾体避孕药可分为口服制剂、长效注射制剂、缓释制剂以及多相片剂 4 类,其成分见表 34-1。

表 34-1　几种甾体避孕药制剂的成分

制剂名称	孕激素	雌激素
短效口服避孕药		
复方炔诺酮片(口服避孕药片Ⅰ号)	炔诺酮 0.625mg	炔雌醇 35μg
复方甲地孕酮片(口服避孕药片Ⅱ号)	甲地孕酮 1mg	炔雌醇 35μg
复方炔诺孕酮甲片	炔诺孕酮 0.3mg	炔雌醇 30μg
长效口服避孕药		
复方炔诺孕酮乙片(长效避孕药)	炔诺孕酮 12mg	炔雌醚 3mg
复方氯地孕酮片	氯地孕酮 12mg	炔雌醚 3mg
复方次甲氯地孕酮片	16-次甲氯地孕酮 12mg	炔雌醚 3mg
探亲避孕药		
甲地孕酮片(探亲避孕 1 号片)	甲地孕酮 2mg	
炔诺酮片(探亲避孕片)	炔诺酮 5mg	
双炔失碳酯片(53 号避孕针)	双炔失碳酯 7.5mg	
长效注射避孕药		
醋酸甲羟孕酮避孕针	醋酸甲羟孕酮 150mg	
庚炔诺酮注射液	庚炔诺酮 200mg	
复方己酸孕酮注射液(避孕针 1 号)	己酸孕酮 250mg	戊酸雌二醇 5mg
复方甲地孕酮注射液	甲地孕酮 25mg	雌二醇 3.5mg
阴道避孕环		
甲硅环	甲地孕酮 200mg 或 250mg	
左炔诺孕酮阴道避孕环	左炔诺孕酮 5mg	

1. 口服制剂

（1）短效口服避孕药：如复方炔诺酮片（口服避孕药Ⅰ号）、复方甲地孕酮片（口服避孕药Ⅱ号）及复方炔诺孕酮甲片等。药物服法是：从月经周期第 5 天开始，每晚服药 1 片，连服 22 天，期间不能间断。一般于停药后 2～4 天就可能发生撤退性的出血，并且形成人工月经周期。下次服药仍然需要从月经来潮的第 5 天开始。如停药 7 天后仍然没有月经来潮，则应立即开始服用下一周期的药物。一旦发生漏服时，应于 24 小时内补服 1 片。短效避孕药避孕效果良好，避孕成功率可高达 99.5%。

（2）长效口服避孕药：是以长效雌激素类药物炔雌酮与孕激素类口服避孕药物（如氯地孕酮等）配伍制成的复方片剂。常用药物有复方甲基氯地孕酮片、复方炔诺孕酮乙片等。该类药物服法是：从月经来潮当天算起，第 5 天服用第 1 片，最初两次间隔时间为 20 天，以后每个月服用 1 次，每次服用 1 片，避孕成功率可高达 98%。

（3）探亲口服避孕药：是由大剂量孕激素组成，如孕三烯酮、醋炔诺醚、dl-炔诺孕酮等。其优点是服药方法较灵活，可以在探亲期间临时服用，避孕效果良好，成功率可高达 99.5% 以上，但其一般不作为常规避孕药物使用。

2. 长效注射避孕药

（1）单纯孕激素长效注射制剂：将甲羟孕酮（150mg）做成微晶水混悬液，首次于月经周期第 5 日注射，之后每 3 个月注射 1 次。将庚炔诺酮（200mg）做成油剂注射应用，首次在月经周期第 5 日注射，之后每两个月注射 1 次，避孕有效率可高达 99.7%。

（2）复方甾体长效注射剂：复方甲地孕酮注射液为微晶水混悬液，复方己酸孕酮注射液为油剂。首次在月经周期第 5 日注射，在第 7 日注射第 2 次，以后每个月在月经周期第 10～12 日注射 1 次，按照月经周期给药并且不能间断。

3. 缓释剂　将孕激素（甲地孕酮、炔诺孕酮和孕三烯酮等）放在以聚二甲基硅氧烷等硅橡胶为材料制成的阴道环、宫内避孕器内，分别置入阴道、宫腔内，使甾体激素缓慢释出，从而达到长期的避孕作用。

4. 多相片剂　为了使服用者的性激素水平近似正常的月经周期水平，并减少月经间出血的发生率，可将避孕药物制成多相片剂，如炔诺酮双相片、三相片和炔诺孕酮三相片等。①双相片是开始 10 天每日服一片含炔诺酮 0.5mg 和炔雌醇 0.035mg 的片剂（此片剂为第一相片），在之后 11 天每日服一片含炔诺酮 1mg 和炔雌醇 0.035mg 的片剂（此片剂为第二相片），这种服药方法很少引起突破性的出血；②三相片则分为开始 7 天每日服一片含炔诺酮 0.5mg 和炔雌醇 0.035mg 的片剂（此片剂为第一相片），在中期 7 天，每日服用一片含炔诺酮 0.75mg 和炔雌醇 0.035mg 的片剂（此片剂为第二相片），在最后 7 天每日服用一片含炔诺酮 1mg 和炔雌醇 0.035mg 的片剂（此片剂为第三相片），其效果较双相片更好；③炔诺孕酮三相片为开始 6 天每日服用一片含炔诺孕酮 0.05mg 和炔雌醇 0.03mg 的片剂（此片剂为第一相片），在中期 5 天每日服用一片含炔诺孕酮 0.075mg 和炔雌醇 0.04mg 的片剂（此片剂为第二相片），在最后 10 天每日服用一片含炔诺孕酮 0.125mg 和炔雌醇 0.03mg 的片剂（此片剂为第三相片），这种服药方法更符合人体内源性激素的变化规律，临床效果更好。

【不良反应】

1. 类早孕反应　多在用药初期，由雌激素引起，可出现头晕、恶心、择食、乳房胀痛等轻微的类早孕反应。一般在坚持用药 2～3 个月后该症状可减轻或消失。

2. 闭经　少数妇女服药后可发生闭经，如果服药后连续两个月发生闭经，则应立即停止用药。

3. 乳汁减少　少数哺乳期妇女用药后则可引起乳汁减少。

4. 子宫不规则出血　常发生于用药后最初的几个周期，可加服炔雌醇。

5. 凝血功能亢进　甾体避孕药可引起血栓性静脉炎和血栓栓塞，如肺栓塞和脑血管栓塞等。

6. 轻度损害肝功能　可能引起肝脏良性腺瘤及肝脏局灶性结节的增生，用药妇女应定期检查肝脏。

7. 其他　用药后可能出现痤疮、皮肤色素沉着、血压升高等反应。

【禁忌证及应用注意】　充血性心力衰竭或有其他水肿倾向患者需慎用。急慢性肝病、糖尿病患者和需用胰岛素治疗者不宜使用本类药品。

【药物相互作用】　肝药酶诱导剂，例如苯巴比妥、苯妥英钠等，可加速本类避孕药在肝脏内的代谢速率，影响避孕效果，甚至导致突破性出血。

二、其他避孕药

1. 抗早孕药　米非司酮口服能拮抗孕激素活性，一般在妊娠早期使用，可破坏子宫蜕膜，使子宫平滑肌的收缩作用增强，宫颈发生软化、扩张，从而诱发流产。在临床上用于抗早孕、房事后紧急避孕，也可以用于诱导分娩。少数用药者可能发生严重出血，应当在医师指导下用本类药物。

此外，本类药物还有前列腺素衍生物（如卡前列素、吉美前列素、硫前列酮等）。

2. 男性避孕药　棉酚（gossypol）是棉花根、茎和种子中所含的一种黄色酚类物质。临床应用的制剂有乙酸棉酚、普通棉酚、甲酸棉酚等。棉酚可破坏睾丸曲细精管的生精上皮，从而使精子数量减少，直至完全无精子生成。停药后可以逐渐恢复。如每天服用 20mg 棉酚，连续服用 2 个月即可达到节育标准，避孕有效率可高达 99% 以上。不良反应有胃肠道刺激症状、肝功能改变等，但因为棉酚可引起不可逆性精子生成障碍，从而限制了棉酚作为常规避孕药的使用。

环丙氯地孕酮是一种强效孕激素，为抗雄激素药物，可在雄激素的靶器官竞争性对抗雄激素。大剂量的环丙氯地孕酮可抑制促性腺激素的分泌，减少睾丸内雄激素结合蛋白的产生，抑制精子的生成，干扰精子的成熟过程。

孕激素和雄激素在较大剂量时可反馈性地抑制腺垂体促性腺激素的分泌，从而抑制精子的发生。将两者合用，制成孕激素-雄激素的复合制剂，两者有协同作用，可减少各药的剂量，从而减少其副作用。雄激素可以补充体内睾酮的不足，用于维持正常的性功能。

3. 外用避孕药　常用的外用避孕药多是一些具有较强杀精功能的药物，可以被制成胶浆或栓剂等剂型。将此类药物放入阴道后，药物可自行发生溶解并同时分散在子宫颈表面和阴道壁，发挥杀精作用，从而达到避孕的目的。这种避孕方法的副作用很小，极少产生全身性反应。0.2% 的孟苯醇醚（menfegol）溶液可以迅速杀灭精子，将该药放入阴道深部能够快速溶解发挥杀精作用，同时可以形成黏液，阻碍精子运动。杀精剂使用简便，不会影响人体生理状态的内分泌功能，但杀精剂的避孕失败率明显高于其他的屏障避孕法。

（魏敏杰）

本章思维导图

本章目标测试

第三十五章 肾上腺皮质激素类药物

　　肾上腺皮质激素（adrenocortical hormones）是肾上腺皮质所分泌的激素的总称,主要包括糖皮质激素类（glucocorticoids）、盐皮质激素类（mineralocorticoids）和性激素类（sex hormones）。肾上腺皮质由外向内依次分为球状带、束状带及网状带3层。球状带约占皮质的15%,主要合成醛固酮（aldosterone）和去氧皮质酮（deoxycorticosterone）等盐皮质激素;束状带约占78%,主要合成氢化可的松（hydrocortisone）等糖皮质激素;网状带约占7%,主要合成性激素类。肾上腺皮质激素的分泌和生成受促肾上腺皮质激素（adrenocorticotropic hormone,ACTH,又名促皮质素,corticotrophin）的调节,表现出昼夜节律性（图35-1）。肾上腺皮质激素类药物则指天然与合成的肾上腺皮质激素及其拮抗药,临床常用的皮质激素主要是糖皮质激素类。

　　【化学结构与构效关系】 肾上腺皮质激素的基本结构为甾核,其共同的结构特点为甾核A环的$C_{4\sim5}$之间为一双键,C_3上有酮基,C_{20}上有一个羰基,这是保持其生理功能所必需的结构。天然存在的肾上腺皮质激素及个别人工合成的制剂如氟氢可的松（fludrocortisone）第1、2位碳原子之间以单键结合,而人工合成的肾上腺皮质激素类药物,绝大部分都为$C_{1\sim2}$、$C_{4\sim5}$同时具有不饱和的双键,在机体内的加氢还原灭活反应减弱,故作用更强。糖皮质激素的结构特征是在固醇核D环的C_{17}上有α-羟基,而在C环的C_{11}有氧（如可的松）或羟基（如氢化可的松）,这类皮质激素具有较强的影响糖代谢及抗炎等作用,而对水、盐代谢的作用较弱,故称糖皮质激素。盐皮质激素的结构在甾核D环的C_{17}无α-羟基及C环的C_{11}无氧（如去氧皮质酮）,或虽有氧但与18位碳结合（如醛固酮）,对水、盐代谢有较强的作用,而对糖代谢的作用很弱,故称为盐皮质激素。为了提高临床疗效,降低副作用,曾对该类药物的结构进行改造,合成了一系列的皮质激素类药物（图35-2）。

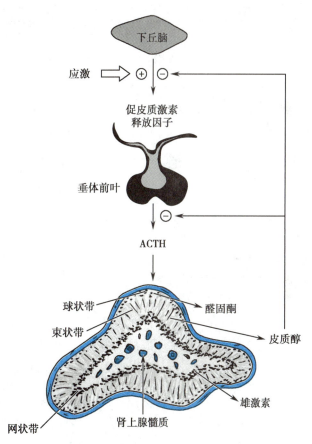

图35-1 肾上腺皮质激素分泌的调节
注:"+"表示促进;"−"表示反馈性抑制。

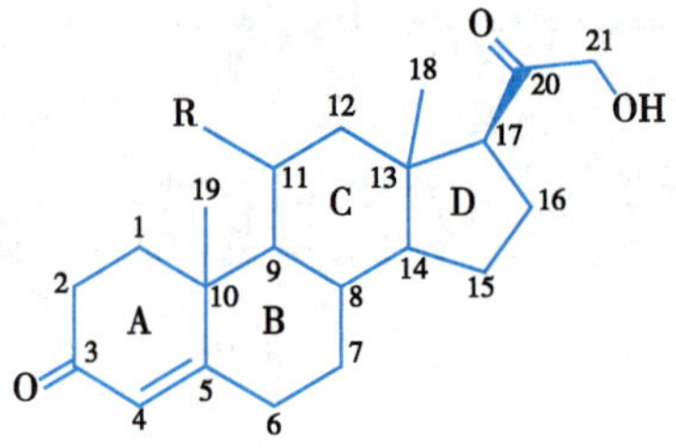

肾上腺皮质激素的结构

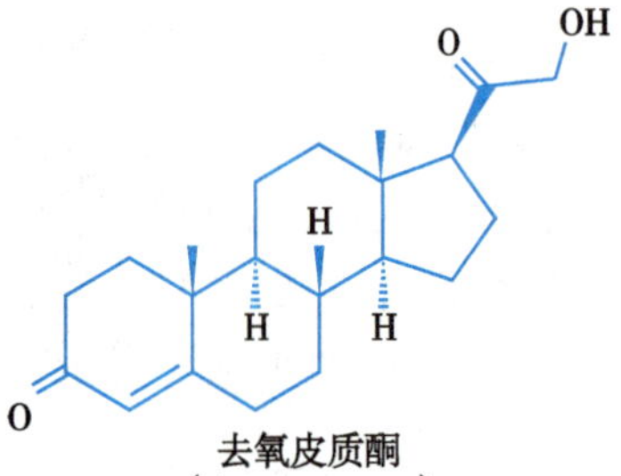

去氧皮质酮
（desoxycortone）

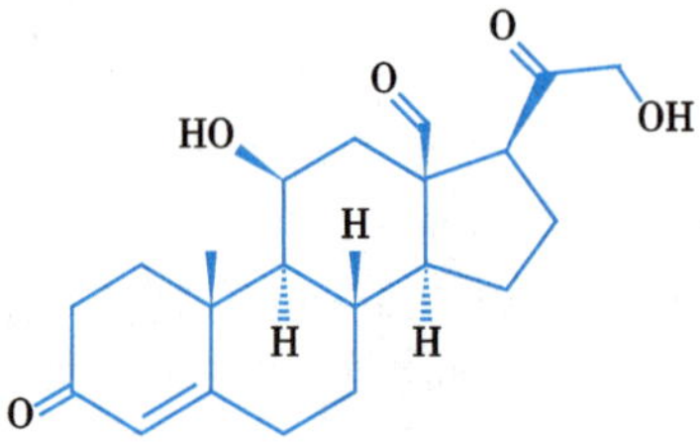

醛固酮
（aldosterone）

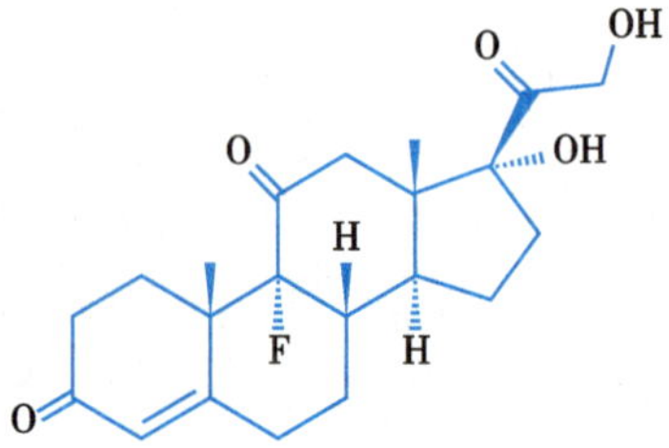

可的松
（cortisone）

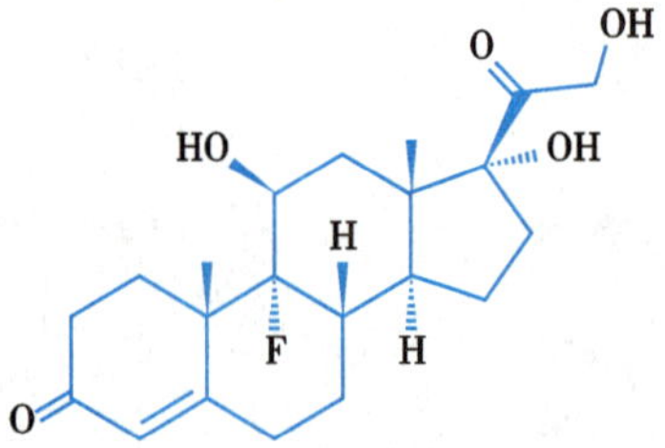

氢化可的松
（hydrocortisone）

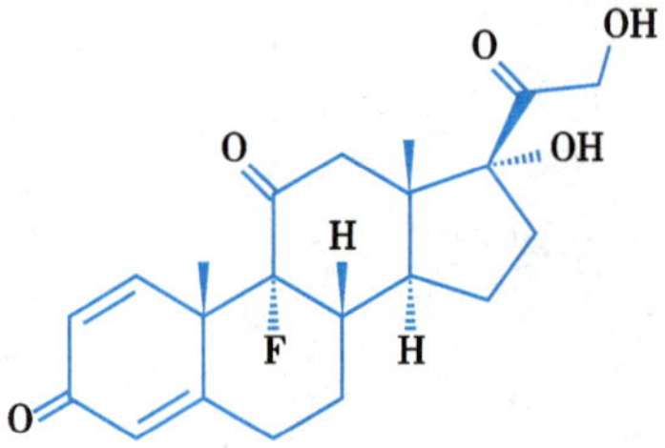

泼尼松
（prednisone）

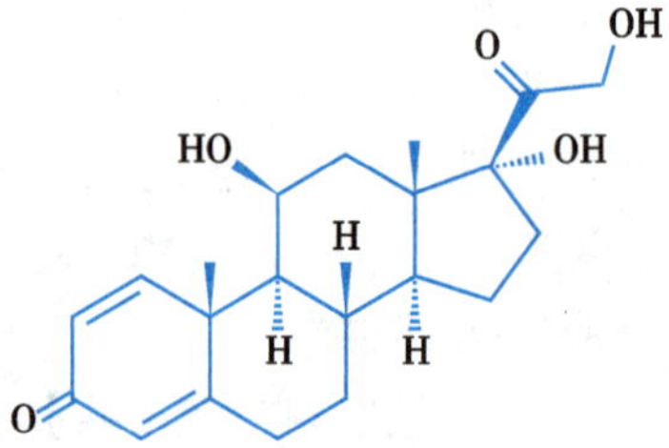

泼尼松龙
（prednisolone）

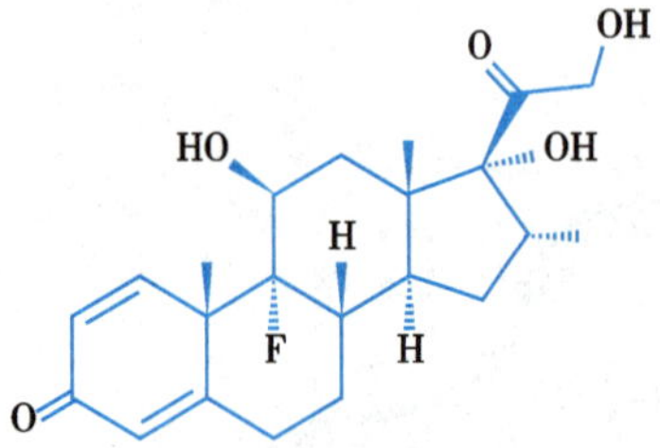

地塞米松
（dexamethasone）

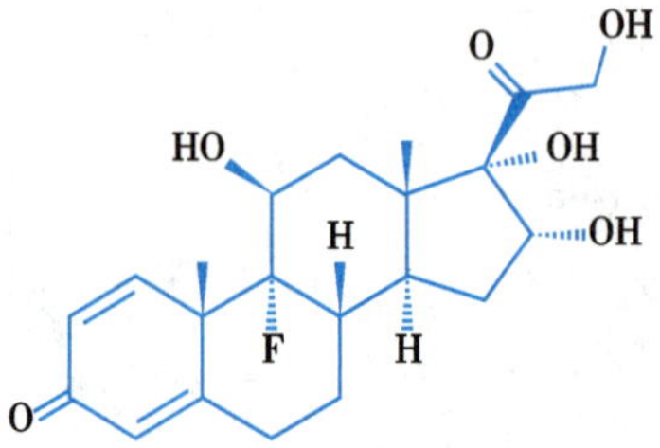

曲安西龙
（triamcinolone）

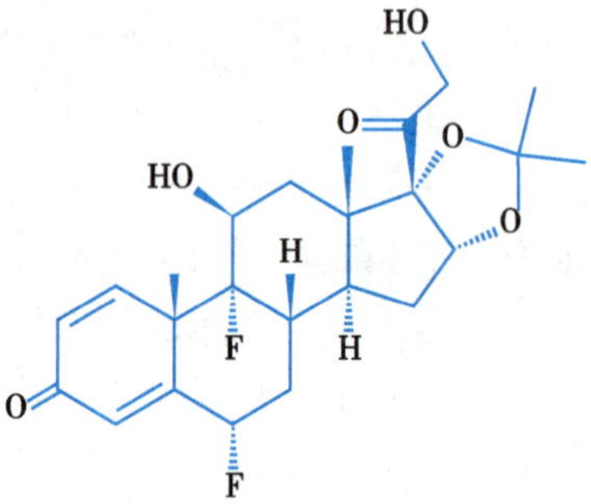

氟轻松
（fluonid）

图 35-2　肾上腺皮质激素类药物的化学结构

第一节 | 糖皮质激素

糖皮质激素（glucocorticoids）的作用广泛而复杂，且随剂量不同而变化。生理情况下主要影响正常物质代谢过程；缺乏时可引起代谢失调甚至死亡；应激状态时，机体分泌大量的糖皮质激素，通过允许作用等，使机体能适应内外环境变化所产生的强烈刺激；超生理剂量（药理剂量）时，除影响物质代谢，糖皮质激素还具有抗感染、抗过敏和抑制免疫反应等多种药理作用。不适当使用或长期大剂量使用糖皮质激素可导致多种不良反应和并发症，甚至危及生命。

【体内过程】　注射、口服均可吸收。可的松或氢化可的松口服后 1～2 小时血药浓度达峰值。氢化可的松进入血液后，90% 以上与血浆蛋白呈可逆性结合，其中约 80% 与皮质类固醇结合球蛋白（corticosteroid-binding globulin，CBG）结合，10% 与白蛋白结合，结合后不易进入细胞，因此无生物活性;具有活性的游离型约占 10%。CBG 在肝中合成,雌激素对其合成具促进作用。妊娠过程或用雌激素治疗的患者雌激素水平增加,血中 CBG 浓度增高,游离型氢化可的松减少,可反馈性地引起 ACTH 释放增加,可使游离型激素达到正常水平。肝、肾病患者 CBG 水平减少,游离型激素增多。

糖皮质激素在肝脏中代谢转化,首先是第 4 位碳(C_4)与第 5 位碳(C_5)的双键被加氢还原;随之第 3 位碳原子上的酮基由羟基取代,进而羟基与葡萄糖醛酸或硫酸结合由尿中排出。故肝、肾功能不全时,糖皮质激素药物 $t_{1/2}$ 延长。可的松与泼尼松(prednisone)等第 11 位碳原子(C_{11})上的氧在肝中转化为羟基,生成氢化可的松(hydrocortisone)和泼尼松龙(prednisolone)方有活性,因此严重肝功能不全患者只宜用氢化可的松或泼尼松龙。苯巴比妥、苯妥英钠和利福平等肝药酶诱导剂与糖皮质激素药物合用时,则加快其分解,故须增加后者的用量。

氢化可的松的血浆 $t_{1/2}$ 为 80～144 分钟,但在 2～8 小时后仍具有生物活性,一次给药作用持续 8～12 小时。显然,其生物学半衰期比血浆半衰期长。大剂量或肝、肾功能不全者 $t_{1/2}$ 延长;甲状腺功能亢进时,肝灭活皮质激素加速,$t_{1/2}$ 缩短。泼尼松龙因不易被灭活,$t_{1/2}$ 可达 200 分钟。常用糖皮质激素的比较见表 35-1。

表 35-1　常用糖皮质激素类药物的比较

药物	药理活性			等效剂量 /mg	半衰期 /min	作用持续时间 /h
	水盐代谢(比值)	糖代谢(比值)	抗炎作用(比值)			
短效						
氢化可的松	1.0	1.0	1.0	20.00	90	8～12
可的松	0.8	0.8	0.8	25.00	30	8～12
中效						
泼尼松	0.8	4.0	3.5	5.00	60	12～36
泼尼松龙	0.8	4.0	4.0	5.00	200	12～36
甲泼尼龙	0.5	5.0	5.0	4.00	180	12～36
曲安西龙	0	5.0	5.0	4.00	>200	12～36
长效						
地塞米松	0	20～30	30	0.75	100～300	36～54
倍他米松	0	20～30	25～35	0.60	100～300	36～54

注:表中水盐代谢、糖代谢、抗炎作用的比值均以氢化可的松为 1 计;等效剂量以氢化可的松为标准计。

【药理作用及机制】　糖皮质激素在生理剂量下主要是对机体的物质代谢产生影响,在超生理剂量(药理剂量)时还发挥除了代谢作用外的其他药理作用。

1. 对代谢的影响

(1)糖代谢:糖皮质激素是调节机体糖代谢的重要激素之一,能增加肝糖原和肌糖原含量并升高血糖。其机制是:①促进糖原异生(glyconeogenesis),特别是利用肌肉蛋白质代谢中的一些氨基酸及其中间代谢产物作为原料合成糖原;②减少机体组织对葡萄糖的利用;③减慢葡萄糖氧化分解过程,有利于丙酮酸和乳酸等中间代谢产物在肝脏和肾脏再合成葡萄糖,增加血糖的来源。

(2)蛋白质代谢:加速胸腺、肌肉、骨等组织蛋白质分解代谢,增加尿中氮的排泄,造成负氮平衡;大剂量糖皮质激素还能抑制蛋白质合成。故长期用药可出现肌肉消瘦、骨质疏松、皮肤变薄和伤口愈合延缓等。因此,在严重损失蛋白质的肾病患者及多种影响蛋白质代谢的疾病中,采用此类激素治疗(尤其长期治疗)时,须合用蛋白质同化类激素。

(3)脂质代谢:短期使用对脂质代谢无明显影响;大剂量长期使用可增高血浆胆固醇、激活四肢皮下脂酶,促使皮下脂肪分解,使脂肪重新分布于面部、胸、背及臀部,形成向心性肥胖,表现为"满月脸,水牛背",呈现面圆、背厚、躯干部发胖而四肢消瘦的特殊体型,结合大剂量长期使用糖皮质激素诱发的水盐代谢紊乱表现,称之为"库欣综合征"(Cushing syndrome)。

(4)核酸代谢:糖皮质激素对核酸代谢的影响主要是通过影响敏感组织中的核酸代谢来实现的。研究显示氢化可的松可诱导合成某种特殊的 mRNA,表达一种抑制细胞膜转运功能的蛋白质,从而抑制细胞对能源物质的摄取,而且多种糖皮质激素均可以影响 DNA/RNA 代谢关键酶活性,诱导敏感组织(如淋巴细胞)DNA 降解,以致细胞核酸合成代谢受到抑制,而分解代谢增强。

(5)水和电解质代谢:糖皮质激素通过作用于盐皮质激素受体产生较弱的盐皮质激素样潴钠排钾作用。此外,它能增加肾小球滤过率和拮抗抗利尿激素的作用,减少肾小管对水的重吸收,故有利尿作用。长期用药将造成骨质脱钙,可能与其减少小肠对钙的吸收和抑制肾小管对钙的重吸收、促进尿钙排泄有关。

2. 抗炎作用　糖皮质激素具有强大的抗炎作用,能抑制物理性、化学性、免疫性及病原生物性等多种原因所引起的炎症反应。在急性炎症早期,通过增高血管的紧张性、减轻充血、降低毛细血管的通透性,同时抑制白细胞浸润及吞噬反应,减少各种炎症因子的释放,减轻渗出、水肿,改善红、肿、热、痛等症状。在炎症后期,糖皮质激素通过抑制毛细血管和成纤维细胞的增生,抑制胶原蛋白、黏多糖的合成及肉芽组织增生,防止粘连及瘢痕形成,减轻后遗症。但须注意的是,炎症反应是机体的一种防御性机制,炎症反应的后期更是组织修复的重要过程。因此,糖皮质激素在抑制炎症及减轻症状的同时也可导致感染扩散、创面愈合延迟。

糖皮质激素抗炎作用的主要机制为基因组效应和非基因组效应:

(1)基因组效应(genomic effect):糖皮质激素是一种高脂溶性分子,易通过细胞膜与胞质内的糖皮质激素受体(glucocorticoid receptor,GR)结合。GR 约由 800 个氨基酸构成,因羧基端激素结合域不同分为 GRα 和 GRβ 两种亚型,GRα 活化后产生经典的激素效应,而 GRβ 不具备与激素结合的能力,作为 GRα 拮抗剂而起作用。未活化的 GRα 在胞质内与热休克蛋白 90(heat shock protein 90,HSP90)等结合成大的复合体,阻碍 GRα 对 DNA 产生作用。当该复合体与激素结合后,构型发生变化,GRα 与复合体分离,随之类固醇-受体复合体易位进入细胞核,在细胞核内与特异性 DNA 位点即靶基因的启动子(promoter)序列的糖皮质激素应答元件(glucocorticoid response element,GRE)或负性糖皮质激素应答元件(negative glucocorticoid response element,nGRE)相结合,影响基因转录,进而发挥抗炎作用。具体表现为:①对炎症抑制蛋白及某些靶酶的影响:诱导脂皮素-1(lipocortin 1)的生成,继之抑制磷脂酶 A_2,影响花生四烯酸代谢的连锁反应,使炎症介质 PGE_2、PGI_2 和白三烯类(LTA_4、LTB_4、LTC_4 和 LTD_4)等减少;抑制诱导型一氧化氮合酶和环氧合酶-2 等的表达,从而阻断相关介质的产生,发挥抗炎作用。②对细胞因子及黏附分子的影响:糖皮质激素不仅能抑制多种炎症细胞因子如 TNF-α、IL-1、IL-2、IL-6、IL-8 等的产生,且可在转录水平上直接抑制黏附分子如 E-选择素及细胞间黏附分子-1(intercellular adhesion molecule 1,ICAM-1)的表达。此外,还影响细胞因子及黏附分子生物效应的发挥。③对炎症细胞凋亡的影响:GR 介导基因转录变化,最终激活 caspase 和特异性核酸内切酶而导致细胞凋亡。这种作用可被 GR 拮抗剂 RU486 所阻断,说明凋亡具有 GR 依赖性。

(2)非基因组效应(non-genomic effect):主要特点为起效迅速;对转录和蛋白质合成抑制药不敏感;在不能通过细胞膜、缺少细胞核或不能进行 RNA 和蛋白质合成的细胞内(如红细胞、精子、培养的胚胎海马神经元)以及与不具有激活转录活性的突变受体结合的情况下,糖皮质激素均能发挥此效应。我国学者陈宜张在国际上率先提出糖皮质激素非基因组效应。糖皮质激素发挥非基因组效应是通过①细胞膜类固醇受体:除了类固醇胞内受体外,尚存在细胞膜类固醇受体,而类固醇的快速效应与细胞膜类固醇受体相关。目前这一受体的主要结构已清楚,并已被克隆。②非基因组的生化效应:近来证实了激素对细胞能量代谢的直接影响。如甲泼尼龙溶解于细胞膜,并影响细胞膜的生化特性,其对线粒体内膜的直接影响将导致离子通透性增加,并继而导致氧化磷酸化偶联的解离。此外,糖皮质激素还可以不通过减少细胞内 ATP 的产生而直接抑制阳离子循环。③细胞质受体的受体外成分介导的信号通路:有研究发现糖皮质激素与 GR 结合后,GRα 与 HSP90 等成分分离,随之类固醇-受体复合体易位进入细胞核(产生基因组效应),而 HSP90 等受体外成分则进一步激活某些信号通路(如 Src)产生快速效应。虽然糖皮质激素基因组效应和非基因组效应间存在着许多不同点,但它们之间又存在交互调节。

3. 免疫抑制与抗过敏作用

(1)对免疫系统的抑制作用:糖皮质激素对免疫过程的多个环节均有抑制作用。小剂量糖皮质激素主要抑制细胞免疫,大剂量则能抑制由 B 细胞转化成浆细胞的过程,减少抗体生成干扰体液免疫。但这一抑制作用随动物种属不同而有很大差异。小鼠、大鼠、家兔等较敏感,能使胸腺缩小、脾脏淋巴结减少,血中淋巴细胞溶解;而豚鼠、猴和人的敏感性则较差。如糖皮质激素不能使正常人淋巴细胞溶解,也不能使免疫球蛋白合成或补体代谢明显下降,更不能抑制特异性抗体的合成。但糖皮质激素能干扰淋巴组织在抗原作用下的分裂和增殖,阻断致敏 T 淋巴细胞所诱发的单核细胞和巨噬细胞的聚集等,从而抑制组织器官的移植排斥反应和皮肤迟发性过敏反应。此外,对于自身免疫性疾病也能发挥一定的近期疗效。

目前认为糖皮质激素抑制免疫的机制是①诱导淋巴细胞 DNA 降解:这种由甾体激素诱导的核 DNA 降解现象只发生于淋巴组织中,并具有糖皮质激素特异性。②影响淋巴细胞的物质代谢:减少葡萄糖、氨基酸以及核苷的跨膜转运过程,抑制淋巴细胞中 DNA、RNA 和蛋白质的生物合成,减少淋巴细胞中 RNA 聚合酶的活力和 ATP 的生成量。③诱导淋巴细胞凋亡:体内和体外试验均出现胸腺细胞皱缩、膜起泡、染色体凝缩及核碎裂,形成凋亡小体,受影响的主要是 $CD4^+/CD8^+$ 的未成熟淋巴细胞。此外,还能诱导 B 淋巴细胞凋亡。④抑制核转录因子 NF-κB 活性:NF-κB 是一种重要的转录调节因子,它在胞质内与 NF-κB 抑制蛋白 IκB 结合呈非活性状态,一旦被刺激剂激活便与 IκB 解离而转入核内与特异的启动子结合,从而调控基因的表达。NF-κB 过度激活可导致多种炎症细胞因子的生成,这与移植物排斥反应、炎症等疾病发病有关。糖皮质激素一方面通过其受体直接与 RelA(NF-κB 异源二聚体的 p65 亚基)相互作用,抑制 NF-κB 与 DNA 结合,阻断其调控作用;另一方面是增加 NF-κB 抑制蛋白 IκBα 基因的转录,抑制 NF-κB 活性,从而发挥免疫抑制作用。

(2)抗过敏作用:在免疫过程中,由于抗原-抗体反应引起肥大细胞脱颗粒而释放组胺、5-羟色胺、过敏性慢反应物质和缓激肽等,从而引起一系列过敏性反应症状。糖皮质激素被认为能减少上述过敏介质的产生,抑制因过敏反应而产生的病理变化,从而减轻过敏性症状。

4. 抗休克作用

常用于严重休克,特别是感染中毒性休克的治疗。大剂量糖皮质激素抗休克作用的可能机制:①抑制某些炎症因子的产生,减轻全身炎症反应综合征及组织损伤,使微循环血流动力学恢复正常,改善休克状态;②稳定溶酶体膜,减少心肌抑制因子(myocardial depressant factor, MDF)的形成;③扩张痉挛收缩的血管和兴奋心脏、加强心脏收缩力;④提高机体对细菌内毒素的耐受力。但对外毒素则无防御作用。

5. 其他作用

(1)允许作用(permissive action):糖皮质激素对有些组织细胞虽无直接活性,但可给其他激素发挥作用创造有利条件,称为允许作用。例如糖皮质激素可增强儿茶酚胺的血管收缩作用和胰高血糖素的血糖升高作用等。

(2)退热作用:用于严重的中毒性感染,常具有迅速而良好的退热作用。可能与其能抑制体温中枢对致热原的反应、稳定溶酶体膜、减少内源性致热原的释放有关。

(3)血液与造血系统:糖皮质激素能刺激骨髓造血功能,使红细胞和血红蛋白含量增加,大剂量可使血小板增多、提高纤维蛋白原浓度,并缩短凝血酶原时间;刺激骨髓中的中性粒细胞释放入血而使中性粒细胞计数增多,但却降低其游走、吞噬、消化及糖酵解等功能,因而减弱对炎症区域的浸润与吞噬活动。糖皮质激素可使血液中淋巴细胞减少,但存在明显的动物种属差异。临床发现肾上腺皮质功能减退者淋巴组织增生、淋巴细胞增多;而肾上腺皮质功能亢进者淋巴细胞减少、淋巴组织萎缩。

（4）中枢神经系统:提高中枢神经的兴奋性。大量长期应用糖皮质激素,可引起部分患者欣快、激动、失眠等,偶可诱发精神失常;能降低大脑的电兴奋阈,促使癫痫发作,故精神病患者和癫痫患者宜慎用。大剂量应用可致儿童惊厥。

（5）骨骼:长期大量应用本类药物时可出现骨质疏松,特别是脊椎骨,故可引起腰背痛,甚至发生压缩性骨折、鱼骨样及楔形畸形。其机制可能与糖皮质激素抑制成骨细胞的活力、减少骨中胶原的合成、促进胶原和骨基质的分解、使骨质形成发生障碍有关。

（6）心血管系统:糖皮质激素增强血管对其他活性物质的反应性,可以增加血管壁肾上腺素受体的表达。在糖皮质激素分泌过多的库欣综合征和一小部分应用合成糖皮质激素的患者中,可出现高血压。

【临床应用】

1. 严重感染或炎症

（1）严重急性感染:主要用于中毒性感染或同时伴有休克者,如中毒性菌痢、中毒性肺炎、暴发型流行性脑脊髓膜炎及败血症等,在应用有效抗菌药物治疗感染的同时,可用糖皮质激素做辅助治疗。因其能增加机体对有害刺激的耐受性,减轻中毒反应,有利于争取时间,进行抢救。对无特效治疗药的病毒性感染,原则上不用本类药物;但在一些重症的感染,如由 SARS 冠状病毒以及由 covid-19 冠状病毒引起的严重的肺部感染,部分重症患者出现肺间质单个核细胞浸润、肺泡腔内细胞性纤维黏液样渗出物及肺水肿等,之后肺部病变进行性加重,表现为胸闷、气促、呼吸困难,少数患者（10%～15%）出现呼吸窘迫综合征而危及生命。糖皮质激素的恰当应用可减轻肺组织的渗出及损伤,减轻后期肺纤维化的程度。但由于大剂量的应用,后期也有少部分患者出现股骨头坏死。另外,对于多种结核病的急性期特别是以渗出为主的结核病,如结核性脑膜炎、胸膜炎、心包炎、腹膜炎,在早期应用抗结核药物的同时辅以短程糖皮质激素,可迅速退热,减轻炎症渗出,使积液消退,减少愈合过程中发生的纤维增生及粘连。但剂量宜小,一般为常规剂量的 1/2～2/3。目前认为,在有效抗结核药物的作用下,糖皮质激素的治疗并不引起结核病灶的恶化。带状疱疹、水痘患者禁用。

（2）抗炎治疗及防止某些炎症的后遗症:人体重要器官的炎症,如结核性脑膜炎、脑炎、心包炎,或由于炎症损害或恢复时产生粘连和瘢痕,将引起严重功能障碍,如风湿性心瓣膜炎、损伤性关节炎、睾丸炎以及烧伤后瘢痕挛缩等。早期应用糖皮质激素可减少炎性渗出,减轻愈合过程中纤维组织过度增生及粘连、防止后遗症的发生。对眼科疾病如虹膜炎、角膜炎、视网膜炎和视神经炎等非特异性眼炎,应用糖皮质激素可迅速消炎止痛、防止角膜混浊和瘢痕粘连的发生。有角膜溃疡者禁用。

2. 免疫相关疾病

（1）自身免疫性疾病:对多发性皮肌炎,糖皮质激素为首选药。严重风湿热、风湿性心肌炎、风湿性及类风湿关节炎、系统性红斑狼疮、自身免疫性贫血和肾病综合征等,应用糖皮质激素后可缓解症状。一般采用综合疗法,不宜单用,以免引起不良反应。

（2）过敏性疾病:如荨麻疹、血管神经性水肿、支气管哮喘和过敏性休克等。此类疾病一般发作快,消失也快,治疗主要应用肾上腺素受体激动药和抗组胺药物。对严重病例或其他药物无效时,可应用本类激素做辅助治疗,目的是抑制抗原-抗体反应所引起的组织损害和炎症过程。吸入型糖皮质激素防治哮喘效果较好且安全可靠,极少有副作用。

（3）器官移植排斥反应:对异体器官移植手术后所产生的免疫性排斥反应,可使用糖皮质激素预防,通常器官移植术前1～2天开始口服泼尼松。若已发生排斥反应,治疗时可采用大剂量氢化可的松静脉滴注,排斥反应控制后再逐步减少剂量至最小维持量,并改为口服。若与环孢素等免疫抑制药合用则疗效更好,并可减少两药的剂量。

3. 抗休克治疗
对感染中毒性休克,在足量有效抗菌药物治疗的同时,可及早、短时间突击使用大剂量糖皮质激素;待微循环改善、脱离休克状态即可停用,糖皮质激素尽可能在抗菌药物之后使用,停药则在撤去抗菌药物之前;对过敏性休克,可与首选药肾上腺素合用,对病情较重或发展较快者,同时静脉滴注氢化可的松200~400mg,以后视病情决定用量,好转后逐渐减少用量;对低血容量性休克,在补液、补电解质或输血后效果不佳者,可合用超大剂量的糖皮质激素;对心源性休克须结合病因治疗。

4. 血液病　多用于治疗儿童急性淋巴细胞白血病,目前采取与抗肿瘤药物联合的多药并用方案;但对急性非淋巴细胞白血病的疗效较差。此外,还可用于再生障碍性贫血、粒细胞减少症、血小板减少症和过敏性紫癜等的治疗。停药后易复发。

5. 局部应用　对湿疹、肛门瘙痒、接触性皮炎、银屑病等都有疗效,多采用氢化可的松、泼尼松龙或氟轻松等软膏、霜剂或洗剂局部用药;肌肉韧带或关节劳损时,可将醋酸氢化可的松或醋酸泼尼松龙混悬液加入1%普鲁卡因注射液肌内注射,也可注入韧带压痛点或关节腔内以消炎止痛;应用滴眼剂及呼吸道吸入制剂,可主要作用于眼部或呼吸道。

6. 替代疗法　用于急、慢性肾上腺皮质功能不全者,脑垂体前叶功能减退及肾上腺次全切除术后,皮质激素分泌不足的患者。

【不良反应及注意事项】

1. 长期大剂量应用引起的不良反应

(1)医源性肾上腺皮质功能亢进:又称类肾上腺皮质功能亢进综合征,是指长期过量激素引起脂质代谢和水盐代谢的紊乱。表现为满月脸、水牛背、皮肤变薄、多毛、水肿、低钾血症、高血压、糖尿病等,停药后症状可自行消失。必要时可加用抗高血压药、抗糖尿病药治疗,并采用低盐、低糖、高蛋白饮食及加用氯化钾等措施。

(2)诱发或加重感染:长期应用可诱发感染或使体内潜在的感染病灶扩散,特别是在原有疾病已使抵抗力降低的白血病、再生障碍性贫血、肾病综合征等患者更易发生。故肺结核、淋巴结核、脑膜结核及腹膜结核等患者应合用抗结核药。对于无有效药物可控制的感染(如病毒感染),应慎用或禁用。

(3)消化系统并发症:可刺激胃酸、胃蛋白酶的分泌并抑制胃黏液分泌,降低胃肠黏膜的抵抗力,故可诱发或加剧胃、十二指肠溃疡,甚至造成消化道出血或穿孔。对少数患者可诱发胰腺炎或脂肪肝。

(4)心血管系统并发症:长期应用,由于钠、水潴留和血脂升高,可引起高血压和动脉粥样硬化。

(5)骨质疏松、肌肉萎缩、伤口愈合迟缓等:与糖皮质激素促蛋白质分解、抑制其合成及增加钙、磷排泄有关。骨质疏松多见于儿童、绝经妇女和老人。严重者可发生自发性骨折。由于抑制生长激素的分泌和造成负氮平衡,还可影响生长发育。孕妇应用偶引起胎儿畸形。由于长期应用激素可引起高脂血症,来源于中性脂肪的栓子易黏附于血管壁上,阻塞软骨下的骨终末动脉,使血管栓塞造成股骨头无菌性缺血坏死。

(6)糖尿病:糖皮质激素促进糖原异生,降低组织对葡萄糖的利用,因而长期应用超生理剂量糖皮质激素者,将引起糖代谢的紊乱,半数患者出现糖耐量受损或糖尿病(类固醇性糖尿病)。这类糖尿病对降糖药物敏感性较差,所以应在控制原发病的基础上尽量减少糖皮质激素的用量,最好停药。如不能停药,应酌情给予口服降糖药或注射胰岛素治疗。

(7)糖皮质激素性青光眼:易感患者外周血淋巴细胞与小梁网细胞GR比正常人有更高的亲和力,小梁细胞功能活动的异常将导致房水流畅性的改变,引起眼内压升高。多发生于对激素中、高度反应者,其临床表现与原发性开角型青光眼相似,应注意区别。因此,在使用糖皮质激素类药物时要定期检查眼内压、眼底、视野,以减少糖皮质激素青光眼的发生。

(8)对妊娠的影响:糖皮质激素可通过胎盘,使用药理剂量的糖皮质激素可增加胎盘功能不全、新生儿体重减少或死胎的发生率。妊娠期间曾接受一定剂量的糖皮质激素者,应注意观察婴儿是否有肾上腺皮质功能减退的表现。

(9)其他:有癫痫或精神病史者禁用或慎用。

2. 停药反应

(1)医源性肾上腺皮质功能不全:长期应用尤其是每天给药的患者,减量过快或突然停药,特别是当遇到感染、创伤、手术等严重应激情况时,可引起肾上腺皮质功能不全或危象,表现为恶心、呕吐、乏力、低血压和休克等,须及时抢救。这是由于长期大剂量使用糖皮质激素,反馈性抑制垂体-肾上腺皮质轴致肾上腺皮质萎缩所致。肾上腺皮质功能的恢复时间与剂量、用药时间长短和个体差异等有关。停用激素后,垂体分泌 ACTH 的功能一般需经 3~5 个月才恢复;肾上腺皮质对 ACTH 起反应功能的恢复需 6~9 个月,甚至长达 1~2 年。因此不可骤然停药,须缓慢减量,停用糖皮质激素后连续应用 ACTH 7 天左右;在停药 1 年内如遇应激情况(如感染或手术等),应及时给予足量的糖皮质激素。

（2）反跳现象:指突然停药或减量过快而致原有症状的复发或恶化。常需加大剂量再行治疗,待症状缓解后再缓慢减量、停药。

（3）糖皮质激素抵抗:大剂量糖皮质激素治疗疗效很差或无效称为糖皮质激素抵抗。此时对患者盲目加大剂量和延长疗程不但无效,而且会引起严重的后果。目前临床还未见解决糖皮质激素抵抗的有效措施,尚待深入研究。

【禁忌证】　活动性消化性溃疡病,新近胃肠吻合术,骨折,创伤修复期,角膜溃疡,肾上腺皮质功能亢进症,严重高血压,糖尿病,孕妇,抗菌药物不能控制的感染如水痘、麻疹、真菌感染等禁用;严重精神失常、癫痫病史者禁用或慎用。

【用法与疗程】

1. 大剂量冲击疗法　适用于急性、重度、危及生命的疾病的抢救,如休克、急性移植排斥反应等,常用氢化可的松静脉给药,首剂 200~300mg,一日量可超过 1g,以后逐渐减量,疗程不超过 3~5 天。大剂量应用时宜合用氢氧化铝凝胶等,以防止急性消化道出血。

2. 一般剂量长期疗法　多用于结缔组织病和肾病综合征等。常用泼尼松口服,结缔组织病开始 10~30mg/d,一日 3 次,获得临床疗效后逐渐减量,每 3~5 天减量 1 次,每次按 20% 左右递减;肾病综合征起始剂量 1mg/(kg·d),治疗后每 2~3 周减原用量的 10%,直到最小有效维持量。需要长期用药维持疗效的患者,可采取以下两种方式:

（1）每日清晨一次给药法:一般采用短效类的可的松或氢化可的松,在每日清晨 7~8 时一次服用。这种给药法使外源性糖皮质激素血浆浓度与内源性糖皮质激素分泌昼夜节律重合,可减少药物对内源性皮质激素分泌功能的抑制。生理条件下,皮质激素在清晨为分泌高峰,午夜(0 时)前后为低谷,在分泌低谷时反馈性促进下丘脑-垂体激素(如 ACTH)分泌,继而引起皮质激素新的分泌高峰。如清晨一次给药,可使内外糖皮质激素浓度高峰重合,作用增强;而午夜时分浓度降低,不致显著抑制下丘脑-垂体激素分泌,因而可减少皮质分泌功能抑制的不良反应。

（2）隔日清晨给药法:即每隔一日,早晨 7~8 时给药 1 次。一般采用中效类的泼尼松或泼尼松龙,可减轻对内源性皮质激素分泌的抑制作用。

3. 小剂量替代疗法　适用于治疗急、慢性肾上腺皮质功能不全症(包括肾上腺危象、艾迪生病)、脑垂体前叶(腺垂体)功能减退及肾上腺次全切除术后。一般维持量:可的松 12.5~25mg/d,或氢化可的松 10~20mg/d。

在长时间使用糖皮质激素治疗过程中,遇下列情况之一者,应撤去或停用糖皮质激素:①维持量已减至正常基础需要量,如泼尼松 5.0~7.5mg/d,经过长期观察,病情已稳定不再活动者;②因治疗效果差,不宜再用糖皮质激素,应改药者;③因严重副作用或并发症,难以继续用药者。

第二节 ｜ 盐皮质激素

盐皮质激素(mineralocorticoids)主要有醛固酮(aldosterone)和去氧皮质酮(deoxycorticosterone),对维持机体正常的水、电解质代谢起着重要作用。

【药理作用及机制】　醛固酮主要作用于肾脏的远曲小管,促进 Na^+、Cl^- 的重吸收和 K^+、H^+ 的排出,其中潴 Na^+ 的作用是原发的。它与下丘脑分泌的抗利尿激素相互协调,共同维持体内水、电解质的平衡。此外,对唾液腺、汗腺、肌肉和胃肠道黏膜细胞也同样有潴 Na^+、排 K^+ 的作用。醛固酮潴钠排钾机制可能与类固醇的基因效应有关,通过与肾远曲小管上皮细胞内特殊受体相结合,转位进入细胞核,作用于染色质 DNA,引起某种特异 mRNA 的合成,生成一类醛固酮诱导蛋白质(aldosterone-induced protein,AIP),使上皮钠通道活性增大,表现为上皮钠通道开放频率及开放数目增加,从而促进肾小管细胞膜对 Na^+ 的重吸收。去氧皮质酮潴钠作用只有醛固酮的 1%～3%,但远较氢化可的松大。在天然皮质激素中,醛固酮是作用最强的一种盐皮质激素,其作用是等量糖皮质激素的 500 倍。但由于在正常生理状态下糖皮质激素的分泌量很大,故在人体总的水盐代谢中糖皮质激素也承担了重要的作用。平时每日醛固酮的分泌量很少,如因某种情况引起醛固酮分泌过多,其显著的钠水潴留及排钾效应则可引起低钾血症、组织水肿及高血压。若盐皮质激素分泌水平过低,会导致水钠流失和血压降低的症状。

【临床应用】　临床上盐皮质激素常与氢化可的松等合用作为替代疗法,用于慢性肾上腺皮质功能减退症,以纠正患者失钠、失水和钾潴留等,恢复水和电解质的平衡。替代疗法的同时,每日须补充食盐 6～10g。

第三节 ｜ 促皮质素及皮质激素抑制药

一、促肾上腺皮质激素

促肾上腺皮质激素(adrenocorticotropin,ACTH)由垂体前叶嗜碱性细胞合成分泌,是一种由 39 个氨基酸组成的多肽,ACTH 的生理活性主要依赖于前 24 个氨基酸残基,氨基酸残基 25～39 则主要与 ACTH 的免疫原性有关。ACTH 的合成和分泌受到下丘脑促肾上腺皮质激素释放激素(corticotropin releasing hormone,CRH)的调节,对维持机体肾上腺正常形态和功能具有重要作用。在生理情况下,下丘脑、垂体和肾上腺三者处于动态平衡(见图 35-1),ACTH 缺乏,将引起肾上腺皮质萎缩、分泌功能减退。人工合成的 ACTH 仅有 24 个氨基酸残基,免疫原性明显降低,故过敏反应显著减少。

ACTH 口服后在胃内被胃蛋白酶破坏而失效,只能注射应用。血浆 $t_{1/2}$ 约为 10 分钟。一般在 ACTH 给药后 2 小时,肾上腺皮质才开始分泌氢化可的松。临床上主要用于 ACTH 兴奋试验以判断肾上腺皮质贮备功能,诊断脑垂体前叶-肾上腺皮质功能状态及检测长期使用糖皮质激素停药前后的皮质功能水平,以防止因停药而发生皮质功能不全。

二、皮质激素抑制药

抗醛固酮类药物如螺内酯(安体舒通)等详见第二十四章利尿药。皮质激素抑制药可代替外科的肾上腺皮质切除术,临床常用的抑制药有米托坦和美替拉酮等(图 35-3)。

米托坦

米托坦(mitotane,又称双氯苯二氯乙烷)为杀虫剂滴滴涕(DDT)一类化合物。它能相对选择性地作用于肾上腺皮质细胞,对肾上腺皮质的正常细胞或瘤细胞都有损伤作用,尤其是选择性地作用于肾上腺皮质束状带及网状带细胞,使其萎缩、坏死。用药后血、尿中氢化可的松及其代谢物迅速减少。但不影响球状带,故醛固酮分泌不受影响。

本品口服可以吸收,分布于全身各部,但脂肪是其主要贮藏器官,其水溶性代谢产物约占给药量的 25%,由尿中排出。停止给药后 6～9 周,在血浆中仍能测到微量的米托坦。口服量的 60% 以原形药由粪中排出。主要用于无法切除的肾上腺皮质癌、切除复发癌以及皮质癌术后辅助治疗。可有消化道不适、中枢抑制及运动失调等反应,减小剂量后这些症状可以消失。若由于严重肾上腺功能不全而出现休克或严重的创伤时,可给予肾上腺皮质固醇类药物。

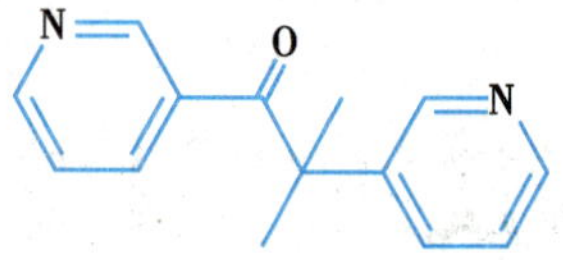

美替拉酮
（metyrapone）

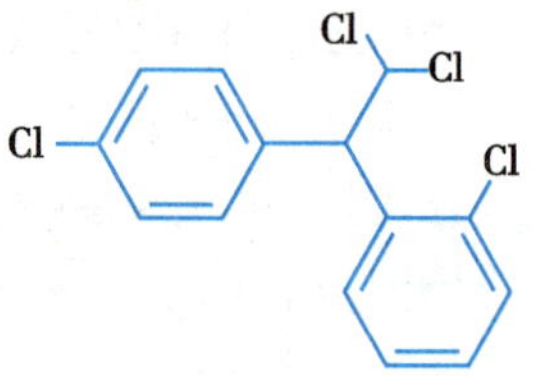

米托坦
（mitotane）

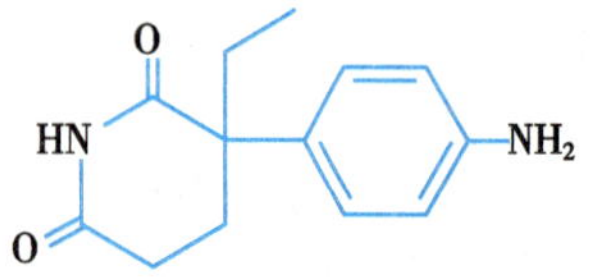

氨鲁米特
（aminoglutethimide）

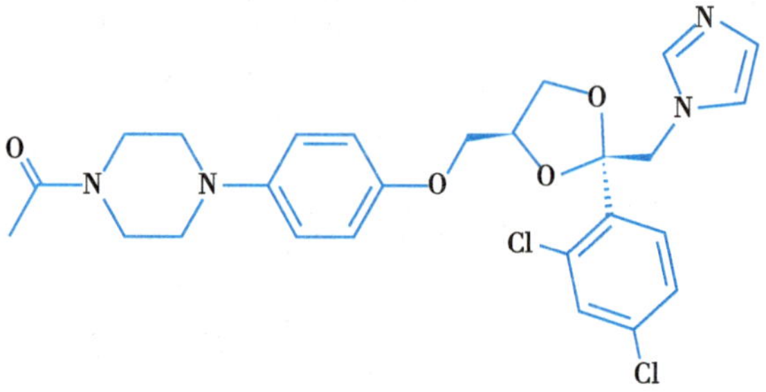

酮康唑
（ketoconazole）

图 35-3　皮质激素抑制药的化学结构

美替拉酮

美替拉酮（metyrapone，又称甲吡酮）能抑制 11β-羟化反应，干扰 11-去氧皮质酮转化为皮质酮，抑制 11-去氧氢化可的松转化为氢化可的松，而降低它们的血浆水平；又能反馈性地促进 ACTH 分泌，导致 11-去氧皮质酮和 11-去氧氢化可的松代偿性增加，故尿中 17-羟类固醇排泄也相应增加。临床用于治疗肾上腺皮质肿瘤和产生 ACTH 的肿瘤所引起的氢化可的松过多症和皮质癌。还可用于垂体释放 ACTH 功能试验。不良反应较少，可有眩晕、消化道反应等。

氨鲁米特

氨鲁米特（aminoglutethimide，又称氨苯哌啶酮）能抑制胆固醇转变成 20α-羟胆固醇，阻断类胆固醇生物合成的第一个反应，从而抑制氢化可的松和醛固酮的合成。能有效减少肾上腺肿瘤和 ACTH 过度分泌时氢化可的松的增多。能与美替拉酮合用，治疗由垂体所致 ACTH 过度分泌诱发的库欣综合征。为了防止肾上腺功能不足，可给予生理剂量的氢化可的松。

酮康唑

酮康唑（ketoconazole）是一种抗真菌药，其机制是阻断真菌类固醇的合成。但由于哺乳类动物组织对其敏感性远较真菌为低，因此它对人体类固醇合成的抑制作用仅在高剂量时才会出现。目前，酮康唑主要用于治疗库欣综合征和前列腺癌。

（李晓辉）

本章思维导图

本章目标测试

第三十六章 | 甲状腺激素及抗甲状腺药

甲状腺激素是维持机体正常代谢、促进生长发育所必需的激素。甲状腺激素分泌过少引起甲状腺功能减退，需补充甲状腺激素进行治疗，而分泌过多则引起甲状腺功能亢进，需要手术或者用抗甲状腺药物进行治疗。

第一节 | 甲状腺激素

一、甲状腺激素合成、分泌及调节

甲状腺激素包括四碘甲状腺原氨酸（3,5,3',5'-tetraiodothyronine，T_4，甲状腺素）和三碘甲状腺原氨酸（3,5,3'-triiodothyronine，T_3）。甲状腺激素的合成、贮存、分泌与调节的主要步骤包括：

1. **碘摄取** 甲状腺滤泡细胞的碘泵主动从血中摄取无机碘（I^-），滤泡细胞中碘化物的浓度正常时为血浆的 25 倍，而在甲亢时可达 250 倍，故摄碘率是甲状腺功能指标之一。

2. **碘活化和酪氨酸碘化** 碘化物在过氧化物酶作用下被氧化成活性碘（I^+），活性碘与甲状腺球蛋白（thyroglobulin，TG）中的酪氨酸残基结合，生成一碘酪氨酸（monoiodotyrosine，MIT）和二碘酪氨酸（diiodotyrosine，DIT）。

3. **偶联** 在过氧化物酶作用下，两分子的 DIT 偶联生成 T_4，一分子 DIT 和一分子 MIT 偶联成 T_3。T_4 和 T_3 的比例决定于碘的供应，正常时 T_4 较多，缺碘时则 T_3 所占比例增大，这样可以更有效地利用碘，使甲状腺激素活性维持平衡。合成的 T_4 和 T_3 结合在 TG 分子上，贮存在滤泡腔的胶质中。

4. **释放** 在蛋白水解酶作用下，TG 释放出 T_4、T_3 进入血液。其中 T_4 占分泌总量的 90% 以上，在外周组织脱碘酶作用下，约 36% 的 T_4 转为 T_3，T_3 的生物活性比 T_4 强约 5 倍。

5. **调节** 垂体分泌的促甲状腺激素（thyroid-stimulating hormone，TSH），促进甲状腺激素合成和分泌，而 TSH 的分泌又受下丘脑分泌的促甲状腺激素释放激素（thyrotropin-releasing hormone，TRH）的调节。应激状态或某些疾病可通过 TRH 影响甲状腺功能，而血中的 T_4 和 T_3 浓度对 TSH 和 TRH 的释放存在负反馈调节（图 36-1）。

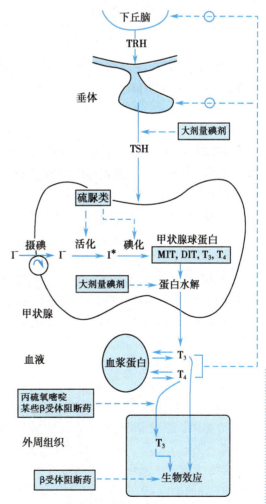

图 36-1 甲状腺激素的合成、分泌、调节及抗甲状腺药作用环节示意图

二、甲状腺激素

【构效关系】　T_3 和 T_4 均含无机碘,其结构有两个垂直相连的苯环,环 I 有带羧基的侧链,环 II 有酚羟基(图 36-2),是维持活性的基本结构。环 I 的 3 位和 5 位的碘参与受体结合;环 II 的 5' 位上的碘则妨碍和受体结合,使活性降低。在外周组织,T_4 的 5' 位经脱碘反应,使 T_4 转换成活性更强的 T_3;而环 I 的 5 位脱碘后变成无活性的反向 T_3(reverse T_3,rT_3)。

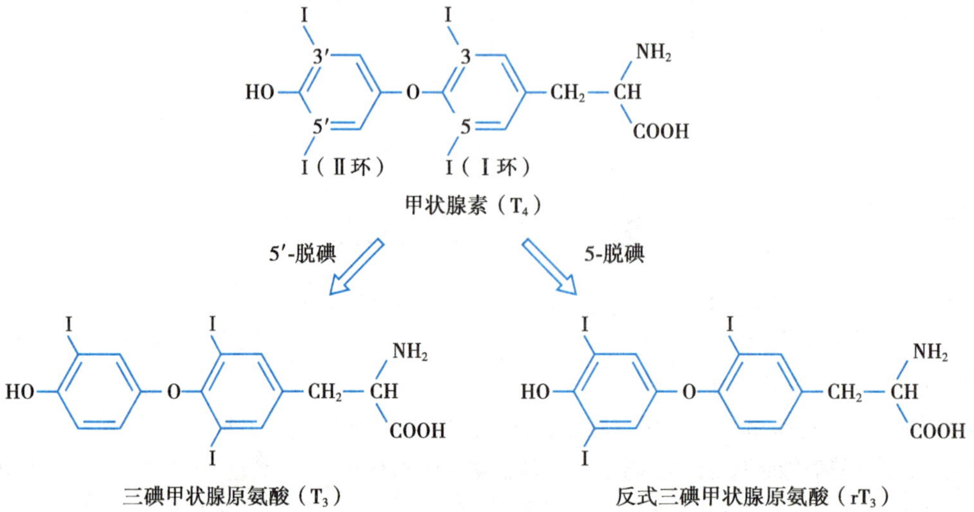

甲状腺素(T_4)

5'-脱碘　　　　　5-脱碘

三碘甲状腺原氨酸(T_3)　　　　　反式三碘甲状腺原氨酸(rT_3)

图 36-2　甲状腺激素及其代谢物的结构

【体内过程】　T_4、T_3 口服易吸收,生物利用度分别为 50%~70% 和 90%~95%,T_4 的吸收率因肠内容物等的影响而不恒定。严重黏液性水肿时口服吸收不良,须肠外给药。两者血浆蛋白结合率均在 99% 以上。但 T_3 的蛋白亲和力低于 T_4,其游离量可为 T_4 的 10 倍。T_3 作用快而强,维持时间短,$t_{1/2}$ 为 2 天;T_4 则作用弱而慢,维持时间较长,$t_{1/2}$ 为 5 天。因两者 $t_{1/2}$ 均超过 1 天,故每天只需用药 1 次。甲状腺激素主要在肝、肾的线粒体内脱碘,并与葡萄糖醛酸或硫酸结合而经肾排泄。甲状腺激素可通过胎盘或进入乳汁,故在妊娠期和哺乳期慎用。目前临床上常用的甲状腺素片是左甲状腺素钠(levothyroxine sodium)。

【药理作用】　甲状腺激素的药理作用主要包括以下几方面:

1. **维持正常生长发育**　促进蛋白质合成及骨骼、中枢神经系统的生长发育。在发育期,甲状腺功能不足可使神经元轴突和树突形成发生障碍,神经髓鞘形成延缓,骨骺不能形成,而产生智力低下、身材矮小的呆小病(克汀病,cretinism)。T_3 和 T_4 还加速胎儿肺发育,新生儿呼吸窘迫综合征常与 T_3、T_4 不足有关。成人甲状腺功能不全时则引起黏液性水肿,表现为中枢兴奋性降低、记忆力减退等。

2. **促进代谢和产热**　能促进氧化代谢,增加耗氧,提高基础代谢率,使产热增多。甲亢时有怕热、多汗等症状。

3. **提高机体交感-肾上腺系统的反应性**　在甲亢时由于对儿茶酚胺的反应性提高,出现神经过敏、烦躁、震颤、心率加快、心排出量增加及血压增高等现象。这与肾上腺素 β 受体数目增多有关。

【作用机制】　甲状腺激素受体(thyroid hormone receptor,TR)为细胞质受体,由 TRα 和 TRβ 基因编码,介导甲状腺激素的作用。TR 表达在垂体、心脏、肝、肾、骨骼肌、肺、肠等组织,两个受体蛋白构成的同源或异源二聚体能与 DNA 结合,当血中游离的 T_4 和 T_3 进入细胞内与受体蛋白形成激素-受体复合物,后者进入细胞核而启动靶基因转录,从而产生生物学效应。T_3 与 TR 的亲和力比 T_4 大 10 倍,85%~90% 的 TR 与 T_3 结合,故 TR 又称为 T_3 受体。饥饿、营养不良与肥胖、糖尿病时 TR 数目减少。

此外,甲状腺激素还有"非基因作用",通过核糖体、线粒体和细胞膜上的受体结合,影响转录后的过程、能量代谢以及膜的转运功能。

【临床应用】 主要用于甲状腺功能减退的替代疗法。

1. **甲状腺功能减退** ①呆小病:功能减退始于胎儿或新生儿。若尽早诊治,则发育仍可维持正常;若治疗过晚,则智力持续低下。治疗应从小剂量开始,到症状好转改用维持量,并根据症状随时调整剂量。②黏液性水肿:给予甲状腺素治疗应从小剂量开始,逐渐增至足量,2~3 周后如基础代谢率恢复正常,可逐渐减为维持量。老年及心血管疾病患者增量宜缓慢,以防过量诱发或加重心脏病变;垂体功能低下者宜先用糖皮质激素,再用甲状腺激素,以防发生急性肾上腺皮质功能不全。黏液性水肿昏迷者必须立即注射大量 T_3,直至清醒后改为口服。如无静脉注射剂,也可用 T_3 片剂研碎后加水鼻饲,同时给予足量氢化可的松。

2. **单纯性甲状腺肿** 由于缺碘所致者应补碘,原因不明者可给予适量甲状腺激素,以补充内源性激素的不足,并可抑制 TSH 过多分泌,缓解腺体代偿性增生肥大。但甲状腺结节常不能消失,须进行手术。

3. **其他** ①甲亢患者服用抗甲状腺药时,加服 T_4 有利于减轻突眼、甲状腺肿大以及防止甲状腺功能减退。虽然 T_4 不易通过胎盘屏障,但也不能防止抗甲状腺药剂量过大对胎儿甲状腺功能的影响,故甲亢孕妇一般不加服 T_4。②甲状腺癌术后应用 T_4,可抑制残余甲状腺癌变组织,减少复发,用量需较大。③T_3 抑制试验中对摄碘率高者作鉴别诊断用。服用 T_3 后,摄碘率比用药前对照值下降 50% 以上者,为单纯性甲状腺肿;摄碘率下降小于 50% 者为甲亢。

【不良反应】 甲状腺激素过量可引起心悸、手震颤、多汗、体重减轻、失眠等甲亢症状,重者可有腹泻、呕吐、发热、脉搏快而不规则,甚至有心绞痛、心力衰竭、肌肉震颤或痉挛。一旦出现上述现象应立即停药,用 β 受体阻断药对抗,停药 1 周后再从小剂量开始应用。

【附:促甲状腺激素(TSH)与促甲状腺激素释放激素(TRH)的临床应用】 TSH 和 TRH 主要用于临床诊断。①TSH 试验用于鉴别甲状腺功能减退患者的病变部位。肌内注射 TSH 10U,每天 2 次,连用 3 天后,如甲状腺摄碘率或血浆蛋白结合碘增高,说明病变在腺垂体;如不增高说明病变在甲状腺。TSH 还可提高甲状腺及其癌转移灶的摄碘率。②TRH 兴奋试验用于测定甲状腺功能和鉴别甲状腺疾病的病变部位。先测对照 TSH 值后,静脉注射 TRH 200~500μg,分别观察给药 15 分钟、30 分钟、60 分钟后 TSH 的变化。甲亢患者血中 T_3、T_4 水平增高,反馈性抑制 TRH。TRH 反应减弱,可鉴别隐匿型甲亢。在甲状腺功能减退患者,如 TRH 呈高反应,说明病变在甲状腺本身;呈弱反应或无反应,病变在腺垂体;呈延迟性反应,病变在下丘脑。

第二节 | 抗甲状腺药

甲状腺功能亢进症(hyperthyroidism,简称甲亢)可用手术疗法,也可用抗甲状腺药暂时或长期消除甲亢症状。抗甲状腺药(antithyroid drugs)是治疗各种原因引起的甲亢及其症状的有效手段,目前常用的有硫脲类、碘及碘化物、β 肾上腺素受体阻断药和放射性碘四类。

一、硫脲类

硫脲类(thioureas)是最常用的抗甲状腺药。可分为 2 类①硫氧嘧啶类:包括甲硫氧嘧啶(methylthiouracil,MTU)和丙硫氧嘧啶(propylthiouracil,PTU);②咪唑类:包括甲巯咪唑(thiamazole,又称他巴唑,tapazole)和卡比马唑(carbimazole,又称甲亢平)。

【构效关系】 硫代酰胺基是硫脲类药物具有的共同结构,也是抗甲状腺活性的必需基团。甲巯咪唑的抗甲状腺活性是丙硫氧嘧啶的 10 倍,而卡比马唑在体内需要代谢成甲巯咪唑而发挥作用。

【体内过程】 甲硫氧嘧啶口服吸收迅速,达峰时间为 1 小时,生物利用度 50%~80%;血浆蛋白结合率约 75%,分布于全身各组织,以甲状腺浓集较多;约 60% 在肝脏被代谢,部分结合葡萄糖醛酸后排出,$t_{1/2}$ 为 1.5 小时。甲巯咪唑的血浆 $t_{1/2}$ 为 6 小时,在甲状腺组织中药物浓度可维持 16~24 小时,其疗效与甲状腺内药物浓度有关,而后者的浓度与每日给药量呈正相关。每日给药 1 次(30mg)与每日给药 3 次(每次 10mg)一样,均可发挥较好疗效。维持量为 5～10mg/d。

【药理作用及机制】

1. **抑制甲状腺激素的合成**　硫脲类药物对过氧化物酶并没有直接抑制作用,而是作为过氧化物酶的底物本身被氧化,影响酪氨酸的碘化及偶联,从而减少甲状腺激素的合成。硫脲类对甲状腺摄碘没有影响,本类药物对已合成的甲状腺激素无效,须用药 3～4 周后才有储存的 T_4 水平下降,一般症状改善常需 2～3 周,基础代谢率恢复正常需 1～2 个月。

2. **抑制外周组织的 T_4 转化为 T_3**　丙硫氧嘧啶能迅速控制血清中生物活性较强的 T_3 水平,故在重症甲亢、甲状腺危象时可列为首选;而甲巯咪唑的这种作用相对较弱。

3. **减弱 β 受体介导的糖代谢**　硫氧嘧啶类减少心肌、骨骼肌的 β 受体数目,降低腺苷酸环化酶活性而减弱 β 受体介导的糖代谢。

4. **免疫抑制作用**　甲亢的发病与自身免疫机制异常有关,硫脲类药物轻度抑制免疫球蛋白的生成,减少甲状腺刺激性免疫球蛋白(thyroid stimulating immunoglobulin,TSI)水平。因此,该类药物除了能控制高代谢症状外,对甲亢病因也有一定的治疗作用。

【临床应用】

1. **甲亢的内科治疗**　适用于轻症和不宜手术或放射性碘治疗者,如儿童、青少年、术后复发、中至重度患者而年老体弱或兼有心脏、肝、肾、出血性疾病等患者。若剂量适当,症状可在 1～2 个月内得到控制。当基础代谢率接近正常时,药量即可递减至维持量,疗程 1～2 年。遇有感染或其他应激时酌加剂量。应以 T_3 抑制试验或 TRH 兴奋试验来监测疗效,结果正常后停药,则复发率较低。内科治疗可使 40%～70% 患者不再复发。

2. **甲状腺手术前准备**　为减少甲状腺次全切除手术患者在麻醉和手术后的并发症及甲状腺危象,在术前应先服用硫脲类药物,使甲状腺功能恢复或接近正常。由于硫脲类药物使 TSH 分泌增多,腺体增生,组织脆而充血,不利于手术进行,须在手术前 2 周左右加服大量碘剂。

3. **甲状腺危象的治疗**　感染、外伤、手术、情绪激动等诱因,可致大量甲状腺激素突然释放入血,使患者发生高热、虚脱、心力衰竭、肺水肿、水和电解质紊乱等,严重时可致死亡,称为甲状腺危象。对此,除消除诱因、对症治疗外,主要给予大剂量碘剂以抑制甲状腺激素释放,并立即应用硫脲类(常选用丙硫氧嘧啶)阻止甲状腺素合成,剂量约为治疗量的 2 倍,疗程一般不超过 1 周。

【不良反应与注意事项】　硫脲类有 3%～12% 用药者发生不良反应,丙硫氧嘧啶和甲巯咪唑发生较少,甲硫氧嘧啶发生较多。

1. **胃肠道反应**　恶心、呕吐、胃肠道不适,甲硫氧嘧啶偶有味觉、嗅觉改变。

2. **过敏反应**　最常见,多为斑丘疹(发生率 4%～6%)、皮肤瘙痒、药疹,少数伴有发热,应密切观察,一般不需停药也可消失。

3. **粒细胞缺乏症**　为最严重不良反应,发生率为 0.1%～0.5%。一般发生在治疗后的 2～3 个月内,老年人较易发生,应定期检查血象。注意与甲亢本身引起的白细胞计数偏低相区别,发生咽痛、发热等反应时应立即停药,可恢复正常。

4. **甲状腺肿及甲状腺功能减退**　长期用药后,可使血清甲状腺激素水平呈显著下降,反馈性增加 TSH 分泌而引起腺体肿大,还可诱发甲状腺功能减退,及时发现并停药常可恢复。

硫脲类药物能通过胎盘浓集于胎儿甲状腺,妊娠妇女慎用或不用;乳汁浓度也高,服用本类药物的妇女应避免哺乳。相比之下,丙硫氧嘧啶具有更高的血浆蛋白结合率,通过胎盘的量相对较少,更适合于妊娠期甲亢患者。结节性甲状腺肿合并甲亢及甲状腺癌患者禁用。

【药物相互作用】　锂、磺胺类、对氨基水杨酸、对氨苯甲酸、保泰松、巴比妥类、酚妥拉明、磺酰脲类、维生素 B_{12} 等药物都能不同程度地抑制甲状腺功能,如与硫脲类同用,可能增加抗甲状腺效应。碘剂可明显延缓硫脲类起效时间,一般情况不合用。

二、碘及碘化物

在硫脲类药物产生前,碘及碘化物是用于抗甲状腺治疗的主要药物。目前,碘及碘化物不单独用于抗甲状腺治疗。常用复方碘溶液(compound iodine solution)又称卢戈液(Lugol solution)含 5% 碘和 10% 碘化钾。也可单用碘化钾或碘化钠。《神农本草经》中记载的用海带治"瘿瘤",是最早用含碘食物治疗甲状腺疾病的文献。

【药理作用】　不同剂量的碘化物对甲状腺功能可产生不同的作用。

小剂量的碘是合成甲状腺激素的原料,可预防单纯性甲状腺肿。缺碘地区在食盐中按 1∶100 000～1∶10 000 的比例加入碘化钾或碘化钠,对早期患者疗效显著;如腺体太大已有压迫症状者,应考虑手术治疗。

大剂量碘(>6mg/d)有抗甲状腺作用。可能是通过抑制 TG 的水解而抑制甲状腺激素的释放,因为 TG 水解时需足够的还原型谷胱甘肽(GSH)使 TG 中的二硫键还原,大剂量碘剂能抑制谷胱甘肽还原酶,减少 GSH,从而使 TG 对蛋白水解酶不敏感。大剂量碘还能拮抗 TSH 促进甲状腺激素释放;此外,大剂量碘还能抑制甲状腺过氧化物酶活性,影响酪氨酸碘化和碘化酪氨酸偶联,减少甲状腺激素的合成。

大剂量碘的抗甲状腺作用快而强,用药 1～2 天起效,10～15 天达最大效应。但是,滤泡细胞内碘离子浓度增高到一定程度,细胞摄碘即自动降低,使胞内碘离子浓度下降,从而失去抑制激素合成的效应,这就是碘化物不能单独用于甲亢内科治疗的原因。

【临床应用】

1. **甲亢的术前准备**　一般在术前 2 周给予复方碘溶液,因为大剂量碘能抑制 TSH 促进腺体增生的作用,使腺体缩小变韧、血管减少,利于手术进行及减少出血。

2. **甲状腺危象的治疗**　可将碘化物加到 10% 葡萄糖溶液中静脉滴注,也可服用复方碘溶液。其抗甲状腺作用发生迅速,并在 2 周内逐渐停服,需同时配合服用硫脲类药物。

【不良反应】　碘的不良反应相对较少,大多数在停药后均可恢复。

1. **一般反应**　咽喉不适、口内金属味、呼吸道刺激、鼻窦炎和眼结膜炎症状及唾液分泌增多、唾液腺肿大等,停药后可消退。

2. **过敏反应**　用药后立即或几小时内发生,表现为发热、皮疹、皮炎,也可有血管神经性水肿,严重者有喉头水肿、可致窒息。必要时采取抗过敏治疗。

3. **诱发甲状腺功能紊乱**　长期或过量服用碘剂可能诱发甲亢;已用硫脲类控制症状的甲亢患者,也可因服用少量碘而复发。另一方面,碘剂也可诱发甲状腺功能减退和甲状腺肿,原有甲状腺炎者不易发生。碘能进入乳汁和通过胎盘,可能引起新生儿和婴儿甲状腺功能异常或甲状腺肿,严重者可压迫气管而致命,孕妇和哺乳期妇女应慎用。

三、β肾上腺素受体阻断药

【药理作用】　无内在拟交感活性的 β 受体阻断药如普萘洛尔(propranolol)、美托洛尔(metoprolol)、阿替洛尔(atenolol)等是甲亢及甲状腺危象的辅助治疗药。通过阻断 β 受体而改善甲亢所致的心率加快、心收缩力增强等交感神经激活症状。普萘洛尔在 160mg/d 的剂量还能抑制外周 T_4 转化成 T_3,减少 T_3 生成约 20%。

【临床应用】　本类药物适用于不宜用抗甲状腺药、不宜手术及 ^{131}I 治疗的甲亢患者;甲状腺危象时,静脉注射能帮助患者度过危险期。应用大剂量 β 受体阻断药进行术前准备,使甲状腺不会增大变脆,2 周后即可手术,本类药物常与硫脲类合用作术前准备。甲亢患者如因故需紧急手术(甲状腺或其他手术)时,也可用 β 受体阻断药保护患者。

【不良反应】　较少影响常用甲状腺功能测定试验以及硫脲类对甲状腺的作用,但应注意防止本类药物对心血管系统和气管平滑肌等造成的不良反应。

四、放射性碘

放射性碘（radioiodine）是 ^{131}I，有效 $t_{1/2}$ 为 8 天，甲状腺有很强的摄取 ^{131}I 的能力。^{131}I 的 β 射线（占 99%）在组织内射程仅约 2mm，辐射损伤只限于甲状腺内，又因增生细胞对辐射作用较敏感，很少损伤周围其他组织，可起到类似手术切除部分甲状腺的作用。少量的 γ 射线（占 1%）可在体外测得，用于测定甲状腺摄碘功能。

^{131}I 适用于不宜手术或手术后复发及硫脲类无效或过敏的甲亢者，作用缓慢，一般用药 1 个月见效，3~4 个月后甲状腺功能可恢复正常。剂量过大易致甲状腺功能减退，故应严格掌握剂量，通常按甲状腺重量和最高摄碘率估计值计算。用药后一旦发现功能低下症状，可补充甲状腺激素对抗。由于儿童甲状腺组织处于生长期，对辐射效应较敏感；卵巢也可浓集放射性碘，可能影响遗传。因此，20 岁以下患者、妊娠或哺乳期妇女及肾功能不佳者不宜使用。此外，甲状腺危象、重症浸润性突眼症及甲状腺不能摄碘者禁用。^{131}I 是否有致癌和诱发白血病的作用尚待确定。

（吴希美）

本章思维导图

本章目标测试

第三十七章 治疗糖尿病的药物

糖尿病（diabetes mellitus，DM）是一组由多种病因引起、以慢性高血糖为特征的代谢性疾病，是由于胰岛素分泌和/或利用缺陷所引起，通常分为四型。①1 型糖尿病（type 1 diabetes mellitus，T1DM）：胰岛 β 细胞破坏，常导致胰岛素绝对缺乏，也称为胰岛素依赖型糖尿病（insulin-dependent diabetes mellitus，IDDM）；②2 型糖尿病（type 2 diabetes mellitus，T2DM）：从以胰岛素抵抗（insulin resistance，INR）为主伴胰岛素进行性分泌不足，到以胰岛素分泌不足为主伴胰岛素抵抗，也称为非胰岛素依赖型糖尿病（noninsulin-dependent diabetes mellitus，NIDDM），占糖尿病患者总数的 90% 以上；③其他特殊类型糖尿病：包括胰岛 β 细胞功能的基因缺陷、胰岛素作用的基因缺陷、内分泌疾病、感染、药物或化学品所致的糖尿病等；④妊娠糖尿病（gestational diabetes mellitus，GDM）。

T1DM 的治疗是定期注射胰岛素；T2DM 的治疗以口服药物为主，包括双胍类（biguanides）、促胰岛素分泌药磺酰脲类（sulfonylureas）和格列奈类（glinides）、胰高血糖素样肽-1（glucagon-like peptide-1，GLP-1）受体激动药、二肽基肽酶-4（dipeptidyl peptidase-4，DPP-4）抑制药、钠-葡萄糖共转运体 2（sodium-glucose cotransporter 2，SGLT-2）抑制药、胰岛素增敏药（insulin action enhancers）、α-葡萄糖苷酶抑制药（α-glucosidase inhibitors）等。目前，开发双靶点及多靶点药物是国际上治疗糖尿病新药研发的趋势。来自健康人的胰岛细胞移植到 T1DM 患者肝内的成功尝试，为重建患者的胰岛素分泌能力、治疗糖尿病开辟了新的途径。另外，近年来干细胞疗法治疗糖尿病也取得了突破，为糖尿病患者带来了新的希望。

第一节 | 胰岛素

胰岛素（insulin）是由两条多肽链组成的酸性蛋白质，A 链含 21 个氨基酸，B 链含 30 个氨基酸，A、B 两链通过两个二硫键相连。人胰岛素分子量为 5 808Da，药用胰岛素多从猪、牛胰腺提取。胰岛素结构有种属差异，虽不直接妨碍在人体发挥作用，但可引起过敏反应。1965 年，我国科学家首次人工合成具有生物活性的结晶牛胰岛素，开启了人工合成蛋白质的时代。目前通过 DNA 重组技术人工合成胰岛素，还可将猪胰岛素 B 链第 30 位的丙氨酸用苏氨酸替代而获得人胰岛素。

【体内过程】 胰岛素作为一种蛋白质，普通制剂易被消化酶所破坏，口服无效，必须注射给药。皮下注射吸收快，尤以前臂外侧和腹壁明显，$t_{1/2}$ 约 10 分钟，但作用可维持数小时。主要在肝、肾灭活，经谷胱甘肽转氢酶还原二硫键，再由蛋白水解酶水解成短肽或氨基酸，也可被肾胰岛素酶直接水解，10% 以原形自尿液排出，因此，严重肝、肾功能不良影响其灭活。

【药理作用】 胰岛素主要促进肝脏、脂肪、肌肉等靶组织糖原和脂肪的储存。

1. 促进糖原的合成和贮存，加速葡萄糖的氧化和酵解，并抑制糖原分解和异生而降低血糖。

2. 促进脂肪合成，抑制脂肪分解，减少游离脂肪酸和酮体的生成，增加脂肪酸和葡萄糖的转运，使其利用率增加。

3. 增加氨基酸的转运和核酸、蛋白质的合成，抑制蛋白质的分解。

4. 加快心率，加强心肌收缩力，减少肾血流，在伴发相应疾病时应予充分注意。

5. 促进钾离子进入细胞，降低血钾浓度。

【作用机制】 胰岛素属蛋白质激素，分子较大，不易进入靶细胞而只作用于膜受体，通过第二信使而产生生物效应。胰岛素受体(insulin receptor,IR)是由两个 α 亚单位及两个 β 亚单位组成的大分子蛋白复合物。α 亚单位在胞外,含胰岛素结合部位,β 亚单位为跨膜蛋白,其胞内部分含酪氨酸蛋白激酶(tyrosine protein kinase,TPK)。胰岛素与胰岛素受体的 α 亚基结合后迅速引起 β 亚基的自身磷酸化,进而激活 β 亚基上的酪氨酸蛋白激酶,由此导致对其他细胞内活性蛋白的连续磷酸化反应,进而产生降血糖等生物效应(图 37-1)。

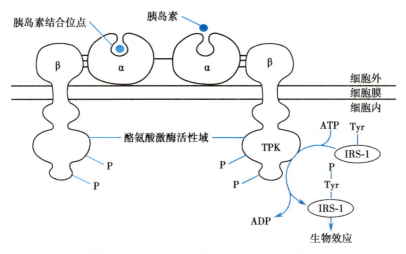

图 37-1　胰岛素受体结构及信号转导示意图

注:IRS-1,胰岛素受体底物-1;TPK,酪氨酸蛋白激酶;α、β,亚单位;P,磷酸残基。

【临床应用】　胰岛素是治疗 T1DM 最重要的药物,对各型糖尿病均有效,主要用于下列情况:①T1DM,一经诊断即应开始胰岛素治疗并需终身替代治疗。②新诊断的 T2DM 患者,如有明显的高血糖症状和 / 或血糖及糖化血红蛋白水平明显升高,一开始即采用胰岛素治疗,加或不加其他降血糖药物。③T2DM 经饮食控制或降血糖药未能控制者。④发生各种急性或严重并发症的糖尿病,如酮症酸中毒及非酮症性高渗性昏迷。酮症酸中毒治疗原则是立即给予足够的胰岛素,纠正失水、电解质紊乱等异常和祛除诱因。高渗性非酮症性糖尿病昏迷的治疗原则是纠正高血糖、高渗状态及酸中毒,适当补钾,但不宜贸然使用大剂量胰岛素,以免血糖下降太快,细胞外液中水分向高渗的细胞内转移,导致或加重脑水肿。⑤合并重度感染、消耗性疾病、高热、妊娠、创伤以及手术的各型糖尿病患者。⑥细胞内缺钾者,胰岛素与葡萄糖同用可促使钾内流。

　　根据来源和化学结构不同,胰岛素制剂分为动物胰岛素、人胰岛素和胰岛素类似物(insulin analog)。后者是利用 DNA 重组技术,通过对人胰岛素的氨基酸序列进行修饰生成的可模拟正常胰岛素分泌和作用的一类物质。其也能与胰岛素受体结合,功能及作用与胰岛素相似,但在模拟生理性胰岛素分泌和减少低血糖的发生方面优于人胰岛素。

　　依据起效快慢、活性达峰时间(time of peak activity)及作用持续时间长短,将胰岛素制剂分为:

　　(1) 速效胰岛素(rapid-acting insulins):包括胰岛素类似物赖脯胰岛素(insulin lispro)、门冬胰岛素(insulin aspart)、谷赖胰岛素(insulin glulisine),皮下注射吸收迅速,10～20 分钟起效,作用持续 3～5 小时,有效控制餐后血糖,减少低血糖的发生。

　　(2) 短效胰岛素(short-acting insulins):包括普通胰岛素(regular insulin,RI),主要有动物来源胰岛素和重组人胰岛素两种。其特点是:①溶解度高;②可静脉注射,适用于重症糖尿病初治及有酮症酸中毒等严重并发症者;③起效时间 30～60 分钟,作用时间短(维持 6～8 小时),主要控制餐后血糖。

　　(3) 中效胰岛素(intermediate-acting insulins):主要提供基础胰岛素,可控制两餐饭后高血糖,包括:①低精蛋白锌(neutral protamine hagedorn,NPH)胰岛素,精蛋白含量较少,中性溶液;②珠蛋白锌胰岛素(globin zinc insulin,GZI),国内产品多为酸性溶液。

（4）长效胰岛素（long-acting insulins）：主要提供基础胰岛素，如精蛋白锌胰岛素（protamine zinc insulin，PZI），由结晶锌胰岛素（crystalline zinc insulin，CZI）与鱼精蛋白结合而成，近乎中性，注射后逐渐释出胰岛素，作用延长（维持 24～36 小时），但不能静脉给药，采用皮下给药的方式。精蛋白有抗原性，在注射局部生成不溶性产物，造成淋巴管堵塞。胰岛素类似物甘精胰岛素（insulin glargine）、地特胰岛素（insulin detemir）、德谷胰岛素（insulin degludec），作用时间可达 24 小时以上，空腹血糖控制较好，低血糖发生率低。

（5）预混胰岛素（premixed insulins）：将速效或短效胰岛素与中效或长效胰岛素按不同比例混合制成的胰岛素制剂。速效或短效成分可快速降低餐后血糖，中效或长效成分缓慢持续释放，起到基础胰岛素的作用，包括预混胰岛素（30R、50R），预混胰岛素类似物门冬胰岛素 30、赖脯胰岛素 50 等。预混胰岛素使用方便，可控制空腹及餐后血糖。

【不良反应】

1. **低血糖症** 是最重要也是最常见的不良反应，由胰岛素过量所致。早期表现为饥饿感、出汗、心跳加快、焦虑、震颤等症状，严重者可引起昏迷、休克及脑损伤，甚至死亡。长效胰岛素降血糖作用较慢，通常不会出现上述症状，而以头痛和精神、运动障碍为主要表现。为避免低血糖症的严重后果，应教会患者熟知反应。轻者可饮用糖水或摄食，严重者应立即静脉注射 50% 葡萄糖。必须在糖尿病患者中鉴别低血糖昏迷、酮症酸中毒性昏迷及非酮症性糖尿病昏迷。

2. **过敏反应** 较多见，一般反应轻微，偶可引起过敏性休克。因动物来源的胰岛素与人胰岛素结构差异或是制剂纯度较低、杂质所致。可用高纯度制剂或人胰岛素。过敏症状可用 H_1 受体阻断药，重症时可用糖皮质激素。

3. **胰岛素抵抗**

（1）急性型：并发感染、创伤、手术等应激状态时，血中出现拮抗胰岛素作用的物质增多；pH 降低时，可减少胰岛素与受体结合；或酮症酸中毒时，血中大量游离脂肪酸与酮体妨碍葡萄糖的摄取和利用。以上因素使胰岛素作用锐减，需短时间内增加胰岛素剂量达数百乃至数千单位，同时正确处理诱因，调整酸碱及水电解质平衡，常可取得良好疗效。

（2）慢性型：指临床每日需用胰岛素 200U 以上，且无并发症者。慢性抵抗形成原因复杂①受体前异常：主要因胰岛素抗体与胰岛素结合后妨碍胰岛素向靶部位转运所致。②受体水平变化：高胰岛素血症、老年、肥胖、肢端肥大症及尿毒症时靶细胞上的胰岛素受体数目减少；酸中毒时受体与胰岛素的亲和力降低。尤其注意，医生要准确掌握胰岛素用量，避免人为地造成高胰岛素血症。③受体后异常：靶细胞膜上葡萄糖转运系统及某些酶系统异常或由于某些微量元素含量异常，导致胰岛素抵抗性。微量元素在糖尿病治疗中的辅助作用正逐渐受到重视。

4. **脂肪萎缩** 见于注射部位，女性多于男性。应用高纯度胰岛素后已较少见。

【药物相互作用】 肾上腺皮质激素、甲状腺激素、肾上腺素及其他 β 肾上腺素受体激动药、噻嗪类利尿药等能升高血糖，合用时拮抗胰岛素的降血糖作用；口服降血糖药与胰岛素有协同降血糖作用；β 受体阻断药会掩盖早期低血糖症状，有引起严重低血糖的危险；乙醇可加强胰岛素的作用。

第二节 | 其他降血糖药

一、双胍类

双胍类（biguanides）药物包括二甲双胍（metformin）和苯乙双胍（phenformin），国内常用二甲双胍。

【体内过程】 二甲双胍主要由小肠吸收，$t_{1/2}$ 约 1.5 小时，在体内不与血浆蛋白结合，大部分以原形从尿中排出。苯乙双胍 $t_{1/2}$ 3～5 小时，作用维持 6～8 小时，主要在肝内代谢，约 1/3 以羟基苯乙双胍的代谢产物形式从尿中排出。

【药理作用及机制】　双胍类药物明显降低糖尿病患者的血糖,但对正常人血糖无明显影响。其作用机制可能是:①通过激活 AMP 活化的蛋白激酶(adenosine-monophosphate-activated protein kinase,AMPK),减少肝脏葡萄糖、脂肪酸和胆固醇的生成;②增加外周肌肉组织对葡萄糖的摄取;③增强胰岛素信号转导,明显降低肥胖或胰岛素抵抗的 T2DM 患者的血糖。

【临床应用】　二甲双胍是治疗 T2DM 的首选药物和联合用药中的基础用药,尤适用于肥胖及单用饮食控制无效者;对 T1DM,与胰岛素联合应用可减少胰岛素用量和血糖波动。

【不良反应】　常见的不良反应是胃肠道反应,表现为食欲下降、恶心、腹部不适及腹泻等,减少剂量可减轻胃肠道反应;单独应用极少引起低血糖,但与胰岛素或促胰岛素分泌药联合应用时可增加低血糖发生危险;长期使用可导致维生素 B_{12} 缺乏,必要时补充;此外,尚有高乳酸血症、酮血症等严重不良反应,二甲双胍较苯乙双胍少见。肝肾功能不全、慢性心肺功能不全、酗酒者等禁用。

二、促胰岛素分泌药

(一)磺酰脲类

磺酰脲类(sulfonylureas)是最早被广泛应用的口服降血糖药物。甲苯磺丁脲(tolbutamide)是在磺胺类基础上发展而来,与氯磺丙脲(chlorpropamide)同属第一代磺酰脲类降糖药;若在苯环上接一带芳香环的碳酰胺即成为第二代磺酰脲类,如格列本脲(glibenclamide)、格列吡嗪(glipizide)、格列美脲(glimepiride)等,作用可增加数十至上百倍;若在磺酰脲的尿素部分加一个二环杂环,则不仅可降血糖,且能改变血小板功能,对糖尿病患者容易凝血和有血管栓塞倾向可能有益,如格列齐特(gliclazide)。磺酰脲类降糖药的化学结构见表 37-1。

【体内过程】　磺酰脲类降糖药在胃肠道吸收迅速而完全,与血浆蛋白结合率高,多数药物在肝内氧化成羟基化合物,并迅速从尿中排出,肝、肾功能不良者慎用。磺酰脲类可通过胎盘,妊娠糖尿病患者不宜使用。

表 37-1　磺酰脲类降糖药的化学结构

母核结构	药物名称	R_1	R_2
	甲苯磺丁脲 tolbutamide	—CH_3	—$(CH_2)_3CH_3$
	氯磺丙脲 chlorpropamide	—Cl	—$(CH_2)_2CH_3$
	格列本脲 glibenclamide		
	格列吡嗪 glipizide		
	格列齐特 gliclazide	—CH_3	
	格列美脲 glimepiride		

【药理作用及机制】

1. **降血糖作用** 本类药物降低正常人的血糖,对胰岛功能尚存的患者有效,但对 T1DM 患者及切除胰腺的动物则无作用。其降血糖的主要机制是刺激胰岛 β 细胞释放胰岛素。磺酰脲类药物与胰岛 β 细胞膜上的磺酰脲受体结合后,可阻滞与受体相偶联的 ATP 敏感钾通道而阻止钾外流,致使细胞膜去极化,进而引起电压依赖性钙通道开放,促进胞外钙内流。胞内游离钙浓度增加,触发胰岛素的释放。

2. **对水排泄的影响** 氯磺丙脲有抗利尿作用,但不降低肾小球滤过率,这是促进 ADH 分泌和增强其作用的结果,可用于尿崩症。

3. **对凝血功能的影响** 格列齐特使血小板黏附力减弱,刺激纤溶酶原的合成。

【临床应用】

1. 用于胰岛功能尚存的 T2DM 且单用饮食控制无效者,可与作用机制不同的其他降血糖药或胰岛素联合应用。

2. **尿崩症** 只用氯磺丙脲,可使患者尿量明显减少。

【不良反应】 常见不良反应为皮肤过敏、胃肠不适、嗜睡、神经痛及体重增加等;也可致黄疸和肝损害,尤以氯磺丙脲多见;少数患者有白细胞、血小板减少及溶血性贫血,因此需定期检查肝功能和血象。较严重的不良反应为持久性的低血糖症,常因药物过量所致,需反复注射葡萄糖解救。老人及肝、肾功能不良者发生率高,故老人及肝、肾功能不良的糖尿病患者慎用。

【药物相互作用】 磺酰脲类降糖药血浆蛋白结合率高,表观分布容积小,与其他药物(如水杨酸钠、吲哚美辛、青霉素、双香豆素等)合用,可竞争与血浆蛋白结合,使游离药物浓度上升而引起低血糖反应。消耗性疾病患者血浆蛋白含量低,黄疸患者血浆胆红素水平高,也能与其竞争血浆蛋白结合部位,更易发生低血糖。乙醇抑制糖异生和肝葡萄糖输出,故患者饮酒会导致低血糖。氯丙嗪、糖皮质激素、噻嗪类利尿药、口服避孕药均可降低磺酰脲类的降血糖作用。

(二) 格列奈类

格列奈类(glinides)药物是一类非磺酰脲类促胰岛素分泌药,化学结构与磺酰脲类不同,降糖作用机制与磺酰脲类相似,主要通过与胰岛 β 细胞膜上的磺酰脲受体结合,但结合位点与磺酰脲类不同,阻滞与受体相偶联的 ATP 敏感钾通道,刺激胰岛素分泌。该类药物的特点是吸收快、起效快、作用时间短,主要降低餐后血糖及糖化血红蛋白,也有一定的降低空腹血糖的作用,因而被称为"餐时血糖调节药"。常见不良反应是低血糖和体重增加,低血糖发生率低于磺酰脲类。该类药物包括瑞格列奈(repaglinide)、那格列奈(nateglinide)和米格列奈(mitiglinide)等。

瑞格列奈

瑞格列奈于 1998 年作为"第一个餐时血糖调节药"上市,是一种短效的促胰岛素分泌药。口服给药后迅速经胃肠道吸收入血,15 分钟起效,1 小时内达峰值浓度,$t_{1/2}$ 约 1 小时,通过肝药酶 P450 系统代谢,其中 92% 随胆汁进入消化道经粪便排出,其余 8% 经尿液排泄。瑞格列奈促胰岛素分泌作用较磺酰脲类快,降餐后血糖亦较快。

该药主要用于 T2DM 患者,老年糖尿病患者也可服用,且适用于糖尿病肾病者。因其结构中不含硫,对磺酰脲类药物过敏者仍可使用。常见不良反应为低血糖,较磺酰脲类药物少见。

三、胰高血糖素样肽-1 受体激动药

胰高血糖素样肽-1(glucagon-like peptide-1,GLP-1)是一种肠促胰液素,由肠道 L 细胞分泌。GLP-1 由胰高血糖素原基因表达,此基因在胰岛 α 细胞的主要表达产物是胰高血糖素,而在肠黏膜 L 细胞表达的为 GLP-1。其具有以下生理作用:①以葡萄糖依赖的方式作用于胰岛 β 细胞,促进胰岛素基因转录,使胰岛素合成和分泌增加;②刺激 β 细胞增殖和分化,抑制凋亡,增加胰岛 β 细胞数量;③抑

制胰岛 α 细胞分泌胰高血糖素;④促进胰岛 δ 细胞分泌生长抑素,而生长抑素作为旁分泌激素参与抑制胰高血糖素的分泌;⑤抑制食欲与摄食;⑥延缓胃内容物排空等。

然而,GLP-1 在体内可迅速被二肽基肽酶-4(dipeptidyl peptidase-4,DPP-4)降解而失去生物活性,$t_{1/2}$ 不到 2 分钟,限制了其临床应用,但 GLP-1 和 DPP-4 给 T2DM 的治疗提供了新的思路和治疗靶点。

GLP-1 受体激动药与 GLP-1 受体结合后,可产生与 GLP-1 相似的作用:促进胰岛素合成和分泌、抑制胰高血糖素分泌、抑制食欲与摄食、增加能量消耗、延迟胃排空等。GLP-1 受体激动药可降低血糖、糖化血红蛋白和体重,由于其降血糖作用是葡萄糖依赖性的,单独应用一般不会引起低血糖。此外,还可降低心血管疾病高危人群发生心血管事件的风险,可能有肾脏保护作用。

本类药物的短效制剂有艾塞那肽(exenatide)、利司那肽(lixisenatide)、利拉鲁肽(liraglutide)和贝那鲁肽(benaglutide)等;长效制剂有司美格鲁肽(semaglutide)、杜拉鲁肽(dulaglutide)、阿必鲁肽(albiglutide)等。除司美格鲁肽可口服外,其他均需皮下注射给药。

艾塞那肽

艾塞那肽是全球首个研制成功并获准上市的 GLP-1 受体激动药,于 2006 年上市。它最初在赫拉毒蜥的唾液中发现,与人的 GLP-1 同源性为 53%,不被 DPP-4 代谢,$t_{1/2}$ 约 10 小时,主要生物学作用与 GLP-1 相同。它通过激动 GLP-1 受体,以葡萄糖依赖方式发挥其作用,不引起低血糖和体重增加。可单独或与其他降血糖药物合用治疗 T2DM,尤其适用于肥胖或有明显胰岛素抵抗者。

艾塞那肽仅用于皮下注射,每天给药 2 次(通常在早餐和晚餐之前)。该药最常见的副作用是胃肠道反应如恶心、呕吐、腹泻等,一般为轻到中度,通常随继续用药而减轻。其禁忌证包括严重的胃肠道疾病和肾功能不全。

司美格鲁肽

司美格鲁肽是一种新型的长效 GLP-1 受体激动药,2007 年司美格鲁肽注射液上市,2019 年口服司美格鲁肽上市,成为全球首个获批的口服 GLP-1 受体激动药。

司美格鲁肽以人 GLP-1 分子为基础,经过分子改造,保留 94% 的 GLP-1 氨基酸序列同源性,具有较好的安全性,半衰期显著延长,皮下注射一周给药 1 次。

本品用于成人 T2DM 患者的血糖控制:在饮食控制和运动基础上,接受二甲双胍和 / 或磺酰脲类药物治疗血糖仍控制不佳的成人 T2DM 患者;用于降低伴有心血管疾病的 T2DM 成人患者的主要心血管不良事件(心血管死亡、非致死性心肌梗死或非致死性卒中)风险。

常见不良反应为胃肠道反应,如恶心、腹泻和呕吐等;其他有荨麻疹等过敏反应,可增加胰腺炎风险。对本品过敏者、甲状腺髓样瘤个人既往病史或家族病史、多发性内分泌肿瘤综合征患者禁用。

四、二肽基肽酶-4 抑制药

DPP-4 是一种广泛分布于全身的丝氨酸蛋白酶,可以灭活多种生物活性肽,包括 GLP-1。DPP-4 抑制药抑制 GLP-1 降解,提高内源性 GLP-1 水平,升高胰岛素浓度,降低胰高血糖素浓度,降低血糖,一般不会引起低血糖和体重增加。可单独或与其他降血糖药物合用治疗 T2DM。DPP-4 抑制药包括西格列汀(sitagliptin)、沙格列汀(saxagliptin)、维格列汀(vildagliptin)、阿格列汀(alogliptin)、利格列汀(linagliptin)、奥格列汀(omarigliptin)和曲格列汀(trelagliptin)等。

DPP-4 抑制药口服吸收迅速,生物利用度较高,不受进食影响。除维格列汀一日 2 次给药外,大多药物都是一日给药 1 次,超长效 DPP-4 抑制药奥格列汀和曲格列汀只需每周服药 1 次。除利格列汀通过胆汁排泄且具有肝肠循环,其余主要通过肾脏排泄。

西格列汀

西格列汀是第一个 DPP-4 抑制药,于 2007 年上市,对 DPP-4 选择性高。口服吸收快,平均达峰时间为 1～5 小时,$t_{1/2}$ 为 12 小时,生物利用度 87%,主要以原形经肾脏排泄,肾功能不全者应调整剂量并密切观察。可单用或与其他降血糖药物合用治疗 T2DM。

常见不良反应为鼻咽炎、上呼吸道感染、恶心、腹泻、头痛等;与胰岛素和磺酰脲类合用易引起低血糖,合用减少磺酰脲类用药剂量;严重不良反应如急性胰腺炎、急性肾衰竭、严重过敏反应,应立即停药。

五、钠-葡萄糖共转运体 2 抑制药

钠-葡萄糖共转运体(sodium-glucose cotransporter,SGLT)是一类在小肠黏膜和肾近曲小管中发现的转运蛋白家族,其中 SGLT-1 和 SGLT-2 最为重要。SGLT-1 主要在小肠刷状缘和肾脏近曲小管表达,SGLT-2 主要在肾脏近曲小管表达,约 90% 的葡萄糖通过近曲小管 SGLT-2 的作用被重吸收,其在肾脏重吸收葡萄糖的过程中起主要作用。

SGLT-2 抑制药主要通过抑制肾脏近曲小管的 SGLT-2,减少肾脏葡萄糖重吸收,降低肾糖阈,促进尿中葡萄糖排泄,从而降低血糖水平。其降糖作用不依赖于胰岛素的分泌或胰岛素的作用,可降低糖化血红蛋白水平,还可减轻体重、降低血压、保护肾脏等。2013 年首个 SGLT-2 抑制药卡格列净(canagliflozin)上市,此后开发了一系列此类药物,包括达格列净(dapagliflozin)、恩格列净(empagliflozin)、艾格列净(ertugliflozin)等。

SGLT-2 抑制药单独或与其他口服降血糖药物及胰岛素合用治疗 T2DM。恩格列净用于治疗伴或不伴糖尿病、射血分数降低或保留的心力衰竭成人患者。达格列净用于降低有症状的慢性心力衰竭成人的心血管死亡、心力衰竭住院或紧急心力衰竭就诊的风险;还可用于治疗合并或不合并 T2DM 的慢性肾脏病成人患者。

SGLT-2 抑制药的主要不良反应为尿道感染、生殖器感染,女性较男性多见;单用较少引起低血糖,与胰岛素和磺酰脲类合用易引起低血糖;酮症酸中毒是不常见但严重的不良反应,不建议用于 T1DM 或糖尿病酮症酸中毒的患者。

六、胰岛素增敏药

胰岛素抵抗和胰岛 β 细胞功能受损是目前临床糖尿病治疗所面临的两大难题,改善患者的胰岛素抵抗状态对糖尿病治疗具有重要意义。胰岛素抵抗有获得性及遗传性两种,T1DM 患者仅有获得性胰岛素抵抗,在控制血糖后胰岛素抵抗可消失;T2DM 患者的胰岛素抵抗是遗传性的,需给予提高机体胰岛素敏感性的药物进行治疗。目前对 T2DM 的治疗从单纯增加胰岛素的数量转移到提高组织对胰岛素的敏感性上来。

噻唑烷二酮类(thiazolidinediones,TZDs)化合物具有 2,4-二酮噻唑烷结构,目前临床使用的有吡格列酮(pioglitazone)和罗格列酮(rosiglitazone)等,曲格列酮(troglitazone)是第一个在临床使用的本类药物,由于特异性肝毒性,现已不在临床上使用。TZDs 能改善胰岛 β 细胞功能,显著改善胰岛素抵抗及相关代谢紊乱,对 T2DM 及其心血管并发症均有明显疗效。

【药理作用及机制】

1. 改善胰岛素抵抗、降低高血糖　可降低骨骼肌、脂肪组织和肝脏的胰岛素抵抗。与二甲双胍或磺酰脲类联合治疗可显著降低胰岛素抵抗,改善胰岛 β 细胞功能的疗效更为明显。

2. 改善脂质代谢紊乱　增加 T2DM 患者 HDL-C 的水平,对甘油三酯和 LDL-C 的水平有不同影响。吡格列酮可增加极低密度脂蛋白和甘油三酯的清除,降低其水平。罗格列酮可升高 LDL-C 含量,对甘油三酯无影响。

3. **防治 T2DM 血管并发症**　吡格列酮能明显抑制内皮生长因子诱导的内皮细胞有丝分裂,抑制内皮细胞的增生。

4. **改善胰岛 β 细胞功能**　增加胰腺胰岛的面积、密度和胰岛中胰岛素含量而对胰岛素的分泌无影响,通过减少细胞死亡来阻止胰岛 β 细胞的衰退。罗格列酮可降低血浆胰岛素水平,减轻胰岛 β 细胞的负担,降低游离脂肪酸水平,减少其对胰腺的毒性作用,保护胰岛 β 细胞功能。

噻唑烷二酮类化合物改善胰岛素抵抗及降糖的机制与竞争性激活过氧化物酶体增殖物激活受体-γ(peroxisomal proliferator activated receptor γ,PPAR-γ),调节胰岛素反应性基因的转录有关。PPAR-γ 激活后:①与核蛋白形成杂化二聚体复合物,导致脂肪细胞分化产生大量小脂肪细胞,增加了脂肪细胞总量,提高和改善胰岛素的敏感性;②增强胰岛素信号传递,研究发现,该类药物可阻止或逆转高血糖对酪氨酸蛋白激酶的毒性作用,促进胰岛素受体底物-1 的磷酸化;③降低脂肪细胞瘦素(leptin)和肿瘤坏死因子-α(tumor necrosis factor α,TNF-α)的表达,TNF-α 通过干扰胰岛素受体酪氨酸磷酸化和增加对抗丝氨酸磷酸化的作用,可引起对体内、外胰岛素的抵抗;④改善胰岛 β 细胞功能;⑤增加外周组织葡萄糖转运体-1 及葡萄糖转运体-4 等的转录和蛋白合成,增加基础葡萄糖的摄取和转运,激活糖酵解关键酶、抑制 1,6-二磷酸果糖激酶,使肝糖原生成减少,分解增强;⑥罗格列酮尚可增加胰岛素受体数量。

【临床应用】　主要用于治疗胰岛素抵抗和 T2DM,可单用或与其他降血糖药物联合应用。

【不良反应】　噻唑烷二酮类化合物常见的不良反应是水肿和体重增加,其他不良反应有嗜睡、肌肉和骨骼痛、头痛、消化道症状等。对于未使用过罗格列酮及其复方制剂的糖尿病患者,仅在无法使用其他降糖药或使用其他降糖药无法达到血糖控制目标的情况下,才可考虑使用罗格列酮及其复方制剂;对于使用罗格列酮及其复方制剂的患者,应评估心血管疾病风险,权衡用药利弊后方可继续用药。骨质疏松症或发生过非外伤性骨折病史的患者禁用,65 岁以上老年患者慎用。长期使用吡格列酮可能增加罹患膀胱癌的风险。

七、α-葡萄糖苷酶抑制药

α-葡萄糖苷酶抑制药(α-glucosidase inhibitors,AGIs)竞争性抑制小肠上皮刷状缘 α-葡萄糖苷酶,抑制寡糖分解为单糖,减少小肠中淀粉、糊精和双糖的吸收,降低餐后血糖和糖化血红蛋白,不增加体重。此类药物有阿卡波糖(acarbose)、伏格列波糖(voglibose)和米格列醇(miglitol)。

T2DM 患者,单独应用或与其他降糖药合用;T1DM 患者在胰岛素治疗基础上加用 α-葡萄糖苷酶抑制药有助于降低餐后血糖,减少胰岛素用量。

α-葡萄糖苷酶抑制药主要副作用为胃肠道反应,可出现肠道多气、腹痛、腹泻等;与胰岛素或磺酰脲类合用易发生低血糖,如果发生应直接给予葡萄糖口服或静脉注射,进食双糖或淀粉类食物无效。胃肠功能紊乱、妊娠、哺乳期妇女和儿童不宜使用。

(王 蕾)

本章思维导图

本章目标测试

第三十八章 | 抗骨质疏松药

骨质疏松症（osteoporosis）是一种以骨量降低、骨组织细微结构破坏、骨的力学功能减弱、骨脆性增加为特征，易于发生骨折的全身代谢性疾病。骨量降低是骨质疏松性骨折的主要危险因素。骨质疏松症可发生于不同性别或年龄，但以绝经后女性和老年男性多见。随着年龄的增长，骨质疏松的发生率也在增加，营养缺陷、恶性肿瘤等也可引起骨质疏松，目前骨质疏松已经成为一个世界性的健康问题。人的骨骼在一生中经历了不断的重塑过程，一些骨组织被重新吸收，新骨不断地形成，这使人体每 10 年会更换一次完整的骨架。骨重建过程中涉及复杂的细胞和生化过程，药物通过调节这些过程来防治骨质疏松，包括抑制骨吸收、促进骨形成以及促进骨矿化过程。同时，随着人们对骨骼生物学了解得越来越多，也研发了一些新型靶点药物。

第一节 | 骨质疏松症的病理生理机制

骨的功能是为肌肉收缩提供附着处及保护内脏等重要的生命器官。骨细胞在不停地进行着细胞代谢和骨重建。骨重建过程使骨得到更新，维持了骨的强壮。成年人骨重建率为每年 5%～15%。参与骨更新的细胞主要是破骨细胞和成骨细胞。破骨细胞负责骨吸收，成骨细胞负责骨形成，正常情况下骨吸收与骨形成处于动态平衡状态，如果骨吸收大于骨形成，会导致骨量丢失，引起骨质疏松。

破骨细胞和成骨细胞分布在骨膜、骨小梁及骨皮质处。两种细胞在骨表面同一部位相继进行活动，与骨细胞一起构成为骨重建的基本多细胞单位。在一个基本多细胞单位中，骨重建过程包括 3 个阶段：

（1）骨吸收：骨重建周期始于破骨细胞前体细胞的激活，之后在多种细胞因子诱导下分化成熟为多核破骨细胞。破骨细胞吸附在骨表面，通过分泌 H^+ 和蛋白水解酶（主要是组织蛋白酶 K）将骨表面吸收腐蚀成一个凹陷。

这个过程中会逐渐将嵌入在类骨质中的一些细胞因子如胰岛素样生长因子-1（insulin-like growth factor 1，IGF-1）和转化生长因子-β（transforming growth factor-β，TGF-β）等释放出来。参与骨重建的细胞因子除了 IGF-1 和 TGF-β，也包括 TGF-β 家族的其他成员，如骨形成蛋白（bone morphogenetic protein，BMP）、白介素（interleukin，IL）和肿瘤坏死因子（tumour necrosis factor，TNF）等。其中，核因子 κB 受体活化因子配体（receptor activator of nuclear factor-κB ligand，RANKL）尤为重要。RANKL 是肿瘤坏死因子（TNF）超家族成员之一，是核因子 κB 受体活化因子（receptor activator of nuclear factor kappa B，RANK）的配体。NF-κB（nuclear factor-κB，NF-κB）是参与破骨细胞的分化和激活，使之成熟的主要转录因子，RANK 可以将其活化。当成骨细胞受到刺激后会表达并释放 RANKL，与破骨前体细胞膜上的 RANK 结合，在肿瘤坏死因子受体相关因子（TNF receptor associated factor，TRAF）参与下，NF-κB 活化并转运到核内，增加 c-Fos 的表达，c-Fos 进一步与活化的 T 细胞核因子（nuclear factor of activated T cells，NFATc）结合并相互作用，启动破骨细胞生成基因的转录，最终诱导成熟的破骨细胞形成。

RANKL 同时也是护骨因子（osteoprotegerin，OPG）配体。OPG 也是 TNF 受体家族成员之一，与 RANK 结构非常相似，作用相反，其以二聚体形式诱使 RANKL 与之结合为三聚体，使其无法与破骨细胞前体细胞上的 RANK 结合，从而抑制破骨细胞的生成。OPG 阻断 RANKL 与 RANK 结合后，也能抑制破骨细胞前体细胞的分化,抑制成熟破骨细胞的活化及骨吸收活性,导致破骨细胞凋亡。地舒单抗(denosumab)是一种特异性人源化 RANKL 单克隆抗体,能够拮抗 RANKL 与其受体 RANK 结合,已被开发用于治疗骨质疏松症和某些癌症患者的骨吸收过度。

（2）类骨质分泌:成骨细胞进入凹陷部位,在这些凹陷中的成骨细胞分泌类骨质(骨基质),类骨质主要包含胶原蛋白,也包含骨钙素、骨粘连蛋白、磷蛋白质。此时一些细胞因子如 IGF-1、TGF-β、RANKL 等也被逐渐分泌。这些成骨细胞来源的细胞因子可以调控破骨细胞的形成。

（3）骨矿化:磷酸钙结晶(羟磷灰石)沉积于骨基质的孔腔中,使骨基质矿化形成新骨。类骨质分泌和矿化过程即骨形成。新形成的骨量正常情况下应该相当于吸收的骨量。甲状旁腺激素(PTH)、维生素 D 家族、性激素、糖皮质激素和细胞因子等都参与了骨代谢和矿化过程的调控。

每天骨重建矿化过程中涉及约 700mg 钙的更新。血浆中 Ca^{2+} 的浓度受到甲状旁腺激素(PTH)和各种形式的维生素 D 相互作用进行调控,降钙素也起到了很重要的作用。体内 Ca^{2+} 的含量主要取决于吸收过程,肠道中钙的吸收需要钙结合蛋白转运,维生素 D 的活性形式骨化三醇[1,25-dihydroxyvitamin D_3,钙三醇,calcitriol,1,25-$(OH)_2D_3$]可促进钙结合蛋白的合成。一般尿中排出的 Ca^{2+} 变化不大,然而血液中 Ca^{2+} 浓度过高会促使其尿排泄增加,血钙较低时在 PTH 和骨化三醇的作用下会增加肾小管的重吸收,减少排泄。同时,磷酸盐的吸收也受到骨化三醇的调节。血中 PTH 与骨化三醇共同促进磷酸盐与 Ca^{2+} 形成羟磷灰石沉积在骨中。骨化三醇是骨化二醇[25-$(OH)D_3$]在肾脏经 1α-羟化酶作用下羟化而成,PTH 激活 1α-羟化酶促进骨化三醇合成。成纤维细胞生长因子 23(fibroblast growth factor 23,FGF_{23})的作用与 PTH 相反。骨化三醇作为固醇类激素,也能反馈性抑制 PTH 并且激活 FGF_{23}。PTH、骨化三醇和 FGF_{23} 共同调节骨矿物质钙和磷酸盐的稳态。FGF_{23} 过表达也会引起骨软化,其通过间接抑制骨化三醇合成和降低磷水平起作用。

PTH 和骨化三醇也可通过促进成骨细胞内 RANKL 的表达促进骨转换,RANKL 与巨噬细胞集落刺激因子(macrophage colony-stimulating factor,MCSF)等共同作用可促进细胞分化,激活破骨细胞。

PTH 还抑制骨细胞产生和分泌硬骨抑素(sclerostin)。硬骨抑素是能够抑制 Wnt/β-catenin 通路来阻止成骨细胞增殖的蛋白质之一。硬骨抑素单克隆抗体罗莫佐单抗(romosozumab)已经开始用于骨质疏松症的临床治疗,其在促进骨形成的同时也能抑制骨吸收。随着人们对成骨及破骨细胞分子间信号通路研究的深入,一些新的治疗靶点被陆续发现。目前,较有前途的新的治疗药物主要有组织蛋白酶 K 抑制药奥达卡替(odanacatib)和 Src 激酶抑制药等。

第二节 | 抗骨质疏松症的药物

抗骨质疏松症药物的主要作用机制为抑制骨吸收、促进骨形成和骨矿化。临床上,抑制破骨细胞的骨吸收是主要的治疗措施,药物主要有双膦酸盐类、RANKL 单克隆抗体、雌激素及其受体调节剂、降钙素等;骨形成促进药主要包括甲状旁腺激素(PTH)、氟化物等;硬骨抑素单克隆抗体和锶盐有促进骨形成和抑制骨吸收的双重作用;骨矿化促进药是基础治疗药物,主要包括钙剂和维生素 D。

一、骨吸收抑制药

（一）双膦酸盐类

双膦酸盐类(diphosphonates)是目前临床上应用最为广泛的抗骨质疏松症药物,对原发性骨质疏松症、继发性骨质疏松症(如糖皮质激素引起的骨质疏松)以及骨质疏松性骨折的预防和治疗有良好效果。

双膦酸盐是一种内源性焦磷酸盐类似物,可以与骨表面的羟磷灰石强有力地结合,而且由于与内源性焦磷酸盐的侧链不同而不易被水解,可靶向地沉积在骨骼中,被破骨细胞摄取。不含氮的双膦酸盐被破骨细胞内吞后在细胞内代谢为 ATP 的类似物,对细胞有直接毒性作用,进而诱导细胞凋亡。含氮的双膦酸盐被摄取后,可抑制细胞内胆固醇代谢的甲羟戊酸途径中的关键酶——法尼基焦磷酸合酶的活性。法尼基焦磷酸合酶被抑制后,小分子 GTP 酶如 Ras、Rho、Rac 的异戊烯化受阻,它们是破骨细胞执行关键功能如维持细胞骨架及褶皱缘形成所必需的信号转导分子,从而抑制破骨细胞活性并促进其凋亡,继而抑制骨吸收。

第一代双膦酸盐类药物依替膦酸二钠(etidronate disodium),也叫羟乙膦酸钠,于 1977 年上市,药物活性和结合力相对较弱,用药后有抑制骨钙化、干扰骨形成、导致骨软化或诱发骨折的可能,且胃肠道不良反应大。

第二代双膦酸盐类药物由于结构中的侧链引入了氨基而称为氨基双膦酸盐,代表药物为帕米膦酸二钠(pamidronate disodium)和阿仑膦酸钠,其药物活性和结合力比依替膦酸二钠增加 10～100 倍,对骨的钙化作用干扰小,选择性强。

第三代双膦酸盐类药物为含氮双膦酸盐,包括具有杂环结构的利塞膦酸钠、唑来膦酸等,也包括不含环状结构的伊班膦酸钠。第三代药物作用强、用量小、使用方便,临床适应证更加广泛。

阿仑膦酸钠

阿仑膦酸钠(alendronate sodium)为双膦酸盐类常用药物。能显著增加骨密度,降低骨折发生率,作用持久,治疗效果良好。

【体内过程】 口服后主要在小肠内吸收,但吸收效果差,生物利用度约为 0.7%,且食物和矿物质等可显著抑制其吸收。血浆结合率约 80%,血清半衰期短,吸收后的药物 20%～60% 被骨组织迅速摄取,骨浓度达峰时间约为用药后 2 小时,其余部分能迅速以原形经肾排出。服药后 24 小时内 99% 以上的体内存留药物集中于骨,在骨内的半衰期为 10 年以上。

【药理作用】 阿仑膦酸钠被摄取入骨基质羟磷灰石晶体中后,在破骨细胞溶解晶体时释放,能抑制破骨细胞活性,并通过对成骨细胞的作用间接抑制骨吸收。抗骨吸收活性强,不抑制骨矿化。能够增加骨质疏松症患者的腰椎和髋部骨密度,降低发生椎体及髋部等部位骨折的风险。

【临床应用】 用于治疗绝经后女性的骨质疏松症,以预防髋部和脊柱骨折(椎骨压缩性骨折)。也适用于治疗男性骨质疏松症以增加骨量。

【不良反应及注意事项】 耐受性良好,少数患者可见胃肠道反应,如腹痛、腹泻、恶心、便秘、消化不良,可致食管溃疡。偶有头痛、骨骼肌疼痛、血钙降低、短暂白细胞计数升高、尿红细胞等,罕见皮疹或红斑。有颌骨坏死、非典型股骨干骨折风险,可能诱发食管癌和慢性肾功能不全。静脉注射过快或剂量过大可引起发热。妊娠期、哺乳期妇女禁用。金属离子如钙、镁、铁等会影响其吸收。与氨基糖苷类药物合用可能诱发低钙血症。

第三代双膦酸盐类药物

此类药物包括利塞膦酸钠(risedronate sodium)、伊班膦酸钠(ibandronate sodium)和唑来膦酸(zoledronic acid)。

利塞膦酸钠与阿仑膦酸钠疗效相当,胃肠道不良反应相对较小,可用于不能耐受阿仑膦酸钠的患者。

伊班膦酸钠可能不如其他双膦酸盐有效,不能减少非椎骨骨折,主要用于预防或治疗绝经后女性骨质疏松症。静脉输注常见发热,偶见流感样综合征。

唑来膦酸是长效双膦酸盐药物,一年注射 1 次即可降低绝经后骨质疏松症患者髋部、脊椎和非脊椎在内的关键部位骨折的风险。用于治疗绝经后女性的骨质疏松或变形性骨炎(Paget 骨病)。不良反应常见流感样症状、结膜炎等,有非典型股骨骨折和颌骨骨坏死风险。

（二）RANKL 单克隆抗体

地舒单抗

地舒单抗（denosumab）为 RANKL 的人源化单克隆抗体,是第一个获批的特异性靶向药物,与 RANKL 有高亲和力,能够抑制 RANKL 与其受体 RANK 结合,减少破骨细胞形成、抑制破骨细胞功能,从而降低骨吸收、增加骨密度、改善皮质骨和松质骨的强度,降低骨折发生风险。主要用于治疗女性绝经后骨质疏松,后又被批准用于治疗恶性肿瘤骨转移以及多发性骨髓瘤等引起的骨质破坏。主要不良反应是引起低钙血症、免疫功能受损导致感染发生或影响生殖发育等。地舒单抗长期应用有增加颌骨坏死及非典型股骨骨折的风险。应注意该药作用时效短,停用后需序贯应用双膦酸盐类或其他药物,以防止骨密度下降或骨折风险增加。

（三）降钙素类

降钙素

降钙素（calcitonin）是由甲状腺 C 细胞分泌的一种肽类激素。目前应用于临床的降钙素类制剂为人工合成降钙素的衍生物,主要有鲑降钙素（salmon calcitonin）和依降钙素（elcatonin,鳗鱼降钙素）。

【体内过程】 鲑降钙素为人工合成品,其活性比猪或人降钙素强 20～40 倍,且作用持久。口服无效,临床多用注射剂和鼻腔喷雾剂。鲑降钙素肌内或皮下注射绝对生物利用度约为 70%,达峰时间 1 小时,$t_{1/2}$ 为 70～90 分钟。鲑降钙素及其代谢产物主要经肾排泄。依降钙素起效更快,达峰时间 20 分钟,$t_{1/2}$ 约 44 分钟。

【药理作用】 降钙素的主要靶器官在骨,可结合到破骨细胞抑制性受体,与破骨细胞受体结合后,细胞内会产生大量 cAMP,使蛋白激酶激活,抑制骨量丢失,使骨质疏松患者骨痛减轻。降钙素也可作用于中枢,增加 β_2 内啡肽释放产生镇痛作用,对肿瘤骨转移、骨质疏松所引起的骨痛有明显的镇痛作用。在肾脏,可减少近端小管 Ca^{2+} 和磷酸盐的重吸收,降低血浆 Ca^{2+} 浓度。降钙素对体内钙的调节作用强度不及 PTH。

【临床应用】 降钙素主要用于其他药物治疗无效的早期和晚期绝经后骨质疏松症以及老年性骨质疏松症。是治疗中度以上骨痛的首选药物,也用于 Paget 骨病,但不用于骨质疏松的预防,也不减少骨折风险。

【不良反应及注意事项】 常见不良反应有面部潮红、恶心、局部炎症等。喷鼻剂对鼻部有局部刺激。偶有过敏现象,严重者可致休克,对怀疑过敏或有过敏史的患者可做过敏试验。长期使用疗效下降,也可引起低钙血症和继发性甲状旁腺功能亢进。有潜在增加肿瘤风险的可能,疗程应限制在 3 个月内。

（四）雌激素类

1. 雌激素 雌激素（estrogen）对成年女性的骨代谢有重要的调节作用,停经后女性体内雌激素水平下降,骨骼失去雌激素保护为其骨质疏松的重要原因之一。补充雌激素能有效地抑制绝经期后骨转换速率,调整骨重建周期中骨吸收与骨形成之间的平衡,快速提高骨量,特别是可提高脊椎的骨量,显著减少骨丢失。

雌激素替代治疗（estrogen replacement therapy,ERT）是绝经后骨质疏松的主要有效治疗措施之一。长期应用雌激素,缺乏孕激素,会增加子宫内膜癌风险,所以可以在 ERT 基础上加用孕激素进行激素替代治疗（HRT）。然而,长期应用 HRT 也有引起心脑血管病变、深静脉血栓以及诱发乳腺癌的风险,不能作为一线治疗方案,并且必须根据获益与风险比来衡量是否采用。主要适用于骨折风险高的相对较年轻的绝经后女性,特别是伴有潮热、盗汗等绝经期症状的患者。绝经早期（60 岁前）开始用药获益更大,风险更小。治疗方案应充分个体化,应用最低有效剂量,并坚持定期随访,每年进行安全评估。目前常用的雌激素有天然雌激素雌二醇（estradiol）、戊酸雌二醇（estradiol valerate）等以及我国人工合成的雌激素尼尔雌醇（nilestriol）等。雌孕激素联合制剂有替勃龙（tibolone）等。

2. 选择性雌激素受体调节药　选择性雌激素受体调节药（selective estrogen receptor modulator, SERM）是一些类似雌激素的化合物，它们在心血管和骨骼系统具有雌激素受体激动作用，而在乳腺和子宫具有抗雌激素作用。人体内有两种雌激素受体（estrogen receptor, ER）亚型，即 ER_α 受体和 ER_β 受体，在不同组织中 ER_α 和 ER_β 两种受体密度不同，ER_α 在乳腺和子宫中表达丰富，ER_β 在骨组织中表达更多。SERM 对两种受体有一定选择性作用。常用药物是雷洛昔芬。

雷洛昔芬

雷洛昔芬（raloxifene）是常用的 SERM 类药物，与 ERT 相比，SERM 可明显减少乳腺癌和子宫内膜癌的风险，且能降低血清胆固醇，对心血管也有保护作用。有研究证实雷诺昔芬能减少脊柱骨质疏松性压缩性骨折的发生率，对非脊柱部位骨折的风险无明显影响。通常仅在其他药物禁忌的情况下用于绝经后女性。不良反应主要是轻度增加静脉血栓形成，可增加脑卒中及深静脉血栓的风险，禁用于有静脉栓塞病史、有血栓倾向及长期卧床的患者。与雌激素不同的是，它不能缓解绝经期常见的血管舒缩症状，有较高的潮热发生率和下肢麻痹感。

3. 植物雌激素　植物雌激素（phytoestrogens）是从植物中分离出的能与机体雌激素受体结合，产生雌激素样作用的非甾体化合物。植物雌激素主要分布于豆科植物中，根据其化学结构可分为异黄酮类、木脂素类和香豆素类等。天然的异黄酮类物质具有雌激素样作用，能够抑制骨吸收，促进骨形成，维持骨代谢的动态平衡。与雌激素相比，异黄酮具有更强的 ER_β 亲和性，与 ER_α 亲和性较雌激素弱，因此，异黄酮在骨组织中发挥作用的同时，对乳腺和子宫影响较小。常用药物有依普黄酮（ipriflavone，依普拉芬）等。

二、骨形成促进药

（一）甲状旁腺激素

甲状旁腺激素（parathyroid hormone, PTH）是由 84 个氨基酸组成的钙调节激素，由甲状旁腺释放，可以在 cAMP 介导下发挥升高血钙、降低血磷，促进骨转换的作用。PTH 的分泌主要受血浆 Ca^{2+} 浓度的调节，血浆 Ca^{2+} 浓度升高，PTH 的分泌即受到抑制；血浆 Ca^{2+} 浓度降低，则刺激 PTH 的分泌。其活性片段（甲状旁腺激素 1-34，PTH 1-34），亦具有 PTH 相同的生理作用。PTH 主要作用于肾脏、骨和小肠，在骨形成以及钙盐沉积过程中起重要调节作用。PTH 可直接和间接地增加成骨细胞的增殖。间歇小剂量应用可增加成骨细胞活性，促进骨形成，但过量内源性的 PTH 的净效应是增加骨吸收。

目前临床应用的人工合成的 PTH 类似物有 2 种，包括重组人 PTH 1-84（recombinant human PTH 1-84，rhPTH 1-84）及重组人 PTH 1-34（recombinant human PTH 1-34，rhPTH 1-34），rhPTH 1-34 药物为特立帕肽（teriparatide）。由人工合成的 hPTH 1-34 的 41% 同源类似物为阿巴帕肽（abaloparatide）。

临床研究表明，特立帕肽能显著增加腰椎骨密度，显著降低有脊椎骨折史的绝经后女性再发生骨折的危险。然而临床试验证实其有效降低骨折的时间最长为 30 个月，中位数时间为 19 个月，之后其促骨形成的作用会减弱。特立帕肽可增加骨肉瘤的风险，对于合并 Paget 骨病、有骨骼疾病放疗史、肿瘤骨转移及高钙血症的患者应避免使用。出于安全考虑，PTH 制剂的应用期限为 2 年，停药后骨密度会逐渐下降，停药后应加用抗骨吸收药物。

（二）氟化物

氟化物（fluoride）对骨有高度亲和性，是最早用于治疗绝经后骨质疏松的骨形成促进药，可增强成骨细胞活性，增加骨强度。氟化物对骨的作用有双重性，小剂量对骨量有益，降低骨折的发生率；大剂量可使骨形成异常，反而增加骨脆性，特别是增加皮质骨骨折。氟化物由于快速形成大量的新骨，会降低骨的质量，出现明显的钙缺乏，需补充足量的钙和适量的活性维生素 D。氟化物对骨质疏松症的治疗作用不及 PTH。长期使用可导致新生小梁骨的不良连接,形成皮质骨空洞,引起非脊柱骨折增加,这限制了其应用。

(三) 雄激素

正常成年人的成骨细胞中都存在雄激素受体,雄激素在骨骼内环境稳定方面均发挥作用。雄激素作用于受体后促进骨细胞的增殖、分化,促进骨基质蛋白的合成,刺激骨形成,也能抑制破骨细胞前体细胞向破骨细胞的转化。同化激素通过蛋白同化的作用促进骨形成。常用的雄激素药物有丙酸睾酮(testosterone propionate)和苯丙酸诺龙(nandrolone phenylpropionate)的注射剂。用雄激素替代疗法预防和治疗男性原发性骨质疏松仍有待进一步全面临床评估。雄激素替代治疗有益于改善男性性腺功能减退症患者的骨密度,但不推荐用于性腺功能正常者。

(四) 其他骨形成促进药

前列腺素 E_2 如地诺前列酮(dinoprostone)是骨形成促进药,通过刺激成骨细胞分化、增殖而促进骨形成。但因其全身作用多,选择性低,未推广于临床。

三、骨吸收抑制和骨形成促进双重作用药

(一) 硬骨抑素单克隆抗体

罗莫佐单抗

罗莫佐单抗(romosozumab)是可与硬骨抑素结合的单克隆抗体。硬骨抑素(或称骨硬化蛋白,sclerostin)几乎只在成骨细胞中表达,是一种由骨细胞分泌的成骨细胞活性抑制因子。罗莫佐单抗具有提高骨形成和降低骨吸收双重作用,可显著改善脊柱和髋部的骨密度,用于存在骨折高风险的绝经后女性。该药可能增加心肌梗死(心脏病发作)、卒中和心血管疾病死亡的风险。

(二) 雷奈酸锶

雷奈酸锶(strontium ranelate)是合成锶盐。锶(strontium,Sr)是人体必需的微量元素之一,参与人体多种生理功能和生化效应。锶的化学结构与钙和镁相似,在正常人体软组织、血液、骨骼和牙齿中存在少量的锶。雷奈酸锶可同时作用于成骨细胞和破骨细胞,具有抑制骨吸收和促进骨形成的双重作用,体外试验和临床研究均证实其可降低椎体和非椎体骨折的发生风险。

雷奈酸锶仅用于治疗骨折高危的绝经后女性的严重骨质疏松症以及骨折风险增高的男性严重骨质疏松症。有潜在致血栓风险,可能导致静脉血栓栓塞、心肌梗死。用药前需评估心脏病和高血压风险,用于无心血管疾病病史而且无法服用其他药物的情况。

四、骨矿化促进药

(一) 钙剂与维生素 D

钙剂(calcium)与维生素 D(vitamin D)是用于骨质疏松症的基本补充剂。Ca^{2+} 是维持骨代谢平衡和骨矿化过程的必需物质。对于绝经后和老年性骨质疏松患者,适量的钙补充可有效减缓骨丢失,改善骨矿化。单纯增加钙摄入难以降低骨折风险。通常钙剂与维生素 D 联合应用,可降低绝经期女性骨折的风险,也能抑制老年性骨质疏松骨丢失。

常用的钙制剂有磷酸钙(calcium phosphate)、枸橼酸钙(calcium citrate)、乳酸钙(calcium lactate)、葡萄糖酸钙(calcium gluconate)等。主要不良反应是引起便秘、结石,可影响铁吸收。超量补钙有一定危害,过量可引起高钙血症。

维生素 D 的活性形式 1,25-$(OH)_2D_3$(骨化三醇)是促进钙吸收、调节骨矿化的重要激素。内源性或外源性维生素 D,如维生素 D_3(vitamin D_3,胆钙化醇)或维生素 D_2(vitamin D_2,麦角钙化醇)都经肝脏羟基化转化为 25-$(OH)D_3$,且转化效率很高,25-$(OH)D_3$ 反映体内维生素 D 的营养水平。25-$(OH)D_3$ 再经肾脏 1α-羟化酶转化为 1,25-$(OH)_2D_3$。

在肾功能不全时转化能力受限,需要应用活性维生素 D。活性维生素 D 及其类似物临床常用阿法骨化醇(alfacalcidol)、骨化三醇(calcitriol)和艾地骨化醇(eldecalcitol)。阿法骨化醇经肝脏羟化后转变为 $1,25\text{-}(OH)_2D_3$ 而发挥作用。骨化三醇不需要经过肝、肾羟化,本身就是活性形式。艾地骨化醇是骨化三醇的类似物,半衰期比骨化三醇长。活性维生素 D 更适用于老年人、肝肾功能不全及维生素 D 代谢障碍者,但高钙血症的发生率高。

维生素 D 缺乏时补充维生素 D 能明显减少骨折的发生,但当维生素 D 充足时,补充维生素 D 的作用较差,而且过量应用还会产生对自身分泌的负反馈抑制作用。维生素 D 补充的剂量主要取决于体内 $25\text{-}(OH)D_3$ 的水平,骨质疏松患者应注意监测,正在应用抗骨质疏松症药物治疗期间需要保证 $25\text{-}(OH)D_3$ 的水平在 30ng/ml 以上。长期大剂量应用维生素 D 会加重骨质疏松,引起尿钙增加和肾结石。当 $25\text{-}(OH)D_3 > 150ng/ml$ 时可能会出现维生素 D 中毒,引起血钙过高,出现便秘、头痛、呕吐等症状,重者可有心律失常、肾衰竭等。

(二) 维生素 K

维生素 K 是谷氨酸 γ-羧化酶的辅酶,参与骨钙素中谷氨酸的 γ-位羧基化。骨钙素是由成骨细胞合成并分泌的一种维生素 K 依赖性钙结合蛋白,在调节骨钙代谢中起重要作用。维生素 K 能够促进骨形成,并有一定抑制骨吸收作用,能够轻度增加骨质疏松症患者的骨量。维生素 K_1 与维生素 K_2 均能促进骨骼矿化,但维生素 K_2 的作用更强。维生素 K_2 亦能调节成骨细胞和细胞外基质相关基因的转录,从而促进胶原合成,而胶原纤维的数量和质量会影响骨强度。

四烯甲萘醌(menatetrenone)是维生素 K_2 的一种同型物,四烯甲萘醌用于提高骨质疏松症患者的骨量,安全性良好,主要不良反应包括胃部不适、腹痛、皮肤瘙痒、水肿和转氨酶轻度升高等。服用华法林的患者禁用。

第三节 | 骨质疏松症药物的合理应用

抗骨质疏松药物治疗成功的标志是骨密度保持稳定或增加,而且没有新发骨折或骨折进展。对于正在使用抑制骨吸收药物的患者,治疗成功的目标是骨转换指标值维持在或低于绝经前女性水平。患者在治疗期间如发生再次骨折或显著的骨量丢失,则需考虑换药或评估继发性骨质疏松的病因。如果治疗期间发生一次骨折,并不能表明药物治疗失败,但提示该患者骨折风险高。抗骨质疏松药物应用时要注意以下一些原则:

1. **注意用药个体化和用药疗程**　抗骨质疏松症药物用药疗程应个体化、长期化,所有治疗至少应坚持 1 年,在治疗前和停药前均须全面评估骨质疏松性骨折的发生风险,并对患者进行骨折风险分层管理。对于骨折高风险者建议首选口服双膦酸盐(如阿仑膦酸钠、利塞膦酸钠等);对于口服不耐受者可选择唑来膦酸或地舒单抗;对于极高骨折风险者,初始用药可选择特立帕肽、唑来膦酸、地舒单抗、罗莫佐单抗或序贯治疗;而对于髋部骨折极高风险者,建议优先选择唑来膦酸或地舒单抗。降钙素、雷奈酸锶、PTH 1-84、异黄酮、植物雌激素和替勃龙通常不推荐作为骨质疏松症一线药使用。

双膦酸盐类药物停用后,其抗骨质疏松性骨折的作用可能会保持数年。如果双膦酸盐类药物使用超过 5 年可能会增加罕见不良反应(如下颌骨坏死或非典型股骨骨折)的风险,双膦酸盐治疗 3~5 年后需考虑药物假期。如骨折风险仍高,可以经过药物评价继续使用双膦酸盐或换用其他抗骨质疏松药物(如特立帕肽或雷洛昔芬)。特立帕肽疗程不应超过 2 年。罗莫佐单抗只能给药 1 年。SERMs 可以持续 8 年或直到患者达到 65~70 岁。在整个抗骨质疏松症药物治疗期间,要注意监测钙和维生素 D 摄入是否充足,根据治疗效果和不良反应及时调整治疗方案。

2. **抗骨质疏松症药物联合用药**　抗骨质疏松症药物联合方案以钙剂及维生素 D 作为基础治疗药物,与骨吸收抑制药或骨形成促进药联合使用。一般不建议联合应用相同作用机制的药物。不过,如果使用降钙素以缓解疼痛,可短期与其他药物联合使用。联合使用不同机制的骨形成促进药和骨吸收抑制药,可增加骨密度,改善骨转换水平,但缺少对骨折疗效的证据,考虑到治疗的成本和获益比,通常不作推荐。骨吸收抑制药治疗失败,或多次骨折需积极给予强有效治疗时可考虑联合应用。阿仑膦酸钠与特立帕肽联合使用治疗并没有更优的效果。唑来膦酸与特立帕肽以及地舒单抗与特立帕肽联合治疗 1 年对增加腰椎和髋部骨密度有益,但鉴于治疗成本以及未知的潜在不良反应,两种联合治疗方案建议只酌情用于骨折极高风险患者。

3. **抗骨质疏松药物序贯治疗**　某些骨吸收抑制药治疗失效、疗程过长或存在不良反应时要考虑药物序贯治疗。除双膦酸盐类药物外,其他抗骨质疏松药物一旦停止应用,疗效就会快速下降。PTH类似物停药后应序贯使用骨吸收抑制药,以维持骨形成促进药所取得的疗效。不同作用机制药物的序贯治疗如特立帕肽或罗莫佐单抗用药后,序贯双膦酸盐类药物或地舒单抗通常都是合适的序贯方案。地舒单抗序贯特立帕肽可能出现腰椎、股骨颈和全髋部骨密度下降一段时间,此种序贯方案需谨慎。相同机制的序贯方案,如双膦酸盐类与地舒单抗的序贯可按需采用。

4. **关于骨折后应用抗骨质疏松药物**　骨质疏松性骨折后应重视积极给予抗骨质疏松药物治疗,包括骨吸收抑制药或骨形成促进药等。使用常规剂量的抗骨吸收药物,包括口服或静脉双膦酸盐类药物,对骨折愈合无明显不良影响。

（马丽杰）

本章思维导图

本章目标测试

第三十九章 | 抗菌药物概论

化学治疗（chemotherapy，化疗）主要是指针对所有病原体（包括微生物、寄生虫甚至肿瘤细胞）所致疾病的药物治疗。抗微生物药（antimicrobial drug）是指用于治疗病原微生物所致感染性疾病的药物。此类药物选择性地作用于病原微生物，抑制或杀灭病原体而对人体细胞几乎没有损害。主要包括抗菌药物（antibacterial drugs）、抗真菌药（antifungal drugs）和抗病毒药（antiviral drugs）。

应用各类抗菌药治疗细菌所致疾病的过程中，应注意机体、细菌和药物三者之间在防治疾病中的相互关系（图 39-1）。

理想的抗菌药物应具备以下特点：对细菌有高度选择性；对人体无毒或毒性很低；细菌不易对其产生耐药性；具有很好的药动学特点；最好为强效、速效和长效的药物；使用方便；价格低廉。

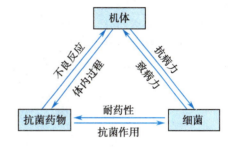

图 39-1 机体-抗菌药物-细菌之间的关系

第一节 | 抗菌药物的常用术语

抗菌药物（antibacterial drugs）是指对细菌有抑制或杀灭作用的药物，包括抗生素和人工合成药物（磺胺类和喹诺酮类等）。

抗生素（antibiotics）是由各种微生物（包括细菌、真菌、放线菌属）产生的，能杀灭或抑制其他微生物的物质。抗生素分为天然抗生素和人工半合成抗生素，前者由微生物产生，后者是对天然抗生素进行结构改造获得的半合成产品。

抗菌谱（antibacterial spectrum）是指抗菌药物的抗菌范围，包括广谱（broad/extended spectrum）和窄谱（narrow spectrum）两种。广谱抗菌药指对多种病原微生物有效的抗菌药，如四环素（tetracycline）、氯霉素（chloramphenicol），第三、四代氟喹诺酮类（fluoroquinolones），广谱青霉素和广谱头孢菌素。窄谱抗菌药指仅对一种细菌或局限于某属细菌有抗菌作用的药物，如异烟肼（isoniazid）仅对结核分枝杆菌有作用，而对其他细菌无效。抗菌药物的抗菌谱是临床选药的基础。

抑菌药（bacteriostatic drugs）是指仅具有抑制细菌生长繁殖而无杀灭细菌作用的抗菌药物，如四环素类、红霉素类、磺胺类等。

杀菌药（bactericidal drugs）是指具有杀灭细菌作用的抗菌药物，如青霉素类、头孢菌素类、氨基糖苷类等。

抗菌活性（antimicrobial activity）是指抗菌药抑制或杀灭病原微生物的能力。体外抗菌活性常用最低抑菌浓度（minimum inhibitory concentration，MIC）和最低杀菌浓度（minimum bactericidal concentration，MBC）表示。

最低抑菌浓度是指在体外抗菌药物与细菌培养 18～24 小时后能抑制培养基内病原菌生长的最低药物浓度。

最低杀菌浓度是指抗菌药物能够杀灭培养基内细菌或使细菌数减少 99.9% 的最低药物浓度。有些药物的 MIC 和 MBC 很接近，如氨基糖苷类抗生素，有些药物的 MBC 比 MIC 大，如 β-内酰胺类抗生素。

化疗指数（chemotherapeutic index, CI）是评价化学治疗药物有效性与安全性的指标,常以化疗药物的半数动物致死量（LD_{50}）与治疗感染动物的半数有效量（ED_{50}）之比来表示:LD_{50}/ED_{50},或者用5%的致死量（LD_5）与95%的有效量（ED_{95}）之比来表示:LD_5/ED_{95}。化疗指数越大,表明该药物的毒性越小,临床应用价值越高。但应注意,青霉素类药物化疗指数大,几乎对机体无毒性,但可能发生过敏性休克这种严重不良反应。

抗生素后效应（post antibiotic effect, PAE）指细菌与抗生素短暂接触,抗生素浓度下降,低于 MIC 或消失后,细菌生长仍受到持续抑制的效应。这类药物包括氨基糖苷类抗生素和喹诺酮类,又称为浓度依赖性抗菌药,即药物浓度越高,抗菌活性越强。另一类无明显 PAE 的抗菌药,其抗菌效力主要与药物浓度在一定范围内持续时间有关,药物浓度达到4～5倍 MIC 时,抗菌活性达到饱和,即使增加药物浓度,其杀菌效力无明显改变,这类药物又称时间依赖性抗菌药,如 β-内酰胺类抗菌药。

首次接触效应（first exposure effect）是指抗菌药物在初次接触细菌时有强大的抗菌效应,再度接触时不再出现该强大效应,或连续与细菌接触后抗菌效应不再明显增强,需要间隔相当时间（数小时）以后,才会再起作用。氨基糖苷类抗生素具有明显的首次接触效应。

第二节 | 抗菌药物的作用机制

抗菌药物的作用机制主要是通过特异性干扰细菌的生化代谢过程,影响其结构和功能,使其失去正常生长繁殖的能力,从而达到抑制或杀灭细菌的作用。细菌结构与抗菌药物作用机制如图 39-2 所示。

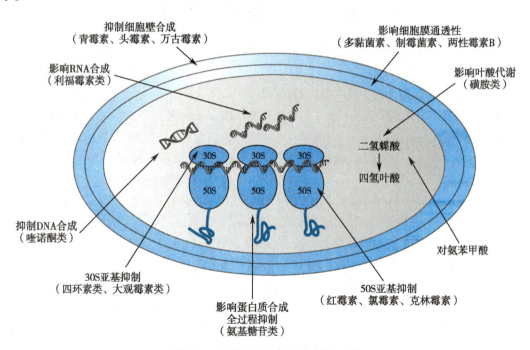

图 39-2 抗菌药物的作用机制示意图

1. **抑制细菌细胞壁的合成** 细菌细胞壁位于细胞质膜之外,而人体细胞无细胞壁,这也是抑制细菌细胞壁合成的抗菌药物对人体细胞几乎没有毒性的原因。细菌细胞壁是维持细菌细胞外形完整的坚韧结构,它能适应多样的环境变化,并能与机体相互作用。细胞壁的主要成分为肽聚糖（peptidoglycan）,又称黏肽,它构成巨大网状分子包围着整个细菌。革兰氏阳性（G^+）菌细胞壁坚厚,肽聚糖含量为50%～80%,菌体内含有多种氨基酸、核苷酸、蛋白质、维生素、糖、无机离子及其他代谢物,故菌体内渗透压高。革兰氏阴性(G^-)菌细胞壁比较薄,肽聚糖仅占1%~10%,类脂质较多,占60%以上,且胞质内没有大量的营养物质与代谢物,故菌体内渗透压低。G^-菌细胞壁与G^+菌不同,在肽聚糖层外具有脂多糖、外膜及脂蛋白等特殊成分。外膜在肽聚糖层的外侧,由磷脂、脂多糖及一组特异蛋白组成,是G^-菌对外界的保护屏障,外膜能阻止青霉素等抗生素、去污剂、胰蛋白酶与溶菌酶进入胞内。

青霉素类、头孢菌素类、磷霉素、环丝氨酸、万古霉素、杆菌肽等通过抑制细胞壁的合成而发挥作用。青霉素与头孢菌素的化学结构相似,它们都属于β-内酰胺类抗生素,其作用机制之一是与细菌细胞壁合成的转肽酶,即青霉素结合蛋白(penicillin binding proteins,PBPs)结合,抑制转肽作用,阻碍肽聚糖的交叉联结,导致细菌细胞壁缺损,丧失屏障作用,胞外水分进入胞内,致使细菌细胞肿胀、变形、破裂而死亡,因此抑制细菌细胞壁合成的药物均为杀菌药。

2. **改变胞质膜的通透性**　多肽类抗生素如多黏菌素E(polymyxin E),含有多个阳离子极性基团和一个脂肪酸直链肽,其阳离子能与胞质膜中的磷脂结合,使膜功能受损,细菌内物质外漏导致细菌死亡;抗真菌药物两性霉素B(amphotericin B)能选择性地与真菌胞质膜中的麦角固醇结合,形成孔道,使膜通透性改变,真菌内的蛋白质、氨基酸、核苷酸等外漏,造成真菌死亡。

3. **抑制蛋白质的合成**　核糖体是蛋白质的合成场所。细菌核糖体为70S核糖体复合物,可解离为50S和30S两个亚基,而人体细胞的核糖体为80S核糖体复合物,可解离为60S和40S两个亚基。人体细胞的核糖体与细菌核糖体的生理、生化功能不同,因此,抗菌药物在临床常用剂量能选择性影响细菌蛋白质的合成,而对人体细胞影响较小。不影响人体细胞的功能。细菌蛋白质的合成包括起始、肽链延伸及合成终止三阶段,在胞质内通过核糖体循环完成。抑制蛋白质合成的药物分别作用于细菌蛋白质合成的不同阶段。①起始阶段:氨基糖苷类抗生素阻止30S亚基和50S亚基合成始动复合物;②肽链延伸阶段:四环素类抗生素能与核糖体30S亚基结合,阻止氨基酰tRNA在30S亚基A位的结合,阻碍了肽链的形成,从而抑制蛋白质的合成;氯霉素、林可霉素和大环内酯类均抑制肽酰基转移酶;③终止阶段:氨基糖苷类抗生素阻止终止因子与A位结合,使合成的肽链不能从核糖体释放出来,致使核糖体循环受阻,合成不正常或无功能的肽链,因而具有杀菌作用。

4. **影响核酸和叶酸代谢**　喹诺酮类(quinolones)抑制细菌DNA回旋酶,从而抑制细菌的DNA复制产生杀菌作用;利福平(rifampicin)特异性地抑制细菌DNA依赖的RNA多聚酶,阻碍mRNA的合成而杀灭细菌。细菌不能利用环境中的叶酸(folic acid),而必须自身合成叶酸供菌体使用。细菌以蝶啶、对氨苯甲酸(PABA)为原料,在二氢蝶酸合酶作用下生成二氢蝶酸,二氢蝶酸与谷氨酸生成二氢叶酸,在二氢叶酸还原酶的作用下形成四氢叶酸,四氢叶酸作为一碳单位载体的辅酶参与了嘧啶核苷酸和嘌呤核苷酸的合成。磺胺类与PABA结构相似,与PABA竞争二氢蝶酸合酶,影响细菌体内的叶酸代谢,由于叶酸缺乏,细菌体内核苷酸合成受阻,导致细菌生长繁殖不能进行。

第三节 ｜ 细菌的耐药性

1. **细菌耐药性的产生**　细菌耐药性(bacterial resistance)是细菌产生对抗菌药物不敏感的现象,产生原因是细菌在自身生存过程中的一种特殊表现形式。天然抗生素是微生物(细菌、真菌和放线菌等)产生的次级代谢产物,用于抵御其他微生物,保护自身安全的化学物质。人类将细菌产生的这种物质制成抗菌药物用于杀灭感染的微生物,微生物接触到抗菌药,也会通过改变代谢途径或制造出相应的灭活物质抵抗抗菌药物,形成耐药性。

2. **耐药性的种类**　根据发生原因,耐药性可分为固有耐药(intrinsic resistance)和获得性耐药(acquired resistance)。固有耐药性又称天然耐药性,是由细菌染色体基因决定,代代相传,不会改变,如链球菌对氨基糖苷类抗生素天然耐药;肠道革兰氏阴性杆菌对青霉素G天然耐药;铜绿假单胞菌对多数抗生素均不敏感。获得性耐药是由于细菌与抗生素接触后,由质粒介导,通过改变自身的代谢途径,使其不被抗生素杀灭。如金黄色葡萄球菌产生 β-内酰胺酶而对 β-内酰胺类抗生素耐药。细菌的获得性耐药可因不再接触抗生素而消失,也可由质粒将耐药基因转移给染色体而代代相传,成为固有耐药。

3. 耐药的机制

（1）产生灭活酶:细菌产生灭活抗菌药物的酶使抗菌药物失活是耐药性产生的最重要机制之一,使抗菌药物在作用于细菌之前即被酶破坏而失去抗菌作用。这些灭活酶可由质粒和染色体基因表达。①β-内酰胺酶:由染色体或质粒介导。对 β-内酰胺类抗生素耐药,使 β-内酰胺环裂解,导致该抗生素丧失抗菌作用;②氨基糖苷类抗生素钝化酶:细菌在接触氨基糖苷类抗生素后产生钝化酶使后者失去抗菌作用,常见的氨基糖苷类钝化酶有乙酰化酶、腺苷化酶和磷酸化酶,这些酶的基因经质粒介导合成,可以将乙酰基、腺苷酰基和磷酰基连接到氨基糖苷类的氨基或羟基上,使氨基糖苷类的结构改变而失去抗菌活性;③其他酶类:细菌可产生氯霉素乙酰转移酶灭活氯霉素;产生酯酶灭活大环内酯类抗生素;金黄色葡萄球菌产生核苷转移酶灭活林可霉素。

（2）抗菌药物作用靶位改变:①由于改变了细胞内膜上与抗生素结合部位的靶蛋白结构(例如靶蛋白结构突变),降低与抗生素的亲和力,使抗生素不能与其结合,导致抗菌作用降低。如肺炎链球菌对青霉素的高度耐药就是通过此机制产生的。②细菌与抗生素接触之后产生一种新的、原来敏感菌没有的靶蛋白,使抗生素不能与新的靶蛋白结合,产生高度耐药。如耐甲氧西林金黄色葡萄球菌(methicillin resistant *Staphylococcus aureus*, MRSA)通过携带 *mecA* 基因,比敏感的金黄色葡萄球菌的青霉素结合蛋白组成多编码生成一个青霉素结合蛋白 2a(PBP$_{2a}$),与 β-内酰胺类抗生素的亲和力极低,从而产生高度耐药。③靶蛋白数量的增加,即使药物存在时仍有足够量的靶蛋白可以维持细菌的正常功能和形态,导致细菌继续生长、繁殖,从而对抗菌药物产生耐药。如肠球菌对 β-内酰胺类的耐药性则是既产生 β-内酰胺酶又增加青霉素结合蛋白的量,同时降低青霉素结合蛋白与抗生素的亲和力,形成多重耐药机制。

（3）改变细菌外膜通透性:很多广谱抗菌药都对铜绿假单胞菌无效或作用很弱,主要是抗菌药物不能进入铜绿假单胞菌菌体内,故产生天然耐药。细菌接触抗菌药物后,可以通过改变通道蛋白(porin)的性质和数量来降低细菌的膜通透性而产生获得性耐药。正常情况下,细菌外膜的通道蛋白以 OmpF 和 OmpC 组成非特异性跨膜通道,允许抗生素等药物分子进入菌体,当细菌多次接触抗菌药物后,菌株发生突变,产生 OmpF 蛋白的结构基因失活而发生障碍,引起 OmpF 通道蛋白丢失,导致 β-内酰胺类、喹诺酮类等药物进入菌体内减少。在铜绿假单胞菌中还存在特异的亚胺培南转运体 OprD2 蛋白通道,该通道允许亚胺培南通过而进入菌体,而当该蛋白通道丢失时,同样产生特异性耐药。

（4）影响细菌主动流出系统:某些细菌能将进入菌体的药物泵出体外,这种泵因需要能量,故称主动流出系统(active efflux system)。由于这种主动流出系统的存在及它对抗菌药物选择性的特点,使大肠埃希菌、金黄色葡萄球菌、表皮葡萄球菌、铜绿假单胞菌、空肠弯曲杆菌对四环素、喹诺酮类、大环内酯类、氯霉素、β-内酰胺类产生多重耐药。细菌的流出系统由蛋白质组成,主要为膜蛋白。这些蛋白质来源于 4 个家族:①ABC 家族(ATP-binding cassettes transporters);②MF 家族(major facilitator superfamily);③RND 家族(resistance-nodulation-division family);④SMR 家族(Staphylococcal multidrug resistance family)。流出系统由 3 个蛋白组成,即转运子(efflux transporter)、附加蛋白(accessory protein)和外膜蛋白(outer membrane channel),三者缺一不可,又称三联外排系统(tripartite efflux system)。如图 39-3 所示。外膜蛋白类似于通道蛋白,位于外膜(G⁻ 菌)或细胞壁(G⁺ 菌),是药物被泵出细胞的外膜通道。附加蛋白位于转运子与外膜蛋白之间,起桥梁作用,转运子位于胞质膜,它起着泵的作用。例如大肠埃希菌、产气肠杆菌、沙门菌、阴沟肠杆菌等 G⁻ 菌中存在的 acrABTOIC 外排泵过度表达,则可导致细菌对多种抗生素产生耐药性。

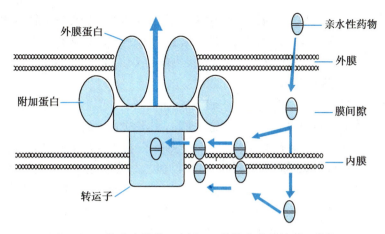

图 39-3　抗生素外排泵穿透 G⁻ 菌的内膜和外膜示意图

（5）形成生物膜：细菌生物被膜或称细菌生物膜（bacterial biofilm，BF），是指细菌黏附于接触表面，分泌多糖基质、纤维蛋白、脂质蛋白等，将其自身包绕其中而形成的大量细菌聚集膜样品。多糖基质通常是指多糖蛋白复合物，也包括由周边沉淀的有机物和无机物等。细菌生物被膜是细菌为适应自然环境有利于生存的一种生命现象，生物膜能保护细菌免受免疫系统和抗生素的攻击，是临床上产生顽固性耐药的原因之一。

4. 耐药基因的转移方式　获得性耐药可通过突变或垂直传递，更多见的是水平转移，即通过转导、转化、接合等方式将耐药性从供体细胞转移给其他细菌。

（1）突变（mutation）：对抗生素敏感的细菌因编码某个蛋白的基因发生突变，导致蛋白质结构的改变，不能与相应的药物结合或结合能力降低。突变也可能发生在负责转运药物的蛋白质的基因、某个调节基因和启动子，从而改变靶位、转运蛋白或灭活酶的表达。喹诺酮类（回旋酶基因突变）、利福平（RNA 聚合酶基因突变）的耐药性产生都是通过突变引起的。

（2）转导（transduction）：转导由噬菌体完成，由于噬菌体的蛋白外壳上掺有细菌 DNA，如果这些遗传物质含有药物耐受基因，则新感染的细菌将获得耐药，并将此特点传递给后代。

（3）转化（transformation）：细菌将环境中的游离 DNA（来自其他细菌）掺进敏感细菌的 DNA 中，使其表达的蛋白质发生部分改变，这种转移遗传信息的方式叫做转化。肺炎链球菌耐青霉素的分子基础即是转化的典型表现，耐青霉素肺炎链球菌产生不同的青霉素结合蛋白（PBPs），该 PBPs 与青霉素的亲和力低。对编码这些不同的 PBPs 的基因进行核酸序列分析，发现有一段外来的 DNA。

（4）接合（conjugation）：细胞间通过性菌毛或桥接进行基因传递的过程。编码多重耐药基因的 DNA 可能经此途径转移，它是耐药扩散的极其重要的机制之一。可转移的遗传物质中含有质粒的两个不同的基因编码部位，一个编码耐药部分，称为耐药决定质粒（R-determinant plasmid）；另一个质粒称为耐药转移因子（resistance transfer factor），含有细菌接合所必需的基因。两个质粒可单独存在，也可结合成一个完整的 R 因子。某些编码耐药性蛋白的基因位于转座子，可在细菌基因组或质粒 DNA 的不同位置间跳动，即从质粒到质粒，从质粒到染色体，从染色体到质粒。

由于耐药基因的多种方式在同种和不同种细菌之间移动，促进了耐药性及多重耐药性的发展。多重耐药性已成为一个世界范围内的问题，致使新的抗菌药物不断涌现仍追不上耐药性的产生。因此，临床医生必须严格掌握使用抗菌药物的适应证，合理地使用抗菌药物可降低耐药的发生率和危害性。

5. 多重耐药的产生与对策

（1）多重耐药的概念：细菌对多种抗菌药物耐药称为多重耐药（multi-drug resistance，MDR），又名多药耐药。细菌的多重耐药问题已成为全球关注的热点，也是近年来研究和监测的重点。2010 年南亚发现新型超级病菌——产 NDM-1 耐药细菌，对绝大多数抗生素均不敏感，称为"泛耐药性"（pandrug resistance，PDR）。超级细菌（superbug）泛指临床上出现的对多种抗菌药物均耐药的细菌，如耐甲氧西林金黄色葡萄球菌（MRSA）、耐万古霉素肠球菌（VRE）、耐多药肺炎链球菌（MDRSP）、多重抗药性结核分枝杆菌（MDR-TB），以及碳青霉烯酶肺炎克雷伯菌（KPC）等。因此，对超级细菌的治疗已成为现代社会公共卫生问题的焦点。

（2）产生多重耐药的主要细菌及机制：①耐甲氧西林金黄色葡萄球菌（MRSA）与甲氧西林耐药凝固酶阴性葡萄球菌（methicillin-resistant coagulase negative *Staphylococci*，MRCNS）（凝固酶阴性，耐甲氧西林的表皮葡萄球菌和溶血葡萄球菌）。金黄色葡萄球菌不仅产生 β-内酰胺酶对 β-内酰胺酶类抗生素耐药，更可改变青霉素结合蛋白，产生新的 PBP_{2a}，对 β-内酰胺类抗生素高度耐药，并且对万古霉素以外的所有抗金黄色葡萄球菌的抗菌药物形成多重耐药。敏感的金黄色葡萄球菌有 5 个 PBPs（PBP-1,2,3,3′,4），本来并无 78kDa 的 PBP_{2a}，是细菌在 β-内酰胺类抗生素的诱导下，由结构基因 *mecA* 表达产生的新的 PBP_{2a}，它不但具有敏感菌株 5 个 PBPs 全部功能，而且与抗生素结合的亲和力极低，因此当 β-内酰胺类抗生素与其他 PBPs 结合，金黄色葡萄球菌照样可以维持本身存活，形成高度耐药的多重耐药性。②耐青霉素肺炎链球菌（penicillin resistant *Streptococcus pneumoniae*，PRSP）。肺炎链球菌对青霉素耐药株的 PBP_{1a}、PBP_{2a}、PBP_{2x} 与 PBP_{2b} 这 4 个分子量较大的 PBPs（78～100kDa）与青霉素的亲和力明显降低。肺炎链球菌对大环内酯类的耐药性是由主动流出泵系统形成的，由耐药菌中一种专门编码表达 14 元与 15 元大环内酯类流出泵膜蛋白基因 *mef*（*A*）介导的。③万古霉素耐药肠球菌（vancomycin-resistant *Enterococcus*，VRE），包括对万古霉素耐药的粪肠球菌与屎肠球菌，后者又称为 VREF（vancomycin-resistant *Enterococcus faecium*）。肠球菌对不同抗生素的耐药机制也是不同的。肠球菌对青霉素的耐药机制是由于 PBPs 与青霉素的亲和力下降，使青霉素不能与靶位蛋白 PBPs 结合。肠球菌对万古霉素的耐药机制是由于肠球菌对万古霉素产生了 *van A*、*van B*、*van C-1*、*van C-2*、*van C-3*、*van D*、*van E* 7 种基因，由这些基因表达相应的耐药因子所表现的耐药表型也有 van A 到 van E 7 种表型。其中以 van A 与 van B 二种耐药表型最为常见。万古霉素耐药基因可通过质粒介导等机制，将耐药基因水平转移给其他肠球菌，从而引起多克隆传播。就万古霉素耐药性传播来说，耐药基因水平的转移比克隆传播更重要。特别是 van A 型的耐药性是由转座子 Tn1546 及其类似的转座子介导，它们常位于 VRE 质粒上，通过接合和转座，很容易将耐药基因传给其他革兰氏阳性细菌，一旦耐甲氧西林金黄色葡萄球菌获得万古霉素耐药性并造成传播，革兰氏阳性细菌的抗菌药物治疗将受到严峻考验。④对第三代头孢菌素耐药的 G⁻ 杆菌，包括产生超广谱 β-内酰胺酶（extended spectrum β-lactamases，ESBL）与产生 I 类染色体介导的 β-内酰胺酶（class I chromosome mediated β-lactamases）的 G⁻ 杆菌。临床分离的对第三代头孢菌素耐药的 G⁻ 杆菌如大肠埃希菌、肺炎克雷伯菌、阴沟肠杆菌中都可从同一菌株中分离到广谱酶、超广谱酶与染色体介导的 I 类酶 Amp C。广谱酶都是质粒介导的，大多数广谱酶对第三代头孢菌素仍然敏感，但也有少数产广谱酶 G⁻ 杆菌对第三代头孢菌素的敏感度有所下降。超广谱酶大部分也是质粒介导的，少数由染色体介导，质粒介导的超广谱酶大多对酶抑制剂如克拉维酸、舒巴坦仍敏感，因此产生质粒介导超广谱酶的革兰氏阴性杆菌，第二代或第三代头孢菌素联合酶抑制剂大多有效；但产生染色体介导的超广谱酶的革兰氏阴性杆菌对第二代头孢菌素耐药性较高，这些产生染色体介导超广谱酶的耐药菌和产生染色体介导的 I 类酶的耐药菌对第三代头孢菌素的耐药性，加用一般的酶抑制药如克拉维酸、舒巴坦、他唑巴坦等均无明显增效作用。⑤对碳青霉烯耐药的铜绿假单胞菌的耐药机制主要是细菌通透性改变，亚胺培南进入铜绿假单胞菌体内需通过铜绿假单胞菌的一种特异的外膜通道即 Opr D porin 蛋白通道，铜绿假单胞菌可发生特异性的外膜通道突变，使 Opr D 的基因缺损，不能表达 Opr D 蛋白，导致 Opr D 膜通道丢失。使亚胺培南无法进入铜绿假单胞菌体内，形成铜绿假单胞菌对碳青霉烯类耐药。研究证明铜绿假单胞菌产生金属 β-内酰胺酶是其对碳青霉烯耐药的机制之一。⑥对喹诺酮类耐药大肠埃希菌（quinolone-resistant *Escherichia coli*，QREC）。大肠埃希菌对所有喹诺酮类有交叉耐药性，在我国耐药率已高达 50%～60%（国外报道不到 5%），主要原因除了我国自 20 世纪 80 年代以来长期大量仿制，大量生产,不加限制地广泛在临床上使用喹诺酮类外,与农业、畜牧业、水产业、家禽饲养业把这种治疗药物用于动物疾病的保健有关。大肠埃希菌对喹诺酮类的耐药机制主要为非特异的主动流出泵外排机制,同时改变结合部位,减少摄取,降低膜通道的通透性等都起一定作用。大肠埃希菌对喹诺酮类出现耐药性时,同时对许多常用抗生素呈现多重耐药性。

（3）控制细菌耐药的措施:由于抗生素的广泛应用,各种抗菌药物的耐药发生率逐年增加。为了减少和避免耐药性的产生,应严格控制抗菌药物的使用,合理使用抗菌药物;可用一种抗菌药物控制的感染决不使用多种抗菌药物联合应用;窄谱抗菌药可控制的感染不用广谱抗菌药物;严格掌握抗菌药物预防应用、局部使用的适应证,避免滥用;医院内应对耐药菌感染的患者采取相应的消毒隔离措施,防止细菌的院内交叉感染;对抗菌药物要加强管理,抗菌药物必须凭医生处方;我国从 2004 年 7 月起抗菌药物的购买必须有医生的处方,任何人不得在药店随意购买。为保障患者用药安全及减少细菌耐药性,原卫生部在 2004 年制定的《抗菌药物临床应用指导原则》中提出了抗菌药物临床应用的管理办法,对抗菌药物实行非限制、限制和特殊使用的分级管理制度,阐述了对感染性疾病中最重要的细菌性感染进行抗菌治疗的原则、应用抗菌药物进行治疗和预防的指征以及制订合理给药方案的原则,是我国第一部专门指定的关于抗菌药物临床应用的指导性文件。同时,建立了全国细菌耐药监测网(http://www.carss.cn/),每年公布全国细菌耐药监测报告。到 2015 年,国家卫生和计划生育委员会发布了 2015 年版《抗菌药物临床应用指导原则》,对一些内容进行了补充更新,针对临床上"能否用抗菌药物""选用何种抗菌药物""给药的剂量",以及"给药途径""给药的时间和疗程"等均有规范的专业指导。更注重循证医学证据结论,完善了抗菌药物的合理应用从专业到管理的指导,内容更精准,更科学严谨。这些措施的目的就是减少细菌耐药性的产生。

第四节 | 抗菌药物合理应用原则

1. **尽早确定病原菌**　在患者出现症状之时,应尽早从患者的感染部位、血液、痰液等取样培养分离致病菌,并对其进行体外抗菌药物敏感试验,从而有针对性地选用抗菌药物。如果患者感染症状很重,可在临床诊断的基础上预测最可能的致病菌种,并根据细菌对各种抗菌药的敏感度与耐药性的变迁,选择适当的药物进行经验性的治疗。

2. **按适应证选药**　各种抗菌药物有不同的抗菌谱,即使有相同抗菌谱的药物还存在药效学和药动学的差异,故各种抗菌药物的临床适应证亦有所不同。例如,广谱青霉素类的氨苄西林曾是治疗大肠埃希菌感染的基础药物,然而目前报道大肠埃希菌对其耐药性已达 80%,所以严重的大肠埃希菌感染应选用第三代头孢菌素类和喹诺酮类治疗。

应用抗菌药物有效地控制感染,必须在感染部位达到有效的抗菌浓度。一般药物在血液丰富的组织器官浓度高(肝、肺、肾),在血液供应较少的部位及脑脊液浓度低。对于药物分布较少的器官组织感染,应尽量选用能在这些部位达到有效浓度的药物。

此外,选药时还应考虑患者的全身状况和肝、肾功能状态,细菌对拟选药物耐药性产生的可能性、不良反应、药源及药品价格等诸多方面的因素,再作出科学的用药方案。

3. **抗菌药物的预防应用**　预防使用抗菌药物的目的是防止细菌可能引起的严重感染。

（1）非手术患者抗菌药物预防性应用的原则:①用于尚无细菌感染征象但暴露于致病菌感染的高危人群。②预防用药适应证与抗菌药物选择应基于循证医学证据。③应针对 1 种或 2 种最可能细菌的感染进行预防用药,不宜盲目地选用广谱抗菌药或多药联合预防多种细菌多部位感染。④应限于针对某一段特定时间内可能发生的感染,而非任何时间可能发生的感染。⑤应积极纠正导致感染风险增加的原发疾病或基础状况。可以治愈或纠正者,预防用药价值较大;原发疾病不能治愈或纠正者,药物预防效果有限,应权衡利弊决定是否预防用药。⑥以下情况原则上不应预防使用抗菌药物:

普通感冒、麻疹、水痘等病毒感染性疾病；昏迷、休克、中毒、心力衰竭、肿瘤、应用肾上腺皮质激素等患者；留置导尿管、留置深静脉导管以及建立人工气道(包括气管插管或气管切口)患者。

（2）围手术期抗菌药物预防用药，应根据手术切口类别、手术创伤程度、可能的污染细菌种类、手术持续时间、感染发生机会与后果严重程度、抗菌药物预防效果的循证医学证据、对细菌耐药性的影响与经济学评估等因素，综合考虑决定是否预防使用抗菌药物。

（3）侵入性诊疗操作患者抗菌药物的预防应用，例如应用于放射介入与内镜诊疗等微创术后患者避免感染。

4. 抗菌药物的联合应用

（1）联合用药的适应证：①不明病原体的严重细菌性感染，为扩大抗菌范围，可选联合用药，待细菌诊断明确后即调整用药；②单一抗菌药物尚不能控制的感染，如腹腔穿孔所致的腹膜感染；③结核病、慢性骨髓炎需长期用药治疗；联合用药的目的是利用药物的协同作用而减少用药剂量和提高疗效，从而降低药物的毒性和不良反应。

（2）联合应用的可能效果：一般将抗菌药物作用性质分为四大类型，第一类为繁殖期杀菌药(Ⅰ)，如β-内酰胺类抗生素；第二类为静止期杀菌药(Ⅱ)，如氨基糖苷类、多黏菌素类抗生素等，它们对繁殖期、静止期细菌都有杀菌作用；第三类为快速抑菌药(Ⅲ)，如四环素、大环内酯类；第四类为慢速抑菌药(Ⅳ)，如磺胺类药物等。在体外试验或动物实验中可以证明。联合应用上述两类抗菌药时，可产生协同(Ⅰ+Ⅱ)、拮抗(Ⅰ+Ⅲ)、相加(Ⅲ+Ⅳ)、无关或相加(Ⅰ+Ⅳ)四种效果。为达到联合用药的目的，需根据抗菌药物的作用性质进行恰当的配伍。

Ⅰ、Ⅱ类药物联合应用可获协同作用，如青霉素与链霉素或庆大霉素配伍治疗肠球菌心内膜炎是由于Ⅰ类抗菌药青霉素破坏细胞壁而使Ⅱ类抗菌药链霉素、庆大霉素易进入细菌细胞内靶位的缘故；Ⅰ、Ⅲ类药物联合应用时，由于Ⅲ类抗菌药迅速抑制蛋白质合成而使细菌处于静止状态，造成Ⅰ类抗菌药抗菌活性减弱的拮抗作用，如青霉素与四环素类合用；若Ⅰ、Ⅳ类抗菌药合用，Ⅳ类抗菌药对Ⅰ类抗菌药不会产生重要影响，通常产生相加作用，如青霉素与磺胺合用治疗流行性脑膜炎可提高疗效；Ⅱ、Ⅲ类抗菌药物合用，可产生相加和协同作用；Ⅲ、Ⅳ类抗菌药物合用，也可获得相加作用。

5. 防止抗菌药物的不合理使用　①病毒感染：抗菌药物对病毒通常是无治疗作用的，除非伴有细菌感染或继发感染，一般不应该使用抗菌药物；②原因未明的发热患者：对于发热最重要的是发现病因，除非伴有感染，一般不用抗菌药物治疗，否则易掩盖典型的临床症状和难以检出病原体而延误正确的诊断和治疗；③应尽量避免抗菌药物的局部应用，否则可引起细菌耐药和变态反应的发生；④剂量要适宜，疗程要足够：剂量过小，达不到治疗目的且易产生耐药性；剂量过大，易产生严重不良反应；疗程过短易导致疾病复发或转为慢性感染。

6. 患者的其他因素与抗菌药物的应用　①肾功能减退：应避免使用主要经肾排泄，对肾脏有损害的抗菌药物；②肝功能减退：避免使用主要经肝代谢，且对肝脏有损害的抗菌药物；③对新生儿、儿童、孕妇和哺乳期妇女用药要谨慎，一定要选用安全的抗菌药物。

（周黎明）

本章思维导图

本章目标测试

第四十章 | β-内酰胺类抗生素

本章数字资源

β-内酰胺类抗生素（β-lactam antibiotics）是指化学结构中含有 β-内酰胺环的一类抗生素。自 20 世纪 40 年代用于临床,目前主要包括青霉素类、头孢菌素类、非典型 β-内酰胺类和 β-内酰胺酶抑制药等。该类抗生素抗菌活性强、抗菌范围广、毒性低、疗效高、适应证广,且品种多,使用广泛。

第一节 | 分类、抗菌作用机制和耐药机制

一、β-内酰胺类抗生素分类

（一）青霉素类
按抗菌谱和耐药性分为 5 类:
1. **窄谱青霉素类** 以青霉素 G 和青霉素 V 为代表。
2. **耐酶青霉素类** 以甲氧西林、氯唑西林和氟氯西林为代表。
3. **广谱青霉素类** 以氨苄西林和阿莫西林为代表。
4. **抗铜绿假单胞菌广谱青霉素类** 以羧苄西林、哌拉西林为代表。
5. **抗革兰氏阴性菌青霉素类** 以美西林和匹美西林为代表。

（二）头孢菌素类
按抗菌谱、耐药性和肾毒性分为五代。
1. **第一代头孢菌素** 以头孢拉定和头孢氨苄为代表。
2. **第二代头孢菌素** 以头孢呋辛和头孢克洛为代表。
3. **第三代头孢菌素** 以头孢哌酮、头孢噻肟和头孢克肟为代表。
4. **第四代头孢菌素** 以头孢匹罗为代表。
5. **第五代头孢菌素** 以头孢洛林、头孢吡普为代表。

（三）其他 β-内酰胺类
包括碳青霉烯类、头霉素类、氧头孢烯类、单环 β-内酰胺类。

（四）β-内酰胺酶抑制药
包括克拉维酸和舒巴坦类。

（五）β-内酰胺类抗生素的复方制剂

二、抗菌作用机制

β-内酰胺类抗生素的作用机制主要是作用于细菌菌体内的青霉素结合蛋白（penicillin-binding proteins,PBPs）,抑制细菌细胞壁主要成分肽聚糖的合成,导致细菌细胞壁缺损,菌体失去渗透屏障而膨胀、裂解,同时借助细菌的自溶酶（autolytic enzyme）溶解而产生抗菌作用。

PBPs 是存在于细菌胞质膜上的蛋白,分子量为 4 万～14 万,占膜蛋白的 1%。其数目、种类、分子大小及与 β-内酰胺类抗生素的亲和力均因细菌菌种不同而有很大差异。如甲氧西林敏感金黄色葡萄球菌（MSSA）含 4 种 PBPs,而 MRSA 则含 5 种,淋病奈瑟球菌含 4 种,而大肠埃希菌则表达 12 种 PBPs。根据分子量大小不同,PBPs 可分为两类,一类是高分子量（high-molecular-mass,HMM）PBPs,

NOTES

359

具有转肽酶和转糖基酶活性,参与细菌细胞壁合成;另一类为低分子量(low-molecular-mass,LMM)PBPs,具有羧肽酶活性,与细菌细胞分裂和维持形态有关。大肠埃希菌表达的 5 种 PBPs 为 HMM PBPs:PBP$_{1a}$、PBP$_{1b}$、PBP$_{1c}$、PBP$_2$、PBP$_3$。β-内酰胺类抗生素与 PBP$_{1a}$ 和 PBP$_{1b}$ 结合可导致细菌迅速解体;与 PBP$_2$ 结合使细菌变成不稳定的球形体,因溶菌而死亡;与 PBP$_3$ 结合使细菌细胞分裂终止而处于丝状体期,也因溶菌而死亡。其他的 PBPs 为 LMM PBPs,与抗生素结合后没有形态改变,不会导致细菌死亡。

哺乳动物的细胞没有细胞壁,所以 β-内酰胺类抗生素对人和动物的毒性很小。因 β-内酰胺类抗生素对已合成的细胞壁无影响,故对繁殖期细菌的作用较静止期强。

三、耐药机制

细菌对 β-内酰胺类抗生素产生的耐药机制有:

1. **产生水解酶** β-内酰胺酶(β-lactamase)是耐 β-内酰胺类抗生素细菌产生的一类能水解药物结构中 β-内酰胺环的酰胺键,使之失去抗菌活性的酶。从 1940 年发现至今已达 1 500 多种。目前对 β-内酰胺酶的分类主要采用功能分类法或分子生物学分类法。不同 β-内酰胺酶的主要特点见表 40-1。

表 40-1 β-内酰胺酶的分类及特点

分类	分子分类	功能分类	常见类型	分解的抗生素	β-内酰胺酶抑制药抑酶活性					
					克拉维酸	他唑巴坦	舒巴坦	阿维巴坦	法硼巴坦	雷利巴坦
青霉素酶	A	2a	PC1	青霉素类	√	√	√	√	√	√
		2b	TEM-1,TEM-2,SHV-1	青霉素类、窄谱头孢菌素						
		2c	PSE(CARB)	青霉素类						
		2br	TEM-30、SHV72	青霉素类	—	—	—	√	√	√
ESBLs	A	2be	CTX-M、SHV、TME、PER、VEB 等	青霉素类、头孢菌素类	√	√		√	√	√
AmpC酶	C	1	染色体介导 AmpC,质粒介导 CMY,ACT-1,DHA 等	青霉素类、头孢菌素						
OXA酶	D	2de	OXA-10、OXA-15	青霉素类、头孢菌素类、氨曲南						
丝氨酸碳青霉烯酶	A	2f	KPC、SME、NMC-A、GES-2 等	青霉素类、头孢菌素类、碳青霉烯类	√	√	√	√	√	√
	D	2df	OXA-48	青霉素类、头孢菌素类、碳青霉烯类				√		
	D	2df	OXA-23、OXA-24	青霉素类、头孢菌素类、碳青霉烯类						
金属酶	B	3a	IMP、VIM、NDM	青霉素类、头孢菌素类、碳青霉烯类,除氨曲南	—	—	—	—	—	—
	B	3b	CphA	碳青霉烯类						

注:ESBLs,超广谱 β-内酰胺酶;AmpC 酶,头孢菌素酶;OXA 酶,碳青霉烯酶。

其中染色体介导的金属酶可水解包括碳青霉烯类在内的大多数β-内酰胺类抗生素（氨曲南除外），且不能被β-内酰胺酶抑制药所抑制，限制了β-内酰胺类抗生素的使用。

2. **与药物结合** β-内酰胺酶可与某些耐酶β-内酰胺类抗生素迅速结合，使药物停留在胞质膜外间隙中，不能到达作用靶位-PBPs发挥抗菌作用。此非水解机制的耐药性又称为"陷阱机制"或"牵制机制"（trapping mechanism）。

3. **改变PBPs** 可发生结构改变或合成量增加或产生新的PBPs，使与β-内酰胺类抗生素的结合减少，失去抗菌作用。PBPs改变导致的耐药性是G⁺菌对β-内酰胺类抗生素耐药的最主要机制。如耐甲氧西林金黄色葡萄球菌（MRSA）具有多重耐药性就与产生了全新的亲和力极低的PBP_{2a}有关。

4. **改变菌膜通透性** G⁺菌的细胞壁对β-内酰胺类抗生素可以通透，而G⁻菌细胞壁肽聚糖层外存在的外膜结构对某些β-内酰胺类抗生素不易透过，产生非特异性低水平耐药。敏感G⁻菌的耐药主要是改变外膜上孔蛋白（porin）结构。这种孔蛋白的组成是以OmpF和OmpC为主，属于非特异性跨膜通道，孔径分别为1.16nm和1.08nm，通常β-内酰胺类抗生素可以透过。接触抗生素后，突变菌株的该蛋白基因失活使蛋白表达减少或消失，导致β-内酰胺类抗生素进入菌体内大量减少而耐药。如大肠埃希菌、鼠伤寒沙门菌等。还有一种跨膜孔蛋白作为特异性通道存在于铜绿假单胞菌外膜，由OprD组成，只允许亚胺培南进入，突变后使该药不能进入菌体内，形成特异性耐药。由于G⁺菌无细胞外膜，这一耐药机制不涉及G⁺菌。

5. **增强药物外排** 在细菌的胞质膜上存在主动外排系统，它是一组跨膜蛋白，见图39-3。细菌可以通过此组跨膜蛋白主动外排药物，从而形成了对一种或多种抗生素耐药。与其他耐药机制比较，主动外排系统导致的耐药机制其主要特点为具有较广的耐药谱。如大肠埃希菌由于主动外排系统过度表达，可以对青霉素、苯唑西林、氯唑西林、大环内酯类等多个抗生素耐药。

6. **缺乏自溶酶** 当β-内酰胺类抗生素的杀菌作用下降或仅有抑菌作用时，原因之一是细菌缺少了自溶酶。如金黄色葡萄球菌的耐药。

第二节 | 青霉素类抗生素

青霉素类（penicillins）除青霉素G为天然青霉素外，其余均为半合成青霉素。本类基本结构均含有母核6- 氨基青霉烷酸（6-aminopenicillanic acid，6-APA）和侧链（CO-R）（图40-1）。母核由噻唑环（A）和β-内酰胺环（B）骈合而成，为抗菌活性重要部分，β-内酰胺环破坏后抗菌活性即消失。侧链则主要与抗菌谱、耐酸、耐酶等药理特性有关。

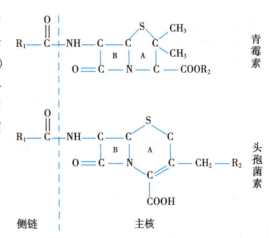

图40-1 **青霉素类抗生素的基本化学结构图**

一、窄谱青霉素类

青霉素G

【**来源及化学**】 青霉素G（penicillin G，benzylpenicillin，苄青霉素）的侧链为苄基，是青霉菌培养液中提取的多种青霉素（X、F、G、K、O、U1、U6）之一，因其化学性质相对较稳定、抗菌作用强、产量高、毒性低、价格低廉等，故常用。青霉素G为有机酸，常用其钠盐或钾盐。其干燥粉末在室温中保存数年仍有抗菌活性，但溶于水后极不稳定，易被酸、碱、醇、氧化剂、金属离子分解破坏，且不耐热，在室温中放置24小时大部分降解失效，还可生成具有抗原性的降解产物，故应临用现配。本药剂量用国际单位U表示，理论效价为青霉素G钠1 670U≈1mg，青霉素G钾1 598U≈1mg。其他半合成青霉素均以毫克（mg）为剂量单位。

【体内过程】　青霉素 G 不耐酸,口服易被胃酸及消化酶破坏,吸收少且不规则,故不宜口服。通常作静脉滴注或肌内注射。肌内注射吸收迅速且完全,注射后达峰时间为 0.5～1.0 小时。该药因脂溶性低而难以进入细胞内,主要分布于细胞外液。能广泛分布于全身各部位,肝、胆、肾、肠道、精液、关节液及淋巴液中均有大量分布,房水和脑脊液中含量较低,无炎症脑脊液中药物浓度仅为血药浓度的 1%～3%,炎症时药物相对较易进入,脑脊液中药物浓度可达血药浓度的 8%,大剂量静脉滴注可达有效浓度。青霉素 G 主要以原形迅速经尿排泄,约 10% 经肾小球滤过排出,90% 经肾小管分泌排出,$t_{1/2}$ 为 0.5～1.0 小时。

为延长青霉素 G 的作用时间,可采用难溶的混悬剂普鲁卡因青霉素(procaine benzylpenicillin,双效西林)和油剂苄星青霉素(benzathine benzylpenicillin,长效西林,bicillin),肌内注射后在注射部位缓慢溶解吸收。前者一次注射 80 万 U,可维持 24 小时;后者一次注射 120 万 U,可维持 15 天。这两种制剂的血药浓度均很低,不适用于急性或重症感染,仅用于轻症患者或预防感染。

【抗菌作用】　青霉素 G 抗菌作用很强,作为繁殖期杀菌剂,在细菌繁殖期低浓度抑菌,较高浓度杀菌。对如下病原菌有高度抗菌活性:①大多数 G⁺ 球菌,如甲型和乙型溶血性链球菌、肺炎链球菌、敏感金黄色葡萄球菌和表皮葡萄球菌等;②G⁺ 杆菌,如白喉棒状杆菌、炭疽杆菌、产气荚膜梭菌、破伤风梭菌、乳酸杆菌等;③G⁻ 球菌,如脑膜炎球菌、敏感淋病奈瑟球菌等;④少数 G⁻ 杆菌,如敏感流感嗜血杆菌、百日咳鲍特菌等;⑤螺旋体、放线菌属,如梅毒螺旋体、钩端螺旋体、回归热螺旋体、牛型放线菌等。对大多数 G⁻ 杆菌作用较弱,对肠球菌不敏感,对真菌、原虫、立克次体、病毒等无作用。金黄色葡萄球菌、淋病奈瑟球菌、肺炎链球菌等对本药极易产生耐药性。

【临床应用】　本药肌内注射或静脉滴注为治疗敏感的 G⁺ 球菌和杆菌、G⁻ 球菌及螺旋体所致感染的首选药。如溶血性链球菌引起的蜂窝织炎、丹毒、猩红热、咽炎、扁桃体炎等;肺炎链球菌引起的大叶性肺炎、脓胸、支气管肺炎等;甲型溶血性链球菌引起的心内膜炎,由于病灶部位形成赘生物,药物难以透入,常需特大剂量静脉滴注并与氨基糖苷类抗生素合用以获得协同作用;敏感的金黄色葡萄球菌引起的疖、痈、败血症等;脑膜炎球菌引起的流行性脑脊髓膜炎;也可首选用于放线杆菌病、钩端螺旋体病、梅毒、回归热的治疗。

还可用于白喉、破伤风、气性坏疽和流产后产气荚膜梭菌所致败血症的治疗。但因青霉素 G 对白喉棒状杆菌、破伤风梭菌、产气荚膜梭菌产生的外毒素无效,故必须加用抗毒素血清。

【不良反应】

1. 变态反应　为青霉素类最常见的不良反应,在各种药物中居首位,Ⅰ、Ⅱ 和 Ⅲ 型变态反应总发生率为 3%～10%。各种类型的变态反应都可出现,以 Ⅱ 型即溶血性贫血、药疹、接触性皮炎、间质性肾炎、哮喘和 Ⅲ 型即血清病样反应较多见,但多不严重,停药后可消失。最严重的是 Ⅰ 型即过敏性休克,发生率占用药人数的 (0.4～1.5)/ 万,死亡率约为 0.1/ 万。

发生变态反应的原因是青霉素溶液中的降解产物青霉噻唑蛋白、青霉烯酸、6-APA 等高分子聚合物所致,此类物质具有半抗原特性,与体内蛋白质结合形成完全抗原,机体接触后可在 5～8 天产生抗体,当再次接触时即产生变态反应。用药者多在接触药物后立即发生,少数人可在数日后发生。

过敏性休克患者的临床表现主要为循环衰竭、呼吸衰竭和中枢抑制。主要防治措施:①仔细询问过敏史,对青霉素类抗生素过敏者禁用;②避免滥用和局部用药;③避免在饥饿时注射青霉素;④不在没有急救药物(如肾上腺素)和抢救设备的条件下使用;⑤初次使用、用药间隔 3 天以上或换批号者必须做皮肤过敏试验,反应阳性者禁用;⑥注射液需临用现配;⑦患者每次用药后需观察 30 分钟,无反应者方可离去;⑧一旦发生过敏性休克,应首先立即皮下或肌内注射肾上腺素 0.5～1.0mg,严重者应稀释后缓慢静脉注射或滴注,必要时加入糖皮质激素和抗组胺药。同时采用其他急救措施。

2. 赫氏反应(Herxheimer reaction)　应用青霉素 G 治疗梅毒、钩端螺旋体、雅司病、鼠咬热或炭疽等感染时,可有症状加剧现象,此反应一般发生于青霉素开始治疗 6～8 小时,表现为全身不适、寒战、发热、咽痛、肌痛、心跳加快等症状。此反应可能是大量病原体被杀死后释放的物质所引起的免疫反应。注射青霉素前服用糖皮质激素类药物,可防止赫氏反应的发生。

3. 其他不良反应 肌内注射青霉素 G 钾盐可产生局部疼痛、红肿或硬结。大剂量摄入青霉素 G 钾盐或钠盐可导致高钾血症或高钠血症,青霉素 G 钠盐大量给予可能导致心力衰竭。剂量过大、静脉给药过快或鞘内注射时,可因脑脊液药物浓度过高而导致青霉素脑病,表现为腱反射增强、肌肉痉挛、抽搐、昏迷等,尤其多见于老年人、婴儿及肾功能不全患者。因此,青霉素 G 不宜用于鞘内注射。

【药物相互作用】

1. 丙磺舒、阿司匹林、吲哚美辛、保泰松可竞争性抑制 β-内酰胺类抗生素从肾小管的分泌,使之排泄减慢,血药浓度增高,可增强 β-内酰胺类抗生素的作用,并延长作用时间。

2. 与氨基糖苷类抗生素有协同抗菌作用,抗菌谱扩大,抗菌机制不同而致抗菌活性加强。但不能混合静脉给药,以防相互作用导致药效降低。

3. 磺胺类、四环素类、氯霉素类等抑菌药与 β-内酰胺类抗生素合用时可产生拮抗作用,因 β-内酰胺类抗生素是繁殖期杀菌药,抑菌药使细菌繁殖受阻抑,β-内酰胺类抗生素的杀菌作用明显受到抑制。

4. β-内酰胺类抗生素不能与重金属尤其是铜、锌、汞配伍,以免影响其活性。

5. β-内酰胺类抗生素不可与林可霉素、四环素、万古霉素、红霉素、两性霉素 B、去甲肾上腺素、间羟胺、苯妥英钠、异丙嗪、维生素 B 族、维生素 C 等混合后静脉给药,否则易引起溶液混浊。

青霉素 V

青霉素 V(penicillin V,苯甲氧青霉素,phenoxymethylpenicillin)为口服窄谱青霉素类抗生素,抗菌谱和抗菌机制同青霉素 G,但抗菌活性较青霉素 G 低。最大的特点为耐酸,口服吸收好,血药浓度较高,但较肌内注射相同剂量青霉素 G 的血药浓度低。成人口服本品 250mg 后约 60% 由十二指肠吸收,45 分钟左右达高峰浓度。食物可影响药物的吸收。血浆蛋白结合率为 80%,肾排泄率为 20%~40%,约 30% 经肝脏代谢。$t_{1/2}$ 为 1~2 小时。本品主要用于轻度敏感菌感染、恢复期的巩固治疗和防止风湿热复发与感染性心内膜炎的预防用药。

其他耐酸可口服的窄谱青霉素有:非奈西林(pheneticillin,苯氧乙青霉素,phenoxyethyl penicillin)、海巴明青霉素 V(hydrabamine penicillin V)、丙匹西林(propicillin,苯氧丙青霉素,phenoxypropyl penicillin)等。

二、耐酶青霉素类

本类药物改变了青霉素化学结构的侧链,通过其空间位置障碍作用保护了 β-内酰胺环,使其不易被青霉素酶水解。本类药物的抗菌谱同青霉素 G,但抗菌活性较低。甲氧西林(methicillin)是第一个耐酶青霉素,对金黄色葡萄球菌产生的青霉素酶稳定,因此对产青霉素酶和不产青霉素酶的金黄色葡萄球菌均具有抗菌活性,但对青霉素 G 敏感细菌的抗菌活性较青霉素 G 差。金黄色葡萄球菌对本药显示出特殊耐药,一旦耐药则与 β-内酰胺酶无关,系产生了新的 PBPs(如 PBP_{2a})所致,该菌株将对所有 β-内酰胺类抗生素产生耐药,称为耐甲氧西林金黄色葡萄球菌(MRSA)。甲氧西林不耐酸,只能肌内或静脉注射给药。由于该药物抗菌活性差、耐药率较高、不耐酸、不良反应多,我国已停止生产该药。除甲氧西林外,其他的耐酶青霉素包括苯唑西林(oxacillin)、萘夫西林(nafcillin)、氯唑西林(cloxacillin)、双氯西林(dicloxacillin)与氟氯西林(flucloxacillin)等。它们共同的特点是耐酶、耐酸,可口服,除双氯西林仅用于口服外,其他药物仍以肌内注射、静脉滴注为主要给药途径。抗菌谱与甲氧西林相似,抗菌活性不及青霉素 G,其中以双氯西林和氟氯西林作用较强,主要用于耐青霉素 G 的金黄色葡萄球菌感染。耐酶青霉素主要以原形从肾脏排泄,排泄速度较青霉素 G 慢,有效血药浓度的维持时间较长。不良反应较少,除与青霉素 G 有交叉过敏反应外,少数患者口服后可出现嗳气、恶心、腹胀、腹痛、口干等胃肠道反应。

三、广谱青霉素类

本类药物的共同特点是耐酸、可口服,对 G⁺ 菌和 G⁻ 菌都有杀菌作用,疗效与青霉素 G 相当,但因不耐酶而对耐药金黄色葡萄球菌感染无效。

氨苄西林(ampicillin)是青霉素苄基上的氢被氨基取代而衍生出的半合成青霉素类。虽耐酸可口服,但吸收不完全,严重感染仍需注射给药。正常人空腹口服达峰时间为 2 小时,肌内注射达峰时间为 0.5～1 小时。体内分布广,尤以肝、肾浓度最高,注射给药后,在有炎症的脑脊液、胸腔积液、腹腔积液、关节腔积液和支气管分泌液中,均可达到有效治疗浓度。该药物主要以原形(80%)从肾脏排出,部分药物经胆汁排泄,并存在肝肠循环,因此胆汁中的浓度为平均血药浓度的 9 倍。$t_{1/2}$ 为 1～1.5 小时。

氨苄西林对 G⁻ 杆菌有较强的抗菌作用,如对伤寒沙门菌、副伤寒沙门菌、百日咳鲍特菌、大肠埃希菌、痢疾志贺菌等均有较强的抗菌作用,但近年来上述细菌对本品耐药率较高,氨苄西林对铜绿假单胞菌无效。除产 β-内酰胺酶菌株外,淋病奈瑟球菌、脑膜炎球菌等 G⁻ 球菌对氨苄西林较敏感。此外,氨苄西林对青霉素 G 敏感的 G⁺ 菌有较强作用,但弱于青霉素 G,而对粪肠球菌的作用优于青霉素 G。氨苄西林对于各种细菌产生的 β-内酰胺酶均不稳定。与 β-内酰胺酶抑制药以及耐酶青霉素联合可获得协同作用。如本品与氯唑西林按 1:1 组成复方制剂氨唑西林(ampicloxacillin),供肌内和静脉用药,可提高抗菌效果。临床用于治疗敏感菌(不产 β-内酰胺酶)所致的呼吸道感染、伤寒、副伤寒、尿路感染、胃肠道感染、软组织感染、脑膜炎、败血症、心内膜炎等,严重病例应与氨基糖苷类抗生素合用。

本品可与青霉素 G 有交叉过敏反应。尚可引起胃肠道反应、二重感染等。

阿莫西林(amoxicillin,羟氨苄青霉素)为对位羟基氨苄西林,与氨苄西林比较,阿莫西林口服后迅速吸收且完全,达峰时间为 2 小时。血中浓度约为口服同量氨苄西林的 2.5 倍。$t_{1/2}$ 为 1～1.3 小时。抗菌谱和抗菌活性与氨苄西林相似,但对肺炎链球菌、粪肠球菌、沙门菌属、幽门螺杆菌的杀菌作用比氨苄西林强。主要用于敏感菌所致的呼吸道、尿路、胆道感染以及伤寒治疗。此外,阿莫西林与克拉霉素等药物联用可用于根除胃、十二指肠幽门螺杆菌,降低消化性溃疡复发率。

不良反应以恶心、呕吐、腹泻等消化道反应和皮疹为主。少数患者的血清转氨酶升高,偶有嗜酸性粒细胞增多、白细胞计数降低和二重感染。对青霉素 G 过敏者禁用。

本类药物供口服和注射的还有:海他西林(hetacillin,phenazacillin,缩酮青霉素)、美坦西林(metampicillin)。供口服的还有:酞氨西林(talampicillin)、匹氨西林(pivampicillin,吡氨青霉素)和巴氨西林(bacampicillin)等。

四、抗铜绿假单胞菌广谱青霉素类

该类药物均为广谱抗生素,特别是对铜绿假单胞菌有强大作用。

羧苄西林(carbenicillin,羧苄青霉素)为第一个抗铜绿假单胞菌青霉素,该药物不耐酸,仅能注射给药,血浆蛋白结合率为 50%。其体内分布与青霉素 G 相似。脑脊液的浓度不足以治疗铜绿假单胞菌引起的脑膜炎。$t_{1/2}$ 为 1 小时左右。

抗菌谱与氨苄西林相似,特点是对 G⁻ 杆菌作用强,尤其是对铜绿假单胞菌有特效,且不受病灶脓液的影响。对耐氨苄西林的大肠埃希菌仍有效。对 G⁺ 菌的作用与氨苄西林相似,但抗菌活性稍弱。不耐酶,对产酶金黄色葡萄球菌无效。主要用于治疗敏感的铜绿假单胞菌、大肠埃希菌、变形杆菌引起的全身感染。

与青霉素 G 有交叉过敏反应,大剂量注射时应注意防止电解质紊乱、神经系统毒性及出血。

替卡西林(ticarcillin)抗菌谱与羧苄西林类似,但对 G⁻ 杆菌的作用强于羧苄西林,对铜绿假单胞菌作用较羧苄西林强 2～4 倍。该药物口服不吸收,主要采用肌内注射或静脉滴注方式,可用于治疗敏感

G⁻杆菌尤其是铜绿假单胞菌所致的全身感染。治疗铜绿假单胞菌感染时,与氨基糖苷类和氟喹诺酮类联用,可获得协同作用。替卡西林不耐酶,β-内酰胺酶抑制药如克拉维酸能增强替卡西林对产β-内酰胺酶的细菌的抗菌活性。该药物的不良反应与羧苄西林相似,对血小板功能的影响较羧苄西林少。

哌拉西林(piperacillin,氧哌嗪青霉素)采用肌内注射和静脉给药,血浆蛋白结合率低(17%~22%),脑中药物浓度较高,$t_{1/2}$为1小时。对包括铜绿假单胞菌在内的G⁻杆菌有很强的抗菌作用,较氨苄西林、羧苄西林和替卡西林强。脆弱拟杆菌和多种厌氧菌对本品敏感。对G⁺菌的作用与氨苄西林相似,不耐酶,对产青霉素酶的金黄色葡萄球菌无效。主要用于治疗铜绿假单胞菌、大肠埃希菌、变形杆菌、流感嗜血杆菌、伤寒沙门菌等所致的呼吸道、泌尿道、胆道感染和败血症。常与β-内酰胺酶抑制药如他唑巴坦、舒巴坦联用以增强抗菌作用。该药可引起皮疹、皮肤瘙痒等反应,约3%的患者可发生以腹泻为主的胃肠道反应。

本类药物供注射用的还有:磺苄西林(sulbenicillin)、呋苄西林(furbenicillin,呋苄青霉素)、阿洛西林(azlocillin)、美洛西林(mezlocillin)、阿帕西林(apalcillin)等。供口服用的药物主要为羧苄西林的酯化物,在体内水解出羧苄西林而发挥作用,如卡茚西林(carindacillin)和卡非西林(carfecillin)。

五、抗革兰氏阴性杆菌青霉素类

本类药物供注射用的包括美西林(mecillinam)和替莫西林(temocillin),供口服用的有匹美西林(pivmecillinam)。上述药物的抗菌作用靶位是PBP₂,被药物结合后细菌变为圆形,代谢受抑制,但细菌并不死亡。因此,该类药为窄谱抗生素,美西林和匹美西林仅对部分G⁻杆菌作用强,但对铜绿假单胞菌无效,对G⁺菌作用弱。匹美西林在体内水解为美西林而发挥作用。该药物对大肠埃希菌的抗菌活性高,由于耐药率较低,对产ESBLs细菌有良好效果。主要用于大肠埃希菌和某些敏感菌引起的尿路感染。替莫西林对大部分G⁻杆菌有效且对多种β-内酰胺酶稳定,临床主要用于敏感菌所致的尿路与软组织感染。

第三节 | 头孢菌素类抗生素

头孢菌素类(cephalosporins)是一系列半合成抗生素,其共同母核为7-氨基头孢烷酸(7-aminocephalosporanic acid,7-ACA),由顶头孢霉菌(Cephalosporium acremonium)培养液中分离得到的头孢菌素C裂解生成。本类抗生素的活性基团也是β-内酰胺环,与青霉素类有着相似的理化特性、生物活性、作用机制和临床应用,具有抗菌谱广、杀菌力强、对β-内酰胺酶较稳定以及过敏反应较青霉素少等特点。该类药物发展较快,根据头孢菌素的抗菌谱、抗菌强度、对β-内酰胺酶的稳定性及对肾脏毒性,可分为五代。

第一代头孢菌素:供注射用的有头孢噻吩(cefalotin,先锋霉素Ⅰ)、头孢唑林(cefazolin,先锋霉素Ⅴ)、头孢乙腈(cefacetrile,先锋霉素Ⅶ)、头孢匹林(cefapirin,先锋霉素Ⅷ)、头孢硫脒(cefathiamidine,先锋霉素18)、头孢西酮(cefazedone)等。供口服用的有头孢氨苄(cefalexin,先锋霉素Ⅳ)、头孢羟氨苄(cefadroxil)等。供口服和注射用的有头孢拉定(cefradine,先锋霉素Ⅵ)。

第二代头孢菌素:供注射用的有头孢呋辛(cefuroxime)、头孢孟多(cefamandole)、头孢替安(cefotiam)、头孢尼西(cefonicid)、头孢雷特(ceforanide)等。供口服用的有头孢呋辛酯(cefuroxime axetil)、头孢克洛(cefaclor)等。

第三代头孢菌素:供注射用的有头孢噻肟(cefotaxime)、头孢唑肟(ceftizoxime)、头孢曲松(ceftriaxone)、头孢地嗪(cefodizime)、头孢他啶(ceftazidime)、头孢哌酮(cefoperazone)、头孢匹胺(cefpiramide)、头孢甲肟(cefmenoxime)、头孢磺啶(cefsulodin)等。供口服用的有头孢克肟(cefixime)、头孢特仑酯(cefteram pivoxil)、头孢他美酯(cefetamet pivoxil)、头孢布烯(ceftibuten)、头孢地尼(cefdinir)、头孢泊肟酯(cefpodoxime proxetil)、头孢妥仑匹酯(cefditoren pivoxil)等。

第四代头孢菌素:供注射用的有头孢匹罗(cefpirome)、头孢吡肟(cefepime)、头孢利定(cefolidine)等。

第五代头孢菌素:供注射用的有头孢洛林(ceftaroline)、头孢吡普(ceftobiprole)等。

【体内过程】 部分头孢菌素类药物耐酸、胃肠吸收好,可口服用药,部分药物可注射给药,亦有部分亲水性较强不宜口服的头孢菌素,通过将其酯化可合成出一系列酯型头孢菌素,供临床口服使用,如头孢呋辛酯、头孢泊肟酯等。

药物吸收后在多数体液组织中分布良好,且易透过胎盘,在滑囊液、心包积液中均可获得较高浓度。第一、二代头孢菌素除个别药物外,多数药物在前列腺、脑脊液等组织中药物浓度较低。第三、四代头孢菌素多能分布至前列腺、眼房水和胆汁中,并可透过血脑屏障,在脑脊液中达到有效浓度。大多数头孢菌素类几乎不代谢,主要以原形经肾排泄,尿中浓度较高,凡能影响青霉素排泄的药物(如丙磺舒)同样也能影响头孢菌素类的排泄。头孢哌酮、头孢曲松则主要经肝胆系统排泄,胆汁中浓度高于血药浓度。多数头孢菌素的 $t_{1/2}$ 较短(0.5~2.0 小时),有的可达 3 小时,但第三代中头孢曲松的 $t_{1/2}$ 可达 8 小时。

【药理作用与临床应用】 头孢菌素类为杀菌药,抗菌机制与青霉素类相同,能与细菌细胞膜上的 PBPs 结合,妨碍肽聚糖的形成,抑制细胞壁合成。细菌对头孢菌素可产生耐药性,并与青霉素类间有部分交叉耐药。

第一代头孢菌素对 G^+ 菌抗菌作用较第二、三代强,但对 G^- 菌的作用差。对 G^+ 菌产生的 β-内酰胺酶稳定性较高,但对 MRSA、耐青霉素肺炎链球菌无效。同时对 G^- 菌产生的 β-内酰胺酶不稳定,对耐药肠杆菌以及铜绿假单胞菌无效。主要用于治疗敏感菌所致的呼吸道和尿路感染、皮肤及软组织感染。

第二代头孢菌素对 G^+ 菌作用略逊于第一代,对 G^- 菌作用强于第一代,对 G^- 菌产生的 β-内酰胺酶稳定性较第一代高。对部分厌氧 G^- 球菌、厌氧 G^+ 菌有一定作用,但对铜绿假单胞菌无效。可用于治疗敏感菌所致肺炎、胆道感染、菌血症、尿路感染和其他组织器官感染等。

第三代头孢菌素对 G^+ 菌的作用不及第一、二代,但仍然有效,而对 G^- 菌包括肠杆菌类、铜绿假单胞菌及厌氧菌有较强的作用。其中头孢他啶对铜绿假单胞菌作用为三代头孢菌素中最强者。此类药物对 β-内酰胺酶有较高的稳定性,但仍可被肠杆菌类细菌产生的 ESBL 和 AmpC 酶水解。可用于敏感菌所致危及生命的败血症、脑膜炎、肺炎、骨髓炎及尿路严重感染的治疗,其中头孢他啶、头孢哌酮、头孢匹胺能有效控制严重的铜绿假单胞菌感染。

第四代头孢菌素对 G^+ 菌、G^- 菌均有高效,其中对金黄色葡萄球菌等 G^+ 菌作用强于第三代头孢菌素,对 G^- 杆菌作用与第三代头孢菌素相似,但对 β-内酰胺酶高度稳定,对 G^- 杆菌产生的 ESBL 及 AmpC 酶较稳定。对铜绿假单胞菌作用与头孢他啶相仿,可用于治疗对第三代头孢菌素耐药的细菌感染,亦可用于敏感菌所致各种严重感染的经验治疗,如中性粒细胞缺乏伴发热的患者。

第五代头孢菌素为具有抗 MRSA 活性的头孢菌素,对 G^+ 菌的作用强于前四代,尤其对 MRSA、耐甲氧西林表皮葡萄球菌(MRSE)、耐青霉素肺炎链球菌、耐万古霉素金黄色葡萄球菌有效,对一些厌氧菌也有很好的抗菌作用,对 G^- 菌的作用与第四代头孢菌素相似。对大部分 β-内酰胺酶高度稳定,但可被大多数金属 β-内酰胺酶和 ESBL 水解。主要用于敏感菌引起的急性细菌性皮肤软组织感染、敏感菌包括 MRSA 所致社区获得性肺炎和医院获得性肺炎等,还可以治疗 G^- 菌引起的糖尿病足感染。

【不良反应】 头孢菌素类药物毒性较低,不良反应较少,常见的是过敏反应,多为皮疹、荨麻疹等,过敏性休克罕见,但与青霉素类有不完全交叉过敏现象,青霉素过敏者有 5%~10% 对头孢菌素类发生过敏。口服给药可发生胃肠道反应,静脉给药可发生静脉炎。部分第一代头孢菌素如头孢唑林大剂量使用时可损害近曲小管细胞而出现肾毒性,可引起血尿素氮、肌酐升高、少尿或蛋白尿等;第二代头孢菌素较之减轻;第三、四代头孢菌素对肾脏基本无毒性。第三、四代头孢菌素偶见二重感染,头孢孟多、头孢哌酮可引起低凝血酶原血症或血小板减少而导致严重出血。大剂量使用头孢菌素类可发生头痛、头晕以及可逆性中毒性精神病等中枢神经系统反应。

【药物相互作用】　头孢菌素类与其他有肾毒性的药物合用可加重肾损害,如氨基糖苷类、高效利尿药。与乙醇同时应用可产生"双硫仑"样反应,故本类药物在治疗期间或停药 3 天内应忌酒。

第四节 ｜ 其他 β-内酰胺类抗生素

本类包括碳青霉烯类、头霉素类、氧头孢烯类、单环 β-内酰胺类。

一、碳青霉烯类

碳青霉烯类(carbopenems)抗生素的化学结构与青霉素类似,主要是在噻唑环中的 C_2 和 C_3 间为不饱和键,以及 1 位上的 S 为 C 取代。第一个抗生素为硫霉素(thienamycin),由链霉菌的发酵液中分离,但稳定性极差,临床不适用。目前应用的碳青霉烯类均为硫霉素的衍生物。

亚胺培南(imipenem),又称亚胺硫霉素。该药对 G^+ 菌、G^- 菌的 HMM PBPs 亲和力强,具有抗菌谱广、抗菌作用强、耐酶且稳定(但仍可被某些细菌产生的金属酶水解)等特点,但对 MRSA、MRSE 无效。亚胺培南不能口服,在体内易被肾脱氢肽酶水解灭活,临床所用的制剂是与脱氢肽酶抑制药西司他汀(cilastatin)等量配比的复方注射剂(表 40-2)。临床主要用于多重耐药的 G^- 杆菌(如产 ESBL 肠杆菌科细菌)感染、严重 G^+ 和 G^- 需氧菌及厌氧菌混合感染、病因未明的严重感染、免疫缺陷者感染的治疗。常见不良反应为恶心、呕吐、腹泻、药疹和静脉炎,一过性肝转氨酶升高。药量较大时可致惊厥、意识障碍等严重中枢神经系统反应以及肾损害等。该药物不宜用于中枢神经系统感染,肌内注射粉针剂因含利多卡因,不能用于严重休克和传导阻滞患者。

美罗培南(meropenem)结构上与亚胺培南略有差异,其特点为对肾脱氢肽酶稳定,不需要配伍脱氢肽酶抑制药,同时增强对需氧 G^- 菌的作用并减轻中枢神经系统毒性。帕尼培南(panipenem)需与倍他米隆(betamipron)组成复方制剂(表 40-2),供临床使用,后者可抑制帕尼培南在肾皮质的积蓄而减轻其肾毒性。同类药还有厄他培南(ertapenem)、法罗培南(faropenem)、多利培南(doripenem)、比阿培南(biapenem)等。

近年来,随着碳青霉烯类药物的广泛应用,多种细菌如铜绿假单胞菌、鲍曼不动杆菌、肺炎克雷伯菌对亚胺培南等碳青霉烯类抗生素的耐药呈现增多趋势。

二、头霉素类

头霉素类(cephamycins)的化学结构与头孢菌素相似,主要是在 7-ACA 的 C_7 上增加了一个甲氧基,使其对 β-内酰胺酶的稳定性较头孢菌素强。头霉素来源于链霉菌发酵液,分 A、B、C 三型,其中头霉素 C 抗菌作用最强,临床常用其衍生物。头孢西丁(cefoxitin)为该类的代表药,抗菌谱广,对 G^+ 菌和 G^- 菌均有较强的杀菌作用,与第二代头孢菌素相同,对厌氧菌有高效;由于对 β-内酰胺酶(包括 ESBL)高度稳定,故对耐青霉素金黄色葡萄球菌以及对头孢菌素的耐药菌有较强活性,但对 MRSA、MRSE 无效。该药在组织中分布广泛,在脑脊液中含量高,以原形自肾排泄,$t_{1/2}$ 约为 0.7 小时。可用于治疗敏感细菌引起的呼吸道、泌尿道、腹膜炎及其他腹腔、盆腔、骨关节、软组织感染,特别适用于需氧和厌氧菌引起的混合感染。不良反应中局部反应如血栓性静脉炎、注射部位硬结压痛较常见,偶见变态反应,如皮疹、发热、嗜酸性粒细胞增多等。本类中还有头孢美唑(cefmetazole)、头孢替坦(cefotetan)、头孢拉宗(cefbuperazone)、头孢米诺(cefminox)等。

三、氧头孢烯类

氧头孢烯类(oxacephems)抗生素的化学结构主要是 7-ACA 上的 S 被 O 取代。此类药物的代表药为拉氧头孢（latamoxef），具有与第三代头孢菌素相似的抗菌谱广、对包括厌氧菌在内的细菌抗菌作用强、对 β-内酰胺酶极稳定等特点。此类药物在脑脊液、痰液中浓度高，血药浓度维持较久，$t_{1/2}$ 为 2.3～2.8 小时。临床主要用于治疗尿路、呼吸道、妇科、胆道感染及脑膜炎、败血症。不良反应以皮疹最为多见，但需关注该药物对凝血功能的影响，偶见凝血酶原减少或血小板功能障碍而致出血。本类药中还有氟氧头孢（flomoxef）。

四、单环 β-内酰胺类

单环 β-内酰胺类（monobactams）抗生素与青霉素、头孢菌素类药物具有双环结构不同，此类药物仅有 1 个 β-内酰胺环。第一个应用于临床的药物为氨曲南（aztreonam），该药物仅对需氧 G⁻ 菌有强大的抗菌作用，对 G⁺ 菌、厌氧菌作用弱，并具耐酶、低毒等特点。该药分布广，肾、肺、胆囊、骨骼肌、脑脊液、皮肤等组织中浓度较高，前列腺、痰、支气管分泌物中均含有一定的药量，$t_{1/2}$ 为 1.7 小时。临床用于大肠埃希菌、沙门菌属、克雷伯菌和铜绿假单胞菌等需氧 G⁻ 菌所致的各种感染，如下呼吸道感染、尿路感染、皮肤软组织感染、妇科感染、脑膜炎、败血症的治疗。不良反应少而轻，主要为皮疹、血清转氨酶升高、胃肠道不适等。该药物肾毒性低，可用于替代氨基糖苷类；免疫原性弱，与青霉素类、头孢菌素类交叉过敏少，可用于对后两类药物过敏患者，但仍可能导致过敏反应。同类药物还有卡芦莫南（carumonam）、替吉莫南（tigemonam）。

第五节 | β-内酰胺酶抑制药及其复方制剂

一、β-内酰胺酶抑制药

β-内酰胺酶抑制药（β-lactamase inhibitors）主要是针对细菌产生的 β-内酰胺酶而发挥作用，目前临床常用的有 6 种：克拉维酸（clavulanic acid，棒酸）、舒巴坦（sulbactam，青霉烷砜）、他唑巴坦（tazobactam，三唑巴坦）、阿维巴坦（avibactam）、雷利巴坦（relabactam）、法硼巴坦（vaborbactam）。β-内酰胺酶抑制药的共同特点是：①本身没有或只有较弱的抗菌活性，但通过抑制 β-内酰胺酶，可保护 β-内酰胺类抗生素的活性，该类药物与 β-内酰胺类抗生素联合应用或组成复方制剂使用，可增强后者的药效；②酶抑制药对不产酶的细菌无增强效果；③在与配伍的抗生素联合使用时，两药应有相似的药动学特征，有利于更好地发挥协同作用；④随着细菌产酶情况的不断变化，种类增加，耐药程度越来越高，酶抑制药结合能力和抑制效果也会发生相应的变化，临床使用中应密切观察。常用的复方制剂见表 40-2。

克拉维酸是由链霉菌培养液中获得的 β-内酰胺酶抑制药，该药对多种细菌有较弱的抗菌活性，但无临床意义。该药物能抑制大部分 A 类 β-内酰胺酶，但对 B、C、D 类酶几乎没有抑制作用。与多种 β-内酰胺类抗生素合用可增强后者的抗菌作用。如与阿莫西林或替卡西林合用，可用于产 β-内酰胺酶的敏感细菌所致的感染。

舒巴坦为半合成 β-内酰胺酶抑制药。其化学稳定性优于克拉维酸，抑酶谱较克拉维酸略广，但作用较弱，抗菌作用略强于克拉维酸。与其他 β-内酰胺类抗生素如氨苄西林、头孢哌酮、头孢噻肟合用，有明显抗菌协同作用。他唑巴坦为舒巴坦衍生物，抑酶作用强于克拉维酸和舒巴坦，可与哌拉西林或头孢洛扎合用。

阿维巴坦、雷利巴坦、法硼巴坦可抑制大多数 A 类、C 类 β-内酰胺酶，其中阿维巴坦对于 D 类酶中的 OXA-48 亦具有抑制作用。因此与头孢菌素或碳青霉烯类抗生素联合使用时具有广谱抗菌作用，对于产 ESBL 或产 AmpC 酶的细菌感染活性显著。可用于复杂性盆腔内感染、尿路感染的治疗。此类药物应严格掌握适应证，应主要用于产 β-内酰胺酶细菌感染或混合感染，以避免耐药性的产生。

表 40-2　β-内酰胺类抗生素的复方制剂

复方制剂	成分 1	成分 2	给药途径
氨苄西林-舒巴坦	氨苄西林 1.0g	舒巴坦 0.5g	i.v.
阿莫西林-克拉维酸	阿莫西林 0.5g	克拉维酸 0.125g	p.o.
哌拉西林-他唑巴坦	哌拉西林 4g	他唑巴坦 0.5g	i.v.
替卡西林-克拉维酸	替卡西林 3g	克拉维酸 0.1g	i.v.
头孢哌酮-舒巴坦	头孢哌酮 1g	舒巴坦 1g	i.v.
	1g	0.5g	i.m.
头孢噻肟-舒巴坦	头孢噻肟 2g	舒巴坦 1g	i.m., i.v.
头孢他啶-阿维巴坦	头孢他啶 2g	阿维巴坦 0.5g	i.v.
亚胺培南-西司他汀	亚胺培南 0.5g	西司他汀 0.5g	i.v.
亚胺培南-西司他汀-雷利巴坦	亚胺培南 0.75g	西司他汀 0.75g+ 雷利巴坦 0.25g	i. v.
帕尼培南-倍他米隆	帕尼培南 0.5g	倍他米隆 0.5g	i.m., i.v.
美罗培南-法硼巴坦	美罗培南 2g	法硼巴坦 2g	i.v.

二、β-内酰胺类抗生素的复方制剂

为了加强 β-内酰胺类抗生素的疗效和克服耐药性等某些缺点,组成了部分复方制剂(表 40-2)。其组方的基本规律是①广谱青霉素与 β-内酰胺酶抑制药:如氨苄西林和舒巴坦,阿莫西林和克拉维酸;②抗铜绿假单胞菌广谱青霉素与 β-内酰胺酶抑制药:如哌拉西林和他唑巴坦、替卡西林和克拉维酸;③第三代头孢菌素与 β-内酰胺酶抑制药:如头孢哌酮与舒巴坦、头孢噻肟与舒巴坦;④碳青霉烯类与肾脱氢肽酶抑制药:如亚胺培南与西司他汀;⑤碳青霉烯类与氨基酸衍生物:如帕尼培南与倍他米隆。

(余　鹰)

本章思维导图

本章目标测试

第四十一章 | 大环内酯类、林可霉素类及多肽类抗生素

第一节 | 大环内酯类抗生素

大环内酯类（macrolides）系一类含有 14、15 和 16 元大环内酯环的具有抗菌作用的抗生素。其疗效肯定，无严重不良反应，常用做治疗需氧 G^+ 菌、G^- 球菌和厌氧球菌等感染的药物，以及对 β-内酰胺类抗生素过敏患者的替代品。20 世纪 50 年代发现了第一代药物——红霉素，后因其抗菌谱窄、不良反应大、耐药性等问题，限制了该药物的临床应用。20 世纪 80 年代起又陆续发展了第二代半合成大环内酯类抗生素，最具代表性的是阿奇霉素、罗红霉素和克拉霉素，此类药物抗菌作用明显增强，同时口服生物利用度较高，且具有良好的抗生素后效应（PAE），现已广泛用做治疗呼吸道感染的药物。然而，细菌对大环内酯类耐药性也日益严重。酮内酯类抗生素为第三代大环内酯类，于 20 世纪末开始研发，该药物对红霉素耐药的多种致病菌仍具有活性。代表药有泰利霉素和喹红霉素。

大环内酯类抗生素按化学结构分为：

1. 14 元大环内酯类 包括红霉素（erythromycin）、竹桃霉素（oleandomycin）、克拉霉素（clarithromycin）、罗红霉素（roxithromycin）、地红霉素（dirithromycin）、泰利霉素（telithromycin，替利霉素）和喹红霉素（cethromycin）等。

2. 15 元大环内酯类 包括阿奇霉素（azithromycin）。

3. 16 元大环内酯类 包括麦迪霉素（midecamycin）、乙酰麦迪霉素（acetylmidecamycin）、吉他霉素（kitasamycin）、乙酰吉他霉素（acetylkitasamycin）、交沙霉素（josamycin）、螺旋霉素（spiramycin）、乙酰螺旋霉素（acetylspiramycin）、罗他霉素（rokitamycin）等。

一、抗菌作用及机制

大环内酯类抗菌谱较窄，第一代药物主要对大多数 G^+ 菌、厌氧球菌和包括奈瑟菌、流感嗜血杆菌在内的部分 G^- 菌有强大抗菌活性，对嗜肺军团菌、弯曲菌、支原体、衣原体、弓形虫、非典型分枝杆菌等也具有良好作用。对产 β-内酰胺酶的甲氧西林敏感葡萄球菌有一定抗菌活性，但 MRSA、MRSE 对其耐药。第二代药物扩大了抗菌范围，增加和提高了对 G^- 菌的抗菌活性，同时对非典型病原体的作用也明显增强。大环内酯类通常为抑菌作用，高浓度时对敏感菌可表现为杀菌作用。

大环内酯类抗生素主要是抑制细菌蛋白质合成。其机制为与细菌核糖体 50S 亚基结合，该位点位于与肽酰转移酶活性中心相邻的新生肽链输出通道（nascent polypeptide exit tunnel，NPET）附近，大环内酯类抗生素可通过抑制新生肽链的延伸或 50S 亚基的组装，抑制细菌蛋白质的合成。林可霉素、克林霉素和氯霉素在细菌核糖体 50S 亚基上的结合位点与大环内酯类相同或相近，故合用时可能发生拮抗作用，也易使细菌产生耐药。

二、耐药机制

目前多数革兰氏阳性菌如 MRSA、MRSE、肺炎链球菌、溶血性链球菌、肠球菌等对大环内酯类抗生素耐药率较高。大环内酯类抗生素之间存在交叉耐药性。产生耐药性的方式主要有以下几种：

1. 产生灭活酶 耐药菌株可产生多种灭活酶，包括酯酶（esterase）、磷酸化酶（phosphorylase）、甲基化酶（methylase）、糖苷酶（glycosidase）、乙酰转移酶（acetyltransferase）和核苷转移酶（nucleotidyltransferase），

使大环内酯类抗生素或水解或磷酸化或甲基化或乙酰化或核苷化而失活。

2. 靶位的结构改变　通过基因突变,细菌可以产生针对大环内酯类抗生素的耐药基因,由此表达一种甲基化酶,使核糖体的药物结合部位甲基化而产生耐药。此种耐药机制可导致对大环内酯类、林可霉素类等形成多药耐药。

3. 摄入减少　对大环内酯类抗生素产生耐药性的细菌可以使膜成分改变或出现新的成分,导致大环内酯类抗生素进入菌体内的量减少,但药物与核糖体的亲和力不变。G⁻菌对大环内酯类抗生素的耐药系由细菌脂多糖外膜屏障使药物难以进入菌体内所致。

4. 外排增多　某些细菌可以通过基因编码产生外排泵,可以针对性地泵出大环内酯类抗生素,使14、15元大环内酯类抗生素呈现耐药性。

三、药动学

1. 吸收　红霉素不耐酸,易被破坏,口服吸收少,生物利用度为30%～65%。红霉素肠溶片可减少胃酸破坏,但生物利用度仍较差。而红霉素酯化物耐酸且可增加口服吸收。新大环内酯类不易被胃酸破坏,生物利用度提高,其中罗红霉素生物利用度最高(72%～85%)。食物可减少红霉素、阿奇霉素的吸收,但可增加克拉霉素缓释制剂的生物利用度。

2. 分布　大环内酯类能广泛分布到除脑脊液以外的各种体液和组织,在扁桃体、中耳、肺组织、痰液、胸腔积液、腹腔积液、前列腺及其他泌尿生殖系组织中均可达有效药物浓度。其中新一代大环内酯类抗生素组织药物浓度明显高于血浆药物浓度。大环内酯类抗生素不能透过血脑屏障,脑膜有炎症时,可有少量药物进入脑脊液。红霉素、克拉霉素、罗红霉素等药物尚可通过胎盘屏障。

3. 代谢　大环内酯类主要在肝脏代谢,其中红霉素、克拉霉素、泰利霉素等药物为CYP3A4抑制药,因而抑制许多药物的代谢。克拉霉素被氧化成仍具有抗菌活性的14-羟基克拉霉素。而阿奇霉素几乎不在肝脏代谢。

4. 排泄　大环内酯类药物如红霉素和阿奇霉素主要以活性形式聚积和分泌在胆汁中,部分药物经肠肝循环被重吸收,少数药物经尿排泄。而克拉霉素则有约36%经肾脏排泄,肾功能不良患者应适当调整服药剂量。第一代大环内酯类抗生素半衰期较短,其中红霉素半衰期为1.4～2小时,第二代大环内酯类抗生素半衰期较长,其中阿奇霉素半衰期为35～48小时。

四、常用大环内酯类抗生素

红霉素

红霉素(erythromycin)是由链霉菌培养液中提取获得,在中性水溶液中稳定,在酸性(pH<5)溶液中不稳定,易分解。红霉素对G⁺菌如甲氧西林敏感金黄色葡萄球菌及表皮葡萄球菌、链球菌等抗菌作用强,对部分G⁻菌如脑膜炎球菌、淋病奈瑟球菌、百日咳鲍特菌、布鲁氏菌、军团菌等高度敏感,对流感嗜血杆菌中度敏感,而大肠埃希菌等肠杆菌科细菌对其耐药。对某些螺旋体、肺炎支原体、立克次体和螺杆菌也有抗菌作用。红霉素的抗菌效力不及青霉素。常用剂型为肠溶衣片或肠溶薄膜衣片,口服后在肠道中吸收。临床常用于作为青霉素过敏患者的治疗敏感菌感染的替代用药;也可用于军团病以及肺炎支原体、肺炎衣原体、解脲支原体等非典型病原体所致的呼吸系统、泌尿生殖系统感染。也能用于厌氧菌引起的口腔感染、空肠弯曲菌肠炎等。红霉素的不良反应主要为胃肠道反应,有些患者因不能耐受而停药。少数患者可发生肝损害,表现为转氨酶升高、肝大、黄疸等,一般于停药后数日可自行恢复,个别患者可有过敏性药疹、药物热、耳鸣、暂时性耳聋等。

依托红霉素(erythromycin estolate),又称无味红霉素,为红霉素丙酸酯的十二烷基硫酸盐,耐酸,吸收好,口服后在胃肠道中分解为红霉素丙酸酯,部分在血液中水解成游离的红霉素而起抗菌作用。胃肠道反应较红霉素轻,但肝损害较红霉素强。

硬脂酸红霉素（erythromycin stearate），为糖衣片或薄膜衣片，对酸较稳定，故在胃中破坏较少，在十二指肠分离成具有抗菌活性的红霉素，并以盐基形式从小肠吸收。不良反应同红霉素。

琥乙红霉素（erythromycin ethylsuccinate），无味，对胃酸稳定，在肠道中以基质和酯化物的形式被吸收，在体内酯化物部分水解为碱。肝损害较依托红霉素轻。

乳糖酸红霉素（erythromycin lactobionate），为水溶性的红霉素乳糖醛酸酯，主要通过静脉滴注给药。

此外，还有红霉素的眼膏制剂和外用制剂。

克拉霉素

克拉霉素（clarithromycin）为半合成的 14 元大环内酯类抗生素。主要特点是抗菌活性强于红霉素，其中对肺炎支原体、嗜肺军团菌、解脲支原体的作用强于其他第一、二代大环内酯类；对酸稳定，口服吸收迅速，生物利用度 55%，且不受进食影响；分布广泛且组织中的浓度明显高于血中浓度；其活性代谢产物 14-羟基克拉霉素亦具有一定的抗菌作用。除与红霉素相同的临床应用外，亦可与其他药物联合用于幽门螺杆菌感染的治疗。不良反应发生率和对细胞色素 P450 影响均较红霉素低。

阿奇霉素

阿奇霉素（azithromycin）是唯一半合成的 15 元大环内酯类抗生素。主要特点是抗菌谱较红霉素广，增加了对 G⁻ 菌的抗菌作用，对红霉素敏感菌的抗菌活性与其相当，而对 G⁻ 菌明显强于红霉素，对肺炎支原体的作用为大环内酯类中最强者；口服吸收快、组织分布广、血浆蛋白结合率低，细胞内游离浓度较同期血药浓度高 $10\sim100$ 倍，阿奇霉素在中性粒细胞及巨噬细胞中有药物聚集现象，在中性粒细胞中浓度为细胞外的 79 倍。$t_{1/2}$ 长达 $35\sim48$ 小时，为大环内酯类中最长者，每日仅需给药一次；同时该药物具有良好的 PAE，如对流感嗜血杆菌的 PAE 达 4 小时，明显长于其他大环内酯类药物。该药大部分以原形由粪便排出体外，少部分经尿排泄。不良反应轻，绝大多数患者均能耐受，轻至中度肝、肾功能不良者可以应用，且药动学特征无明显改变。

酮内酯类抗生素

酮内酯类抗生素（ketolides）为第三代大环内酯类抗生素，其基本结构特点为将 14 元大环内酯环 3 位碳糖替换为羰基团，代表药有泰利霉素和喹红霉素。其作用机制同红霉素。结构修饰上的变化，使酮内酯类抗生素对细菌核糖体的 23s rRNA 的亲和力明显高于其他大环内酯类抗生素，因而具有更强的抗菌活性。此类药物抗菌谱与第一、二代大环内酯类抗生素相似，结构改变使其部分克服因甲基化酶以及外排泵等因素导致的细菌耐药性，因此酮内酯类抗生素对耐大环内酯类抗生素的致病菌株仍然具有较高的活性，对大环内酯类、林可霉素类多药耐药菌株亦有一定活性。目前该药物主要用于敏感菌引起的呼吸道感染的治疗，如社区获得性肺炎、慢性支气管炎急性加剧、咽炎、扁桃体炎及急性上颌窦炎等。该药物主要不良反应为腹泻、恶心、头晕和呕吐，但少数患者可出现肝毒性，表现为腹痛、发热、腹腔积液、黄疸等。

第二节 | 林可霉素类抗生素

林可霉素类抗生素亦称为林可酰胺类，主要包括林可霉素（lincomycin，洁霉素）和克林霉素（clindamycin，氯林可霉素，氯洁霉素）。林可霉素由林可链霉菌（*Streptomyces lincolnensis*）产生，克林霉素是林可霉素分子中 7 位羟基由氯原子取代的半合成品。两药具有相同的抗菌谱和抗菌机制，但由于克林霉素的口服吸收、抗菌活性、毒性和临床疗效均优于林可霉素，故临床常用。

【体内过程】

1. 吸收 两药均可通过口服、静脉滴注或肌内注射给药。其中林可霉素口服吸收差，生物利用度为 20%～35%,且易受食物影响。克林霉素口服生物利用度为 87%,受食物影响小。口服给药后,林可霉素的达峰时间为 2～4 小时,克林霉素的达峰时间为 1 小时。

2. **分布**　两药血浆蛋白结合率高达 90% 以上。能广泛分布到全身组织和体液并达到有效治疗水平,骨组织可达到更高浓度。能透过胎盘屏障及通过乳汁分泌。乳汁中的浓度约与血中浓度相当。两药物均不能透过正常血脑屏障,在炎症时脑组织通常亦未达到有效治疗浓度,但治疗脑弓形虫病时,可在脑组织达到有效治疗浓度。

3. **代谢和排泄**　两药主要经肝脏代谢,其代谢物及原形药或经胆汁排入肠道或经肾小球滤过。约 10% 原形药物排入尿中,林可霉素以原形药通过肠道排泄较多,而克林霉素仅有不足 5% 的原形药经肠道排泄。林可霉素 $t_{1/2}$ 为 4～4.5 小时,克林霉素 $t_{1/2}$ 为 2.5 小时。

【抗菌作用及机制】　两药的抗菌谱与红霉素类似,克林霉素的抗菌活性比林可霉素强 4～8 倍。最主要特点是对各类厌氧菌有强大抗菌作用,消化球菌、消化链球菌、破伤风杆菌、产气荚膜杆菌、脆弱拟杆菌、丙酸杆菌、双歧杆菌、以色列放线菌等对其敏感,而多数艰难梭菌对其耐药。对需氧 G^+ 菌有显著活性,但肠球菌、MRSA、淋病奈瑟球菌、脑膜炎球菌、G^- 杆菌等对其耐药。此类药物对人型支原体和沙眼衣原体也有抑制作用,但肺炎支原体对本类药物不敏感。

作用机制与大环内酯类相同,通过与细菌核糖体 50S 亚基结合,抑制细菌蛋白质的合成。此类药物易与 G^+ 菌的核糖体形成复合物,而难以与 G^- 杆菌的核糖体结合,故对 G^- 杆菌几乎无作用。

【耐药性】　大多数细菌对林可霉素和克林霉素存在完全交叉耐药性,也与大环内酯类存在交叉耐药性,同时它们的耐药机制也相同。

【临床应用】　主要用于厌氧菌,包括脆弱拟杆菌、产气荚膜梭菌、放线杆菌等引起的口腔、腹腔和妇科感染。治疗需氧 G^+ 球菌引起的呼吸道、骨及软组织、胆道感染及败血症、心内膜炎等,主要用于对青霉素过敏或不宜用青霉素治疗患者的替代治疗。由于药物在骨组织浓度高,克林霉素可用于治疗金黄色葡萄球菌引起的骨髓炎。

【不良反应】

1. **胃肠道反应**　表现为恶心、呕吐、腹泻,口服给药比注射给药多见。林可霉素的腹泻发生率为 10%～15%,克林霉素为 4%。可能与胃肠道刺激及二重感染所致肠道菌群失调有关,部分腹泻源于艰难梭菌大量繁殖所致的假膜性肠炎。

2. **过敏反应**　轻度皮疹、瘙痒或药物热,也可出现一过性中性粒细胞减少和血小板减少。

3. **其他**　偶见黄疸及肝损伤。林可霉素快速静脉滴注可引起低血压及心电图改变,甚至出现呼吸与心搏骤停。

第三节 ｜ 多肽类抗生素

一、万古霉素类

万古霉素类属糖肽类抗生素,包括万古霉素(vancomycin)、去甲万古霉素(norvancomycin)和替考拉宁(teicoplanin)。万古霉素是从东方链霉菌(*Streptomyces orientalis*)培养液中分离获得,去甲万古霉素是我国从诺卡菌属培养液中分离获得,其结构与万古霉素相近,但缺少一个甲基。替考拉宁是从替考游动放射菌(*Actinoplanes teichomyceticus*)培养液中分离获得,其脂溶性较万古霉素高 50～100 倍。

【体内过程】　口服难以吸收,绝大部分经粪便排泄,肌内注射可致局部剧痛和组织坏死,只能静脉给药。可分布到各组织和体液,在肝、肾、肺、心脏、骨、关节、胸腔积液、腹腔积液等部位浓度较高,可透过胎盘,但难以透过血脑屏障,炎症时透入增多,可达有效水平。此类药物在体内很少代谢,静脉给药时 90% 以上药物以原形由肾排泄,万古霉素和去甲万古霉素的 $t_{1/2}$ 约为 6 小时,替考拉宁长达 47 小时。

【抗菌作用及机制】　本类药对 G^+ 菌产生强大杀菌作用,尤其是对 MRSA、MRSE、肠球菌、耐青霉素肺炎链球菌（PRSP）具有良好抗菌活性。其中替考拉宁对肠球菌作用略优。抗菌作用机制是与细胞壁前体肽聚糖五肽末端的 D-丙氨酰-D-丙氨酸结合，阻断肽聚糖合成，造成细胞壁缺陷而杀灭细菌，尤其对正在分裂增殖的细菌呈现快速杀菌作用。

【耐药性】　目前已出现耐万古霉素肠球菌（VRE）、耐万古霉素金黄色葡萄球菌（VRSA）及万古霉素中度耐药金黄色葡萄球菌（VISA），其中国内肠球菌的耐药率＜5%，尚未见国内 VRSA、VISA 的出现。主要耐药机制为万古霉素作用靶位的改变。肠球菌耐药基因 Van 可表达能修饰细胞壁前体肽聚糖的酶，后者能改变 D-丙氨酰-D-丙氨酸结合位点，通过降低细菌对万古霉素的亲和力而产生耐药性。其中替考拉宁对部分万古霉素耐药性肠球菌（VanB 型、VanC 型）仍然有效。

【临床应用】　仅用于严重 G^+ 菌感染，特别是 MRSA、MRSE、耐青霉素肺炎链球菌和肠球菌属所致感染，如败血症、心内膜炎、骨髓炎、脑膜炎、呼吸道感染等。可用于对 β-内酰胺类过敏的患者。口服给药用于治疗假膜性肠炎和消化道感染。

【不良反应】　万古霉素和去甲万古霉素毒性较大，替考拉宁毒性较小。

1. 耳毒性　血药浓度超过 80mg/L 且持续数天即可引起耳鸣、听力减退，甚至耳聋，及早停药可恢复正常，少数患者停药后仍有致聋危险。应避免同服有耳毒性的药物。

2. 肾毒性　主要损伤肾小管，表现为蛋白尿和管型尿、少尿、血尿、氮质血症，甚至肾衰竭。多发生于与氨基糖苷类抗生素合用，或患者有肾功能不全时。

3. 过敏反应　偶可引起药物热、皮疹和过敏性休克。快速静脉注射万古霉素时，出现皮肤潮红、红斑、荨麻疹、心动过速和低血压等特征性症状，称为"红人综合征"（red man syndrome）。去甲万古霉素和替考拉宁很少出现"红人综合征"，但仍存在交叉过敏反应风险。

4. 其他　口服时可引起恶心、呕吐、金属异味感，静脉注射时偶发疼痛和血栓性静脉炎。

利奈唑胺（linezolid）属于全合成的噁唑烷酮类抗菌药物，同类药物还包括特地唑胺（tedizolid）。此类药物为细菌蛋白质合成抑制药，主要作用于细菌核糖体 50S 亚单位，通过抑制 70S 起始复合物的形成，从而抑制细菌蛋白质的合成。该药物为抑菌剂，但由于作用机制不同于其他抗菌药物，与其他药物无交叉耐药，因此对多种耐药细菌有效。主要用于治疗耐药 G^+ 球菌的感染，包括耐万古霉素肠球菌（VRE）感染；MRSA、PRSP 引起的疑似或确诊院内获得性肺炎（HAP）、社区获得性肺炎（CAP）、复杂性皮肤或皮肤软组织感染（SSTI）等。此外，利奈唑胺亦可用于耐药肺结核及肺外结核病的治疗。

该药物主要不良反应为骨髓抑制，尤其见于用药时间超 2 周时，表现为贫血、白细胞减少及血小板减少。停药后多可恢复治疗前水平。此外，该药物对人体线粒体蛋白质合成有一定抑制作用，可能导致乳酸性酸中毒、周围神经和视神经病变。由于利奈唑胺具有抑制单胺氧化酶的作用，与拟肾上腺素药或 5-HT 摄取抑制药联用时，可能增加 5-HT 综合征的风险。

二、多黏菌素类

多黏菌素类（polymyxins）是从多黏杆菌培养液中分离获得，其中包括多黏菌素 A、B、C、D、E 等 8 种成分，临床仅用多黏菌素 B（polymyxin B）、多黏菌素 E（polymyxin E，colistin，黏菌素），两者均为环状含正电荷的多肽类抗生素。

【体内过程】　本类药口服不吸收，主要给药途径为静脉滴注和肌内注射。静脉给药多应用多黏菌素甲磺酸盐（CMS）。CMS 作为前药，在体内转化为多黏菌素 E 而发挥抗菌作用。多黏菌素类抗生素穿透力差，脑脊液、胸腔、关节腔和感染灶内浓度较低，多黏菌素 E 在肺、肾、肝及脑组织中的浓度比多黏菌素 B 高。治疗中枢神经系统感染时，必要情况可鞘内给药。体内代谢较慢，主要经肾脏清除。多黏菌素 B、E 的 $t_{1/2}$ 约为 6 小时，而 CMS 的 $t_{1/2}$ 为 1.5～2 小时。但肾功能不全者 $t_{1/2}$ 明显延长。

【药理作用及机制】　多黏菌素类系窄谱慢效杀菌药，对繁殖期和静止期细菌均有杀菌作用。多黏菌素 B 的抗菌活性稍高于多黏菌素 E。此类窄谱抗生素只对某些 G^- 杆菌具有强大抗菌活性，如大肠埃希菌、肠杆菌属、克雷伯菌属及铜绿假单胞菌呈高度敏感，志贺菌属、沙门菌属、流感嗜血杆菌、百日咳鲍特菌及除脆弱拟杆菌外的其他拟杆菌也较敏感。本类药与利福平、复方磺胺甲噁唑合用,对 G⁻ 菌具有协同抗菌作用。

本类药主要作用于细菌细胞膜,其亲水基团与细胞膜磷脂上的亲水性阴离子磷酸根形成复合物,导致膜通透性增加,使细菌细胞内重要物质外漏而造成细胞死亡;此外,多黏菌素的亲脂链可与 G⁻ 菌细胞外膜脂多糖中的脂质 A 结合,进而竞争性取代与脂多糖结合的二价阳离子(如 Ca^{2+}、Mg^{2+}),破坏外膜的完整性和屏障功能,同时抑制其内毒素活性。

【耐药性】　细菌对多黏菌素类抗生素存在异质性耐药现象,目前机制尚未完全阐明,因此不推荐单独应用多黏菌素类抗生素,常需联合应用其他抗菌药物。一旦出现耐药性,则存在多黏菌素 B 与多黏菌素 E 之间的交叉耐药性。

【临床应用】　主要用于治疗多重耐药但对多黏菌素敏感的铜绿假单胞菌、肠杆菌、鲍曼不动杆菌等引起的败血症、泌尿道和肺部感染。多采用以多黏菌素为基础的联合给药方案。对于碳青霉烯类耐药的 G⁻ 杆菌所致脑膜炎或脑室炎,可采用多黏菌素鞘内或脑室内注射。多黏菌素口服可用于肠道术前准备和消化道感染,亦可用于治疗皮肤、眼、鼻旁窦、耳等局部感染。

【不良反应】　本类药在常用量下即可出现明显不良反应,总发生率可高达 25%,多黏菌素 B 较多黏菌素 E 更明显。

1. **肾毒性**　常见且突出,多发生于用药后 4 日内。主要损伤肾小管上皮细胞,表现为蛋白尿、血尿、管型尿、氮质血症,严重时出现急性肾小管坏死、肾衰竭。及时停药后部分可恢复,部分可持续 1~2 周。

2. **神经毒性**　程度不同,轻者表现为头晕、面部麻木和周围神经炎,重者出现意识混乱、昏迷、共济失调,亦可引起可逆性神经肌肉麻痹,甚至呼吸衰竭等。神经毒性的产生与剂量有关,停药后可消失。多出现于手术后、合用麻醉药、镇静药或神经肌肉阻滞药,以及患有低钙血症、缺氧、肾病者。新斯的明抢救无效,钙剂辅以人工呼吸部分有效。

3. **过敏反应**　较少见,主要表现为瘙痒、皮疹、药物热等,吸入给药可引起哮喘。

4. **其他**　肌内注射可致局部疼痛,静脉给药可引起静脉炎。偶可诱发粒细胞减少和肝毒性。

三、环酯肽类

达托霉素(daptomycin)是从玫瑰孢链霉菌培养液中提取的环酯肽类抗生素。由于其独特的作用机制,该药物对大多数 G⁺ 菌具有良好的抗菌活性,如葡萄球菌(包括 MRSA、MRSE)、肠球菌属(包括万古霉素耐药株)、链球菌属(包括耐青霉素肺炎链球菌、化脓性链球菌、无乳链球菌、甲型溶血性链球菌)。而对 G⁻ 菌无抗菌活性。该药物对 G⁺ 菌有快速、浓度依赖性杀菌作用,其作用机制可能与其钙依赖性结合于细胞膜、促进细胞膜快速去极化,进而抑制蛋白质、DNA、RNA 合成,导致细胞死亡有关。该药物口服吸收差,仅能静脉给药。由于组织穿透力差,因此主要分布于细胞外间隙,不易透过血脑屏障及胎盘屏障。主要以原形通过肾排泄,仅 6% 随粪便排出,$t_{1/2}$ 约 8 小时。达托霉素主要用于敏感的金黄色葡萄球菌、化脓性链球菌、无乳链球菌、肠球菌导致的复杂性皮肤软组织感染,也可用于金黄色葡萄球菌导致的伴发右侧感染性心内膜炎的血流感染。总体不良反应轻微,常见不良反应包括恶心、呕吐、腹泻,以及注射部位局部反应。需要引起重视的不良反应包括肌酸激酶升高、肌痛以及嗜酸性粒细胞性肺炎。

(余　鹰)

本章思维导图

本章目标测试

第四十二章 | 氨基糖苷类抗生素

　　氨基糖苷类(aminoglycosides)是一类由氨基醇环与氨基糖分子以苷键相结合的碱性抗生素。其包括天然和半合成产品两大类:天然来源的由链霉菌和小单胞菌产生,如链霉素(streptomycin)、卡那霉素(kanamycin)、妥布霉素(tobramycin)、大观霉素(spectinomycin)、新霉素(neomycin)、庆大霉素(gentamicin)、小诺霉素(micronomicin)、西索米星(sisomicin)、阿司米星(astromicin)等;半合成品包括奈替米星(netilmicin)、依替米星(etimicin)、异帕米星(isepamicin)、卡那霉素 B(bekanamycin)、阿米卡星(amikacin)、地贝卡星(dibekacin)、阿贝卡星(arbekacin)等。新一代的普拉佐米星(plazomicin)抗菌作用和耐药性均优于以往同类药物。

　　本类药物为有机碱,是一类高效、广谱的抗生素,尤其对需氧 G^- 杆菌有效。与 β-内酰胺类合用时不能混合于同一容器,否则易使氨基糖苷类药物失活。

一、抗菌作用和机制

　　氨基糖苷类对各种需氧 G^- 杆菌包括大肠埃希菌、铜绿假单胞菌、变形杆菌属、克雷伯菌属、肠杆菌属、志贺菌属和枸橼酸杆菌属具有强大抗菌活性;对沙雷菌属、沙门菌属、产碱杆菌属、不动杆菌属和嗜血杆菌属也有一定抗菌作用;对淋病奈瑟球菌、脑膜炎球菌等 G^- 球菌作用较差;对多数 G^+ 菌作用差,但庆大霉素、阿米卡星等对产酶和不产酶的金黄色葡萄球菌及耐甲氧西林金黄色葡萄球菌(MRSA)敏感;对肠球菌和厌氧菌不敏感;链霉素、卡那霉素还对结核分枝杆菌有效。氨基糖苷类抗生素是快速的静止期杀菌药。其杀菌特点是:①杀菌速率和杀菌持续时间与浓度呈正相关;②仅对需氧菌有效,且抗菌活性显著强于其他类药物,对厌氧菌无效;③PAE 长,且持续时间与浓度呈正相关;④具有初次接触效应,即细菌首次接触氨基糖苷类时能被迅速杀死;⑤在碱性环境中抗菌活性增强。

　　氨基糖苷类的抗菌机制主要是通过干扰蛋白质合成的起始、肽链延长和终止而抑制细菌蛋白质合成,还能破坏细菌胞质膜的完整性。

　　本类药物对蛋白质合成的影响包括:①抑制细菌体内核糖体 70S 始动复合物形成;②选择性地与细菌体内核糖体 30S 亚基上的靶位蛋白 P_{10} 结合,使 A 位歪曲,造成 mRNA 上的"三联密码"在翻译时出现错误,导致异常或无功能蛋白质合成;③阻滞肽链释放因子进入 A 位,使合成好的肽链不能释放,并抑制 70S 核糖体的解离,使菌体内核糖体循环利用受阻。另外,氨基糖苷类还通过吸附作用与菌体胞质膜结合,使通透性增加,胞质内大量重要物质外漏。通过上述综合作用机制最终使细菌死亡。

二、耐药机制

　　细菌对氨基糖苷类产生的耐药机制有:

　　1. 产生修饰氨基糖苷类的钝化酶(modifying enzyme),使药物灭活。包括乙酰化酶、腺苷化酶和磷酸化酶,可分别将乙酰基、腺苷、磷酸连接到氨基糖苷类的氨基或羟基上,使药物不能与核糖体结合而失效。此为耐药性的主要机制。这 3 类灭活酶可根据其作用部位不同分为若干亚型,不同类型的酶可以灭活不同的氨基糖苷类抗生素。一种药物能被一种或多种钝化酶灭活,几种药物也能被同一种钝化酶灭活,因此,氨基糖苷类的不同品种之间存在不完全的交叉耐药性。

　　2. 膜通透性的改变,如外膜膜孔蛋白结构的改变,降低了对氨基糖苷类的通透性,菌体内药物浓度下降。介导菌体内药物蓄积减少的另一机制为细菌的主动外排系统,其可在长期药物作用下过量表达,从而导致高水平耐药。

3. 靶位的修饰,如细菌核糖体 30S 亚基靶蛋白上 S_{12} 蛋白质中一个氨基酸被替代,致使对链霉素的亲和力降低而耐药。细菌还可通过体内 16S rRNA 甲基化酶修饰 30s 核糖体亚基,使细菌对氨基糖苷类抗生素产生高水平耐药。

三、体内过程

氨基糖苷类均为有机碱,除链霉素水溶液性质不稳定外,其他药物水溶液性质均稳定。

1. **吸收** 氨基糖苷类的极性和解离度均较大,口服很难吸收。多采用肌内注射,吸收迅速而完全,达峰时间为 0.5~2 小时。为避免血药浓度过高而导致不良反应,通常不主张静脉注射给药。

2. **分布** 除链霉素外,其他氨基糖苷类的血浆蛋白结合率均低于10%。主要分布于细胞外液,在肾皮层和内耳内、外淋巴液有高浓度聚积,且在内耳外淋巴液中浓度下降很慢,因而其肾毒性和耳毒性明显。可透过胎盘屏障并聚积在胎儿血浆和羊水,但不能渗入机体细胞内,也不易透过血脑屏障,但在脑膜炎时可透过血脑屏障进入脑脊液。

3. **代谢与排泄** 氨基糖苷类在体内不被代谢。主要以原形经肾小球滤过,除奈替米星外,均不在肾小管重吸收,可迅速排泄到尿中,故尿液中药物浓度极高,可达血药峰浓度的 25~100 倍,有利于尿路感染的治疗。$t_{1/2}$ 为 2~3 小时,肾功能不良时 $t_{1/2}$ 明显延长。

四、临床应用

氨基糖苷类主要用于敏感需氧 G⁻ 杆菌所致的全身感染,如脑膜炎,呼吸道、泌尿道、皮肤软组织、胃肠道、烧伤、创伤及骨关节感染等。卡那霉素、庆大霉素、妥布霉素、阿米卡星和奈替米星对上述感染的疗效并无显著差别,但对于败血症、肺炎、脑膜炎等严重感染,需联合应用其他抗 G⁻ 杆菌的抗菌药,如广谱半合成青霉素、第三代头孢菌素及氟喹诺酮类等。利用该类药物口服不吸收的特点,可以治疗消化道感染、肠道术前准备、肝性昏迷用药,如新霉素。制成外用软膏、眼膏或冲洗液治疗局部感染。此外,链霉素、卡那霉素可作为结核治疗药物(见第四十七章抗结核药及抗麻风病药)。

五、不良反应

氨基糖苷类的主要不良反应是耳毒性和肾毒性,尤其在儿童和老人更易引起。毒性产生与服药剂量和疗程有关,也随药物不同而异,甚至在停药以后也可出现不可逆的毒性反应。

1. **耳毒性** 包括前庭神经和耳蜗听神经损伤。前庭神经功能损伤表现为头痛眩晕、视力减退、眼球震颤、恶心、呕吐和共济失调,其发生率依次为新霉素＞卡那霉素＞链霉素＞西索米星＞阿米卡星＞庆大霉素＞妥布霉素＞奈替米星＞依替米星。耳蜗听神经功能损伤表现为耳鸣、听力减退和永久性耳聋,其发生率依次为新霉素＞卡那霉素＞阿米卡星＞西索米星＞庆大霉素＞妥布霉素＞奈替米星＞链霉素＞依替米星。该毒性还能影响子宫内胎儿。氨基糖苷类的耳毒性与其在内耳淋巴液中较高药物浓度有关,可损害内耳科蒂器内、外毛细胞的能量产生及利用,引起细胞膜上 Na^+-K^+-ATP 酶功能障碍,造成毛细胞损伤。氨基糖苷类引起的听觉损伤具有遗传易感性,其高易感性可能与相关基因的突变有关,如在中国人群中,对高危人群进行线粒体基因 *A1555G* 和 *C1494T* 突变筛查很有必要。早期变化是可逆的,但超越一定程度时即成不可逆的损伤。用药过程中应经常询问患者是否有眩晕、耳鸣等先兆症状以预防其发生。对儿童和老人用药更要谨慎,孕妇禁用。避免与其他有耳毒性的药物合用,如万古霉素、强效利尿药、镇吐药、甘露醇等。有镇静作用的药物因可抑制患者的反应性,合用时需慎重。

2. **肾毒性** 氨基糖苷类是诱发药源性肾衰竭的最常见因素之一。此类药物虽经肾小球滤过,但对肾组织有极高亲和力,通过细胞膜吞饮方式大量积聚在肾皮质,导致肾小管尤其是近曲小管上皮细胞溶酶体破裂,线粒体损害,钙调节转运过程受阻,轻则引起肾小管肿胀,重则产生急性坏死。通常表现为蛋白尿、管型尿、血尿等,严重时可导致无尿、氮质血症和肾衰竭。氨基糖苷类的肾毒性取决于各药在肾皮质中的聚积量和对肾小管的损伤能力,其发生率依次为新霉素>卡那霉素>庆大霉素>妥布霉素>阿米卡星>奈替米星>链霉素>依替米星。为防止和减少肾毒性的发生,临床用药时应定期检查肾功能,如出现管型尿、蛋白尿、血液尿素氮和肌酐升高,尿量每 8 小时少于 240ml 等现象应立即停药。用药时应做血药浓度监测。肾功能减退可使氨基糖苷类排泄减慢,血药浓度升高,从而进一步加重肾损伤、耳毒性,故肾功能减退患者慎用或调整给药方案。氨基糖苷类排泄速率可随年龄的增长而逐渐减慢,年轻患者的 $t_{1/2}$ 为 2~3 小时,在年龄超过 40 岁的患者有的可延长至 9 小时,故应根据患者具体情况调整用药剂量。避免合用有肾毒性的药物,如强效利尿药、顺铂、第一代头孢菌素类、万古霉素等。

3. **神经肌肉麻痹**　与给药剂量和给药途径有关,最常见于大剂量腹膜内或胸膜内给药或静脉滴注速度过快,也偶见于肌内注射后。可引起心肌抑制、血压下降、肢体瘫痪和呼吸衰竭。可能是由于药物与突触前膜钙结合部位结合,抑制神经末梢 ACh 释放,造成神经肌肉接头处传递阻断而出现上述症状。不同氨基糖苷类引起神经肌肉麻痹的严重程度顺序依次为:新霉素>链霉素>卡那霉素>奈替米星>阿米卡星>庆大霉素>妥布霉素>依替米星。抢救时应立即静脉注射新斯的明和钙剂。临床用药时避免合用肌肉松弛药、全麻药等。血钙过低、重症肌无力患者禁用或慎用该类药。

4. **过敏反应**　皮疹、发热、血管神经性水肿、口周发麻等常见。接触性皮炎是局部应用新霉素最常见的反应。链霉素可引起过敏性休克,其发生率仅次于青霉素,防治措施同青霉素。

六、常用氨基糖苷类抗生素

链霉素

链霉素(streptomycin)是 1944 年从链霉菌培养液中分离获得并用于临床的第一个氨基糖苷类抗生素,临床常用其硫酸盐。链霉素口服吸收极少,肌内注射吸收快,达峰时间为 30~45 分钟,血浆蛋白结合率为 35%。主要分布在细胞外液,容易渗入胸腔、腹腔、结核性脓腔和干酪化脓腔,并达有效浓度。90% 可经肾小球滤过而排出体外,$t_{1/2}$ 为 5~6 小时。临床用途主要有:①治疗结核病(一线药);②与四环素类联合用药已成为目前治疗鼠疫和兔热病的首选药,也可联合治疗布鲁氏菌病;③与青霉素合用可治疗溶血性链球菌、甲型溶血性链球菌及肠球菌等引起的心内膜炎。

庆大霉素

庆大霉素(gentamicin)抗菌谱比链霉素广,对各种需氧 G^- 杆菌,包括铜绿假单胞菌都有较强杀菌作用;对耐药金黄色葡萄球菌也有效。口服吸收很少,肌内注射吸收迅速而完全,达峰时间为 1 小时。24 小时内有 40%~65% 以原形由肾脏排出,$t_{1/2}$ 为 4 小时。在肾皮质中积聚的药物比血浆浓度高出数倍,停药 20 天后仍能在尿中检测到本品。是治疗各种 G^- 杆菌感染的主要抗菌药,尤其对沙雷菌属作用更强,为氨基糖苷类药物的首选药。可与青霉素或其他抗生素合用,协同治疗严重的肺炎球菌、铜绿假单胞菌、肠球菌、葡萄球菌或甲型溶血性链球菌感染。亦可用于术前预防和术后感染。还可局部用于皮肤、黏膜表面感染和眼、耳、鼻部感染。不良反应主要有耳毒性、肾毒性和神经肌肉阻滞,偶可发生过敏反应。由于庆大霉素耐药和不良反应较大,现选用阿米卡星或依替米星等代替。

卡那霉素

卡那霉素(kanamycin)是从链霉菌培养液中分离获得,有 A、B、C 三种成分,以 A 组成分常用,不标明组分的卡那霉素即为卡那霉素 A。口服吸收极差,肌内注射易吸收,达峰时间为 1 小时。在胸腔液和腹腔液中分布浓度较高。主要经肾脏排泄,$t_{1/2}$ 为 2~3 小时。对多数常见 G^- 菌和结核分枝杆菌有效,曾被广泛用于治疗各种肠道 G⁻ 杆菌感染,但因不良反应较大、疗效不突出,现已被同类其他药取代。目前主要用于治疗耐药金黄色葡萄球菌及敏感 G⁻ 杆菌感染;与其他抗结核药合用,治疗对一线药物产生耐药性的结核病患者;也可口服用于肝性昏迷或腹部术前准备的患者。

妥布霉素

妥布霉素(tobramycin)是从链霉菌培养液中分离获得,也可由卡那霉素 B 脱氧获得。口服难以吸收,肌内注射吸收迅速,达峰时间为 0.5～1 小时。可渗入胸腔、腹腔、滑膜腔并达有效治疗浓度。24 小时内约有 93% 以原形由肾脏排出。$t_{1/2}$ 为 1.6 小时。可在肾脏中大量积聚,在肾皮质中 $t_{1/2}$ 达 74 小时。对肺炎克雷伯菌、肠杆菌属、变形杆菌属的抑菌或杀菌作用分别较庆大霉素强 4 倍和 2 倍;对铜绿假单胞菌的作用是庆大霉素的 2～5 倍,且对耐庆大霉素菌株仍有效,适合治疗铜绿假单胞菌所致的各种感染,常与抗铜绿假单胞菌的青霉素类或头孢菌素类药物合用。对其他 G⁻ 杆菌的抗菌活性不如庆大霉素。在 G⁺ 菌中仅对葡萄球菌有效。不良反应较庆大霉素轻。

阿米卡星

阿米卡星(amikacin,丁胺卡那霉素)是卡那霉素的半合成衍生物。肌内注射后吸收迅速,血浆蛋白结合率低于 3.5%,主要分布于细胞外液,不易透过血脑屏障。在给药后 24 小时内有 98% 的药物以原形经尿排出,$t_{1/2}$ 为 2.2 小时,肾功能减退时可延长至 56～150 小时。阿米卡星是抗菌谱较广的氨基糖苷类抗生素,对 G⁻ 杆菌和金黄色葡萄球菌均有较强的抗菌活性,但作用较庆大霉素弱。其突出优点是对肠道 G⁻ 杆菌和铜绿假单胞菌所产生的多种钝化酶稳定,故对一些氨基糖苷类耐药菌感染仍有效,常作为首选药。另一个优点是它与 β-内酰胺类联合可获协同作用,当粒细胞缺乏或其他免疫缺陷患者合并严重 G⁻ 杆菌感染时,联合用药比阿米卡星单独使用效果更好。该药耳毒性强于庆大霉素,肾毒性低于庆大霉素。

依替米星

依替米星(etimicin)为一种新的半合成水溶性氨基糖苷类抗生素。本品特点为抗菌谱广、抗菌活性强、毒性低。对大部分 G⁺ 及 G⁻ 菌有良好抗菌作用,尤其对大肠埃希菌、肺炎克雷伯菌、沙雷菌属、奇异变形杆菌、沙门菌属、流感嗜血杆菌及葡萄球菌属等有较高的抗菌活性,对部分耐庆大霉素、小诺霉素和头孢唑林的金黄色葡萄球菌、大肠埃希菌和肺炎克雷伯菌,其体外最小抑菌浓度(MIC)值仍在本品治疗剂量的血药浓度范围内。对产生 β-内酰胺酶的部分葡萄球菌和部分 MRSA 亦有一定抗菌活性。依替米星发生耳毒性、肾毒性和神经肌肉麻痹的程度均较奈替米星、阿米卡星轻,是目前氨基糖苷类药物中不良反应发生率最低的药物。

(程路峰)

本章思维导图

本章目标测试

第四十三章 四环素类及氯霉素类

四环素类(tetracyclines)及氯霉素类(chloramphenicols)药物属广谱抗生素(broad spectrum antibiotics),是革兰氏阳性菌和阴性菌的快速抑菌剂,对立克次体、支原体和衣原体也有较强的抑制作用,四环素类药物尚可抑制某些螺旋体和原虫。

第一节 | 四环素类

本类药物的化学结构中均具有菲烷的基本骨架,是酸、碱两性物质,在酸性溶液中较稳定,在碱性溶液中易破坏,临床一般用其盐酸盐。第一代四环素类抗生素包括四环素(tetracycline)、土霉素(oxytetracycline,氧四环素)、金霉素(chlortetracycline,氯四环素)和地美环素(demeclocycline,去甲金霉素),属天然四环素类,其中金霉素是第一个化学提纯的四环素类药物;第二代四环素类抗生素属半合成四环素类,包括美他环素(methacycline,甲烯土霉素)、多西环素(doxycycline,强力霉素,脱氧土霉素)和米诺环素(minocycline,二甲胺四环素);替加环素(tigecycline,丁甘米诺环素)是第三代四环素类抗生素,属甘氨酰环肽类抗生素。

【抗菌作用特点】 本类药物的抗菌谱、抗菌作用机制和临床应用相似,属快速抑菌药。药物的抗菌活性依次为替加环素>米诺环素>多西环素>美他环素>地美环素>四环素>土霉素。四环素和土霉素曾长期作为临床抗感染治疗的主要抗生素。近年来,由于四环素和土霉素的耐药菌株日益增多,且二者的不良反应较多,尤其是四环素,已不再作为本类药物的首选药。但土霉素仍可用于治疗肠阿米巴病(对肠外阿米巴病无效),土霉素通过抑制肠道共生菌丛的代谢,使阿米巴原虫失去生长条件,间接发挥抗阿米巴作用,疗效优于其他四环素类药物。金霉素的口服和注射制剂均已被淘汰,目前仅保留外用制剂,用于治疗结膜炎和沙眼等疾患。

【作用机制】 四环素类抗生素必须进入菌体内才能发挥抑菌作用。对于革兰氏阴性菌,药物首先以被动扩散方式经细胞壁外膜的亲水性通道转运,再以主动转运方式经胞质膜的能量依赖系统泵入胞质内。药物进入革兰氏阳性菌的机制尚不十分清楚,但也是一种耗能过程。在胞质中,药物与核糖体30S亚基的A位特异性结合,阻止氨基酰tRNA(亦称氨酰tRNA)进入A位,抑制肽链延长和蛋白质合成(图43-1)。此外,药物可改变细菌细胞膜的通透性,导致菌体内核苷酸及其他重要成分外漏,从而抑制细菌DNA复制。高浓度时四环素类也具有杀菌作用。哺乳动物细胞缺乏主动转运四环素类药物的生物机制,同时其核糖体对药物的敏感性低,因此机体内的药物仅抑制细菌的蛋白质合成。

【耐药性】 细菌对本类药物耐药性的形成为渐进型,近年来耐药菌株日渐增多,如金黄色葡萄球菌、A群链球菌、肺炎链球菌、大肠埃希菌、志贺菌属等。四环素、土霉素、金霉素之间为完全交叉耐药,但对天然四环素耐药的细菌对半合成四环素可能仍敏感。其耐药性产生的机制有3种:①耐药菌可以产生核糖体保护蛋白(如TetM等),大量生成的TetM蛋白与延长因子有高度的同源性,在核糖体内相互竞争作用靶点,促进被结合的四环素自核糖体解离。②减少四环素进入菌体或促进四环素的主动外排,现已从临床耐药菌分离出8种编码泵出四环素类药物的基因(如TetA等),这类基因表达的膜蛋白具有排出四环素-阳离子复合物的作用,使菌体内药物浓度降低;此外大肠埃希菌染色体突变引起细胞壁外膜孔蛋白OmpF表达降低,减少药物进入菌体。③细菌产生灭活酶,使药物失活。

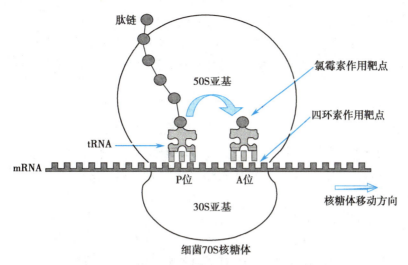

图 43-1　四环素及氯霉素抑制细菌蛋白质合成的作用部位示意图

【临床应用】　四环素类药物首选治疗立克次体感染(斑疹伤寒、Q 热、柯氏立克次体肺炎和恙虫病等)、支原体感染(对大环内酯类耐药的肺炎支原体肺炎、解脲脲原体所致的尿道炎等)、衣原体感染(肺炎衣原体肺炎、鹦鹉热、沙眼和性病性淋巴肉芽肿等)以及某些螺旋体感染(回归热等)。四环素类药物还可首选治疗鼠疫、布鲁氏菌病(需与氨基糖苷类联合应用)、霍乱、肉芽肿鞘杆菌感染引起的腹股沟肉芽肿以及牙龈卟啉单胞菌引起的牙周炎。使用本类药物时首选多西环素。

四环素

【体内过程】　食物或其他药物中的 Fe^{2+}、Ca^{2+}、Mg^{2+}、Al^{3+} 等金属离子与四环素(tetracycline)络合而减少其吸收;碱性药、H_2 受体阻断或抗酸药可降低四环素的溶解度,减少其吸收;酸性药物如维生素 C 则促进其吸收;与铁剂或抗酸药并用时,应间隔 2~3 小时。四环素体内分布广泛,可进入胎儿血液循环及乳汁,并可沉积于新形成的牙齿和骨骼中;胆汁中的浓度为血药浓度的 10~20 倍,存在肠肝循环;不易透过血脑屏障。20%~55% 由肾脏排泄,碱化尿液增加药物排泄。其 $t_{1/2}$ 为 6~9 小时。

【抗菌特点】　四环素对革兰氏阳性菌的抑制作用强于阴性菌,但是对革兰氏阳性菌的作用不如青霉素类和头孢菌素类,对革兰氏阴性菌的作用不如氨基糖苷类及氯霉素类。极高浓度时具有杀菌作用。对伤寒杆菌、副伤寒杆菌、铜绿假单胞菌、结核分枝杆菌、真菌和病毒无效。

【临床应用】　由于耐药菌株日益增多和药物的不良反应,四环素一般不作首选药。四环素可用于支原体肺炎及衣原体感染,与其他药物联用治疗幽门螺杆菌引起的消化性溃疡。

【不良反应及注意事项】

1. 局部刺激作用　口服可引起恶心、呕吐、腹泻等症状;餐后服用可减轻刺激症状,但影响药物吸收。肌内注射刺激性大,禁用。静脉滴注易引起静脉炎。

2. 二重感染　正常人口腔、咽喉部、胃肠道存在完整的微生态系统。长期口服或注射广谱抗菌药时,敏感菌被抑制,不敏感菌乘机大量繁殖,由原来的劣势菌群变为优势菌群,造成新的感染,称作二重感染或菌群交替症。婴儿、老年人、体弱者、合用糖皮质激素或抗肿瘤药的患者,使用四环素时易发生二重感染。较常见的二重感染有两种,其一是真菌感染,多由白假丝酵母菌引起,表现为鹅口疮、肠炎,应立即停药并同时进行抗真菌治疗;其二是对四环素耐药的艰难梭菌感染所致的假膜性肠炎,表现为剧烈的腹泻、发热、肠壁坏死、体液渗出甚至休克死亡,应立即停药并口服万古霉素或甲硝唑。

3. 对骨骼和牙齿生长的影响　四环素类药物经血液循环到达新形成的牙齿组织,与牙齿中的羟磷灰石晶体结合形成四环素-磷酸钙复合物,后者呈淡黄色,造成恒齿永久性棕色色素沉着(俗称牙齿黄染),牙釉质发育不全。药物对新形成的骨组织也有相同的作用,可抑制胎儿、婴幼儿骨骼发育。孕

NOTES

妇、哺乳期妇女及 8 岁以下儿童禁用四环素和其他四环素类药物。

　　4. 其他　长期大剂量使用可引起严重肝损伤或加重原有的肾损伤,多见于孕妇特别是肾功能异常的孕妇。偶见过敏反应,并有交叉过敏。也可引起光敏反应和前庭反应如头晕、恶心、呕吐等。

多西环素

　　多西环素(doxycycline)属长效半合成四环素类,是目前四环素类药物的首选药;抗菌活性比四环素强 2～10 倍,具有强效、速效、长效的特点;抗菌谱与四环素相同,对土霉素或四环素耐药的金黄色葡萄球菌对本药仍敏感,但与其他同类药物有交叉耐药;$t_{1/2}$ 长达 12～22 小时,每日用药 1 次。

　　口服吸收迅速且完全,不易受食物影响。大部分药物随胆汁进入肠腔排泄,存在肠肝循环;肠道中的药物多以无活性的结合型或络合型存在,很少引起二重感染。少量药物经肾脏排泄,肾功能减退时粪便中药物排泄增多,故肾衰竭时也可使用。临床适应证见前述四环素类药物,此外特别适合肾外感染伴肾衰竭者(其他多数四环素类药物可能加重肾衰竭)以及胆道系统感染。也用于酒渣鼻、痤疮、前列腺炎和呼吸道感染如慢性气管炎、肺炎。

　　可引起恶心、呕吐、腹泻、舌炎、口腔炎和肛门炎,应饭后服用并以大量水送服,服药后保持直立体位 30 分钟以上,以避免引起食管炎。静脉注射时,可能出现舌麻木及口腔异味感。易致光敏反应。其他不良反应少于四环素。长期使用苯妥英或巴比妥类药物的患者,多西环素的 $t_{1/2}$ 可缩短至 7 小时。

米诺环素

　　米诺环素(minocycline)口服生物利用度接近 100%,不易受食物影响,但抗酸药或金属离子仍可减少米诺环素的吸收。其脂溶性高于多西环素,组织穿透力强,分布广泛,脑脊液中的浓度高于其他四环素类。米诺环素长时间滞留于脂肪组织,粪便及尿中的排泄量显著低于其他四环素类,部分药物在体内代谢,$t_{1/2}$ 为 11～22 小时。肾衰竭患者的 $t_{1/2}$ 略延长,肝衰竭对 $t_{1/2}$ 无明显影响。

　　抗菌谱与四环素相似,抗菌活性强于其他同类药物,对四环素或青霉素类耐药的 A 群链球菌、B 群链球菌、金黄色葡萄球菌和大肠埃希菌对米诺环素仍敏感。主要用于治疗酒渣鼻、痤疮和沙眼衣原体所致的性传播疾病,以及上述耐药菌引起的感染。一般不作为首选药。

　　除四环素类共有的不良反应外,米诺环素产生独特的前庭反应(vestibular reaction),出现恶心、呕吐、眩晕、运动失调等症状;首剂服药可迅速出现,女性多于男性。高达 12%～52% 的患者因严重的前庭反应而停药,停药 24～48 小时后症状可消失。用药期间不宜从事高空作业、驾驶和机器操作。

替加环素

　　替加环素(tigecycline)与其他四环素类抗生素相比,前者抗菌谱广,除假单胞菌属、变形杆菌属对替加环素不敏感外,多数菌属对其敏感。替加环素与细菌核糖体的亲和力是米诺环素的 5 倍,对耐甲氧西林金黄色葡萄球菌、耐青霉素肺炎链球菌和耐万古霉素肠球菌等革兰氏阳性菌以及多数革兰氏阴性杆菌均具良好的抗菌活性。外排机制和核糖体保护机制是细菌对四环素类耐药的两个重要机制,替加环素不受该机制的影响,对其他四环素类药物耐药的病原菌对替加环素仍敏感。

　　替加环素口服难以吸收,需静脉给药,$t_{1/2}$ 约 36 小时,59% 的原形药物经胆汁由粪便排泄,22% 由尿液排出。临床用于治疗敏感菌所致的复杂性腹腔内感染、复杂性皮肤和软组织感染、社区获得性肺炎,但 18 岁以下者不推荐使用。近期临床试验表明该药可能增加感染患者的死亡风险,不推荐作为首选药。由于尿液中替加环素的浓度很低,因此泌尿系统感染不推荐使用。恶心、呕吐是替加环素主要的不良反应。

第二节 | 氯霉素类

氯霉素

氯霉素(chloramphenicol)于 1947 年首次由委内瑞拉链丝菌中分离得到,并于当年在玻利维亚试用于斑疹伤寒暴发,取得良好效果,1948 年广泛用于临床。氯霉素化学结构简单,可采用化学合成法大量生产,成为第一个人工合成的抗生素。1950 年发现氯霉素诱发致命性不良反应(抑制骨髓造血功能),临床应用受到极大限制。氯霉素的右旋体无抗菌活性,但保留毒性,目前临床使用人工合成的左旋体。

【体内过程】 氯霉素口服吸收良好,$t_{1/2}$ 约 2.5 小时,有效血药浓度可维持 6～8 小时。氯霉素体内分布广泛,脑脊液中的浓度达血药浓度的 45%～99%。体内 90% 的药物在肝脏与葡萄糖醛酸结合而失活。代谢产物和 10% 的原形药物由肾排泄,仅有很少一部分原形药物从胆汁和粪便排出体外。

仅供静脉使用的琥珀氯霉素在体内水解释放氯霉素,水解前已有 20%～30% 由肾排泄,降低了氯霉素的血药浓度。

棕榈氯霉素是无活性前体药,无苦味,更适合儿童服用,口服后在十二指肠经胰脂酶水解释放氯霉素;由于婴幼儿胰脂酶活性低且肠道吸收功能较差,血药浓度不易掌握,有些国家已不再使用。

【抗菌特点】 氯霉素属广谱抑菌药,对革兰氏阴性菌的抗菌作用强于革兰氏阳性菌。氯霉素对结核分枝杆菌、真菌和原虫无效。

【作用机制及耐药性】 氯霉素与细菌核糖体 50S 亚基上的肽酰转移酶作用位点可逆性结合,阻止 P 位肽链的末端羧基与 A 位氨基酰 tRNA 的氨基发生反应,从而阻止肽链延伸,使蛋白质合成受阻(见图 43-1)。氯霉素的结合位点十分接近大环内酯类和克林霉素的作用位点,这些药物同时应用可能相互竞争相近的靶点,产生拮抗作用。革兰氏阳性菌和革兰氏阴性菌均可通过突变、接合或转导机制,获得氯霉素耐药基因,但耐药性产生较慢。革兰氏阳性菌中,由耐药金黄色葡萄球菌分离出 5 种氯霉素转乙酰基酶(如 catA 等),该酶使药物转变为一乙酰氯霉素或二乙酰氯霉素而失活。革兰氏阴性菌中,流感嗜血杆菌或伤寒沙门菌等通过染色体突变造成特异性外膜蛋白质缺失,铜绿假单胞菌 *cmlA* 基因突变造成外膜蛋白 OmpA 和 OmpC 表达减少,导致外膜对氯霉素的通透性降低,药物无法进入胞内发挥抗菌作用。

【临床应用】 由于氯霉素的毒性作用,临床已很少应用。氯霉素对造血系统可能产生致命的毒性,须严格掌握适应证。当能够选用其他抗菌药或感染原因不明时,绝不要使用氯霉素。用药期间应定期检查血象。

1. **耐药菌诱发的严重感染** 如无法使用青霉素类药物的脑膜炎、多药耐药的流感嗜血杆菌感染等,且病情严重已危及生命。

2. **伤寒** 首选喹诺酮类或第三代头孢菌素,具有速效、低毒、复发少和痊愈后不带菌等特点。由于氯霉素成本低廉,某些国家和地区仍用其治疗伤寒。对于非流行期患者,伤寒杆菌对氯霉素一般较敏感,可选用,疗程 2～3 周;用药后 6 天内退热,肠穿孔等严重并发症减少,病死率下降。氯霉素对复发病例仍可获得满意疗效。

3. **立克次体感染** 立克次体重度感染(斑疹伤寒、Q 热和恙虫病等)的孕妇、8 岁以下儿童、四环素类药物过敏者可选用。

4. **其他** 与其他抗菌药联合使用,治疗腹腔或盆腔的厌氧菌感染。也可作为眼科的局部用药,安全有效地治疗敏感菌引起的眼内感染、全眼球感染、沙眼和结膜炎。

【不良反应】

1. **血液系统毒性** ①可逆性血细胞减少:较常见,发生率和严重程度与剂量大或疗程长有关;表现为贫血、白细胞减少症或血小板减少症。大剂量氯霉素对骨髓造血细胞线粒体中的核糖体 70S 亚单位亦有抑制作用,降低宿主线粒体铁螯合酶(chelatase)的活性,使血红蛋白合成减少;亦可损害其他造血细胞,及时停药可以恢复造血功能,但其中部分患者仍可能发展成致死性再生障碍性贫血或急性髓细胞性白血病。②再生障碍性贫血:发病率与用药量、疗程无关,一次用药亦可发生。发生率低,但死亡率很高。发病机制不清,女性发生率较男性高 2～3 倍,多在停药数周或数个月后发生。幸存者日后发展为白血病的概率很高。

2. **灰婴综合征**(gray baby syndrome)　早产儿和新生儿肝脏缺乏葡萄糖醛酸转移酶,肾排泄功能不完善,对氯霉素解毒能力差;药物剂量过大可致中毒,表现为循环衰竭、呼吸困难、进行性血压下降、皮肤苍白和发绀,故称灰婴综合征。一般发生于治疗的第 2～9 天,症状出现 2 天内的死亡率可高达 40%,有时大龄儿童甚至成人亦可发生。

3. **其他**　口服用药时出现恶心、呕吐、腹泻等症状。少数患者发生过敏反应(皮疹、药物热、血管神经性水肿)、视神经炎、视力障碍等。还可见溶血性贫血(葡萄糖-6-磷酸脱氢酶缺陷者)、二重感染。

肝肾功能损伤者、葡萄糖-6-磷酸脱氢酶缺陷者、新生儿、早产儿、孕妇、哺乳期妇女不宜使用氯霉素。

甲砜霉素

以甲砜基取代氯霉素苯环上的硝基而形成甲砜霉素(thiamphenicol,甲砜氯霉素、硫霉素),后者具有更高的水溶性和稳定性,口服吸收完全。甲砜霉素的抗菌谱、抗菌活性与氯霉素相似;其抗菌机制、主要适应证及主要不良反应与氯霉素相同。与氯霉素之间完全交叉耐药,但细菌对甲砜霉素的耐药性发展较慢。体内甲砜霉素的 70%～90% 以原形由肾脏排泄,肾功能损伤者应减少药量。药物在肝内不与葡萄糖醛酸结合,血中游离型药物多,故抗菌活力较强。免疫抑制作用比氯霉素强 6 倍。主要用于轻症感染,一般不用于细菌性脑膜炎。甲砜霉素对血液系统的毒性主要为可逆性血细胞减少,发生率高于氯霉素。未见本药诱发致死性再生障碍性贫血和灰婴综合征的报道。

(龚其海)

本章思维导图

本章目标测试

本章数字资源

第四十四章 | 人工合成抗菌药

喹诺酮类药物是以 4-喹诺酮为基本结构,临床应用广泛的人工合成抗菌药,抗菌谱广且高效,对革兰氏阴性菌的抑制作用强于革兰氏阳性菌,然而其日益增多的不良反应,在临床应用时也应予以考虑。磺胺类药物是最早应用于临床的人工合成抗菌药,对多数革兰氏阳性菌和革兰氏阴性菌均有良好的抗菌活性,属广谱抑菌药,因其突出的不良反应以及其他抗菌药的出现,使其临床应用明显受限,但磺胺类药物和甲氧苄啶的复方制剂仍是重要的治疗感染的药物。

第一节 | 喹诺酮类抗菌药

一、概述

喹诺酮类药物分为 4 代。1962 年美国 Sterling-Winthrop 研究所率先开发的萘啶酸是第一代喹诺酮类(quinolones)药物,来自氯喹合成的副产品,国内已不再使用。1973 年合成的第二代药物吡哌酸(pipemidic acid)对大多数革兰氏阴性菌有效,口服易吸收;因其血药浓度低而尿中浓度高,仅限于治疗泌尿道和肠道感染,现较少使用。20 世纪 70 年代末至 90 年代中期研制的氟喹诺酮类药物(fluoroquinolones)为第三代喹诺酮类药物,该类药物分子中引入氟原子(F)后,其抗菌活性显著增加。常用氟喹诺酮类药物包括诺氟沙星(norfloxacin)、环丙沙星(ciprofloxacin)、氧氟沙星(ofloxacin)、左氧氟沙星(levofloxacin)、洛美沙星(lomefloxacin)、氟罗沙星(fleroxacin)、司帕沙星(sparfloxacin)等。20 世纪 90 年代后期至今研制的氟喹诺酮类药物为第四代,已用于临床的有莫西沙星(moxifloxacin)、加替沙星(gatifloxacin)、吉米沙星(gemifloxacin)和加雷沙星(garenoxacin)等。鉴于临床上使用的喹诺酮类药物主要局限于氟喹诺酮类药物,本节重点介绍氟喹诺酮类药物。

【构效关系】 喹诺酮类药物是以 4-喹诺酮(或称吡酮酸)为基本结构的人工合成抗菌药。在 4-喹诺酮母核的 N_1、C_5、C_6、C_7、C_8 引入不同的基团(图 44-1),形成各具特点的喹诺酮类药物。

C_6 引入氟原子,同时 C_7 引入哌嗪基(绝大多数氟喹诺酮类药物)后,药物与 DNA 回旋酶(DNA gyrase,亦称 DNA 旋转酶或 DNA 促旋酶)的亲和力显著提高,抗菌活性显著增加,抗菌谱明显扩大,药动学性质显著改善;且 C_6 位有疏水性的氟原子使喹诺酮类药物具有一定的脂溶性,易于透过血脑屏障。在此基础上,于 N_1 引入环丙基后,药物对革兰氏阳性菌、衣原体、支原体的杀灭作用进一步增强,如环丙沙星、司帕沙星、莫西沙星、加替沙星。近年发现,C_6 脱去氟且 C_8 引入二氟甲基的加雷沙星对革兰氏阴性菌、革兰氏阳性菌、厌氧菌、支原体、衣原体均具有与莫西沙星类似的良好活性和药动学特征,同时中枢神经系统毒性更低,并由此诞生了新型喹诺酮类药物,即 C_6 非氟的喹诺酮类药物。

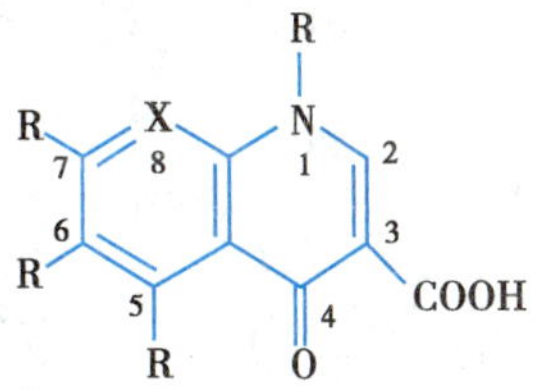

图 44-1 喹诺酮类药物的基本化学结构

4-喹诺酮母核在 C_7 位引入甲基哌嗪环,该哌嗪环取代基团与 $GABA_A$ 受体拮抗药物的结构相似,可拮抗 $GABA_A$ 受体而产生中枢神经系统不良反应。同时药物母核在 C_8 位引入氯或氟,可提高药物的脂溶性,扩大抗菌谱和增强抗菌活性,并进一步提高药物的口服生物利用度,延长药物的 $t_{1/2}$,如洛美沙星,但该改变也增强了药物的光敏反应,如司帕沙星、氟罗沙星和洛美沙星。而若以甲氧基取代4-喹诺酮母核 C_8 的氯或氟时,在提高疗效的同时还可降低光敏反应,如莫西沙星和加替沙星。

NOTES

385

【体内过程】　氟喹诺酮类药物口服吸收良好,多数氟喹诺酮类药物的口服生物利用度接近或大于90%。食物一般不影响药物的吸收,但可延迟达峰时间,富含 Fe^{2+}、Ca^{2+}、Mg^{2+} 的食物可降低药物的生物利用度,应避免同时应用。多数氟喹诺酮类药物的血浆蛋白结合率均较低,很少超过40%(但莫西沙星和加雷沙星可高达54%和80%);V_d 很大,多在100L左右,显著大于氨基糖苷类或β-内酰胺类抗生素。因此,药物在组织和体液中的分布广泛;肺、肾、前列腺、尿液、胆汁、粪便、巨噬细胞和中性粒细胞中的药物含量均高于血药浓度,但脑脊液、骨组织和前列腺液中的药物浓度低于血药浓度;此外,药物可分布到泪腺、唾液腺、泌尿生殖系统和呼吸道黏膜。除莫西沙星外,多数氟喹诺酮类药物以原形通过肾脏排泄,如氧氟沙星、左氧氟沙星、洛美沙星和加替沙星;莫西沙星主要在肝脏代谢并通过胆汁排泄,故肝病患者需要调整药物的用量。

【抗菌作用】　氟喹诺酮类药物属杀菌药,其杀菌浓度相当于MIC的2~4倍。20世纪90年代后期研制的莫西沙星、加替沙星等,除保留了对革兰氏阴性菌的良好抗菌活性外,进一步增强了对革兰氏阳性菌、结核分枝杆菌、军团菌、支原体及衣原体的杀灭作用,特别是提高了对厌氧菌如脆弱拟杆菌、梭杆菌属、消化链球菌属和厌氧芽胞梭菌属等的抗菌活性。对于铜绿假单胞菌,环丙沙星的杀灭作用最强。

【药理作用】

1. 抑制细菌DNA回旋酶　DNA回旋酶是氟喹诺酮类药物抗革兰氏阴性菌的重要靶点。DNA回旋酶由 gyrA 和 gyrB 基因编码,上述基因编码的 GyrA 和 GyrB 亚基组成的 A_2B_2 异四聚体蛋白酶。DNA在复制或转录过程中,其双螺旋结构被部分打开,同时引起解螺旋附近的双螺旋结构过度缠绕,形成正超螺旋(positive supercoil),阻碍双螺旋结构的进一步打开(复制叉移动),使复制或转录过程难以继续。DNA回旋酶与正超螺旋部位的前、后两条双螺旋片段结合,A亚基先将正超螺旋部位后侧的双链DNA切断并形成切口;B亚基通过水解ATP提供能量,使前侧的双链DNA经切口后移;A亚基再将此切口封闭,使正超螺旋变为负超螺旋(图44-2A),最终复制或转录过程得以继续。

一般认为,DNA回旋酶的A亚基是氟喹诺酮类药物的作用靶点,但是二者不能直接结合;药物需嵌入断裂DNA链,形成酶-DNA-药物三元复合物而抑制DNA回旋酶的功能,达到杀菌作用。哺乳动物细胞内的拓扑异构酶Ⅱ(topoisomerase Ⅱ)在功能上类似于菌体内的DNA回旋酶,氟喹诺酮类药物对细菌的DNA回旋酶选择性高,仅在高浓度时影响哺乳动物的拓扑异构酶Ⅱ。

2. 抑制细菌拓扑异构酶Ⅳ(topoisomerase Ⅳ)　拓扑异构酶Ⅳ是含有ParC和ParE两种亚单位的四聚体蛋白酶,分别由 parC 和 parE 基因编码,该酶是氟喹诺酮类药物抗革兰氏阳性菌的重要靶点。拓扑异构酶Ⅳ具有解除DNA结节、解开DNA环连体(图44-2B)和松弛DNA超螺旋等作用,可协助

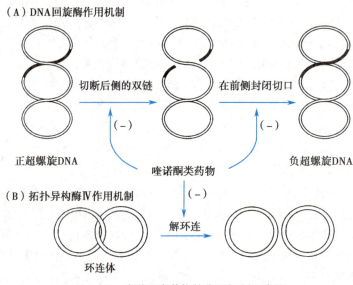

图44-2　喹诺酮类药物的作用机制示意图

染色体分配到子代细菌。氟喹诺酮类药物通过抑制拓扑异构酶Ⅳ而干扰细菌 DNA 复制。

有关氟喹诺酮类药物的抗菌作用可能还存在其他机制,如促进菌体产生氧自由基;诱导菌体 DNA 错误复制而致细菌死亡;高浓度药物可抑制细菌 RNA 及蛋白质的合成。此外,抗生素后效应(PAE)也被认为是氟喹诺酮类药物的抗菌作用机制之一,某些细菌与药物接触后即使未被立即杀灭,在药物应用后的 2~6 小时内也会失去生长能力;而且抗生素后效应持续时间的长短与氟喹诺酮类药物的浓度呈正相关,如左氧氟沙星在 1.0mg/L 和 4.0mg/L 浓度时,抗生素后效应分别为 0.7 小时和 1.9 小时。

【耐药性】 由于氟喹诺酮类药物的广泛应用,细菌对氟喹诺酮类药物的耐药性发展很快,如耐药大肠埃希菌已由 1990 年的 30% 上升到目前的 70%。本类药物间存在交叉耐药,常见耐药菌为金黄色葡萄球菌、肠球菌、大肠埃希菌和铜绿假单胞菌等。耐药机制包括:①DNA 回旋酶和拓扑异构酶Ⅳ基因突变。基于药物作用靶点的细菌耐药基因突变,可导致 GyrA 亚基 Ser83 或 PacC 亚基 Ser80 位点的氨基酸改变,使酶与药物的亲和力下降。②细菌染色体突变导致药物吸收减少或外流增加,从而减少药物在细菌内累积。细菌外膜膜孔蛋白是亲水性小分子通道,也是氟喹诺酮类药物进入细菌的通道,主要包括 OmpA、OmpF、OmpC 和蛋白 K,细菌的耐药性主要与 OmpF 和 OmpC 有关。micF 基因调控大肠埃希菌外膜膜孔蛋白 OmpF 的表达,它编码的一小段反义 RNA 与 OmpF 的 mRNA 互补,从而阻止 OmpF 的翻译过程,最终导致 OmpF 合成减少或缺失,使氟喹诺酮类药物无法通过膜通道进入菌体。这种类型的耐药可与氯霉素或四环素形成交叉耐药。此外,金黄色葡萄球菌还含有一种多重药物主动外排的 NorA 蛋白,可在胞质膜上形成转运通道,将氟喹诺酮类药物自菌体内泵出。③质粒编码的氟喹诺酮类药物耐药基因在细菌中的传递,也是氟喹诺酮类药物耐药率上升迅速的原因之一。例如质粒编码的五肽重复序列蛋白 Qnr 可保护 DNA 回旋酶和拓扑异构酶Ⅳ免受氟喹诺酮类药物的抑制,并且细菌还可以表达一种新型氨基糖苷转移酶基因 aac(6')-Ib-cr,该基因可表达环丙沙星及诺氟沙星的钝化酶,使其抗菌活性下降。

【临床应用】 氟喹诺酮类药物具有抗菌谱广、抗菌活性强、口服吸收良好、与其他类别的抗菌药之间较少交叉耐药等特点,临床应用广泛,但是存在滥用的倾向。

1. **泌尿生殖系统感染** 环丙沙星、氧氟沙星疗效优于 β-内酰胺类。氧氟沙星和左氧氟沙星对衣原体感染所致的尿道炎和宫颈炎有较好的疗效。环丙沙星是铜绿假单胞菌性尿道炎的首选药。氟喹诺酮类对敏感菌所致的急、慢性前列腺炎以及复杂性前列腺炎均有较好效果,但近年来由于耐药菌株的增多,应参照细菌药敏结果选择应用。

2. **呼吸系统感染** 多数氟喹诺酮类药物对肺炎链球菌、流感嗜血杆菌等呼吸道病原体敏感,环丙沙星和左氧氟沙星常用于治疗上述病原体引起的呼吸道感染。β-内酰胺类药物与氟喹诺酮类药物联合用药,可治疗多种病原体引起的肺部感染。万古霉素与左氧氟沙星或莫西沙星联合用药是治疗耐青霉素肺炎链球菌感染的有效药物。氟喹诺酮类药物(除诺氟沙星)可替代大环内酯类用于支原体肺炎、衣原体肺炎、嗜肺军团菌引起的军团病。此外,左氧氟沙星和莫西沙星可用于结核病的治疗,鼠疫可选用莫西沙星。

3. **肠道感染与伤寒** 本类药用于旅行者腹泻,也可用于治疗志贺菌引起的急、慢性菌痢和中毒性菌痢,以及鼠伤寒沙门菌、猪霍乱沙门菌、肠炎沙门菌引起的胃肠炎(食物中毒)。对沙门菌引起的伤寒或副伤寒,可首选氟喹诺酮类药物或头孢曲松。

氟喹诺酮类药物对脑膜炎球菌具有强大的杀菌作用,其在鼻咽分泌物中浓度高,可用于流行性脑脊髓膜炎鼻咽部带菌者的根除治疗。对其他抗菌药物无效的儿童重症感染可选用氟喹诺酮类药物;囊性纤维化患儿感染铜绿假单胞菌时应选用环丙沙星。

4. **骨、关节和软组织感染** 骨和关节感染往往需要几周至几个月的治疗,对于敏感菌株诱发的慢性骨髓炎,可推荐氟喹诺酮类药物进行长期治疗。由革兰氏阴性杆菌、厌氧菌、链球菌和葡萄球菌等多种细菌感染引起的糖尿病足部感染,需要氟喹诺酮类药物和其他药物联合应用。

【不良反应】

1. **中枢神经系统毒性**　是氟喹诺酮类药物常见的不良反应,特别是与茶碱或非甾体抗炎药合用时易产生中枢毒性,轻症者表现为失眠、头晕、头痛;重症者可出现精神异常、抽搐、惊厥等,但较罕见。发生率依次为氟罗沙星>诺氟沙星>司帕沙星>环丙沙星>依诺沙星>氧氟沙星>培氟沙星>左氧氟沙星,发生机制与药物抑制 GABA 与 GABA$_A$ 受体结合并激动 NMDA 受体,导致中枢神经兴奋有关。依诺沙星、环丙沙星、诺氟沙星、培氟沙星与茶碱合用时,可使茶碱血药浓度升高。有精神病或癫痫病史者、合用茶碱或非甾体抗炎药者易出现中枢毒性。周围神经病变也是该类药物明确的不良反应,尽管不常见,但可持续存在数个月至数年。此外,由于氟喹诺酮类药物具有神经肌肉阻断作用,可加剧重症肌无力患者症状,该类患者应避免使用。

2. **消化肠道反应**　可见胃部不适、恶心、呕吐、腹痛、腹泻等症状,一般不严重,患者可耐受。由于氟喹诺酮类药物抗菌谱较广,且艰难梭菌部分菌株对其具有耐药性,因此,氟喹诺酮类药物使用时发生艰难梭菌感染的风险高于其他抗菌药。此外,该类药物有引起转氨酶轻度升高的风险,但导致重度肝衰竭罕见,然而环丙沙星、左氧氟沙星、莫西沙星已有报道。

3. **光敏反应(光毒性)**　表现为光照部位的皮肤出现瘙痒性红斑,严重者出现皮肤糜烂、脱落。司帕沙星、洛美沙星、氟罗沙星诱发的光敏反应最常见,严重者需住院治疗。其他药物光敏反应的发生率依次为依诺沙星>氧氟沙星>环丙沙星>莫西沙星=加替沙星。

4. **心脏毒性**　罕见但后果严重。氟喹诺酮类可抑制心脏 KCHN2 电压门控型钾离子通道,从而诱发 Q-T 间期延长、尖端扭转型室性心动过速(TdP)、室颤等。常用的氟喹诺酮类药物中,莫西沙星与 Q-T 间期延长、心律失常和心源性猝死关联性最高,其次为左氧氟沙星和环丙沙星;而 TdP 的发生率依次为司帕沙星>加替沙星>左氧氟沙星>氧氟沙星>环丙沙星。

5. **骨骼肌肉损害**　氟喹诺酮类药物可诱发肌腱断裂等多种肌腱病,其中跟腱最常受累。此外,氟喹诺酮类药物还可诱发软骨损害。该类药物的 C$_3$ 羧基以及 C$_4$ 羰基与软骨组织中的 Mg^{2+} 形成络合物,并沉积于关节软骨,造成局部 Mg^{2+} 缺乏而致软骨损伤。多种幼龄动物实验结果证实,该药物可损伤负重关节的软骨;临床研究发现儿童用药后可出现关节痛和关节水肿。

6. **其他不良反应**　该类药物还可引起横纹肌溶解、跟腱炎、主动脉瘤及夹层、替马沙星综合征、过敏反应、血糖变化等。

【禁忌证及药物相互作用】　不宜常规用于儿童,不宜用于有精神病或癫痫病史患者;禁用于氟喹诺酮过敏者、重症肌无力患者、孕妇和哺乳期妇女。糖尿病患者慎用。药物应避免与抗酸药、含金属离子的药物同服;慎与茶碱类、非甾体抗炎药合用。药物宜在避免日照条件下保存,应用环丙沙星、氟罗沙星、洛美沙星或司帕沙星,用药期间避免日照。药物也不宜与 I a 类及 III 类抗心律失常药和延长心脏 Q-T 间期的药物如西沙必利、红霉素、三环类抗抑郁药合用。环丙沙星还可抑制肝细胞色素 P450 同工酶,从而影响该酶底物药物如氯氮平、厄洛替尼、茶碱、甲基黄嘌呤类药物和咖啡因等的消除,应避免与这些药物同时应用。

二、常用氟喹诺酮类药物

诺氟沙星

诺氟沙星(norfloxacin)是第一个用于临床的氟喹诺酮类药物,口服生物利用度偏低(35%~45%),$t_{1/2}$ 为 3.5~5 小时,吸收后约 30% 以原形经肾排泄。抗菌作用强,对革兰氏阴性菌如大肠埃希菌、志贺菌、肠杆菌科、弯曲菌、沙门菌和奈瑟菌极为有效。临床主要用于敏感菌所致的胃肠道、泌尿道感染,也可外用治疗皮肤和眼部的感染。大多数厌氧菌对其耐药。对支原体、衣原体、嗜肺军团菌、分枝杆菌、布鲁氏菌属感染无临床价值。

环丙沙星

环丙沙星（ciprofloxacin）口服生物利用度约为 70%，V_d 值大，组织穿透力强，分布广泛；必要时静脉滴注以提高血药浓度，$t_{1/2}$ 为 3～5 小时。口服与静脉滴注时原形药物由尿中的排出量分别为 29%～44% 与 45%～60%。体外抑菌试验中，该药对铜绿假单胞菌、流感嗜血杆菌、大肠埃希菌等革兰氏阴性菌的抗菌活性高于多数氟喹诺酮类药物。多数厌氧菌对环丙沙星不敏感，但对氨基糖苷类或第三代头孢菌素类耐药的菌株对环丙沙星仍敏感。主要用于对其他抗菌药产生耐药的革兰氏阴性杆菌所致的呼吸道、泌尿生殖道、消化道、骨与关节和皮肤软组织感染。对于必须使用氟喹诺酮类药物的感染患儿，国外多采用环丙沙星治疗。应在避免日照条件下保存和应用，以防止发生光敏反应。静脉滴注时，局部有血管刺激反应。因可诱发跟腱炎和跟腱断裂，老年人和运动员慎用。

氧氟沙星

氧氟沙星（ofloxacin）口服生物利用度高达 95%，$t_{1/2}$ 为 5～7 小时。体内代谢少，80% 以上的药物以原形由尿液排泄，胆汁中药物浓度为血药浓度的 7 倍。除保留了环丙沙星的抗菌特点和良好的抗耐药菌特性外，尚对结核分枝杆菌、沙眼衣原体和部分厌氧菌有效。临床主要用于敏感菌所致的呼吸道感染、泌尿生殖道感染、胆道感染、皮肤软组织感染及盆腔感染等。亦可作为二线药物与其他抗结核药合用。偶见转氨酶升高，可诱发跟腱炎和跟腱断裂。肾功能减退或老年患者应减量。

左氧氟沙星

左氧氟沙星（levofloxacin）是消旋氧氟沙星的左旋体，口服生物利用度接近 100%，$t_{1/2}$ 为 5～7 小时，85% 的药物以原形由尿液排泄。其抗菌活性是氧氟沙星的 2 倍。对表皮葡萄球菌、链球菌、肠球菌、厌氧菌、支原体、衣原体的体外抗菌活性明显强于环丙沙星。临床用于治疗敏感菌引起的各种急慢性感染、难治性感染，效果良好。对铜绿假单胞菌的抗菌活性低于环丙沙星，但可用于临床治疗。相比其他的氟喹诺酮类药物，其不良反应发生率相对较低且轻微。

洛美沙星

洛美沙星（lomefloxacin）口服生物利用度接近 98%，$t_{1/2}$ 可达 7 小时以上，70% 以上的药物以原形由尿液排泄。对革兰氏阴性菌、表皮葡萄球菌、链球菌和肠球菌的抗菌活性与氧氟沙星相似，对多数厌氧菌的抗菌活性低于氧氟沙星。治疗泌尿道感染可每天给药 1 次，治疗全身性感染应每天给药 2 次。诱发光敏反应和跟腱损伤的频率较高。

氟罗沙星

氟罗沙星（fleroxacin）口服生物利用度接近 100%。$t_{1/2}$ 达 9～12 小时以上，具有广谱、高效和长效的特点，每天给药 1 次。50%～70% 的药物以原形由肾排泄，少量药物在肝脏代谢，肝、肾功能减退或老年患者应减量。临床主要用于治疗敏感菌所致的呼吸系统、泌尿生殖系统、性传播疾病以及皮肤软组织感染。诱发中枢神经系统毒性的频率高于其他氟喹诺酮类药物，诱发光敏反应的频率较高；与布洛芬等合用可能诱发痉挛、惊厥和癫痫等。

司帕沙星

司帕沙星（sparfloxacin，司氟沙星）口服吸收良好，肠肝循环明显。体内 50% 的药物随粪便排泄，25% 在肝脏代谢失活，$t_{1/2}$ 超过 16 小时。对革兰氏阳性菌、厌氧菌、结核分枝杆菌、衣原体和支原体的抗菌活性显著优于环丙沙星，并优于氧氟沙星；对军团菌和革兰氏阴性菌的抗菌活性与氧氟沙星相近。临床用于上述细菌所致的呼吸系统、泌尿生殖系统和皮肤软组织感染,也可用于骨髓炎和关节炎等。易产生光敏反应、心脏毒性和中枢神经毒性,临床应严格控制使用。

莫西沙星

莫西沙星(moxifloxacin)口服生物利用度约90%,V_d为3~4L/kg,大于环丙沙星(2~3L/kg)。粪便和尿液中原形药物的排泄量分别为25%和20%,$t_{1/2}$为12~15小时。对大多数革兰氏阳性菌、厌氧菌、结核分枝杆菌、衣原体和支原体具有很强的抗菌活性,强于环丙沙星、氧氟沙星、左氧氟沙星和司帕沙星。对大多数革兰氏阴性菌的作用与诺氟沙星相近。临床用于敏感菌所致的慢性支气管炎急性发作、社区获得性肺炎、急性鼻窦炎,也可用于皮肤软组织感染。莫西沙星以原形经肾脏排泄较少,其尿液中浓度不高,泌尿系统感染不建议应用。莫西沙星不良反应发生率相对较低,常见轻度呕吐和腹泻;但亦有严重不良反应发生,并呈上升趋势,如过敏性休克、横纹肌溶解、Q-T间期延长和尖端扭转型心律失常。该药也可致严重皮肤反应和致死性肝损害,可使女性或老年患者发生心力衰竭。

加替沙星

加替沙星(gatifloxacin)口服生物利用度为90%~96%,药物的79%~88%以原形经肾脏排泄。对大多数革兰氏阳性菌、厌氧菌、结核分枝杆菌、衣原体和支原体的抗菌活性与莫西沙星相近,对大多数革兰氏阴性菌的作用强于莫西沙星,临床应用同莫西沙星。该药不良反应发生率低,几乎没有光敏反应。因可引起血糖紊乱和心脏毒性,建议谨慎应用。

加雷沙星

加雷沙星(garenoxacin)口服生物利用度约92%,体内代谢率很低,经粪便排泄率达45%,37%~53.3%以原形由肾排泄,$t_{1/2}$为12小时。对金黄色葡萄球菌、表皮葡萄球菌、青霉素敏感或耐药的肺炎链球菌,其抗菌活性强于环丙沙星、左氧氟沙星和莫西沙星;对耐甲氧西林金黄色葡萄球菌和耐甲氧西林表皮葡萄球菌的抗菌活性强于环丙沙星和左氧氟沙星。对革兰氏阴性菌的抗菌活性与莫西沙星和氧氟沙星相同,但总体上弱于环丙沙星;其中对志贺菌属、霍乱弧菌、空肠弯曲杆菌、奈瑟球菌属以及流感嗜血杆菌的抗菌活性与环丙沙星相同。对肺炎支原体、人型支原体、砂眼衣原体、肺炎衣原体、解脲支原体的抗菌活性强于环丙沙星、左氧氟沙星和莫西沙星。广泛用于治疗社区获得性呼吸道感染以及敏感菌所致的急性上颌窦炎、泌尿生殖系统感染、皮肤和软组织感染等。不良反应少,常见恶心、腹泻、头痛和眩晕。

第二节 | 磺胺类抗菌药

一、概述

磺胺类药物(sulfonamides,磺胺药)是第一个应用于临床治疗细菌感染的化学治疗药物,属广谱抑菌药,曾广泛用于临床。近年来,由于β-内酰胺类和喹诺酮类药物的快速发展,该类药物临床应用明显受限,但是,对流行性脑脊髓膜炎、鼠疫等感染性疾病疗效显著,在抗感染治疗中仍占有一定的位置。

【化学及分类】 磺胺药是对氨基苯磺酰胺衍生物,分子中含有苯环、对位氨基和磺酰胺基。磺胺药分为三大类,包括用于全身性感染的肠道易吸收类如磺胺嘧啶(sulfadiazine,SD)和磺胺甲噁唑(sulfamethoxazole,SMZ),用于肠道感染的肠道难吸收类如柳氮磺吡啶(sulfasalazine,SASP),以及外用磺胺类如磺胺醋酰钠(sulfacetamide sodium,SA-Na)和磺胺嘧啶银(sulfadiazine silver,SD-Ag)。其中肠道易吸收类又根据药物$t_{1/2}$的长短,进一步分为短效类($t_{1/2}<10$小时)如磺胺异噁唑和磺胺二甲嘧

啶,中效类($t_{1/2}$ 为 10～24 小时)如磺胺嘧啶和磺胺甲噁唑,以及长效类($t_{1/2}$>24 小时)如磺胺多辛和磺胺间甲氧嘧啶。

【体内过程】　用于全身性感染的磺胺药,口服后迅速由小肠上段吸收。用于肠道感染的磺胺药很少吸收,此时药物必须在肠腔内水解,使对位氨基游离后发挥其抗菌作用。肠道易吸收类药物体内分布广泛,可透过胎盘屏障到达胎儿体内。血浆蛋白结合率为 25%～95%。血浆蛋白结合率低的药物易于通过血脑屏障进入脑脊液,可用于治疗流行性脑脊髓膜炎。磺胺药主要在肝脏代谢为无活性的乙酰化物,也可与葡萄糖醛酸结合,结合后药物的溶解度增大。磺胺药主要从肾脏以原形药、乙酰化物、葡萄糖醛酸结合物 3 种形式排泄。磺胺药及其乙酰化物在碱性尿液中溶解度高,在酸性尿液中易结晶析出,结晶物可造成肾损害,乙酰化物的溶解度低于原形药物,更易结晶析出。

【抗菌谱】　对大多数革兰氏阳性菌和阴性菌有良好的抗菌活性,其中最敏感的是 A 群链球菌、肺炎链球菌、脑膜炎球菌、流感嗜血杆菌、淋病奈瑟球菌、鼠疫耶尔森菌和诺卡菌属;也对沙眼衣原体、疟原虫、卡氏肺孢子虫和弓形虫滋养体有抑制作用。但是对支原体、立克次体和螺旋体无效,甚至可促进立克次体生长。对厌氧菌的活性较差。铜绿假单胞菌对磺胺类抗菌药具有耐药性,但磺胺嘧啶银尚有效。

【药理作用】　对磺胺药敏感的细菌,在生长繁殖过程中不能利用现成的叶酸,必须以蝶啶、对氨苯甲酸(PABA)为原料,在二氢蝶酸合酶(dihydropteroate synthase)的作用下生成二氢蝶酸,并进一步与谷氨酸生成二氢叶酸,后者在二氢叶酸还原酶催化下被还原为四氢叶酸。四氢叶酸活化后,可作为一碳基团载体的辅酶参与嘧啶核苷酸和嘌呤的合成。磺胺药与 PABA 的结构相似,可与之竞争二氢蝶酸合酶,阻止细菌二氢叶酸合成,从而发挥抑菌作用(图 44-3)。哺乳类细胞能直接利用现成的叶酸,因此磺胺药不影响人体细胞的核酸代谢。由于磺胺药和 PABA 竞争二氢蝶酸合酶的结合位点,使用磺胺药时应首剂加倍。脓液或坏死组织中含有大量的 PABA,局麻药普鲁卡因在体内也能水解产生 PABA,它们均可减弱磺胺药的抗菌作用。

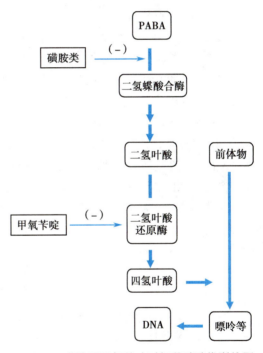

图 44-3　磺胺及甲氧苄啶对细菌叶酸代谢的影响示意图

【耐药性】　各磺胺药之间有交叉耐药,但与其他种类的抗菌药无交叉耐药。

1. 固有耐药　耐药铜绿假单胞菌的外膜对磺胺药渗透性降低,药物难以进入菌体。某些耐药细菌亦可通过改变代谢途径而直接利用环境中现成的叶酸。

2. 获得性耐药　①染色体突变:金黄色葡萄球菌通过基因突变,导致菌体合成过量的 PABA 而竞争磺胺药的作用靶点;大肠埃希菌则通过突变二氢蝶酸合酶基因,产生对磺胺药低亲和性的二氢蝶酸合酶。②质粒介导:细菌也可通过接合或转导等方式获得耐药性二氢蝶酸合酶的质粒。

【临床应用】　磺胺类药物现已很少单独全身用药,常与其他抗菌药物联合应用治疗敏感菌感染。柳氮磺吡啶因其胃肠道吸收较差,可用于治疗溃疡性结肠炎和克罗恩病。磺胺嘧啶银仅限外用。

【不良反应及禁忌证】　①泌尿系统损害:体内的磺胺药主要由肾脏排出,在尿液中浓度较高,而尿液中的磺胺药及其乙酰化物一旦在肾脏形成结晶,可产生尿道刺激和梗阻症状,如结晶尿、血尿、管型尿、尿痛和尿闭等,甚至造成肾损害。服用磺胺嘧啶或磺胺甲噁唑时,应同服等量碳酸氢钠碱化尿液,以增加磺胺药及其乙酰化物的溶解度;并适当增加饮水量,保证每日尿量不少于 1 500ml,以降低尿中药物浓度;服药超过 1 周者应定期检查尿液。②过敏反应:磺胺代谢物是引起过敏反应的主要因素,常见药物热、皮疹、红斑和皮炎,多发生于药后 1 周。偶见多形性红斑、剥脱性皮炎、Stevens-Johnson 综合征,后者严重时可致死。本类药有交叉过敏反应,有过敏史者禁用。③血液系统反应:长期用药可能抑制骨髓造血功能,导致白细胞减少症、血小板减少症甚至再生障碍性贫血,发生率极低但可致死,用药期间应定期检查血常规。此外,葡萄糖-6-磷酸脱氢酶缺乏症患者应用磺胺类药物可引起溶血反应,禁用于此类患者。④神经系统反应:少数患者出现头晕、头痛、萎靡和失眠等症状,用药期间应避免高空作业和驾驶。⑤其他:口服引起恶心、呕吐、上腹部不适和食欲减退;餐后服或同服碳酸氢钠可减轻反应。磺胺药可致肝损害甚至急性重型肝炎,肝功能受损者避免使用。新生儿、早产儿、孕妇和哺乳期妇女不应使用磺胺药,以免药物竞争血浆白蛋白而置换出胆红素,使新生儿或早产儿血中游离胆红素增加而导致黄疸,游离胆红素进入中枢神经系统导致胆红素脑病。

【药物相互作用】 与磺酰脲类降血糖药、香豆素类抗凝药或抗肿瘤药甲氨蝶呤合用时,磺胺药与它们竞争结合血浆蛋白,使这些药的游离血药浓度升高,严重者出现低血糖、出血倾向或甲氨蝶呤中毒。

二、常用磺胺类药物

磺胺嘧啶与磺胺甲噁唑

磺胺嘧啶(sulfadiazine,SD)属中效类磺胺药,口服易吸收,血浆蛋白结合率为 45%,低于其他磺胺药,易透过血-脑脊液屏障,在脑脊液中的浓度最高可达血药浓度的 80%。因青霉素不能根除脑膜炎球菌感染者的带菌状态,故 SD 或磺胺甲噁唑可用于预防流行性脑脊髓膜炎。此外,SD 也可用于治疗普通型流行性脑脊髓膜炎,以及诺卡菌属引起的肺部感染、脑膜炎和脑脓肿。与乙胺嘧啶合用治疗弓形虫病。还可用于敏感菌引起的泌尿道感染和上呼吸道感染。使用时应增加饮水量,必要时同服等量碳酸氢钠碱化尿液。与甲氧苄啶合用产生协同抗菌作用。

磺胺甲噁唑(sulfamethoxazole,SMZ,新诺明)属中效类磺胺药,$t_{1/2}$ 为 10～12 小时。脑脊液中浓度低于 SD,但仍可用于流行性脑脊髓膜炎的预防。尿中浓度与 SD 相似,故也适用于大肠埃希菌等敏感菌诱发的泌尿系统感染,如肾盂肾炎、膀胱炎、单纯性尿道炎等。主要与甲氧苄啶合用,产生协同抗菌作用,扩大临床适应证范围。

磺胺多辛(sulfadoxine)属长效磺胺药,半衰期 $t_{1/2}$ 为 7～9 天,因抗菌活性弱,过敏反应多,细菌容易产生耐药而不单独使用;目前主要与乙胺嘧啶合用,用于预防和治疗对氯喹耐药的恶性疟疾。但由于其耐药性和 Stevens-Johnson 综合征等严重反应,限制了该药的应用。

柳氮磺吡啶

柳氮磺吡啶(sulfasalazine,SASP)口服生物利用度 10%～20%,药物大部分集中在小肠远端和结肠,本身无抗菌活性。在肠道分解成磺胺吡啶和 5-氨基水杨酸盐;磺胺吡啶有较弱的抗菌作用,5-氨基水杨酸具有抗炎和免疫抑制作用。最新的国内外治疗指南均将 SASP 列为治疗类风湿关节炎的有效药物,常与甲氨蝶呤、来氟米特或羟氯喹联合应用;此外,SASP 仍然是治疗溃疡性结肠炎的一线药物。SASP 也广泛用于治疗强直性脊柱炎、银屑病关节炎、肠道或泌尿生殖道感染所致的反应性关节炎。长期服药产生较多不良反应,如恶心、呕吐、厌食、消化不良、头痛、皮疹、药物热、溶血性贫血、粒细胞减少以及肝肾损害等,此外,该药尚可影响精子活力而致可逆性不育症。

磺胺嘧啶银与磺胺醋酰钠

磺胺嘧啶银(sulfadiazine silver,SD-Ag,烧伤宁)具有磺胺嘧啶的抗菌作用和银盐的收敛作用。SD-Ag 抗菌谱广,对多数革兰氏阳性菌和阴性菌有良好的抗菌活性,抗菌作用不受脓液 PABA 的影响;

对铜绿假单胞菌有效。临床用于预防和治疗Ⅱ度、Ⅲ度烧伤或烫伤的创面感染,并可促进创面干燥、结痂及愈合。

磺胺醋酰(sulfacetamide,SA)的钠盐溶液呈中性,几乎不具有刺激性,穿透力强;适于眼科感染性疾病如沙眼、角膜炎和结膜炎。尽管对磺胺醋酰过敏反应少见,但对磺胺类药物过敏的患者应避免使用该药。

第三节 │ 其他合成类抗菌药

甲氧苄啶

甲氧苄啶(trimethoprim,TMP)是细菌二氢叶酸还原酶(dihydrofolate reductase)抑制剂,抗菌谱与磺胺甲噁唑(SMZ)相似,属抑菌药;抗菌活性比 SMZ 强数十倍,与磺胺药或某些抗菌药合用有增效作用,而称为抗菌增效剂。TMP 口服吸收迅速、完全,$t_{1/2}$ 为 11 小时。体内药物分布广泛,脑脊液中药物浓度较高,炎症时接近血药浓度,TMP 主要在肾脏以原形排出。TMP 与细菌二氢叶酸还原酶的亲和力比哺乳动物二氢叶酸还原酶高 5 万~10 万倍,故对人体毒性小。但是,对某些敏感的患者仍可引起叶酸缺乏症,导致巨幼细胞贫血、白细胞减少及血小板减少等。上述反应一般较轻,停药后可恢复。TMP 单独用药易引起细菌耐药。

复方磺胺甲噁唑

复方磺胺甲噁唑(cotrimoxazole,SMZco,复方新诺明)是 SMZ 和 TMP 按 5∶1 比例制成的复方制剂,二者的主要药动学参数相近。SMZco 通过双重阻断机制(SMZ 抑制二氢蝶酸合酶,TMP 抑制二氢叶酸还原酶),协同阻断细菌四氢叶酸合成(见图 44-3);抗菌活性是两药单独等量应用时的数倍至数十倍,甚至呈现杀菌作用。两药合用可扩大抗菌谱,并减少细菌耐药的产生;对磺胺药耐药的细菌如大肠埃希菌、伤寒沙门菌和志贺菌属,对 SMZco 仍敏感。体外试验中 TMP∶SMZ 的最佳抗菌浓度为 1∶20。由于 TMP 的脂溶性和 V_d 值均大于 SMZ,故 TMP 和 SMZ 按 1∶5 的比例给药时,最终的峰值血药浓度为 1∶20~1∶30(TMP∶SMZ)。目前 SMZco 仍广泛用于大肠埃希菌、变形杆菌和克雷伯菌引起的泌尿道感染;肺炎链球菌、流感嗜血杆菌及大肠埃希菌引起的上呼吸道感染或支气管炎;肉芽肿荚膜杆菌引起的腹股沟肉芽肿;霍乱弧菌引起的霍乱;伤寒沙门菌引起的伤寒;志贺菌属引起的肠道感染;耐甲氧西林金黄色葡萄球菌引起的感染;卡氏肺孢子虫引起的肺炎;诺卡菌属引起的诺卡菌病;以及预防 HIV 病毒感染者的弓形虫感染。SMZco 的药物相互作用以及不良反应与磺胺药及 TMP 相似。SMZco 与其他药物的相互作用和不良反应与磺胺药及 TMP 类似。

联磺甲氧苄啶

联磺甲氧苄啶系由 SMZ(200mg)、SD(200mg)和 TMP(80mg)组成的复方制剂,其抗菌谱广,对大多数革兰氏阳性菌和阴性菌有效,具有协同抑菌或杀菌作用。抗菌作用机制、临床应用以及不良反应与 SMZco 相似。

呋喃妥因与呋喃唑酮

属硝基呋喃类(nitrofurans)药物。呋喃妥因(nitrofurantoin,呋喃坦啶)对多数革兰氏阳性菌和阴性菌具有抑菌或杀菌作用,耐药菌株形成缓慢,与其他类别抗菌药之间无交叉耐药。但是铜绿假单胞菌和变形杆菌属对呋喃妥因不敏感。呋喃妥因的抗菌作用机制独特而复杂。据报道,敏感菌体内的硝基呋喃还原酶可将药物代谢为数种高活性的还原物质,后者可损伤菌体内的核糖体蛋白质、DNA、干扰线粒体呼吸以及丙酮酸代谢等。呋喃妥因口服吸收迅速,在血中被快速破坏,$t_{1/2}$ 约 30 分钟,不能用于全身性感染。给药量的 40%~50% 以原形由肾迅速排泄,棕色代谢产物使尿液变色。主要用于大肠埃希菌、肠球菌和金黄色葡萄球菌引起的下尿路感染,如膀胱炎和尿道炎。尿液 pH 为 5.5 时,抗菌作用最佳。在碱性环境中药物的抗菌作用降低,不能与碳酸氢钠同服。常见不良反应为恶心、呕吐及腹泻;偶见皮疹、药物热等过敏反应。大剂量或长时间使用引起头痛、头晕和嗜睡,甚至造成周围神经炎,表现为末梢感觉异常、疼痛、乏力、肌肉萎缩和腱反射消失。长期使用也可造成肺损伤,如肺浸润或肺纤维化。对于葡萄糖-6-磷酸脱氢酶缺陷者可引起溶血性贫血,禁用。孕妇、婴幼儿及肾衰竭者禁用。

呋喃唑酮(furazolidone,痢特灵)口服不易吸收,主要在肠道发挥作用。抗菌谱与呋喃妥因相似。临床上主要用于治疗肠炎、痢疾、霍乱等肠道感染性疾病。尚可治疗胃、十二指肠溃疡,作用机制与抗幽门螺杆菌、抑制胃酸分泌和保护胃黏膜有关。栓剂可用于治疗阴道滴虫病。不良反应同呋喃妥因。

甲硝唑

甲硝唑(metronidazole,灭滴灵)属硝基咪唑类药物,同类药物还有替硝唑和奥硝唑。其分子中的硝基在细胞内无氧环境中被还原成氨基,从而抑制病原体 DNA 的合成,发挥抗厌氧菌作用,对脆弱拟杆菌尤为敏感。对滴虫、阿米巴滋养体以及破伤风梭菌具有很强的杀灭作用。但是,甲硝唑对需氧菌或兼性需氧菌无效。甲硝唑口服吸收良好,体内分布广泛,可进入感染病灶和脑脊液。临床主要用于治疗厌氧菌引起的口腔、腹腔、女性生殖系统、下呼吸道、骨和关节等部位的感染。对幽门螺杆菌感染引起的消化性溃疡以及艰难梭菌感染所致的假膜性肠炎有特殊疗效,特别是重症艰难梭菌感染患者常联合万古霉素治疗。亦是治疗阿米巴病、滴虫病和破伤风的首选药物。甲硝唑具有双硫仑样反应,因此,患者用药期间和停药 1 周内禁用含乙醇饮料,并减少钠盐摄入量。不良反应一般较轻微,包括胃肠道反应、过敏反应、外周神经炎等(详见第四十八章抗寄生虫药)。

(张 炜)

本章思维导图

本章目标测试

第四十五章 | 抗病毒药

病毒性传染病居传染病之首（占 60% 以上），发病率高、传播快，对人类健康构成巨大的威胁，如艾滋病（AIDS）、新型冠状病毒感染、埃博拉病毒感染、重症急性呼吸系统综合征（SARS）、甲型 H1N1 流感、病毒性肝炎、流行性出血热、流感、婴幼儿病毒性肺炎、病毒性心肌炎、病毒性脊髓灰质炎、乙型脑炎、麻疹、天花、狂犬病等。抗病毒化学药物发展起步较抗菌药晚，从 1962 年碘苷局部治疗疱疹性角膜炎获得成功，到 1975 年发现阿糖腺苷，特别是 1977 年阿昔洛韦（ACV，无环鸟苷）问世后，抗病毒药物才真正起步。由于病毒结构和复制过程简单，不易与宿主细胞区别，因而大多数抗病毒药在发挥治疗作用时，对人体也会产生较大毒性或抗病毒作用较低，致使抗病毒药研发的进程缓慢。但从 20 世纪 80 年代末到 21 世纪，抗病毒药物发展突飞猛进，如治疗艾滋病、肝炎、埃博拉病毒感染、新型冠状病毒感染等抗病毒药物陆续上市，其中聚乙二醇干扰素 α-2b 注射液是我国第一个具有自主知识产权的基因工程国家 I 类新药。

第一节 | 抗病毒药的作用机制

病毒是最简单的微生物，不具备细胞结构，不能在宿主体外自行繁殖，主要包括 DNA 及 RNA 病毒两类。病毒由基因组（DNA 或 RNA）和包裹基因组的保护性蛋白衣壳组成。大部分病毒在衣壳外还有一层包膜，包膜上有用于附着宿主细胞的糖蛋白（如 HIV 的 gp120、gp41 和新型冠状病毒的刺突蛋白等）。

病毒的生命周期主要有 6 个阶段。①吸附（attachment）：病毒衣壳蛋白或包膜糖蛋白附着于宿主细胞膜的受体和 / 或辅助受体分子；②穿入（penetration）：病毒通过受体介导的内吞和 / 或膜融合穿入至宿主细胞内；③脱壳（uncoating）：病毒衣壳被宿主细胞酶或病毒自身的酶降解，病毒成分（基因组和蛋白质）释放到宿主细胞质中；④生物合成（biosynthesis）：病毒利用宿主细胞代谢系统进行基因组复制、转录及蛋白质合成；⑤装配（assembly）：在宿主细胞内病毒基因和蛋白质组装成新的病毒；⑥释放（release）：新病毒通过宿主细胞裂解或出芽从细胞内释放出来（图 45-1）。

现有的抗病毒药物不能灭活或杀死病毒，只是通过干扰病毒生命周期的某个或多个阶段来抑制病毒的增殖。因此抗病毒药的作用机制主要包括①阻止病毒吸附：竞争结合宿主细胞膜的受体和 / 或辅助受体与病毒刺突蛋白结合，如抗艾滋病药马拉维若与辅助受体 CCR5 结合，从而屏蔽人类免疫缺陷病毒（HIV）的结合位点。②阻碍病毒穿入：如膜融合抑制药恩夫韦肽与 HIV 包膜糖蛋白 gp41 结合，从而阻止 HIV 进入宿主细胞。③阻碍病毒脱壳：如金刚烷胺能抑制甲型流感病毒的脱壳和病毒核酸到宿主胞质的转移而发挥作用。④阻碍病毒生物合成：如阿糖腺苷干扰 DNA 聚合酶，阻碍 DNA 的合成；此外，阿昔洛韦可被病毒基因编码的酶（如胸苷激酶）磷酸化，该磷酸化合物作为病毒 DNA 聚合酶的底物，发挥抑制酶的作用，阻止病毒 DNA 合成。⑤阻碍病毒装配：如干扰素能激活宿主细胞的蛋白激酶等，降解病毒 mRNA，抑制蛋白合成、翻译和装配。⑥抑制病毒释放：如奥司他韦通过抑制病毒从被感染细胞中释放，减少甲型或乙型流感病毒的传播。

根据抗病毒药物的用途不同，可分为广谱抗病毒药、抗 HIV 药、抗疱疹病毒药、抗流感病毒药、抗肝炎病毒药及其他抗病毒药。

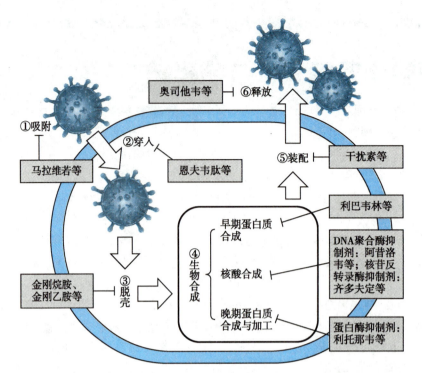

图 45-1　病毒的生物合成及抗病毒药物作用环节

第二节 ｜ 广谱抗病毒药

该类药物对多种病毒的复制具有抑制作用,主要有嘌呤或嘧啶核苷类似物和生物制剂类
药物。

利巴韦林

利巴韦林(ribavirin,virazole,三氮唑核苷)是一种人工合成的鸟苷类衍生物,为广谱抗病毒药,对
多种 RNA 和 DNA 病毒有效,包括甲型肝炎病毒(hepatitis A virus,HAV)和丙型肝炎病毒(hepatitis C
virus,HCV)。也有抗腺病毒、疱疹病毒和呼吸道合胞病毒的作用。

【体内过程】　口服吸收迅速,生物利用度约 45%,少量可经雾化吸入。口服后 1.5 小时血药浓度
达峰值,血药峰浓度 1～2mg/L。药物在呼吸道分泌物中的浓度大多高于血药浓度。药物能进入红细
胞内,且蓄积量大。长期用药后脑脊液内药物浓度可达同时期血药浓度的 67%。本品可透过胎盘,
也能进入乳汁。在肝内代谢,$t_{1/2}$ 为 0.5～2 小时。本品主要经肾排泄,72～80 小时尿排泄率为 30%～
55%。72 小时粪便排泄率约 15%。

【药理作用及机制】　体外具有抑制呼吸道合胞病毒、流感病毒、甲肝病毒、腺病毒等多种病毒生
长的作用,其机制尚不完全清楚。本品并不改变病毒吸附、穿入和脱壳,也不诱导干扰素的产生。药
物进入被病毒感染的细胞后迅速磷酸化,其产物作为病毒合成酶的竞争性抑制药,抑制肌苷单磷酸
脱氢酶、流感病毒 RNA 聚合酶和 mRNA 鸟苷转移酶,从而引起细胞内鸟苷三磷酸的减少,损害病毒
RNA 和蛋白合成,使病毒的复制与传播受抑。

【临床应用】　治疗成人呼吸道合胞病毒肺炎和支气管炎、疱疹性咽峡炎,也用于皮肤疱疹病毒
感染。

【不良反应】　常见的不良反应有贫血、乏力等,停药后即消失。动物实验有致畸作用。因本品可
抑制齐多夫定转变成活性型的磷酸齐多夫定,故与齐多夫定同用时有拮抗作用。因利巴韦林的不良
反应较多且严重,不常规推荐治疗儿童病毒感染性呼吸道疾病。

干扰素

干扰素（interferon,IFN）是机体细胞在病毒感染后产生的一类抗病毒的糖蛋白,包括 IFN-α、IFN-β 和 IFN-γ。几乎所有细胞均能在病毒感染及多种其他刺激下产生 IFN-α 和 IFN-β,其具有抗病毒、抗细胞增殖和免疫调节作用,可刺激淋巴细胞、自然杀伤细胞和巨噬细胞的细胞毒作用。而 IFN-γ 的产生仅限于 T 淋巴细胞和自然杀伤细胞,抗病毒和抗增生作用较弱,但免疫调节作用较强。

【药理作用及机制】　IFN 为广谱抗病毒药,对病毒穿透细胞膜过程、脱壳、mRNA 合成、蛋白翻译后修饰、病毒颗粒组装和释放均可产生抑制作用。IFN 与细胞内特异性受体结合,进而影响相关基因,导致抗病毒蛋白合成,也有抗肿瘤和免疫调节作用。已知 IFN 诱导的酶有 3 种。①RNA 依赖的蛋白激酶:抑制病毒肽链启动;②抑制寡腺苷酸合成酶:激活 RNA 酶,降解病毒 mRNA;③磷酸二酯酶:降解 tRNA 末端核苷,抑制病毒肽链延长,即抑制蛋白的合成、翻译和装配。对不同病毒,IFN 的主要作用环节有所不同,不同病毒对 IFN 的敏感性差异较大。目前临床所用的 IFN 有短效型重组人干扰素 α（α-1b、α-2a、α-2b）、长效型重组人干扰素 α（α-2a 或 α-2b 与聚乙二醇结合形成）。

【临床应用】　干扰素具有广谱抗病毒活性,临床主要用于:

1. **急性病毒感染性疾病**　如流感及其他上呼吸道感染性疾病、病毒性心肌炎、流行性腮腺炎、乙型脑炎等。

2. **慢性病毒性感染性疾病**　如慢性活动性乙型肝炎、疱疹性咽峡炎、手足口病、生殖器疱疹及尖锐湿疣等。

3. 广泛用于肿瘤治疗。

【不良反应】　最常见的不良反应为一过性发热、恶心、呕吐、倦怠、纳差、头痛、肌肉痛等流感样反应,亦有知觉损害、神经错乱、眩晕、感觉异常、焦虑、抑郁、紧张、嗜睡等神经及精神症状,偶有骨髓抑制、肝功能障碍。

第三节 ｜ 抗 HIV 药

HIV 是一种引起获得性免疫缺陷综合征（艾滋病）和相关疾病的 RNA 反转录病毒（retrovirus）,主要有两型:HIV-1 和 HIV-2,主要侵犯 CD4+T 淋巴细胞。一旦 HIV 进入 CD4+T 淋巴细胞,病毒 RNA 即被用做模板,在 HIV 反转录酶（reverse transcriptase,RNA 依赖性 DNA 聚合酶）催化下产生互补双螺旋 DNA,然后病毒 DNA 进入宿主细胞核,并在 HIV 整合酶（integrase）催化下掺入宿主基因组。最后,病毒 DNA 被转录和翻译成一种称为多聚蛋白的大分子非功能多肽,其再经 HIV 蛋白酶（protease）裂解为有感染性的成熟病毒颗粒,以出芽方式从宿主细胞表面释放。

HIV 感染者需接受抗反转录病毒治疗（antiretroviral therapy,ART）。抗 HIV 药物抑制 HIV 生命周期不同阶段,主要有六类:包括核苷反转录酶抑制药（nucleoside reverse transcriptase inhibitors,NRTIs）、非核苷反转录酶抑制药（non-nucleoside reverse transcriptase inhibitors,NNRTIs）、蛋白酶抑制药（protease inhibitors,PIs）、整合酶抑制药（integrase strand transfer inhibitors,INSTIs）、膜融合抑制药（fusion inhibitors,FIs）和进入抑制药（entry inhibitors）。新型抗 HIV 药物还包括 CCR5 单克隆抗体、长效 HIV-1 衣壳抑制药、长效型针剂（如卡替拉韦 / 利匹韦林组合）。

1995 年,“高效抗反转录病毒疗法”（highly active antiretroviral therapy,HAART）被提出,通过 3 种或 3 种以上的抗病毒药物联用来治疗艾滋病,即“鸡尾酒疗法”（cocktail therapy）。虽然 HAART 尚不能根治 HIV 感染,但能通过多种机制抑制 HIV 复制,是目前预防和治疗 HIV 感染最主要的手段。近 30 年来,抗 HIV 治疗从初期以齐多夫定为代表的 NRTIs 单药治疗、二联 NRTIs 方案,再到 NRTIs 骨干药物 +NNRTIs/PIs 组合的 HAART 方案,到如今以 INSTIs 为代表的核心药物成为治疗方案的基石。

1. **核苷反转录酶抑制药**（NRTIs）　NRTIs 类是第一类临床用于治疗 HIV 阳性患者的药物，包括嘧啶衍生物如齐多夫定（zidovudine）、拉米夫定（lamivudine）、恩曲他滨（emtricitabine）等和嘌呤衍生物如阿巴卡韦（abacavir）、替诺福韦（tenofovir）、阿兹夫定（azvudine）等，均为与病毒反转录酶底物脱氧核苷酸结构相类似的化合物。NRTIs 具有相同的作用机制，首先需被宿主细胞的胸苷酸激酶磷酸化成它的活性三磷酸代谢物，与相应的内源性核苷三磷酸盐竞争病毒反转录酶，并被插入病毒 DNA。然而与内源性脱氧核苷酸底物不同，NRTIs 缺少 3′ 末端羟基，可阻止 DNA 链延长所必需的 5′-3′ 磷酸二酯键的形成，导致 DNA 链合成终止从而抑制病毒复制。高剂量 NRTIs 也可抑制宿主细胞 DNA 聚合酶而表现出细胞毒作用。HIV-1 病毒可逐步获得耐药性，仅用单一药物进行长期治疗时更易发生。主要与编码反转录酶的基因产生 4～5 处突变有关。由于病毒可出现频繁的突变，故避免耐药的唯一途径是联合用药。

齐多夫定

齐多夫定（zidovudine）为脱氧胸苷衍生物，是第一个上市的抗 HIV 药。

【体内过程】　吸收迅速，口服吸收率为 65%，成人口服 300mg/ 次，生物利用度为 60%～70%，血浆蛋白结合率约为 35%，可广泛分布到大多数组织和体液，在脑脊液可达血清浓度的 60%～65%。主要在肝脏与葡萄糖醛酸结合后，约 18% 原形药物经肾脏排泄，$t_{1/2}$ 为 1 小时。部分肝代谢物有毒性。

【临床应用】　具有抗 HIV-1、HIV-2 活性，用于治疗成人、儿童和婴儿的 HIV 感染，亦可用于感染 HIV 的孕妇预防垂直传播。为增强疗效、防止或延缓耐药性产生，临床上须与其他抗 HIV 药如拉米夫定合用。

【不良反应】　常见有骨髓抑制、贫血或中性粒细胞减少症；也可引起胃肠道不适、头痛；剂量过大可出现焦虑、精神错乱和震颤。肝功能不全患者服用后更易发生毒性反应。

拉米夫定

拉米夫定（lamivudine）为胞嘧啶衍生物，抗病毒作用及机制与抗 HIV 药物齐多夫定相同。在体内外均具显著抗 HIV-1、HIV-2 活性，且与其他核苷反转录酶抑制剂有协同作用，如通常与其他 NRTIs（替诺福韦或阿巴卡韦或齐多夫定）+INSTIs（拉替拉韦或多替拉韦），或与以上 NRTIs+NNRTIs（依非韦伦或利匹韦林）合用，用于治疗 HIV 感染，也用于感染 HIV 的孕妇预防垂直传播。也能抑制乙型肝炎病毒（hepatitis B virus，HBV）的复制，有效治疗慢性 HBV 感染，一般用于 HBV 和 HIV 合并感染者。口服生物利用度超过 80%，且不受食物影响。血浆蛋白结合率小于 36%，$t_{1/2}$ 为 2.5 小时，其活性三磷酸代谢物在 HIV-1 感染的细胞内 $t_{1/2}$ 可长达 11～16 小时，在 HBV 感染的细胞内 $t_{1/2}$ 可长达 17～19 小时。主要以原形经肾排泄，肾功能不良患者应减少服药剂量。不良反应主要为头痛、失眠、疲劳和胃肠道不适等。

恩曲他滨

恩曲他滨（emtricitabine）是一种胞嘧啶衍生物，作用机制与其他 NRTIs 相同。本药与拉米夫定非常相似，两者有交叉耐药性。与其他抗反转录病毒药物（富马酸替诺福韦二吡呋酯或富马酸丙酚替诺福韦等）合用，用于感染 HIV 的孕妇预防垂直传播（妊娠 14 周以后）、治疗成人和 12 岁及以上儿童的 HIV-1 感染。口服吸收迅速，达峰时间为 1～2 小时，血浆蛋白结合率小于 4%，约 86% 药物通过尿液排出，13% 以代谢物排出，$t_{1/2}$ 约 10 小时。耐受性良好。不良反应是轻至中度的腹泻、头痛、恶心和皮疹。

替诺福韦

替诺福韦（tenofovir）是核苷酸类似物反转录酶抑制药（NtRTIs），作用机制与 NRTIs 基本相同。常与其他抗反转录病毒药物（恩曲他滨或拉米夫定等）联用，用于感染 HIV 的孕妇预防垂直传播（妊娠 14 周以后）、治疗成人和 3 岁及以上儿童及青少年的 HIV 感染。也用于治疗成人、12 岁及以上青少年 HBV 感染，包括 HIV/HBV 合并感染者。常用富马酸替诺福韦二吡呋酯（tenofovir disoproxil fumarate，TDF）、富马酸丙酚替诺福韦（tenofovir alafenamide fumarate，TAF）和艾米替诺福韦（tenofovir amibufenamide，TMF），三者均为替诺福韦的前体药，病毒学应答率相似，可快速从肠道吸收并裂解释放替诺福韦。TAF 和 TMF 的肝脏靶向性更优，且在骨代谢和肾脏安全性方面优于 TDF，但 TMF 的血脂异常发生率高于 TDF。不良反应有：①骨质疏松；②肾脏毒性；③轻至中度消化道不适，如恶心、呕吐、腹泻等；④代谢异常如低磷酸盐血症、脂肪分布异常，可能引起酸中毒和 / 或肝脂肪变性。

阿巴卡韦

阿巴卡韦（abacavir）是嘌呤衍生物，作用机制与其他 NRTIs 相同，用于预防及治疗 HIV 感染。需和其他抗反转录病毒药物联用，如与拉米夫定 /INSTIs（拉替拉韦或多替拉韦）或与拉米夫定 /NNRTIs（依非韦伦或利匹韦林），不建议单独使用。片剂或溶液口服，吸收迅速，生物利用度高达 83%，$t_{1/2}$ 1.5～2 小时，通过肝脏代谢、尿液（83%）和粪便（16%）排泄消除。可穿过血脑屏障。耐受性良好。不良反应有恶心、呕吐、腹泻、发热和肝损伤，严重者有高敏反应，一旦出现高敏反应终身停用。

阿兹夫定

阿兹夫定（azvudine，FNC）是新型 NRTIs 和 HIV 辅助蛋白 Vif（viral infectivity factor）双靶点抑制药，是我国拥有完全自主知识产权和全球专利的抗病毒 1.1 类创新药物。作用机制与其他 NRTIs 相似。可与不同机制的抗病毒药物联合用药，作为二药或三药抗反转录病毒治疗方案中的骨干药物发挥作用。用于治疗高病毒载量的成年 HIV-1 感染患者，亦可用于普通型新型冠状病毒感染成年患者，连续使用最长不超过 14 天。不良反应有头晕、恶心、呕吐、腹泻、发热、失眠、疲倦、中性粒细胞数降低、高脂血症、高血糖、肝损伤等。动物实验有遗传毒性和生殖毒性。

2. **非核苷反转录酶抑制药**　NNRTIs 类包括地拉韦啶（delavirdine）、奈韦拉平（nevirapine）、依法韦伦（efavirenz）和利匹韦林（rilpivirine）。NNRTIs 不需细胞内磷酸化代谢激活，可直接结合到反转录酶并破坏催化位点从而抑制反转录酶的活性，属于非竞争性抑制作用；在反转录酶上有与 NRTIs 不同的结合点；也可抑制 RNA 或 DNA 依赖性 DNA 聚合酶活性，但不插入到病毒 RNA。由于作用机制不同，故与 NRTIs 和 PIs 合用可协同抑制 HIV 复制。NNRTIs 类可有效预防 HIV 垂直传播，也可治疗分娩后 3 天内的新生儿 HIV 感染。单独应用时 HIV 迅速产生耐药性，故应联合其他类药物治疗 HIV 感染。

NNRTIs 类均口服给药，且有较好的口服生物利用度，在体内经 CYP3A（一种细胞色素 P450 酶同工酶）广泛代谢形成羟化代谢产物，主要经尿排泄。皮疹为最常见不良反应，出现轻微皮疹患者可以继续服药，严重且危及生命的皮疹应立即停药。其他不良反应包括药物热、恶心、腹泻、头痛、疲劳和嗜睡。也需注意监视患者肝功能。

奈韦拉平

奈韦拉平（nevirapine）为特异性抑制 HIV-1 反转录酶，对 HIV-2 反转录酶和 DNA 聚合酶无抑制作用。

【体内过程】　口服吸收率＞90%，口服单剂 200mg，达峰时间为 4 小时，V_d 为 1.21L/kg。经肝代谢，代谢物主要经肾排出。可诱导肝 P450 酶。单次和多次给药的 $t_{1/2}$ 分别为 45 小时和 25～30 小时。

【临床应用】　常与其他抗反转录病毒药物合用于治疗 HIV-1 成人和儿童患者及预防 HIV 的垂直传播。

【不良反应】　药疹、发热、疲劳、头痛、失眠、恶心。

依非韦伦

依非韦伦(efavirenz,EFV)是第一代 NNRTIs,通过非竞争性结合并抑制 HIV-1 反转录酶活性,阻止病毒转录和复制而发挥药理作用。用于感染 HIV 妊娠各阶段的孕妇预防垂直传播,治疗 3 岁及以上儿童、成人 HIV 感染者。常与替诺福韦 / 恩曲他滨或阿巴卡韦 / 拉米夫定或齐多夫定 / 拉米夫定等三药联用。本药口服吸收良好,主要经肝代谢,肾排泄,单剂量用药 $t_{1/2}$ 较长(52～76 小时)。不良反应有皮疹、中枢神经系统症状。

利匹韦林

利匹韦林(rilpivirine,RPV)也是 NNRTIs,临床用于病毒载量≤10^5copies/ml 的初治成人 HIV-1 感染,也用于预防 HIV 的垂直传播。常与替诺福韦 / 恩曲他滨或阿巴卡韦 / 拉米夫定或齐多夫定 / 拉米夫定等三药联用。不良反应主要为抑郁、失眠、头痛和皮疹。

3. **蛋白酶抑制药(PIs)** 蛋白酶抑制药包括利托那韦(ritonavir)、奈非那韦(nelfinavir)、沙奎那韦(saquinavir)、安普那韦(amprenavir)和洛匹那韦(lopinavir,LPV)。在 HIV 增殖周期后期,基因产物被翻译成蛋白前体,形成无感染性的未成熟病毒颗粒,HIV 编码的蛋白酶能催化此蛋白前体裂解,形成最终结构蛋白而使病毒成熟。因此,蛋白酶是 HIV 复制过程中产生成熟感染性病毒所必需的,抑制此蛋白酶则可阻止前体蛋白裂解,导致未成熟的非感染性病毒颗粒堆积,进而产生抗病毒作用。可有效对抗 HIV,与 NRTIs 类或 NNRTIs 类联合用药可显著减少 AIDS 患者病毒量并减慢其临床发展。PIs 主要经肝细胞色素 P450 代谢,可与其他药物通过抑制细胞色素 P450 酶发生相互作用,甚至一种 PI 可以抑制另一种 PI 的代谢。

利托那韦

利托那韦(ritonavir,RTV)是 HIV-1 和 HIV-2 蛋白酶抑制药。由于作用的靶酶不同,本药与 NRTIs、NNRTIs 无交叉耐药。低剂量利托那韦与另一种蛋白酶抑制药洛匹那韦组成洛匹那韦 / 利托那韦(lopinavir/ritonavir,LPV/r)并与 2 种 NRTIs 联用,治疗成人及青少年、儿童 HIV 感染初治患者。也可与奈玛特韦联合用于治疗新型冠状病毒感染。口服吸收良好,主要经肝脏代谢,粪便和尿液排泄,主要代谢产物有抗病毒活性,$t_{1/2}$ 3～4 小时。利托那韦可抑制洛匹那韦代谢,产生更高浓度的洛匹那韦。不良反应主要有腹泻、恶心、血脂异常,也可出现头痛和转氨酶升高。

4. **整合酶抑制药(INSTIs)** INSTIs 是 HIV 整合酶的链转移抑制药。整合酶催化 DNA 链转移进入宿主细胞基因组,在 HIV 复制过程中起着重要和中心的作用,且人体内没有天然的类似物,因此整合酶是 HIV 抗病毒治疗的天然靶标。目前临床常用的此类药物是拉替拉韦(raltegravir)、多替拉韦(dolutegravir,DTG)。

拉替拉韦

拉替拉韦(raltegravir)是第一种由 FDA 批准的控制 HIV 感染的 INSTIs。

【体内过程】 口服给药后迅速吸收,在 2～10μmol/L 的浓度范围内,血浆蛋白结合率约为 83%,$t_{1/2}$ 约为 9 小时,口服给药后,约 51% 和 32% 的给药量分别经粪便和尿液排泄。

【药理作用】 拉替拉韦可抑制 HIV 整合酶的催化活性,这是一种病毒复制所必需的 HIV-编码酶。抑制整合酶可防止感染早期 HIV 基因组共价插入或整合到宿主细胞基因组上。整合失败的 HIV 基因组无法引导生成新的感染性病毒颗粒,因此抑制整合可预防病毒感染的传播。拉替拉韦对包括 DNA 聚合酶 α、β 和 γ 在内的人体磷酸转移酶无明显抑制作用。

【临床应用】 与其他抗反转录病毒药物联合使用,用于治疗 HIV-1 感染。

【不良反应】 常见腹泻、恶心、头痛、发热等,偶有腹痛、乏力、肝肾损伤等。

5. **融合酶抑制药(FIs)** 融合酶抑制药作用在 HIV 感染的早期阶段,能够阻止 HIV 包膜与 CD4$^+$T 细胞的质膜融合而阻止 HIV 感染。目前临床常用的此类药物是恩夫韦肽(enfuvirtide)、伊巴利珠单抗(ibalizumab,IBA,第一个治疗 HIV-1 的 CD4 单克隆抗体类药物)、艾博韦泰(albuvirtide,ABT,中国自主研发的全球第一个长效 FIs)。

恩夫韦肽

恩夫韦肽(enfuvirtide,T20)为第一个 HIV 融合酶抑制药,是人工合成的多肽类药物。该药与 HIV-1 病毒包膜糖蛋白 gp41 的七肽重复区 2(HR2)结构相似,因此能干扰 gp41 的 HR1 区域和 HR2 区域结合,阻止 HIV-1 病毒包膜与 CD4$^+$T 细胞质膜融合。需皮下注射,生物利用度为 84.3%,单次皮下注射 $t_{1/2}$ 约为 3.8 小时,达峰时间为 3~12 小时。主要经肝代谢。临床上一般与其他抗反转录病毒药物联用,用于控制成人及 6 岁以上儿童艾滋病患者的病情进展。不良反应最常见的是注射部位疼痛,发生率接近 100%;还有恶心、腹泻、疲劳、失眠、过敏反应、患细菌性肺炎的风险升高等。

6. **进入抑制药(entry inhibitor)** 进入抑制药是一类通过结合病毒表面蛋白,干扰病毒和宿主蛋白相互作用,抑制病毒蛋白介导的病毒包膜与细胞膜或内体膜融合,从而阻止病毒基因进入细胞内进行复制的分子(包括蛋白质、多肽、小分子化合物)。这类药物包括马拉维若(maraviroc,MVC)、福替沙韦(fostemsavir,FTR)。

马拉维若

马拉维若(maraviroc,MVC)是新的一类抗 HIV 药,属于目前唯一一款 C-C 趋化因子受体 5(CC chemokine receptor 5,CCR5)拮抗剂。CCR5 蛋白是 HIV-1(CCR5 嗜性病毒)的辅助受体。该药通过与 CCR5 结合,抑制 CCR5 与 HIV 包膜糖蛋白 gp120 的结合,从而阻断 HIV 进入宿主 CD4$^+$T 细胞。由于需要的辅助受体不同,HIV-1 病毒分为 CCR5 嗜性和 CXCR4 嗜性,MVC 对 CXCR4 嗜性病毒无效,因此在使用前或治疗失败后需做病毒嗜性检测。MVC 与其他抗反转录病毒药物联用,仅用于治疗 CCR5 嗜性 HIV-1 感染。不良反应有肝毒性、过敏反应等。

第四节 | 抗疱疹病毒药

目前已知能感染人的疱疹病毒主要有单纯疱疹病毒 1 型(HSV-1)、单纯疱疹病毒 2 型(HSV-2)、水痘-带状疱疹病毒(VZV)、EB 病毒(EBV)和巨细胞病毒(CMV)等。HSV-1 主要导致口唇疱疹,HSV-2 主要导致生殖器疱疹。

阿昔洛韦

阿昔洛韦(aciclovir,ACV,无环鸟苷)为人工合成的嘌呤核苷类衍生物。

【**体内过程**】 口服吸收差。生物利用度仅为 15%~20%,可分布到全身各组织,包括脑、肾、肺、肝、小肠、肌肉、脾、乳汁、子宫、阴道黏膜与分泌物、脑脊液及疱疹液。在肾、肝和小肠中浓度高,脑脊液中浓度约为血中浓度的 50%。阿昔洛韦血浆蛋白结合率低,主要经肾小球滤过和肾小管分泌排泄,$t_{1/2}$ 为 2~4 小时。药物可通过胎盘。局部应用后可在疱疹损伤区达到较高浓度。

【**药理作用及机制**】 阿昔洛韦为广谱、高效的抗病毒药,是目前最有效的抗 HSV-1、HSV-2 药物之一,对 VZV 和 EBV 等其他疱疹病毒有效。对正常细胞几乎无影响,而在被感染的细胞内,在病毒腺苷激酶和细胞激酶的催化下,转化为三磷酸阿昔洛韦,后者可抑制病毒 DNA 聚合酶,终止病毒 DNA 链的延伸。HSV 或 VZV 可通过改变病毒疱疹胸苷酸激酶或 DNA 聚合酶而对阿昔洛韦产生耐药性。

【**临床应用**】 阿昔洛韦为 HSV 感染的首选药。局部应用于治疗疱疹性角膜炎、单纯疱疹和带状疱疹,口服或静脉注射可有效治疗单纯疱疹脑炎、生殖器疱疹、免疫缺陷患者单纯疱疹感染等。

【不良反应】　常见的不良反应有胃肠道功能紊乱、头痛和斑疹。静脉输注可引起静脉炎、可逆性肾功能紊乱包括血尿素氮和肌酐水平升高以及神经毒性包括震颤和谵妄等。与青霉素类、头孢菌素类和丙磺舒合用可致其血药浓度升高。

伐昔洛韦

伐昔洛韦(valaciclovir)为阿昔洛韦二异戊酰胺酯,口服后可迅速转化为阿昔洛韦,口服生物利用度约为(67%±3%),血药浓度为口服阿昔洛韦后的3~5倍。其抗病毒活性、作用机制及耐药性与阿昔洛韦相同。可治疗原发性或复发性生殖器疱疹、带状疱疹及频发性生殖器疱疹。偶见恶心、腹泻和头痛。

更昔洛韦

更昔洛韦(ganciclovir)对 HSV 和 VZV 的抑制作用与阿昔洛韦相似,但对 CMV 抑制作用较强,约为阿昔洛韦的 100 倍。骨髓抑制等不良反应发生率较高,只用于艾滋病、器官移植、恶性肿瘤时严重CMV 感染性肺炎、肠炎及视网膜炎等。

膦甲酸

膦甲酸(foscarnet)为焦磷酸衍生物,可通过非竞争性与病毒DNA聚合酶焦磷酸盐解离部位结合,防止核苷前体连接到DNA,从而抑制病毒生长。其与核苷类治疗疱疹病毒感染不同,不需要被病毒胸苷激酶活化。由于膦甲酸盐对病毒 DNA 聚合酶更具选择性,其对人体细胞毒性小。膦甲酸可有效对抗 CMV、VZV 和 HSV,但口服吸收差,必须静脉给药。可用于治疗 AIDS 患者的 CMV 性视网膜炎和耐阿昔洛韦的 HSV 感染。也可与更昔洛韦合用于治疗对二者单用耐药的患者。膦甲酸也可非竞争性抑制 HIV 反转录酶,用于治疗 AIDS 患者的 CMV 性视网膜炎和耐阿昔洛韦的免疫功能损害患者的 HSV、VZV 感染。不良反应包括肾损伤、电解质异常、中枢神经系统症状(头痛、震颤)、贫血、粒细胞减少、恶心、腹痛、发热等。

阿糖腺苷

阿糖腺苷(vidarabine,ara-A)为嘌呤类衍生物,作用机制与阿昔洛韦相似,具有强大的抗 HSV、VZV 和 CMV 活性。在体内可被腺苷脱氨酶迅速代谢成阿糖次黄嘌呤核苷,使其抗病毒活性显著降低。局部应用可有效地治疗 HSV-1 和 HSV-2 引起的急性角膜结膜炎、表皮结膜炎和反复性上皮结膜炎。静脉注射可有效治疗 HSV 所致的口炎、皮炎、脑炎、新生儿疱疹和免疫功能低下患者的 VZV 感染。尽管阿糖腺苷仍能有效抑制对阿昔洛韦耐药的 HSV 病毒,但它疗效低、毒性大,现已较少应用。不良反应主要表现为神经毒性,也常见胃肠道反应。

溴夫定

溴夫定(brivudine)是一种核苷类似物,作用机制与阿昔洛韦相似。抗病毒作用具有高度的选择性,明显优于阿昔洛韦及其衍生物,且能明显降低带状疱疹后神经痛的发生率。主要用于免疫功能正常的成年急性带状疱疹患者的早期治疗,是带状疱疹治疗的最佳选择之一。禁与氟尿嘧啶类药物同服,因二者相互作用可导致严重的骨髓抑制。不良反应有恶心、呕吐,粒细胞减少、血小板减少,蛋白尿、糖尿、肌酐升高、转氨酶升高等。

碘苷

碘苷(idoxuridine)是一种脱氧尿苷类似物,作用机制与阿昔洛韦相似,故能抑制 DNA 病毒,如HSV-1 和牛痘病毒,对 RNA 病毒无效。本品全身应用毒性大,临床仅限于局部用药,治疗单纯疱疹性角膜炎、牛痘性角膜炎、带状疱疹病毒感染。不良反应有畏光、局部充血、瘙痒、疼痛、水肿等。长期应用可出现角膜混浊或染色小点。孕妇、肝病或造血功能不良者禁用或慎用。

第五节 ｜ 抗流感病毒药

流行性感冒病毒（简称流感病毒）是一种有包膜的 RNA 病毒。根据其核蛋白和基质蛋白不同,可分为甲（A）、乙（B）、丙（C）、丁（D）四型。目前,我国上市的抗流感病毒药物有神经氨酸酶抑制药、血凝素抑制药、RNA 聚合酶抑制药以及 M2 通道阻滞药四种。

（一）神经氨酸酶抑制药（neuraminidase inhibitor,NAI）

奥司他韦

磷酸奥司他韦是奥司他韦（oseltamivir）活性代谢产物的药物前体,生物利用度较高,至少 75% 经肝脏和 / 或肠壁酯酶迅速转化为活性代谢产物奥司他韦羧酸,是强效的选择性流感病毒神经氨酸酶抑制药,是目前抗流感病毒治疗的首选药物。

【体内过程和药理作用】　神经氨酸酶活性对新形成的病毒颗粒从被感染细胞释放和感染性病毒在人体内传播十分关键。奥司他韦主要通过抑制甲型和乙型流感病毒的神经氨酸酶（NA）,通过抑制病毒从被感染的细胞中释放,从而减少甲型或乙型流感病毒的传播。$t_{1/2}$6～10 小时,以羧酸原形药经肾排泄。

【临床应用】　用于甲型和乙型流感的治疗与预防。

【不良反应】　口服耐受性好。常见不良反应为轻度胃肠道反应如恶心、呕吐、腹泻等,其他临床不良反应有头晕、疲劳、鼻塞、咽痛和咳嗽等。

（二）血凝素（hemagglutinin,HA）抑制药

阿比多尔

阿比多尔（arbidol）是一种非核苷类广谱抗病毒药物。

【药理作用】　与 NA 一样,HA 也是流感病毒表面一种重要的糖蛋白,有多种亚型,主要功能是识别宿主细胞表面的唾液酸受体,导致病毒脂膜与宿主细胞膜的融合,释放遗传物质,感染宿主细胞。阿比多尔通过激活 2,5-寡聚腺苷酸合成酶（抗病毒蛋白）,靶向 HA 抑制病毒的脂膜与宿主细胞膜的融合,从而阻断病毒进入靶细胞,抑制病毒的复制而发挥抗病毒作用。此外还有增强免疫的作用。$t_{1/2}$约 10.5 小时,经肝脏和小肠代谢,主要以原形药经粪便排泄。

【临床应用】　用于成人甲、乙型流感病毒引起的上呼吸道感染。

【不良反应】　恶心、腹泻等胃肠道反应,肝功能异常、黄疸、血胆红素和转氨酶增高等肝胆系统反应,皮疹、瘙痒及过敏反应,头晕、食欲减退等神经精神反应,血尿酸升高、心动过缓等。孕妇及哺乳期妇女、严重肾功能不全者、有窦房结病变或功能不全的患者慎用。

（三）RNA 聚合酶抑制药

玛巴洛沙韦

玛巴洛沙韦（baloxavir marboxil）是一种新型单剂量口服药物,对甲型和乙型流感病毒具有抗病毒活性。它是一种 Cap 依赖型核酸内切酶抑制药,具有与神经氨酸酶抑制药不同的全新作用机制。

【药理作用及体内过程】　玛巴洛沙韦是前体药物,口服给药后主要通过芳基乙酰胺脱乙酰酶作用,在胃肠道、肠上皮细胞和肝脏中水解为其活性代谢产物巴洛沙韦。巴洛沙韦通过抑制病毒 RNA 聚合酶复合物中 PA 亚基的核酸内切酶活性,抑制病毒从宿主细胞中获得宿主 mRNA 5′端的 Cap 结构,从而直接抑制病毒的复制,产生抗甲型和乙型流感病毒作用。口服后达峰时间为 4 小时,$t_{1/2}$

79.1～99.7 小时,主要通过胆汁途径经粪便排泄。

【临床应用】 口服,用于 12 周岁及以上甲型和乙型流感患者,包括奥司他韦耐药株引起的感染。也可用于暴露后预防流感。

【不良反应】 与奥司他韦类似,有腹泻、恶心、支气管炎、鼻窦炎、头痛等,但发生率略低。

(四) M2 通道阻滞药

金刚乙胺和金刚烷胺

M2 通道是由流感病毒 M2 蛋白在宿主细胞膜上形成的选择性离子通道,可定向介导 H^+ 进入,酸化病毒颗粒,是病毒颗粒脱壳的关键步骤,对病毒的增殖复制起着重要作用。M2 通道阻滞药主要有金刚烷胺(amantadine)和金刚乙胺(rimantadine)。该类化合物能阻滞 M2 通道,阻止病毒脱壳,使得病毒核酸不能释放到细胞质中,发挥抗流感病毒活性。由于 M2 蛋白只存在甲型流感病毒,金刚烷胺和金刚乙胺只对甲型流感病毒有效。目前流行的流感病毒株已对该类化合物产生高耐药性,其已经不推荐单独用于流感。

第六节 ｜抗肝炎病毒药

病毒性肝炎是一种世界性常见病,欧美国家以丙型肝炎为最多,我国主要流行乙型肝炎。

肝炎病毒分为五型:甲、乙、丙、丁、戊型,尚有 10%～20% 的临床表现为病毒性肝炎的患者不能分型,尚待进一步研究。除乙型肝炎病毒为 DNA 病毒外,其余均为 RNA 病毒。乙型(HBV)、丙型(HCV)和丁型(HDV)肝炎在急性感染后 80% 以上会转为慢性,20% 若持续感染有可能发展成肝硬化,甚至转为肝癌。

目前除丙型肝炎外,对其他类型病毒性肝炎的抗病毒治疗还未有特效药。急性肝炎一般无须使用抗病毒药物,尤其是甲型肝炎和戊型肝炎,两者都不会转为慢性,只需使用一般治疗和对症治疗即可,对重型肝炎一般也不需要使用抗病毒药物。抗病毒治疗的主要对象仅为慢性乙型肝炎和丙型肝炎,目前抗病毒药物对乙型肝炎只能达到抑制病毒的目的,对丙型肝炎可达到根治作用。临床上治疗慢性病毒性肝炎的药物主要有干扰素、拉米夫定、替诺福韦等(详见本章第三节);特异性靶向 HCV 抗病毒药,如索磷布韦、维帕他韦等。

一、抗乙肝病毒药

阿德福韦酯

阿德福韦酯(adefovir dipivoxil)是一种无环腺嘌呤核苷同系物,口服后为体内酯酶水解,释放出阿德福韦而起作用。阿德福韦在细胞内被磷酸激酶转化为具有抗病毒活性的二磷酸盐,通过对天然底物二脱氧腺苷三磷酸的竞争作用,抑制 HBV DNA 聚合酶(反转录酶),并整合到病毒 DNA 中,中止 DNA 链的延长,从而抑制 HBV 的复制。促进丙氨酸转氨酶(ALT)恢复,改善肝组织炎症、坏死和纤维化。阿德福韦二磷酸盐能迅速进入宿主细胞,乙肝病毒对本品不易产生耐药性,与拉米夫定无交叉耐药性。本品联合拉米夫定,对于拉米夫定耐药的慢性乙肝患者能有效抑制 HBV DNA,促进 ALT 恢复,且耐药率更低。适用于 HBeAg 和 HBV DNA 阳性、ALT 增高的慢性乙肝患者,特别是对拉米夫定耐药的患者。

恩替卡韦

恩替卡韦(entecavir)为鸟嘌呤核酸同系物,对 HBV DNA 聚合酶具有抑制作用,用于治疗慢性乙型肝炎患者。其在肝细胞内转化为三磷酸恩替卡韦,在细胞内的 $t_{1/2}$ 为 15 小时,对 HBV DNA 聚合酶和反转录酶有明显抑制作用,其抑制乙肝病毒的作用较拉米夫定强 30～1 000 倍。连续服用 2 年或以上可增加 HBeAg 血清转换率和使 HBsAg 消失。

二、抗丙肝病毒药

丙型肝炎是治疗比较棘手的传染病,既往治疗主要采用干扰素和利巴韦林治疗,但往往治疗时间长,副作用多,很多患者难以坚持完成治疗疗程。近年来随着对丙型肝炎研究的深入,治疗丙型肝炎药物有了重大的突破即特异性靶向 HCV 抗病毒药物,因其可以特异性、直接作用于 HCV 而被称为直接抗病毒药物(direct-acting antiviral agents,DAAs)。DAAs 主要包括 NS5B 聚合酶抑制药(索磷布韦)、NS5A 抑制药(维帕他韦、来迪派韦、中国抗丙型肝炎 1 类创新药拉维达韦)、NS3/4A 蛋白酶抑制药(艾尔巴韦及中国研发的抗丙型肝炎 1 类创新药达诺瑞韦)等。这类药物使丙型肝炎治愈成为现实。

索磷布韦

索磷布韦(sofosbuvir)是第一个用于治疗丙型肝炎的直接抗病毒药物(DAAs)。

【药理作用及机制】 索磷布韦是针对丙肝非结构蛋白 5B(NS5B)RNA 聚合酶的第一个药物。NS5B RNA 聚合酶是 HCV 复制过程中的关键酶,是从单链病毒 RNA 合成双链 RNA 所必需的。索磷布韦是一种核苷酸前药,在细胞内代谢形成的活性尿苷三磷酸类似物,通过 NS5B 聚合酶可掺入 HCV RNA,终止 RNA 链的复制。

【临床应用】 索磷布韦常作为基础药物,与维帕他韦、来迪派韦等其他药物联合,用于制订治疗 HCV 感染的泛基因型治疗方案或部分基因型特异性治疗方案。

【不良反应】 较少,常见头痛、疲乏、恶心、失眠和中性粒细胞减少。

维帕他韦

维帕他韦(velpatasvir)是丙肝非结构蛋白 5A(NS5A)RNA 聚合酶抑制药,体外耐药性选择和交叉耐药性研究提示,维帕他韦的作用机制为靶标 NS5A,属于第二代 NS5A 抑制药。本品与索磷布韦组成复方制剂,索磷布韦∶维帕他韦的比例为 4∶1。

艾尔巴韦 / 格拉瑞韦

艾尔巴韦(elbasvir)属于 NS5A 抑制药,格拉瑞韦(grazoprevir)属于 NS3/4A 蛋白酶抑制药,国内用其复方制剂,含艾尔巴韦 50mg 和格拉瑞韦 100mg,联合了两种作用机制完全不同且无交叉耐药的直接抗病毒药物,靶向作用于 HCV 病毒生命周期的多个步骤,用于治疗成人慢性丙型肝炎感染。

(阳 洁)

本章思维导图

本章目标测试

第四十六章 | 抗真菌药

真菌感染一般分为两类：表浅部真菌感染和深部真菌感染。前者常由各种癣菌引起，主要侵犯皮肤、毛发、指(趾)甲、口腔或阴道黏膜等，发病率高。后者多由白念珠菌和新型隐球菌引起，主要侵犯内脏器官和深部组织，病情严重，病死率高。近年来，深部真菌感染的发病率呈持续上升趋势，这与长期不合理应用广谱抗菌药、免疫抑制药、肾上腺皮质激素和细胞毒类抗肿瘤药等有关。

抗真菌药(antifungal agents)是指能够抑制真菌生长、繁殖或杀灭真菌的药物。根据化学结构的不同可分为：①多烯类抗真菌药，代表药物两性霉素 B、制霉菌素等。②唑类抗真菌药包括咪唑类和三唑类，咪唑类代表药物酮康唑、克霉唑等，三唑类代表药物氟康唑、伊曲康唑等。③棘白菌素类抗真菌药，代表药物卡泊芬净、米卡芬净等。④丙烯胺类抗真菌药，代表药物特比萘芬。⑤嘧啶类抗真菌药，代表药物氟胞嘧啶等。

第一节 | 多烯类抗真菌药

多烯类抗真菌药包括两性霉素 B、制霉菌素。其中两性霉素 B 抗真菌活性最强，是唯一可用于治疗侵袭性和皮下真菌感染的多烯类药物。其他多烯类只限于局部应用治疗浅表真菌感染。

两性霉素 B

两性霉素 B(amphotericin B)自 20 世纪 50 年代使用之初，已成为治疗各种严重真菌感染的首选药之一。但因毒性较大，限制了其广泛应用。两性霉素 B 的新剂型可提高其疗效，并降低其毒性。

【体内过程】 口服生物利用度仅 5%，肌内注射难以吸收。90%～95% 与血浆蛋白结合，不易进入脑脊液、玻璃体液和羊水。主要在肝脏代谢，代谢产物中约 5% 的原形药缓慢由尿中排出，停药数周后仍可在尿中检出。

【药理作用及机制】 两性霉素 B 几乎对所有真菌均有抗菌活性，为广谱抗真菌药。对新型隐球菌、白念珠菌、芽生菌、荚膜组织胞浆菌、粗球孢子菌、孢子丝菌等有较强的抑菌作用，高浓度时有杀菌作用。两性霉素 B 可选择性地与真菌细胞膜中的麦角固醇结合，从而改变膜通透性，引起真菌细胞内小分子物质(如氨基酸)和电解质(特别是钾离子)外渗，导致真菌生长停止或死亡。由于细菌细胞膜不含固醇，故无抗细菌作用。哺乳动物的红细胞、肾小管上皮细胞的胞质膜含有固醇，故可致溶血、肾损害等毒性反应。但由于本品与真菌细胞膜上麦角固醇的亲和力大于对哺乳动物细胞膜固醇的亲和力，故对哺乳动物细胞的毒性相对较低。真菌很少对该药产生耐药性。其耐药机制可能与真菌细胞膜中麦角固醇含量减少有关。

【临床应用】 静脉滴注用于治疗深部真菌感染。真菌性脑膜炎时，除静脉滴注外，还需鞘内注射。局部应用治疗皮肤、指甲及黏膜等表浅部真菌感染。

【不良反应及注意事项】 两性霉素 B 不良反应较多，常见寒战、发热、头痛、呕吐、厌食、贫血、低血压、低钾血症、低镁血症、血栓性静脉炎、肝功能损害、肾功能损害等。如事先给予解热镇痛抗炎药、抗组胺药及糖皮质激素，可减少治疗初期寒战、发热反应的发生。应定期进行血、尿常规，肝、肾功能和心电图等检查，以便及时调整剂量。

为了使两性霉素 B 在临床上使用，降低其毒性，更多的使用两性霉素 B 脂质体。两性霉素 B 脂质体（amphotericin B liposomal）是含有两性霉素 B 的双层脂质体,有效成分为多烯抗生素两性霉素 B。其既具有两性霉素 B 的抗真菌活性,又可减少两性霉素 B 的毒性。两性霉素 B 脂质体目前主要有 3 种剂型:①两性霉素 B 脂质复合体（用脂质体和两性霉素 B 交织而成）;②两性霉素 B 脂质体（用脂质体和两性霉素 B 包裹而成）;③两性霉素 B 胶质分散体（用硫酸胆固醇与等量的两性霉素 B 混合包裹而成）。适用于诊断明确的敏感真菌所致的侵袭性真菌感染,且病情呈进行性发展者,如败血症、心内膜炎、脑膜炎（隐球菌及其他真菌）、腹腔感染（包括与透析相关者）、肺部感染、尿路感染等。

制霉菌素

制霉菌素（nystatin,制霉素,fungicidin,nilstat,mycostatin）为多烯类抗真菌药,抗真菌作用和机制与两性霉素 B 相似,对念珠菌属的抗菌活性较高,且不易产生耐药性。制霉菌素主要局部外用治疗皮肤、黏膜浅表真菌感染。口服吸收很少,仅适于肠道白念珠菌感染。注射给药时制霉菌素毒性大,故不宜用做注射。局部应用时不良反应少见。口服后可引起暂时性恶心、呕吐、食欲缺乏、腹泻等胃肠道反应。

第二节 │ 唑类抗真菌药

唑类（azoles）抗真菌药可分成咪唑类（imidazoles）和三唑类（triazoles）。咪唑类包括酮康唑、咪康唑、益康唑、克霉唑和联苯苄唑等,酮康唑等可作为治疗表浅部真菌感染首选药。三唑类包括伊曲康唑、氟康唑和伏立康唑等,可作为治疗侵袭性真菌感染的首选药。

唑类抗真菌药共同的作用机制:可干扰真菌细胞中麦角固醇的生物合成,使真菌细胞膜缺损,增加膜通透性,进而抑制真菌生长或使真菌死亡。麦角固醇是真菌细胞膜的一种重要成分,它与磷脂结合增加膜的稳定性,麦角固醇的缺乏及固醇生物合成前体的累积会导致真菌细胞膜破裂。真菌细胞膜中麦角固醇的生物合成是以角鲨烯为起始物,在酶作用下环合成羊毛固醇,进而生成 24-甲烯二氢羊毛固醇,此中间体在 14-脱甲基酶作用下再经若干步骤催化合成麦角固醇。唑类抗真菌药则以其环上的氮原子与 14-脱甲基酶系统中细胞色素 P450 的血红素铁结合,抑制了细胞色素 P450 的功能,使 14-脱甲基酶系失活,从而导致麦角固醇生物合成受阻和麦角固醇的合成前体 24-甲烯二氢羊毛固醇累积,降低膜内脱氢酶活性,进而使饱和脂肪酸的含量增加,导致真菌细胞膜破损。与咪唑类相比,三唑类对人体细胞色素 P450 的亲和力降低,而对真菌细胞色素 P450 仍保持高亲和力,因此毒性较小,且抗菌活性更高。

酮康唑

酮康唑（ketoconazole）是第一个广谱口服抗真菌药,口服可有效地治疗侵袭性、皮下及浅表真菌感染,亦可局部用药治疗表浅部真菌感染。酮康唑口服的生物利用度个体差异较大,由于其化学结构的原因决定了其溶解和吸收都需要足够的胃酸,故与食品、抗酸药或抑制胃酸分泌的药物同服可降低酮康唑的生物利用度。口服酮康唑不良反应较多,常见有恶心、呕吐等胃肠道反应,以及皮疹、头晕、嗜睡、畏光等,偶见肝毒性。极少数人发生内分泌异常,常表现为男性乳房发育,可能与本品抑制睾酮和肾上腺皮质激素合成有关。

咪康唑和益康唑

咪康唑（miconazole,双氯苯咪唑,霉可唑）为广谱抗真菌药。口服时生物利用度很低,静脉注射给药时不良反应较多。目前临床主要局部应用治疗阴道、皮肤或指甲的真菌感染。因皮肤和黏膜不易吸收,无明显不良反应。益康唑（econazole,氯苯咪唑）抗菌谱、抗菌活性和临床应用均与咪康唑相仿。

克霉唑

克霉唑（clotrimazole，三苯甲咪唑）为广谱抗真菌药。口服不易吸收，血药峰浓度较低，代谢产物大部分由胆汁排出，1% 由肾脏排泄。$t_{1/2}$ 为 3.5～5.5 小时。局部用药治疗各种浅部真菌感染。其栓剂用于治疗霉菌性阴道炎。

联苯苄唑

联苯苄唑（bifonazole）不仅可抑制 2,4-甲烯二氢羊毛固醇转化为脱甲基固醇，也抑制羟甲基戊二酰辅酶 A 转化为甲羟戊酸，从而双重阻断麦角固醇的合成，使抗菌活性明显强于其他咪唑类抗真菌药，具有广谱、高效抗真菌活性。联苯苄唑在真皮内活性可持续 48 小时，10～30 分钟后在胞质中达有效浓度，且持续 100～120 小时。临床用于治疗皮肤癣菌感染。不良反应包括接触性皮炎、一过性轻度皮肤变红、烧灼感、瘙痒感、脱皮及龟裂。

伊曲康唑

伊曲康唑（itraconazole）抗真菌谱较酮康唑广，体内外抗真菌活性较酮康唑强 5～100 倍，可有效治疗侵袭性、皮下及浅表真菌感染，已成为治疗罕见真菌如组织胞浆菌感染和芽生菌感染的首选药物。口服吸收良好，生物利用度约 55%。不良反应发生率低，主要为胃肠道反应、头痛、头晕、低钾血症、高血压、水肿和皮肤瘙痒等。肝毒性明显低于酮康唑。由于不抑制雄激素合成，故也可避免酮康唑所发生的内分泌异常。

氟康唑

氟康唑（fluconazole）具有广谱抗真菌包括隐球菌属、念珠菌属和球孢子菌属等作用，体内抗真菌活性较酮康唑强 5～20 倍。本品是治疗艾滋病患者隐球菌性脑膜炎的首选药，与氟胞嘧啶合用可增强疗效。口服和静脉给药均有效。口服吸收良好，生物利用度为 95%。血浆蛋白结合率仅 11%。多次给药可进一步增高血药浓度，为单次给药的 2.5 倍。可分布到各组织和体液，对正常和炎症脑膜均具有强大穿透力，脑脊液药物高达血药浓度的 50%～60%。极少在肝脏代谢，尿中原形排泄可达给药量的 80% 以上，$t_{1/2}$ 为 35 小时，肾功能不良时可明显延长，故应减小剂量。不良反应发生率低，常见恶心、腹痛、腹泻、胃肠胀气、皮疹等。因氟康唑可能导致胎儿缺陷，禁用于孕妇。

伏立康唑

伏立康唑（voriconazole）为广谱抗真菌药，对多种条件性真菌和地方流行性真菌均具有抗菌活性，抗真菌活性为氟康唑的 10～500 倍，对多种耐氟康唑、两性霉素 B 的真菌侵袭性感染有显著治疗作用。可口服和静脉给药，口服后生物利用度达 90%，血浆蛋白结合率为 60%，能分布到各种组织和体液内，在肝内代谢，主要以代谢产物从尿中排出，仅有 1% 以原药形式排出。不良反应主要为胃肠道反应，其发生率较氟康唑低。33% 以上患者有暂时性视力障碍，停药后副作用消失。此外还有皮疹和光敏性，有部分患者肝脏转氨酶水平升高。肝、肾功能障碍患者慎用。

泊沙康唑

泊沙康唑（posaconazole）是一种亲脂性三唑类抗真菌药，在体内主要通过肝脏代谢。通过抑制真菌细胞色素 P450 依赖的 14α-去甲基化酶抑制麦角固醇的合成，导致真菌细胞膜的生物合成障碍，影响细胞膜通透性、生物调节及酶的活性，从而抑制真菌生长。泊沙康唑是伊曲康唑的衍生物，经结构改造后与真菌的亲和力更强，稳定性更高，更容易进入组织并释放。同时在分子结构上增加了药物对靶点的亲和力。能够有效覆盖念珠菌、球孢子菌、大多数接合菌和曲霉菌等感染，具有抗菌谱广、组织浓度高、安全性良好、药物相互作用相对较少等特点。主要用于预防移植后(干细胞及实体器官移植)及恶性肿瘤伴有重度粒细胞缺乏的患者侵袭性曲霉菌和念珠菌感染、难治性口咽念珠菌病感染。常见不良反应包括发热、腹泻、恶心、呕吐、血细胞减少、咳嗽、皮疹。严重者出现心律不齐、Q-T间期延长和肝毒性。

艾沙康唑

艾沙康唑(isavuconazole)是一种新型广谱三唑类抗真菌药,硫酸艾沙康唑是一种水溶性前药,在血浆中代谢为活性产物艾沙康唑发挥作用。具有较高的生物利用度。艾沙康唑的结构分子与真菌CYP51蛋白有较高亲合力,促使其具有较广的抗真菌谱,包括对其他唑类抗真菌药耐药的真菌。对霉菌(曲霉菌、毛霉菌)、酵母菌、双向真菌及一些罕见真菌等均有抗菌活性。主要用于对伏立康唑不耐受的侵袭性曲霉病治疗,还可用于造血干细胞移植、实体器官移植、肿瘤化疗、广谱抗生素及糖皮质激素、免疫抑制药使用者的真菌感染预防。其安全性和耐受性好,长期使用药物相关不良反应少。

第三节 | 棘白菌素类抗真菌药

棘白菌素类抗真菌药抑制真菌葡聚糖合成酶,通过非竞争抑制 β-1,3-D-葡聚糖合成酶,造成细胞壁中 β-葡聚糖含量减少,从而导致细胞壁结构破坏,最终致使菌体裂解、死亡。由于人体细胞没有细胞壁,这类药物对人体细胞的毒性较低,安全性较好。临床上常与其他药物联合使用治疗念珠菌和曲霉菌导致的侵袭性深部真菌感染,但对毛霉菌属、隐球菌属和镰刀菌属等均无治疗作用。

卡泊芬净

卡泊芬净(caspofungin)能有效抑制 β-1,3-D-葡聚糖的生成,从而干扰真菌细胞壁的合成。其具有广谱抗真菌活性,对白念珠菌、热带念珠菌、光滑念珠菌、克柔念珠菌等有良好的抗菌活性,对烟曲霉菌、黄曲霉菌、土曲霉菌也有抗菌活性。临床上主要用于治疗念珠菌败血症;食管念珠菌病;难治性或不能耐受其他治疗如两性霉素B、两性霉素B脂质体制剂和/或伊曲康唑的侵袭性曲霉病的治疗。

米卡芬净

米卡芬净(micafungin)对白念珠菌、热带念珠菌、球拟酵母菌、克柔念珠菌作用强,但对近平滑念珠菌作用较差,对曲霉菌具抑菌作用;对隐球菌、镰刀菌、毛孢子菌无效。对氟康唑、两性霉素B或氟胞嘧啶耐药念珠菌菌株有作用。口服不吸收,静脉滴注后 $t_{1/2}$ 9~11小时,蛋白结合率97%,在肝内代谢,尿中排出41%。对念珠菌属、曲霉菌感染有效,优于氟康唑、伊曲康唑。

第四节 | 丙烯胺类抗真菌药

丙烯胺类抗真菌药包括萘替芬(naftifine)和特比萘芬(terbinafine),为鲨烯环氧合酶的非竞争性、可逆性抑制药。在真菌细胞中,鲨烯转化为羊毛固醇受阻,则羊毛固醇不能进一步转化为麦角固醇,影响真菌细胞膜的结构和功能。在此过程中鲨烯环氧合酶将鲨烯转化为羊毛固醇,羊毛固醇进一步合成麦角固醇。丙烯胺类抗真菌药通过抑制鲨烯环氧合酶,破坏麦角固醇的合成发挥抗真菌作用。

特比萘芬

特比萘芬(terbinafine)是通过对萘替芬(naftifine)结构进行改造而发现的活性更高、毒性更低和口服有效的丙烯胺类衍生物。对曲霉菌、镰孢和其他丝状真菌具有良好抗菌活性。口服吸收快,在毛囊、毛发、皮肤和甲板等处长时间维持较高浓度。可以外用或口服治疗甲癣和其他一些浅表部真菌感染。对深部曲霉菌感染、假丝酵母菌感染和肺隐球酵母菌感染并非很有效,但若与唑类药物或两性霉素 B 合用,可获良好结果。不良反应轻微,常见胃肠道反应,较少发生肝炎和皮疹。

第五节 | 嘧啶类抗真菌药

氟胞嘧啶

氟胞嘧啶(flucytosine,5-氟胞嘧啶,5-fluorocytosine)是人工合成的广谱抗真菌药。氟胞嘧啶是通过胞嘧啶透性酶作用而进入敏感真菌的细胞内,在胞嘧啶脱氨酶作用下,脱去氨基而形成抗代谢物5-氟尿嘧啶。后者再由尿苷-5-磷酸焦磷酸化酶转变为 5-氟尿嘧啶脱氧核苷,抑制胸腺嘧啶核苷合成酶,阻断尿嘧啶脱氧核苷转变为胸腺嘧啶核苷,影响 DNA 的合成。另一方面,5-氟尿嘧啶还能掺入真菌 RNA,影响蛋白质合成。由于哺乳动物细胞内缺乏胞嘧啶脱氨酶,5-氟胞嘧啶不能转变为 5-氟尿嘧啶,所以人体组织细胞代谢不受影响。主要用于隐球菌感染、念珠菌感染和着色霉菌感染,疗效不如两性霉素 B。易透过血脑屏障,常与两性霉素 B 合用,治疗隐球菌性脑膜炎。

氟胞嘧啶口服吸收迅速,生物利用度为82%。血浆蛋白结合率不到5%,广泛分布于深部体液中。口服 2 小时后血中浓度达高峰,90% 通过肾小球滤过由尿中排出。$t_{1/2}$ 为 3.5 小时。在肾衰竭时 $t_{1/2}$ 可延长至 200 小时。不良反应为恶心、呕吐、腹泻、皮疹、发热、转氨酶升高、黄疸、贫血、白细胞减少、血小板减少、尿素氮升高等。

(周黎明)

本章思维导图

本章目标测试

第四十七章 | 抗结核药及抗麻风病药

结核病（tuberculosis）是由结核分枝杆菌引起的慢性传染病，可侵及全身多个脏器，以肺部受累多见。结核病合理的化学药物治疗是控制疾病发展、复发及抑制结核分枝杆菌耐药性产生的关键。麻风是由麻风分枝杆菌引起的一种慢性传染病，主要病变在皮肤和周围神经。临床表现为麻木性皮肤损害，神经粗大，严重者甚至肢端残疾。麻风曾在世界上流行甚广，在我国由于积极防治，已得到有效的控制，发病率显著下降。砜类（sulfones）化合物是目前临床最重要的抗麻风病药。

第一节 | 抗结核药

目前用于临床的抗结核药种类很多，通常把疗效高、不良反应较少、患者较易耐受的称为一线抗结核药，包括异烟肼、利福平、乙胺丁醇、链霉素、吡嗪酰胺等；而将毒性较大、疗效较差，主要用于对一线抗结核药产生耐药性或用于与其他抗结核药配伍使用的称为二线（second-line）抗结核药，包括对氨基水杨酸钠、氨硫脲、卡那霉素、阿米卡星、乙硫异烟胺、卷曲霉素、环丝氨酸等。此外，近几年又开发出一些疗效较好、毒副作用相对较小的新一代抗结核药，如利福喷丁、利福定、左氧氟沙星、莫西沙星及加替沙星、贝达喹啉等，在耐多药结核病（multidrug resistant tuberculosis，MDR-TB）的治疗中起重要作用。WHO《耐药结核病治疗指南（2016 年更新版）》提出利奈唑胺和氯法齐明对 MDR-TB 甚至是广泛耐药结核病具有良好的治疗效果。首次将利奈唑胺和氯法齐明列入核心药物，确立了这两种药物在耐药结核病治疗中的地位和价值。WHO《耐药结核病治疗指南（2020 年更新版）》建议德拉马尼可用于 3 岁以上 MDR-TB 患者的长疗程口服治疗。抗结核药的作用机制主要为：①阻碍细菌细胞壁合成的药物，如环丝氨酸、乙硫异烟胺；②干扰结核分枝杆菌代谢的药物，如对氨基水杨酸钠；③抑制 RNA 合成药，如利福平；④抑制结核分枝杆菌蛋白合成药，如链霉素、卷曲霉素和紫霉素（viomycin）；⑤多种作用机制共存或机制未明的药物，如异烟肼、乙胺丁醇。

一、一线抗结核药

异烟肼

异烟肼（isoniazid，INH）又称雷米封（rimifon），是异烟酸的肼类衍生物，水溶性好且性质稳定。具有杀菌力强、不良反应少、可以口服且价格低廉的特点。

【体内过程】 异烟肼口服或注射均易吸收，口服后 1～2 小时血浆浓度可达高峰，并迅速分布于全身体液和细胞液中，其中脑脊液、胸腔积液、腹腔积液、关节腔、肾、纤维化或干酪样病灶及淋巴结中含量较高。异烟肼大部分在肝脏内乙酰化为无效的乙酰异烟肼和异烟酸，少部分以原形从尿中排出。异烟肼在体内的乙酰化过程是在肝脏中乙酰转移酶的作用下完成的。当机体内缺乏 N-乙酰转移酶时，乙酰化过程受阻，异烟肼的代谢减慢，易致蓄积中毒。临床上依据体内异烟肼乙酰化速度的快慢将人群分为两种类型：快代谢型和慢代谢型，前者 $t_{1/2}$ 为 70 分钟左右，后者为 3 小时。若每日给药则代谢慢者不良反应相对重而多；若采用间歇给药方法，特别是每周一次给药，代谢快者疗效相对较差。故临床上应根据不同患者的代谢类型确定给药方案。遗传因素是影响异烟肼乙酰化速度的主要原因，表现为明显的种族差异。我国人群中快代谢型者约占 50%，慢代谢型者占 26%，中间型者约占 24%。

【抗菌作用及作用机制】 异烟肼对结核分枝杆菌具有高度的选择性,对生长旺盛的活动期结核分枝杆菌有强大的杀灭作用,是治疗活动性结核的首选药物。对静止期结核分枝杆菌无杀灭作用而仅有抑菌作用,故清除药物后,结核分枝杆菌可恢复正常的增殖活动。其作用强度与渗入到病灶部位的浓度有关,低浓度时有抑菌作用,高浓度时有杀菌作用,其最低抑菌浓度为 0.025~0.050mg/L。

异烟肼的作用机制至今尚未完全阐明,目前有以下几种观点:①抑制分枝菌酸(mycolic acid)的生物合成(分枝菌酸是结核分枝杆菌细胞壁的重要成分),阻止分枝菌酸前体物质长链脂肪酸的延伸,使结核分枝杆菌细胞壁合成受阻而导致细菌死亡。因分枝菌酸只存在于分枝杆菌中,因此异烟肼仅对结核分枝杆菌具有高度特异性而对其他细菌无效。②抑制结核分枝杆菌脱氧核糖核酸(DNA)的合成而发挥抗菌作用。③异烟肼与对其敏感的分枝杆菌菌株中的一种酶结合,引起结核分枝杆菌代谢紊乱而死亡。

结核分枝杆菌耐药性机制尚未完全阐明,目前认为是由于过氧化氢酶-过氧化物酶突变,使其活性下降,抑制异烟肼向其活性代谢产物的转化;另有人认为是由于分枝菌酸生物合成的基因发生突变所致。异烟肼单独使用易产生耐药性,但停用一段时间后可恢复其对药物的敏感性。异烟肼与其他抗结核药物间无交叉耐药性,故临床上常采取联合用药以增加疗效和延缓耐药性的发生。

【临床应用】 异烟肼对各种类型的结核病患者均为首选药物。对早期轻症肺结核或预防用药时可单独使用,规范化治疗时必须联合使用其他抗结核药,以防止或延缓耐药性的产生。对粟粒性结核和结核性脑膜炎应加大剂量,延长疗程,必要时注射给药。

【不良反应】

1. 神经系统 常见反应为周围神经炎,表现为手脚麻木、肌肉震颤和步态不稳等。大剂量可出现头痛、头晕、兴奋和视神经炎,严重时可导致中毒性脑病和精神病。此作用是由于异烟肼的结构与维生素 B$_6$ 相似,使维生素 B$_6$ 排泄增加而致体内缺乏所致。维生素 B$_6$ 缺乏会使中枢 γ-氨基丁酸(GABA)减少,引起中枢过度兴奋,因此使用异烟肼时应注意及时补充维生素 B$_6$,预防不良反应的产生。癫痫患者同时应用异烟肼和苯妥英钠可引起过度镇静或运动失调,故癫痫及精神病患者慎用。

2. 肝脏毒性 异烟肼可损伤肝细胞,使转氨酶升高,少数患者可出现黄疸,严重时亦可出现肝小叶坏死。异烟肼导致肝损伤的机制目前尚不清楚,有人认为可能与异烟肼在肝脏的乙酰化代谢过程有关,故应定期检查肝功能。快代谢型患者对异烟肼敏感,故此型患者和肝功能不良者慎用。

3. 其他 可发生各种皮疹、发热、胃肠道反应、粒细胞减少、血小板减少和溶血性贫血,用药期间亦可能产生脉管炎及关节炎综合征。

异烟肼不良反应的产生与用药剂量及疗程有关,用药期间应密切注意并及时调整剂量,以避免严重不良反应的发生。

【药物相互作用】

1. 异烟肼为肝药酶抑制剂,可使香豆素类抗凝血药、苯妥英钠及拟交感胺药物的代谢减慢,血药浓度升高,合用时应调整剂量。

2. 饮酒和与利福平合用均可增加异烟肼对肝的毒性作用。

3. 与肾上腺皮质激素合用,血药浓度降低。与肼屈嗪合用则毒性增加。

利福平

利福平(rifampicin)是利福霉素 SV(rifamycin SV)的人工半合成品,橘红色结晶粉末。

【体内过程】 利福平口服易吸收,24 小时血浆药物浓度达峰值,$t_{1/2}$ 为 1.5~5 小时。食物及对氨基水杨酸钠可减少其吸收,若两药合用,应间隔 8~12 小时。利福平穿透力强,体内分布广,包括脑脊液、胸腔积液、腹腔积液、结核空洞、痰液及胎盘。该药主要在肝脏代谢为去乙酰基利福平,其抗菌能力较弱,仅为利福平的 1/10。利福平从胃肠道吸收以后,由胆汁排泄进行肠肝循环。由于药物及代谢物呈橘红色,加之体内分布广,故其代谢物可使尿、粪、唾液、痰、泪液和汗液均呈橘红色。本药为肝药酶诱剂,连续服用可缩短自身的 $t_{1/2}$。

【抗菌作用】　利福平抗菌谱广且作用强大,对静止期和繁殖期的细菌均有作用,能增加链霉素和异烟肼的抗菌活性。利福平不仅对结核分枝杆菌及麻风杆菌有作用,亦可杀灭多种 G^+ 和 G^- 球菌如金黄色葡萄球菌、脑膜炎球菌等,对 G^- 杆菌如大肠埃希菌、变形杆菌、流感嗜血杆菌等也有抑制作用。利福平抗菌强度与其浓度有关,低浓度抑菌、高浓度杀菌,其疗效与异烟肼相当。抗菌机制为特异地与细菌依赖 DNA 的 RNA 多聚酶 β 亚单位结合,阻碍 mRNA 的合成,对人和动物细胞内的 RNA 多聚酶无影响。此外,利福平高浓度时对沙眼衣原体和某些病毒也有作用。利福平单独使用易产生耐药性,这与细菌的 RNA 多聚酶基因突变有关,但与其他抗菌药无交叉耐药。

【临床应用】

1. 利福平与其他抗结核药联合使用可治疗各种类型的结核病,包括初治及复发患者。与异烟肼合用治疗初发患者可降低结核性脑膜炎的病死率,减少后遗症的发生;与乙胺丁醇及吡嗪酰胺合用对复治患者产生良好的治疗效果。

2. 治疗麻风病和耐药金黄色葡萄球菌及其他敏感细菌所致感染。

3. 因利福平在胆汁中浓度较高,也可用于重症胆道感染。

4. 局部用药可用于沙眼、急性结膜炎及病毒性角膜炎的治疗。

【不良反应】

1. **胃肠道反应**　常见恶心、呕吐、腹痛、腹泻,一般不严重。

2. **肝脏毒性**　长期大量使用利福平可出现黄疸、肝大、肝功能减退等症状,严重时可致死亡。此种不良反应在慢性肝病患者、酒精中毒患者、老年患者或者使用异烟肼者发生率明显增加,其机制尚不清楚。故用药期间应定期复查肝功能,严重肝病、胆道阻塞患者禁用。

3. **"流感综合征"**　大剂量间隔使用时可诱发发热、寒战、头痛、肌肉酸痛等类似感冒的症状。其发生频率与剂量大小、间隔时间有明显关系,所以间隔给药方法现已不使用。

4. **其他**　个别患者出现皮疹、药物热等重症反应。偶见疲乏、嗜睡、头晕和运动失调等。此外,动物实验证实该药有致畸作用,故禁用于妊娠早期妇女。

【药物的相互作用】　利福平是肝药酶诱导剂,可加速自身及许多药物的代谢,如洋地黄毒苷、奎尼丁、普萘洛尔、维拉帕米、巴比妥类药物、口服抗凝血药、氯贝丁酯、美沙酮及磺酰脲类口服降血糖药、口服避孕药、糖皮质激素和茶碱等。利福平与这些药物合用时注意调整剂量。

乙胺丁醇

乙胺丁醇(ethambutol)是人工合成的乙二胺衍生物。

【体内过程】　口服吸收迅速,经 2~4 小时血药浓度即可达峰值,并广泛分布于全身组织和体液,但脑脊液浓度较低。乙胺丁醇大部分以原形经肾排泄,少部分在肝脏内转化为醛及二羧酸衍生物由尿液排出,对肾脏有一定毒性,肾功能不良时应慎重使用。

【抗菌作用】　乙胺丁醇对繁殖期结核分枝杆菌有较强的抑制作用。其作用机制为与二价金属离子如 Mg^{2+} 络合,阻止菌体内亚精胺与 Mg^{2+} 结合,干扰细菌 RNA 的合成,起到抑制结核分枝杆菌的作用。乙胺丁醇对其他细菌无效。单独使用可产生耐药性,降低疗效,因此常联合其他抗结核药使用,目前无交叉耐药现象。临床主要用于对异烟肼和链霉素耐药或不能耐受对氨基水杨酸钠的结核病患者的治疗,其有效浓度为 1~5μg/ml。

【临床应用】　用于各型肺结核和肺外结核。与异烟肼和利福平合用治疗初治患者,与利福平和卷曲霉素合用治疗复治患者。特别适用于经链霉素和异烟肼治疗无效的患者。因其安全有效、不良反应发生率低、耐药性产生慢,目前已取代对氨基水杨酸钠成为一线抗结核药。

【不良反应】　乙胺丁醇在治疗剂量下一般较为安全,但连续大量使用 2~6 个月可产生严重的毒性反应,可引起视力减退、红绿色盲和视野缩小。对已有视神经炎的患者则禁用。如及时停药并给予

大剂量维生素 B_6 则有恢复的可能,故应定期检查视力。偶见胃肠道反应、过敏反应和高尿酸血症,因此有痛风病者慎用。

链霉素

链霉素(streptomycin)是第一个有效的抗结核药,在体内仅有抑菌作用,疗效不及异烟肼和利福平。穿透力弱,不易渗入细胞、纤维化、干酪化病灶,也不易透过血脑屏障和细胞膜,因此对结核性脑膜炎疗效最差。结核分枝杆菌对链霉素易产生耐药性,且长期使用耳毒性发生率高,只能与其他药物联合使用,特别是重症肺结核几乎不用链霉素。其抗菌机制、不良反应详见第四十二章氨基糖苷类抗生素。

吡嗪酰胺

吡嗪酰胺(pyrazinamide,PZA)口服易吸收,$t_{1/2}$ 为 6 小时。体内分布广,细胞内和脑脊液中浓度较高。大部分在肝脏水解成吡嗪酸,并羟化成为 5-羟吡嗪酸,少部分原形药通过肾小球滤过由尿排出。吡嗪酰胺在酸性环境下对结核分枝杆菌有较强的抑制和杀灭作用。单独使用易产生耐药性,与其他抗结核药无交叉耐药性,与异烟肼和利福平合用有协同作用,是联合用药的重要成分。

吡嗪酰胺长期、大量使用可发生严重的肝损害,出现转氨酶升高、黄疸甚至肝坏死。因此用药期间应定期检查肝功能,肝功能不良者慎用。此外尚能抑制尿酸盐排泄,诱发痛风。

二、二线抗结核药

对氨基水杨酸钠

对氨基水杨酸钠(sodium aminosalicylate)口服吸收良好,2 小时左右血浆浓度达峰值,$t_{1/2}$ 为 1 小时,可分布于全身组织和体液(脑脊液除外)。对氨基水杨酸钠主要在肝脏代谢,大部分转化成乙酰化物,从肾脏排出,肝、肾功能不良者慎用。对氨基水杨酸钠仅对细胞外的结核分枝杆菌有抑菌作用,抗菌谱窄,疗效较一线抗结核药差。其作用机制不清,一般认为是由于对氨基水杨酸钠可竞争性抑制二氢蝶酸合酶,阻止二氢叶酸的合成,从而使蛋白质合成受阻,抑制结核分枝杆菌的繁殖。细菌对该药亦可产生耐药性,但较链霉素轻。目前临床上主要与异烟肼和链霉素联合使用,延缓耐药性的产生,增加疗效。对氨基水杨酸钠不宜与利福平合用,因其可影响利福平的吸收。常见不良反应为胃肠道反应及过敏反应,长期大量使用可出现肝功能损害。本品水溶液不稳定,见光可分解变色,故应用时应新鲜配制,并在避光条件下使用。

乙硫异烟胺

乙硫异烟胺(ethionamide)是异烟酸的衍生物,单用易发生耐药性。不良反应较多且发生率高,以胃肠道反应常见,表现为食欲缺乏、恶心、呕吐、腹痛和腹泻,患者难以耐受。故仅用于一线抗结核药治疗无效的患者,并且需联合使用其他抗结核药。孕妇和 12 岁以下儿童不宜使用。

卷曲霉素

卷曲霉素(capreomycin)是多肽类抗生素,其抗菌机制是抑制细菌蛋白质合成。单用易产生耐药性,且与新霉素和卡那霉素有交叉耐药性。临床用于复治的结核患者。不良反应与链霉素相似,但较链霉素轻。

环丝氨酸

环丝氨酸(cycloserine)通过阻碍细菌细胞壁的合成,对多种 G^+ 菌和 G^- 菌有抗菌作用,抗结核作用弱于异烟肼和链霉素。其优点是不易产生耐药性和交叉耐药性。主要不良反应是神经系统毒性反应、胃肠道反应及发热。临床用于复治的耐药结核分枝杆菌患者,应与其他抗结核药联合使用。

三、新一代抗结核药

贝达喹啉

贝达喹啉(bedaquiline)是二芳基喹啉类(diarylquinoline)抗结核新药,是近年来唯一上市的具有全新作用靶位的抗结核药。其通过抑制结核分枝杆菌 ATP 合成酶质子泵的活性,影响 ATP 合成而发挥抗菌及杀菌作用。体外研究表明,贝达喹啉对结核分枝杆菌敏感菌株和耐药菌株均具有同等的杀菌活性,对休眠菌也具有良好的灭菌作用。贝达喹啉与传统的抗结核药物之间无交叉耐药性,对人体的安全性和耐受性良好。可加速痰结核分枝杆菌培养阴转速度,提高耐多药结核病的治疗效果。

德拉马尼

德拉马尼(delamanid)为抗分枝杆菌药物,可抑制分枝杆菌细胞壁合成,抑制分枝杆菌生长,对 MDR-TB 具有较好活性,于 2018 年在我国上市。该药口服后 4~8 小时可达最大血药浓度,$t_{1/2}$ 为 30~38 小时。主要用于治疗成人 MDR-TB。因该药的副作用较多,且易引起 Q-T 间期延长,应在医生指导下用药。

利福喷丁

利福喷丁(rifapentine)也是利福霉素的衍生物,抗菌强度为利福平的 7 倍。其特点为 $t_{1/2}$ 长,为 26 小时,每周只需给药 2 次。利福喷丁具有一定的抗艾滋病(AIDS)能力,应用前景较好。

利福布汀

利福布汀(rifabutin)为半合成利福霉素类药物,与利福平有相似的结构和活性,除具有抗 G^- 菌和 G^+ 菌的作用外,还有抗结核分枝杆菌和鸟分枝杆菌的活性。与微生物的 DNA 依赖性 RNA 多聚酶亚基形成稳定的结合,抑制该酶活性,从而抑制微生物 RNA 的合成。用于预防和治疗艾滋病感染者结核分枝杆菌感染,也用于耐多药结核病的联合治疗。不良反应主要有白细胞减少、肝功能异常、胃肠道反应、皮疹等。

氟喹诺酮类

目前在抗结核方面应用和研究较多的喹诺酮类有氧氟沙星、环丙沙星、洛美沙星、左氧氟沙星、司帕沙星、加替沙星、莫西沙星等。此类药物通过结合细菌 DNA 回旋酶复合物,抑制细菌 DNA 复制、转录,造成染色体损害,导致细菌死亡。WHO 推荐的含氧氟沙星的三线抗结核方案为:氧氟沙星 + 阿米卡星 + 丙硫异烟胺 + 吡嗪酰胺。患者耐受性良好,长期应用安全。高剂量左氧氟沙星(≥750mg/d)、莫西沙星及加替沙星等药物为治疗 MDR-TB 核心方案的最重要组成部分,能显著改善成年人 MDR-TB 的疗效。

四、抗结核药的应用原则

抗结核化学药物的使用是治疗结核病的主要手段。合理应用化疗药物,能提高药物疗效,降低不良反应。合理化疗是指早期、联合、适量、规律及全程用药。

1. **早期用药** 是指患者一旦确诊为结核病后立即给药治疗。早期活动性病灶处于渗出阶段,病灶内结核分枝杆菌生长旺盛,对抗结核药敏感,细菌易被抑制或杀灭。此外,患病初期机体抵抗力较强,局部病灶血运丰富,药物浓度高,能促进炎症吸收、痰菌转阴,从而获得满意疗效。而晚期由于病灶的纤维化、干酪化或空洞形成,病灶内血液循环不良,药物渗透差,疗效不佳。

2. **联合用药** 是指根据不同病情和抗结核药的作用特点,联合 2 种或 2 种以上药物以增强疗效,并可避免严重的不良反应和延缓耐药性的产生。临床通常根据病情的严重程度采取二联、三联甚至四联的用药方案,通常轻症肺结核选用异烟肼和利福平联合应用,重症则采取四联或更多抗结核药联合应用。

3. **适量** 是指用药剂量要适当。药量不足,组织内药物难以达到有效浓度,且易诱发细菌产生耐药性使治疗失败;药物剂量过大则易产生严重不良反应而使治疗难以继续。

4. 坚持全程规律用药　结核病的治疗必须做到有规律长期用药,不能随意改变药物剂量或药物品种,否则难以治疗成功。结核病是一种容易复发的疾病,过早地停药会使已被抑制的细菌再度繁殖或迁延,导致治疗失败。所以,规律全程用药,不过早停药是化疗成功的关键。轻症肺结核应持续治疗 9~12 个月,中度及重度肺结核持续治疗 18~24 个月,或根据患者的病情调整用药方案。

第二节 ∣ 抗麻风病药

砜类(sulfones)化合物是目前临床最重要的抗麻风病药,常用的有氨苯砜(dapsone,DDS)、苯丙砜(solapsone)和醋氨苯砜(acedapsone)。

氨苯砜

氨苯砜(dapsone,DDS)是治疗麻风的首选药物。

【体内过程】　口服吸收缓慢而完全,4~8 小时血药浓度可达峰值。氨苯砜吸收进入体内后广泛分布于全身组织和体液,肝和肾中浓度最高,其次为皮肤和肌肉。此外,病变皮肤中的药物浓度又较正常皮肤高。药物在小肠吸收后通过肠肝循环重吸收回血液,故在血液中存留时间较长,$t_{1/2}$ 为 10~50 小时,宜采用周期性间隔给药方案,以免发生蓄积中毒。氨苯砜可经胆汁排泄,亦可在肝脏内乙酰化后从尿中排出。

【作用与应用】　抗菌谱与磺胺类药相似。由于其抗麻风杆菌作用可被 PABA 拮抗,因此有人认为其抗菌机制可能与磺胺类相同。氨苯砜单用易产生耐药性,与利福平联合使用可延缓耐药性的产生。治疗时以小剂量开始直至最适剂量为止,一般用药 3~6 个月症状开始有所改善,细菌完全消失至少需 1~3 年时间,因此在治疗过程中不应随意减少剂量或过早停药。

【不良反应】　氨苯砜较常见的不良反应是溶血性贫血和发绀,葡萄糖-6-磷酸脱氢酶(G-6-PD)缺乏者较易发生,其次为高铁血红蛋白血症。口服氨苯砜可出现胃肠道反应、头痛及周围神经病变、药物热、皮疹、血尿等。对肝脏亦有一定毒性,应定期检查血象及肝功能。此外,治疗早期或药物增量过快可引起"砜综合征",表现为发热、不适、剥脱性皮炎、黄疸伴肝坏死、淋巴结肿大、贫血等。严重贫血、G-6-PD 缺乏、肝肾功能不良,过敏者及精神病患者禁用。

其他药物

氯法齐明(clofazimine,氯苯吩嗪)　对麻风杆菌有抑制作用,与氨苯砜或利福平合用治疗各型麻风病,治疗瘤型麻风为首选用药。对 MDR-TB 甚至是广泛耐药结核病具有良好的治疗效果。主要不良反应是使皮肤及代谢物呈红棕色。

巯苯咪唑(mercaptophenylimidazole,麻风宁)　是新型抗麻风病药,疗效较砜类好。其优点是疗程短,毒性小,不易蓄积,患者易于接受。亦可产生耐药性,不良反应为局限性皮肤瘙痒和诱发"砜综合征"。巯苯咪唑适用于治疗各型麻风病,可用于砜类药物过敏者。

利福平杀灭麻风杆菌作用较氨苯砜快,毒性小,一般与氨苯砜联合应用。

大环内酯类药物如罗红霉素、克拉霉素亦具有抗麻风杆菌作用,且不良反应轻,患者容易接受。

(乔国芬)

本章思维导图

本章目标测试

第四十八章 | 抗寄生虫药

寄生虫寄居于宿主体内,引起寄生虫病,危害人类健康,是重要的公共卫生问题。寄生虫病可分为原虫病和蠕虫病,原虫病包括疟疾、阿米巴病和滴虫病等,蠕虫病包括血吸虫病、丝虫病和肠寄生虫病等。寄生虫感染分为轻度、中度或重度感染,可导致胎儿或新生儿损伤,皮肤结节或皮疹,营养缺陷,以及造成眼、肺、心脏、中枢神经系统或肝脏的重大损伤甚至引起死亡。抗寄生虫药是能选择性地杀灭、抑制或排出寄生虫,用于预防和治疗寄生虫病的药物。目前药物治疗仍是减少寄生虫感染及传播的重要手段。

第一节 | 抗疟药

疟疾是由疟原虫引起的雌性按蚊叮咬传播的寄生虫性传染病。临床以间歇性寒战、高热、继之大汗后缓解为特点。间日疟、卵形疟常复发,恶性疟发病急且症状严重,可短时期内引起贫血和多器官损害,是造成死亡的主要原因。抗疟药(antimalarial drugs)是防治疟疾的重要手段。

一、疟原虫的生活史及疟疾的发病机制

寄生于人体的疟原虫有 4 种,即间日疟原虫、三日疟原虫、恶性疟原虫和卵形疟原虫,分别引起间日疟、三日疟、恶性疟和卵形疟。三日疟少见,卵形疟罕见。4 种疟原虫的生活史基本相同,可分为人体内的发育阶段和雌性按蚊体内的发育阶段(图 48-1)。抗疟药可作用于疟原虫生活史不同环节,用于治疗或预防疟疾。

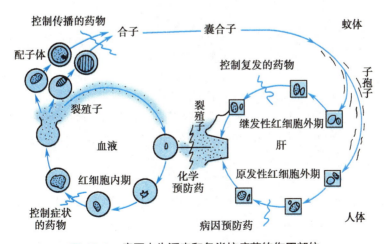

图 48-1 疟原虫生活史和各类抗疟药的作用部位

1. 人体内的发育阶段

(1)红细胞外期:受感染的雌性按蚊刺吸人血时,子孢子随唾液进入人体,随血流侵入肝细胞发育、裂体增殖,形成可产生数以万计裂殖子的裂殖体。此期无临床症状,为疟疾的潜伏期,一般为 10～14 天。

间日疟原虫和卵形疟原虫有一部分子孢子侵入肝脏后,进入休眠期称为休眠子,再被激活后成为

良性疟治疗后复发的根源。恶性疟原虫和三日疟原虫无休眠子,无复发现象。

（2）红细胞内期:红细胞外期的裂殖子胀破肝细胞释出,进入血流侵入红细胞,经滋养体发育成裂殖体,并破坏红细胞,释放裂殖子、疟色素及其他代谢产物,刺激机体引起寒战、高热等症状,即疟疾发作。释放出的裂殖子可再侵入其他正常红细胞,如此反复循环,引起临床症状反复发作。临床症状发作的间隔时间:间日疟约 48 小时,恶性疟 36～48 小时,三日疟约 72 小时。

2. 按蚊体内的发育阶段　按蚊在刺吸疟原虫感染者血液时,红细胞内发育的各期疟原虫随血液入蚊胃,仅雌、雄配子体能继续发育,两者结合成合子,进一步发育产生子孢子,移行至唾液腺内,成为感染人的直接传染源。

二、抗疟药的分类

1. 主要用于控制症状的药物　代表药为氯喹、奎宁、甲氟喹、青蒿素等,均能杀灭红细胞内期裂殖体,控制症状发作和预防性抑制症状发作。

2. 主要用于控制远期复发和传播的药物　代表药为伯氨喹,能杀灭肝脏中休眠子,控制疟疾的复发;并能杀灭各种疟原虫的配子体,控制疟疾传播。

3. 主要用于病因性预防的药物　代表药为乙胺嘧啶,能杀灭红细胞外期的子孢子,发挥病因性预防作用。

三、常见的抗疟药

（一）主要用于控制症状的药物

氯喹

氯喹(chloroquine)是人工合成的 4-氨基喹啉类衍生物。

【**体内过程**】　口服吸收快而完全,血药浓度达峰时间为 1～2 小时,抗酸药可干扰其吸收。血浆蛋白结合率为 55%;分布广泛,在肝、脾、肾、肺中的浓度高于血浆浓度 200～700 倍。在红细胞中的浓度为血浆内浓度的 10～20 倍,被疟原虫侵入的红细胞内的氯喹浓度,比正常的高约 25 倍。在肝脏代谢,其主要代谢产物去乙基氯喹仍有抗疟作用。70% 原形药物及 30% 代谢产物从尿中排出,酸化尿液可促进其排泄。$t_{1/2}$ 为 50 小时,后遗效应持续数周或数个月。

【**药理作用与临床应用**】

1. 抗疟作用　氯喹对各种疟原虫的红细胞内期裂殖体均有较强的杀灭作用,能迅速、有效地控制疟疾发作;但对子孢子、休眠子和配子体无效,不能用于病因性预防以及控制远期复发和传播。氯喹具有在红细胞内尤其是被疟原虫入侵的红细胞内浓集的特点,有利于杀灭疟原虫,具有起效快、疗效高的特点。通常用药后 24～48 小时临床症状消退,48～72 小时血中疟原虫消失。药物大量分布于肝、肺等内脏组织,缓慢释放入血,加之在体内代谢与排泄缓慢,故作用持久。

氯喹的抗疟作用机制复杂,尚未完全阐明。氯喹在中性 pH 时不带电荷,能自由进入疟原虫的溶酶体;而进入溶酶体后,其酸性 pH 环境使氯喹发生质子化,不能再穿透出胞膜,因而浓集于疟原虫内。高浓度时可以抑制蛋白、RNA 和 DNA 的合成。氯喹的抗疟作用主要是通过抑制疟原虫对血红蛋白的消化,减少疟原虫生存必需氨基酸的供应。氯喹也能抑制血红素聚合酶活性,使有毒的血红素转化为疟色素受阻,减少对人体伤害。

2. **预防性给药**　氯喹能预防性抑制疟疾症状发作,在进入疫区前 1 周和离开疫区后 4 周期间,每周服药一次。

3. **抗肠道外阿米巴病作用**　氯喹在肝脏中的浓度高,能杀灭阿米巴滋养体。可用于初始使用甲硝唑治疗失败的阿米巴肝脓肿患者。

4. **免疫抑制作用**　大剂量氯喹能抑制免疫反应,偶尔用于类风湿关节炎、系统性红斑狼疮等免疫功能紊乱性疾病。

【耐药性】　世界大部分地区的恶性疟原虫对氯喹产生耐药性,间日疟原虫对其耐药性也逐渐增多。恶性疟原虫的耐药性可能与氯喹抗性转运体 PfCRT 的突变相关。某些药物可逆转氯喹的耐药性,如维拉帕米、地昔帕明和氯苯那敏,但其临床价值尚未确定。

【不良反应与注意事项】　氯喹用于预防用途时,不良反应罕见。当稍大剂量用于治疗疟疾急性发作时,不良反应偶尔发生,包括恶心、呕吐、头晕、目眩以及荨麻疹等,餐后服用可减少副作用的发生。大剂量应用时可导致视网膜病,应定期进行眼科检查。大剂量或快速静脉给药时,可致低血压;给药剂量过大可发生致死性心律失常。目前认为孕妇和儿童使用氯喹是安全的。

奎宁

奎宁(quinine)为奎尼丁的左旋体,是从金鸡纳树皮中提取的一种生物碱。

【体内过程】　口服吸收迅速完全,蛋白结合率约 70%。吸收后分布于全身组织,以肝脏浓度最高,$t_{1/2}$ 为 8.5 小时。奎宁于肝中被氧化分解,迅速失效,其代谢物及少量原形药经肾排出,服药后 15 分钟即出现于尿中,24 小时后几乎全部排出,故奎宁无蓄积性。

【药理作用与临床应用】　本药对各种疟原虫的红细胞内期裂殖体均有杀灭作用,能有效控制临床症状;对红细胞外期疟原虫和恶性疟的配子体无明显作用。其抗疟机制和氯喹相似,与抑制血红素聚合酶有关,但在疟原虫中浓集不及氯喹。由于氯喹耐药性的出现和蔓延,奎宁成为治疗恶性疟的主要化学药物。奎宁有减弱心肌收缩力、兴奋子宫平滑肌、轻度阻断神经肌肉接头和微弱的解热镇痛作用。

【耐药性】　疟原虫对奎宁的耐药和氯喹相似,通过增加 P 糖蛋白的表达,促使药物从疟原虫中排出。

【不良反应与注意事项】　刺激胃黏膜,引起恶心、呕吐。血浆浓度超过 30~60μmol/L 时可引起金鸡纳反应(cinchonism),表现为恶心、头痛、耳鸣、脸红、视力减退等,停药一般能恢复。用药过量或静脉滴注速度过快时,可致低血压、心律失常和严重中枢神经系统紊乱,如谵妄和昏迷。奎宁可刺激胰岛素释放,疟原虫可消耗葡萄糖,严重恶性疟患者可发生低血糖反应甚至昏迷。偶见血小板减少和超敏反应。月经期慎用,孕妇忌用。

甲氟喹

甲氟喹(mefloquine)是由奎宁经结构改造而获得的 4-喹啉-甲醇衍生物。对间日疟原虫和恶性疟原虫的红细胞内期裂殖体有杀灭作用。主要用于耐氯喹或对多种药物耐药的恶性疟,常与乙胺嘧啶合用可增强疗效、延缓耐药性的发生。$t_{1/2}$ 约为 30 天,用于症状的抑制性预防,每两周用药一次。甲氟喹用于控制急性发作时,半数患者发生胃肠道反应。可出现一过性中枢神经系统毒性,如眩晕、烦躁不安和失眠等。2 岁以下幼儿和有精神病史者禁用。

咯萘啶

咯萘啶(malaridine)是苯并萘啶的衍生物,为我国研制的一种抗疟药。对红细胞内期疟原虫有杀灭作用,对耐氯喹的恶性疟也有效。可用于治疗各种类型的疟疾,包括脑型疟。治疗剂量时不良反应轻微而少见,表现为食欲减退、恶心、头痛、头晕、皮疹和精神兴奋等。

青蒿素

青蒿素（artemisinin）是从黄花蒿及其变种大头黄花蒿中提取的一种倍半萜内酯类过氧化物,是我国以中医药学家屠呦呦为代表的科技工作者根据"青蒿截疟"的记载而发掘出的新型抗疟药。屠呦呦也因在青蒿素发现中的重要作用,于2015年获诺贝尔生理学或医学奖。由于对耐药疟原虫有效,受到国内外广泛重视。

【体内过程】　口服迅速吸收,0.5～1小时后血药浓度达高峰,在红细胞内的浓度低于血浆中的浓度。该药为脂溶性物质,可透过血脑屏障进入脑组织。主要从肾及肠道排出,24小时可排出84%,72小时仅少量残留。由于代谢与排泄均快,维持有效血药浓度时间短,难以杀灭疟原虫达到根治效果,停药后复发率较高。

【药理作用与临床应用】　青蒿素对各种疟原虫红细胞内期裂殖体有快速的杀灭作用,48小时内疟原虫从血中消失;对红细胞外期疟原虫无效。青蒿素抗疟作用机制尚未完全阐明,可能是血红素或Fe^{2+}催化青蒿素形成自由基,破坏疟原虫表膜和线粒体结构,导致疟原虫死亡。主要用于治疗耐氯喹或多药耐药的恶性疟。因可透过血脑屏障,对脑型疟的抢救有较好效果。

【耐药性】　青蒿素目前应用广泛,因疟原虫对仅含青蒿素的单一制剂易产生耐药,因而推荐使用含青蒿素的复方制剂来增强抗疟作用,同时避免耐药性的产生。

【不良反应与注意事项】　青蒿素一般耐受性良好。最常见的不良反应包括恶心、呕吐、腹泻和头晕,这些常常是由于潜在的疟疾感染而非药物引起。罕见的严重毒性包括中性粒细胞减少、贫血、溶血、转氨酶升高和过敏反应。青蒿素治疗疟疾有一定的复发率,可与伯氨喹合用。青蒿素与奎宁合用时抗疟作用相加,与甲氟喹合用为协同作用,与氯喹或乙胺嘧啶则表现为拮抗作用。

青蒿素衍生物

双氢青蒿素（dihydroartemisinin）、蒿甲醚（artemether）、青蒿琥酯（artesunate）是青蒿素的衍生物。三药抗疟作用机制同青蒿素,能杀灭红细胞内期裂殖体,抗疟效果强于青蒿素,可用于治疗耐氯喹的恶性疟以及危急病例的抢救。

(二) 主要用于控制远期复发和传播的药物

伯氨喹

伯氨喹（primaquine）是人工合成的8-氨基喹啉类衍生物。

【体内过程】　伯氨喹口服吸收快,2小时内血药浓度达高峰,分布广泛,以肝中浓度较高。药物在体内代谢完全,代谢产物由尿中排出,$t_{1/2}$为3～6小时。有效血药浓度维持时间短,需每天给药。

【药理作用与临床应用】　伯氨喹对间日疟和卵形疟肝脏中的休眠子有较强的杀灭作用,是防治疟疾远期复发的主要药物。与红细胞内期抗疟药合用,能根治良性疟,减少耐药性的产生。能杀灭各种疟原虫的配子体,阻止疟疾传播。对红细胞内期的疟原虫无效。伯氨喹抗疟原虫作用的机制可能是其损伤线粒体以及代谢产物6-羟衍生物,促进氧自由基生成或阻碍疟原虫电子传递。已有部分间日疟原虫对伯氨喹耐药的报道,对于肝内耐药虫株,单一标准剂量往往无法完全清除,需要在剂量加倍的同时延长治疗时间至2周。

【不良反应与注意事项】　治疗剂量的伯氨喹不良反应较少,可引起剂量依赖性的胃肠道反应,停药后可恢复。大剂量(60～240mg/d)时,可致高铁血红蛋白血症伴有发绀。红细胞内缺乏葡萄糖-6-磷酸脱氢酶(G-6-PD)的个体可发生急性溶血。服用伯氨喹前,应仔细询问有关病史并检测G-6-PD的活性。

(三)主要用于病因性预防的药物

乙胺嘧啶

【体内过程】　乙胺嘧啶(pyrimethamine)口服吸收慢而完全,4～6小时血药浓度达峰值,$t_{1/2}$为80～95小时,服药一次有效血药浓度可维持约2周。代谢物从尿排泄。

【药理作用与临床应用】　为二氢叶酸还原酶抑制药,阻止二氢叶酸转变为四氢叶酸,阻碍核酸的合成,对疟原虫酶的亲和力远大于对人体酶的亲和力,从而抑制疟原虫的增殖,对已发育成熟的裂殖体则无效,常需在用药后第2个无性增殖期才能发挥作用,故控制临床症状起效缓慢。常用于病因性预防,作用持久,每周服药一次。乙胺嘧啶常与磺胺类或砜类药物合用,在叶酸代谢的两个环节上起双重阻抑作用。乙胺嘧啶不能直接杀灭配子体,但含药血液随配子体被按蚊吸食后,能阻止疟原虫在蚊体内的发育产生配子体,起阻断传播的作用。

【不良反应与注意事项】　治疗剂量毒性小。长期大剂量服用可能干扰人体叶酸代谢,引起巨幼细胞贫血、粒细胞减少,及时停药或用亚叶酸治疗可恢复。乙胺嘧啶过量引起急性中毒,表现为恶心、呕吐、发热、发绀、惊厥,甚至死亡。严重肝、肾功能损伤患者应慎用,妊娠及哺乳期妇女禁用。

磺胺类和砜类

磺胺类和砜类与PABA竞争二氢蝶酸合酶,抑制疟原虫二氢蝶酸的合成。主要用于耐氯喹的恶性疟,单用时疗效差,仅抑制红细胞内期疟原虫,对红细胞外期无效;与乙胺嘧啶或甲氧苄啶(TMP)等二氢叶酸还原酶抑制剂合用,可增强疗效。常用药为磺胺多辛和氨苯砜。

(四)抗疟药的合理应用

1. **抗疟药的选择**　①控制症状:对氯喹敏感的疟原虫选用氯喹;②脑型疟:选用磷酸氯喹、二盐酸奎宁、青蒿素类注射剂以提高脑内药物浓度;③耐氯喹的恶性疟:选用奎宁、甲氟喹、青蒿素类;④休止期:乙胺嘧啶和伯氨喹合用;⑤预防用药:乙胺嘧啶预防发作和阻止传播,氯喹能预防性抑制症状发作。

2. **联合用药**　尚无一种抗疟药对疟原虫生活史的各环节都有杀灭作用,因此宜联合用药。氯喹与伯氨喹合用于发作期的治疗,既控制症状,又防止复发和传播;乙胺嘧啶与伯氨喹合用于休止期患者,可防止复发。不同作用机制的药物联合应用,可增强疗效,减少耐药性发生,如乙胺嘧啶与磺胺可协同阻止叶酸合成,对耐氯喹的恶性疟使用青蒿素与甲氟喹或咯萘啶联合治疗。有些抗疟药则表现为拮抗作用,如青蒿素和氯喹或乙胺嘧啶合用会影响药效。

第二节 | 抗阿米巴病药及抗滴虫药

一、抗阿米巴病药

阿米巴病是由阿米巴包囊引起的肠道内和肠道外传染病。阿米巴包囊在消化道发育成滋养体,通过其膜上的凝集素附着在结肠上皮细胞。滋养体可溶解宿主细胞,侵袭黏膜下层组织,引起肠阿米巴病,表现为痢疾样症状或慢性肠道感染;也可随血流侵入肝脏或其他部位,引起肠道外阿米巴病,表现为各脏器的脓肿,以阿米巴肝脓肿和肺脓肿最常见。部分被感染者即包囊携带者,无症状发生,但包囊可随粪便排出体外,成为阿米巴病的传染源。包囊在外界潮湿环境中可存活 1 周。目前的治疗药物主要有甲硝唑、二氯尼特等。

甲硝唑

$$\text{CH}_3\text{ 环 N=N—CH}_2\text{CH}_2\text{OH, NO}_2$$

甲硝唑(metronidazole,灭滴灵)为人工合成的 5-硝基咪唑类化合物。

【体内过程】 口服吸收迅速,血药浓度达峰时间为 1~3 小时,生物利用度 95% 以上,血浆蛋白结合率为 20%,$t_{1/2}$ 为 8~10 小时。分布广,渗入全身组织和体液,可通过胎盘和血脑屏障,脑脊液中药物也可达有效浓度。主要在肝脏代谢,代谢产物与原形药主要经肾脏排泄,亦可经乳汁排泄。

【药理作用与临床应用】

1. **抗阿米巴作用** 甲硝唑对肠内、肠外阿米巴滋养体有强大杀灭作用,治疗急性阿米巴痢疾和肠道外阿米巴感染效果显著。但对肠腔内阿米巴原虫和包囊则无明显作用。主要用于组织感染;无根治肠腔病原体的作用;不用于治疗无症状的包囊携带者。

2. **抗滴虫作用** 甲硝唑是治疗阴道毛滴虫感染的首选药物,口服后可分布于阴道分泌物、精液和尿液中,对阴道毛滴虫有直接杀灭作用,并对阴道内的正常菌群无影响,对男女感染患者均有良好的疗效。

3. **抗厌氧菌作用** 甲硝唑对革兰氏阳性或革兰氏阴性厌氧杆菌和球菌都有较强的抗菌作用,对脆弱拟杆菌感染尤为敏感。常用于厌氧菌引起的产后盆腔炎、败血症和骨髓炎等的治疗,也可与抗菌药合用防止妇科手术、胃肠外科手术时的厌氧菌感染。

4. **抗贾第鞭毛虫作用** 甲硝唑是治疗贾第鞭毛虫病的有效药物,治愈率达 90%。

【不良反应与注意事项】 治疗量不良反应很少,口服有苦味、金属味感。偶见胃肠道反应和头晕、眩晕、肢体感觉异常等神经系统症状。甲硝唑干扰乙醛代谢,导致急性乙醛中毒,出现恶心、呕吐、腹痛、腹泻和头痛等症状,服药期间和停药后不久应严格禁止饮酒。哺乳期及妊娠 3 个月以内妇女禁用。

依米丁和去氢依米丁

依米丁(emetine,吐根碱)为从茜草科吐根属植物提取的异喹啉生物碱,去氢依米丁(dehydroemetine)为其衍生物,药理作用相似,毒性略低。作用机制为抑制肽酰基 tRNA 的移位,抑制肽链的延伸,阻碍蛋白质合成,从而干扰滋养体的分裂与繁殖。两种药物对溶组织内阿米巴滋养体均有直接杀灭作用,治疗急性阿米巴痢疾与阿米巴肝脓肿,能迅速控制临床症状。因毒性大,仅限于甲硝唑治疗无效或禁用者。对肠腔内阿米巴滋养体和包囊无效,不适用于症状轻微的慢性阿米巴痢疾及无症状的阿米巴包囊携带者。本药选择性低,也能抑制真核细胞蛋白质的合成。排泄慢,易蓄积,毒性较大。不良反应有:①心脏毒性,常表现为心前区疼痛、心动过速、低血压、心律失常,甚至心力衰竭,心电图改变表现为 T 波低平或倒置,Q-T 间期延长;②神经肌肉阻断作用,表现为肌无力、疼痛、震颤等;③局部刺激,注射部位可出现肌痛、硬结或坏死;④胃肠道反应,恶心、呕吐、腹泻等。治疗应在医师监护下进行。孕妇、儿童和有心脏、肝、肾疾病者禁用。

二氯尼特

二氯尼特（diloxanide）为二氯乙酰胺类衍生物，通常用其糠酸酯（diloxanide furoate）。为目前最有效的杀包囊药，单用对无症状的包囊携带者有良好效果。对于急性阿米巴痢疾，用甲硝唑控制症状后，再用本品可肃清肠腔内包囊，可有效防止复发。对肠外阿米巴病无效。口服吸收迅速，1小时血药浓度达高峰，分布全身。不良反应轻，偶有恶心、呕吐和皮疹等。大剂量时可导致流产，但无致畸作用。

巴龙霉素

巴龙霉素（paromomycin）为氨基糖苷类抗生素，通过抑制蛋白质合成，直接杀灭阿米巴滋养体；也可通过抑制共生菌群的代谢，间接抑制肠道阿米巴原虫的生存与繁殖。临床用于治疗急性阿米巴痢疾。口服吸收少，肠道浓度高。

氯喹

氯喹为抗疟药，也有杀灭肠外肝和肺阿米巴滋养体的作用。仅用于甲硝唑无效或禁忌的阿米巴肝炎或肝脓肿。对肠内阿米巴病无效，应与抗肠内阿米巴病药合用，以防止复发。口服吸收迅速，肝中的浓度高于血浆浓度200~700倍，肠壁的分布量很少。

二、抗滴虫药

抗滴虫药用于治疗阴道毛滴虫所引起的阴道炎、尿道炎和前列腺炎。目前治疗的主要药物为甲硝唑和替硝唑。

乙酰胂胺（acetarsol）为五价砷剂，直接杀灭滴虫。遇耐甲硝唑滴虫株感染时，可考虑改用乙酰胂胺局部给药。此药有轻度局部刺激作用，可使阴道分泌物增多。阴道毛滴虫可通过性直接传播和使用公共浴厕等间接传播，故应夫妇同时治疗，并注意个人卫生与经期卫生。

第三节 | 抗血吸虫病药和抗丝虫病药

一、抗血吸虫病药

寄生于人体的血吸虫有日本血吸虫、曼氏血吸虫、埃及血吸虫等，主要分布于亚洲、非洲、拉丁美洲，在我国流行的是日本血吸虫病。由皮肤接触含尾蚴的疫水而感染，药物治疗是消灭该病的重要措施之一。吡喹酮具有安全有效，使用方便的特点，是当前治疗血吸虫病的首选药物。

吡喹酮

吡喹酮（praziquantel，环吡异喹酮）是人工合成的吡嗪异喹啉衍生物。

【体内过程】 口服吸收快、完全，2小时左右血药浓度达高峰，生物利用度约为80%，吡喹酮在脑脊液中浓度可达到血浆浓度的14%~20%。约80%的药物与血浆蛋白结合，在肝脏首过消除后，大部分药物迅速代谢为失活的单羟基和多羟基化代谢产物。半衰期为0.8~1.5小时。主要通过肾脏（60%~80%）和胆汁（15%~35%）排泄。

【药理作用及机制】 吡喹酮对日本血吸虫、埃及血吸虫、曼氏血吸虫单一感染或混合感染均有良好疗效，对血吸虫成虫有迅速而强效的杀灭作用，对幼虫有较弱作用；对其他吸虫如华支睾吸虫、姜片吸虫、肺吸虫有显著杀灭作用；对各种绦虫感染和其幼虫引起的囊虫病、棘球蚴病也有不同程度的疗效。在有效浓度时，可提高肌肉活动，引起虫体痉挛性麻痹，失去吸附能力，导致虫体脱离宿主组织，如血吸虫从肠系膜静脉迅速移至肝脏。在较高治疗浓度时，可引起虫体表膜损伤，暴露隐藏的抗原，在宿主防御机制参与下，导致虫体破坏、死亡。这些作用可能与某些阳离子，尤其是 Ca^{2+} 的通透性有关。吡喹酮损伤虫体表膜也可引起一系列生化变化，如谷胱甘肽 S-转移酶、碱性磷酸酶活性降低，抑制葡萄糖的摄取、转运等。吡喹酮的作用有高度选择性，对哺乳动物细胞膜无上述作用。

【临床应用】　治疗各型血吸虫病。适用于急性、慢性、晚期及有并发症的血吸虫病患者。也可用于肝脏华支睾吸虫病、肠吸虫病（如姜片虫病、异形吸虫病、横川后殖吸虫病等）、肺吸虫病及绦虫病等。

【不良反应与注意事项】　不良反应少且短暂。口服后可出现腹部不适、腹痛、腹泻、头痛、眩晕、嗜睡等，服药期间避免驾车和高空作业。偶见发热、瘙痒、荨麻疹、关节痛、肌痛等，与虫体杀死后释放异体蛋白有关。少数出现心电图异常。未发现该药有致突变、致畸和致癌作用，但大剂量使大鼠流产率增高，孕妇禁用。

二、抗丝虫病药

寄生于人体的丝虫有 8 种，我国仅有班氏丝虫和马来丝虫两种。丝虫病是由丝虫寄生于人体淋巴系统引起的一系列病变，早期主要表现为淋巴管炎和淋巴结炎，晚期出现淋巴管阻塞所致的症状。目前乙胺嗪是治疗丝虫病的首选药物。

乙胺嗪

【体内过程】　乙胺嗪（diethylcarbamazine，海群生）口服吸收迅速，1～2 小时血药浓度达峰值，$t_{1/2}$ 为 8 小时。均匀分布于各组织，大部分在体内氧化失活，原形药及代谢物主要经肾脏排泄，4%～5% 经肠排泄。反复给药无蓄积性，酸化尿液促进其排泄。碱化尿液减慢其排泄，增高血浆浓度与延长半衰期，因此在肾功能不全或碱化尿液时需要减少用量。

【药理作用及机制】　乙胺嗪对班氏丝虫和马来丝虫均有杀灭作用，且对马来丝虫的作用优于班氏丝虫，对微丝蚴的作用胜于成虫。在体外，乙胺嗪对两种丝虫的微丝蚴和成虫并无直接杀灭作用，表明其杀虫作用依赖于宿主防御机制的参与。乙胺嗪分子中的哌嗪部分可使微丝蚴的肌组织超极化产生弛缓性麻痹而从寄生部位脱离，迅速"肝移"，并易被网状内皮系统拘捕。乙胺嗪也可破坏微丝蚴表膜的完整性，暴露抗原，使其易遭宿主防御机制的破坏。

【不良反应与注意事项】　不良反应轻微，常见厌食、恶心、呕吐、头痛、乏力等，通常在几天内均可消失。但因成虫和微丝蚴死亡释出大量异体蛋白引起的过敏反应则较明显，表现为皮疹、淋巴结肿大、血管神经性水肿、畏寒、发热、哮喘、肌肉关节酸痛、心率加快以及胃肠功能紊乱等，用地塞米松可缓解症状。

呋喃嘧酮

呋喃嘧酮（furapyrimidone，M170）为近年来我国研制的一种抗丝虫的化学合成新药，用于丝虫病。对成虫作用强，对棉鼠丝虫、马来丝虫和班氏丝虫的成虫与微丝蚴具有强大的杀灭作用，杀虫的活性和疗效均优于乙胺嗪。口服吸收迅速，30 分钟达血药浓度峰值，$t_{1/2}$ 约为 1 小时。吸收后分布于各组织，代谢迅速，代谢物随尿液排泄，无蓄积作用。不良反应与乙胺嗪相似。

第四节 | 抗肠蠕虫药

在肠道寄生的蠕虫有线虫、绦虫和吸虫，在我国肠蠕虫病以线虫（如蛔虫、蛲虫、钩虫、鞭虫）感染最为普遍。抗肠蠕虫药是驱除或杀灭肠道蠕虫类药物。高效、低毒、广谱的抗肠蠕虫药不断问世，使多数肠蠕虫病得到有效治疗和控制。

甲苯咪唑

甲苯咪唑（mebendazole）别名甲苯达唑，为苯并咪唑类衍生物。

【体内过程】 口服吸收率低于 10%，被吸收的药物主要与血浆蛋白结合（＞90%），可迅速转化为无活性代谢物（主要在肝脏首过消除），$t_{1/2}$ 为 2～6 小时。大部分以脱羧基衍生物的形式在尿液中排泄，也可通过胆汁排泄。

【药理作用与临床应用】 广谱驱肠虫药，对蛔虫、钩虫、蛲虫、鞭虫、绦虫和粪类圆线虫等肠道蠕虫均有效。本品影响虫体多种生化代谢途径，与虫体微管蛋白结合抑制微管聚集，从而抑制分泌颗粒转运和其他亚细胞器运动，抑制虫体对葡萄糖的摄取，导致糖原耗竭；抑制虫体线粒体延胡索酸还原酶系统，减少 ATP 生成，干扰虫体生存及繁殖而死亡。这种干扰作用需要一定时间才能产生，因此药效缓慢，数日后才能将虫体排出。甲苯咪唑还对蛔虫卵、钩虫卵、鞭虫卵及幼虫有杀灭和抑制发育作用，用于治疗上述肠蠕虫单独感染或混合感染。

【不良反应与注意事项】 无明显不良反应。少数病例可见短暂的腹痛和腹泻。大剂量偶见转氨酶升高、粒细胞减少、血尿、脱发等。妊娠期和哺乳期妇女、2 岁以下儿童以及肝、肾功能不全者禁用。

阿苯达唑

阿苯达唑（albendazole，丙硫咪唑）为甲苯咪唑的同类物，是高效、低毒的广谱驱肠虫药。能杀灭多种肠道线虫、绦虫和吸虫的成虫及虫卵，用于多种线虫混合感染，疗效优于甲苯咪唑。也可用于治疗棘球蚴病与囊虫病，对肝片吸虫病及肺吸虫病也有良好疗效。不良反应较少，偶有腹痛、腹泻、恶心、头痛、头晕等。少数患者可出现血清转氨酶升高，停药后可恢复正常。妊娠期妇女和 2 岁以下儿童禁用，肝、肾功能不全者慎用。

哌嗪

哌嗪（piperazine，驱蛔灵）为常用驱蛔虫药，临床常用其枸橼酸盐。对蛔虫、蛲虫具有较强的驱虫作用。主要是通过改变虫体肌细胞膜对离子的通透性，引起膜超极化，阻断神经-肌肉接头处传递，导致虫体弛缓性麻痹，虫体随粪便排出体外；也能抑制琥珀酸合成，干扰虫体糖代谢，使肌肉收缩的能量供应受阻。对虫体无刺激性，可减少虫体游走移行，主要用于驱除肠道蛔虫，治疗蛔虫所致的不完全性肠梗阻和早期胆道蛔虫。不良反应轻，大剂量时可出现恶心、呕吐、腹泻、上腹部不适，甚至可见神经症状如嗜睡、眩晕、眼球震颤、共济失调、肌肉痉挛等。孕妇禁用，有肝、肾功能不全和神经系统疾病者禁用。

左旋咪唑

左旋咪唑（levamisole，驱钩蛔）是四咪唑的左旋体，选择性抑制虫体肌肉中的琥珀酸脱氢酶（succinate dehydrogenase），使延胡索酸（fumaric acid）不能还原为琥珀酸（succinic acid）从而影响虫体肌肉的无氧代谢，减少能量产生。治疗剂量偶有恶心、呕吐、腹痛、头晕等。大剂量或多次用药时，个别病例出现粒细胞减少、肝功能减退等。妊娠早期、肝肾功能不全者禁用。

噻嘧啶

噻嘧啶（pyrantel，抗虫灵）为广谱抗肠蠕虫药，为人工合成的四氢嘧啶衍生物。噻嘧啶是去极化神经肌肉阻滞剂，可抑制虫体胆碱酯酶，使神经肌肉接头处乙酰胆碱堆积，神经肌肉兴奋性增强，肌张力增高，随后虫体痉挛性麻痹，不能附壁而排出体外。对钩虫、绦虫、蛲虫、蛔虫等均有抑制作用，用于蛔虫、钩虫、蛲虫单独或混合感染,常与奥克太尔(oxantel)合用以增强疗效。不良反应较少,偶有发热、头痛、皮疹和腹部不适。少数患者出现血清转氨酶升高,故肝功能不全者禁用。妊娠期妇女慎用。与哌嗪有拮抗作用,不宜合用。

恩波吡维铵

恩波吡维铵(pyrvinium embonate)为氰胺染料,口服不吸收,胃肠道药物浓度高,曾作为蛲虫单一感染首选药。其抗虫作用机制为选择性干扰虫体呼吸酶系统,抑制虫体需氧代谢,同时抑制虫体运糖酶系统,阻止虫体对外源性葡萄糖的利用,从而减少能量生成,导致虫体逐渐衰弱和死亡。不良反应少,仅见恶心、呕吐、腹痛、腹泻等。服药后粪便呈红色,需事先告知患者。

氯硝柳胺

氯硝柳胺(niclosamide,灭绦灵)为水杨酰胺类衍生物。对多种绦虫成虫有杀灭作用,对牛肉绦虫、猪肉绦虫、鱼绦虫、阔节裂头绦虫、短膜壳绦虫感染均有效。药物与虫体接触后,杀死虫体头节和近端节片,虫体脱离肠壁,随肠蠕动排出体外。抗虫机制为抑制虫体细胞内线粒体氧化磷酸化过程,使能量物质 ATP 生成减少,妨碍虫体生长发育。对虫卵无效,死亡节片易被肠腔内蛋白酶消化分解,释放出虫卵,有致囊虫病的危险。本品对钉螺和日本血吸虫尾蚴亦有杀灭作用,可防止血吸虫传播。不良反应少,仅见胃肠不适、腹痛、头晕、乏力、皮肤瘙痒等。

吡喹酮

吡喹酮(praziquantel)为广谱抗吸虫药和驱绦虫药,不仅对多种吸虫有强大的杀灭作用,对绦虫感染和囊虫病也有良好效果。本药是治疗各种绦虫病的首选药,治愈率可达90%以上。治疗囊虫病,有效率为82%~98%。治疗脑型囊虫症时,可因虫体死亡后的炎症反应引起脑水肿、颅内压升高,宜同时使用脱水药和糖皮质激素以防意外。

抗肠蠕虫药的合理选用除根据药品的疗效、安全性外,还宜考虑药品的价格、来源以及病情特点等因素。常用抗肠蠕虫药的选用可参考表48-1。

表 48-1　肠蠕虫病的药物治疗

肠蠕虫病	首选药物	次选药物
蛔虫感染	甲苯咪唑、阿苯达唑	噻嘧啶、哌嗪、左旋咪唑
蛲虫感染	甲苯咪唑、阿苯达唑	噻嘧啶、哌嗪、恩波吡维铵
钩虫感染	甲苯咪唑、阿苯达唑	噻嘧啶
鞭虫感染	甲苯咪唑	
绦虫感染	吡喹酮	氯硝柳胺
囊虫病	吡喹酮、阿苯达唑	
棘球蚴病	阿苯达唑	吡喹酮、甲苯咪唑

(刘 艳)

本章思维导图

本章目标测试

本章数字资源

第四十九章 | 抗恶性肿瘤药

恶性肿瘤（malignant tumor）是严重威胁人类健康的常见病、多发病。外科手术、放射治疗和化学治疗为传统的恶性肿瘤治疗三大重要手段，虽然化学治疗中传统细胞毒抗肿瘤药仍占重要地位，而以分子靶向药物、抗体药物偶联物、免疫检查点抑制药和免疫细胞治疗等为代表的抗肿瘤药（antineoplastic drugs, anticancer drugs）的出现，极大促进肿瘤精准治疗和个体化治疗的发展，药物治疗从延缓肿瘤进展向长期控制肿瘤的目标转变。

传统细胞毒类抗肿瘤药由于缺乏对肿瘤细胞足够的选择性，在杀伤肿瘤细胞的同时，对正常组织细胞也产生不同程度的损伤作用，毒性反应成为肿瘤化疗时药物用量受限的关键因素。此外，治疗过程中肿瘤细胞易产生耐药性亦是肿瘤化疗失败的重要原因。近二十余年来，肿瘤分子生物学和药理学不断发展，肿瘤治疗药物正从传统的肿瘤细胞毒作用向针对肿瘤关键生物学分子事件和肿瘤微环境等多靶点多环节作用的方向发展，以肿瘤分子病理过程的关键调控分子为靶点，特异性干预肿瘤细胞生物学行为信号通路的分子靶向药物具有高选择性和高治疗指数的临床应用优势。抗体偶联药物（ADC）是快速发展的新型抗肿瘤药物，兼具传统化疗药物的强大杀伤效应及抗体的肿瘤靶向性。免疫检查点抑制药和嵌合抗原受体 T 细胞（chimeric antigen receptor T cell, CAR-T）等为代表的免疫治疗药物在临床应用中也取得显著疗效。核酸药物、基因和细胞治疗药物等抗肿瘤新药研发不断取得突破。

第一节 | 抗恶性肿瘤药的药理学基础

一、抗肿瘤药的分类

目前临床应用的肿瘤治疗药物种类较多且发展迅速，除了传统的小分子化合物及大分子抗体类药物等外，"活"细胞作为治疗药物已进入临床应用。其分类迄今尚不完全统一，按照其主要药理学作用和临床应用特点，可分为传统细胞毒类抗肿瘤药物、靶向药物、免疫治疗药物、内分泌治疗药物以及其他类药物。根据抗肿瘤作用的生化机制，细胞毒类抗肿瘤药包括影响核酸生物合成的药物、影响DNA 结构与功能的药物、干扰转录过程和阻止 RNA 合成的药物，以及抑制蛋白质合成与功能的药物。分子靶向药物按化学结构可分为单克隆抗体类和小分子化合物类，根据分子靶点和作用机制进一步加以细分；抗体偶联药物是一类通过连接子将细胞毒性药物连接到单克隆抗体的靶向生物制剂。免疫治疗药物目前临床应用主要包括免疫检查点抑制药和免疫细胞治疗药物。免疫检查点抑制药包括细胞毒性 T 淋巴细胞抗原 4（CTLA-4）抑制药、程序性死亡受体-1（PD-1）抑制药及程序性死亡受体配体-1（PD-L1）抑制药。免疫细胞治疗药物主要为表达嵌合抗原受体 T 细胞（CAR-T）。不同药物分类之间既有交叉重叠，也有部分难以归类。

二、细胞毒类抗肿瘤药的药理和耐药机制

（一）细胞毒类抗肿瘤药的作用机制

几乎所有的肿瘤细胞都具有一个共同的特点，即与细胞增殖有关的基因被开启或激活，而与细胞分化有关的基因被关闭或抑制，从而使肿瘤细胞表现为不受机体约束的无限增殖状态。从细胞生物

NOTES

427

学角度来讲,抑制肿瘤细胞增殖和/或诱导肿瘤细胞凋亡的药物均可发挥抗肿瘤作用。肿瘤细胞通过产生空间和时间遗传多样性的各种突变过程获得基因组变异,肿瘤细胞和肿瘤微环境相互作用与抗肿瘤药物等选择性压力,导致原发灶肿瘤和转移灶或复发部位肿瘤之间存在高度肿瘤异质性,是肿瘤治疗面临的重要挑战。肿瘤干细胞学说认为肿瘤是一种干细胞疾病,即干细胞在长期的自我更新过程中,由于多基因突变导致干细胞生长失去调控而停止在分化的某一阶段,无限增殖所形成的异常组织。肿瘤干细胞是肿瘤生长、侵袭、转移和复发的根源,有效地杀灭肿瘤干细胞是肿瘤治疗的新策略。

肿瘤细胞群包括增殖细胞群、静止细胞群(G_0 期)和无增殖能力细胞群。肿瘤增殖细胞群与全部肿瘤细胞群之比称为生长比率(growth fraction,GF)。肿瘤细胞从一次分裂结束到下一次分裂结束的时间称为细胞周期,此间历经 4 个时相:DNA 合成前期(G_1 期)、DNA 合成期(S 期)、DNA 合成后期(G_2 期)和有丝分裂期(M 期)。抗肿瘤药通过影响细胞周期的生化事件或细胞周期调控,对不同周期或时相的肿瘤细胞产生细胞毒性作用并延缓细胞周期的时相过渡。依据药物对各周期或时相肿瘤细胞的敏感性不同,大致将药物分为两大类:

1. **细胞周期非特异性药物**(cell cycle nonspecific agent,CCNSA)　能杀灭处于增殖周期各时相的细胞甚至包括 G_0 期细胞的药物,如直接破坏 DNA 结构以及影响其复制或转录功能的药物(烷化剂、抗肿瘤抗生素及铂类配合物等)。此类药物对恶性肿瘤细胞的作用往往较强,能迅速杀死肿瘤细胞,其杀伤作用呈剂量依赖性,在机体能耐受的药物毒性限度内,作用随剂量的增加而成倍增强。

2. **细胞周期(时相)特异性药物**(cell cycle specific agent,CCSA)　仅对增殖周期的某些时相敏感而对 G_0 期细胞不敏感的药物,如作用于 S 期细胞的抗代谢药物和作用于 M 期细胞的长春碱类药物。此类药物对肿瘤细胞的作用往往较弱,其杀伤作用呈时间依赖性,需要一定时间才能发挥作用,达到一定剂量后即使剂量再增加其作用也不再增强(图 49-1)。

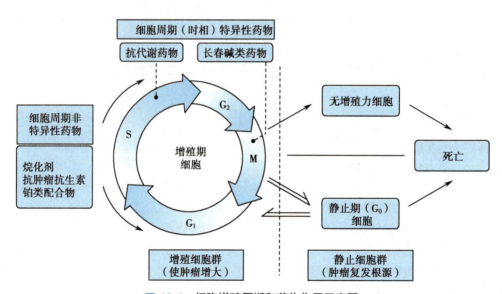

图 49-1　细胞增殖周期和药物作用示意图

依据药物对各周期或时相肿瘤细胞的作用设计不同用药方案:如采用细胞周期非特异性药物和细胞周期特异性药物序贯应用的方法,招募更多 G_0 期细胞进入增殖周期,以增加肿瘤细胞杀灭数量。其策略包括:①对增长缓慢(GF 不高)的实体瘤,可先用细胞周期非特异性药物杀灭增殖期及部分 G_0 期细胞,使瘤体缩小,进而招募更多 G_0 期细胞进入增殖周期;继而用细胞周期特异性药物杀灭之。②对增长快(GF 较高)的肿瘤细胞如急性白血病细胞等,宜先用细胞周期特异性药物(作用于 S 期或 M 期药物),使大量处于增殖周期的恶性肿瘤细胞被杀灭,此后再用细胞周期非特异性药物杀灭其他各相细胞,待 G_0 期细胞进入细胞周期时再重复上述疗法。采用细胞周期特异性药物,将肿瘤细胞阻滞于某时相(如 G_1 期),待药物作用消失后,肿瘤细胞即同步化(synchronization)进入下一时相,再通过作用于后一时相的药物杀灭之。

不论是细胞周期特异性药物或细胞周期非特异性药物,抗肿瘤药物对肿瘤细胞的杀灭作用均遵循一级动力学原则,即一定剂量的药物只能杀灭一定比例的肿瘤细胞。然而考虑到机体耐受性等方面的原因,不可能无限制地加大药物剂量或频繁给药。患者的免疫功能状态受多种因素的影响。当肿瘤负荷较大时,机体往往出现免疫功能下降,且大多数细胞毒类抗肿瘤药物具有免疫抑制作用,因此选用合适剂量并采用间歇给药,有可能保护宿主的免疫功能。

(二) 细胞毒类抗肿瘤药耐药机制

肿瘤细胞对抗肿瘤药物产生耐药性是化疗失败的重要原因。有些肿瘤细胞对某些抗肿瘤药物具有固有耐药性(intrinsic resistance),即对药物初始即有不敏感现象,如处于非增殖的 G_0 期肿瘤细胞一般对多数抗肿瘤药不敏感。亦有的肿瘤细胞对于原来敏感的药物,治疗一段时间后才产生不敏感现象,称之为获得性耐药(acquired resistance)。其中表现最突出、最常见的是多药耐药(multidrug resistance,MDR),即肿瘤细胞在接触一种抗肿瘤药后,产生了对多种结构不同、作用机制各异的其他抗肿瘤药的耐药性。多药耐药性的共同特点是:其产生一般针对亲脂性的药物,分子量为300~900kDa;药物进入细胞是通过被动扩散;药物在耐药细胞中的积聚比敏感细胞少,细胞内的药物浓度不足以产生细胞毒作用;耐药细胞膜上多出现一种称为 P 糖蛋白(P-glucoprotein,P-gp)的跨膜蛋白。

耐药性产生的机制十分复杂,不同药物其耐药机制不同,同一种药物也可能存在着多种耐药机制。耐药性的遗传学基础研究证明,肿瘤细胞在增殖过程中有较固定的突变率,每次突变均可导致耐药性瘤株的出现。因此,分裂次数愈多,耐药瘤株出现的机会愈大。肿瘤干细胞的存在是导致肿瘤化疗失败的主要原因之一,耐药性是肿瘤干细胞的基本特性。

多药耐药的形成机制比较复杂,概括起来有以下几点:①药物的转运或摄取障碍;②药物的活化障碍;③药物靶酶的改变;④药物入胞后产生新的代谢途径;⑤分解酶的增加;⑥细胞内 DNA 损伤修复反应机制加强;⑦由于特殊的膜糖蛋白的增加,使细胞排出的药物增多;⑧DNA 链间或链内的交联减少。目前研究较多的是多药耐药基因以及由此基因编码的 P 糖蛋白,P 糖蛋白起到依赖于 ATP 介导药物外排泵作用,降低细胞内药物浓度。此外,多药耐药相关蛋白,DNA 拓扑异构酶含量或性质的改变亦起重要作用。

三、靶向药物的药理和耐药机制

(一) 分子靶向药物的药理作用

肿瘤生物学行为主要包括维持增殖信号、逃避生长抑制因素、抵抗细胞死亡、永生化、诱导血管生成、激活侵袭和转移、能量代谢异常、基因组不稳定和突变、逃避免疫破坏及促进肿瘤的炎症等。表型可塑性、非突变性的表观遗传重编程、多态微生物群和衰老细胞等研究越来越受到重视。分子靶向药物是以肿瘤生物学行为的标志性分子为靶点,利用肿瘤细胞与正常细胞之间分子生物学上的差异,通过单克隆抗体或特异性抑制药阻断恶性肿瘤发生、发展过程中的关键靶点或信号通路,从而达到抑制肿瘤生长的目的。

分子靶向药物包括针对细胞膜上生长因子受体和细胞膜分化抗原的靶向单克隆抗体,其与生长因子受体或抗原的特异性结合,通过阻断细胞增殖信号,诱导肿瘤免疫应答,产生抗体依赖细胞介导的细胞毒作用(antibody dependent cell-mediated cytotoxicity,ADCC)和补体依赖的细胞毒作用(complement dependent cytotoxicity,CDC),达到杀伤肿瘤细胞的目的;针对细胞信号转导分子为靶点的酪氨酸激酶抑制药(tyrosine kinase inhibitors)、法尼基转移酶抑制药(farnesyltransferase inhibitors)、促分裂原活化蛋白激酶(mitogen-activated protein kinase,MAPK)信号转导通路抑制药和细胞周期调控药;针对细胞表观遗传学异常,包括 DNA 异常甲基化、组蛋白去乙酰化异常及其所致的染色质结构异常药物等;针对肿瘤生长微环境,破坏或抑制新生血管生成、有效地阻止肿瘤生长和转移的新生血管生成抑制药;减少癌细胞脱落、黏附和基底膜降解药物;以端粒酶为靶点的抑制药;促进恶性肿瘤细胞向成熟分化的分化诱导剂等。基于肿瘤发生发展的复杂性,绝大部分肿瘤不是依靠某一条信号通路来维持其生长和存活的,信号通路之间存在着交叉和代偿。多靶标药物可以通过抑制多重信号通路或一条通路中上下游的多个分子而达到协同治疗、克服耐药的双重功能。ADC 细胞毒性有效载荷传递的基本细胞过程有三个关键部分。首先,抗体与抗原阳性细胞表面的靶抗原结合实现靶向性。其次,抗原-ADC 复合物通过受体介导的内吞作用内化到靶细胞中。第三,抗原-ADC 复合物被溶酶体酶消化,释放触发细胞死亡的细胞毒性有效载荷。

(二) 分子靶向药物的耐药机制

分子靶向治疗药物改善了肿瘤患者的生存和预后,但耐药性是影响其疗效的一个重要难题,探讨分子靶向药物的耐药机制有着重要的临床意义。按照耐药与用药的时间关系,可分为原发性耐药(也称固有耐药)和获得性耐药。目前已经报道的靶向药物耐药的主要机制包括:靶基因(蛋白)改变、代偿信号通路激活、肿瘤微环境变化、肿瘤异质性产生和肿瘤对靶向药物的适应性生存等。

肿瘤可以通过多种方式逃避 ADC 的杀伤作用产生耐药,如对有效载荷化疗药物产生耐药、自发减少特异性抗原的表达、药物内吞和向溶酶体运输失调、抑制 ADC 胞内转递以及药物外排泵上调等。

四、免疫治疗药物的药理和耐药机制

(一) 免疫治疗药物的药理作用

肿瘤的发生发展过程不但取决于肿瘤细胞自身基因组发生的变异,也与其所处的微环境密切相关。其中,免疫细胞是肿瘤微环境的核心成分之一,肿瘤细胞与免疫细胞之间的斗争伴随着肿瘤演化发展的全过程。机体的免疫稳态依赖于 T 细胞共刺激和共抑制信号的平衡,而癌细胞常常利用这些信号来逃避免疫攻击。因此免疫治疗的重点环节在于重新激活抗肿瘤免疫细胞,防止肿瘤细胞发生免疫逃逸。代表性药物包括免疫检查点(immune checkpoint)抑制药和 CAR-T 免疫治疗药物。

免疫检查点主要包括细胞毒性 T 淋巴细胞相关蛋白-4(cytotoxic T lymphocyte-associated protein-4, CTLA4)和程序性死亡受体-1(programmed death receptor-1,PD-1)及其配体程序性死亡受体配体-1 (programmed death receptor ligand-1,PD-L1)。CTLA-4 又名 CD152,主要表达于活化的 T 细胞表面,与 T 细胞表面的协同刺激分子受体 CD28 具有高度的同源性,二者与相同的配体 CD86(B7-2)和 CD80(B7-1) 结合。与 CD28 的功能相反,CTLA-4 与 B7 分子结合后抑制 T 细胞活化。抗 CTLA-4 抗体可阻断配体受体结合,阻止 T 细胞抑制。PD-1 表达于细胞表面的跨膜蛋白,与其配体(PD-L1、PD-L2)结合后可传导抑制性的信号,从而降低 T 细胞增生及功能。肿瘤或微环境细胞表面若表达 PD-1 的配体,则有助于肿瘤细胞免疫逃逸。抗 PD-1/PD-L1 抗体可阻止配体受体结合,恢复抗肿瘤 T 细胞活性。其他免疫检查点如淋巴细胞激活基因 3(lymphocyte activation gene-3,LAG-3)、T 细胞免疫球蛋白黏蛋白 3(T cell immunoglobulin and mucin domain-containing protein 3,TIM-3)和分化簇 47(cluster of differentiation 47,CD47)等相应抑制药正在研发中。

嵌合抗原受体 T 细胞(CAR-T)将患者体内的 T 细胞,经过基因修饰后表达嵌合抗原受体,嵌合抗原受体直接与肿瘤表面的靶抗原进行特异性识别与结合,使 T 细胞的激活绕过了 TCR 和 MHC 的识别过程,因而不再受到 MHC 的限制,从根本上克服肿瘤细胞通过常见的下调 MHC 分子的免疫逃逸问题。CAR-T 细胞直接与肿瘤细胞表面的特异性抗原相结合而被激活,通过释放穿孔素、颗粒酶素 B 等直接杀伤肿瘤细胞,同时还通过释放细胞因子募集人体内源性免疫细胞杀伤肿瘤细胞,从而达到治疗肿瘤的目的,而且还可形成免疫记忆 T 细胞,从而获得特异性的抗肿瘤长效机制。

(二) 免疫治疗药物的耐药机制

免疫检查点抑制药改变了肿瘤的治疗模式,提高了部分肿瘤的治疗效果,但是耐药性的出现降低了其治疗效果。免疫检查点抑制药耐药一般分为原发性、获得性和适应性耐药。肿瘤可以通过形成肿瘤微环境（TME）来阻碍 T 细胞产生原发性耐药，由于抗原免疫原性不足、抗原提呈功能障碍、不可逆的 T 细胞耗竭、IFN-γ 信号的抵抗和免疫抑制所致。治疗过程中，通过肿瘤免疫编辑逃脱抗肿瘤免疫的肿瘤细胞逐渐占据主导地位而产生获得性耐药，此外在 PD-1/PD-L1 抑制药存在的情况下，激活 PD-1/PD-L1 非依赖的抑制通路和重新耗竭活化的 T 细胞可以再次使 T 细胞的功能失效而产生适应性耐药。

CAR-T 治疗过程中也会产生耐药性或抗性的问题，根据机制的不同可分为抗原依赖性和非抗原依赖性两方面。抗原依赖性导致因素：①靶抗原丢失，指 CAR 分子能够从肿瘤细胞上移除目标抗原并将其内化，降低肿瘤细胞上的抗原密度；②靶抗原的基因突变导致靶标不能被有效识别；③靶抗原表位被遮蔽。非抗原依赖性导致因素：①T 细胞表面死亡受体缺失，造成 T 细胞过度耗竭；②肿瘤细胞表面配体分子缺失，如 FAS 相关死亡蛋白（FADD）、肿瘤坏死因子相关凋亡诱导配体-2（TRAIL-2）的缺失，使肿瘤细胞在体外和体内对 CAR-T 细胞更具抵抗作用。

第二节 ｜ 细胞毒类抗肿瘤药

细胞毒类抗肿瘤药即传统化疗药物，主要影响核酸生物合成的药物又称抗代谢药，可通过特异性干扰核酸的代谢，抑制细胞的分裂和增殖；影响 DNA 结构与功能的药物主要通过破坏 DNA 结构或抑制拓扑异构酶活性，影响 DNA 结构和功能，主要包括 DNA 交联剂、拓扑异构酶抑制药、破坏 DNA 的抗生素和铂类等；抑制蛋白质合成与功能的药物可干扰微管蛋白聚合功能、干扰核糖体的功能或影响氨基酸供应，从而抑制蛋白质合成与功能。包括微管蛋白活性抑制药、干扰核糖体功能的药物以及影响氨基酸供应的药物等。

一、影响核酸生物合成的药物

影响核酸生物合成的药物又称抗代谢药，它们的化学结构和核酸代谢的必需物质如叶酸、嘌呤、嘧啶等相似，可以通过特异性干扰核酸的代谢，阻止细胞的分裂和繁殖。此类药物主要作用于 S 期细胞，属细胞周期特异性药物。根据药物主要干扰的生化步骤或所抑制靶酶的不同，可进一步分为：①二氢叶酸还原酶抑制药，如甲氨蝶呤等；②胸苷酸合成酶抑制药，如氟尿嘧啶等；③嘌呤核苷酸互变抑制药，如巯嘌呤等；④核苷酸还原酶抑制药，如羟基脲等；⑤DNA 聚合酶抑制药，如阿糖胞苷等。

1. 二氢叶酸还原酶抑制药

甲氨蝶呤

甲氨蝶呤（methotrexate，MTX）的化学结构与叶酸相似，对二氢叶酸还原酶具有强大而持久的抑制作用，它与该酶的结合力比叶酸大 106 倍，呈竞争性抑制作用。药物与酶结合后，使二氢叶酸不能变成四氢叶酸，从而使 5,10-甲酰四氢叶酸产生不足，使脱氧胸苷酸合成受阻，DNA 合成障碍。甲氨蝶呤也可阻止嘌呤核苷酸的合成，故能干扰蛋白质的合成。

临床上用于治疗儿童急性白血病和绒毛膜上皮癌；鞘内注射可用于中枢神经系统白血病的预防和缓解症状。不良反应包括消化道反应如口腔炎、胃炎、腹泻、便血；骨髓抑制最为突出，可致白细胞、血小板减少，严重者可有全血细胞计数下降；长期大量用药可致肝、肾损害；妊娠早期应用可致畸胎、死胎。为减轻甲氨蝶呤的骨髓毒性，可在应用大剂量甲氨蝶呤一定时间后肌内注射亚叶酸钙作为救援剂，以保护骨髓正常细胞。

培美曲塞

培美曲塞（pemetrexed）是一种结构上含有核心为吡咯嘧啶基团的抗叶酸制剂，通过破坏细胞内叶酸依赖性的正常代谢过程，抑制细胞复制，从而抑制肿瘤的生长。体外研究显示，培美曲塞能够抑制胸苷酸合成酶、二氢叶酸还原酶和甘氨酰胺核苷酸甲酰转移酶的活性，这些酶都是合成叶酸所必需的酶,参与胸腺嘧啶核苷酸和嘌呤核苷酸的生物再合成过程,培美曲塞通过运载叶酸的载体和细胞膜上的叶酸结合蛋白运输系统进入细胞内。一旦培美曲塞进入细胞内,它就在叶酰多谷氨酸合成酶的作用下转化为多谷氨酸的形式。多谷氨酸存留于细胞内,成为胸苷酸合成酶和甘氨酰胺核苷酸甲酰转移酶的抑制药。多谷氨酸化在肿瘤细胞内呈现时间-浓度依赖性过程,而在正常组织内浓度很低。多谷氨酸化代谢物在肿瘤细胞内的半衰期延长,从而也就延长了药物在肿瘤细胞内的作用时间。临床上培美曲塞常用于非小细胞肺癌和恶性胸膜间皮瘤。

雷替曲塞

雷替曲塞(raltitrexed)为抗代谢类叶酸类似物,特异性地抑制胸苷酸合酶(thymidylate synthase,TS)。与氟尿嘧啶或甲氨蝶呤相比,雷替曲塞是直接的和特异性的 TS 抑制药。TS 是胸腺嘧啶脱氧核苷三磷酸盐(TTP)合成过程的关键酶,而 TTP 又是 DNA 合成的必需核苷酸。抑制 TS 可导致 DNA 断裂和细胞凋亡。雷替曲塞经还原叶酸载体摄入细胞被叶酰聚谷氨酸合成酶转化成聚谷氨酸盐形式贮存于细胞中,发挥更强的 TS 抑制作用。雷替曲塞聚谷氨酸盐通过增强 TS 抑制能力、延长抑制时间而提高其抗肿瘤活性。但其在正常组织中的潴留可能会使毒性增加。

雷替曲塞常用于治疗不适合氟尿嘧啶/亚叶酸钙的晚期结直肠癌患者。因雷替曲塞不经双氢嘧啶脱氢酶代谢,可减少心血管毒性代谢产物的积累。雷替曲塞被推荐作为因心血管毒性不适合氟尿嘧啶化疗的标准替代方案,主要不良反应包括对胃肠道、血液系统及肝脏转氨酶的可逆性影响。

2. 胸苷酸合成酶抑制药

氟尿嘧啶

氟尿嘧啶(fluorouracil,5-FU)是尿嘧啶 5 位上的氢被氟取代的衍生物。氟尿嘧啶在细胞内转变为 5-氟尿嘧啶脱氧核苷酸,而抑制脱氧胸苷酸合成酶,阻止脱氧尿苷酸甲基化转变为脱氧胸苷酸,从而影响 DNA 的合成。此外,氟尿嘧啶在体内可转化为 5-氟尿嘧啶核苷,以伪代谢产物形式掺入 RNA 中干扰蛋白质的合成,故对其他各期细胞也有作用。

氟尿嘧啶口服吸收不规则,需静脉给药。吸收后分布于全身体液,肝和肿瘤组织中浓度较高,主要在肝代谢灭活,变为 CO_2 和尿素,分别由呼气和尿液排出,$t_{1/2}$ 为 10~20 分钟。对消化系统癌(食管癌、胃癌、肠癌、胰腺癌、肝癌)和乳腺癌疗效较好,对宫颈癌、卵巢癌、绒毛膜上皮癌、膀胱癌、头颈部肿瘤也有效。对骨髓和消化道毒性较大,出现血性腹泻应立即停药,可引起脱发、皮肤色素沉着,偶见肝、肾损害。

卡培他滨

卡培他滨(capecitabine)于体内在酶的作用下转化为氟尿嘧啶(5-FU)发挥作用。卡培他滨易于从胃肠道吸收。在肝中,一种 60kDa 的羧酸酯酶将卡培他滨大部分水解为 5'-脱氧-5-氟胞苷(5'-DFCR),接着由存在于大多数组织包括肿瘤组织中的胞苷脱氨酶将 5'-DFCR 转化为 5'-脱氧-5-氟尿苷(5'-DFUR),然后胸苷磷酸化酶(dThdPase)将 5'-DFUR 水解为 5-FU。

替吉奥

替吉奥(tegafur,gimeracil and oteracil potassium)由替加氟(FT)、吉美嘧啶(CDHP)和奥替拉西钾(Oxo)组成。其作用机制为:口服后 FT 在体内逐渐转化成氟尿嘧啶(5-FU)。CDHP 选择性可逆抑制存在于肝脏的 5-FU 分解代谢酶 DPD,从而提高来自 FT 的 5-FU 浓度。伴随着体内 5-FU 浓度的升高,肿瘤组织内 5-FU 磷酸化产物——5-氟核苷酸可维持较高浓度,从而增强抗肿瘤疗效。Oxo 口服后分布于胃肠道,可选择性可逆抑制乳清酸磷酸核糖转移酶,选择性抑制 5-FU 转化为 5-氟核苷酸,从而在不影响 5-FU 抗肿瘤活性的同时减轻胃肠道毒副反应。

曲氟尿苷替匹嘧啶

曲氟尿苷替匹嘧啶（trifluridine and tipiracil hydrochloride）由基于胸苷的核苷类似物曲氟尿苷以及胸苷磷酸化酶抑制药替匹嘧啶按照物质的量比 1∶0.5（重量比 1∶0.471）组成。替匹嘧啶通过胸苷磷酸化酶抑制曲氟尿苷的代谢，从而增加其暴露。药物进入肿瘤细胞后，曲氟尿苷整合到 DNA 中干扰 DNA 合成并抑制细胞增殖。临床上，曲氟尿苷替匹嘧啶常用于治疗转移性结直肠癌。常见不良反应包括贫血、中性粒细胞减少症、乏力／疲乏、恶心、血小板减少症、食欲下降、腹泻、呕吐、腹痛和发热。

3. 嘌呤核苷酸互变抑制药

巯嘌呤

巯嘌呤（mercaptopurine，6-MP）是腺嘌呤 6 位上的氨基（—NH_2）被巯基（—SH）取代的衍生物。在体内先经过酶的催化变成硫代肌苷酸后，阻止肌苷酸转变为腺苷酸及鸟苷酸，干扰嘌呤代谢，阻碍核酸合成，对 S 期细胞作用最为显著，对 G_1 期有延缓作用。肿瘤细胞对巯嘌呤可产生耐药性，因耐药细胞中巯嘌呤不易转变成硫代肌苷酸或产生后迅速降解。巯嘌呤起效慢，主要用于急性淋巴细胞白血病的维持治疗，大剂量对绒毛膜上皮癌亦有较好疗效。常见骨髓抑制和消化道黏膜损害，少数患者可出现黄疸和肝功能损害。

氟达拉滨

氟达拉滨（fludarabine）是抗病毒药阿糖腺苷的氟化核苷酸类似物，9-β-D-阿拉伯酸-呋喃基腺嘌呤（ara-A），可相对地抵抗腺苷脱氨基酶的脱氨基作用。磷酸氟达拉滨被快速地去磷酸化成为 2F-ara-A，后者可以被细胞摄取，然后被细胞内的脱氧胞苷激酶磷酸化后，成为有活性的三磷酸盐 2F-ara-ATP。该代谢产物可以通过抑制核苷酸还原酶、DNA 聚合酶 α、δ 和 ε，DNA 引物酶和 DNA 连接酶从而抑制 DNA 的合成。此外，还可以部分抑制 RNA 聚合酶Ⅱ从而减少蛋白的合成。虽然对于 2F-ara-ATP 的作用机制在有些方面还不十分清楚，推测主要是通过影响 DNA、RNA 和蛋白质的合成而抑制细胞生长，其中抑制 DNA 的合成是其主要作用。另外，体外研究显示，慢性淋巴细胞白血病（CLL）的淋巴细胞用 2F-ara-A 处理后，出现广泛的 DNA 断裂和以凋亡为特征的细胞死亡。氟达拉滨常用于 B 细胞性慢性淋巴细胞白血病的治疗。

4. 核苷酸还原酶抑制药

羟基脲

羟基脲（hydroxycarbamide，HU）能抑制核苷酸还原酶，阻止胞苷酸转变为脱氧胞苷酸，从而抑制 DNA 的合成，对 S 期细胞有选择性杀伤作用。对治疗慢性粒细胞白血病有显著疗效，对黑色素瘤有暂时缓解作用。可使肿瘤细胞集中于 G_1 期，故可用作同步化药物，增加化疗或放疗的敏感性。主要毒性为骨髓抑制，并有轻度消化道反应。肾功能不良者慎用。可致畸胎，故孕妇忌用。

5. DNA 聚合酶抑制药

阿糖胞苷

阿糖胞苷（cytarabine，Ara-C）在体内经脱氧胞苷激酶催化成二或三磷酸胞苷，进而抑制 DNA 聚合酶的活性而影响 DNA 合成，也可掺入 DNA 中干扰其复制，使细胞死亡。与常用抗肿瘤药无交叉耐药性。临床上用于治疗成人急性粒细胞白血病或单核细胞白血病。有严重的骨髓抑制和胃肠道反应，静脉注射可致静脉炎，对肝功能有一定影响。

二、影响 DNA 结构与功能的药物

药物分别通过破坏 DNA 结构或抑制拓扑异构酶活性，影响 DNA 结构和功能。包括：①DNA 交

联剂,如氮芥、环磷酰胺和塞替派等烷化剂;②破坏 DNA 的铂类配合物,如顺铂、卡铂;③破坏 DNA 的抗生素,如丝裂霉素和博来霉素;④拓扑异构酶(topoisomerase)抑制药,如喜树碱类和鬼臼毒素衍生物。

1. 烷化剂 烷化剂(alkylating agents)是一类高度活泼的化合物。它们具有 1 个或 2 个烷基,分别称为单功能或双功能烷化剂,所含烷基能与细胞的 DNA、RNA 或蛋白质中的亲核基团起烷化作用,常可形成交叉联结或引起脱嘌呤,使 DNA 链断裂,在下一次复制时,又可使碱基配对错码,造成 DNA 结构和功能的损害,严重时可致细胞死亡。属于细胞周期非特异性药物。目前常用的烷化剂有以下几种:氮芥类如氮芥、环磷酰胺等,乙烯亚胺类如塞替派,亚硝脲类如卡莫司汀,甲烷磺酸酯类如白消安。

氮芥

氮芥(chlormethine,nitrogen mustard,HN_2)是最早用于恶性肿瘤治疗的药物,为双氯乙胺类烷化剂的代表,属双功能基团烷化剂。目前主要用于霍奇金病、非霍奇金淋巴瘤等。由于氮芥具有高效、速效的特点,尤其适用于纵隔压迫症状明显的恶性淋巴瘤患者。常见的不良反应为恶心、呕吐、骨髓抑制、脱发、耳鸣、听力丧失、眩晕、黄疸、月经失调及男性不育等。

环磷酰胺

环磷酰胺(cyclophosphamide,CTX)为氮芥与磷酸氨基结合而成的化合物。环磷酰胺体外无活性,进入体内后经肝微粒体细胞色素 P450 氧化,裂环生成中间产物醛磷酰胺,在肿瘤细胞内分解出磷酰胺氮芥而发挥作用。环磷酰胺抗瘤谱广,为目前广泛应用的烷化剂。对恶性淋巴瘤疗效显著,对多发性骨髓瘤、急性淋巴细胞白血病、肺癌、乳腺癌、卵巢癌、神经母细胞瘤和睾丸肿瘤等均有一定疗效。常见的不良反应有骨髓抑制、恶心、呕吐、脱发等。大剂量环磷酰胺可引起出血性膀胱炎,可能与大量代谢物丙烯醛经泌尿道排泄有关,同时应用美司钠可预防发生。

塞替派

塞替派(thiotepa,triethylene thiophosphoramide,TSPA)是乙烯亚胺类烷化剂的代表,抗恶性肿瘤机制类似氮芥,抗瘤谱较广,主要用于治疗乳腺癌、卵巢癌、肝癌、黑色素瘤和膀胱癌等。主要不良反应为骨髓抑制,可引起白细胞和血小板减少。局部刺激性小,可作静脉注射、肌内注射及动脉内注射和腔内给药。

白消安

白消安(busulfan,马利兰)属甲烷磺酸酯类,在体内解离后起烷化作用。小剂量即可明显抑制粒细胞生成,可能与药物对粒细胞膜通透性较强有关。对慢性粒细胞白血病疗效显著,但对慢性粒细胞白血病急性病变无效。口服吸收良好,组织分布迅速,$t_{1/2}$ 为 2~3 小时,绝大部分代谢成甲烷磺酸由尿排出。主要不良反应为消化道反应和骨髓抑制。久用可致闭经或睾丸萎缩。

卡莫司汀

卡莫司汀(carmustine,氯乙亚硝脲,卡氮芥)为亚硝脲类烷化剂。除了烷化 DNA 外,对蛋白质和 RNA 也有烷化作用。卡莫司汀具有高度脂溶性,并能透过血脑屏障。主要用于原发或颅内转移脑瘤,对恶性淋巴瘤、骨髓瘤等有一定疗效。主要不良反应有骨髓抑制、胃肠道反应及肺部毒性等。

2. 破坏 DNA 的铂类配合物

顺铂

顺铂(cisplatin,platinol,DDP,顺氯氨铂)为二价铂同 2 个氯原子和 2 个氨基结合成的金属配合物。

进入体内后,先将所含氯解离,然后与 DNA 链上的碱基形成交叉联结,从而破坏 DNA 的结构和功能。顺铂属细胞周期非特异性药物,具有抗瘤谱广、对乏氧肿瘤细胞有效的特点。对非精原细胞性睾丸瘤最有效,对头颈部鳞状细胞癌、卵巢癌、膀胱癌、前列腺癌、淋巴肉瘤及肺癌有较好疗效。主要不良反应有消化道反应、骨髓抑制、周围神经炎、耳毒性,大剂量或连续用药可致严重而持久的肾毒性。

卡铂

卡铂(carboplatin,paraplatin,CBP,碳铂)为第二代铂类配合物,作用机制类似顺铂,但抗恶性肿瘤活性较强,毒性较低。主要用于治疗小细胞肺癌、头颈部鳞癌、卵巢癌及睾丸肿瘤等。主要不良反应为骨髓抑制。

奥沙利铂

奥沙利铂(oxaliplatin)为左旋反式二氨环己烷草酸铂,在体液中通过非酶反应取代不稳定的草酸盐配体,转化为具有生物活性的一水合和二水合 1,2-二氨基环己烷铂衍生物。这些衍生物可以与 DNA 形成链内和链间交联,抑制 DNA 的复制和转录。奥沙利铂属非周期特异性抗肿瘤药。动物实验提示,奥沙利铂具有抗结肠癌作用;与氟尿嘧啶合用,在 HT29 结肠癌、GR 乳腺癌和 L1210 白血病模型中均显示出强于单药的抑瘤活性。临床上奥沙利铂常用于结直肠癌、胃癌、胰腺癌等消化道肿瘤。主要不良反应是神经毒性及胃肠道反应。

奈达铂

奈达铂(nedaplatin)为顺铂类似物。本品进入细胞后,甘醇酸酯配基上的醇性氧与铂之间的键断裂,水与铂结合,导致离子型物质(活性物质或水合物)的形成,断裂的甘醇酸酯配基变得不稳定并被释放,产生多种离子型物质并与 DNA 结合。本品以与顺铂相同的方式与 DNA 结合,并抑制 DNA 复制,从而产生抗肿瘤活性。另外,已经证实本品在与 DNA 反应时,所结合的碱基位点与顺铂相同。

3. 破坏 DNA 的抗生素类

丝裂霉素

丝裂霉素(mitomycin,MMC,自力霉素)其化学结构中有乙撑亚胺及氨甲酰酯基团,具有烷化作用。能与 DNA 的双链交叉联结,可抑制 DNA 复制,也能使部分 DNA 链断裂。属细胞周期非特异性药物。抗瘤谱广,用于胃癌、肺癌、乳腺癌、慢性粒细胞白血病、恶性淋巴瘤等。不良反应主要为明显而持久的骨髓抑制,其次为消化道反应,偶有心脏、肝、肾毒性及间质性肺炎发生。注射局部刺激性大。

博来霉素

博来霉素(bleomycin,BLM)为含多种糖肽的复合抗生素,主要成分为 A_2。平阳霉素(bleomycin A_5)则为单一组分 A_5。博来霉素能与铜或铁离子络合,使氧分子转成氧自由基,从而使 DNA 单链断裂,阻止 DNA 的复制,干扰细胞分裂繁殖。属细胞周期非特异性药物,但对 G_2 期细胞的作用较强。主要用于鳞状上皮癌(头、颈、口腔、食管、阴茎、外阴、宫颈等)。也可用于淋巴瘤的联合治疗。不良反应有发热、脱发等。肺毒性最为严重,可引起间质性肺炎或肺纤维化,可能与肺内皮细胞缺少使博来霉素灭活的酶有关。

4. 拓扑异构酶抑制药

喜树碱类

喜树碱(camptothecin,CPT)是从我国特有的植物喜树中提取的一种生物碱,羟喜树碱

（hydroxycamptothecine，HCPT）为喜树碱羟基衍生物。拓扑替康（topotecan，TPT）和伊立替康（irinotecan，CPT-11）为新型喜树碱的人工合成衍生物。

由于近年发现喜树碱类主要作用靶点为DNA拓扑异构酶Ⅰ（DNA-topoisomeraseⅠ，Topo-Ⅰ）而受到广泛重视。真核细胞DNA的拓扑结构由两类关键酶DNA拓扑异构酶Ⅰ和DNA拓扑异构酶Ⅱ（Topo-Ⅱ）调节，这两类酶在DNA复制、转录及修复中，以及在形成正确的染色体结构、染色体分离浓缩中发挥重要作用。喜树碱类能特异性抑制Topo-Ⅰ活性，从而干扰DNA的结构和功能。属细胞周期非特异性药物，对S期作用强于G_1和G_2期。喜树碱类对胃癌、绒毛膜上皮癌、恶性葡萄胎、急性及慢性粒细胞白血病等有一定疗效，对膀胱癌、大肠癌及肝癌等亦有一定疗效。喜树碱不良反应较大，主要有泌尿道刺激症状、消化道反应、骨髓抑制及脱发等。羟喜树碱毒性反应则较小。

鬼臼毒素衍生物

依托泊苷（etoposide，VP-16，鬼臼乙叉苷，足叶乙苷）和替尼泊苷（teniposide，鬼臼噻吩苷，特尼泊苷，VM-26）为植物西藏鬼臼（*Podophyllus emodii* Wall）的有效成分鬼臼毒素（podophyllotoxin）的半合成衍生物。鬼臼毒素能与微管蛋白相结合，抑制微管聚合，从而破坏纺锤丝的形成。但依托泊苷和替尼泊苷则不同，主要抑制DNA拓扑异构酶Ⅱ的活性，从而干扰DNA的结构和功能。属细胞周期非特异性药物，主要作用于S期和G_2期细胞。临床用于治疗肺癌及睾丸肿瘤，有良好效果。也用于恶性淋巴瘤治疗。替尼泊苷对脑瘤亦有效。不良反应有骨髓抑制及消化道反应等。

5. 其他烷化剂

替莫唑胺

替莫唑胺（temozolomide）是咪唑并四嗪类具有抗肿瘤活性的烷化剂。在体循环生理pH状态下，迅速转化为活性产物MTIC［3-甲基-(三嗪-1-)咪唑-4-甲酰胺］。MTIC的细胞毒作用主要表现为DNA分子上鸟嘌呤第6位氧原子上的烷基化以及第7位氮原子的烷基化。通过甲基化加成物的错配修复，发挥细胞毒作用。替莫唑胺可迅速通过血脑屏障，在脑脊液（CSF）中存在。替莫唑胺临床上常用于神经系统肿瘤。

三、干扰转录过程和阻止 RNA 合成的药物

药物可嵌入DNA碱基对之间，干扰转录过程，阻止mRNA的合成，属于DNA嵌入剂。如多柔比星等蒽环类抗生素和放线菌素D。

放线菌素 D

放线菌素D（dactinomycin，ACTD，更生霉素）为多肽类抗恶性肿瘤抗生素。能嵌入到DNA双螺旋中相邻的鸟嘌呤和胞嘧啶（G-C）碱基之间，与DNA结合成复合体，阻碍RNA多聚酶的功能，阻止RNA特别是mRNA的合成。属细胞周期非特异性药物，但对G_1期作用较强，且可阻止G_1期向S期的转变。抗瘤谱较窄，对恶性葡萄胎、绒毛膜上皮癌、霍奇金病和恶性淋巴瘤、肾母细胞瘤、骨骼肌肉瘤及神经母细胞瘤疗效较好。与放疗联合应用，可提高肿瘤对放射线的敏感性。消化道反应常见，如恶心、呕吐、口腔炎等。骨髓抑制先出现血小板减少，后出现全血细胞减少。少数患者可出现脱发、皮炎和畸胎等。

多柔比星

多柔比星（doxorubicin，adriamycin，ADM，阿霉素）为蒽环类抗生素，能嵌入DNA碱基对之间，并紧密结合到DNA上，阻止RNA转录过程，抑制RNA合成，也能阻止DNA复制。属细胞周期非特异性药物，S期细胞对它更为敏感。多柔比星抗瘤谱广，疗效高，主要用于对常用抗肿瘤药耐药的急性

淋巴细胞白血病或粒细胞白血病、恶性淋巴肉瘤、乳腺癌、卵巢癌、小细胞肺癌、胃癌、肝癌及膀胱癌等。最严重的毒性反应为可引起心肌退行性病变和心肌间质水肿,心脏毒性的发生可能与多柔比星生成自由基有关,右丙亚胺(dexrazoxane)作为化学保护剂可预防心脏毒性的发生。此外,还有骨髓抑制、消化道反应、皮肤色素沉着及脱发等不良反应。

柔红霉素

柔红霉素(daunorubicin,daunomycin,rubidomycin,DRN,柔毛霉素,红比霉素,正定霉素)为蒽环类抗生素,抗恶性肿瘤作用和机制与多柔比星相同,主要用于对常用抗肿瘤药耐药的急性淋巴细胞白血病或粒细胞白血病,但缓解期短。主要毒性反应为骨髓抑制、消化道反应和心脏毒性等。

四、抑制蛋白质合成与功能的药物

药物可干扰微管蛋白聚合功能、干扰核糖体的功能或影响氨基酸供应,从而抑制蛋白质合成与功能。包括:①微管蛋白活性抑制药,如长春碱类和紫杉醇类等;②干扰核糖体功能的药物,如三尖杉生物碱类;③影响氨基酸供应的药物,如门冬酰胺酶。

1. 微管蛋白活性抑制药

长春碱类

长春碱(vinblastine,VLB,长春花碱)及长春新碱(vincristine,VCR)为夹竹桃科植物长春花(*Vinca rosea* L)所含的生物碱。长春地辛(vindesine,VDS)和长春瑞滨(vinorelbine,NVB)均为长春碱的半合成衍生物。

长春碱类作用机制为与微管蛋白结合,抑制微管聚合,从而使纺锤丝不能形成,细胞有丝分裂停止于中期。对有丝分裂的抑制作用,长春碱的作用较长春新碱强。属细胞周期特异性药物,主要作用于 M 期细胞。此外这类药还可干扰蛋白质合成和 RNA 多聚酶,对 G_1 期细胞也有作用。长春碱主要用于治疗急性白血病、恶性淋巴瘤及绒毛膜上皮癌。长春新碱对儿童急性淋巴细胞白血病疗效好、起效快,常与泼尼松合用作诱导缓解药。长春地辛主要用于治疗肺癌、恶性淋巴瘤、乳腺癌、食管癌、黑色素瘤和白血病等。长春瑞滨主要用于治疗肺癌、乳腺癌、卵巢癌和淋巴瘤等。长春碱类毒性反应主要包括骨髓抑制、神经毒性、消化道反应、脱发以及注射局部刺激等。长春新碱对外周神经系统毒性较大。

紫杉醇类

紫杉醇(paclitaxel,taxol)是由短叶紫杉或我国红豆杉的树皮中提取的有效成分。多西他赛(docetaxel,taxotere)是由植物欧洲红豆杉(*Taxus baccata*)针叶中提取巴卡丁(baccatin)并经半合成改造而成。其基本结构与紫杉醇相似,但来源较易,水溶性较高。

由于紫杉醇类独特的作用机制和临床疗效,是应用较广泛的抗恶性肿瘤药物。紫杉醇类能促进微管聚合,同时抑制微管的解聚,从而使纺锤体失去正常功能,细胞有丝分裂停止。对卵巢癌和乳腺癌有独特的疗效,对肺癌、食管癌、大肠癌、黑色素瘤、头颈部癌、淋巴瘤、脑瘤也都有一定疗效。紫杉醇的不良反应主要包括骨髓抑制、神经毒性、心脏毒性和过敏反应。紫杉醇的过敏反应可能与赋形剂聚氧乙基蓖麻油有关。紫杉醇脂质体、白蛋白结合型紫杉醇和紫杉醇聚合物胶束不同制剂可改进溶解度和药动学特性、临床疗效和不良反应等。

艾立布林

艾立布林(mitobulin)是一种微管蛋白聚合抑制药,通过基于微管蛋白的抗有丝分裂机制导致 G_2/M 期细胞周期阻滞,有丝分裂纺锤体分裂,最终在长时间有丝分裂阻滞后导致细胞凋亡。此外,艾立布林可引起人乳腺癌细胞形态学和基因表达改变,同时降低其体外迁徙和侵袭。在人乳腺癌小鼠移植瘤模型中,艾立布林可增加肿瘤核心区的血流灌注和通透性,从而减少肿瘤缺氧,改变肿瘤样本中与表型相关的基因表达。

艾立布林的药动学特征为,首先出现快速分布期,然后出现延长消除期,平均终末半衰期约为 40 小时。其具有较大分布容积,艾立布林与血浆蛋白结合较弱。原形艾立布林是患者服用 ^{14}C-艾立布林后血浆中的主要循环物质,没有艾立布林的主要人体代谢物。艾立布林主要通过胆汁排泄消除。目前临床上艾立布林常用于乳腺癌,最常见不良反应包括中性粒细胞减少症、脱发、乏力 / 疲乏、周围神经病、恶心和白细胞减少症。

优替德隆

优替德隆(utidelone)是埃坡霉素 B 衍生物,可促进微管蛋白聚合并稳定微管结构,诱导细胞凋亡。优替德隆主要代谢途径为氧化反应和酯水解反应,目前临床上用于治疗乳腺癌。优替德隆最常见的不良反应包括周围神经病、肌肉关节疼痛、疲乏无力、恶心、中性粒细胞减少、白细胞减少、腹泻和食欲减退。

2. 干扰核糖体功能的药物

三尖杉生物碱类

三尖杉酯碱(harringtonine)和高三尖杉酯碱(homoharringtonine)是从三尖杉属植物的枝、叶和树皮中提取的生物碱。可抑制蛋白合成的起始阶段,并使核糖体分解,释出新生肽链,但对 mRNA 或 tRNA 与核糖体的结合无抑制作用。属细胞周期非特异性药物,对 S 期细胞作用明显。对急性粒细胞白血病疗效较好,也可用于急性单核细胞白血病及慢性粒细胞白血病、恶性淋巴瘤等的治疗。不良反应包括骨髓抑制、消化道反应、脱发等,偶有心脏毒性等。

3. 影响氨基酸供应的药物

门冬酰胺酶

门冬酰胺是重要的氨基酸,某些肿瘤细胞不能自己合成,需从细胞外摄取。门冬酰胺酶(asparaginase)可将血清门冬酰胺水解而使肿瘤细胞缺乏门冬酰胺供应,生长受到抑制。而正常细胞能合成门冬酰胺,受影响较少。主要用于急性淋巴细胞白血病。常见的不良反应有消化道反应等,偶见过敏反应,应作皮试。

第三节 ｜ 靶向药物

分子靶向药物主要针对恶性肿瘤病理生理发生、发展的关键靶点,在部分肿瘤治疗中已经显示出较好临床疗效。肿瘤细胞携带的靶点分子在治疗前、后的表达和突变状况往往决定分子靶向药物的疗效和疾病预后,对该类药物的个体化治疗提出了更高的要求。生物标志物是一种对生理、病理或某种治疗反应进行客观测量和评价的特征性指标,不仅作为肿瘤分子分型诊断,也可作为分子靶向药物选择和药物疗效评估的依据,从而指导临床抗肿瘤药物的个体化治疗。目前,根据是否需要做分子靶点检测,可以将常用的小分子靶向药物和大分子单克隆抗体类药物分为需要检测和无须检测分子靶点两大类。对于明确作用靶点的药物,须遵循靶点检测后方可使用的原则。一些新型泛实体瘤抗肿瘤药物并不局限于特定的肿瘤类型,而是在多种实体瘤中都表现出一定的疗效。

靶向药物尚无统一的分类方法,按化学结构可分为单克隆抗体类和小分子化合物类以及抗体偶联药物,进一步按药物作用靶点加以细分(表 49-1)。

表 49-1　常用的肿瘤分子靶向药物

分类	作用靶点	常用药物
激酶抑制药	EGFR	吉非替尼、厄洛替尼、埃克替尼、阿法替尼、达可替尼、奥希替尼、阿美替尼、伏美替尼、贝福替尼、莫博赛替尼
	HER2	拉帕替尼、吡咯替尼、奈拉替尼
	Bcr-Abl	伊马替尼、达沙替尼、尼洛替尼、奥雷巴替尼、氟马替尼
	ALK	克唑替尼、塞瑞替尼、布格替尼、恩沙替尼、洛拉替尼、伊鲁阿克、阿来替尼
	RET	塞普替尼、普拉替尼
	MET	赛沃替尼、谷美替尼
	NTRK	恩曲替尼、拉罗替尼
	BTK	伊布替尼、泽布替尼、奥布替尼
	BRAF	维莫非尼、达拉非尼
	MEK	曲美替尼
	mTOR	依维莫司
	FGFR	佩米替尼
	PI3K	林普利塞、度维利塞
	FLT3	吉瑞替尼
	PDGFRA	阿伐替尼
	JAK	芦可替尼
	多靶点	索拉非尼、仑伐替尼、舒尼替尼、瑞戈非尼、多纳非尼、安罗替尼、瑞派替尼、阿昔替尼、培唑帕尼
血管新生抑制药	VEGFR	阿帕替尼、索凡替尼、呋喹替尼
表观遗传调节剂	HDAC	西达本胺
代谢酶抑制药	IDH1/2	艾伏尼布
PARP 抑制药	PARP	奥拉帕利、尼拉帕利、氟唑帕利、帕米帕利
蛋白酶抑制药	蛋白酶	硼替佐米、卡非佐米、伊沙佐米
细胞周期抑制药	CDK4/6	哌柏西利、阿贝西利、达尔西利、瑞波西利
细胞凋亡诱导剂	BCL-2	维奈克拉
Hedgehog 通路抑制药	SMO 受体	索立德吉
免疫调节剂	CEREBLON	沙利度胺、来那度胺、泊马度胺
核输出蛋白抑制药	XPO1	塞利尼索
单克隆抗体	EGFR	西妥昔单抗、尼妥珠单抗
	HER2	曲妥珠单抗、帕妥珠单抗、伊尼妥单抗
	VEGFR	贝伐珠单抗、雷莫西尤单抗
	CD20	利妥昔单抗、瑞帕妥单抗、泽贝妥单抗、奥妥珠单抗
	CD38	达雷妥尤单抗
	CCR4	莫格利珠单抗
	IL-6	司妥昔单抗
	RANKL	地舒单抗

（一）单克隆抗体类

靶向药物的抗体主要是 IgG1、IgG4 两种亚型，由于抗体的分子量较大，因此在体内清除相对较慢、半衰期较长，可以长期维持药物浓度，而抗体依赖细胞介导的细胞毒作用（ADCC）和补体依赖的细胞毒作用（CDC）等是发挥药物效应的关键。

1. 作用于 B 细胞分化抗原（CD20）的单克隆抗体

利妥昔单抗

利妥昔单抗（rituximab，rituxan）是针对 B 细胞分化抗原（CD20）的人鼠嵌合型单克隆抗体。CD20 抗原位于前 B 和成熟 B 淋巴细胞的表面，但在造血干细胞、正常血细胞或其他正常组织中不存在。利妥昔单抗可与 CD20 特异性结合导致 B 细胞溶解，从而抑制 B 细胞增殖，诱导成熟 B 细胞凋亡。临床用于治疗非霍奇金淋巴瘤（NHL）。主要不良反应为发热、畏寒和寒战等与输液相关的不良反应。

奥妥珠单抗

奥妥珠单抗（obinutuzumab）是人源化糖基化修饰的Ⅱ型抗 CD20 单抗，具有更强的直接细胞死亡作用（DCD）和 ADCC，以发挥抗肿瘤活性，同时还可克服Ⅰ型抗 CD20 单抗耐药：①奥妥珠单抗诱导的 ADCC 和同型黏附介导的细胞死亡作用更强；②利妥昔单抗属于Ⅰ型抗体，与 CD20 抗原结合后进入脂筏，导致靶点的内化和表面可识别靶点的减少；而奥妥珠单抗属于Ⅱ型单克隆抗 CD20 抗体，与 CD20 结合后不进入脂筏，不引起 CD20 内化和靶点的减少；③利妥昔单抗治疗导致 CD20 减少后，奥妥珠单抗仍可有效结合 CD20；④利妥昔单抗主要通过 CDC 发挥作用，而奥妥珠单抗较少通过 CDC，因此 CDC 抵抗并不影响奥妥珠单抗活性作用。奥妥珠单抗基于其新特征，克服了利妥昔单抗产生的耐药，为利妥昔单抗治疗耐药的淋巴瘤患者带来新的治疗选择。临床上该药与化疗联合，用于初治的Ⅱ期伴有巨大肿块（最大径≥7cm）、Ⅲ期或Ⅳ期滤泡性淋巴瘤成人患者，达到至少部分缓解的患者随后用奥妥珠单抗维持治疗。其固定剂量给药（1 000mg/ 次）及第一周期的密集给药（day 1，8，15）可使奥妥珠单抗于第二周期在体内达到稳态血液浓度。最常见的不良反应是输注相关反应，主要发生在首个 1 000mg 剂量的输注期间。与输注相关反应相关的症状有恶心、呕吐、腹泻、头痛、头晕、疲乏、寒战、发热、低血压、潮红、高血压、心动过速、呼吸困难和胸部不适，少见的有支气管痉挛、咽喉刺激、哮鸣、喉水肿以及心脏症状如房颤等。

2. 作用于人表皮生长因子受体 2（HER2）的单克隆抗体

曲妥珠单抗

曲妥珠单抗（trastuzumab）为重组人单克隆抗体，通过选择性地结合到表皮生长因子受体 HER2（ErbB-2）的胞外结构域Ⅳ，阻止其与其他 HER2 形成同源二聚体，从而抑制下游的信号转导路径，阻止肿瘤细胞的增殖。此外，曲妥珠单抗还可以激活免疫系统，通过抗体依赖细胞介导的细胞毒作用（ADCC）杀死肿瘤细胞。本药联合化疗用于 HER2 阳性的转移性胃腺癌或胃食管结合部腺癌患者；单药或与帕妥珠单抗或酪氨酸激酶抑制药联合，或与内分泌治疗药物（激素受体阳性、HER2 阳性乳腺癌）等联合用于已接受过多个化疗方案的转移性乳腺癌；与帕妥珠单抗和化疗药物联合，用于未接受化疗的转移性乳腺癌患者；与帕妥珠单抗、紫杉类及其他（环磷酰胺、卡铂等）化疗药物联合用于 HER2 阳性乳腺癌的辅助及新辅助治疗。主要不良反应为疲乏、恶心、肌肉骨骼痛、血小板减少、头痛、转氨酶升高和便秘。

帕妥珠单抗

帕妥珠单抗（pertuzumab）则结合到 HER2 的胞外结构域Ⅱ，阻止 HER2 与其他 EGFR 家族受体（HER1、HER3、HER4）形成二聚体，抑制肿瘤细胞增殖。由于曲妥珠单抗主要抑制同源二聚体

（HER2-HER2），而帕妥珠单抗抑制非同源二聚体（HER2-HER1、HER2-HER3、HER2-HER4），并且两者与HER2结合位点不同，因此可以联合应用，共同阻止HER2二聚体的形成，提高治疗效果。帕妥珠单抗临床使用须联合曲妥珠单抗，不可单独使用。

3. 作用于表皮生长因子受体（EGFR）的单克隆抗体

西妥昔单抗

西妥昔单抗（cetuximab）是一种靶向EGFR胞外结构域Ⅲ的IgG1型人/鼠嵌合单克隆抗体，竞争性阻断相应的配体，从而阻断细胞内信号转导通路，减少基质金属蛋白酶（MMP）和血管内皮生长因子（VEGF）的产生，抑制癌细胞的增殖，诱导癌细胞的凋亡，发挥抗肿瘤作用。西妥昔单抗的人源化成分还可与效应细胞如NK细胞的Fc片段受体相结合，通过抗体依赖细胞介导的细胞毒作用（ADCC）杀伤肿瘤细胞。用于治疗 RAS 基因野生型的转移性结直肠癌：与FOLFOX或FOLFIRI方案联合用于一线治疗；与伊立替康联合用于经含伊立替康治疗失败后的患者。用于治疗头颈部鳞状细胞癌：与铂类和氟尿嘧啶化疗联合用于一线治疗复发和/或转移性疾病；与放疗联合用于治疗局部晚期疾病。主要不良反应有皮肤反应，发生率80%以上，超过10%的患者发生低镁血症，10%以上患者发生轻到中度的输液反应，1%以上的患者会发生重度输液反应。

尼妥珠单抗

尼妥珠单抗（nimotuzumab）是一种人源化IgG1抗体，是国内自主研发的第一个用于治疗恶性肿瘤的功能性单抗药物，临床上主要用于与放疗联合治疗表皮生长因子受体（EGFR）表达阳性的Ⅲ/Ⅳ期鼻咽癌。与其他抗EGFR单克隆抗体相比，尼妥珠单抗联合放化疗可显著提高抗肿瘤效果，具有更高的安全性和耐受性。另外也联合吉西他滨用于治疗K-Ras野生型局部晚期或转移性胰腺癌。

4. 作用于血管内皮生长因子VEGFR的单克隆抗体

贝伐珠单抗

贝伐珠单抗（bevacizumab）为重组人源化单克隆抗体，可选择性地与人血管内皮生长因子（vascular endothelial growth factor，VEGF）结合，阻碍VEGF与其位于肿瘤血管内皮细胞上的受体（KDR和Flt-1）结合，抑制肿瘤血管生成，从而抑制肿瘤生长。临床用于转移性结直肠癌、晚期非小细胞肺癌、转移性肾癌和恶性胶质瘤的治疗。不良反应主要为高血压、心肌梗死、脑梗死、蛋白尿、胃肠穿孔以及阻碍伤口愈合等。

雷莫西尤单抗

雷莫西尤单抗（ramucirumab）是一种人类IgG1单克隆抗体，通过特异性结合血管内皮生长因子受体2（VEGFR-2），抑制VEGFR-2活化，亦可同时阻断VEGF-A、VEGF-C、VEGF-D与VEGFR-2的结合，从而抑制配体诱导的内皮细胞增殖和迁移，最终抑制肿瘤血管生成。本品联合紫杉醇用于在含氟尿嘧啶类或含铂类化疗期间或化疗后出现疾病进展的晚期胃癌或胃食管结合部腺癌患者的治疗，以及作为单药用于既往接受过索拉非尼治疗且甲胎蛋白≥400ng/ml的肝细胞癌患者的治疗。最常见的不良反应为：周围性水肿、高血压、腹泻、腹痛、头痛、蛋白尿和血小板减少症。

（二）小分子化合物类

小分子靶向药物主要集中在蛋白酪氨酸激酶、蛋白酶和其他种类。蛋白酪氨酸激酶分为受体酪氨酸激酶以及非受体酪氨酸激酶。受体酪氨酸激酶主要有表皮生长因子受体（EGFR），血管内皮生长因子受体（VEGFR）家族，血小板衍生生长因子受体（PDGFR）家族以及成纤维细胞生长因子受体（FGFR）家族。非受体酪氨酸激酶主要有十大家族，其中明确的与恶性肿瘤的发生密切相关的是四个家族：ABL家族、JAK家族、SRC家族以及FAK家族。蛋白酶和其他种类主要包括：mTOR抑制药，蛋白酶抑制药以及其他治疗多发性骨髓瘤的靶向药物。

与治疗性抗体相比,小分子靶向药物在其药动学特性方面具有优势,包括口服的便利性、更高的组织渗透性、可接受的半衰期以及穿过细胞膜到达细胞内靶标的能力。此外,小分子药的生产成本通常也较低。

1. 单靶点的抗肿瘤小分子化合物

伊马替尼、达沙替尼和尼洛替尼

伊马替尼(imatinib)、达沙替尼(dasatinib)和尼洛替尼(nilotinib)为蛋白酪氨酸激酶 Bcr-Abl 抑制药。慢性粒细胞白血病(CML)患者存在 Bcr-Abl 融合基因,其蛋白产物为持续激活的 bcr-abl 酪氨酸激酶,引起细胞异常增殖。该类药物与 Abl 酪氨酸激酶 ATP 位点结合,抑制激酶活性,阻止 Bcr-Abl 阳性细胞的增殖并诱导其凋亡。此外,伊马替尼对 c-Kit 受体酪氨酸激酶的抑制作用亦用于临床治疗胃肠道间质瘤。轻至中度不良反应多见,如消化道症状、液体潴留、肌肉骨骼疼痛及头痛乏力等;较为严重的不良反应主要为血液系统毒性和肝损伤。

吉非替尼、厄洛替尼和埃克替尼

吉非替尼(gefitinib)、厄洛替尼(erlotinib)和埃克替尼(icotinib)为第一代 ErbB1/EGFR 酪氨酸激酶抑制药,可与受体细胞内激酶结构域可逆性结合,竞争酶的底物 ATP,阻断 EGFR 的激酶活性及其下游信号通路。主要治疗晚期或转移的 *EGFR* 基因突变非小细胞肺癌。使用该类药物必须注意常见的皮肤黏膜反应和腹泻;应特别注意间质性肺炎、肝毒性和眼部症状的发生。

阿法替尼和达可替尼

阿法替尼(afatinib)和达可替尼(dacomitinib)是第二代 ErbB1/EGFR 酪氨酸激酶抑制药,特点是以共价键的方式与 EGFR 不可逆结合,但第二代 EGFR-TKI 没有克服获得性 EGFR 20 外显子 T790M 耐药突变。临床用于 *EGFR* 基因敏感突变的局部晚期或转移性 NSCLC,对于非常见 *EGFR* 基因突变患者(如 L861Q、G719X、S768I),优先使用阿法替尼。用药期间必须注意腹泻、皮疹、甲沟炎、口腔黏膜炎、皮肤干燥等皮肤相关不良反应,间质性肺炎等不良事件。

奥希替尼、伏美替尼和阿美替尼

奥希替尼(osimertinib)、伏美替尼(furmonertinib)和阿美替尼(almonertinib)是第三代 ErbB1/EGFR 酪氨酸激酶抑制药,是高效选择性的 EGFR 抑制药。其特点除了与 EGFR 不可逆结合外,还克服了第一、二代常见的 T790M 耐药突变的药物,并拥有控制脑转移的优势。适用于具有 EGFR19 外显子缺失突变或 21 外显子 L858R 置换突变的局部晚期或转移性非小细胞肺癌(NSCLC)成人患者的一线治疗,以及既往经 EGFR-TKI 治疗时或治疗后出现疾病进展,并且经检测确认存在 EGFR T790M 突变阳性的局部晚期或转移性 NSCLC 成人患者的治疗,奥希替尼还可以用于ⅠB～ⅢA 期 EGFR19 外显子缺失突变或 21 外显子 L858R 置换突变的 NSCLC 患者的术后辅助治疗。基于与第一代 EGFR-TKI 对比的随机对照临床试验结果,*EGFR* 突变阳性的脑转移或脑膜转移患者推荐优先使用第三代 EGFR-TKI。奥希替尼用药期间必须注意常见的皮肤反应和腹泻,需注意心电图 Q-Tc 间期延长。阿美替尼常见不良反应为皮疹、血肌酸激酶升高和瘙痒等,腹泻的发生率相对较低。伏美替尼常见不良反应(超过 20%)为丙氨酸转氨酶(ALT)/天冬氨酸转氨酶(AST)升高。三种药物均应特别注意间质性肺炎的发生。

伊布替尼和泽布替尼

伊布替尼(ibrutinib)和泽布替尼(zanubrutinib)以不可逆共价方式与 Bruton 酪氨酸激酶(BTK)

的 ATP 结合口袋的半胱氨酸 481 位结合,BTK 是一种连接 BCR 信号、Toll 样受体(TLR)信号和趋化因子受体信号的关键分子。BTK 可直接与 5 种不同的分子相互作用,促进细胞增殖、抗体分泌、类开关重组和促炎细胞因子的产生。鉴于 BTK 在调节 B 细胞方面的关键作用,它成为自身免疫性疾病和 B 细胞恶性肿瘤治疗中重要的靶点。B 细胞恶性肿瘤包括非霍奇金淋巴瘤(NHL)和慢性淋巴细胞白血病(CLL),最常见的亚型有慢性淋巴细胞白血病 / 小淋巴细胞淋巴瘤(CLL/SLL)、弥漫大 B 细胞淋巴瘤(DLBCL)、滤泡型淋巴瘤(FL)、多发性骨髓瘤(MM)、边缘区淋巴瘤(MZL)、套细胞淋巴瘤(MCL)和华氏巨球蛋白血症(WM)。伊布替尼是第一代 BTK 抑制药,为了克服伊布替尼的脱靶副作用和耐药性,第二代 BTK 抑制药研发并上市,如泽布替尼。伊布替尼相关的不良反应是感染、出血、高血压和心房颤动。泽布替尼血液学不良反应的发生率较高,但皮疹、心房颤动或出血等较少。在临床实践中,可以根据不同的毒性表现选择不同的 BTK 抑制药。伊布替尼不推荐用于心脑血管疾病高风险的患者,泽布替尼可能是一个更好的选择。BTK 抑制药与抗凝剂的联合应用应极其谨慎。

维莫非尼、达拉非尼和曲美替尼

维莫非尼(vemurafenib)和达拉非尼(dabrafenib)是 BRAF V600E 选择性抑制药,曲美替尼(trametinib)是 MEK 抑制药,维莫非尼和达拉非尼可以选择性抑制突变的 BRAF 激酶,而曲美替尼可以对 BRAF 激酶下游的 MEK1/2 进行高选择性的别构抑制。两种药物的联合使用被证明具有强于两者中任何一种药物单独使用的阻断 MAPK 途径、抑制肿瘤细胞分裂的效果。临床研究显示,*BRAF* 突变多见于 50% 的黑色素瘤、45% 的甲状腺乳头状癌、10% 的结直肠癌和 10% 的非小细胞肺癌等多种肿瘤中,而 BRAF 抑制药联合 MEK 抑制药通过抑制肿瘤 MAPK 信号通路激活,实现临床治疗目的。维莫非尼用药期间必须注意常见的皮肤反应如皮疹、光敏反应等。在给予达拉非尼联合应用曲美替尼治疗时,常见不良反应包括:发热、寒战、皮疹、头痛、头晕、关节痛、咳嗽等。如果出现治疗相关的毒性,则两种治疗应同时进行剂量减少、中断或停止。如果出现与达拉非尼相关的不良反应(葡萄膜炎、非皮肤恶性肿瘤),仅需对达拉非尼治疗调整剂量。对于主要与曲美替尼相关的不良反应(视网膜静脉阻塞、视网膜色素上皮脱离、间质性肺炎和单纯性静脉血栓栓塞),需对曲美替尼调整剂量。

奥拉帕利、尼拉帕利

奥拉帕利(olaparib)和尼拉帕利(niraparib)是口服小分子聚(ADP-核糖)聚合酶(PARP)抑制药。PARP 是在 DNA 修复途径中起关键作用的蛋白质家族。PARP 抑制药在用于治疗存在 DNA 修复缺陷的肿瘤(例如伴有同源重组修复缺陷,通常表现为 *BRCA* 基因突变)可能有最大的治疗获益。PARP 抑制药还具有另外的作用机制,称为 "PARP 捕获",其作用是通过在 DNA 损伤部位稳定 PARP-1 和 PARP-2 来进一步引起 DNA 复制过程中的双链断裂损伤,从而导致肿瘤细胞死亡。临床用于铂敏感或 *BRCA* 突变的卵巢癌、前列腺癌及乳腺癌等。奥拉帕利抑制 PARP-1、PARP-2 和 PARP-3 多种亚型,常见的各类不良反应为贫血、血小板减少症、中性粒细胞减少症、恶心、呕吐、腹泻、上呼吸道感染、疲乏、食欲下降、关节痛、肌痛、味觉障碍和头痛等,其中发生率最高的不良反应依次为恶心、疲乏和贫血,大多为 1~2 级不良反应,3~4 级的贫血发生率约为 20%。尼拉帕利靶向 PARP-1 和 PARP-2,用药期间常见的各类不良反应为贫血、血小板减少症、中性粒细胞减少症、恶心、呕吐、腹泻、便秘、腹痛 / 腹胀、消化不良、口干、疲乏、食欲减退、泌尿系统感染、AST/ALT 水平升高、关节痛、肌痛、头痛、头晕、味觉障碍、失眠等。

哌柏西利、阿贝西利和达尔西利

哌柏西利(palbociclib)、阿贝西利(abemaciclib)和达尔西利(dalpiciclib)是细胞周期蛋白依赖性激酶(cyclin-dependent kinase,CDK)4/6 的高选择性抑制药。乳腺癌细胞中容易出现异常的 CDK4/6-cyclinD-Rb 通路。CDK4/6 抑制药通过靶向抑制 CDK4/6,阻止 Cyclin D1 蛋白发挥作用,从而阻止肿瘤细胞通过 G_1 期-S 期的检查点,阻滞细胞周期,靶向抑制肿瘤细胞增殖。三种药物均用于激素受体阳性、人体表皮生长因子受体 2(HER2)阴性的乳腺癌的治疗。常见的不良反应包括骨髓抑制、胃肠道不良反应、肝功能异常、皮肤及皮下组织不良反应等。

依维莫司

依维莫司(everolimus)为丝/苏氨酸蛋白激酶 mTOR 的抑制药,阻断 PI3K-Akt-mTOR 信号通路和其他由 mTOR 介导的信号转导过程,抑制细胞周期进程和新生血管形成,促进细胞凋亡。临床用于晚期肾细胞癌、神经内分泌肿瘤、软组织肿瘤及 HR(+),HER2(-)晚期乳腺癌的治疗。依维莫司相关的常见不良反应包括口腔炎、非感染性肺炎、代谢异常等。建议患者服药期间定期随诊监测血糖、血脂、肝功能及肺部 CT。

硼替佐米

硼替佐米(bortezomib)是一种二肽硼酸盐,属可逆性蛋白酶抑制药,可选择性地与蛋白酶活性位点的苏氨酸结合,抑制蛋白酶 26S 亚单位的糜蛋白酶和/或胰蛋白酶活性。26S 蛋白酶是一种大的蛋白质复合体,可降解泛蛋白。泛蛋白酶通道在调节特异蛋白在细胞内浓度中起到重要作用,以维持细胞内环境的稳定。蛋白水解会影响细胞内多级信号串联,这种对正常细胞内环境的破坏会导致细胞死亡。硼替佐米临床用于多发性骨髓瘤和套细胞淋巴瘤的治疗。主要不良反应为乏力、腹泻、恶心、呕吐、发热、血小板减少等。

西达本胺

西达本胺(chidamide)通过选择性抑制相关组蛋白去乙酰化酶(HDAC)亚型,产生针对多条信号传递通路基因表达的改变(即表观遗传改变),进而抑制肿瘤细胞周期、诱导肿瘤细胞凋亡,同时对机体细胞免疫具有整体调节活性,诱导和增强自然杀伤细胞(NK)和抗原特异性细胞毒 T 细胞(CTL)介导的肿瘤杀伤作用,与抗雌激素治疗药物具有抑制肿瘤生长的协同作用。西达本胺是我国首个获批上市的原创化学新药,也是全球首个口服、亚型选择性 HDAC 抑制药,获批用于治疗淋巴瘤和乳腺癌。常见不良反应有:血液学不良反应,包括血小板减少症、白细胞/中性粒细胞减少症、血红蛋白降低;全身不良反应,包括乏力、发热;胃肠道不良反应,包括腹泻、恶心和呕吐;代谢及营养系统不良反应,包括食欲下降、低钾血症和低钙血症;以及头晕、皮疹等;极少数出现 Q-T 间期延长。

2. 多靶点抗肿瘤的小分子化合物

索拉非尼

索拉非尼(sorafenib)为血管内皮生长因子受体(VEGFR)1、2、3 阻断药,亦可抑制血小板衍生生长因子受体(platelet-derived growth factor receptor,PDGFR)、Raf、Flt3 和 c-Kit 介导的信号转导。一方面通过阻断 Raf-MEK-ERK 信号转导通路,直接抑制肿瘤生长;另一方面,又可通过阻断 VEGFR 和 PDGFR 途径,抑制肿瘤血管的形成,间接抑制肿瘤细胞的生长。临床用于治疗肝癌和肾癌。不良反应有疲乏、体重减轻、皮疹、脱发、腹泻、恶心、腹痛等。

仑伐替尼

仑伐替尼(lenvatinib)是一个多靶点的药物,有效抑制血管内皮生长因子受体(VEGFR)1~3、成纤维细胞生长因子受体(FGFR)1~4,在上述靶点的 IC_{50} 均显著低于索拉非尼,抑制作用近 100 倍于索拉非尼（FGFR4 通路），显示出更强的抗肿瘤活性。仑伐替尼同时抑制血小板衍生生长因子受体（PDGFR）-α、RET 及 KIT，通过覆盖广泛的靶点范围，可有效抗血管生成，抑制肿瘤生长。临床常用于肝癌、肾癌、甲状腺癌，常见不良反应为腹泻、乏力、骨关节疼痛、食欲减退、恶心、呕吐、口腔炎、高血压、蛋白尿等。

安罗替尼

安罗替尼（anlotinib）是我国自主研发的 1.1 类新药，是一种新型小分子多靶点酪氨酸激酶抑制药，能有效地抑制血管内皮生长因子受体（VEGFR）、血小板衍生生长因子受体（PDGFR）、成纤维细胞生长因子受体和干细胞生长因子受体等激酶的活性，进而发挥抗肿瘤血管生成和抑制肿瘤生长的作用。临床常用于小细胞肺癌、非小细胞肺癌、软组织肉瘤、甲状腺癌等，常见不良反应包括高血压、疲乏、手足皮肤反应、高甘油三酯血症、蛋白尿、腹泻、食欲下降、TSH 升高、高胆固醇血症和甲状腺功能减退等。

舒尼替尼

舒尼替尼（sunitinib）为 VEGFR1～3 和 PDGFR 细胞内酪氨酸激酶结构域的 ATP 结合部位竞争性阻断药，为抗肿瘤血管生成药物。亦可抑制 c-Kit、RET、CSF-1R 等其他酪氨酸激酶。临床用于治疗晚期肾癌、胃肠道间质瘤和晚期胰腺癌。不良反应有疲乏、发热、腹泻、恶心、黏膜炎、高血压、皮疹等。

阿昔替尼

阿昔替尼（axitinib）是多靶点酪氨酸激酶抑制药，抑制 c-Kit、PDGFRβ 和 VEGFR 多个酪氨酸激酶，用于治疗既往接受过一种酪氨酸激酶抑制药或细胞因子治疗失败的进展期肾细胞癌的成人患者。不良反应主要有高血压、血栓栓塞、出血、心力衰竭、胃肠穿孔和瘘管形成、甲状腺功能不全、可逆性后部脑白质病综合征、蛋白尿、肝脏转氨酶升高、肝损害和胎儿发育不良等。

帕唑帕尼

帕唑帕尼（pazopanib）为 VEGFR1～3、PDGFR 和 c-Kit 激酶抑制药，具有抑制肿瘤血管生成的活性。临床用于治疗晚期肾癌和既往接受化疗的晚期软组织肉瘤患者。不良反应有腹泻、高血压、毛发颜色变化（脱色素）、恶心、厌食和呕吐等。

克唑替尼

克唑替尼（crizotinib）为 ATP 竞争性抑制药，可以抑制人肝细胞生长因子受体（c-Met）、间变性淋巴瘤激酶（ALK）和 ROS1 等多个蛋白激酶靶点，用于治疗 ALK 阳性的局部晚期和转移的非小细胞肺癌。不良反应主要有肝功能异常、视觉异常（闪光、视物模糊、重影）、神经麻痹、头晕、疲倦、水肿、肠胃不适（恶心、呕吐、腹泻、便秘、食管咽喉不适）、味觉减退、皮疹等。

阿来替尼

阿来替尼（alectinib）是一种具有高度选择性的强效 ALK 和 RET 酪氨酸激酶抑制药，阻断下游信号通路 STAT3 和 PI3K/AKT 的激活，诱导肿瘤细胞死亡（凋亡）。阿来替尼是第二代 ALK TKI，可抑制克唑替尼获得性耐药突变（包括 L1196M、F1174L、R1275Q 及 C1156Y），且具有良好的血脑屏障渗透率，用于 ALK 阳性的局部晚期或转移性 NSCLC 患者的治疗。常见的不良反应包括便秘、疲劳、水肿、肌痛和贫血。

洛拉替尼

洛拉替尼（lorlatinib，又名劳拉替尼）是一种可逆的强效第三代小分子 ALK/ROS1 双靶点抑制药。

它针对 ALK 耐药突变被研发,包括常见的 G1202R 突变,在克唑替尼基础上通过生成大环化合物以提高中枢神经系统(CNS)的穿透性,与非大环结构相比,具有更好的代谢稳定性和较低的 P-gp 外排倾向。适用于 ALK 阳性的局部晚期或转移性 NSCLC 患者的治疗。常见的不良事件是高脂血症、水肿、体重增加、周围神经病变和认知影响。

吡咯替尼和奈拉替尼

吡咯替尼(pyrotinib)和奈拉替尼(neratinib)是口服的小分子不可逆酪氨酸激酶抑制药(靶点包括 EGFR、HER2 和 HER4),与胞内激酶区 ATP 结合位点共价结合,全面阻断 HER 家族同异源二聚体的形成,抑制肿瘤细胞生长并可透过血脑屏障。临床用于 HER2 过表达乳腺肿瘤的治疗。主要不良反应为腹泻。

呋喹替尼

呋喹替尼(fruquintinib)对血管内皮生长因子受体(VEGFR)的 3 种异构体 VEGFR1,2,3 都有强效且高选择性的抑制作用,可以同时抑制肿瘤的血管生成和淋巴管生成作用。具有靶外毒性低、药物耐受性好、作用强等多种优点。单药适用于既往接受过氟尿嘧啶类、奥沙利铂和伊立替康为基础的化疗,以及既往接受过或不适合接受 VEGF 治疗、EGFR 治疗(RAS 野生型)的转移性结直肠癌(mCRC)患者。中国人群常见的不良反应(发生率≥20%)为高血压、蛋白尿、手足皮肤反应、发声困难、出血、转氨酶升高、甲状腺功能检查异常、腹痛/腹部不适、口腔黏膜炎、疲乏/乏力、腹泻、感染、血胆红素升高以及食欲下降。

索凡替尼

索凡替尼(surufatinib)是一种新型的口服酪氨酸激酶抑制药,具有抗血管生成和免疫调节双重活性。索凡替尼可通过抑制血管内皮生长因子受体(VEGFR)和成纤维细胞生长因子受体(FGFR)以阻断肿瘤血管生成,并可抑制集落刺激因子 1 受体(CSF-1R),通过调节肿瘤相关巨噬细胞,促进机体对肿瘤细胞的免疫应答。临床用于无法手术切除的局部晚期或转移性、进展期非功能性、分化良好(G1、G2)的胰腺及非胰腺来源的神经内分泌瘤。用药期间必须注意常见的不良反应,包括蛋白尿、高血压、血胆红素升高、腹泻、血白蛋白降低、血甘油三酯升高、AST/ALT 升高、血促甲状腺激素升高、腹痛、疲乏/乏力、血尿酸升高、出血和骨骼肌肉疼痛。

(三)抗体药物偶联物

抗体偶联药物(ADC)由 3 个关键组分构成,即细胞毒性药物(有效载荷)、特异性结合肿瘤细胞表面抗原的单克隆抗体以及将二者偶联的连接子(linker)。ADC 进入机体后,抗体与表达相应抗原的肿瘤靶细胞特异性结合,通过内吞被肿瘤内化,之后在溶酶体蛋白或低 pH 作用下降解,细胞毒性药物在胞内以高效活性形式被释放,通过破坏微管蛋白或 DNA 等途径对肿瘤细胞进行有效杀伤。理想的 ADC 在血液循环中应保持稳定性和完整性,精准地到达治疗目标(肿瘤细胞),并最终在肿瘤细胞内释放有效载荷。

某些 ADC 对邻近的、靶抗原阴性的肿瘤细胞产生细胞毒性作用的旁观者效应(bystander effect),机制包括由于肿瘤微环境中低 pH 和高活性蛋白酶的特性,携带可裂解连接子的 ADC 可以在进入细胞前将细胞毒性药物提前释放至肿瘤微环境中;内化进入细胞内的 ADC 会在溶酶体作用下迅速解偶联,胞内游离的细胞毒性药物会通过被动扩散的方式到达邻近肿瘤细胞,产生杀伤效应。

由于 ADC 药物中抗体和细胞毒性药物不同,不同 ADC 的不良反应也不同。需要特别关注的不良反应按所影响的器官组织等包括血液学不良反应、输注相关反应、神经不良反应、肝不良反应、肺不良反应、消化系统疾病、心脏不良反应、感染、皮肤和皮下组织疾病、肿瘤溶解综合征、代谢性不良反应、眼部疾病和中枢神经系统不良反应等。

维布妥昔单抗

维布妥昔单抗（brentuximab vedotin，BV）由靶向 CD30 的单克隆抗体通过中国仓鼠卵巢细胞重组 DNA 技术生产的重组嵌合免疫球蛋白 G1（immunoglobulin G1，IgG1）共价连接抗微管药物一甲基澳瑞他汀 E（monomethyl auristatin E，MMAE）组成。每个抗体平均偶联 4 个 MMAE，MMAE 可干扰微管蛋白聚合并破坏有丝分裂，进而诱导细胞周期阻滞和细胞凋亡。除直接与 CD30 阳性淋巴细胞结合外，BV 还通过抗体依赖性细胞吞噬作用、免疫原性细胞死亡和肿瘤旁细胞杀伤作用来增强对肿瘤的杀伤作用。临床用于复发或难治性经典型霍奇金淋巴瘤（classical Hodgkin lymphoma，CHL）和系统性间变性大细胞淋巴瘤（systemic anaplastic large cell lymphoma，sALCL）。

维泊妥珠单抗

维泊妥珠单抗（polatuzumab vedotin）是一种以 MC-Val-Cit-PAB 为连接子、将有效载荷一甲基澳瑞他汀 E（MMAE）通过新一代工程化的半胱氨酸定点偶联到抗 CD79b 单克隆抗体上的第三代新型 ADC。缬氨酸-瓜氨酸（Val-Cit，vc）是一种蛋白酶可裂解连接子，在 ADC 中应用较为广泛。vc 连接子利用肿瘤微环境和正常生理环境的差异来释放有效载荷，到达肿瘤细胞后被组织蛋白酶 B 切割降解，而正常生理环境中 pH 较高且组织蛋白酶 B 缺乏，故不会在体循环中降解，减少了脱靶毒性。维泊妥珠单抗与肿瘤细胞表面 CD79b 结合，通过细胞内吞作用将 MMAE 带入肿瘤细胞的内部，从而发挥杀伤的作用。临床应用主要是联合利妥昔单抗、环磷酰胺、多柔比星和泼尼松，适用于治疗既往未经治疗的弥漫大 B 细胞淋巴瘤成人患者；以及联合苯达莫司汀和利妥昔单抗适用于不适合接受造血干细胞移植的复发或难治性弥漫大 B 细胞淋巴瘤成人患者。基于完全缓解率和缓解持续时间，附条件批准复发或难治性弥漫大 B 细胞淋巴瘤。

奥加伊妥珠单抗

奥加伊妥珠单抗（inotuzumab ozogamicin）是一种靶向 CD22 的抗体药物偶联物（ADC），由三部分组成：①重组人源化免疫球蛋白 G 亚型 4（IgG4）kappa 抗体伊珠单抗，可特异性识别人 CD22；②N-乙酰-γ-刺孢霉素，可导致双链 DNA 断裂；③可酸解的连接子，由 4-（4-乙酰基苯氧基）丁酸（AcBut）和 3-甲基-3-巯基丁烷酰肼（被称为二甲酰肼，将 N-乙酰-γ-刺孢霉素与伊珠单抗共价结合）组成。CD22 与 CD19 一样，几乎表达于 B 细胞成熟的所有阶段，并且在大部分 B-ALL 患者的癌细胞上都有表达。当奥加伊妥珠单抗与恶性 B 细胞的 CD22 抗原结合后，药物内化进入细胞。药物在溶酶体内降解，释放细胞毒制剂刺孢霉素，可导致肿瘤细胞双链 DNA 断裂，从而杀伤肿瘤细胞。适用于复发性或难治性前体 B 细胞急性淋巴细胞白血病成年患者。

戈沙妥珠单抗

戈沙妥珠单抗（sacituzumab govitecan，SG）是将 SN-38（伊立替康的活性代谢产物）通过其特异性位点，以较高的药物抗体比与 hRS7 结合而成的 ADC，其中 hRS7 是一种抗滋养层细胞表面抗原 2（trophoblast cell surface antigen 2，TROP-2）的抗体。TROP-2 是由 TACSTD2 基因编码表达的细胞表面糖蛋白，在多种肿瘤中过表达，包括乳腺癌、尿路上皮癌、结肠癌和肺癌等，但在正常组织中表达较低。hRS7 与 TROP-2 结合后可将高浓度的 SN-38 递送到癌细胞中，发挥抗肿瘤作用。临床用于既往至少接受过 2 种系统治疗（其中至少 1 种治疗针对转移性疾病）的不可切除的局部晚期或转移性三阴性乳腺癌成人患者等。

恩美曲妥珠单抗

恩美曲妥珠单抗（ado-trastuzumab emtansine，T-DM1）是一种靶向 HER2 的抗体偶联药物，含有人源化抗 HER2 免疫球蛋白 G1 曲妥珠单抗与微管抑制药美坦辛衍生物(DM1),二者通过稳定的硫醚连接体 MCC(4-[N-马来酰亚胺甲基]环己烷-1-羧酸酯)共价结合。T-DM1 同时具有曲妥珠单抗的 HER2 抑制作用和 DM1 的细胞毒性。与 HER2 受体结合后,T-DM1 会将 DM1 递送至乳腺癌细胞,从而导致细胞周期停滞和细胞凋亡。主要用于治疗接受紫杉烷类联合曲妥珠单抗为基础的新辅助治疗后仍残存侵袭性病灶的 HER2 阳性早期乳腺癌患者的辅助治疗,以及接受紫杉烷类和曲妥珠单抗治疗的 HER2 阳性、不可切除的局部晚期或转移性乳腺癌患者。

德曲妥珠单抗

德曲妥珠单抗(trastuzumab deruxtecan,T-DXd)由重组人源化抗 HER2 IgG1 单克隆抗体曲妥珠单抗、可裂解四肽连接子和拓扑异构酶Ⅰ抑制药喜树碱类衍生物(deruxtecan,DXd)组成。通过链间半胱氨酸偶联技术,每个抗体与 8 个 DXd 分子以共价键的形式进行偶联,从而得到药物抗体比为 8 且分布均一的 ADC。DXd 由 SN-38 结构改造而来,通过抑制拓扑异构酶Ⅰ阻断 DNA 复制,进而造成细胞死亡。体外研究显示,DXd 抗肿瘤活性是 SN-38 的 10 倍,是传统化疗药物的 100~1 000 倍。T-DXd 单抗部分为曲妥珠单抗,保留了相似的受体亲和力和抗体依赖细胞介导的细胞毒作用,与肿瘤细胞膜外表达的 HER2 抗原选择性结合,通过内吞进入胞内,连接子被肿瘤细胞内上调表达的溶酶体选择性剪切,将 DXd 释放到细胞质中,通过抑制拓扑异构酶Ⅰ,导致 DNA 复制受阻,从而发挥细胞毒作用。同时,T-DXd 释放的 DXd 载药具有良好的细胞膜渗透性,可以发挥强效的旁观者效应,即在异质性肿瘤中,除直接杀伤靶抗原阳性细胞外,还可杀伤邻近抗原阴性或低表达的肿瘤细胞。同样剂量的 T-DXd 在 HER2 过表达和低表达的肿瘤中均具有良好疗效。临床用于既往接受过抗 HER2 治疗的不可切除或转移性 HER2 阳性乳腺癌患者等。

维迪西妥单抗

维迪西妥单抗(disitamab vedotin,DV)是中国首个自主研发的 ADC 类药物,由全新 HER2 单克隆抗体、组织蛋白酶可裂解连接子和 MMAE 组成,以肿瘤表面的 HER2 蛋白为靶点,其抗体为自主研发的 disitamab,具有高亲和力和内吞效率,能高效地与 HER2 蛋白结合并内吞进入癌细胞;连接子在肿瘤细胞内具有可裂解性,能快速释放出小分子细胞毒性药物 MMAE;MMAE 具有高毒性及旁观者效应,能有效杀死癌细胞。临床用于至少接受过 2 种系统化疗的 HER2 过表达的局部晚期或转移性胃癌(包括胃食管结合部腺癌)患者;以及治疗既往接受过含铂化疗且 HER2 过表达的局部晚期或转移性尿路上皮癌患者。

第四节 │ 免疫治疗药物

肿瘤免疫治疗主要是应用免疫学原理和方法,提高肿瘤细胞的免疫原性和对效应细胞杀伤的敏感性,并应用免疫细胞和效应分子输注宿主体内,激发和增强机体抗肿瘤免疫应答,协同机体免疫系统高效抑制肿瘤生长,杀伤肿瘤。目前临床应用主要包括免疫检查点抑制药和免疫细胞治疗药物。免疫检查点抑制药主要包括细胞毒性 T 淋巴细胞抗原 4(CTLA-4)抑制药、程序性死亡受体-1(PD-1)抑制药及程序性死亡受体配体-1(PD-L1)抑制药。免疫细胞治疗药物主要为表达嵌合抗原受体 T 细胞(CAR-T)。此外,双特异性抗体药物和不同类型免疫细胞治疗药物相继出现,且其适应证也在不断扩大。

CTLA-4 和抗 PD-1/PD-L1 抑制药均通过解除抑制 T 细胞功能的信号来发挥其抗肿瘤功能,但 CTLA-4 阻断 CD28-B7 相互作用以调节 APC 诱导的 T 细胞反应,而 PD-1 在 TCR 信号转导以调节 T 细胞反应的效应器阶段。CTLA-4 抑制药主要影响 CD4 T 细胞的克隆扩增和运输。相反,PD-1/PD-L1 抑制药主要影响耗尽的 CD8 T 细胞,不影响 T 细胞克隆扩增或 T 细胞运输。理论上一些生物标志物可反映或预测免疫检查点抑制药对患者的疗效或毒性,但常规应用的价值仍有待明确。

（一）免疫检查点抑制药

1. CTLA-4 抑制药

伊匹木单抗

伊匹木单抗（ipilimumab）是人源细胞毒性 T 淋巴细胞相关抗原 4（CTLA-4）单克隆抗体，联合纳武利尤单抗用于不可手术切除的、初治的非上皮样恶性胸膜间皮瘤成人患者，适用于治疗不可切除的或转移黑色素瘤，美国 FDA 和欧盟 EMA 还批准其联合纳武利尤单抗治疗晚期和转移性 NSCLC。最常见不良反应是疲乏、腹泻、瘙痒、皮疹和甲状腺功能减退，大多数为轻至中度。应在基线时和每剂本品给药之前评估肝功能和甲状腺功能，并在用药治疗期间评估免疫相关性不良反应的任何体征或症状（包括腹泻和结肠炎）。

2. PD-1 抑制药

PD-1 主要表达于活化的 T 淋巴细胞、B 淋巴细胞和巨噬细胞表面。多种肿瘤细胞表面表达 PD-L1，可与肿瘤浸润淋巴细胞表面的 PD-1 分子结合，抑制 CD4 和 CD8 T 淋巴细胞的功能及细胞分子的释放，并诱导淋巴细胞凋亡，从而抵抗淋巴细胞的杀伤作用，最终导致肿瘤发生免疫逃逸。通过阻断 PD-L1/PD-1 信号通路，可以促使肿瘤抗原特异性 T 细胞发挥杀伤肿瘤作用，抑制肿瘤生长。

纳武利尤单抗是第一个在中国获批的 PD-1 抑制药，之后帕博利珠单抗、卡瑞利珠单抗、特瑞普利单抗、替雷利珠单抗、信迪利单抗等 PD-1 抑制药不断涌现，适应证不断扩大，已覆盖非小细胞肺癌（NSCLC）、食管癌（EC）、肝癌（HCC）、鼻咽癌（NPC）、尿路上皮细胞癌（UC）、经典型霍奇金淋巴瘤（CHL）、恶性黑色素瘤（MM）及泛实体瘤等多个癌种的治疗。

PD-1 抑制药常见不良反应可能累及多个器官，主要包括心脏毒性、皮肤毒性、胃肠道毒性、肝毒性以及内分泌系统毒性，发生中位时间和程度各有不同。充分掌握免疫不良反应的发生特点、毒性谱及可能引起的分子机制，对于免疫不良反应的临床管理和有效治疗手段的开发至关重要，有助于保障此类药物临床应用的有效性和安全性。因为不良反应可能在治疗期间或停止后的任何时间发生，应持续进行患者监测。对于疑似免疫相关性不良反应，应进行充分的评估以确认病因或排除其他病因。根据不良反应的严重程度，暂停治疗并给予糖皮质激素或非糖皮质激素性免疫抑制药治疗，必要时与相关领域学科进行多学科诊疗。

纳武利尤单抗

纳武利尤单抗（nivolumab）是针对程序性死亡受体-1（PD-1）的单克隆抗体，通过阻断 PD-1 及其配体 PD-L1 和 PD-L2 间相互作用，从而阻断 PD-1 通路介导的免疫抑制反应，提高肿瘤细胞的免疫原性。本品于 2014 年在美国获批上市，2018 年进入我国。适应证包括：联合含铂双药化疗适用于新辅助治疗可切除的（肿瘤直径≥4cm 或淋巴结阳性）非小细胞肺癌（NSCLC）成人患者；单药适用于治疗表皮生长因子受体（EGFR）基因突变阴性和间变性淋巴瘤激酶（ALK）阴性、既往接受过含铂方案化疗后疾病进展或不可耐受的局部晚期或转移性非小细胞肺癌（NSCLC）成人患者；单药适用于治疗接受含铂类方案治疗期间或之后出现疾病进展且肿瘤 PD-L1 表达阳性（定义为表达 PD-L1 的肿瘤细胞≥1%）的复发性或转移性头颈部鳞状细胞癌（SCCHN）患者；联合含氟尿嘧啶和铂类药物化疗适用于一线治疗晚期或转移性胃癌、胃食管连接部癌或食管腺癌患者；治疗既往接受过 2 种或 2 种以上全身性治疗方案的晚期或复发性胃或胃食管连接部腺癌患者；联合伊匹木单抗用于不可手术切除的、初治的非上皮样恶性胸膜间皮瘤成人患者；用于经新辅助放化疗（CRT）及完全手术切除后仍有病理学残留的食管癌或胃食管连接部癌患者的辅助治疗；联合含氟嘧啶类和铂类化疗用于晚期或转移性食管鳞癌患者的一线治疗；单药适用于接受根治性切除术后伴有高复发风险的尿路上皮癌患者的辅助治疗等。

帕博利珠单抗

帕博利珠单抗（pembrolizumab）是一种人源化 PD-1 单克隆抗体，可以通过抑制 PD-1 与其配体 PD-L1 相互结合而增强自身的 T 细胞功能，从而增强免疫系统对肿瘤细胞的攻击。适应证包括：适用于经一线治疗失败的不可切除或转移性黑色素瘤的治疗；适用于由国家药品监督管理局批准的检测评估为 PD-L1 肿瘤比例分数（TPS）≥1% 的表皮生长因子受体（EGFR）基因突变阴性和间变性淋巴瘤激酶（ALK）阴性的局部晚期或转移性非小细胞肺癌一线单药治疗；联合培美曲塞和铂类化疗适用于表皮生长因子受体（EGFR）基因突变阴性和 ALK 阴性的转移性非鳞状非小细胞肺癌（NSCLC）的一线治疗；联合卡铂和紫杉醇适用于转移性鳞状非小细胞肺癌（NSCLC）患者的一线治疗；联合铂类和氟尿嘧啶类化疗药物用于局部晚期不可切除或转移性食管或胃食管结合部癌患者的一线治疗；单药用于由国家药品监督管理局批准的检测评估肿瘤表达 PD-L1［综合阳性评分（CPS）≥10］、既往一线全身治疗失败、局部晚期或转移性食管鳞状细胞癌（ESCC）患者的治疗；单药用于通过充分验证的检测评估肿瘤表达 PD-L1［综合阳性评分（CPS）≥20］的转移性或不可切除的复发性头颈部鳞状细胞癌（HNSCC）患者的一线治疗；单药用于 *KRAS*、*NRAS* 和 *BRAF* 基因均为野生型，不可切除或转移性高微卫星不稳定性（MSI-H）或错配修复基因缺陷型（dMMR）结直肠癌（CRC）患者的一线治疗；单药用于既往接受过索拉非尼或含奥沙利铂化疗的肝细胞癌（HCC）患者的治疗；联合化疗新辅助治疗并在手术后继续帕博利珠单抗单药辅助治疗，用于经充分验证的检测评估肿瘤表达 PD-L1［综合阳性评分（CPS）≥20］的早期高危三阴性乳腺癌（TNBC）患者的治疗。

斯鲁利单抗

斯鲁利单抗（serplulimab）是一种我国自主研发的程序性死亡受体 1 单抗，是国产首个"泛癌种" PD-1 免疫治疗药物。适用于不可切除或转移性微卫星高度不稳定（MSI-H）的成人晚期实体瘤患者；联合卡铂和白蛋白紫杉醇适用于不可手术切除的局部晚期或转移性鳞状非小细胞肺癌（NSCLC）的一线治疗；联合卡铂和依托泊苷适用于广泛期小细胞肺癌（ES-SCLC）的一线治疗；联合含氟尿嘧啶类和铂类药物用于 PD-L1 阳性的不可切除局部晚期 / 复发或转移性食管鳞状细胞癌（ESCC）的一线治疗等。

目前，其他同类药物还有：特瑞普利单抗、信迪利单抗、卡瑞利珠单抗、替雷利珠单抗、派安普利单抗、普特利单抗等。

3. PD-L1 抑制药

阿替利珠单抗

阿替利珠单抗（atezolizumab）是一种单克隆抗体，是第一个获批上市的 PD-L1 抑制药，可阻断 PD-L1 与 PD-1 和 B7.1 受体的结合，激活 T 细胞杀伤肿瘤细胞的作用。获批与卡铂和依托泊苷联合用于广泛期小细胞肺癌（ES-SLC）患者的一线治疗；联合贝伐珠单抗治疗既往未接受过全身系统性治疗的不可切除肝细胞癌患者；用于表皮生长因子受体（EGFR）基因突变阴性和间变性淋巴瘤激酶（ALK）阴性的转移性非小细胞肺癌（NSCLC）一线单药治疗；联合培美曲塞和铂类化疗用于表皮生长因子受体（EGFR）基因突变阴性和间变性淋巴瘤激酶（ALK）阴性的转移性非鳞状非小细胞肺癌（NSCLC）患者的一线治疗等。本品最常见的不良反应包括疲劳或虚弱、恶心、咳嗽、呼吸困难、食欲减退。与其他药物联用的常见不良反应（≥20%）包括疲劳或虚弱、恶心、脱发、便秘、腹泻、食欲减退。免疫相关不良反应发生情况与 CTLA-4 抑制药相似，但发生率和严重程度较轻。

度伐利尤单抗

度伐利尤单抗（durvalumab）是 PD-L1 单克隆抗体，获批用于不可切除的 Ⅲ 期非小细胞肺癌

(NSCLC);适用于在接受铂类药物为基础的化疗同步放疗后未出现疾病进展的不可切除、Ⅲ期 NSCLC 患者的治疗。联合依托泊苷和卡铂或顺铂,作为广泛期小细胞肺癌(ES-SCLC)成人患者的一线治疗。联合吉西他滨和顺铂用于局部晚期或转移性胆道癌(BTC)成人患者的线治疗。

恩沃利单抗

恩沃利单抗(envafolimab)为我国首个获批的国产 PD-L1 抑制药,同时也是全球首个皮下注射 PD-L1 抑制药。适用于不可切除或转移性微卫星高度不稳定(MSI-H)或错配修复基因缺陷型(dMMR)的成人晚期实体瘤患者的治疗,包括既往经过氟尿嘧啶类、奥沙利铂和伊立替康治疗后出现疾病进展的晚期结直肠癌患者,以及既往治疗后出现疾病进展且无满意替代治疗方案的其他晚期实体瘤患者。

舒格利单抗

舒格利单抗(sugemalimab)为重组抗 PD-L1 全人源单克隆抗体,可阻断 PD-L1 与 T 细胞上 PD-1 和免疫细胞上 CD80 间的相互作用,通过消除 PD-L1 对细胞毒性 T 细胞的免疫抑制作用,发挥抗肿瘤作用。目前获批适应证包括:联合培美曲塞和卡铂用于表皮生长因子受体(EGFR)基因突变阴性和间变性淋巴瘤激酶(ALK)阴性的转移性非鳞状非小细胞肺癌(NSCLC)患者的一线治疗;联合紫杉醇和卡铂用于转移性鳞状非小细胞肺癌(NSCLC)患者的一线治疗;单药用于在接受铂类药物为基础的同步或序贯放化疗后未出现疾病进展的、不可切除、Ⅲ期非小细胞肺癌(NSCLC)患者的治疗;单药用于治疗复发或难治性结外 NK/T 细胞淋巴瘤(R/R ENKTL)成人患者;联合氟尿嘧啶类和铂类化疗药物用于不可切除的局部晚期、复发或转移性食管鳞状细胞癌(ESCC)的一线治疗等。

4. PD-1/CTLA-4 抑制药

卡度尼利单抗

卡度尼利单抗(candonilimab)为我国自主研发的全球首创 PD-1/CTLA-4 双特异性抗体肿瘤免疫治疗新药,用于既往接受过含铂化疗治疗失败的复发或转移性宫颈癌患者。其作为一种靶向 PD-1 和 CTLA-4 的双特异性抗体,可阻断 PD-1 和 CTLA-4 与其配体 PD-L1/PD-L2 和 B7.1/B7.2 的相互作用,从而阻断 PD-1 和 CTLA-4 信号通路的免疫抑制反应,促进肿瘤特异性的 T 细胞免疫活化,进而发挥抗肿瘤作用。肿瘤细胞周围浸润性 T 淋巴细胞通常会共表达 PD-1 和 CTLA-4,因此卡度尼利单抗在体内会优先富集于肿瘤周围,并且由于双靶点结合的特性,亲和力进一步提高;而在外周淋巴组织中,PD-1 和 CTLA-4 不会共表达,卡度尼利单抗结合率低,因此降低不良反应发生率。本品常见的不良反应包括皮疹、贫血、甲状腺功能减退、肝肾功能减退等,监测及处理同 PD-1 抑制药。

(二)免疫细胞治疗药物

免疫细胞治疗涉及对免疫细胞进行体外操作,然后将其回输到人体内,以实现对肿瘤细胞的更强靶向性和更大杀伤力。免疫细胞治疗为恶性肿瘤等提供了新治疗手段,实现"活"细胞作为治疗药物。体外操作的步骤包括分离、纯化、培养、扩增、诱导分化、活化、遗传修饰、细胞(系)的建立、冻存复苏等。这些操作确保了细胞在回输到人体之前具有最佳的功能状态。

主要的肿瘤免疫细胞治疗类型包括①CAR-T 细胞治疗:通过向 T 细胞中导入人工设计的 CAR 分子,使 T 细胞具有全新的靶向活化功能。经过这种改造,CAR-T 细胞在回输到患者体内后,能够高效地杀伤肿瘤细胞,而不受 MHC 限制。②TCR-T 细胞治疗:涉及筛选和鉴定能够特异性结合靶点抗原的 TCR 序列,并将其转入 T 细胞中。这些改造后的 T 细胞能够特异性地识别和杀伤表达抗原的肿瘤细胞,从而达到治疗效果。③TIL 细胞治疗:将 TIL 细胞从肿瘤组织中分离出来,经过体外刺激和扩增后再回输到患者体内,从而扩大免疫应答,治疗肿瘤。④CAR-NK 治疗:将具有强大杀伤肿瘤细胞能力的自然杀伤细胞(NK 细胞)进行 CAR 基因修饰,使其具有靶向识别肿瘤细胞的能力。⑤树突状细胞免疫治疗。⑥ CAR-巨噬细胞治疗。

目前正式批准上市的 CAR-T 药物主要以 CD19 和 BCMA 为靶点,用于治疗血液系统恶性肿瘤。

阿基仑赛注射液

阿基仑赛注射液(axicabtagene ciloleucel injection)是一种靶向 CD19 的基因修饰的自体 T 细胞免疫疗法,可与表达 CD19 的肿瘤细胞和正常 B 细胞结合。研究显示,当抗 CD19 CAR-T 细胞与表达 CD19 的靶细胞结合后,CD28 和 CD3-zeta 共刺激结构域激活下游级联信号,导致 T 细胞活化、增殖、获得效应功能并分泌炎症细胞因子和趋化因子。这一系列事件导致了对表达 CD19 细胞的杀伤。

经基因修饰的靶向人 CD19 的嵌合抗原受体 T 细胞(CAR-T),用于治疗既往接受二线或以上系统性治疗后复发或难治性大 B 细胞淋巴瘤成人患者,包括弥漫大 B 细胞淋巴瘤非特指型(DLBCL-NOS),原发性纵隔大 B 细胞淋巴瘤(PMBCL)、高级别 B 细胞淋巴瘤和滤泡性淋巴瘤转化的 DLBCL。

瑞基奥仑赛注射液

瑞基奥仑赛注射液(relmacabtagene autoleucel injection)作用机制与阿基仑赛相同,其嵌合抗原受体(CAR)结构中包含 4-1BB 共刺激域和含 CD28 的铰链/跨膜区,铰链区长度是适宜增加 CD19 靶抗原敏感度,同时增加稳定性,捕获肿瘤抗原,增强杀伤力;4-1BB 使 CAR-T 细胞体内存活时间更长,可持续发挥免疫监视作用;工艺上增加 T 细胞分选过程,保证 CAR 只表达在 T 细胞上,避免 CAR 转染到肿瘤性 B 细胞上,避免其在体内扩增的风险。用于治疗经过二线或以上系统性治疗后成人患者的复发或难治性大 B 细胞淋巴瘤(r/rLBCL);治疗经过二线或以上系统性治疗的成人难治性或 24 个月内复发滤泡性淋巴瘤(r/rFL)。

伊基奥仑赛注射液

伊基奥仑赛注射液(equecabtagene autoleucel injection)采用慢病毒载体将靶向 B 细胞成熟抗原(BCMA)的嵌合抗原受体(CAR)基因整合入患者自体外周血 CD3 阳性 T 细胞后制备。回输患者体内后,通过识别多发性骨髓瘤细胞表面的 BCMA 靶点杀伤肿瘤细胞。该药物用于治疗复发或难治性多发性骨髓瘤成人患者,既往经过至少三线治疗后进展(至少使用过一种蛋白酶抑制药及免疫调节剂)。

纳基奥仑赛注射液

纳基奥仑赛注射液(inaticabtagene autoleucel injection)是一款基于慢病毒载体的自体 CAR-T 药品,靶向 CD19,拥有创新的 CD19 scFv(HI19a)结构。用于治疗成人复发或难治性 B 细胞急性淋巴细胞白血病(r/r B-ALL)。这是中国首次批准的一款用于治疗白血病的 CAR-T 产品。

(三)双特异性抗体药物

双特异性抗体(bispecific antibody,BsAb)被设计用于识别和结合两种不同的抗原或表位。双特异性 T 细胞衔接器(bispecific T cell engager,BiTE)作为 BsAb 中较为成熟的技术,特异性地与 T 细胞表面 CD3 和肿瘤细胞表面特异性抗原结合,通过募集和激活肿瘤附近的多克隆 T 细胞群,而不需要共刺激因子或主要组织相容性复合体(MHC)的识别,对肿瘤细胞进行持续的杀伤裂解作用。

BiTE 抗体结构是由两个单链可变区(single-chain variable fragment,scFv)通过灵活的肽链连接而成,一侧结合域可识别肿瘤表达抗原(如 CD19、CD33、BCMA 等),另一侧通常特异性识别 CD3,即 T 细胞受体复合物的成分之一,从而可以衔接 T 细胞和肿瘤靶细胞,引起 T 细胞活化并杀伤肿瘤靶细胞,因此是针对各种肿瘤的疗法,并且接受再治疗仍可能有效。与其他 BsAb 相比,BiTE 具有相对分子质量小、肿瘤穿透作用强、单链可变区之间的连接柔韧性更好等特点。

贝林妥欧单抗

贝林妥欧单抗（blinatumomab）是基于 BiTE 技术开发的免疫治疗药物（CD19×CD3 BiTE），是目前唯一获批的用于治疗成人及儿童 ALL 的 CD3×CD19 双抗。贝林妥欧单抗作为一种双特异性 CD19 导向的 CD3 T 细胞衔接分子（鼠源性重组单链），与 B 系细胞表面的 CD19 和 T 细胞表面的 CD3 结合，从而介导 T 细胞与肿瘤细胞间免疫突触的形成、上调细胞黏附分子、产生细胞水解蛋白、释放炎症细胞因子并促进 T 细胞增殖，从而定向裂解 CD19 阳性肿瘤细胞，可用于 B 系淋巴细胞恶性血液肿瘤的治疗。

第五节 ｜ 内分泌治疗药物

内分泌代谢因素与肿瘤的发生发展密切相关，涉及肿瘤的病因、肿瘤的代谢、肿瘤的内分泌治疗，肿瘤治疗对内分泌代谢系统的影响。某些肿瘤如乳腺癌、前列腺癌、甲状腺癌、宫颈癌、卵巢癌和睾丸肿瘤与相应的激素失调有关。应用某些激素或其拮抗药改变激素平衡失调状态或阻断激素与受体结合，抑制激素依赖性肿瘤的生长。内分泌治疗药物虽然没有细胞毒类抗肿瘤药的骨髓抑制等毒性反应，但因激素作用广泛，使用不当也会造成其他不良反应。

1. **糖皮质激素类**　常用于恶性肿瘤治疗的是泼尼松（prednisone）和泼尼松龙（prednisolone）等。糖皮质激素能作用于淋巴组织，诱导淋巴细胞溶解。对急性淋巴细胞白血病及恶性淋巴瘤的疗效较好，作用快，但不持久，易产生耐药性；对慢性淋巴细胞白血病，除减低淋巴细胞数目外，还可降低血液系统并发症（自身免疫性溶血性贫血和血小板减少症）的发生率或使其减轻。常与其他抗肿瘤药合用，治疗霍奇金病及非霍奇金淋巴瘤。对其他恶性肿瘤无效，而且可能因抑制机体免疫功能而助长恶性肿瘤的扩展。仅在恶性肿瘤引起发热不退、毒血症状明显时，可少量短期应用以改善症状等。

2. **雌激素类**　常用于恶性肿瘤治疗的雌激素是己烯雌酚（diethylstilbestrol），可通过抑制下丘脑及脑垂体，减少脑垂体促间质细胞刺激素（interstitial cell-stimulating hormone, ICSH）的分泌，从而使来源于睾丸间质细胞与肾上腺皮质的雄激素分泌减少，也可直接对抗雄激素促进前列腺癌组织生长发育的作用，故对前列腺癌有效。雌激素类还用于治疗绝经期乳腺癌，机制未明。

3. **雄激素类**　常用于恶性肿瘤治疗的有甲睾酮（methyltestosterone）、丙酸睾酮（testosterone propionate）和氟甲睾酮（fluoxymesterone），可抑制脑垂体前叶分泌促卵泡激素，使卵巢分泌雌激素减少，并可对抗雌激素作用，雄激素对晚期乳腺癌，尤其是骨转移者疗效较佳。

4. **孕酮类**

甲羟孕酮

醋酸甲羟孕酮（medroxyprogesterone acetate, MPA, 乙酸羟甲孕酮、甲孕酮、安宫黄体酮）为合成的黄体酮衍生物，作用类似天然黄体酮，主要用于肾癌、乳腺癌、子宫内膜癌，并可增强患者的食欲、改善一般状况。

甲地孕酮

甲地孕酮（megestrol）属于 17α-羟孕酮类衍生物，是一种高效的合成孕激素，口服时其孕激素效应约为黄体酮的 75 倍，注射时约为黄体酮的 50 倍。可抑制下丘脑促性腺激素释放激素的释放，并作用于腺垂体，降低其对下丘脑促性腺激素释放激素的敏感性，从而阻断垂体促性腺激素释放。可用于乳腺癌、子宫内膜癌、前列腺癌及肾癌等激素依赖性肿瘤。

环丙孕酮

环丙孕酮（cyproterone）为 17-羟孕酮类衍生物，具有孕激素和抗促性腺激素的作用，并且有较强的抗雄激素活性。能抑制垂体促性腺的分泌,使体内睾酮水平降低。临床上可用于不适宜手术的前列腺癌患者。

5. 抗雄激素类

氟他胺

氟他胺(flutamide,氟硝丁酰胺)是一种口服的非甾体类雄激素拮抗剂。氟他胺及其代谢产物 2-羟基氟他胺可与雄激素竞争雄激素受体,并与雄激素受体结合成复合物,进入细胞核,与核蛋白结合,抑制雄激素依赖性的前列腺癌细胞生长。同时氟他胺还能抑制睾丸微粒体 17α-羟化酶和 17,20-裂合酶的活性,因而能抑制雄激素的生物合成。主要用于治疗前列腺癌。

比卡鲁胺

比卡鲁胺(bicalutamide)是非甾体类抗雄激素药,与促黄体素释放激素(luteinizing hormone releasing hormone,LHRH)类似物或外科睾丸切除术联合应用于晚期前列腺癌的治疗。用于治疗局部晚期、无远处转移的前列腺癌患者,这些患者不适宜或不愿接受外科去势术或其他内科治疗。

恩扎卢胺

恩扎卢胺(enzalutamide)是二代的雄激素受体抑制药,作用于雄激素受体信号通路,可竞争性抑制雄激素与雄激素受体结合,进而抑制雄激素受体核移位以及雄激素受体与 DNA 的相互作用。恩扎卢胺主要代谢物 N-去甲基-恩扎卢胺的体外活性与恩扎卢胺相似。本药适用于高危转移风险的非转移性去势抵抗性前列腺癌和雄激素剥夺治疗失败后无症状或有轻微症状且未接受化疗的转移性去势抵抗性前列腺癌。同类药物还有阿帕他胺和达罗他胺。

瑞维鲁胺

瑞维鲁胺(rezvilutamide)是首个中国自主研发的新型雄激素受体(AR)抑制药,可竞争性抑制雄激素与 AR 结合,从而抑制 AR 核移位及 DNA 结合,降低 AR 介导的基因转录。获批适应证为高瘤负荷的转移性激素敏感性前列腺癌(mHSPC)。作为新型二代 AR 抑制药,瑞维鲁胺在药物分子结构上进行了重要创新,使得药物在具有 AR 抑制高活性的同时,血脑屏障通透性较同类产品显著减少而降低中枢神经毒性,以及具有更优化的药动学特征。

阿比特龙

阿比特龙(abiraterone)可阻断睾酮合成中的关键酶 CYP17,从而阻断肾上腺、睾丸和前列腺肿瘤内的雄激素合成。本药可用于激素难治性前列腺癌患者的治疗。主要副作用是盐皮质激素过量症状(包括低钾血症、高血压和体液超负荷),因为持续的 CYP17 阻断导致肾上腺皮质激素升高,进而增加了 CYP17 上游的类固醇水平,包括皮质酮和脱氧皮质酮。

6. **选择性雌激素受体调节剂** 选择性雌激素受体调节剂(selective estrogen receptor modulator,SERM)是一类激素或非激素类物质,主要通过抑制雌二醇(E_2)对肿瘤细胞 DNA 表达和生长代谢的特异性刺激而发挥作用。抗雌激素类药物与 ER 结合以及对 E_2 的抑制可以使肿瘤细胞生长停留在 G_1 早期,从而抑制细胞增殖和减少 S 期细胞的比例。

他莫昔芬

他莫昔芬(tamoxifen,TAM,三苯氧胺)为合成的抗雌激素类药物,是雌激素受体的部分激动药,具有雌激素样作用,但强度仅为雌二醇的 50%;也有一定抗雌激素作用,从而抑制雌激素依赖性肿瘤细胞生长。主要用于乳腺癌,雌激素受体阳性患者疗效较好。

托瑞米芬

托瑞米芬（toremifene）是他莫昔芬的一种类似物，其化学结构中的氯原子取代了他莫昔芬的氢原子。与他莫昔芬一样，它是一种用于骨组织和胆固醇代谢的雌激素激动剂，但对乳腺和子宫组织具有拮抗作用。托瑞米芬可用于治疗 ER 阳性的转移性乳腺癌患者。

雷洛昔芬

雷洛昔芬（raloxifene）是第二代选择性雌激素受体调节剂，属于苯并噻吩类雌激素激动剂和拮抗剂。雷洛昔芬在骨骼中有部分雌激素作用，可降低胆固醇；但在乳腺组织和子宫组织中具有抗雌激素作用。雷洛昔芬最初开发用于治疗骨质疏松症，保持绝经后妇女的骨矿物质密度并降低患乳腺癌的风险。

氟维司群

氟维司群（fulvestrant）是衍生自雌二醇的甾体分子。氟维司群可竞争性和可逆性地结合癌细胞中的雌激素受体，与受体结合并下调其表达，使雌激素不再能够与这些受体结合，也可降解与其结合的雌激素受体。氟维司群可用于抗雌激素治疗后疾病进展的激素受体阳性转移性乳腺癌的绝经后妇女。

艾拉司群

艾拉司群（elacestrant）是雌激素受体 α（ERα）的特异性拮抗剂，也是一种选择性雌激素受体降解剂（selective estrogen receptor degrader，SERD）。适用于既往接受过至少一种内分泌治疗后出现疾病进展的 ER 阳性、HER2 阴性、ESR1 突变绝经后女性或成年男性晚期或转移性乳腺癌患者。

7. 芳香化酶抑制药　芳香化酶（aromatase）是属于细胞色素 P450 的一种复合酶，可氧化脱去 C_{19} 类固醇（雄烯二酮和睾酮）的 19-甲基，使 A 环芳构化，从而转变成 C_{18} 雌激素。因此，抑制芳香化酶使其失去作用后，乳腺癌患者体内的雄激素便无法转化为雌激素，从而阻断了雌激素依赖性的肿瘤细胞生长。

来曲唑

来曲唑（letrozole）为选择性非甾体类芳香化酶抑制药。通过竞争性与细胞色素 P450 酶亚单位的血红素结合，从而抑制芳香化酶，减少雌激素的生物合成。主要用于绝经后雌激素或孕激素受体阳性，或受体状况不明的晚期乳腺癌。

阿那曲唑

阿那曲唑（anastrozole）为高效、高选择性非甾体类芳香化酶抑制药。主要用于绝经后受体阳性的晚期乳腺癌。雌激素受体阴性，但他莫昔芬治疗有效的患者也可考虑使用。此外，还可用于绝经后乳腺癌的辅助治疗。

依西美坦

依西美坦（exemestane）为不可逆的甾体类芳香化酶抑制药。主要用于绝经后受体阳性的晚期乳腺癌。在辅助治疗中，依西美坦在 ER 阳性乳腺癌中的无病生存期和总体生存期方面优于他莫昔芬。

氨鲁米特

氨鲁米特（aminoglutethimide，AG，氨基导眠能，氨格鲁米特，氨苯哌酮）为镇静催眠药格鲁米特的衍生物,能特异性抑制使雄激素转化为雌激素的芳香化酶活性。绝经期妇女的雌激素主要来源是雄激素,氨鲁米特可以完全抑制雌激素的生成。本品还能诱导肝脏混合功能氧化酶系活性,促进雌激素的体内代谢。用于绝经后晚期乳腺癌,现已被第三代芳香化酶抑制药来曲唑、阿那曲唑、依西美坦替代。

8. 黄体生成素释放激素激动药 / 拮抗药

戈舍瑞林

戈舍瑞林(goserelin)是促黄体素释放激素的一种类似物,长期使用戈舍瑞林抑制脑垂体促黄体素的合成,从而引起男性血清睾酮和女性血清雌二醇水平的下降。主要用于①前列腺癌:适用于可用激素治疗的前列腺癌;②乳腺癌:适用于可用激素治疗的绝经前期及绝经期妇女的乳腺癌;③子宫内膜异位症:缓解症状,包括减轻疼痛并减少子宫内膜损伤的大小和数目。

亮丙瑞林

亮丙瑞林(leuprorelin)为促黄体素释放激素(LHRH)的高活性衍生物,在首次给药后能立即产生一过性的垂体-性腺系统兴奋作用(急性作用),然后抑制垂体生成和释放促性腺激素。还进一步抑制卵巢和睾丸对促性腺激素的反应,从而降低雌二醇和睾酮的生成(慢性作用)。主要用于闭经前且雌激素受体阳性的乳腺癌和前列腺癌。

曲普瑞林

曲普瑞林(triptorelin)是一种合成的十肽,是促性腺激素释放激素的类似物。可以降低体内促卵泡激素和促黄体素水平,治疗初期可能导致酸性磷酸酶一过性增高。用于前列腺癌和子宫肌瘤患者。

地加瑞克

地加瑞克(degarelix)是促性腺激素释放激素(GnRH,也称为 LHRH)拮抗剂,可以竞争性结合垂体中的 GnRH 受体,快速抑制内源性 GnRH 对垂体的兴奋作用,在数小时内直接阻断黄体生成素和卵泡刺激素的分泌,从而迅速地降低睾酮水平。获批用于需要雄激素去势治疗的前列腺癌患者。

第六节 │ 其他抗恶性肿瘤药

亚砷酸

亚砷酸(arsenious acid, As_2O_3, 三氧化二砷)通过降解早幼粒细胞白血病 / 维 A 酸受体 α(promyelocytic leukemia/retinoic acid receptor alpha, PML/RARα)融合蛋白中的 PML 结构域、下调 bcl-2 基因表达等选择性诱导白血病细胞凋亡。亚砷酸与全反式维 A 酸分别作用于 PML 和 RARα 结构域,诱导 PML/RARα 融合蛋白的调变和降解,因此两者联合治疗白血病被认为在本质上都是针对分化阻遏分子的靶向治疗。亚砷酸不仅取得良好的治疗效果,而且不引起出血和骨髓抑制等毒副反应,尤其适用于对维 A 酸耐药的急性早幼粒细胞白血病病例。我国学者张亭栋等首次将亚砷酸应用于急性早幼粒细胞白血病的治疗,陈竺等揭示了其分子作用机制并应用全反式维 A 酸和亚砷酸联合应用的急性早幼粒细胞白血病治疗方案,可以使约 90% 的急性早幼粒细胞白血病患者达到 5 年无病生存,从而使急性早幼粒细胞白血病成为第一种基本可以被治愈的急性髓细胞性白血病。砷具有珍贵的药用价值,同时又是剧毒物质,应严格掌握适应证和毒性反应。不良反应有高白细胞血症、弥散性血管内凝血、全身多脏器损伤,心脏 Q-T 间期延长等。

维 A 酸

维 A 酸（retinoic acid，维甲酸）包括全反式维 A 酸（all-trans retinoic acid，ATRA）、13-顺式维 A 酸（13-*cis* retinoic acid，13-CRA）和 9-顺式维 A 酸（9-CRA）。全反式维 A 酸能够调变和降解在急性早幼粒细胞白血病（APL）发病中起关键作用的 PML/RARα 融合蛋白，主要作用于 RARα 结构域，重新启动髓系细胞的分化基因调控网络，诱导白血病细胞分化成熟，继而凋亡。我国学者王振义首次使用全反式维 A 酸对急性早幼粒细胞白血病诱导分化治疗取得成功，部分患者可以完全缓解，但短期内容易复发。全反式维 A 酸与亚砷酸或化疗药物联合用药可获得较好疗效。

重组人血管内皮抑素

重组人血管内皮抑素（rh-endostatin）为我国研发的内源性肿瘤血管生成抑制药血管内皮抑素的基因工程药物，可通过多种通路抑制肿瘤血管生成。其药理作用机制为抑制肿瘤血管内皮细胞增殖和迁移，进而抑制肿瘤血管的生成，阻断肿瘤细胞的营养供给，从而达到抑制肿瘤增殖或转移的目的。临床主要用于配合化疗治疗不能进行手术的非小细胞肺癌患者。心脏毒性为其主要不良反应，此外还有消化系统不良反应如腹泻、肝功能异常和皮疹等。

第七节 | 抗恶性肿瘤药的主要不良反应

传统细胞毒抗肿瘤药、靶向药物、免疫治疗和内分泌治疗药物等作为肿瘤治疗药物，在发挥抗肿瘤疗效同时，不同类型药物和相同类型不同药物可产生共性和个性的药物不良反应，甚至产生罕见的不良反应。抗肿瘤药物的合理应用和联合用药，以及早期识别和防治不良反应均十分重要。

（一）细胞毒类药物不良反应

1. 近期毒性

（1）共有的毒性反应

1）骨髓抑制：骨髓抑制是肿瘤化疗的最大障碍之一，除激素类、博来霉素和门冬酰胺酶外，大多数抗肿瘤药物均有不同程度的骨髓抑制。经化疗后，骨髓造血细胞外周血细胞数减少的程度决定于细胞的寿命，寿命越短的外周血细胞越容易减少，通常先出现白细胞减少，然后出现血小板计数降低，一般不会引起严重贫血。除常用各种集落刺激因子如 GM-CSF，G-CSF，M-CSF，EPO 等来处理血细胞计数下降外，护理中还必须采取措施预防各种感染和出血等。

2）消化道反应：恶心和呕吐是抗肿瘤药物最常见的毒性反应。化疗引起的恶心、呕吐根据发生时间分为急性和迟发性两种类型，前者常发生在化疗 24 小时内；后者发生在化疗 24 小时后。高度或中度致吐者可应用地塞米松和 5-羟色胺 3（5-HT$_3$）受体阻断药（如昂丹司琼），轻度致吐者可应用甲氧氯普胺或氯丙嗪。另外化疗也可损害增殖活跃的消化道黏膜组织，容易引起口腔炎、口腔溃疡、舌炎、食管炎等，应注意口腔清洁卫生，防止感染。

3）脱发：正常人头皮约有 10 万根头发，除其中 10%～15% 的生发细胞处于静止期外，其他大部分活跃生长，因此多数抗肿瘤药物都能引起不同程度的脱发。在化疗时给患者戴上冰帽，使头皮冷却，局部血管痉挛，或止血带结扎于发际，减少药物到达毛囊而减轻脱发，停止化疗后头发仍可再生。

（2）特有的毒性反应

1）心脏毒性：以蒽环类药物最常见，可引起心肌退行性变和心肌间质水肿。心脏毒性的发生可能与自由基有关。

2）呼吸系统毒性：主要表现为间质性肺炎和肺间质纤维化，主要药物有博来霉素、卡莫司汀、丝裂霉素、甲氨蝶呤等。长期大剂量使用博来霉素可引起间质性肺炎及肺间质纤维化，可能与肺内皮细胞缺少灭活博来霉素的酶有关。

3）肝脏毒性：部分抗肿瘤药物如门冬酰胺酶、放线菌素 D、环磷酰胺等可引起肝脏损害。

4）肾和膀胱毒性：大剂量环磷酰胺可引起出血性膀胱炎，可能与大量代谢物丙烯醛经泌尿道排泄有关，同时应用美司钠可预防其发生。顺铂由肾小管分泌，可损害近曲小管和远曲小管。保持充足的尿量有助减轻肾和膀胱毒性。

5）神经毒性：微管活性抑制药最容易引起外周神经病变。顺铂、甲氨蝶呤和氟尿嘧啶亦偶可引起某些神经毒性，应用时应注意。

6）过敏反应：凡属于多肽类化合物或蛋白质类的抗肿瘤药物如门冬酰胺酶、博来霉素，静脉注射后容易引起过敏反应。紫杉醇的过敏反应可能与赋形剂聚氧乙基蓖麻油有关。

7）组织坏死和血栓性静脉炎：刺激性强的药物如丝裂霉素、多柔比星等可引起注射部位的血栓性静脉炎，漏于血管外可致局部组织坏死，应避免注射不当。

2. **远期毒性**　随着肿瘤化疗的疗效提高，长期生存患者增多，远期毒性将更加受到关注。

（1）第二原发恶性肿瘤：很多抗肿瘤药物特别是烷化剂具有致突变、致癌性以及免疫抑制作用，经化疗获得长期生存的部分患者中，或可罹患与化疗相关的第二原发恶性肿瘤。

（2）不育和致畸：许多抗肿瘤药物特别是烷化剂可影响生殖细胞的产生和内分泌功能，产生不育和致畸作用。男性患者睾丸生殖细胞的数量明显减少，导致男性不育，女性患者可产生永久性卵巢功能障碍和闭经，孕妇则可引起流产或畸胎。

（二）分子靶向抗肿瘤药主要不良反应

分子靶向抗肿瘤药物的不良反应可累及人体的诸多系统，包括皮肤、消化系统、心血管系统、呼吸系统、泌尿系统等。靶向不同信号通路的药物，可作用于某一个或多个系统，产生相同或不同的不良反应。

1. **皮肤不良反应**　许多分子靶向药物可产生明显的皮肤毒性反应，尤其是表皮生长因子受体（EGFR）通路抑制药（如吉非替尼、西妥昔单抗等）以及多激酶抑制药（如索拉非尼、舒尼替尼等）。常见的皮肤不良反应包括丘疹脓疱样皮疹、皮肤瘙痒、皮肤干燥、皮肤皲裂、毛细血管扩张、毛发和指甲改变等。1 级和 2 级皮肤不良反应一般不需要停药或调整剂量，但严重皮肤不良反应需要减少剂量或停药，待皮肤损害改善后再继续治疗或永久停用。

2. **消化系统不良反应**　分子靶向药物可并发轻度的腹泻、恶心及呕吐，多见于抗血管生成 TKI，经对症治疗后多能好转，若出现 3～4 级的严重腹泻则需要停药并调整剂量。索拉非尼及舒尼替尼相关的恶心呕吐，应避免使用 5-HT$_3$ 抑制药，防止出现 Q-Tc 间期延长及尖端扭转型室性心动过速；消化道穿孔、瘘管形成、腹腔脓肿等，多见于抗 VEGF 单克隆抗体贝伐珠单抗。消化道穿孔并不常见，但后果严重，在贝伐珠单抗治疗的患者中最易发生。长期接受索拉非尼治疗的患者可出现胰腺萎缩，且可并发胰腺外分泌功能不全及顽固性腹泻。索拉非尼、舒尼替尼还可诱发肝功能异常，导致转氨酶升高、严重者可出现肝衰竭及死亡。

3. **心血管系统不良反应**　分子靶向药物常见的心脏不良反应包括左室射血分数（LVEF）下降、心力衰竭、心肌缺血，其中以人表皮生长因子受体 2（HER2）靶向药物及血管内皮生长因子（VEGF）通路抑制药最为常见。曲妥珠单抗相关心脏毒性主要表现为无症状的 LVEF 下降，心力衰竭临床相对少见。帕妥珠单抗、拉帕替尼及 TDM1 等靶向 HER2 的药物也具有心脏毒性的风险，但较曲妥珠单抗少见。VEGF 靶向药物可诱发 LVEF 下降，其中以舒尼替尼最为常见。

4. **血管相关不良反应**　靶向血管内皮生长因子信号转导通路的分子靶向药物可出现高血压、出血、蛋白尿和血栓等一系列不良反应。①血管内皮生长因子（VEGF）抑制药诱导高血压常呈剂量依赖方式，可使用血管紧张素转化酶抑制药和钙离子通道阻滞剂进行治疗。②出血是 VEGF 抑制药的另一个常见副作用，鼻出血最为常见，少部分患者并发严重的甚至致死性的出血，如肺鳞癌大咯血、消化道出血、呕血、颅内出血、鼻出血及阴道流血等。③VEGF 抑制药还可引发蛋白尿，但大量蛋白尿者少见，并发肾病综合征者罕见，多数患者为无症状蛋白尿，常在尿液检查时发现，且多伴有高血压。合并基础肾病及高血压为靶向 VEGF 药物相关蛋白尿的危险因素,治疗开始前及过程中需要定期复查尿常规。④有文献报道,抗 VEGF 信号通路的药物能增加静脉血栓栓塞(VTE)的风险,但具体机制尚不明确。

5. 血液系统不良反应 抗血管生成 TKI 尤其是舒尼替尼及索拉非尼等可引起骨髓抑制,出现白细胞减少及血小板减少。舒尼替尼在治疗肾细胞癌过程中可出现周期性的血红蛋白变化,若同时缺乏叶酸,可出现巨红细胞症。在索拉非尼、贝伐珠单抗及阿昔替尼治疗中也并发红细胞增多症,其具体机制尚不明确。若反复出现 3~4 级中性粒细胞减少,超过 5 天的白细胞减少以及发热性中性粒细胞减少,需调整药物剂量。

6. 肺脏不良反应 肺毒性也是分子靶向药较常见的不良反应。EGFR-TKI 及哺乳动物类雷帕霉素靶蛋白(mTOR)抑制药依维莫司可诱发间质性肺炎。EGFR-TKI 诱发的肺间质纤维化,常发生于用药后 2~3 周,有基础肺病及吸烟史患者的发病风险会增加,常表现为短期内急剧加重的呼吸困难。其他靶向药物也可并发肺不良反应,如伊马替尼可致水钠潴留、肺水肿,靶向 VEGR 信号通路的单克隆抗体及小分子 TKI 可诱发出血、肺栓塞、肺部肿瘤空洞化,西妥昔单抗、曲妥珠单抗、利妥昔单抗等可诱发肺部支气管痉挛。

7. 伤口愈合延迟 贝伐珠单抗及抗血管生成 TKI 由于抑制血管再生,可致伤口愈合延迟,故若临床情况允许,最好在手术前停用贝伐珠单抗至少 4 周或抗血管生成 TKI 至少 1 周,并于术后 2~4 周伤口基本愈合后再开始用药。

8. 其他不良反应 VEGFR-TKI 可诱发神经系统毒性,如常继发于脑部毛细血管渗漏的可逆性后脑白质综合征。VEGFR-TKI 还可并发其他毒副作用,如舒尼替尼可引起甲状腺功能下降,贝伐珠单抗及舒尼替尼可并发下颌骨坏死(ONJ)、黏膜炎,贝伐珠单抗及阿柏西普并发构音困难。此外,索拉非尼还可并发肌肉减少症,而使用贝伐珠单抗可引起少见的鼻中隔穿孔等。

(三) 免疫检查点抑制药主要不良反应

免疫检查点抑制药在激活免疫系统杀伤肿瘤的同时,也可引起免疫相关不良反应,可表现为单器官不良反应,也可影响全身多个器官系统。常见的包括皮肤、胃肠道、内分泌器官、肝、肺等。累及心脏、神经系统、肾和眼等的不良反应相对少见,严重者可危及生命。

1. 皮肤不良反应 是最早且最常见的不良反应,多为轻到中度的皮疹,伴或不伴瘙痒,一般累及躯干及四肢。皮肤不良反应大多为自限性,且临床易于控制和缓解,但也有一些罕见的严重皮肤反应的报道,如银屑病、脱落性皮炎和多形性红斑等。与 CTLA-4 抑制药相比,PD-1 抑制药的皮肤不良反应的发生率较低、程度较轻,且发病时间普遍比抗 CTLA-4 抗体治疗的患者晚。

2. 消化系统不良反应 是常见不良反应,临床表现为腹泻、恶心、呕吐、腹痛、结肠炎等。抗 CTLA-4 抗体治疗的发生率约为 30%,且有一定的剂量依赖性,PD-1 抑制药的发生率相对较低。大多数肠炎症状轻微,且发生于治疗开始的 6~7 周,但症状不能有效控制时,发生严重结肠炎与肠穿孔的风险增加。此外,发生结肠炎的患者更易并发眼部炎性反应,尤其与葡萄膜炎有关。

3. 肝脏不良反应 肝脏不良反应可发生在用药后的任意时间,大多出现在初始治疗后的 4~8 周。通常情况下,肝炎患者无明显的临床症状,仅伴随天冬氨酸转氨酶、丙氨酸转氨酶以及总胆红素等指标的升高。部分患者表现为非特异性症状,如疲劳、发热以及影像学异常(如肝大、门静脉周水肿及门静脉周淋巴结病)等。相对于抗 CTLA-4 抗体,PD-1 抑制药引起免疫相关性肝炎的概率较低。与单药抗 CTLA-4 抗体或 PD-1 抑制药相比,联合用药引起肝炎的概率显著升高。

4. 内分泌不良反应 可累及垂体、肾上腺和甲状腺等内分泌器官,表现为甲状腺功能障碍(甲状腺功能亢进、甲状腺功能减退)、垂体炎、糖尿病,通常伴有非特异性症状,如恶心、头痛、疲劳和视力改变等。最常见内分泌疾病是甲状腺功能减退症、甲状腺功能亢进症和垂体病,少见自身免疫性 1 型糖尿病。

5. 肺炎　常表现为呼吸困难、气促、缺氧、咳嗽、胸痛、上呼吸道感染、间质性肺炎等。肺炎是检查点抑制药治疗相关的罕见但具有潜在致命性的并发症,单药发病率低于 10%,联合治疗时发病率显著升高。PD-1/PD-L1 抑制药引起的肺部不良反应,在影像学上主要表现为急性间质性肺炎,最常见症状为呼吸困难和咳嗽。

6. 神经系统不良反应　神经系统不良反应表现为头痛、头晕、冷漠、共济失调、震颤、麻痹、肌阵挛、认知障碍和言语障碍,甚至出现癫痫。虽然神经系统不良反应的发病率较低,但存在危及生命的风险。一般而言,患者出现神经系统不良反应的时间约为治疗后 13 周。

7. 肾炎　急性肾损伤是检查点抑制药免疫治疗的罕见并发症。最常见的潜在病理表现为急性肾小管间质性肾炎、免疫复合物肾小球肾炎和血栓性微血管病。停用免疫检查点抑制药,并给予口服或静脉皮质类固醇可改善肾功能,且高剂量皮质类固醇治疗能有效缓解肾衰竭或肾病综合征。

除上述免疫相关性不良反应外,临床上其他罕见的不良反应还可涉及血友病、红细胞发育不良、溶血性贫血和全血细胞减少症,心肌病,肌炎和横纹肌溶解,眼部炎症等,尤其是心肌炎和心包炎应该特别予以关注。

(四) CAR-T 主要不良反应

CAR-T 细胞治疗最常见的两种不良反应是细胞因子释放综合征(cytokine release syndrome,CRS)和 CAR-T 细胞相关的脑病综合征(CRES)。CRS 最常见,其特征为高热、低血压、缺氧和 / 或多器官毒性;严重的 CRS 极少数会演变成暴发性噬血细胞性淋巴组织细胞增生症(HLH),其特征在于严重的免疫激活、淋巴细胞浸润组织和免疫介导的多器官衰竭。CRES 是另一常见的不良反应,可与 CRS 同时或之后发生,通常以中毒性脑病状态为特征,伴有混乱和谵妄症状,偶尔也有癫痫发作和脑水肿。对严重病例采用积极支持治疗,抗 IL-6 单克隆抗体治疗和 / 或皮质类固醇的严密监测,准确分级和及时管理毒性,可降低 CAR-T 细胞治疗相关的发病率和死亡率。此外,还需关注 CAR-T 细胞治疗可能存在的其他问题,包括靶向非肿瘤组织、过敏性反应等。

1. 细胞因子释放综合征　CRS 是免疫激活导致炎症细胞因子升高的标志,根据严重程度可分为四个等级。CRS 通常表现出全身症状,如发热、不适、厌食和肌痛,但可影响身体的任何器官系统,包括心血管、呼吸系统、皮肤、胃肠、肝、肾、血液和神经系统。发热通常是 CRS 的首发症状。发热的发病时间可以变化很大,范围从 CAR-T 细胞输注后的几小时到 1 周以上,常伴随头痛、肌痛、关节痛和厌食症等。心血管毒性包括心动过速,随着 CRS 加重,可出现低血压、心律失常和心室射血分数降低。CRS 可导致肺水肿、缺氧、呼吸困难和肺炎,这可能严重到需要机械通气。急性肾损伤是多因素引起但是可逆的,肾灌注减少通常是肾损伤的最重要原因;肾灌注减少可由细胞因子介导的血管舒张、心输出量减少或脱水引起。在 CRS 期间可发生血清转氨酶和胆红素的升高但是可逆的,在 CRS 缓解后返回基线值。胃肠道不良反应还有腹泻、结肠炎、恶心和腹痛。血液学改变主要是血细胞减少,包括血小板减少、中性粒细胞减少和淋巴细胞减少等。由于中性粒细胞减少和淋巴细胞减少,导致患者免疫力下降,易于发生机会性感染。此外,部分患者血中的肌酸激酶升高,提示肌肉损伤。

2. 神经毒性　CRES 包括头痛、精神错乱、幻觉、语言障碍、共济失调、面神经麻痹、震颤、辨距不良和癫痫发作等。CRES 可能发生在不同于 CRS 或不存在 CRS 毒性的时间,提示两者之间可存在不同的机制。迄今为止,在大多数病例中神经毒性是可逆的。CRES 的发病机制仍有待确定。可能原因包括:细胞因子被动扩散到大脑中,如血清 IL-6 和 IL-15 高水平与患者神经毒性严重程度存在相关性;T 细胞向中枢神经系统的转运。

　　抗肿瘤药物疗效和不良反应受到肿瘤、机体及药物本身等多方面因素的影响,临床个体化合理用药非常关键。联合用药已成为肿瘤药物治疗的基本原则之一,联合用药的方式包括传统化疗药物、分子靶向药物、免疫治疗药物等不同联合治疗方案,也包括其他治疗方式如放射治疗,手术治疗等,其目的为进一步增加疗效,克服或延缓耐药性产生和减少不良反应。

（陈红专）

本章思维导图

本章目标测试

第五十章 | 影响免疫功能的药物

作用于免疫系统影响免疫功能的药物统称为免疫调节药（immunomodulators）。广义的免疫调节药包括免疫抑制药（immunosuppressive drugs）和免疫增强药（immunopotentiating drugs）。免疫抑制药是一类具有抑制机体免疫功能的药物，主要用于治疗器官移植排斥反应和自身免疫性疾病。狭义的免疫调节药常指调节、增强、兴奋和恢复机体免疫功能的一类药物，即免疫增强药。

第一节 | 免疫应答和免疫病理反应

免疫是指机体抵御传染病的能力，执行免疫功能的器官、组织、细胞和分子构成免疫系统。免疫系统具有免疫防御、免疫监视和免疫自稳三大功能，以维持机体的内环境稳定。

一、免疫应答

免疫细胞和分子针对外源生物性物质所产生的反应称为免疫应答。机体的免疫应答包括固有免疫和适应性免疫，固有免疫又称非特异性免疫，为机体先天具有，由吞噬细胞、补体和干扰素等组成，参与吞噬、清除异物，并启动和参与适应性免疫应答；适应性免疫又称特异性免疫，包括细胞免疫和体液免疫，分别由 T 细胞和 B 细胞介导，并有多种与免疫系统功能有关的细胞因子参与。

二、免疫病理反应

正常的免疫应答反应在抗感染、抗肿瘤及抗器官移植排斥反应方面具有重要意义。免疫系统中任意环节出现功能障碍都会导致免疫病理反应，包括超敏反应、自身免疫性疾病、免疫增殖性疾病、免疫缺陷性疾病、肿瘤及移植排斥反应等，表现为机体免疫功能低下或过度增强，严重时可导致机体死亡。影响免疫系统的药物通过影响上述一个或多个环节而发挥免疫抑制或免疫增强作用，从而防治免疫功能异常所致的疾病。

第二节 | 免疫抑制药

免疫抑制药是一类抑制机体免疫细胞增殖和功能或影响抗体形成，进而抑制免疫反应的药物，主要用于器官移植排斥反应和自身免疫性疾病的治疗。1946 年，美国药理学家 L.S. Goodman 和 A. Gilman 使用芥子气成功治疗小鼠淋巴瘤，揭开了免疫抑制治疗的序幕。随着西罗莫司以及抗体类生物制剂等新药的研制成功，免疫抑制药的发展取得了明显的进步。

一、免疫抑制药的分类

临床常用的免疫抑制药主要分为四类：

1. **糖皮质激素类** 如泼尼松、甲泼尼龙、泼尼松龙和地塞米松等。
2. **钙调磷酸酶抑制药** 如环孢素、他克莫司等。
3. **抗增殖 / 抗代谢药** 如西罗莫司（雷帕霉素）、吗替麦考酚酯、来氟米特、芬戈莫德、硫唑嘌呤、甲氨蝶呤和环磷酰胺等。

4. 生物制剂类 如抗胸腺细胞球蛋白、阿达木单抗、莫罗单抗-CD3、阿仑单抗、达利珠单抗、卡那奴单抗、利妥昔单抗、泰它西普等(部分药物参见第四十九章抗恶性肿瘤药)。

二、常用的免疫抑制药

(一)糖皮质激素类药物

糖皮质激素

糖皮质激素(glucocorticoid)作用广泛,本章主要介绍其免疫抑制作用相关内容。糖皮质激素类药物临床常用泼尼松、甲泼尼龙、泼尼松龙和地塞米松等。

【药理作用】 糖皮质激素具有明显的免疫抑制作用,小剂量主要抑制细胞免疫,作用于免疫反应的各时期,对免疫反应的多环节都有抑制作用,而大剂量则能抑制 B 细胞转化成浆细胞,减少抗体生成,抑制体液免疫,具体机制详见第三十五章肾上腺皮质激素类药物。

【临床应用】 用于器官移植后排斥反应和自身免疫性疾病。用于预防移植排斥反应,常与其他免疫抑制药合用,于器官移植前 1～2 天开始给药。也可用于治疗自身免疫性疾病,如类风湿关节炎、系统性红斑狼疮、肾病型慢性肾炎、自身免疫性溶血性贫血、硬皮病等。本类药物的特点是可缓解症状,但停药后易复发,且作为免疫抑制药应用时剂量大、疗程长,容易引发严重不良反应和并发症。

(二)钙调磷酸酶抑制药

钙调磷酸酶抑制药(calcineurin inhibitor,CNI)是目前临床上最有效的免疫抑制药,代表药物有环孢素和他克莫司。

环孢素

环孢素(ciclosporin),又称环孢菌素 A(cyclosporin A,CsA),是由土壤真菌代谢产物中提取得到的含 11 个氨基酸的环肽,1972 年发现其具有免疫抑制作用,1980 年实现化学全合成。

【体内过程】 环孢素可口服或静脉注射给药。口服吸收慢,生物利用度 20%～50%,血药浓度达峰时间约为 3.5 小时。在血液中约 50% 被红细胞摄取,30% 与血红蛋白结合,4%～9% 结合于淋巴细胞,血浆中游离药物仅 5%。成人的 $t_{1/2}$ 为 10～27 小时,而儿童仅为 7～19 小时。主要在肝脏代谢,自胆汁排出。环孢素的有效血药浓度和中毒浓度接近,因此需要进行血药浓度监测。

【药理作用】 环孢素主要通过抑制 T 细胞活化,进而抑制 T 细胞介导的细胞免疫反应。环孢素与亲环蛋白(cyclophilin,CyP)结合形成复合物,再与钙调磷酸酶(calcineurin,CaN)结合抑制其活性,阻断活化的 T 细胞核因子(NFATc)入核,从而抑制 IL-2 等基因的转录,进而选择性抑制 T 细胞活化和效应 T 细胞介导的细胞免疫反应。同时环孢素可部分抑制 T 细胞依赖的 B 细胞反应,可间接通过抑制 IFN-γ 的生成而影响 NK 细胞的杀伤活力。此外,环孢素还可增加 T 细胞内转化生长因子(transforming growth factor-β,TGF-β)的表达,TGF-β 对 IL-2 诱导的 T 细胞增殖有强大的抑制作用,也能抑制抗原特异性细胞毒性 T 细胞的产生。

【临床应用】 环孢素主要用于器官移植排斥反应和自身免疫性疾病。已广泛用于肾、肝、胰、心脏、肺、皮肤、角膜及骨髓移植,防止排斥反应。环孢素可治疗自身免疫性疾病,适用于其他治疗药物无效的难治性自身免疫性疾病如类风湿关节炎、系统性红斑狼疮、银屑病、皮肌炎等。

【不良反应】 发生率较高,其严重程度、持续时间均与用药剂量、用药时间、血药浓度相关,多为可逆性。最常见及严重的不良反应为肾毒性,目前认为与神经钙蛋白的抑制无关,发生率为 70%,可致血清肌酐和尿素氮水平呈剂量依赖性升高,因而限制了部分患者的使用。其次为肝毒性,多见于用药早期,表现为一过性肝损害。神经系统毒性表现为震颤、惊厥、癫痫发作、精神错乱等,严重时可发生昏迷,减量或停用后可缓解。继发感染也较为常见,多为病毒感染。继发肿瘤发生率约为一般人群的 30 倍,以淋巴瘤和皮肤瘤多见。此外还有食欲减退、嗜睡、多毛症、震颤、感觉异常、牙龈增生、胃肠道反应、过敏反应等。

他克莫司

他克莫司(tacrolimus)又名 FK506,为从链霉素属放线菌(*Streptomyces tsukubaensis*)分离提取的 23 元大环内酯类抗生素,是一种强效免疫抑制剂,其免疫抑制作用是环孢素的 10～100 倍。

【体内过程】　口服或静脉注射给药。口服吸收快,生物利用度约 25%,血浆蛋白结合率 75%～99%,达峰时间 0.5～3 小时,主要在肝脏由细胞色素 CYP3A4 代谢,大部分药物及代谢产物由肠道排泄。他克莫司体内过程个体差异大,需进行血药浓度监测。

【药理作用】　与 T 细胞 FK506 结合蛋白(FK506 binding protein,FKBP)结合形成复合物,抑制钙调磷酸酶活性,阻断 NFATc 去磷酸化入核,抑制 IL-2 等基因转录,从而抑制 T 细胞活化,产生强大的免疫抑制作用。

【临床应用】　主要用于器官移植排斥反应,其存活率、排斥时间较环孢素为优。对自身免疫性疾病有一定的疗效,可用于系统性红斑狼疮、特应性皮炎等的治疗。

【不良反应】　与环孢素相似。肾毒性及神经毒性不良反应的发生率更高,而多毛症的发生率较低。胃肠道反应及代谢异常均可发生。可引起高血压、高血糖、高脂血症、血小板减少等,也可增加继发性肿瘤和机会性感染的风险。孕妇、哺乳期妇女、有细菌或病毒感染者及对本品或大环内酯类抗生素过敏者禁用。

(三) 抗增殖 / 抗代谢药

抗增殖与抗代谢药通过影响机体免疫细胞的增殖与代谢过程而抑制机体的免疫应答,常用于治疗自身免疫性疾病、过敏性疾病及器官移植排斥反应。临床上常因其作用靶点不同而采用联合用药,以提高疗效、减少不良反应。

西罗莫司

西罗莫司(sirolimus),又称雷帕霉素(rapamycin,Rapa),是从吸水链霉菌(*Streptomyces hygroscopicus*)中分离的大环内酯类抗真菌抗生素,具有免疫抑制作用,其活性比环孢素强数十倍,是一种疗效好、毒性低的口服免疫抑制剂。

【体内过程】　口服吸收迅速,达峰时间为 1～2 小时,$t_{1/2}$ 为 60～70 小时,生物利用度约 15%,高脂饮食可减少吸收,血浆蛋白结合率为 40%,经 CYP3A4 代谢,P 糖蛋白转运,主要经粪便排泄。

【药理作用】　作用于淋巴细胞,与 FK506 结合蛋白 12(FKBP12)结合形成活性复合物,抑制 mTOR/P70S6 通路的活性。mTOR(the mammalian target of rapamycin)是一种丝氨酸 / 苏氨酸蛋白激酶,调节细胞生长繁殖和蛋白质合成。P70S6 也是一种丝氨酸 / 苏氨酸蛋白激酶,能催化 40S 核糖体蛋白 S6 高度磷酸化,促进蛋白质合成。T 细胞中含有丰富的 FKBP,西罗莫司与 FKBP 的复合物直接与 FKBP12-rapamycin 结合区的 mTOR 结合,抑制 P70S6 激酶活性,阻滞细胞周期从 G_1 期向 S 期过渡,从而抑制 T 细胞和 B 细胞的活化。此外,西罗莫司还抑制 IL-2 和 IL-4 诱导的成纤维细胞、内皮细胞和肝细胞等的增殖,抑制 IL-2 和 IFN-γ 的生成及膜抗原的表达,阻断 IL-2 与 IL-2 受体结合后的细胞信号转导途径。

【临床应用】　单独使用或与糖皮质激素、环孢素、他克莫司等免疫抑制药联用,用于预防器官移植所引起的急性、慢性排斥反应。

【不良反应】　可引起厌食、呕吐和腹泻,严重者可出现消化性溃疡、间质性肺炎和脉管炎;可引起剂量依赖性的血清胆固醇和甘油三酯水平升高;也可见肝肾功能损害、贫血、白细胞减少及血小板减少。

吗替麦考酚酯

吗替麦考酚酯(mycophenolate mofetil,MMF),又名霉酚酸酯,是一种由真菌产生的霉酚酸的酯类衍生物。MMF 在体内转化为霉酚酸(mycophenolic acid,MPA),MPA 能可逆性抑制次黄嘌呤单核磷酸脱氢酶(inosine monophosphate dehydrogenase,IMPDH)活性,IMPDH 是鸟苷酸从头合成途径的限速酶,MPA 通过抑制 IMPDH 导致鸟嘌呤核苷酸生成减少,进而阻断 DNA 和 RNA 的合成。T、B 淋巴细胞主要依赖从头合成途径合成鸟嘌呤核苷酸,因此 MPA 能抑制 T 细胞和 B 细胞的增殖与抗体生成,抑制细胞毒性 T 细胞的产生;能快速抑制单核巨噬细胞的增殖,减轻炎症反应;减少细胞黏附分子,抑制血管平滑肌的增生。口服给药吸收迅速,生物利用度较高,血浆药物浓度在 1 小时左右达峰值,有明显的肠肝循环,$t_{1/2}$ 为 16~17 小时。氢氧化铝能抑制其吸收,而考来烯胺可降低其血药浓度。主要用于肾移植和其他器官移植术后预防排斥反应。不良反应为腹泻,减量或对症治疗可消除,无明显的肝、肾毒性。

来氟米特

来氟米特(leflunomide,LEF)是一种具有抗增生活性的异噁唑类衍生物。来氟米特为前药,口服吸收后在肠道和肝脏转化为活性代谢产物 A_{771726},抑制二氢乳清酸脱氢酶的活性,阻断嘧啶的从头合成途径,影响 DNA 和 RNA 的合成,使活化的淋巴细胞处于 G_1/S 交界处或 S 期休眠。来氟米特具有选择性抑制活化 T 细胞的功能,也可阻断活化的 B 细胞增殖,减少抗体生成。其不仅有免疫抑制作用,还有明显的抗炎作用。来氟米特半衰期较长,约 9 天,血药浓度较稳定,生物利用度较高。临床主要用于治疗类风湿关节炎等自身免疫性疾病及抗移植排斥反应。不良反应少,主要有腹泻、可逆性转氨酶升高、皮疹,由于其半衰期较长,可引起机体蓄积毒性。

芬戈莫德

鞘氨醇-1-磷酸(S1P)受体调节剂包括芬戈莫德、西尼莫德、奥扎莫德和珀奈莫德等药物,S1P 是鞘脂类代谢产物广泛参与自身免疫系统疾病、中枢神经退行性疾病和炎症性肠病等多种疾病的生理病理过程。芬戈莫德(fingolimod,FTY720)在体内被鞘氨醇激酶 2(SK2)迅速磷酸化后,可与淋巴细胞表面的 S1P 受体结合,抑制淋巴细胞迁移进而发挥免疫抑制作用。FTY720 为前药,口服吸收好,生物利用度高,$t_{1/2}$ 为 6~9 小时。临床主要用于治疗复发型多发性硬化症。最常见不良反应为感染风险增加(上呼吸道、尿路感染等)、心律失常、高血压和肝转氨酶升高等,用药时应密切监测血压、血象和肝功能。

硫唑嘌呤

硫唑嘌呤(azathioprine,Aza,IMURAN)、甲氨蝶呤(methotrexate,MTX)、巯嘌呤(mercaptopurine,6-MP)等是常用的抗代谢类药物,其中硫唑嘌呤最为常用。硫唑嘌呤是巯嘌呤的咪唑衍生物,能干扰嘌呤代谢的所有环节,抑制嘌呤核苷酸的合成,进而抑制细胞 DNA 和 RNA 及蛋白质的合成,发挥抑制 T、B 淋巴细胞及 NK 细胞的效应,故能同时抑制细胞免疫和体液免疫反应,但不抑制巨噬细胞的吞噬功能。T 细胞较 B 细胞对该类药物更为敏感,不同亚群 T 细胞敏感性亦有差别。主要用于肾移植的排斥反应、类风湿关节炎和系统性红斑狼疮等多种自身免疫性疾病的治疗。最主要的不良反应为骨髓抑制,还有胃肠道反应、皮疹及肝损伤等,用药时应常规监测血象和肝功能。

环磷酰胺

环磷酰胺(cyclophosphamide,CTX)是一种常用的烷化剂。其免疫抑制作用强而持久,抗炎作用较弱。环磷酰胺不仅能杀伤增殖期淋巴细胞,亦影响某些静止细胞,使循环淋巴细胞数目减少;对 B

细胞比对 T 细胞更为敏感,能选择性地抑制 B 淋巴细胞;还可明显抑制 NK 细胞的活性,从而抑制初次和再次体液以及细胞免疫反应。但在免疫抑制剂量下不影响已活化巨噬细胞的细胞活性。临床常用于防治器官移植排斥反应,以及长期应用糖皮质激素而不能缓解的多种自身免疫性疾病。

(四)生物制剂

临床常用生物制剂包括抗胸腺细胞球蛋白和针对淋巴细胞表面抗原的多克隆和单克隆抗体,如抗 TNF-α 抗体、抗 CD3 抗体、抗 CD20 抗体和抗 IL-1 抗体等。此外,靶向 B 淋巴细胞刺激因子(BlyS)的泰它西普是一款具有我国自主知识产权的融合蛋白。这些生物制剂类药物可用于治疗自身免疫性疾病、器官移植排斥反应等。

抗胸腺细胞球蛋白

抗胸腺细胞球蛋白(antithymocyte globulin,ATG),又称抗淋巴细胞球蛋白(antilymphocyte globulin,ALG),系采用淋巴细胞或胸腺细胞免疫动物获得抗淋巴细胞血清,经提纯得到的球蛋白。ATG 选择性地与 T 淋巴细胞结合,在血清补体参与下,使外周血淋巴细胞裂解,对 T 细胞和 B 细胞均有破坏作用,但对 T 细胞的作用较强。可非特异性抑制细胞免疫反应(如迟发型超敏反应、移植排斥反应等),亦可抑制抗体形成(限于胸腺依赖性抗原),还可结合到淋巴细胞表面,抑制淋巴细胞对抗原的识别能力。能有效地抑制各种抗原引起的初次免疫应答,对再次免疫应答作用较弱,在抗原刺激前给药作用较强。ATG 用于器官移植排斥反应,可与硫唑嘌呤和糖皮质激素等合用。还可用于治疗多发性硬化症、重症肌无力、类风湿关节炎及系统性红斑狼疮等疾病。ATG 常见的不良反应有寒战、发热、血小板减少、关节疼痛和血栓性静脉炎等,静脉注射可引起血清病和过敏性休克,还可引起血尿、蛋白尿,停药后消失,肌内注射局部可发生剧烈疼痛。注射前需做皮肤过敏试验,发生变态反应或过敏体质者禁用,有急性感染者慎用。

阿达木单抗

阿达木单抗(adalimumab)为重组抗人肿瘤坏死因子(TNF-α)的人源化单克隆抗体。阿达木单抗通过特异性地拮抗 TNF-α,阻断其与 TNF-α 受体结合,从而阻断其介导的生物学功能;阿达木单抗还可以调节由 TNF-α 介导或调控的生物学效应,如调控对白细胞游走具有重要作用的黏附分子 ELAM-1、VCAM-1 和 ICAM-1 等。用于治疗类风湿关节炎、强直性脊柱炎、克罗恩病和银屑病。最常见的不良反应为感染,可诱发上呼吸道感染;注射部位反应,如红斑、瘙痒、出血、疼痛或肿胀;引起皮疹、丙氨酸转氨酶(ALT)升高、头痛和骨骼肌疼痛。

莫罗单抗-CD3

莫罗单抗-CD3(muromonab-CD3,OKT3)系鼠源性单克隆抗体。莫罗单抗-CD3 通过与 T 细胞表面的 CD3 糖蛋白结合,阻断抗原与抗原识别复合物的结合,或抑制 T 细胞活化及细胞因子释放,从而抑制 T 细胞参与的免疫反应。主要用于治疗肾、肝、心脏移植的排斥反应,特别是急性排斥反应,疗效显著。亦可用于骨髓移植前从供体骨髓中清除 T 细胞。可与环孢素、糖皮质激素类合用。常见不良反应有细胞因子释放综合征、类变态反应、中枢神经毒性和由于其免疫抑制而引起的副作用。细胞因子释放综合征常在使用初始剂量的莫罗单抗-CD3 时产生,表现为感冒样症状,甚至威胁生命的休克样反应。类变态反应不同于一般变态反应,多发生于给药后 1~4 小时,与细胞因子释放有关。中枢神经毒性包括癫痫、脑病、脑水肿、无菌性脑膜炎和头痛。其免疫抑制作用可诱发感染(常见病毒感染)和肿瘤。

利妥昔单抗

利妥昔单抗(rituximab)系一种抗人 CD20 的人鼠嵌合单克隆抗体,可与前 B 和成熟 B 淋巴细胞膜的 CD20 抗原特异性结合,并引发 B 细胞溶解。单独使用或与其他免疫抑制药联合用于治疗非霍奇金淋巴瘤、慢性淋巴细胞白血病。不良反应主要表现为急性输液反应、血液及淋巴系统异常、心脏毒性、神经系统毒性、继发细菌或病毒感染等。

泰它西普

泰它西普（telitacicept）是一款由我国自主研发的 TACI-Fc 融合蛋白，具有全新的药物结构和双靶点作用机制，能同时阻滞 B 淋巴细胞刺激因子（BLyS）和增殖诱导配体（APRIL）与跨膜激活剂及钙调亲环素配基相互作用因子（transmembrane activator and calcium-modulator and cyclophilin ligand interactor, TACI）结合，抑制 B 淋巴细胞的分化成熟。用于治疗在常规治疗基础上仍具有高疾病活动的活动性、自身抗体阳性的系统性红斑狼疮成年患者。常见不良反应多为呼吸道感染、尿路感染、注射部位反应等。

第三节 ｜ 免疫增强药

免疫增强药是指单独或同时与抗原使用时能调节、增强、兴奋和恢复机体免疫功能的一大类药物，主要用于免疫缺陷病、慢性感染性疾病，也常作为肿瘤的辅助治疗药物，包括免疫佐剂、免疫恢复药和免疫替代药。许多免疫增强药均具有佐剂作用，增强合用抗原的免疫原性，加速诱导免疫应答反应，如卡介苗、左旋咪唑、替洛隆、维生素类；免疫替代药代替体内缺乏的免疫活性成分，发挥免疫替代作用，如胸腺素、免疫球蛋白等；免疫恢复药一般能激活一种或多种免疫细胞，增强机体非特异性和特异性免疫功能，或对机体免疫功能产生双向调节作用，使过高或过低的免疫功能恢复正常，但对正常适度的免疫反应无影响，如左旋咪唑、异丙肌苷和免疫检查点抑制药。

一、免疫增强药的分类

临床常用的免疫增强药分为三类：
1. 微生物来源的药物　卡介苗、短棒状杆菌制剂及溶血性链球菌制剂等。
2. 人或动物免疫产物及生物制剂　胸腺素、转移因子、免疫核糖核酸、干扰素、白介素及免疫检查点抑制剂（如 CTLA-4 抑制剂、PD-1 抑制剂和 PD-L1 抑制剂，参见第四十九章抗恶性肿瘤药）等。
3. 化学合成药物　左旋咪唑、异丙肌苷、阿克他利、匹多莫德及聚肌苷酸-聚胞苷酸（poly I∶C）等。

二、常用的免疫增强药

卡介苗

卡介苗（bacillus Calmette-Guérin vaccine, BCG）是牛型结核分枝杆菌的减毒活菌苗，为非特异性免疫增强药。

【药理作用】　具有免疫佐剂作用，即增强与其合用的各种抗原的免疫原性，加速诱导免疫应答，提高细胞和体液免疫水平。能增强巨噬细胞的吞噬功能，促进 IL-1 产生，促进 T 细胞增殖，增强抗体反应和抗体依赖性淋巴细胞介导的细胞毒性，增强自然杀伤细胞的活性。

【临床应用】　除用于预防结核病外，主要用于肿瘤的辅助治疗，如白血病、黑色素瘤和肺癌。近年来也用于膀胱癌术后灌洗，可预防肿瘤的复发。

【不良反应】　不良反应较多，发生率和严重程度取决于给药剂量、给药途径和以往免疫治疗的次数等。常见接种部位红肿、硬结和溃疡，亦可出现寒战、高热或全身不适等。瘤内注射偶见过敏性休克，甚至死亡。剂量过大可降低免疫功能，甚至可促进肿瘤生长。

干扰素

干扰素（interferon, IFN）是一种可诱导的分泌糖蛋白，主要分为 IFN-α, IFN-β 和 IFN-γ，是免疫系统产生的细胞因子。现已可采用 DNA 重组技术生产重组人干扰素。

【体内过程】　口服不吸收,肌内或皮下注射,IFN-α 吸收率在 80% 以上,而 IFN-β 及 IFN-γ 的吸收率较低。一般在注射后 4～8 小时达血药浓度峰值。IFN-γ 吸收不稳定,全身给药后有再分布现象(呼吸道、脑脊液、眼、脑等);IFN-α、IFN-β 和 IFN-γ 血浆消除 $t_{1/2}$ 分别为 2 小时、1 小时和 0.5 小时,主要在肝和肾代谢。

【药理作用】　干扰素具有抗病毒、抗肿瘤和免疫调节作用。IFN-α 和 IFN-β 的抗病毒作用强于 IFN-γ,IFN-γ 具有免疫调节作用,能活化巨噬细胞,增加特异性细胞毒性作用和 NK 细胞杀伤作用,表达组织相容性抗原,介导局部炎症反应。

【临床应用】　干扰素用于病毒性疾病,如疱疹性角膜炎、病毒性眼病、带状疱疹等皮肤疾患和慢性乙型肝炎等。也可作为肿瘤的辅助治疗药物,对成骨肉瘤患者的疗效较好,对多发性骨髓瘤、乳腺癌、各种白血病等也具有一定的临床辅助疗效,可改善患者的血象和全身症状。

【不良反应】　主要有发热、流感样症状及神经系统症状(嗜睡、精神紊乱),皮疹、肝功能损害。大剂量可致可逆性白细胞和血小板减少等。5% 患者用后产生抗 IFN 抗体,原因不明。

白介素-2

白介素-2(interleukin-2,IL-2)是 Th 细胞产生的细胞因子,现已能应用基因工程生产,称重组人白介素-2。IL-2 与反应细胞的 IL-2 受体结合后,可诱导 Th、Tc 细胞增殖;激活 B 细胞产生抗体,活化巨噬细胞;增强自然杀伤细胞和淋巴因子活化的杀伤细胞(LAK)的活性,诱导干扰素的产生。临床主要用于治疗恶性黑色素瘤、肾细胞癌、霍奇金淋巴瘤等,可控制肿瘤发展,减小肿瘤体积及延长生存时间。不良反应较多,包括胃肠道反应如恶心、呕吐、腹泻或食欲缺乏,此外还有皮肤反应、肾脏反应、血液系统反应及神经系统症状等,严重者可致心血管毒性反应。

转移因子

转移因子(transfer factor,TF)是从健康人的淋巴细胞或脾、扁桃体等淋巴组织提取的一种核酸肽,不被 RNA 酶、DNA 酶及胰酶破坏,无抗原性。可以将供体的细胞免疫信息转移给未致敏受体,使之获得供体样的特异性和非特异的细胞免疫功能,其作用可持续 6 个月,本品可起佐剂作用。转移因子对细胞免疫具有免疫增强、双向调节与免疫协同作用,但对体液免疫无影响。临床用于先天性和获得性细胞免疫缺陷病如胸腺发育不全、免疫性血小板减少性紫癜,难治性病毒或真菌感染以及肿瘤的辅助治疗。其不良反应较少,少数患者可出现皮疹,注射部位产生疼痛。

胸腺素

胸腺素(thymosin)又名胸腺肽,是从胸腺组织分离的一组活性多肽,临床上常用的胸腺素是从小牛胸腺中提取的具有非特异性免疫效应的小分子多肽,少数已提纯。胸腺素可诱导 T 细胞分化成熟,还可调节成熟 T 细胞的多种功能,从而调节胸腺依赖性免疫应答。临床主要用于慢性乙型肝炎、各种原发性或继发性 T 细胞缺陷病、某些自身免疫性疾病。少数出现过敏反应。

左旋咪唑

左旋咪唑(levamisole,LMS)是一种具有广谱驱虫作用的免疫调节药物,属于合成噻唑类化合物的衍生物。

【体内过程】　口服易吸收,主要在肝内代谢,经肾排泄的原形不到 5% 口服量。本品及其代谢物的消除 $t_{1/2}$ 分别为 4 小时和 16 小时,但单剂量的免疫药理作用往往可持续 5～7 天,故目前常用每周 1 次的治疗方案。

【药理作用】　对免疫功能正常的抗体形成无明显影响,但当机体免疫功能低下时,可促进抗体生成,使免疫功能恢复。左旋咪唑增强或恢复患者对抗原引起的迟发型超敏反应,提高 T 细胞 E 玫瑰花结形成率,增强植物凝集素诱导的淋巴细胞增殖,还能增强巨噬细胞和中性多形核粒细胞的趋化与吞噬功能,增强抗菌能力。上述作用涉及的作用机制可能有:①激活磷酸二酯酶,降低淋巴细胞和巨噬细胞内的 cAMP 含量;②胸腺素样作用,在体外可促进 T 细胞分化、诱导 IL-2 产生;③自由基清除作用。

【临床应用】　主要用于免疫功能低下者恢复免疫功能,可增强机体抗病能力。与抗肿瘤药合用治疗肿瘤,可巩固疗效,减少复发或转移,延长缓解期。可改善多种自身免疫性疾病如类风湿关节炎、系统性红斑狼疮等免疫功能异常症状。

【不良反应】　恶心、呕吐、腹痛、发热、头痛、乏力等,偶见有肝功能异常、白细胞及血小板减少等。

异丙肌苷

异丙肌苷(inosine pranobex)是一种人工合成的免疫调节药,具有抗病毒和免疫调节作用。可诱导 T 细胞分化成熟,并增强其功能;增强单核巨噬细胞和自然杀伤细胞的活性,促进 IL-1、IL-2 和干扰素的产生,恢复低下的免疫功能;对 B 细胞无直接作用,但可增加 T 细胞依赖性抗原的抗体产生。此外,兼有抗病毒作用。临床用于单纯疱疹病毒感染所致多发性口角炎、局灶性生殖器炎。不良反应少,安全范围较大。

阿克他利

阿克他利(actarit)属苯乙酸酯类化合物。本药无明显的镇痛、抗炎作用,但具有免疫调节作用,可显著抑制迟发型超敏反应,对由环磷酰胺引起的小鼠迟发型超敏反应增强或低下有明显的抑制或恢复作用,这种双向免疫调节作用是通过调节过高或过低的 T 细胞亚型水平,改善 Th/Ts 的比例而发挥的。阿克他利也可减少关节滑膜细胞产生的 TNF-α、IL-1β 和金属蛋白酶,降低血清一氧化氮水平,对活动性类风湿关节炎,尤其早期类风湿关节炎的疗效较好,具有减少滑膜炎症、软骨侵蚀及骨破坏的作用,对多发性硬化症等神经免疫性疾病也有潜在疗效。临床用于治疗类风湿关节炎。

匹多莫德

匹多莫德(pidotimod)是一种人工合成的类似二肽结构的新型免疫调节药。口服吸收快,血浆蛋白结合率低,在体内不被代谢,几乎全部以原形经尿液排出,肾功能不全者消除半衰期延长。既能促进非特异性免疫反应,又能促进特异性免疫反应。一方面,能增强巨噬细胞及中性粒细胞的吞噬活性,提高其趋化性;激活 NK 细胞,对免疫系统的 T 细胞群的平衡起调节作用,纠正 CD4⁺/CD8⁺ 的比例失调。增强 B 细胞的敏感性,促进抗体的生成及具有保护作用的呼吸道分泌型 IgA 的合成。另一方面,可刺激 IL-2、TNF-γ 的生成,进一步促进吞噬细胞的吞噬作用,促进淋巴细胞活化,进而促进细胞免疫反应。适用于免疫功能低下患者,可用于反复发作的呼吸道感染,耳、鼻、咽喉感染,泌尿生殖系统感染的辅助治疗,也可用于免疫功能低下的其他慢性疾病患者。本药偶有头痛、眩晕、恶心、呕吐、腹痛、腹泻及皮疹等不良反应。

(李小强)

本章思维导图

本章目标测试

推荐阅读

［1］ 国家药典委员会. 中华人民共和国药典：2020 年版. 北京：中国医药科技出版社，2020.

［2］ 陈新谦，金有豫，汤光. 新编药物学. 18 版. 北京：人民卫生出版社，2018.

［3］ 杨宝峰，陈建国. 药理学. 9 版. 北京：人民卫生出版社，2018.

［4］ 杨宝峰. 基础与临床药理学. 3 版. 北京：人民卫生出版社，2021.

［5］ 杨宝峰. 高等药理学. 北京：人民卫生出版社，2021.

［6］ 杨宝峰. 离子通道药理学. 北京：人民卫生出版社，2005.

［7］ 杨宝学. 利尿药. 北京：中国医药科技出版社，2020.

［8］ 缪朝玉. 心脑血管药理学. 3 版. 北京：科学出版社，2019.

［9］ 李兰娟，任红. 传染病学. 9 版. 北京：人民卫生出版社，2018.

［10］ 李俊. 临床药理学. 6 版. 北京：人民卫生出版社，2018.

［11］ 孙国平. 临床药物治疗学. 北京：人民卫生出版社，2021.

［12］ 邹冈. 基础神经药理学. 2 版. 北京：科学出版社，1999.

［13］ 刘志民，石勇铨，李广智. 糖尿病. 4 版. 北京：中国医药科技出版社，2021.

［14］ 中国临床肿瘤学会指南工作委员会. 中国临床肿瘤学会（CSCO）免疫检查点抑制剂相关的毒性管理指南. 北京：人民卫生出版社，2019.

［15］ LAURENCE BRUNTON，BRUCE CHABNER，BJORN KNOLLMAN. Goodman and Gilman's The Pharmacological Basis of Therapeutics.14th ed. New York：McGraw-Hill Education，2023.

［16］ BERTRAM G KATZUNG. Basic and Clinical Pharmacology. 15th ed. New York：McGraw-Hill Education，2021.

［17］ KAREN WHALEN. Lippincott's Illustrated Reviews：Pharmacology. 7th ed. Amsterdam：Wolters Kluwer Education，2019.

［18］ TREVOR AJ，KATZUNG BG，KRUIDERING-Hall M.Pharmacology Examination & Board Review.11th ed. New York：McGraw-Hill Education，2015.

中英文名词对照索引

英中文名词对照索引